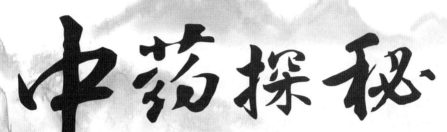

中药探秘

中医原创思维下的
中药解读

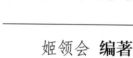

姬领会 编著

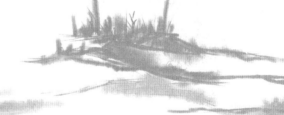

中国健康传媒集团

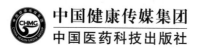

中国医药科技出版社

内容提要

本书分为上、中、下三篇，上篇探讨中药功效的来源，主要从药用部位、中药性能及中药性状、构成物质、中药配伍等方面阐述其功效。中篇主要介绍常用中药的功效解读，每一味药物包括药物特性、本草选摘、单验方、使用注意、医家经验、老姬杂谈等6个版块。下篇用药思路与方法，详细介绍了阴阳用药法、五行用药法，最后是老姬用药法，介绍了作者30多年来在临床上的用药思路。本书内容丰富，资料翔实，见解独到，适合中医、中药工作人员阅读参考。

图书在版编目（CIP）数据

中药探秘：中医原创思维下的中药解读 / 姬领会编著 . -- 北京：中国医药科技出版社，2025.2. -- ISBN 978-7-5214-5193-1

Ⅰ. R28

中国国家版本馆 CIP 数据核字第 2025VX4069 号

美术编辑 陈君杞
版式设计 南博文化

出版　**中国健康传媒集团** | 中国医药科技出版社
地址　北京市海淀区文慧园北路甲22号
邮编　100082
电话　发行：010-62227427　邮购：010-62236938
网址　www.cmstp.com
规格　889×1194mm $\frac{1}{16}$
印张　33 $\frac{1}{2}$
字数　995千字
版次　2025年2月第1版
印次　2025年2月第1次印刷
印刷　北京盛通印刷股份有限公司
经销　全国各地新华书店
书号　ISBN 978-7-5214-5193-1
定价　**168.00元**

获取新书信息、投稿、为图书纠错，请扫码联系我们。

前　言

本书定稿了，有点自豪，因为这本书确实能够对中医药的发展起到一定的抛砖引玉作用。

高级厨师都是亲自挑选食材的，原因就在于能对食材质量有精准的把握。比如做饭时使用的醋，只有亲自购买且品尝之后，才知醋的质量好坏以及醋的酸度等信息，否则，如果对自己使用的醋没有较深的了解，只是按照自己的经验使用常用量，结果是要么酸度不够要么酸度太过。看看高级厨师，基本只认自己熟知的牌子的食材，因为质量能得到保证。

同样，高明的中医大夫也应对所使用的药物有很好的了解才是。同样是黄芪，不同产地、不同等级、不同质量，其作用的效力是不一样的。中药的规范炮制对药效的作用也非常巨大。

记得当年我也犯了这么一个错误：一个朋友给我电话说他媳妇需要回奶，让我给一个方子，我告诉他用"炒麦芽"90g煮水喝，一天2次，连用3天。3天后朋友跟我说没有效果，奶水还是很多。虽然话语中没有责怪我的意思，但是我却很内疚，这么简单的一个问题我都解决不好，对得起"中医人"这三个字吗？再仔细一想，不对啊，炒麦芽明明可以回奶的，可为什么朋友用了效果不好？思考点落在"炒麦芽"三个字上后，让朋友去买生麦芽回家自己炒，然后用新炒好的麦芽去煮水喝，第一天奶水就减少，3天后基本就回奶成功了。

这件事让我明白："炒麦芽"也许是3个月前炒的，也许是1年前炒的，这样的炒麦芽，香味失去的同时长久搁置，可能会变质，所以，回奶效果不好。

也由此知道，中医大夫对中药炮制质量的把握是多么地重要！！！

如何来把握自己所使用的中药的质量？我仿照中医诊断疾病的办法，用"望闻问切尝"这五个办法来鉴别自己所用中药的质量，然后根据质量来决定用量，这样，疗效就提高了很多。

本书就详细介绍了把握中药质量的"望闻问切尝"五法，这是本书的亮点之一。

千百年来，随着气候变化、土壤变化以及农药的发明，很多植物已经或多或少发生了变化，作为药材的植物药，自然也会发生一些变化。但是，我们的中药功效，更多还依然使用几千年前谈的功效，即使古人谈的中药功效是百分百正确的，但是药材已经发生了一些变化，想想看，中药功效难道不发生一些变化吗？

答案是肯定的。

既然发生了变化，那么，哪部分功效依然有，哪部分功效已经"失效"？这个该如何把握？

要知道这个，就要知道中药功效是怎么来的。

翻阅历代本草书，没有发现一本书有专门的论述。

倔强使然，不停地、不断地翻阅能遇到的、能看到的、能买到的与中药有关的书籍，10年过去了，终于有了一些大致的材料，于是，将这些材料整理，让大家看看前人对中药功效的论述推理，这是本书的第二个亮点。

人无完人，知识也会有对错，古人前人对中药功效的推理也一样，去伪存真，然后守正创新，让大家学会对现在中药功效的正确把握，这是本书的第三个亮点。

中医理论存在的真正目的就是为了指导临床应用，中药理论存在的真正目的就是为了指导用中药治好病。本书的最后，有这些中医药理论应用的实战，这是本书的第四个亮点。

本书字数90多万，我的执着与辛苦，能给在中医路上想要有所作为的人一个榜样，这算不算本书的第五个亮点？

本书分为上、中、下三篇，上篇探讨中药功效的来源，主要从"实践"和"象思维"的角度来谈，在中药功效的象思维解读中，又包括中药部位对功效的影响及如何达病位，中药的性能（气味、味道、药性）来源以及古代本草书上对中药性能的推理，中药性状包括质地、颜色、环境、采集时间、炮制方法、用量、剂型、真假、新陈、产地等与功效间的关系，还有构成物质对中药功效的影响等。让人看了后能对我们现在应用的中药功效有个准确的把握。

中篇主要介绍常用中药的功效解读，以味道为主线，先谈味道单一的药物功效，然后再谈多种味道相兼的药物功效。每一味药物都按照望、闻、问、切、尝五种方法来谈中药的应用，包括达病位、平病性、修病态、除表象、五脏所入、五行归属、单验方应用、医家经验、老姬杂谈以及本草选摘和使用注意等。让大家对常用中药有一个全面的掌握。

下篇谈用药思路与方法，从治病原理谈起，详细介绍了阴阳用药法、五行用药法，让中药的应用变得更简单。最后是老姬用药法，介绍了本人30多年来在临床上的用药思路。

需要说明的是，为保持参考文献原貌，凡涉及国家禁用的中药，原则上不改，读者在临床应用时，应使用相关的代用品。

百岁光阴半归酒，一生事业略存诗。虽然我现已出版17本书，年过半百，但是，中医之志正当年，还想与中医同道们一起在有生之年促使中医有更大的发展进步，让中医能为更多人的健康保驾护航！

本书在写作过程中得到很多朋友的大力指导，感恩！

书中疏漏之处在所难免，还望同道朋友们斧正为好。

姬领会于绿芸堂

2024年11月11日

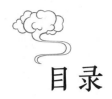

目录

下篇｜用药思路与方法

上篇

探讨中药功效的来源

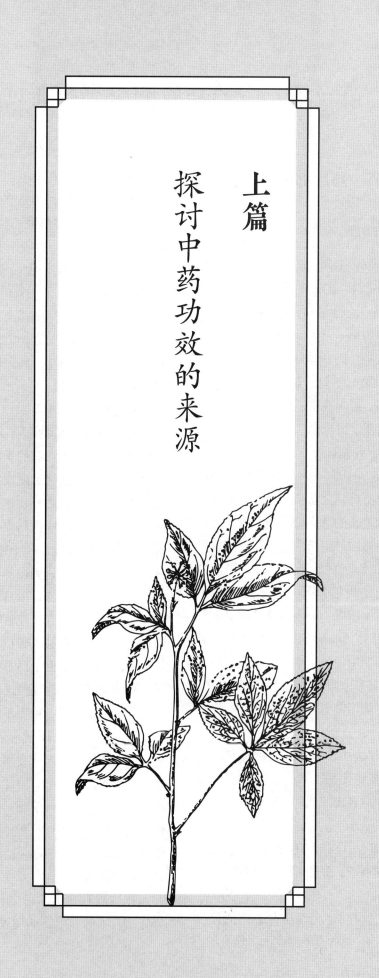

第一章　中药功效的象思维解读

第一节　药用部位

一、药用部位与功效

植物类药材药用部位不同，功用不同。

《本草问答》中记载：问曰：凡药，根之性多升，实之性多降，茎身之性多和，枝叶之性多散，请示此何以故？答曰：根主上生，故性升；子主下垂，故性降；茎身居中，能升能降，故性和；枝叶在旁，主宣发，故性散。然每一药性，或重在根，或重在实，或重在茎，或重在叶，各就其性之所重以为药之专长，未可泛泛议论也。

《本草便读》言：凡花皆散。

药材部位为根者，具向上供应营养水分的特点，所以，根类药材有升提之功；药材部位为种子者，有下落以便再次生长的特点，所以，种子类药材有下降之功；树叶是向外生长的，所以，叶类药材具有发散之能；植物药材属于茎类的，居于植物中间（上有花、叶、果实种子，下有根茎、根），其特点是连接上下的，所以，上面需要可达上，下面需要可达下，这就是《本草问答》中说的"能升能降"。《本草便读》中说的"中空者发表，内实者攻里"，说的就是具有中空特性的药物能泻表实，具有内实特性的药物能泻里实。"润泽者入血"，有滋阴之功，能补虚。

张锡纯在《医学衷中参西录》曰：凡利小便之药，其中空者多兼能发汗，木通、萹蓄之类是也；发汗之药，其中空者多兼能利小便，麻黄、柴胡之类是也。

对于植物类药而言，药用部位有根、茎、枝、皮、花、叶、果实或种子，部位不同，功效各异。

1.根类药

根是植物长期适应陆地生活而在进化过程中逐渐形成的器官，构成植物体的地下部分，它的主要功能是吸收作用，为整个植物提供水分和营养物质，所以，大多数根类药物具有滋补作用，如丹参、当归、何首乌、牛膝、白芍、人参、党参、地黄、天冬、麦冬等。当然，枯朽的根除外。

2.茎和枝类药

茎和枝，是植物输送水分和营养物质的通路，取类比象，茎和枝类药物大多数具有疏通作用，如麻黄、桂枝、桑寄生、海风藤、木通、苏木、鸡血藤、通草、钩藤等。

3.皮类药

各种各样的植物都有一层皮。有的坚厚，有的嫩薄；有的粗糙，有的光滑。这层树皮是干什么用的呢？科学家研究后发现，树皮的作用除了能防寒防暑防止病虫害之外，主要是为了运送养料。在植物的皮里有一层叫作韧皮部的组织，韧皮部里排列着一条条的管道，叶子通过光合作用制造的养料，就是通过它运送到根部和其他器官中去的。有些树木中间已经空心，可是仍有勃勃生机，就是因为边缘的韧皮部存在，能够输送养料的缘故。如果韧皮部受损，树皮被大面积剥掉，新的韧皮部来不及长出，树根就会由于得不到有机养分而死亡。

俗语有言"人怕伤心，树怕剥皮"，道理就在于此。现在又知道，树皮不仅可以吸附环境中的许多有毒物质，而且还是一员优良的监测大气的尖兵，可以从历年来树皮吸附的有毒物质多少来监测大气环境的污染情况。由此可知：树皮有保护、疏通和解毒作用。同样道理，植物皮类药物也有这三种作用，如桑白皮排痰护体、大腹皮利水护体；肉桂温通血脉；黄柏解毒等。

4.花类药

花，质轻在上，可以开放，所以，大多数花类药物有宣散和上行的功效，如辛夷花、金银花、菊花、红花等。

5.叶类药

植物和动物一样，都需要呼吸。叶子上的气孔像动物的鼻孔和嘴巴一样，是植物呼吸的通道。中医学认为，肺司呼吸，所以，取类比象，叶子有助肺排浊作用。

叶子助肺排浊，质轻者偏于排上部之浊；质重者偏于排下部之浊；不轻不重者，上下皆排。

6.果实或种子类药

它们富含营养物质，所以，这类药物大多数具有补益作用，如五味子、枸杞子、女贞子、乌梅等就能滋阴生津。不过，有些果实中的营养成分与人体之需不相符，甚至会产生相反作用，也就是说有些果实对人体来说，是有毒的，这时，我们就不能谈到"补益"作用。

二、药用部位与病位

另外，药用部位不同，所达病位亦不同，这也是取类比象在中医学上的应用。

《汤液本草》中说：凡根之在土者，中半以上，气脉之上行也，以生苗者为根；中半以下，气脉之下行也，入土以为梢。病在中焦与上焦者，用根；在下焦者，用梢。根升而梢降。大凡药根有上中下：人身半以上，天之阳也，用头；在中焦用身；在身半以下，地之阴也，用梢。述类象形者也。

《本草蒙筌》上进一步解释说：生苗向上者为根，气脉行上；入土垂下者为梢，气脉下行。中截为身，气脉中守。上焦病者用根；中焦病者用身；下焦病者用梢。盖根升梢降，中守不移故也。凡药根之在土中者，半身以上则上升，半身以下则下降（以生苗者为根，以入土者为梢。上焦用根，下焦用梢，半身以上用头，中焦用身，半身以下用梢。虽一药而根、梢各别，用之或差，服亦罔效）。药之为枝者达四肢，为皮者达皮肤，为心、为干者内行脏腑。质之轻者上入心、肺，重者下入肝、肾。

对人而言，百会穴位处为天，会阴穴位处为地，将人身比作植物，头面部位相当于植物的上部，躯干部位相当于植物的茎干，手臂相当于植物的枝条，腿脚部位相当于植物的根梢。取类比象，植物类药材的药用部位是什么，就能到达人体的相对应部位，用咱们现在的话来说：根类药材能达人体腿脚部位；根茎类药材能达腰腹部位；花、叶、种子果实类药材能达人体头面部；枝类药材能达手臂部位；皮类药材能达人体皮肤部位；茎及茎髓类药材能达躯干及体内。

以当归为例，当归头能到人体上焦部位，当归身能到人体躯干部位，当归尾能到人体下焦部位，如果上中下三焦同治，就用全当归。

据此理，我们再延伸一下：植物类药材药用部位属阴的，能达人体属阴部位；植物类药材药用部位属阳的，能达人体属阳部位。比如，根类药材不但能达人体腿脚部位，而且也能达到人体的里面；花、叶类药材不但能到人体的头面部位，而且也能到达人体的体表部位；等等。

这里要说的是，单就根和梢而言，根在上属阳，梢（根之梢）在下属阴，以阳达阳，以阴达阴，所以，《本草蒙筌》上就说"上焦用根，下焦用梢"。中医学认为上焦有心肺，下焦有肝肾，由于质地轻者属阳能达属阳的上焦，质地重者属阴能达属阴的下焦，所以，《本草蒙筌》中就说"质之轻者上入心、肺，重者下入肝、肾"。

❖ 附：常用中药药用部位

表1-1　解表药

药用部位	常用中药
叶	桑叶、紫苏叶
花	辛夷、菊花
果实	苍耳子、牛蒡子、蔓荆子
枝	桂枝
地上部分	荆芥、薄荷、香薷
茎	麻黄
皮	蝉蜕
鳞茎	葱白
根茎	升麻、生姜
根及根茎	细辛、羌活、藁本
根	防风、白芷、柴胡、葛根

表1-2　祛风湿药

药用部位	常用中药
果序	路路通
果实	木瓜
地上部分	豨莶草
带叶茎枝	桑寄生
全草	伸筋草
根茎	狗脊、千年健
根及根茎	威灵仙
根	独活、秦艽、防己

表1-3　清热药

药用部位	常用中药
叶	大青叶
花蕾或花	金银花
种子	决明子
果实	栀子、连翘
果穗	夏枯草
全草、地上部分	蒲公英、败酱草、鱼腥草、青蒿
皮	秦皮、黄柏、牡丹皮、地骨皮
根茎	知母、黄连、土茯苓、射干
根及根茎	龙胆、山豆根
根	天花粉、黄芩、苦参、板蓝根、白头翁、生地、玄参、赤芍、紫草

表1-4　温里药

药用部位	常用中药
花蕾	丁香
果实	吴茱萸、小茴香
皮	花椒（果皮）、肉桂（树皮）
根	附子（子根加工品）
根茎	干姜

表1-5　补虚药

药用部位	常用中药
叶	淫羊藿
果实	大枣、补骨脂、益智仁、枸杞子
种子	菟丝子
树皮	杜仲
地上部分	墨旱莲
根茎	白术、山药、仙茅
根及根茎	人参、甘草

续表

药用部位	常用中药
根	党参、黄芪、巴戟天、续断、当归、白芍、何首乌、麦冬

表1-6　理气药

药用部位	常用中药
果皮	陈皮、大腹皮
果实	枳实（幼果）、川楝子
根茎	香附
鳞茎	薤白
根	木香、乌药

表1-7　平肝息风药

药用部位	常用中药
块茎	天麻
茎枝	钩藤

表1-8　活血化瘀药

药用部位	常用中药
花	红花
种子	桃仁、王不留行、马钱子
地上部分	益母草、刘寄奴
茎	鸡血藤、三棱、延胡索
根茎	川芎、姜黄、骨碎补、莪术
根及根茎	丹参
根	牛膝、郁金

表1-9　泻下药

药用部位	常用中药
叶	番泻叶
种子	火麻仁、牵牛子
根	甘遂
根及根茎	大黄

表1-10　利水渗湿药

药用部位	常用中药
菌核	茯苓、猪苓
果实	地肤子
种子	车前子、薏苡仁
地上部分	萹蓄、瞿麦、茵陈
全草	金钱草

药用部位	常用中药
孢子	海金沙
叶	石韦
茎	萆薢（根茎）、泽泻（块茎）、木通（藤茎）
茎髓	通草
根和根茎	虎杖

表1-11 化湿药

药用部位	常用中药
地上部分	藿香、佩兰
皮	厚朴
根茎	苍术

表1-12 消食药

药用部位	常用中药
果实	山楂
种子	莱菔子

表1-13 涌吐药

药用部位	常用中药
果蒂	瓜蒂
根	常山

表1-14 驱虫药

药用部位	常用中药
果实	使君子
种子	槟榔、南瓜子

表1-15 止血药

药用部位	常用中药
叶	艾叶、侧柏叶
花粉	蒲黄
地上部分	仙鹤草
茎	白茅根（根茎）、白及（块茎）
根及根茎	三七、茜草
根	地榆

表1-16 化痰止咳平喘药

药用部位	常用中药
叶	枇杷叶、昆布
花	旋覆花、款冬花
种子	胖大海、苦杏仁、葶苈子、白果、芥子

药用部位	常用中药
果实	皂荚、瓜蒌、紫苏子
茎秆中间层	竹茹
根	桔梗、百部
根和根茎	紫菀、白前
块茎	白附子、半夏
鳞茎	川贝母、浙贝母
根皮	桑白皮

表1-17 安神药

药用部位	常用中药
种子	酸枣仁、柏子仁
藤茎	首乌藤
树皮	合欢皮
根	远志

表1-18 开窍药

药用部位	常用中药
根茎	石菖蒲

表1-19 收涩药

药用部位	常用中药
果实	五味子、乌梅、诃子、金樱子、浮小麦
果肉	山茱萸
种仁	芡实
根及根茎类	麻黄根

表1-20 攻毒杀虫止痒药

药用部位	常用中药
果实	蛇床子
鳞茎	大蒜

三、药用部位与五行的关系

五行是中医治病战术的具体运用。

根有生新作用，这个和"土"行的特点相一致，所以，根类药物属土。

茎、枝、藤、皮具有疏通作用，这个和"木"行的特点相一致，所以，茎、枝、皮类药物属木。

花性散，具有向上向外的运动特性，所以，花类药物属火。

叶性散，不过这个散是排浊，是体内向体外的运动，和金的清除之性相吻合，所以，叶类药物属金。

果实和种子类药物，其性下垂，和"水"行的运动态势相一致，所以，果实和种子类药物属水。

临床上，当我们确定战略之后在运用战术治病的时候，药用部位的五行特点也是考虑的一个关键点。

第二节 中药性能

李杲曰：凡药之所用，皆以气味为主。补泻在味，随时换气。临床用药，是以气味为主，气是指气味，味是指味道；气味之中，又以味道为主，因为药物的气味会随着时间的推移而变化（浓、薄），随着药物储存的不同而变化（药物串味），且还有其他的影响因素，比如炮制（更多的药物炒了之后，气味变浓）。所以，李杲就说对于治病的"补泻"，更多是用药物的"味道"来调治的。

这里多说一句：很多气味大的药物煎煮之后，气味会挥发掉，所以，如果我们需要用药物"气味"来治病的时候，最好改变剂型，用丸、散、丹等则更好。

一、阴阳归属

《素问·阴阳应象大论》曰：阳化气，阴成形。阳为气，阴为味。阴味出下窍，阳气出上窍。清阳发腠理，浊阴走五脏；清阳实四肢，浊阴归六腑。味浓者为阴，薄者为阴中之阳；气浓者为阳，薄者为阳中之阴。味浓则泄，薄则通；气薄则发泄，浓则发热。辛甘发散为阳，酸苦涌泄为阴；咸味涌泄为阴，淡味渗泄为阳。六者或收或散，或缓或急，或润或燥，或软或坚，以所利而行之，调其气，使之平也。

下面，我们逐一解说。

1.阳化气，阴成形

阴，这个字的本义是"土山旁正在团聚的雾气"，阳，这个字的本义是"土山旁雾气的发散"；雾气团聚而成形，雾气发散则为气，所以，《黄帝内经》中就说"阳化气，阴成形"。

从小处来看：体内凝结之病症，是属于"阴"过度凝聚成"形"所致，以阳制阴，这时我们就需要用"化气"的发散法来治疗；体内该成形而不成形之病证，如西医上谈的"脂肪液化"等，就属于"化气"发散太过所致，以阴制阳，这时我们就需要用凝聚法来使其成形。

从大处看：人体的肥胖之证，就属于"阴"过多地"成形"所致，解决的办法就是使其"化气"；体内的物质无故流失，就是"阳"过多地"化气"所致，解决的办法就是收敛凝聚使其归为"成形"。

2.阳为气，阴为味

以气味和味道来分阴阳，气味容易发散而属阳，味道凝滞而属阴，所以就有"阳为气，阴为味"一说。由于不同情况下阴和阳的所指不同，所以，这里就将"阳"和"阴"放于前，特指"气"和"味"。

这里要注意的是：前面"阳化气"的"气"和这里"阳为气"中的"气"不是一个概念，所指不同。

利用这点，临床上治疗凝滞之证，也可以用"气味"大的药物来散之；治疗无故流失的"发散太过"的多汗、多便、多尿、出血等病证，也可以用"味道"浓的药物来敛之。

单从味道用药来说：津液为血所充，是阴中之阴，所以，固摄津液，需要用特大味道的中药来治疗，对单味药来说，要么用小量但味道很大的药物，要么用大量的味道较小的药物。

3.阴味出下窍，阳气出上窍

我们知道人有九窍，下有前后阴二窍，上有口眼鼻耳之七窍；除了双耳之外，其他均能与外界通气；下属阴，上属阳，而味道属阴，气味属阳，所以，饮食物或药物等进入人体之后，其气味和味道，一个向上行，一个往下走。这就是《素问·阴阳应象大论》中谈的"阴味出下窍，阳气出上窍"之意。

利用这点，我们可以解决一些问题。

（1）达病位　要治疗上焦病证，就多用气味大的药物以上行；要治疗下焦病证，就多用味道大的药物以下走。延伸一下，人体之中，气属阳，血属阴，所以，气味大的药物能达"气"中；味道大的药物能达"血"中。由于津液为血所补充，可以说津液为阴中之阴，所以，味道特别大的药物才能更好地达津液中。

（2）功能发挥　要从口鼻等排浊的时候，就用气味大的药物；要从二阴排浊的时候，就用味厚的药物。

4.清阳发腠理，浊阴走五脏；清阳实四肢，浊阴归六腑

以清浊来分阴阳，清属阳，浊属阴；气味属阳，味道属阴；外属阳，内属阴；同声相应，属于阳的气味以达外，所以《素问·阴阳应象大论》中就说属于"清阳"的气味能"发腠理"和"四肢"；属于阴的味道则留内，所以，《素问·阴阳应象大论》中就说属于"浊阴"的味道能"走五脏"和"归六腑"。

利用这点，我们在临床上见到皮肤、四肢出现问题的病证，就可以用气味小的药物以达病位，见到体内出现问题的病证，则需用味道大的药物来达病位。

5.味浓者为阴，薄者为阴中之阳；气浓者为阳，薄者为阳中之阴

阴阳具有无限可分性：气味之中，浓者走散之功强，属阳，由于气味相比较味道而言，属阳，所以，气味浓者就是阳中之阳；薄（淡）者相比较浓者而言，走散之力弱，故属阴，由于气味属阳，所以气味薄者属于阳中之阴。味道之中，浓者凝聚之力强，属阴，由于相比较气味而言，味道属阴，所以味道浓者属阴中之阴；薄者凝聚之力弱，属阳，由于味道属阴，所以味道薄者属阴中之阳。

6.味浓则泄，薄则通；气薄则发泄，浓则发热

人体本身就有自我调节作用，这种作用，也就是中医上说的"以阳制阴、以阴制阳"之力；味道属阴，具有凝聚之能，其浓者，进入人体之后过多的"成形"，这是人体所不能接受的，所以，需要"以阳制之"使其外散；由于"阴味出下窍"，

所以，"味浓则泄"，也就是说味道浓者，人体要从下泄之；味道薄（淡）者，是人体能接受的，其发挥着阴中之阳的"发散"之功，这就是《素问·阴阳应象大论》中说的味"薄则通"。

气味属阳而善动，"气味"进入人体之后，人体以阴制之：气味小的，人体能接受其活动力，故可任其发散之，这就是"气薄则发泄"；气味大的，人体接受不了其活动力，则以阴制阳而凝聚之，气味聚而不散犹如局部的"气郁"一般，气有余便是火，火热同义，所以《素问·阴阳应象大论》中就说气味"浓则发热"。

利用这点：我们在临床上遇到需要用泻下法来治疗的病证，就可以选用味道大的药物以"泄"之；需要滋补身体的时候，则需要用味道稍小的药物以"通"之。

这里要注意的是：我们仅仅是单独针对味道或气味的功用来谈的，没有综合来说。

7.辛甘发散为阳，酸苦涌泄为阴；咸味涌泄为阴，淡味渗泄为阳

《素问·脏气法时论》曰：辛散、酸收、甘缓、苦坚、咸软。两者结合之后，我们来看：辛散，等同于雾气的发散，所以，辛味属阳；酸收，相当于雾气的团聚，所以，酸属阴；缓，有宽松宽大之义，所以甘缓也有"雾气发散"之义，所以，甘味也属阳；苦坚，坚有牢固、结实的意思，而牢固、结实相当于"雾气的团聚"，所以苦味属阴；咸软，软是软坚之义，要软坚，就要给需要软坚的东西中充气，比如，面包，里面有更多的气之后才变得更软，一旦这些气外出，则变得硬，由于充气的过程也相当于"雾气的团聚"，所以，咸味也属阴。

由此可以知道，味道，不仅仅是以浓、薄来分阴阳，而且还以功能的不同来分阴阳，这就是后世概括的"辛甘淡属阳，酸苦咸属阴"。以内外来分阴阳，外属阳，内属阴；辛、甘属阳，所以，辛、甘之味能达体表；酸、苦属阴，所以，酸、苦之味则留里；前面谈到了"味浓则泄"，辛、甘在外的"泄"就是发散，即从体表外泄；酸、苦在内的"泄"，就是涌泄，即从体内二便外泄。这就是《素问·阴阳应象大论》中说的"辛甘发散为阳，

酸苦涌泄为阴"之意。这大概也是《本草蒙筌》曰"味有六：辛、甘、淡者，地之阳；酸、苦、咸者，地之阴。阳则浮，阴则沉"的原因。

8.咸味涌泄为阴，淡味渗泄为阳

咸属阴，淡属阳；以清浊来分，大便属阴，小便属阳。同声相应，"咸"走大便，"淡"走小便。

涌的本义是水从地下冒出；渗的本义是水往下渗透。从程度来看，涌者，急也，猛也；渗者，慢也，缓也。相比较而言，"涌"为"动"而属阳，"渗"相对为静而属阴。大便属阴，以阳制阴，故以"涌"来外排；小便属阳，以阴制阳，故以"渗"来外排。

"咸"走大便，"淡"走小便，所以，《素问·阴阳应象大论》曰"咸味涌泄为阴，淡味渗泄为阳"。

六者或收或散，或缓或急，或润或燥，或软或坚，以所利而行之，调其气，使之平也。

上面已经谈到了《素问·脏气法时论》中的"辛散、酸收、甘缓、苦坚、咸软"，结合《素问·阴阳应象大论》中说的"咸涌泻、淡渗泄"，所以，这个地方就说利用六味，即辛、酸、甘、苦、咸、淡的不同作用，以阴制阳或以阳制阴用药，使阴阳二气平和，让人体出现阴阳平衡的状态，比如，需要收的，就用"酸味"，因为"酸收"；需要散的，就用"辛味"，因为"辛散"；需要缓的，就用"甘味"，因为"甘缓"；需要急的，就用"苦味、咸味"因为"苦咸涌泄"；需要润的，就用"酸味、甘味"，因为"酸甘化阴"；需要燥的，就用"苦味"，因为"苦燥"；需要软的，就用"咸味"，因为"咸能软坚"；需要坚的，就用苦味，因为"苦坚"。

二、气味

张景岳：臊气入肝，焦气入心，香气入脾，腥气入肺，腐气入肾也。

药物的气味有多种，有香气，有泥土气，有焦气，有鱼腥气，也有蒜臭气，等等，虽然直到现在我都没有搞清楚这些气味与五脏对应关系的道理，但是，我知道，气味属阳为动，具有走窜之性。气味大的药物进入人体之后，具有很好的疏通作用。所以，《本草纲目》在苏合香中谈道：气香窜，能通诸窍脏腑，故其功能辟一切不正之气。

由于气味的运动方向不能确定，所以我们不能谈气味的五行治病问题。

三、味道

（一）味道的作用

《素问·脏气法时论》：指出"辛散、酸收、甘缓、苦坚、咸软"，这是对五味作用的最早概括。后世在此基础上进一步补充，日臻完善。

现据前人论述，结合临床实践，将五味所代表药物的作用及主治病证分述如下：

辛："能散能行"，即具有发散、行气、行血作用。一般来讲，解表药、行气药、活血药多具有辛味。因此辛味药多用治表证及气血阻滞之证。

甘："能补能缓"，即具有补益、和中、调和药性和缓急止痛的作用。一般来讲，滋养补虚、消食和胃、调和药性及缓解疼痛的药物多具有甘味。甘味药多用治正气虚弱、食积不化、脘腹挛急疼痛及调和药性、中毒解救等几个方面。

酸："能收能涩"，即具有收敛、固涩作用。一般固表止汗、敛肺止咳、涩肠止泻、固精缩尿、固崩止带的药物多具有酸味。酸味药多用于治疗自汗盗汗、肺虚久咳、久泻久痢、遗精滑精、遗尿尿频、崩带不止等滑脱不禁的病证。

苦："能泄、能燥、能坚"，即具有清泄火热、泄降气逆、涌泄大便、燥湿、坚阴（泻火存阴）等作用。一般来讲，清热泻火、下气平喘、降逆止呕、通利大便、清热燥湿、散寒燥湿、泻火存阴的药物多具有苦味。苦味药多用于治火热证、喘咳、呕恶、便秘、湿证、阴虚火旺等病证。

咸："能下、能软"，即具有泻下通便、软坚散结的作用。一般来讲，泻下通便及软化坚硬、消散结块的药物多具有咸味。咸味药多用于治大便燥结、痰核、瘰疬、癥瘕痞块等病证。

此外，《素问·宣明五气》篇还有"咸走血"

之说。肾属水，咸入肾，心属火而主血，咸走血即以水胜火之意。

淡："能渗、能利"，即具有利水渗湿的作用，一般利水渗湿的药物多具有淡味。淡味药多用于治水肿、脚气浮肿、小便不利之证。

由于《神农本草经》未提淡味，后世医家主张"淡附于甘"，故只言五味，不称六味。

涩：与酸味的作用相似，具有收敛、固涩的作用。多用于治疗自汗盗汗、久泻久痢、遗尿尿频、遗精滑精、崩带不止等滑脱不禁的病证。

辛散，就是指辛味之物有发散之能。比如，吃辣椒会使我们"出一头的汗"。所以，对于需要排散之邪，我们就可以用辛味的药来治疗。比如，味辛的生姜就有发汗散寒的作用。

缓的本义为宽松宽大，有苏醒恢复之意，所以，甘缓，就是说甘味之物补脾之后可以使人体之血和津液的量得到恢复。比如，干了一天的活，很累，这时，口里放块糖就可以缓解疲劳。所以，对于气血供应不上（不及时）的虚证，我们就可以用甘味的药来治疗。比如，味甘的黄芪、甘草就能补气血等。

酸收，就是说酸味之物能收敛固涩，可敛肺止咳、固表止汗、涩肠止泻、固精缩尿、固崩止带，用治体虚多汗、肺虚久咳、久泻久痢、遗精滑精、遗尿尿频、月经过多、白带不止等病证。比如，流鼻血的时候，我们用药棉蘸点酸味的醋塞鼻孔，很快就能把血止住。所以，对于消耗过度而导致的虚证，我们就可以用酸味的药来治疗。比如，酸味的乌梅能敛肺、涩肠等。

坚，为牢固、结实的意思，所谓苦坚，就是说苦味之物可以让血脉结实、牢固。打江山容易，守江山难。治疗虚证，补充之后还要守住，这时就要适当用些苦味的药，比如，用黄柏坚阴等。

另外，苦能燥湿，苦味的药物也具有燥湿的作用。所以，对于湿邪所致的病证，可以考虑用苦味的药来清除。

咸软，就是说咸味之物有软化作用。生活当中，什么东西最软？当然是空气，要让一个东西变软，就要给这个东西里面充入大量的空气，比如，

面包，里面的空气很多，捏起来就很软；而用死面蒸的馒头，里面的空气很少，捏起来就比较硬。肾主纳气，就是说肾有充气之功能，气的含量增多，物质自然变软，而咸味之物可助肾以发挥功能，所以说，咸能软坚。所以，对于人体内的癥瘕积聚之邪，就可以应用咸味的药物来软坚。比如，味咸的海藻、昆布有软坚散结之功。

淡能渗湿，所以，对于水湿之邪，就可以考虑淡味药的应用。比如，味淡的车前子能利尿。

涩味的功能同于酸味，有收敛之功，所以对于因异常排散导致的虚证，可以适当应用涩味药来治疗。比如，味涩的金樱子能固精缩尿、固崩止带、涩肠止泻等。

《素问·阴阳应象大论》中的"六者或收或散，或缓或急，或润或燥，或软或坚"就是五味的特点。

《本草备要》曰：凡药酸者能涩能收、苦者能泻能燥能坚、甘者能补能和能缓、辛者能散能润能横行、咸者能下能软坚、淡者能利窍能渗泄，此五味之用也。

《本草便读》曰：凡用药须明五味，辛者能散能横行，苦者能降能泄，甘者能补能缓中，酸者能收敛，咸者能润下，能软坚，能先知各药之性，然后可以合于病情。

《本草从新》曰：凡酸者，能涩、能收；苦者，能泻、能燥、能坚；甘者，能补、能和、能缓；辛者，能散、能润、能横行；咸者，能下、能软坚；淡者，能利窍、能渗泄。此五味之用也。

（二）味道与脏腑

《素问·宣明五气》篇曰：酸入肝、苦入心、甘入脾、辛入肺、咸入肾。

《本草备要》曰：凡药酸属木，入肝；苦属火，入心；甘属土，入脾；辛属金，入肺；咸属水，入肾。此五味之义也。

也就是说酸味的药物入肝，苦味的药物入心，甘味的药物入脾，辛味的药物入肺，咸味的药物入肾。虽然"淡附于甘""涩与酸味药的作用相似"，但是，在入脏的问题上我们还是不谈为好。

这里，有两个问题，一个是五味入五脏之意是什么，另一个是五味入五脏之后的存在地。

1.五味入五脏之意

《黄帝内经》曰：地食人以五味。

"食"字从人从良，"良"意思是"拖尾到底"，引申为"从生到死"，人和良结合后就是"维持人体一生的东西"。五，是会意字。从二，从乂。"二"代表天地，"乂"表示互相交错。所以"五"的本义是交午，纵横交错。

地维持人一生的东西是五味。看看我们的饮食物，其味道构成就是酸苦甘辛咸（淡味附于甘味，涩味附于酸味）。我们吃的盐是咸的，醋是酸的，糖是甜的，辣椒是辛的，苦菜是苦的。

同样，中药也具有这五味，比如，芒硝是咸味，黄连是苦味，甘草是甘味，细辛是辛味，乌梅是酸味等。

由于"五"的本义是交午、纵横交错的意思，所以，更多时候，一味药具有多种味道，比如，当归味甘辛微苦，地榆味微苦而涩，陈皮味辛苦，等等。

食物如同灯之油，药物如同拨灯心。饮食物进入人体之后，补充所藏之血；药物进入之后，刺激机体，使所藏之血进行布散。辛味药物进入人体之后，能使机体的藏血更多地入肺；酸味药物进入人体之后，能使机体的藏血更多地入肝；甘味药物进入人体之后，能使机体的藏血更多地入脾；苦味药物进入人体之后，能使机体的藏血更多地入心；咸味药物进入人体之后，能使机体的藏血更多地入肾。

说得更明白点：体内的藏血就如水库里的水，五味的功能就是将此水进行分配。这也是虽然中药里有补气血的药，但长时间不饮食则会使藏血不足而照样"升天"的原因。

2.五味入五脏之后的存在地

由于中医上的五脏是虚拟的，而五脏所主的五体却是真实存在的，即肾所主的骨、肝所主的筋、心所主的脉、脾所主的肉、肺所主的皮都是实实在在存在的。所以，五味进入人体之后，使机体所藏之血到达与味相关的"体"中，即咸味药进入人体之后，使体内所藏之血能更多地到达骨中；酸味药进入人体之后，使体内所藏之血能更多地到达筋中；苦味药进入人体之后，使体内所藏之血能更多地到达脉中；甘味药进入人体之后，使体内所藏之血能更多地到达肉中；辛味药进入人体之后，使体内所藏之血能更多地到达皮中。

由于气是藏在血（这里不谈津液）中的，所以，当一个脏的血量增多之后，其气的含量也随之增多，由于气是五脏发挥功能的物质，所以，五味能使五脏功能增强。

这点，是我推理发挥而得出的，不过，也许有人会用《本草蒙筌》上的一段话"天地既判，生万物者唯五气耳！五气定位则五味生，五味生则千变万化，不可穷已。故曰：生物者，气也。成之者，味也。以奇生则成而耦，以耦生则成而奇。寒气坚，故其味可用以软；热气软，故其味可用以坚；风气散，故其味可用以收；燥气收，故其味可用以散。土者，中气所生，无所不和，故其味可用以缓。气坚则壮，故苦可以养气；脉软则和，故咸可以养脉；骨收则强，故酸可以养骨。筋散则不挛，故辛可以养筋；肉缓则不壅，故甘可以养肉。坚之而后可软，收之而后可散。欲缓则用甘，不欲则弗用。用之不可太过，太过亦病矣。治疾者，不通乎此，而能已人之疾者，吾未之信焉"来问，这里说的咸能养脉，不是养"骨"，而是"酸可以养骨"，和你上面说的不是相矛盾吗？

仔细看看，不矛盾。我们来分析一下这段话，就能明白：这段话是从气——季——脏——五味的相对应来谈五味特点的，比如，寒对应冬季，冬季为肾所主，肾主咸味，所以说"寒气坚，故其味可用以软"，即咸能软。很是不错！注意，这里的气，指的是四季所主的寒热风燥及中土之气。

注：中土之气，就是我们常说的脾所主的长夏。长夏有两种说法，第一种，长夏是指在春夏秋冬换季的最后18天，如《素问·太阴阳明论》曰"脾者土也，治中央，常以四时长四脏，各十八日寄治"。第二种，王冰云："长夏，谓六月也。夏为土母，土长干中，以长而治，故云长夏。"《中医

大辞典》中也说:"长夏,农历六月。"

后面谈的味与体的关系,是根据功用来的,比如,辛味有发散作用,所以,对于筋的挛缩病证,就可以用"辛味"来治疗,这就是"辛可以养筋"的意思。

《本草蒙筌》记载:"寒气坚,故其味可用以软;热气软,故其味可用以坚;风气散,故其味可用以收;燥气收,故其味可用以散。土者,中气所生,无所不和,故其味可用以缓",这句话十分精辟。冬天,我们到处都能看到被冻硬之物,这就是"寒气坚",为了维持正常的平衡状态,就需抗衡此"坚",由于阴阳有相互制约关系,地之味可以制约天之阳,所以,冬天对应之味就有"软"之能,即"咸能软";夏天,我们能看到各种被晒软之物,这就是"热气软",为了维持正常的平衡状态,就需抗衡此"软",由于阴阳有相互制约关系,地之味可以制约天之阳,所以,夏天对应之味就有"坚"之能,即"苦能坚";春天风大,稍不注意,衣物就会被刮走,这就是"风气散",为了维持正常的平衡状态,就需抗衡此"散",由于阴阳有相互制约关系,地之味可以制约天之阳,所以,春天对应之味就有"收"之能,即"酸能收";秋天干燥,很多野外工作之人常感口干舌燥,为了维持正常的平衡状态,就需抗衡此"燥",由于阴阳有相互制约关系,地之味可以制约天之阳,所以,秋天对应之味就有"润"之能,即"辛能润",由于此"润"是把体内之津液外散于外(体表)所致,所以,人们常说"辛能散";土生万物,由于"缓"的本义是苏醒恢复,所以,与土相对的甘就有"缓"之能,这就是人们常说的"甘能缓"。这是五味功能的另一种解释,很有道理且有新意!

据此,我们在临床上:

对因热所致的松软病证,我们可以用苦味药物来"坚"之。

对因寒所致的坚硬病证,我们可以用咸味药物来"软"之。

对因风所致的散失病证,我们可以用酸味药物来"收"之。

对因燥所致的体表津少病证,我们可以用辛味药物来"散"之。

当然,对因生化不足所致的虚弱病证,我们可以用甘味药物来"缓"之。

注意:这里的苦、咸、酸、辛味修复的是热、寒、风、燥对人体的伤害,不是说苦、咸、酸、辛能除热、寒、风、燥。

所以,虽然"苦味"能消除因热所致的"软",但不能说"苦"能除"热"。想想看,如果说"苦"可除热的话,顺延之,"咸"也就除寒了,可事实并不是如此。

(三)味道与五行的关系

味道,有酸、苦、咸、辛、甘、淡、涩几种,酸、涩这两种味道有内收的运动态势,辛味有发散的运动态势,所以,酸涩属水,辛味属火。

当一个病证需要用发散(火行)法治疗的时候,我们就可以选择辛味的药物;当需要用内收(水行)法治疗的时候,我们就可以选用酸涩之味的药物。

虽然,有的本草书上还谈到咸下,但是,这里的"下",不是说咸味具有向下的运动态势,而是说咸味能达人体下部。咸入肾,肾居下焦。咸下,是达病位的说法。

❖ 附:常用中药的气味和味道

表1-21　解表药

药名	气味	味道
麻黄	气微香	味涩,微苦
桂枝	气清香	味甜微辛
生姜	气芳香而特殊	味辛辣
荆芥	气芳香	味微涩而辛凉
防风	气特异	味微甘
羌活	气香	味微苦而辛
白芷	气芳香	味辛,微苦
细辛	气辛香	味辛辣,麻舌
苍耳子	气微	味微苦
辛夷	气芳香	味辛凉而稍苦
薄荷	揉搓后有特殊清凉香气	味辛凉

药名	气味	味道
牛蒡子	气微	味苦后微辛而稍麻舌
蝉蜕	气微	味淡
桑叶	气微	味淡、微苦涩
蔓荆子	气香	味淡、微辛
北柴胡	气微香	味微苦辛
升麻	气微	味微苦而涩
葛根	气微	味微甜

表1-22　祛风湿药

药名	气味	味道
威灵仙	气微	味淡
木瓜	气微清香	味酸
伸筋草	气无	味淡
路路通	气特异	味淡
秦艽	气特异	味苦、微涩
豨莶草	气微	味微苦
桑寄生	气微	味涩
狗脊	无臭	味淡微涩
千年健	气芳香，久闻有不悦感	味微辛辣
独活	香气特异	味苦辛、微麻舌

表1-23　清热药

药名	气味	味道
石膏	气微	味淡
知母	气微	味微甜，略苦，嚼之带黏性
天花粉	无臭	味微苦
栀子	气微	味微酸而苦
夏枯草	微有清香气	味淡
决明子	气微	味微苦
黄芩	气微	味苦
黄连	气微	味极苦
黄柏	气微	味极苦，嚼之有黏性
龙胆	气微	味极苦
秦皮	气微	味苦
苦参	气微	味极苦
金银花	气清香	味淡、微苦
连翘	气微香	味苦
大青叶	气微	味微酸、苦涩
板蓝根	气微	味微甜而后苦涩

药名	气味	味道
蒲公英	气微	味微苦
土茯苓	气微	味微甘、涩
紫草	气特异	新疆：味微苦、涩；内蒙古：味涩
鱼腥草	具鱼腥气	味涩
白头翁	气微	味微苦涩
生地	气微	味微甜、微苦
玄参	气特异似焦糖	味甘，微苦
牡丹皮	气芳香	味微苦而涩
青蒿	气香特异	味微苦
白薇	气微	味微苦
地骨皮	气微	味微甘、苦
银柴胡	气微	（野）味甘；（栽）微甘
胡黄连	气微	味极苦

表1-24　温里药

药名	气味	味道
干姜	气芳香	味辛辣
肉桂	气香浓烈	味甜辣
吴茱萸	香气浓烈	味辛辣而苦
小茴香	有特异香气	味微甜、辛
丁香	气芳香浓烈	味辛辣，有麻舌感
花椒	具特殊的强烈香气	味麻辣而持久

表1-25　补虚药

药名	气味	味道
黄芪	气微	味微甜，嚼之有豆腥味
白术	气清香	味甘，微辛，嚼之略带黏性
甘草	气微	味甜而特殊
淫羊藿	气微	味微苦
巴戟天	无臭	味甘而微涩
仙茅	微有辛香气	味微苦辛
杜仲	气微	味微苦，嚼之有胶状残余物
续断	气微香	味苦、微甜而后涩
补骨脂	气香	味辛、微苦
益智仁	有特异香气	味辛、微苦
阳起石	气无	味无
当归	香气浓郁	味甘、辛、微苦
白芍	气微	味微苦，酸
熟地黄	气微	味甜

药名	气味	味道
阿胶	气微	味微甜
何首乌	气微	味微苦而甘涩
百合	气微	味微苦
麦冬	气微香	味甘、微苦，嚼之发黏
枸杞子	气微	味甜
墨旱莲	气微香	味淡微咸
龟甲	气微腥	味微咸
鳖甲	气微腥	味淡

表1-26 理气药

药名	气味	味道
陈皮	气香	味辛、苦
川楝子	气特异	味酸、苦
乌药	气香	味微苦、辛，有清凉感
香附	气香	味微苦
薤白	有蒜臭	味微辣
大腹皮	无臭	味淡

表1-27 平肝息风药

药名	气味	味道
石决明	气微	味微咸
牡蛎	气微	味微咸
代赭石	气微	味淡
天麻	气微	味甘
钩藤	气微	味淡
广地龙	气腥	味微咸
全蝎	气微腥	味咸
蜈蚣	气微腥，并有特殊刺鼻的臭气	味辛而微咸
僵蚕	气微腥	味微咸

表1-28 活血化瘀药

药名	气味	味道
川芎	香气浓郁	味苦、辛，稍麻舌，微回甜
延胡索	气微	味苦
姜黄	气香特异	味苦、辛
乳香	气微香	味微苦
没药	气香特异	味苦、微辛
丹参	气微	味微苦涩
红花	气微香	味微苦

药名	气味	味道
桃仁	气微	味微苦
益母草	气微	味微苦
牛膝	气微	味微甜而稍苦涩
鸡血藤	气微	味涩
王不留行	气微	味微涩、苦
土鳖虫	气腥臭	味微咸
马钱子	气微	味极苦
血竭	气微	味淡
刘寄奴	气芳香	味淡
三棱	无臭	味淡，嚼之微有麻辣感
蓬莪术	气微香	味微苦、辛
水蛭	气微腥	味无

表1-29 泻下药

药名	气味	味道
大黄	气清香	味苦微涩，嚼之粘牙
芒硝	无臭	味咸
番泻叶	气微弱而特异	味微苦，稍有黏性
火麻仁	气微	味淡
甘遂	气微	味微甘而辛辣
牵牛子	气微	味辛、苦，有麻感

表1-30 利水渗湿药

药名	气味	味道
茯苓	无臭	味淡，嚼之粘牙
猪苓	气微	味淡
薏苡仁	气微	味微甜
泽泻	气微	味微苦
车前子	气无	味无
滑石	气微	味淡
木通	气微弱	味苦而涩
通草	无臭	无味
瞿麦	气微	味淡
萹蓄	气微弱	味清凉
地肤子	气微	味微苦
海金沙	气微	味淡
金钱草	气微	味淡
虎杖	气微弱	味微苦

表1-31 化湿药

药名	气味	味道
广藿香	气香特异	味微苦
佩兰	气芳香	味微苦
厚朴	气香	味辛辣、微苦

表1-32 消食药

药名	气味	味道
山楂	气微清香	味酸，微甜
神曲	有陈腐气	味苦
麦芽	气无	味微甜
莱菔子	无臭	味甘，微辛
鸡内金	气微腥	味微苦

表1-33 涌吐药

药名	气味	味道
常山	气微弱	味苦
瓜蒂	气微	味苦
胆矾	无臭	味涩

表1-34 驱虫药

药名	气味	味道
使君子	气微香	味微甜
槟榔	气微	味涩，微苦
南瓜子	气香	味微甘

表1-35 止血药

药名	气味	味道
地榆	气微	味微苦而涩
侧柏叶	微有清香气	味微苦，微辛
白茅根	气微	味微甘
三七	气微	味先苦而后微甜
茜草	气微	味微苦
蒲黄	气微	味淡
白及	无臭	味苦，嚼之有黏性
仙鹤草	气微	味微苦
艾叶	气清香	味苦

表1-36 化痰止咳平喘药

药名	气味	味道
半夏	无臭	味辛辣、麻舌而刺喉
皂荚	气特异	味辛辣
旋覆花	气微	味微苦

药名	气味	味道
浙贝母	气微	味微苦
瓜蒌	气如焦糖	味微酸、甜
竹茹	气清香	味淡
前胡	气芳香	味微苦而辛
白前	气微	味微甜
桔梗	气微	味微甘而后苦
胖大海	气微	味淡，嚼之有黏性
海藻	气腥	味咸
昆布	气腥	味咸
海浮石	气微弱	味淡
苦杏仁	气微	味苦
紫苏子	气清香	味微辛
百部	气微	味甘、苦
紫菀	气微香	味甜微苦
款冬花	气清香	味微苦而辛
枇杷叶	气微	味微苦
白果	气微	味甘、微苦涩

表1-37 安神药

药名	气味	味道
磁石	有土腥气	无味
龙骨	无臭	无味
琥珀	气无	味淡
酸枣仁	气微	味淡
柏子仁	气微香	味淡而有油腻感
首乌藤	气无	味微苦涩
合欢皮	气微香	味淡
远志	气微	味苦、微辛，嚼之有刺喉感

表1-38 开窍药

药名	气味	味道
冰片	气清香	味辛凉
石菖蒲	气芳香	味苦微辛
苏合香	气芳香	味苦辛，嚼之粘牙
麝香	有强烈而特异的香气	味微辣、微苦带咸

表1-39 收涩药

药名	气味	味道
麻黄根	无臭	味微苦
浮小麦	气无	味淡

药名	气味	味道
乌梅	气微	味极酸
诃子	气微	味酸涩后甜
赤石脂	有泥土气	味淡
山萸肉	气微	味酸、涩、微苦
桑螵蛸	气微腥	味淡或微咸
金樱子	气微	味甘、微涩
海螵蛸	气微腥	味微咸
芡实	无臭	味淡

表1-40 攻毒杀虫止痒药

药名	气味	味道
雄黄	微有特异的臭气	味淡
硫黄	有特异的臭气	味淡
白矾	气微	味微甜而涩
蛇床子	气香	味辛凉，有麻舌感
大蒜	有浓烈的蒜臭	味辛辣

表1-41 拔毒化腐生肌

药名	气味	味道
炉甘石	气微	味微涩
硼砂	气无	味咸苦

四、药性

什么是药性？

《神农本草经》序云"药有酸咸甘苦辛五味，又有寒热温凉四气"。

四气者，药性之寒热也。寒轻者为凉，热轻者为温。

药性之寒热，以制病性之热寒。

要谈药性的寒热，就必须明白病性之寒热。

看看《中医诊断学》，寒证和热证，是指机体活动抑制或亢进的病证。由于药性是平病性的，寒性药可以治疗热证，热性药可以治疗寒证，所以，能使机体活动受到抑制的，就是寒性药；能使机体活动亢进的，就是热性药。

比如泽泻，"水草也，气味甘寒"（《本草崇原》），说的就是生于水中之物，其药性为寒。海藻"全禀海中阴气以生，故味苦、咸寒。（《冯氏锦囊秘录》）"，说的是海藻生于海水中，故其性寒。

药性者，与"生"俱来也。也就是说采集时是寒其药性就是寒、采集时是热其药性就是热。一般来说，采集之后的炮制等只能改变其寒热之量，但不能改变其寒热的本质属性。

万物皆有灵性，中药更是如此，中药在采收之时，特别是植物类药材，其生长环境的寒热是药物本身具有的寒或热，"生前"耐寒者就具有寒性、"生前"耐热者就具有热性。这是根据同声相应同气相求之法推理出来的，是不变的真理。

关于药性这部分内容，相当重要，推理出的结果和中药学上相一致的，我不多说，和中药学上不一致的，我会谈更多本草书上的药性表述。

这里我再延伸说一下平寒热之法。

1.利用采集时间

春夏属阳，秋冬属阴。春夏所采的药物具有发散之能（夏大于春），秋冬采收的药物具有收敛之能（冬大于秋）。

虽然李中梓云"四时者，春温、夏热、秋凉、冬寒而已。故药性之温者，于时为春，所以生万物者也；药性之热者，于时为夏，所以长万物者也；药性之凉者，于时为秋，所以肃万物者也；药性之寒者，于时为冬，所以杀万物者也"，但是，我们试想一下，冰箱里的东西，难道冬天拿出来是寒的夏天拿出来是热的？当然不是，故而，生长环境至关重要！也因于此，经过这几年的不断思考，不断地下结论与再推翻之后，现在，我才定下了药性寒热的有关问题。

寒则收引，人体有寒，气血津液等必定内缩而不能正常地向外运动，或者，该排散体外的不能排散，这时的除寒，就是发散，所以，我们可以用春夏两季采收的药物来治疗；反之，除热，我们也可以用秋冬采收的药物。

2.利用炮制

用热制法炮制的药物具有发散之性，用寒制法炮制的药物具有收引之性。

这里的制法包括两点，一是用加热或者变冷的方法；二是用热性药（或其他东西）或者寒性药（或其他东西）炮制的方法。

一个人腹部受寒了，这时我们可以用热敷法，不用说把姜炒热后热敷有效，就是把石头或铁块弄热后热敷也同样有效。我们经常用的办法就是把盐炒热后来敷局部。

所以，除寒时，用热制法炮制；除热时，用寒制法炮制。

3.利用气味与味道

气味为动属阳，味道为静属阴；热属阳，寒属阴。所以，单就这点来说，气味大的药物具有发散之性，味道大的药物具有收敛之性。

所以，除热时，可以用味道大的药物，除寒时，可以用气味大的药物。

4.利用质地

质地重者沉降，质地轻者升提。

气有余便是火，火热同义。人体上部出现热时，为了消除这个热，我们就可以用质地重的药物来降上部之气，上部之气减少，火热减轻。同理，人体下部出现寒的时候，我们也要用质地重的药物来治疗。

反之，人体下部出现热的时候，我们就要用质地轻的药物来提气以减少下部气的含量，气少之后，火热减轻。同理，人体上部出现寒凉的时候，也要用质地轻的药物来治疗。

注意，我们这里谈的寒和热都是在没有外来之邪侵袭的情况下出现的，为了平衡"阴阳"而说的。

5.利用用量

量大下沉，量小升浮。量大量小的应用，可以参照质地的应用法。

6.利用物质构成

有些药物的物质构成含有"发散"作用的物质，其就可以除寒；有些药物的物质构成中含有"收敛"的物质，其就可以除热。

7.利用新陈

很多药物初采时具有很大的气味，随着时间的延长，气味逐渐消失。因为气味大的能发散，而热胀寒缩，所以，对于有气味的药物来说，新药能除寒（气之散能对抗寒之缩）。由此我们可以知道更多人喜欢喝陈年白酒的原因了。

第三节　中药性状与其他

一、药物质地与功效

1.药物质地的特点

《本草便读》曰：凡用药须审质之轻重，性之有毒无毒，气之寒热温凉平，然后可以知用之多寡。

凡用药须知质之轻者，能浮能升，可以上入心肺；质之重者，能沉能降，可以下行肝肾。

《本草备要》曰：凡药轻虚者，浮而升；重实者，沉而降。

每一种药物都有质地的轻重，质地不同，不但能达到的部位不同且影响气机的升降浮沉亦不同，质地重的，不但能达到人体属阴部位，且有降气、对上部的收敛之功。

如，不同质地的药物有不同的升降浮沉作用，不管是哪一种运动，凡是从病变局部向外运动的，就是泻；凡是从病变局部向内运动的，就是补。

比如，对头部而言，病变局部在头，那么向外运动指的就是向头皮之外和脖子方向，质地轻清的解表药运动方向是向头皮外，对头部来说，就是泻；质地沉重的赭石、磁石等药物是向脖子方向运动，此也为泻。

对胃而言，食物进入到胃中，是补；从胃中进入小肠是泻。所以，当胃体受损的时候，我们需要少量多次地服用，这样，可以使胃体不断得补。

说到降气，更多人都能理解，就如给水中放一个铁块，随着铁块的下沉，会伴有"一股气"下降，这就是降气之功。上部的收敛，比如，临床上因头部火热而出现了多汗情况，这时应用降气之品后汗止。对于"出汗"这个现象来说，就是"收敛"。其机制就是：气有余便是火，降气之后，有余之气的含量减少，火热减轻，热迫津出的情况自然缓解，汗出量少或停止。延伸开来，对于头面部红疹或者疮疡需要用收敛法治疗的病证，亦可以应用质地沉重的药物。当然，这仅仅是从质重沉降方面来谈的。

质地轻的，不但能达到人体属阳部位，且有升提、发散之功。只要理解了质地重的有沉降、收敛之功，那么，与之相反的"质地轻的，有升提、发散之功"就不难理解。利用这点，需要用升提法来治疗的，就可以选用质地轻的药材；需要用发散法来治疗的，就需要选用质地轻的药材。

这里有一个问题，我们怎么来衡量药物质地的轻重呢？我们知道有一个名词叫"比重"，简单说就是物体重量和其体积的比值。不同的物质有不同的比重，全血的比重为1.050~1.060，金子的比重为19.3，水银的比重为13.55。由于我们谈述的药物质地对人体的功用是针对口服药物来说的，且药物进入人体后首先到达血中，然后才能根据需要到津液中，由于津液没有一个统一的比重标准，所以，我们所说的药物质地轻重，要说参照物的话，应该是针对血液来说的，也就是，比血液比重大的中药，其质地沉重；比血液比重轻的中药，其质地较轻。当然，这里我们谈的是中药实实在在的比重，而不是不良之人给中药中掺有增重剂后的中药饮片。

限于知识面有限，我现今还没有见到有中药比重的图表出来，一旦这个图表出来，我们临床应用中药时，只需简单一个对照，不但和血液的比重对照，而且还可以和其他的中药比对，孰轻孰重，一目了然。这样，以前模糊的东西就会变得比较清晰。因为以前我们能知道的就是"一般来说，矿物类的药物质地较重，植物类的药物质地较轻；根类药物质地较重，花叶类质地较轻"等。

另外，《本草便读》曰：中空者发表，内实者攻里，枯燥者入气分，润泽者入血分。

植物类药材药用部位的不同，特点就不同；特点不同，其功用也就不同。比如，药材药用部位中空的，有疏通的特点，内服之后就有发表之功；实心的，具有坚定的特点，所以内服之后只能存里而停留；药材质地干枯的，能达气分；药材质地润泽的，能入血分。

《医学衷中参西录》曰：凡利小便之药，其中空者多兼能发汗，木通、萹蓄之类是也；发汗之药，其中空者多兼能利小便，麻黄、柴胡之类是也。

临床发现，单就补益而言，质地越硬的，补益作用越强。黄芪，不同产地的，质地硬度不一样；党参和人参，质地硬度不一样。

2.药物质地与五行的关系

质轻上浮，和火行的向上运动态势相一致。当我们需要用升提法或者发散法治病的时候，就需要选用质地轻的药物。

质重下沉，和水行的向下运动态势相一致。当我们需要用沉降法或者内入法治病的时候，就需要选用质地重的药物。

二、药物颜色与功效

1.颜色与脏腑的关系

《本草备要》曰：凡药青属木入肝、赤属火入心、黄属土入脾、白属金入肺、黑属水入肾，此五色之义也。

不同的颜色与不同的脏相关：颜色发青的能入肝而助疏泄；颜色发红的能入心而助通血脉；颜色发黄的能入脾而助运化；颜色发白的能入肺而助排浊；颜色发黑的能入肾而助摄纳，等等。

当肺出现问题（功能低下）的时候，其本身的"白色"减弱，这时可以找"白色"来帮忙以补其不足；当心出现问题（功能低下）的时候，其本身的"红色"减弱，这时就可以找"红色"来帮忙以补其不足；当肝出现问题（功能低下）的时候，其本身的"青色"减弱，这时就可以找"青色"来帮忙以补其不足；当脾出现问题（功能低下）的时候，其本身的"黄色"减弱，这时就可以找"黄色"来帮忙以补其不足；当肾出现问题（功能低下）的时候，其本身的"黑色"减弱，这时就可以找"黑色"来帮忙以补其不足。

《本草择要纲目》曰：鳖色青入肝，故所主者疟劳寒热，癥瘕惊痫，经水痈肿阴疮，皆厥阴血分之病也。玳瑁色赤入心，故所主者心风惊热，伤寒狂乱，痘毒肿毒，皆少阴血分之病也。秦龟色黄入脾，故所主者顽风湿痹，身重蛊毒，皆太阴血分之病也。水龟色黑入肾，故所主者阴虚精弱，腰脚酸痿，阴疮泄痢，皆少阴血分之病也。介虫阴类，故并主阴经血分之病，各从其类也。介虫阴类，故并主阴经血分之病，各从其类。

2.颜色与五行的关系

颜色与五行有直接关系，这个我们都知道，比如红色属火，黑色属水，白色属肺，青色属木，黄色属土。想要外散，就可以用红色的东西，想要内收，就可以用黑色的东西。

另外，通过五脏的中间连接，也可以知道其他颜色的向内向外的运动态势，如白色属金，金与肺和辛味相联系，肺和辛味都有向外的运动态势，与火行的运动态势一致，所以，白色也可以外散，等等。

三、生长环境与功效

1.生长环境与质量

《晏子春秋·杂下之十》：晏子将使楚。楚王闻之，谓左右曰："晏婴，齐之习辞者也。今方来，吾欲辱之，何以也？"左右对曰："为其来也，臣请缚一人，过王而行。王曰："何为者也？"对曰："齐人也。"王曰："何坐？"曰："坐盗。"

晏子至，楚王赐晏子酒，酒酣，吏二缚一人诣王。王曰："缚者曷为者也？"对曰："齐人也，坐盗。"王视晏子曰："齐人固善盗乎？"晏子避席对曰："婴闻之，橘生淮南则为橘，生于淮北则为枳，叶徒相似，其实味不同。所以然者何？水土异也。今民生长于齐不盗，入楚则盗，得无楚之水土使民善盗耶？"王笑曰："圣人非所与熙也，寡人反取病焉。"

良禽择木而栖，好环境才能生长好药材。

橘生淮南则为橘，生于淮北则为枳，不同的生长环境，有不同的功用。有的喜欢光，有的喜欢阴暗，有的喜欢水，有的喜欢干燥等。

人以群分，物以类聚。同气相求，同声相应，喜欢什么，就说明其本身就是什么，喜欢光的，说明其本身就"光亮"，属阳，药性温热；喜欢阴暗的，说明其本身就"阴暗"，属阴，药性寒凉。用生长于阴寒之地及耐寒的药物来除热；用生长于阳坡喜温暖甚至高温之地不耐寒的药物来除寒。

2.生长环境与药性

一般来说，生长环境属寒的，药材大多也具有"寒性"；生长环境属热的，药材大多也具有"热性"。

四、采集时间与功效

《汤液本草》曰：凡药之昆虫草木，产之有地；根叶花实，采之有时。失其地，则性味少异矣；失其时，则性味不全矣。又况新陈之不同，精粗之不等，倘不择而用之，其不效者，医之过也。《内经》曰：司岁备物。气味之精专也，修合之际，宜加谨焉。

《本草蒙筌》曰：草木根梢，收采唯宜秋末、春初。春初则津润始萌，未充枝叶；秋末则气汁下降，悉归本根。今即事验之。春宁宜早，秋宁宜迟，尤尽善也。茎叶花实，四季随宜。采未老枝茎，汁正充溢，摘将开花蕊，气尚包藏。实收已熟味纯，叶采新生力倍。入药诚妙，治病方灵。其诸玉、石、禽、兽、虫鱼，或取无时，或收按节，亦有深义。匪为虚文，并各遵依，毋恣孟浪。

当季是药，过季是草，中药采收，时间性很强。此时间的限制，不仅仅是要保证药物有效成分的含量，其更与药性紧密相连。

1.采集时间与季节特点

《史记·太史公自序》：夫春生夏长，秋收冬藏，此天道之大经也。弗顺则无以为天下纲纪。

采收时间不同，药物的有效成分含量就不一样。对同一种药物而言，当季是药，过季是草。拿我们吃的菜来说，冬季菠菜就比夏季菠菜的营养物质含量多8倍，七月份采收的黄瓜、西红柿其维生素C含量是一月份采收的2倍。对于中药，就更是不一样了：人参皂苷以8月份含量最高；麻黄碱秋季含量最高。止咳平喘药照山白，3月份有效成分总黄酮可达2.75%，而有毒成分梫木毒素为0.03%；到了8月份总黄酮下降到1.72%，而梫木毒素则上升到0.60%。

所以，《新修本草》中就明确谈到"乖于采摘，乃物是而实非"。

每一种药物，都有相对固定的采收时间，采

收时间不同，其季节之性也就不一样：春生、夏长、秋收、冬藏。

2.采集时间与五脏

《素问·脏气法时论》：肝主春，心主夏，脾主长夏，肺主秋，肾主冬。

恽铁樵曰：中医之五脏非血肉之五脏，乃四时之五脏。肝气通于春，心气通于夏，脾气通于长夏，肺气通于秋，肾气通于冬。

所以，春季采收的药物能入肝，夏季采收的药物能入心，长夏采收的药物能入脾，秋季采收的药物能入肺，冬季采收的药物能入肾。而这些，也刚好与"生长化收藏"相对应。

五脏有寒热之，"肝气通于春，心气通于夏，脾气通于长夏，肺气通于秋，肾气通于冬"，由于"春温、夏热、长夏平、秋凉、冬寒"，所以，肾寒、肺凉、脾平、肝温、心热。也就是说，正常情况下，肾在"寒"的情况下才能正常发挥功能、肺在"凉"的情况下才能正常发挥功能、脾在"平"的情况下才能正常发挥功能、肝在"温"的情况下才能正常发挥功能、心在"热"的情况下才能正常发挥功能。

由此可知，补五脏之法，也可以用补"寒热温凉"之法。

不过，同气相求，外界的寒热温凉之气，过之则容易侵犯"同气"之脏：春之温太过容易伤肝，夏之热太过容易伤心，秋之凉太过容易伤肺，冬之寒太过容易伤肾等。所以，程度，至关重要。

3.采集时间与五行

五季对应五行，春季采收的药材具有木行的运动态势，夏季采收的药材具有火行的运动态势，长夏采收的药材具有土行的运动态势，秋季采收的药材具有金行的运动态势，冬季采收的药材具有水行的运动态势。

五、炮制方法与功效

1.炮制方法与作用特点

《本草纲目》元素曰：病在头面及皮肤者，药须酒炒；在咽下脐上者，酒洗之；在下者，生用。

寒药须酒浸曝干，恐伤胃也。当归酒浸，助发散之用也。

《本草便读》曰：凡用药须知制炒之法，各有所宜。如酒炒则升提，姜炒则温散。用盐可入肾而软坚，用醋则注肝而收敛。童便除劣性而降下，米泔去燥性而和中。乳能润枯生血，蜜能甘缓益元。土炒藉土气以补中州，面煨抑酷性勿伤上膈。黑豆甘草汤浸，并能解毒和中，羊酥猪脂涂烧，使其渗骨易脆。去穰者免胀，去心者除烦。明乎制炒之法，然后可以运用治病。

如，何首乌经黑豆汁拌蒸后成制首乌，补益性更强；生天南星经生姜、白矾制后成制南星，清痰祛风作用更好；淫羊藿经羊脂炒后补益作用更强；大黄酒制后活血作用增强，等等。

需要强调的是：祛邪要快，补虚要慢，除非因虚而脱的时候才需要快补。用温热的药物或办法炮制的药物能除寒，用寒凉的药物或办法炮制的药物能除热。

比如，用白酒炮制的药物能除寒，用炒炙的办法炮制的药物能除寒。用滑石炮制的药物能除热，用冷冻的办法炮制的药物能除热。当然，这些仅仅是从药物的一个方面来谈的，临床应用时，还需要整体把握，综合考虑。

其实，临床上的寒热，总为清气不足则寒、和浊气有余则热，虽然清气不足则浊气必然有余，但是，以清气不足表现为主的，我们就说是寒证，以浊气有余为主的，我们就说是热证。如果临床表现两个都有，我们就说是寒热夹杂。明白了此，治疗寒热就相对比较简单了：只要能使局部之清气得充，寒则除；只要能使局部有余之浊气外散，热则消。

局部的清气不足，要看是局部清气消耗过度、是局部有物占位、是道路不通过不来还是整体气虚没有气来补充，随因治之。

2.炮制方法与五行

当我们需要用火行的发散法来治疗的时候，可以采取酒炒、酒洗、姜炒等炮制方法；当我们需要用水行的内收法来治病的时候，可以采取生用、醋炒等炮制方法。

六、药物用量与功效

1.如何确定药物用量的大小

用量大者属阴，用量小者属阳。大炮打蚊子，量大伤人；杯水车薪，量小又不起作用。所以，临床用量，必须要合适。这个"合适"，是根据中药的常用量、人体的接受程度、疾病的需要来判断的。一般来说，在中药学课本上常用量的范围内用药、人体能接受且是根据病情需要来确定的用量，就叫合适。在某种特殊情况下，虽然超出了中药学课本的常用量范围，不过，人体能接受、疗效很不错且又没有出现并发症及留有后遗症的用量，也叫"合适"。

我们这里谈的量大量小的阴阳属性，是在"合适"的前提下谈的，不合适的用药，虽然量的大小也有这个阴阳属性，但其属于乱用药，这些，都不属于我们谈的范畴。比如，一个人有点轻微的积食，而你的手头又没有其他的药物，只有大黄，这时，由于病位在胃脘中焦，所以，少用之后，积食得降，而大便又没有受到影响，但你却大剂量地用药，一次30g，煎法还是后下，服法还是顿服，这时，会出现两种情况，一种是积食虽得消，但大便次数增多，即使肠内已经拉空了，但由于大黄的作用还在，所以，还在不停地往卫生间跑；另一种情况就是大量应用之后，大黄直接在肠道发挥作用，这样，下面肠道中泻得厉害，而中间胃脘部的积食依然如故，甚至更厉害，为什么？因为大泻之后，伤津液的同时也伤气，气虚之后，胃的蠕动功能减弱，饮食物更是下降缓慢，这时如果继续进食，则必然堵的更多，积食自然就会更严重。

那怎样区分量大量小呢？

（1）常用量中的大量与小量　每一味药物，都有其常用量，在"常用量"之中，上限应用为大量，下限应用为小量。比如，一味药的常用量为3~9g，这时，应用3g，为小量；应用9g，为大量。

比常用量小的，更是小量；比常用量大的，更是大量。比如，一味药的常用量是6~15g，如果应用3g，则更是小量，应用30g，则更是大量。

当然，这是针对同一服用方法而言的。水煎服用量和散剂服用量，不在同一层面上，没有可比性。

（2）根据病情需要决定用量大小　当病情很重的时候，使用常用量的上限或者适当超出一部分，也不算大量；当疾病很轻的时候，使用常用量的下限或者比下限还低一点，也不算小量。

（3）根据药物新鲜度决定用量大小　前面我们说的常用量，是对"成品"药而言的，如果是新鲜的药，则应适当地增大剂量，这时，可以视新鲜的程度来用药，比如，两千克新鲜药可以做成一千克"成品"药，那么，常用量的"限度"也要增加一倍，比如，成品药的常用量是3~9g，那么，这个新鲜药的常用量就应是6~18g，然后，根据上面的第一条来判断用量的大小。

（4）根据患者的个体差异确定用量大小　体格强壮的，用量适当大点，也不算大量；体格弱的，适当地用小量，也不算小量。成年人，用量稍大点，也不算大量；小孩和老人，用量小点，也不算小量。

有人不能喝中药，老百姓讲"胃很浅"，喝一点就吐，这时，我们应用的"小量"，也许对患者来说就是"大量"。

（5）因地域的不同而确定用量大小　量大量小，是对同一地域的人而言的，不同地域的人，没有可比性。比如，麻黄，有人在治疗风湿痹证的时候，用量就高达50g，甚至更多，如果不考虑地域情况，只是简单地挪用，更多时候的结果，会很麻烦。

比较而言，南方温热，北方寒凉。南方的清热药用量稍微大点，不算大量，北方的温里药用量稍微大点，也不算大量；南方的温里药在使用范围内的小量应用，也不算小量，北方的清热药在使用范围内的小量，也不算小量。当然，这是针对普遍病证而言的，由于有是证用是药，所以，对个别需要用清热药或温里药治疗的病证而言，用量大小的判定则需根据前面的几点来谈。

2.药物用量与病位

现在，我们知道了药量的大小问题，那么，知道这个有什么用？

首先，根据"同声相应"的原则：①量大的药物能到达人体属阴的部位。比如，牛蒡子，药用部位属阳，能到达人体属阳的头面部而发挥作用，但是，量大之后，却能下沉，到达人体的腰腹部位，来治疗湿热的腰疼，效果很好。②量小的药物能到达人体属阳的部位，比如，白芷，药用部位为根，属阴，本能治疗人体属阴部位的病证，但是小量应用之后，能上浮而到达人体头面部，治疗鼻塞头疼之证等。

其次，由于血和津液属阴，气属阳，所以，对于多功能药物而言：大量应用之后，能达到血和津液中以发挥作用；小量应用之后，能达到气之中而发挥作用。比如，当归，有补血活血之功，大量应用之后，更多的是补血；小量应用之后，更多的是活血（因为气为血之帅，血是随着气的运动而运行的）。

对于功能单一的，则量大沉降，量小升浮。比如，熟地，只能滋阴，大量应用，能沉降以滋阴；小量应用，也许在口中就会被"瓜分"以发挥功能。再比如，生姜，大量应用，沉降以温里散寒；小量应用，则可治疗口疮或者解表等。

3.药物用量与作用特点

一般来说，用量越大，其功用越强，比如麻黄发汗，10g麻黄的发汗作用肯定不及100g麻黄的发汗作用（同等"条件"的麻黄）。还有一种情况，就是量大量小，功用不一样。比如我在《其实中医很简单》这本书中就谈道：

（1）益母草　小量活血调经；大量消水肿、降血压。

（2）白术　小量止泻；大量通便。

（3）丹参　小量宁心安神；大量活血化瘀。

（4）大黄　小量清热凉血；大量通里攻下。

（5）枳壳　用量10~12g，消痞散结，治疗腹痛、痞闷、大便不通等；30~60g，补气升提，治疗子宫脱垂、脱肛、脏器下垂、低血压、休克等。

（6）柴胡　解表退热用10~30g；疏肝解郁用5~10g，升举清阳用2~5g。

（7）槟榔　6~15g主要用于消积、行气、利尿；用以杀灭姜片虫、绦虫时需用至60~120g。

（8）甘草　补益心脾用10g左右；清热解毒则需用30g以上；解毒物中毒则需60g以上；调和诸药只需3g左右。

（9）防己　祛风湿止痛，利水消肿，少量使尿量增加，大剂量则使尿量减少。

（10）艾叶　温经止血，散寒止痛。3~5g可开胃；8g左右温经止血、止痛；大剂量则可引起胃肠道炎症。

4.药物用量与五行

量大属阴，量小属阳。大量应用有沉降之功，小量应用有升浮之用。

沉降，和水行的运动态势相一致；升浮，与火行的运动态势相一致。

临床上，当我们需要用升提法的火行态势来治病的时候，可以选用"小量"；当我们需要用沉降法的水行运动态势来治病的时候，可以选用"大量"。

七、药物剂型与功效

1.药物剂型与作用特点

《本草蒙筌》曰五用如下。

汤：煎成清液也。补须要熟，利不嫌生。并生较定水数，煎蚀多寡之不同耳。去暴病用之，取其易升、易散、易行经络。故曰：汤者，荡也。

治至高之分，加酒煎。去湿，加生姜煎。补元气，加大枣煎。发散风寒，加葱白煎。去膈病，加蜜煎。止痛，加醋煎。凡诸补汤，渣滓两剂并合，加原水数复煎，待熟饮之，亦敌一剂新药。其发表、攻里二者，唯煎头药取效，不必煎渣也，从缓从急之不同故尔。

膏：熬成稠膏也。药分两须多，水煎熬宜久。渣滓复煎数次，绞聚浓汁，以熬成尔。去久病用之，取其如饴，力大滋补胶固，故曰：膏者，胶也。

可服之膏，或水，或酒随熬，滓犹酒煮饮之。可摩之膏，或油，或醋随熬，滓宜捣敷患处。此盖兼尽药力也。

散：研成细末也。宜旋制合，不堪久留，恐走泄气味，服之无效尔。去急病用之，不循经络，只去胃中及脏腑之积，故曰：散者，散也。

气味厚者，白汤调服。气味薄者，煎熟和滓服。

丸：做成圆粒也。治下焦疾者，如梧桐子大。治中焦疾者，如绿豆大。治上焦疾者，如米粒大。因病不能速去，取其舒缓，逐旋成功，故曰：丸者，缓也。

用水丸者，或蒸饼作稀糊丸者，取至易化，而治上焦也。用稠面糊丸者，或饭糊丸者，取略迟化，能达中焦也。或酒，或醋丸者，取其收散之意。犯半夏、南星。欲去湿痰者，以生姜自然汁作稀糊为丸，亦取其易化也。神曲糊丸者，取其消食。山药糊丸者，取其止涩。炼蜜丸者，取其迟化，而气循经络。蜡丸者，取其难化，能固护药之气味，势力全备，直过膈而作效也。

渍酒；渍煮酒药也。药须细锉，绢袋盛之，入酒罐密封。如常法煮熟，地埋日久，气烈味浓。早晚频吞，经络速达。

或攻或补，并著奇功。滓漉出曝干，微捣末别渍。力虽稍缓，服亦益人，为散亦佳，切勿倾。补虚损证，宜少饮旋取效；攻风湿证，宜多饮速取效。

《本草纲目》曰：汤者，荡也，去大病用之。散者，散也，去急病用之。丸者，缓也，舒缓而治之也。㕮咀者，古制也。古无铁刃，以口咬细，煎汁饮之，则易升易散而行经络也。凡治至高之病，加酒煎；去湿，以生姜；补元气，以大枣；发散风寒，以葱白；去膈上痰，以蜜。细末者，不循经络，止去胃中及脏腑之积。气味厚者，白汤调；气味薄者，煎之，和滓服。去下部之痰，其丸极大而光且圆；治中焦者，次之；治上焦者，极小。稠面糊，取其迟化，直至中下；或酒或醋，取其散之意也；凡半夏、南星，欲去湿者，丸以姜汁稀糊，取其易化也；水浸宿炊饼，又易化；滴水丸，又易化；炼蜜丸者，取其迟化而气循经络也；蜡丸，取其难化而旋旋取效，或毒药不伤脾胃也。

用药如用兵，不同的剂型犹如不同的兵器，敌人在百米处，需要用箭射，这时，再挥舞着刀也无济于事；敌人成堆出现，这时需要用炮轰，如果

还是用箭，则虽杀几个敌人，但是肯定还有一些会扑到你的跟前，结果会很麻烦；侦查到有两三个弱兵出现，但是你却派一个师去剿灭，结果会是"大炮打蚊子"，敌虽灭但己亦伤；侦察到敌方过来一个旅，但你却派十个人迎头阻击，"蚂蚁绊大象"，其结果我就不说了。

所以，针对不同的病情选用不同的剂型很是重要。

汤者，荡也：荡，犹如雾气的发散一样属阳，且速度较快，所以，可以制阴，所以，一般情况下，需要泻实的病证，应用汤剂则最好。比如，麻黄汤、大承气汤等。不过有些药物不入煎剂或者毒性较强的而剂量不好把握的，则应用其他剂型为好。

膏者，胶也：胶为胶固的意思，犹如雾气的团聚一样属阴，所以，可以制阳，所以，一般情况下，需要补益的病证，应用膏剂则最好。比如，龟苓膏、龟鹿二仙膏等。

散者，散也：散，犹如雾气的发散一样，所以，可以制阴，所以，一般情况下，需要用发散法治疗的病证，就可以应用散剂，比如，治疗体内的气滞血瘀，可以用逍遥散；治疗体表的风寒，可以用玉屏风散等。

丸者，缓也：缓是缓慢的意思，欲速则不达，对于需要缓慢调治的病证，就可以应用丸剂。量大属阴，量小属阳，小丸子能到人体属阳部位，大丸子能达人体属阴部位，所以，李杲就说"去下部之疾，其丸极大而光且圆；治中焦者，次之；治上焦者，极小"。

所以，需要快速治疗的疾病，泻者可用汤剂，比如，血瘀所致的腹痛难忍，这时就需要用大黄牡丹皮汤等；补者也可以用汤剂，比如，气脱之证，需要急治，这时就需要用"独参汤"等。

需要缓慢调治的疾病，根据辨证，所用药物可以做成丸剂。

需要发散治疗的疾病，根据所用药物的不同，可以选用汤剂，也可以选用散剂。

需要补益治疗的疾病，更多地可以考虑选用膏剂。

2.药物剂型与五行

向外向上，是火行的运动态势；向内向下，是水行的运动态势。

汤剂和膏剂，有向下和向内的运动态势，所以，需要用水行法来治病的时候，可以选用汤剂和膏剂。

散剂，有向上向外的运动态势，所以，需要用火行法来治病的时候，可以选用散剂。

八、药物真假与功效

《本草蒙筌》曰：医药贸易，多在市家。辨认未精，差错难免。谚云：卖药者两只眼，用药者一只眼，服药者全无眼，非虚语也。许多欺罔，略举数端。钟乳令白醋煎，细辛使直水渍，当归酒洒取润，枸杞蜜伴为甜，螵蛸胶于桑枝，蜈蚣朱其足赤。此将歹作好，仍以假乱真。荠苨指人参，木通混防己；古矿灰云死龙骨，首蓿根谓土黄芪。麝香捣，荔枝换，藿香采茄叶杂。研石膏和轻粉，收苦薏当菊花。姜黄言郁金，土当称独滑。小半夏煮黄为玄胡索，嫩松梢盐润为肉苁蓉（金莲草根盐润亦能假充），草豆蔻将草仁充，南木香以西呆抵。煮鸡子及鲭鱼枕造琥珀，熬广胶入荞麦面（炒黑）作阿胶。枇杷蕊代款冬，驴脚骨捏虎骨。松脂搅麒麟竭，番硝插龙脑香。桑根白皮，株干者岂真；牡丹根皮，枝梗者安是。如斯之类，巧诈百般。明者竟叱其非，庸下甘受其侮。本资去病，反致杀人。虽上天责报于冥冥中，然仓卒不能察实，或误归咎于用药者之错，亦常有也。此诚大关紧要，非比小节寻常。务考究精详，辨认的实，修制治疗，庶免乖违。

《本草纲目》曰：嘉谟曰：医药贸易多在市家。谚云：卖药者，两眼；用药者，一眼；服药者，无眼。非虚语也。古圹灰云死龙骨，首蓿根为土黄芪，麝香捣荔核换藿香，采茄叶杂煮半夏为玄胡索，盐松梢为肉苁蓉，草仁充草豆蔻，西呆代南木香，熬广胶入荞面作阿胶，煮鸡子及鱼枕为琥珀，枇杷蕊代款冬，驴脚胫作虎骨，松脂混麒麟竭，番硝和龙脑香。巧诈百般，甘受其侮，甚至杀人，归咎用药，乃大关系，非比寻常，不可不慎也。

巧妇难为无米之炊，好厨师都是亲自选材的，可是现在的中医大夫，能认识药的却并不多，能知道药物真假的就更少了。自古言之"用药如用兵"，如《本草撮要》中说："医师之用药。犹大将之用兵。兵不得力。将罔克成功。药不得力。病罕有起色。"《本草害利》中言："处方如布阵也，用药如用兵将也。"

产地不同，质量有异，用药之后，治好时间有长短之分；假药，应用之后，不是多长时间能治好的问题，而是根本就不能治好的问题，且要想到越治越坏的情况出现。

临床用药，如果辨证准确，用药也精确，但疗效不是很好，这时一定要看药物是否出现了质量问题，因为患者服用的不是"处方纸"，而是处方上写的药。这点，我深有体会。

九、药物新陈与功效

1.药物新陈和作用特点

《本草便读》曰：凡用药有宜陈久者，有宜新鲜者。陈者取其烈性渐减，火性渐脱。新者取其气味之全。功效之速。

药物有新陈，一般来说，应用新采之药治病，效果更好，因为这个时候不管是气味还是味道都没有受到过多的影响。就如理气祛痰，用新鲜的橘子皮泡水喝效果较用陈旧的好。

《黄河医话》载朱进忠论"麻黄发汗新陈不同"：诸家都云麻黄辛苦而温，宣肺气、开腠理、透毛窍、散风寒，具有发汗解表之功，是发汗作用最强的一个药物。若与桂枝配伍则发汗的作用更强，虚人用之不慎，可使汗漏不止。然新陈不同。曾记得在北洋军阀混战初期，当时遇伤寒病，开麻黄汤后没有1例发汗者，初开麻黄6g，后开9g，最后开至18g，服法遵仲景法，1例也未发汗。反复诊视均为"太阳病，头痛发热，身疼腰痛，骨节疼痛，恶风无汗而喘者"或"太阳病，或已发热，或未发热，必恶寒，体痛呕逆，脉阴阳俱紧者"的典型证候，久久不得其解。及至到数个药铺一看，才稍有所悟。因地处雁北，麻黄满山遍野皆是，患者用药均用自采者，药铺所存者均为数年至十几年的陈货，陈久者辛温发散之功已减，甚至已消失殆尽，所以前开之麻黄汤均无发汗之功。乃嘱患者一律改为新鲜麻黄9g（干品），果然服后效如桴鼓，汗后病愈。自此以后，凡用麻黄汤、大青龙汤发汗解表者，一律应用麻黄采后1年之内者。

李东垣在《珍珠囊指掌补遗药性赋》中载有"六陈歌"：枳壳陈皮半夏齐，麻黄狼毒及吴萸，六般之药宜陈久，入药方知奏效齐。

陶弘景《本草经集注》载：凡狼毒、枳实、橘皮、半夏、麻黄、吴茱萸皆须陈久者良，其余须精新也。

李时珍《本草纲目》言：芫花留数年陈久者良。

当然，陈药，不是越陈越好，否则，气味全无，何以治病？

将药物放置时间较长，主要是让其气味缓和，不至于伤人，如医家张山雷曾说："新会皮，橘皮也，以陈年者辛辣之气稍和为佳，故曰陈皮。"

鉴于此，陈药，现在的我们不能拘泥于这六种，凡是气味刺激性太大的药物，都应放置一段时间再用，否则治病不成反致病，犹如一个陕西关中人肚子饥饿，你给其端了一碗面条，如果温度合适，则食后很是舒服，但给其食用刚从锅里挑出来的或刚从冰箱里取出来的面条，结果会很糟糕。面条是不错，但随着面条进入人体内的"热或寒"却是机体不能接受的。

关于新陈药的应用，我简单地说两点：①有时用气味之绵者，需用陈药，如久病之人不管是补虚还是泻实，都需慢慢来；新病之人，则需用新药。②相比较而言，补虚要缓，泻实要急，所以，补虚可以用陈药，泻实最好用新药。这点，和上面谈的朱进忠老先生的经验刚好吻合。

2. 药物新陈和五行

新药很"冲"，与火行的运动态势相一致，所以，当我们需要用火行法来治病的时候，可以选用新药。

陈药柔和，相较新药而言，"火行渐脱"，水行态势占优，故而，当我们需要用水行法来治病的时候，可以选用陈药。

试想一下，这个和生活当中的年轻人浮躁，老年人沉稳相似。

十、产地差异与功效

1. 产地与药材质量

《本草蒙筌》曰：凡诸草本、昆虫，各有相宜地产。气味功力，自异寻常。谚云：一方风土养万民，是亦一方地土出方药也。摄生之士，宁几求真，多惮远路艰难，唯采近产充代。殊不知一种之药，远近虽生，亦有可相代用者，亦有不可代用者。可代者，以功力缓紧略殊，倘倍加犹足去病。不可代者，因气味纯驳大异，若妄饵反致损人。故《本经》谓参、芪虽种异治同，而芎、归则殊种各治足征矣。他如齐州半夏，华阴细辛，银夏柴胡，甘肃枸杞；茅山玄胡索、苍术，怀庆干山药、地黄；歙白术，绵黄芪，上党参，交趾桂。每擅名因地，故以地冠名。地胜药灵，视斯益信。又宜山谷者，难混家园所栽，芍药、牡丹皮为然；或宜家园者，勿杂山谷自产，菊花、桑根皮是尔。云在泽取滋润，泽傍匪止泽兰叶也；云在石求清洁，石上岂特石菖蒲乎？东壁土及各样土至微，用亦据理；千里水并诸般水极广，烹必合宜。总不悖于《图经》，才有益于药剂。书曰：慎厥始，图厥终。此之谓夫。

《本草衍义》曰：凡用药必须泽州土所宜者，则药力具，用之有据。

《新修本草》：离其本土，则质同而效异。

中药的生长环境，因为受到温度、湿度、阳光、土质、地形、生物分布等的影响特别大，所以，中药才有"道地药材"一说。

所谓道地药材，也就是地道药材，是优质纯真药材的专用名词，它是指历史悠久、产地合适、品种优良、产量较多、疗效突出、带有地域特点的药材。

道地药材，讲究的就是疗效，就是在辨证准确的情况下，用量合适时效如桴鼓。这里，我引用一点曹海禄先生整理的资料过来，供大家参考。

道地品种与产区分布：

关药指山海关以北或指"关外"东三省及内

蒙古部分地区所产的道地药材。著名关药有人参、鹿茸、防风、细辛、五味子、关木通、刺五加、黄柏、知母、龙胆、蛤蟆油等。

北药通常指河北、山东、山西等省和内蒙古自治区中部和东部等地区所出产的道地药材。著名北药有北沙参、山楂、党参、金银花、板蓝根、连翘、酸枣仁、远志、黄芩、赤芍、知母、枸杞子、阿胶、全蝎、五灵脂等。

怀药泛指河南境内所产的道地药材。著名怀药有生地黄、山药、牛膝、菊花、天花粉、瓜蒌、白芷、辛夷、金银花、红花、山茱萸、全蝎、茯苓等。

淮药指淮河流域以及长江中下游地区（鄂苏皖三省）所产的道地药材。著名淮药有半夏、葛根、苍术、射干、续断、南沙参、太子参、明党参、天南星、牡丹皮、木瓜、银杏、艾叶、龟甲、鳖甲、蟾酥、斑蝥、蜈蚣、蕲蛇、石膏等。

浙药包括浙江及沿海大陆架生产的药材，狭义的浙药系指"浙八味"为代表的浙江道地药材。著名浙药有白术、杭白芍、玄参、延胡索、杭菊花、杭麦冬、山茱萸、浙贝母、温郁金、温厚朴、天台乌药、麦冬、白芷、莪术、僵蚕、乌梅等。

江南药指长江以南、南岭以北地区多产的道地药材。著名江南药有百部、白前、威灵仙、徐长卿、泽泻、蛇床子、枳实、枳壳、莲子、紫苏、车前、僵蚕、雄黄、太子参、香薷、鸡血藤、白术、玉竹等。

广药系指南岭以南，即广东、广西南部及海南、台湾等地出产的道地药材。著名广药有砂仁、巴戟天、何首乌、益智仁、槟榔、广藿香、高良姜、广防己、化橘红、鸡血藤、山豆根、肉桂、石斛、广金钱草、桂莪术、穿心莲、罗汉果、肉桂、苏木、八角茴香、荜茇、胖大海、马钱子、粉防己、金钱白花蛇、地龙、海龙、海马等。

贵药指产于贵州的道地药材。著名贵药有天冬、天麻、太子参、黄精、白及、杜仲、吴茱萸、五倍子、雄黄、朱砂等。

云药指产于云南的道地药材。著名云药有三七、木香、重楼、茯苓、天麻、萝芙木、诃子、

草果、金鸡纳、儿茶、砂仁、黄连、当归、龙胆、半夏、蛤蚧、木鳖子、骨碎补等。

川药指四川、重庆所产道地药材。著名川药有麦冬、泽泻、白芍、白芷、牛膝、郁金、黄柏、川芎、附子、川木香、大黄、枳壳、杜仲、厚朴、巴豆、使君子、明党参、冬虫夏草、川贝母、麝香、补骨脂、花椒、丹参、干姜、姜黄、半夏、青蒿、玄参等。

蒙药指内蒙古中西部地区所产的道地药材。著名蒙药有锁阳、黄芪、肉苁蓉、甘草、麻黄、赤芍、郁李仁、苦杏仁、蒺藜、金莲花、枸杞子等。

秦药指古秦国，现在陕西、甘肃、宁夏、青海等地所产的道地药材。著名秦药有当归、大黄、秦艽、羌活、银柴胡、枸杞子、党参、款冬花、板蓝根、茵陈、秦皮、猪苓、半夏、冬虫夏草、黄芪、麝香、独一味等。

维药指新疆所产的道地药材。著名维药有雪莲花、伊贝母、阿魏、紫草、红花、罗布麻、孜然、甘草、锁阳、肉苁蓉、麻黄、大黄、马鹿茸等。

藏药指青藏高原所产道地药材。著名藏药有川贝母、冬虫夏草、麝香、鹿茸、熊胆、牛黄、胡黄连、大黄、天麻、秦艽、羌活、雪上一枝蒿、甘松、桃儿七、硼砂等。

海药指沿海大陆架、中国海岛及河湖水网所产的道地药材。著名海药有珍珠、珍珠母、石决明、牡蛎、海龙、海马、昆布等。

药物不同的产地，还给我们提供了一个信息，那就是具有的南北之别，让药性发生了一定的转变，比如，南方冬季采收的药物，在南方应用，其季节之性为寒，但对北方而言，由于南方的冬季相当于北方的秋季，所以，其药性则会变凉性。同理，北方夏季采收的药物，在南方应用时，很可能则会变成温性药。不过，我们更多时候谈的药性，与应用地域无关。

2. 产地与五行

五方与五行相应，东方应木，西方应金，东升西降，升者，火行也；降者，水行也。

南方属火，北方属水。

所以，单从产地来说，需要用火行法治病的时候，可以选用东方或南方产的药材；需要用水行法治病的时候，可以选用西方或北方产的药材。

✤ 附：古籍有关中药功效象思维的论述

（一）从气味或以气味为主来推理

1.从气味来推理功效

《本草求真》：荆芥：芳香而散，气味轻扬。故能入肝经气分。驱散风邪。凡风在于皮里膜外，而见肌肤灼热，头目昏眩，咽喉不利，身背疼痛者，用此治无不效。

《本草求真》：血因气逆，则血凝而不通，以至心腹绞痛，毒因气滞，则血聚而不散，以致痛楚异常。乳香香窜入心，既能使血宣通而筋自伸，复能入肾温补，使气与血互相通活，俾气不令血阻，血亦不被气碍，故云功能生血，究皆行气活血之品耳。非如没药气味苦平，功专破血散瘀，止有推陈之力，而无致新之妙。

2.从气味、味道来推理功效

《本草便读》：木瓜：香入肝肺，温通经络，气因芳馥，筋急者得之即舒，味则酸收，筋缓者遇之即利，霍乱转筋之证，用以疏和，风寒痹湿之邪，服能宣达。

《神农本草经疏》：白芷，味辛气温无毒，其香气烈，亦芳草也。入手足阳明、足太阴，走气分，亦走血分，升多于降，阳也。性善祛风，能蚀脓，故主妇人漏下赤白。辛以散之，温以和之，香气入脾，故主血闭阴肿，寒热，头风侵目泪出。辛香散结而入血止痛，故长肌肤。芬芳而辛，故能润泽。辛香温散，故疗风邪久泻，风能胜湿也。香入脾，所以止呕吐。疗两胁风痛，头眩目痒，祛风之效也。

《本草正》：当归，其味甘而重，故专能补血，其气轻而辛，故又能行血，补中有动，行中有补，诚血中之气药，亦血中之圣药也。大约佐之以补则补，故能养营养血，补气生精，安五脏，强形体，益神志，凡有形虚损之病，无所不宜。

《药品化义》：枣仁，因其味甘炒香，香气

入脾，能醒脾阴，用治思虑伤脾及久泻者，皆能奏效。

《本草纲目》：柏子仁，性平而不寒不燥，味甘而补，辛而能润，其气清香，能透心肾，益脾胃，盖仙家上品药也，宜乎滋养之剂用之。

《本草正义》：香附，辛味甚烈，香气颇浓，皆以气用事，故专治气结为病。

《本草纲目》：香附之气平而不寒，香而能窜，其味多辛能散，微苦能降，微甘能和。

《本草汇言》：乳香，活血去风，舒筋止痛之药也。陈氏发明云，香烈走窜，故入疡科，方用极多。又跌扑斗打，折伤筋骨，又产后气血攻刺，心腹疼痛，恒用此，咸取其香辛走散，散血排脓，通气化滞为专功也。故痈疡可理，折伤可续，产后瘀血留滞可行，癥块痞积，伏血冷瘕可去矣。性燥气烈，去风活血，追毒定痛，除痈疡、产后及伤筋骨之外，皆不须用。

《神农本草经疏》：姜黄，其味苦胜辛劣，辛香燥烈，性不应寒……苦能泄热，辛能散结，故主心腹结积之属血分者。兼能治气，故又云下气。总其辛苦之力，破血除风热，消痈肿，其能事也。

《本草便读》：姜黄形似郁金，但色黄为异，苦辛温之性，入脾达肝，其苦能破气行血，消痈肿，治癥瘕，其辛能横行肢臂，故又能逐风痹寒湿等疾，形扁者为片子姜黄，非别有一种也，姜黄色黄气香，血病药也，能宣通血中之气，使气行而血无壅滞，而后知其治风痹等证，皆出于行血理气之功耳，如风痹等证由于虚者忌之。

《本草正义》：远志，味苦入心，气温行血，而芳香清冽，又能通行气分。其专主心经者，心本血之总汇，辛温以通利之，宜其振作心阳，而益人智慧矣。

3.从气味、味道、药性来推理功效

《本草便读》：吴茱萸散厥阴之寒，辛苦疏肝降冷浊，燥脾家之湿，芳香治呕愈寒疼，故疝瘕香港脚相宜，而郁结饮邪亦效，吞酸胸满，能导以下行，癖奔豚，可用其温散。（吴茱萸辛苦而温，芳香而燥，本为肝之主药，而兼入脾胃者，以脾喜香

燥，胃喜降下也，其性下气最速，极能宣散郁结，故治肝气郁滞，寒浊下踞，以致腹痛疝瘕等疾，或病邪下行极而上，乃为呕吐吞酸胸满诸病，均可治之，即其辛苦香燥之性，概可想见其功，然则治肝治胃以及中下寒湿滞浊，无不相宜耳。）

《玉楸药解》：肉桂温暖条畅，大补血中温气。香甘入土，辛甘入木，辛香之气，善行滞结，是以最解肝脾之郁。

《神农本草经疏》：刘寄奴草，其味苦，其气温，揉之有香气，故应兼辛。苦能降下，辛温通行，血得热则行，故能主破血下胀。然善走之性，又在血分，故多服则令人痢矣。昔人谓为金疮要药，又治产后余疾、下血止痛者，正以其行血迅速故也。

4.从气味、味道、药性、药用部位来推理功效

《本草便读》：艾叶入肝脾肾三经，芳香可以入血，辛热可以解寒，故生者能理血气，解散风寒湿邪，或炒黑，或揉熟，能温暖下元，治妇人崩带瘕疝胎产等证，属于寒湿者，皆可用之，纯阳之性，故可杀虫辟恶，其灸疮疽者，藉芳香辛热以宣通气血耳，艾叶入下焦血分，能温阴中之阳，逐下焦血分寒湿浊气，生温熟热，生者能散，熟者能守，亦若干姜、炮姜之用，但艾叶之功，辛苦而香，所用在叶，非干姜之但辛热而用根也。

5.从气味、味道、特点来推理功效

《雷公炮制药性解》：玄参气轻清而苦，故能入心肺，以清上焦之火，体重浊而咸，故能入肾部，以滋少阴之火，所以积聚等证，靡不疗之。

6.从气味、味道、颜色、药用部位及五行制化来推理功效

《本草便读》：蒲黄即香蒲花之心也，色黄气香，入心肝脾三经血分，其性甘凉，故能凉血散血，取凡花皆散之意，凡一切血分瘀滞之病，皆可用之，但轻香走散之品，似乎上焦病为尤宜，炒黑则能止血，以红见黑则止，水胜火也。

7.从气味、生前特点来推理功效

《本草正义》：蒲黄，专入血分，以清香之气，兼行气分，故能导瘀结而治气血凝滞之痛。东壁李氏虽谓其凉血、活血，亦以水产之品，故以为凉。

8.从气味、颜色、药性及药用部位来推理功效

《本草便读》：金银花其气芳香，其色赤白，而凡花皆散，有宣通气血解散之功，且寒能解毒，甘不伤胃，故一切痈疽外证，推为圣药，昔人用此治风除胀，治痢疾，逐尸疰为要药，后世亦不知其用，足见此物之功，非特治疮已也。

（二）从味道或以味道为主来推理

1.从味道来推理功效

《本草备要》：说：凡物甘者皆补。

张寿颐：蝎乃毒虫，味辛。其能治风者，盖亦以善于走窜之故，则风淫可祛，而湿痹可利。若内动之风，宜静不宜动，似非此大毒之虫所可妄试。然古人恒用以治大人风涎、小儿惊痫者，良以内风暴动，及幼科风痫，皆夹痰浊上升，必降气开痰，始可暂平其焰。观古方多用蝎尾，盖以此虫之力，全在于尾，性情下行，且药肆中此物皆以盐渍，则盐亦润下，正与气血上菀之病情针锋相对。入煎剂轻者三尾，重用至四五尾，亦有入丸散用者，则可较多。

《本草正》：木瓜，用此者，用其酸敛，酸能走筋，敛能固脱，入脾、肝、肺、肾四经，亦善和胃。得木味之正，故尤专入肝益筋走血。疗腰膝无力，脚气，引经所不可缺，气滞能和，气脱能固。以能平胃，故除呕逆、霍乱转筋，降痰，去湿，行水。以其酸收，故可敛肺禁痢，止烦满，止渴。

《本草备要》：诃子：苦以泄气消痰，酸以敛肺降火（东垣曰：肺苦气上逆，急食苦以泄之，以酸补之。诃子苦重泄气，酸轻不能补肺，故嗽药中不用），涩以收脱止泻，温以开胃调中。

《本草便读》：诃子苦降之力有余，酸涩之性不足，故能下肺气，除胸膈痰食结气，仲景以之治气痢，用之治气也，后世但用以敛肺涩肠，而忘其除痰下气，亦疏矣，总之此物同乌梅五味用，则敛；同陈皮浓朴用，则泄。

《本草正》：玄参，此物味苦而甘，苦能清火，甘能滋阴，以其味甘，故降性亦缓。《本草》言其唯入肾经，而不知其尤走肺脏，故能退无根浮游之火，散周身痰结热痈。

《本草正义》：玄参，禀至阴之性，专主热病，味苦则泄降下行，故能治脏腑热结等证。味又辛而微咸，故直走血分而通血瘀。亦能外行于经隧，而消散热结之痈肿。

《本草正》：紫菀，辛能入肺，苦能降气，故治咳嗽上气、痰喘，唯肺实气壅，或火邪刑金而致咳唾脓血者，乃可用之。观陶氏《别录》谓其补不足，治五劳体虚，其亦言之过也。

《神农本草经疏》：味厚甘辛大热，而下行走里，故肉桂、桂心治命门真火不足，阳虚寒动于中，及一切里虚阴寒，寒邪客里之为病。盖以肉桂、桂心甘辛而大热，所以益阳；甘入血分，辛能横走，热则通行，合斯三者，故善行血。

朱震亨：海石，治老痰积块，咸能软坚也。

《黄元御用药心法》：猪苓，苦以泄滞，甘以助阳，淡以利窍，故能除湿利小便。

《神农本草经疏》：麒麟竭，甘主补，咸主消，散瘀血、生新血之要药。故主破积血金疮，止痛生肉，主五脏邪气者，即邪热气也。带下者，湿热伤血分所致也。甘咸能凉血除热，故悉主之。苏恭主心腹卒痛，李珣以之治伤折打损，一切疼痛，血气搅刺，内伤血聚者，诚为此耳。

《本草害利》：酸枣仁：性平能补益肝胆，酸收而心守其液，乃固表虚有汗，肝旺而血归其经，用疗彻夜无眠。

《本草经解》：夏枯草：积聚而有形可征谓之癥，乃湿热结气也，味辛可以散结，味苦可以燥湿热，所以主之也，瘿亦少阳之症，其主者，以夏枯草专治少阳之症，而辛散之功也，湿邪伤下，脚肿湿痹，无非湿也，苦能燥湿，所以主之，且入肺与膀胱，而有祛湿之力，湿胜则身重，既有祛湿之功，所以能轻身也。

《本经逢原》：夏枯草，《神农本草经》专治寒热瘰，有补养厥阴血脉之功。以辛能散结，苦能除热，而癥结瘿气散矣。

《神农本草经疏》：三棱，从血药则治血，从气药则治气。老癖癥瘕积聚结块，未有不由血瘀、气结、食停所致，苦能泄而辛能散，甘能和而入脾，血属阴而有形，此所以能治一切凝结停滞有形之坚积也。

《汤液本草》：水蛭，苦走血，咸胜血，仲景抵当汤用虻虫、水蛭，咸苦以泄畜血，故经云有故无殒也。

《神农本草经疏》：水蛭，味咸苦气平，有大毒，其用与虻虫相似，故仲景方中往往与之并施。咸入血走血，苦泄结，咸苦并行，故治妇人恶血、瘀血、月闭、血瘕积聚，因而无子者。血蓄膀胱，则水道不通，血散而膀胱得气化之职，水道不求其利而自利矣。堕胎者，以其有毒善破血也。

《本经逢原》：咸走血，苦胜血，水蛭之咸苦以除蓄血，乃肝经血分药，故能通肝经聚血，攻一切恶血聚积。

《本草蒙筌》：槟榔服之，苦以破滞气，辛以散邪气。久服则损真气，多服则泻至高之气。

《本草害利》：艾叶，生温熟热，辛可利窍，苦能舒通。

《神农本草经疏》：白及，苦能泄热，辛能散结，痈疽皆由荣气不从，逆于肉里所生；败疽伤阴死肌皆热壅血瘀所致，故悉主之也。胃中邪气者，即邪热也；贼风鬼击，痱缓不收，皆血分有热，湿热伤阴之所生也，入血分以泄热散结逐腐，则诸证靡不瘳矣。

《黄元御用药心法》：桃仁，苦以泄滞血，甘以生新血，故凝血须用。又去血中之热。

《本经逢原》：桃仁，为血瘀血闭之专药。苦以泄滞血，甘以生新血。

《本草纲目》：栝楼根，味甘微苦酸，酸能生津，故能止渴润枯，微苦降火，甘不伤胃，昔人只言其苦寒，似未深察。

《冯氏锦囊秘录》：淫羊藿：辛以润肾，甘温益阳气，故主阴痿绝阳。

《神农本草经疏》：恶实（牛蒡子），为散风除热解毒之要药。辛能散结，苦能泄热，热结散则脏气清明，故明目而补中。

《雷公炮制药性解》：秦艽苦则涌泄，为阴，故入大小肠以疗诸湿；辛则发散，为阳，故入阳明经以疗诸风骨蒸之证；亦湿胜风淫所致，宜并理之。

2.从味道、药性来推理功效

《神农本草经疏》：诃黎勒其味苦涩，其气温而无毒。苦所以泄，涩所以收，温所以通，唯敛故能主冷气，心腹胀满；唯温故下食。甄权用以止水道，萧炳用以止肠澼久泄，苏颂用以疗肠风泻血、带下，朱震亨用以实大肠，无非苦涩收敛，治标之功也。

《医学衷中参西录》：大如栗者是川楝子，他处楝子小而味苦，去核名金铃子。味微酸、微苦，性凉。酸者入肝，苦者善降，能引肝胆之热下行自小便出，故治肝气横恣，胆火炽盛，致胁下焮疼。并治胃脘气郁作疼，木能疏土也。

《本经逢原》：薤白，《神农本草经》治金疮疮败，亦取辛以泄气，温以长肉也。

《神农本草经百种录》：吴茱萸，味辛温。主温中下气，风寒上逆。止痛，散寒湿之痛。咳逆寒热，寒邪入肺。除湿血痹，辛能燥湿，温能行血也。逐风邪，开腠理，辛香散风通窍。

李杲：厚朴，苦能下气，故泄实满；温能益气，故能散湿满。

《神农本草经疏》：白前，肺家之要药。甘能缓，辛能散，温能下，以其长于下气，故主胸胁逆气，咳嗽上气。二病皆气升、气逆，痰随气壅所致，气降则痰自降，能降气则病本立拔矣。白前性温，走散下气，性无补益。深师方中所主久咳上气，体肿短气，胀满，当是有停饮、水湿、湿痰之病，乃可用之，病不由于此者，不得轻施。

《本草经解》：紫菀气温，可以散寒，味苦可以散热也，蛊毒者，湿热之毒，化虫成蛊也，味苦无毒，泄而杀虫，所以主之也。痿者，肺受湿热熏蒸，不能行清肃之令，心气热下脉厥而上，上实下虚，枢折挈胫纵不任地，而生痿也，味苦入心，清热降气，故主痿也，心为君，主十二官之宰，五脏之主也，味苦益心，心安则五脏皆安也。

《神农本草经疏》：石膏，辛能解肌，甘能缓热，大寒而兼辛甘，则能除大热，故《神农本草经》主中风寒热，热则生风故也。邪火上冲，则心下有逆气及惊喘；阳明之邪热甚，则口干舌焦不能息，邪热结于腹中，则腹中坚痛；邪热不散，则神昏谵语；肌解热散汗出，则诸证自退矣。唯产乳、金疮，非其用也。

《本草纲目》：浮石，气味咸寒，润下之用也。故入肺除上焦痰热，止咳嗽而软坚，清其上源，故又治诸淋。

《神农本草经疏》：瞿麦，苦辛能破血，阴寒而降，能通利下窍而行小便，故主关格诸癃结小便不通因于小肠热甚者。寒能散热，辛能散结，故决痈肿。除湿热，故明目去翳。辛寒破血，故破胎堕子而下闭血也。

《神农本草经疏》：海金沙，甘寒淡渗之药，故主通利小肠，得牙硝、栀子，皆咸寒苦寒之极，又得蓬砂之季，所以能治伤寒热狂大热，当利小便，此釜底抽薪之义也。淡能利窍，故治热淋、血淋、膏淋等病。

《雷公炮制药性解》：阳起石咸温之品，宜归水脏。崩漏癥结，皆肾虚所。故咸疗之。

《药鉴》：车前子：气寒，味甘咸，无毒。唯其寒也，故能除湿去烦热。唯其咸也，故能利水通肾气。

《神农本草经疏》：狗脊，苦能燥湿，甘能益血，温能养气，是补而能走之药也。

《本草求真》：狗脊，何书既言补血滋水，又曰去湿除风，能使脚弱、腰痛、失溺、周痹俱治，是明因其味苦，苦则能以燥湿；又因其味甘，甘则能以益血；又因其气温，温则能以补肾养气。盖湿除而气自周，气周而溺不失，血补而筋自强，筋强而风不作，是补而能走之药也。故凡一切骨节诸疾，有此药味燥入，则关节自强，而俯仰亦利，非若巴戟性兼辛散，能于风湿则直除耳。

《本草纲目》：苦参、黄柏之苦寒，皆能补肾，盖取其苦燥湿，寒除热也。热生风，湿生虫，故又能治风杀虫。唯肾水弱而相火胜者用之相宜，若火衰精冷，真元不足，及年高之人不可用也。张从正亦云，凡药皆毒也，虽甘草、苦参，不可不谓之毒，久服则五味各归其脏，必有偏胜气增之患，诸药皆然，学者当触类而长之可也，至于饮食亦然。又按《史记》云：太仓公淳于意医齐大夫病龋齿，灸左手阳明脉，以苦参汤日漱三升，出入慎风，五六日愈，此亦取其去风气湿热杀虫之义。

《神农本草经疏》：延胡索，温则能和畅，和畅则气行；辛则能润而走散，走散则血活。血活气行，故能主破血及产后诸病因血所为者。妇人月经之所以不调者，无他，气血不和，因而凝滞，则不能以时至，而多后期之证也。腹中结块，产后血晕，暴血冲上，因损下血等证，皆须气血和而后愈，故悉主之也。崩中淋露，利守不利走，此则非与补气血药同用，未见其可。

《本草求真》：延胡索，以其性温，则于气血能行能畅，味辛，则于气血能润能散，所以理一身上下诸痛，往往独行功多。

《神农本草经疏》：夫血者阴也，有形者也，周流夫一身者也，一有凝滞则为癥瘕，瘀血血闭，或妇人月水不通，或击扑损伤积血，及心下宿血坚痛，皆从足厥阴受病，以其为藏血之脏也。桃核仁苦能泄滞，辛能散结，甘温通行而缓肝，故主如上等证也。心下宿血去则气自下，咳逆自止。味苦而辛，故又能杀小虫也。桃仁性善破血，散而不收，泻而无补，过用之，及用之不得其当，能使血下不止，损伤真阴。

《本草汇言》：枲耳实，通颠顶，去风湿之药也。甘能益血，苦能燥湿，温能通畅，故上中下一身风湿众病不可缺也。

《本草求真》：按此（苍耳子）苦能燥湿，温能通活，为祛风疗湿之圣药。

《本草经解》：旋覆花：温能散积，咸能软坚，故主结气胁下满也，水气乘心则惊悸，咸温下水，所以并主惊悸也。

《神农本草经疏》：此药（没药）苦能泄，辛能散，寒能除热。水属阴，血亦属阴，以类相从，故能入血分，散瘀血，治血热诸疮及卒然下血证也。肝经血热，则目为赤痛、肤翳，散肝经之血热，则目病除矣。

《雷公炮制药性解》：前胡辛可畅肺，以解风寒，甘可悦脾，以理胸腹，苦能泄厥阴之火，温能散太阳之邪。

《神农本草经疏》：秦艽，苦能泄，辛能散，微温能通利，故主寒热邪气，寒湿风痹，肢节痛，下水，利小便。性能祛风除湿，故《别录》疗风无

问久新，及通身挛急。能燥湿散热结，故《日华子》治骨蒸及疰热；甄权治酒疸解酒毒；元素除阳明风湿，及手足不遂，肠风泻血，养血荣筋；好古泄热，益胆气。咸以其除湿散结，清肠胃之功也。

《本草择要纲目》：肉桂：春夏为禁药，秋冬下部腹痛非此不能止。

《本草通玄》：知母苦寒，气味俱厚，沉而下降，为肾经本药。

3.从味道、药性、颜色来推理功效

《本草崇原》：地黄色黄，味甘性寒，禀太阴中土之专精，兼少阴寒水之气化。主治伤中者，味甘质润，补中焦之精汁也。

4.从味道、药性、特点来谈功效

《本草求真》：薤，味辛则散，散则能使在上寒滞立消；味苦则降，降则能使在下寒滞立下；气温则散，散则能使在中寒滞立除；体滑则通，通则能使久痼寒滞立解。是以下痢可除，瘀血可散，喘急可止，水肿可敷，胸痹刺痛可愈，胎产可治，汤火及中恶卒死可救，实通气、滑窍、助阳佳品也。功用有类于韭，但韭则入血行气及补肾阳，此则专通寒滞及兼滑窍之为异耳。

《本草便读》：薤白辛滑通阳，开胸痹之痰血，苦温散气，治泄痢之邪氛。薤白其叶如韭，其根如小蒜，色白如钮，取根用。味辛而苦，性温而滑，入胃与大肠，以其辛苦温滑之性，故能通胸中阳气，散胸中痰血，至其能治赤白痢者，亦由阳气不宣而痰血交滞耳。

5.从味道、颜色来推理功效

《本草崇原》：僵蚕色白体坚，气味咸辛，禀金水之精也。东方肝木，其病发惊骇，金能平木，故主治小儿惊痫。金属乾而主天，天运环转，则昼开夜合，故止小儿夜啼。金主肃杀，故去三虫。水气上滋，则面色润泽，故主灭黑而令人面色好。金能制风，咸能杀痒，故治男子阴痒之病。蝉蜕、僵蚕，皆禀金水之精，故《神农本草经》主治大体相同。但蝉饮而不食，溺而不粪。蚕食而不饮，粪而不溺，何以相同。经云：饮入于胃，上归于肺。谷入于胃，乃传之肺。是饮食虽殊，皆由肺气之通调；则溺粪虽异，皆禀肺气以传化矣。又，凡色白

而禀金气之品，皆不宜火炒。僵蚕具坚金之体，故能祛风攻毒。若以火炒，则金体消败，何能奏功。后人不体物理，不察物性，而妄加炮制者，不独一僵蚕已也。如桑皮炒黄，麻黄炒黑，杏仁、蒺藜皆用火炒。诸如此类，不能尽述，皆由不知药性之原，狃于习俗之所致耳。

《本草求真》：全蝎（专入肝），味辛而甘，气温有毒，色青属木，故专入肝祛风。（诸风眩掉，皆属于肝。）

《冯氏锦囊秘录》：玄参色黑味咸，故走肾经，故人多用以治上焦火症者，正谓水不胜火，亢而僭上，壮水之主以制阳光。然性本寒滑，须蒸晒稍减寒性，亦不可久用也。泄泻者禁之。

《本草便读》：桔梗味苦而辛，性平入肺，一切肺部风寒风热皆可用，此解散之从辛也，其降气下痰从苦也，肺喜清肃，以下行为顺，外邪固束，则肺气不降，肺不降则生痰，桔梗能治之，唯阴虚气升者不宜耳，桔梗色白，为肺之专药，凡一切肺痿肺痈寒热咳嗽皆可治耳。

《本草求真》：三棱（专入肝），味苦气平，皮黑肉白，大破肝经血分之气，故凡一切血瘀气结，疮硬食停，老块坚积，靡不借此味苦，入以血分，行其气滞。

《本草择要纲目》：杜仲色紫而润，味甘微辛，甘温则能补，微辛则能润，故能入肝而补肾，子能令母实也。

《本草思辨录》：姜黄辛苦温而色黄，故入脾治腹胀，片子姜黄兼治臂痛，是为脾家血中之气药。

《本草思辨录》：大黄色黄臭香，性与土比，故用于脾胃病极合。

6.从味道、颜色、药性来推理功效

《本草便读》：知母味苦，微带辛甘，气寒质润，气味俱浓，沉也阴也，故能入足少阴肾经，清有余之相火，以其色白味甘，故又能清肺火，除胃热，然阴寒润滑之品，过用则有妨脾胃耳。按知母须肺胃肾三经火盛阴亏之证，或热中消渴者，乃可用之，不可但知滋阴之功，而忘其损阳之害也。

7.从味道、颜色、特点来推理功效

《本草崇原》：白茅色白味甘，上刚下柔，根多津汁，禀土金水相生之气化。主治劳伤羸瘦者，烦劳内伤，则津液不荣于外，而身体羸瘦。茅根禀水精而多汁，故治劳伤羸瘦。补中益气者，中土内虚，则气不足。茅根禀土气而味甘，故能补中益气。除瘀血血闭者，肝气内虚，则血不荣经，而为瘀血血闭之证。茅根禀金气而色白，故除瘀血血闭。肺金之气外达皮毛，则寒热自愈。皮毛之气下输膀胱，则小便自利。

8.从味道、质地来推理功效

《本草求真》：磁味辛，辛主散。磁味咸，咸软坚。磁质重，重镇怯。故凡周痹风湿而见肢体酸痛，惊痫肿核，误吞针铁，金疮血出者，亦何莫不用此以为调治。（吞针系线服下，引上即出。）

《神农本草经百种录》：磁石味辛寒。主周痹，风湿，肢节中痛，不可持物，洗洗酸消，味辛则散风，石性燥则除湿，其治酸痛等疾者，以其能坚筋骨中之正气，则邪气自不能侵也。除大热，寒除热，烦满，重降逆，及耳聋。肾火炎上则耳聋，此能降火归肾。

《神农本草经疏》：磁石，《神农本草经》味辛气寒无毒，《别录》甄权咸有小毒，大明甘涩平，藏器咸温，今详其用，应是辛咸微温之药，而甘寒非也。其主周痹风湿，肢节中痛，不可持物，洗洗酸者，皆风寒湿三气所致，而风气尤胜也。风淫末疾，发于四肢，故肢节痛，不能持物。风湿相搏，久则从火化，而骨节皮肤中洗洗酸也。辛能散风寒，温能通关节，故主之也。咸为水化，能润下软坚，辛能散毒，微温能通行除热，故主大热烦满，及消痈肿。鼠瘘颈核、喉痛者，足少阳、少阴虚火上攻所致，咸以入肾，其性镇坠而下吸，则火归元而痛自止也。磁石能入肾，养肾脏。肾主骨，故能强骨。肾藏精，故能益精。肾开窍于耳，故能疗耳聋。肾主施泄，久秘固而精气盈益，故能令人有子。小儿惊痫，心气怯，痰热盛也，咸能润下，重可去怯，是以主之。诸药石皆有毒，且不宜久服，独磁石性禀冲和，无猛悍之气，更有补肾益精之功，大都渍酒，优于丸、散，石性体重故尔。

9.从味道、质地、颜色来推理功效

《冯氏锦囊秘录》：硼砂色白而体轻，能解上焦胸膈肺分之痰热。辛能散苦、能泄；咸能软，故治口疮喉痹及消肉障翳，并堪吹点甚效。

《本草备要》：通草色白气寒，体轻味淡。气寒则降，故入肺经，引热下行而利小便；味淡则升，故入胃经，通气上达而下乳汁。治五淋水肿，目昏耳聋，鼻塞失音（淡通窍，寒降火，利肺气），退热催生。

《本草汇言》：肾为水脏，磁石色黑而法水，故能养肾而强骨益髓，镇重以象金，故能平肝而主风湿痛痹，善通肢节者也，如古方之治耳聋，明目昏，安惊痫，消鼠瘘痈肿，亦莫非肝肾虚火之为胜耳，此药色黑味咸，体重而降，有润下以制阳光之意。

《本草新编》：磁石能治喉痛者，以喉乃足少阳、少阴二经之虚火上冲也。磁石咸以入肾，其性镇坠而下吸，则火易归原矣。火归于下，而上痛自失。夫肾乃至阴寒水之脏，磁石色黑而入水，故能益肾而坚骨，生精而开窍，闭气而固泄也。

10.从味道、质地、颜色、药性来推理功效

《冯氏锦囊秘录》：磁石味寒色黑，更有补肾益精之功。渍酒优于丸散，石性体重故耳。辛能散结，寒能泄热，黑而法水，咸而入肾，故为软坚清热润下补肾之用。

11.从味道、质地、药性来推理功效

《药品化义》：竹茹，轻可去实，凉能去热，苦能降下，专清热痰，为宁神开郁佳品。主治胃热噎膈，胃虚干呕，热呃咳逆，痰热恶心，酒伤呕吐，痰涎酸水，惊悸怔忡，心烦躁乱，睡卧不宁，此皆胆胃热痰之症，悉能奏效。

12.从味道、药性、颜色、药用部位来推理功效

《本草便读》：通草，此系草类，一名通脱，木高丈许，中心所结白瓢，以其为心也，故可入心，其色白，故入肺，味淡性寒，与灯心功用相似，能清心肺上焦之热，淡渗下行，通利水道，其通利之性，又能旁及阳明而下乳汁耳。

13.从味道、特点来推理功效

《本草求真》：决明子，除风散热。凡人目泪不收，眼痛不止，多属风热内淫，以致血不上行，

治当即为驱逐；按此苦能泄热，咸能软坚，甘能补血，力薄气浮，又能升散风邪，故为治目收泪止痛要药。

《药鉴》：天花粉甘能补肺，润能降气导痰，治嗽之要药也。

《本草衍义补遗》：栝楼实，属土而有水，《本草》言治胸痹，以味甘性润。甘能补肺，润能降气。胸有痰者，以肺受火逼，失降下之令。今得甘缓润下之助，则痰自降，宜其为治嗽之要药也。又洗涤胸膈中垢腻，治消渴之神药也。根亦名白药，其茎叶疗中热、伤暑最效。

《神农本草经疏》：薏苡仁，性燥能除湿，味甘能入脾补脾，兼淡能渗泄，故主筋急拘挛不可屈伸及风湿痹，除筋骨邪气不仁，利肠胃，消水肿，令人能食。总之，湿邪去则脾胃安，脾胃安则中焦治，中焦治则能荣养乎四肢，而通利乎血脉也。甘以益脾，燥以除湿，脾实则肿消，脾强则能食，如是，则以上诸疾不求其愈而自愈矣。

《药品化义》：紫菀，味甘而带苦，性凉而体润，恰合肺部血分。主治肺焦叶举，久嗽痰中带血，及肺痿，痰喘，消渴，使肺窍有清凉沛泽之功……用入肝经，凡劳热不足，肝之表病也；蓄热结气，肝之里病也；吐血衄血，肝之逆上也；便血溺血，肝之妄下也；无不奏效。因其体润，善能滋肾，盖肾主二便，以此润大便燥结，利小便短赤，开发阴阳，宣通壅滞，大有神功。同生地、麦冬入心，宁神养血。同丹皮、赤芍入胃，清热凉血。其桑皮为肺中气药，紫菀为肺中血药，宜分别用。

《本草崇原》：白术气味甘温，质多脂液，乃调和脾土之药也。主治风寒湿痹者，《素问·痹论》云：风寒湿三气杂至，合而为痹。白术味甘，性温，补益脾土，土气营运，则肌肉之气外通皮肤，内通经脉，故风寒湿之痹证皆可治也。夫脾主肌肉，治死肌者，助脾气也。又脾主四肢，痉者，四肢强而不和。脾主黄色，疸者，身目黄而土虚。白术补脾，则痉疸可治也。止汗者，土能胜湿也。除热者，除脾土之虚热也。消食者，助脾土之转运也。作煎饵者，言白术多脂，又治脾土之燥，作煎则味甘温而质滋润，土气和平矣。故久服则轻身延

年不饥。

《本草备要》：蝉乃土木余气所化，饮风露而不食。其气清虚而味甘寒，故除风热；其体轻浮，故发痘疹；其性善蜕，故退目翳，催生下胞；其蜕为壳，故治皮肤疮疡瘾疹（与薄荷等份，为末，酒调服）；其声清响，故治中风失音；又昼鸣夜息，故止小儿夜啼。

14.从味道、特点、颜色来推理功效

《本草正义》：通草，其气味则李东垣《用药法象》谓甘淡无毒。案此甘字，非大甜之谓，实即淡字，如泉水、食米皆谓味甘之例。此物无气无味，以淡用事，故能通行经络，清热利水，性与木通相似，但无其苦，则泄降之力缓而无峻厉之弊，虽能通利，不甚伤阴，湿热之不甚者宜之。若热甚闭结之症，必不能及木通之捷效，东垣谓利阴窍，治五淋，除水肿癃，亦唯轻症乃能有功耳。又谓泻肺利小便，与灯草同功，盖皆色白而气味轻清，所以亦能上行，泄肺之热闭，宣其上窍，则下窍自利，说亦可取。

15.从味道、药用部位来推理功效

《本草便读》：大腹皮即槟榔树皮也，其皮有毒，当洗净用之，性味主治与槟榔相同，但无槟榔之降气，而有行皮宣发之功，故凡治皮肤水肿，以及温疟伏邪等证，皆可用之。

《医林纂要》：车前子，功用似泽泻，但彼专去肾之邪水，此则兼去脾之积湿；彼用根，专下部，此用子，兼润心肾。又甘能补，故古人谓其强阴益精。

16.从味道、药用部位、特点来推理功效

《药品化义》：车前子，子主下降，味淡入脾，渗热下行，主治痰泻、热泻，胸膈烦热，周身湿痹，盖水道利则清浊分，脾斯健矣。取其味淡性滑，滑可去暑，淡能渗热，用入肝经，又治暴赤眼痛，泪出脑疼，翳瘴障目及尿管涩痛，遗精溺血，癃闭淋沥，下疳便毒，女人阴癃作痛，或发肿痒，凡此俱属肝热，导热下行，则浊自清矣。

17.从味道、五行归属来推理功效

《医学衷中参西录》：龙胆草，味苦微酸，为胃家正药。其苦也，能降胃气，坚胃质；其酸也，

能补益胃中酸汁，消化饮食。凡胃热气逆，胃汁短少，不能食者，服之可以开胃进食。微酸属木，故又能入肝胆，滋肝血，益胆汁，降肝胆之热使不上炎，举凡目疾、吐血、衄血、二便下血、惊痫、眩晕，因肝胆有热而致病者，皆能愈之。其泻肝胆实热之力，数倍于芍药，而以敛辑肝胆虚热，固不如芍药也。

18.从味道、五行关系来推理功效

《神农本草经百种录》：麦冬甘平滋润，为纯补胃阴之药。后人以为肺药者，盖土能生金。

19.从味道、颜色、五行关系来推理功效

《雷公炮制药性解》：天花粉色白入肺，味苦入心。脾胃者，心之子，肺之母也，小肠与心相为表里，故均入焉。本功清热，故主疗颇多，其理易达，唯曰补虚通经，此甚不可泥也。夫苦寒之剂，岂能大补？以其能清火，则阴得其养，非真补也。月水不通，亦以热闭，热退则血盛经通，非真能通也。此治本穷源之说耳，倘因寒致疾者，可误使哉。子名栝楼，主胸痹。仁主润肺下气，止痰嗽漱，乳痈乳闭，并宜炒用。

20.从味道、药性、五行制化来推理功效

《本草经解》：肉桂味辛得金味，金则能制肝木，气大热，禀火气，火能制肺金，制则生化，故利肝肺气。

21.从味道、颜色、药性和特点来推理功效

《本草便读》：车前子甘寒滑利，性专降泄，故有去湿热利小便之功，且色黑能走血分，治一切血淋胎产等证，皆取其滑利之功。

《本草便读》：延胡索辛苦而温，色黄气香，其形坚实，肝家血分药也，能行血活血，而又能理血中气滞，故一切气血阻滞作痛者，皆可用之。若病不因气血阻滞而涉虚者，又不宜用。延胡索木属肝经血分之药，而能治胃痛者，以肝邪瘀滞乘胃而作痛也。

（三）以生前特点或以生前特点为主来推理

1.从生前特点来推理功效

《本草便读》：天麻其根如大芋，旁有小子十余枚，离大魁数尺，周环卫之，其茎独枝，如箭叶

生其端，有风不动，无风反摇，故一名定风草。独入肝经，能治一切虚风眩晕之证，凡水亏肝虚阳虚土败者，易生内风，天麻能定内风，而不能散外风，又非羌防等可同日语也，此物同补药则治虚风，同散药则治外风，总之一切诸风，皆可赖以镇定，既不能发散，又不能滋补。

《本草乘雅》：土鳖虫，一名过街，逢申过街，立建以冲日破也。是主寒热洗洗，致血积癥瘕者。冲其街舍，而破除之，故能破坚，下血闭。

《本草求真》：土鳖虫：虫专入肝。即属地鳖，又名土鳖者是也。味咸性寒。其物生于土中，伏而不出，善攻隙穴。以刀断之，中有汁如浆，汁接即连，复能行走，故书载跌仆损伤，续筋接骨，义由此耳。真奇物也。且人阴血贯于周身，虽赖阳和，亦忌燥烈。若热气内郁，则阴阳阻隔而经络不通，因而寒热顿生，得此咸寒入血软坚，则凡血聚积块癥瘕，靡不因是而除。而血脉调和，营卫畅达，月事时至，又安有血枯血闭，而不见其生育者乎。故又能治诸般血症而使夹孕而有子也。（凉血破积，软坚接骨。）是以古人用此以治跌扑损伤，则多合自然铜、龙骨、血竭、乳香、没药、五珠钱、黄荆子、麻皮灰、狗头骨以治。下腹痛，血痛血闭，则合桃仁、大黄以治。颂曰：张仲景治杂病方，及久病积结，有大黄䗪虫丸，又有大鳖甲丸及妇人药并用之，以其有破坚下血之功。各随病症所因而用之耳。

《本草纲目》：地龙：蚓在物应土德，在星禽为轸水。上食槁壤，下饮黄泉，故其性寒而下行。性寒故能解诸热疾，下行故能利小便，治足疾而通经络也。

《本草崇原》：地龙冬藏夏出，屈而后伸，上食槁壤，下饮黄泉，气味咸寒，宿应轸水，禀水土之气化。主治尸疰虫蛊，盖以泉下之水气上升，地中之土气上达，则阴类皆从之而消灭矣。蜈蚣属火，名曰天龙。蚯蚓属水，名曰地龙。皆治鬼疰、蛊毒、蛇虫毒者，天地相交，则水火相济，故禀性虽有不同，而主治乃不相殊。

《本草求真》：地龙：因此物伏处洼处，水湿。钻土饮泉，是其本性，故能除其鬼疰，解其伏热，且味咸主下，处湿而以入湿为功，故于湿热之病，

湿热之物遇之即化。停癥蓄水、触着即消，而使尽从小便而出。时珍曰：其性寒而下行，故能解诸热疾下行，且利小便，治足疾而通经络也。蚓蚓本有钻土之能，化血之力，而凡跌扑受伤，血瘀经络，又安有任其停蓄而不为之消化乎。但审认不确，妄为投用，良非所宜。

《神农本草经百种录》：夏枯草：凡物皆生于春，长于夏，唯此草至夏而枯。盖其性禀纯阴，得少阳之气勃然兴发，一交盛阳，阴气将尽，即成熟枯槁。故凡盛阳留结之病，用此为治，亦即枯灭，此天地感应之妙理也。凡药之以时候荣枯为治者，俱可类推。

《本草崇原》：阳起石者，此山之石，乃阳气之所起也，故大雪遍境，而山无积白。有形之石，阳气所钟，故置之雪中，倏然没迹，扬之日下，自能飞举。主治崩中漏下者，崩漏为阴，今随阳气而上升也。破子脏中血，及癥瘕结气者，阳长阴消，阳气透发，则癥结破散矣。妇人月事不以时下，则寒热腹痛而无子。阳起石贞下启元，阴中有阳，阴阳和而寒热除，月事调而生息繁矣。男子精虚，则阴痿不起。阳起石助阴中之阳，故治阴痿不起，而补肾精之不足。

《神农本草经疏》：土鳖虫：虫生于下湿土壤之中，故其味咸，气寒。得幽暗之气，故其性有小毒。以刀断之，中有白汁如浆，凑接即连，复能行走，故今人以之治跌扑损伤，续筋骨有奇效。

《神农本草经百种录》：凡多子之药皆属肾，故古方用入补肾药中。盖肾者，人之子宫也。车前多子，亦肾经之药。

《神农本草经疏》：鸡内金：肫是鸡之脾，乃消化水谷之所。其气通达大肠、膀胱二经。有热则泄痢遗溺，得微寒之气则热除，而泄痢遗溺自愈矣。烦因热而生，热去故烦自止也。今世又以之治诸疳疮多效。

《医学衷中参西录》：鸡内金，鸡之脾胃也。中有磁石、铜、铁皆能消化，其善化瘀积可知。

《本草新编》：枇杷叶凌冬不凋，自是益阴妙药。

《本草思辨录》：白僵蚕：蚕者食桑之虫，桑

能去风，蚕性故近之；且感风而僵，更于感风之病为宜，味辛气温而性燥，故治湿胜之风痰，而不治燥热之风痰。朱丹溪谓从治相火，散浊逆结滞之痰者正合。

2.从生前特点、气味、味道来推理功效

《本草思辨录》：吴茱萸树高丈余，皮青绿色，实结梢头，其气燥，故得木气多而用在于肝。叶紫花紫实紫，紫乃水火相乱之色。实熟于秋季，气味苦辛而温，性且烈，是于水火相乱之中，操转旋拨反之权，故能入肝伸阳戡阴而辟寒邪。味辛则升，苦则降；辛能散，苦能坚；亦升亦降，亦散亦坚；故上不至极上，下不至极下，第为辟肝中之寒邪而已。

3.从生前特点、味道来推理功效

《本草崇原》：水蛭乃水中动物，气味咸苦，阴中之阳也。咸苦走血，故主逐恶血瘀血，通月闭。咸软坚，苦下泄，故破血癥积聚及经闭无子。感水中生动之气，故利水道。仲祖《伤寒论》治太阳随经瘀热在里，有抵当汤，内用水蛭，下瘀血也。

4.从生前特点、味道、形状来推理功效

《本草便读》：麦门冬生山谷中，肥地丛生，其叶如韭，根如连珠形，一棵十余枚，去心用，甘苦而寒，专入肺胃，以其柔润多汁，故最能养阴退热，然寒润之品，只可用治肺胃阴液不足而有热邪者，若阳虚多寒，便溏多湿之人，尤宜禁之，亦有连心用者，以其心如人之脉络，一棵十余枚，个个贯通，取其能贯通经络之意，故生脉散用之者，以能复脉中之津液也。

5.从生前特点、味道、颜色、药性来推理功效

《本草备要》：白果：甘苦而温。性涩而收。熟食温肺益气（色白属金，故入肺），定痰哮，敛喘嗽，缩小便，止带浊。生食降痰解酒，消毒杀虫（花夜开，人不得见，性阴，有小毒，故能消毒杀虫）。

6.从生前特点、药材成因来推理功效

《神农本草经百种录》：白僵蚕：蚕，食桑之虫也。桑能治风养血，故其性亦相近。僵蚕感风而僵，凡风气之疾，皆能治之，盖借其气以相感也。僵蚕因风以僵，而反能治风者，何也？盖邪之中人

也，有气而无形，穿经透络，愈久愈深，以气类相反之药投之，则拒而不入，必得与之同类者，和入诸药，使为乡道，则药力至于病所，而邪与药相从，药性渐发，邪或从毛孔出，或从二便出，不能复留矣，此即从治之法也。风寒暑湿，莫不皆然，此神而明之之道，不专恃正治奏功也。

7.从生前特点、形状来推理药性

《本草崇原》：《易》曰：乾为马，坤为牛，牛之力在膝，取名牛膝者，禀太阴湿土之气化，而能资养筋骨也。主治寒湿痿痹，言或因于寒，或因于湿，而成痿痹之证也。痿痹则四肢拘挛，四肢拘挛，则膝痛不可屈伸。牛膝禀湿土柔和之化，而资养筋骨，故能治之。血气伤热火烂，言血气为热所伤，则为火烂之证也。牛膝味甘性寒，故可逐也。根下之茎，形如大筋，性唯下泄，故堕胎。久服则筋骨强健，故轻身耐老。

《本草乘雅半偈》：连翘：《纲目》谓状似人心，故入心，以痛痒疮疡，皆属心火也。东垣谓十二经疮药中，不可无此，何必似人心状乎？顾独茎赤色，及结实在上，原具心象。

8.从生前特点、药用部位来推理功效

《本草便读》：款冬花，此花发于冬令，虽雪积冰坚，其花独艳，阴中含阳，故性温。凡花皆轻扬上达，故入肺，有邪可散，无邪可润，故一切咳嗽，皆可取用，然性虽温润，毕竟疏散之品，无补养之功耳，用者审之。款冬花温而不燥，润而不寒，散而不泄，故无论虚实寒热，一切咳嗽之属肺病者，皆可用也。

（四）从现有特点或以现有特点为主来推理

1.从现有特点来推理功效

《本草备要》：杜仲：能使筋骨相着（皮中有丝，有筋骨相着之象）。

《神农本草经百种录》：杜仲木之皮，木皮之韧且浓者此为最，故能补人之皮。又其中有丝连属不断，有筋之象焉，故又能续筋骨。因形以求理，则其效可知矣。

《本草备要》：木通：藤有细孔，两头皆通（故通窍）。

《本草衍义》《千金》治肺气喘急用薤白，亦取其滑泄也。

《本草崇原》：古人用身，后人用蜕。蜕者，褪脱之义。故眼膜翳障，痘不起，皮肤瘾疹，一切风热之证，取而用之。学人知蝉性之本原，则知蝉蜕之治疗矣。

《本草纲目》：白及，性涩而收，故能入肺止血，生肌治疮也。

2.从现有特点、药性来推理功效

《本草思辨录》：张隐庵云：知母皮外有毛，故除皮毛之邪气；肉浓皮黄，兼得土气，故治肢体浮肿。张石顽云：除邪气肢体浮肿，是指湿热水气而言。叶香岩云：肾恶燥，燥则开阖不利而水反蓄，知母寒滑，滑利关门而水自下。合观三说，而此方之用知母，可晓然矣。

3.从现有特点、药性、味道来推理功效

《本草汇言》：白及，敛气，渗痰，止血，消痈之药也。此药质极黏腻，性极收涩，味苦气寒，善入肺经。凡肺叶破损，因热壅血瘀而成痰者，以此研末日服，能坚敛肺脏，封填破损，痈肿可消，溃败可托，死肌可去，脓血可洁，有托旧生新之妙用也。如肺气郁逆，有痰有火有血，迷聚于肺窍气管之中，此属统体一身气道之故，理直清肺之原，降气之逆，痰血清而火自退矣，若徒用此药，黏腻封塞，无益也。

（五）从药之成因来推理功效

《本草从新》：白僵蚕：轻、宣、去风化痰，咸辛平，僵而不腐，得清化之气，故能治风化痰，散结行经（蚕病风则僵，故因以治风，能散相火逆结之痰）。其气味俱薄，轻浮而升，入肺肝胃三经，治中风失音，头风齿痛，喉痹咽肿（炒为末、姜汤调下一钱、当吐出顽痰），丹毒瘙痒（皆风热为病），瘰疬结核，痰疟血病，崩中带下（风热乘肝），小儿惊疳，肤如鳞甲（由气血虚、亦名胎垢、煎汤浴之），下乳汁，灭瘢痕，诸证由于血虚，而无风寒客邪者，勿用。以头蚕色白条直者良，糯米泔浸一日，待桑涎浮出，焙干、去丝及黑口，捣用，恶草薢、桔梗、茯苓、桑螵蛸（一切风痰，白

直僵蚕七个，细研，姜汤调灌之，酒后咳嗽，蜜调末，服一钱）。

《本经逢原》：僵蚕，蚕之病风者也。功专祛风化痰，得乎桑之力也。《神农本草经》：治惊痫，取其散风痰之力也。去三虫，灭黑，男子阴痒，取其涤除浸淫之湿，三虫亦湿热之蠹也。凡咽喉肿痛及喉痹用此，下咽立愈。其治风痰，结核，头风，皮肤风疹，丹毒作痒，疳蚀，金疮疔肿，风疾，皆取散结化痰之义。

（六）从形状或以形状为主来推理

1.从形状来推理功效

《本草崇原》：李时珍曰：连翘状似人心，两片合成，其中有仁甚香，乃少阴心经，厥阴包络气分主药。诸痛痒疮疡皆属心火，故为十二经疮家圣药，而兼注手足少阳、手阳明之经气分之热也。

《神农本草经百种录》：此以形为治，狗脊遍体生毛而多节，颇似狗之脊。诸兽之中，唯狗狡捷，而此药似之。故能入筋骨机关之际，去其凝滞寒湿之气，而使之利健强捷也。形同而性亦近，物理盖可推矣。

《本草乘雅半偈》：麦冬：其根俨似脉络，故本经以之治心腹结气，伤中伤饱，胃络脉绝。盖心腹中央，皆心之部分，脉络亦心之所主，悉属象形对待法耳。

《神农本草经百种录》：此乃以其形而知其性也。凡物之根皆横生，而牛膝独直下，其长细而韧，酷似人筋，所以能舒筋通脉，下血降气，为诸下达药之先导也。筋属肝，肝藏血，凡能舒筋之药，俱能治血，故又为通利血脉之品。

2.从形状、味道来推理功效

《本草乘雅半偈》：先人题药云：地肤子，一干数十枝，攒簇直上，其子繁多，星之精也。其味苦寒，得太阳寒水气化，盖太阳之气，上及九天，下彻九泉，外弥肤腠。故地肤之功，上治头，而聪耳明目，下入膀胱而利水去疝，外去皮肤热气，而令润泽。服之病去，必小水通长为外征也。

3.从形状、颜色来推理功效

《神农本草经百种录》：此以形色为治，黄芩

中空而色黄，为大肠之药，故能除肠胃诸热病。黄色属土属脾，大肠属阳明燥金，而黄芩之黄属大肠，何也？盖胃与大肠为出纳水谷之道，皆统于脾。又金多借土之色以为色。义详决明条下，相参益显也。

（七）从药用部位或以药用部位为主来推理

1.从药用部位来推理功效

《本草便读》：桂枝，药之为枝者达四肢，故能走四肢。

《本草崇原》：呕，吐逆也。温气，热气也。竹茹，竹之脉络也。人身脉络不和，则吐逆而为热矣。脉络不和，则或寒或热矣。充肤热肉，淡渗皮毛之血，不循行于脉络，则上吐血而下崩中矣。凡此诸病，竹茹皆能治之，乃以竹之脉络而通人之脉络也。

《医学衷中参西录》：蝉蜕：善托瘾疹外出，有皮以达皮之力，故又为治瘾疹要药。

张寿颐：（蔓荆子）凡草木之子，多坚实沉重，性皆下行，蔓荆之实，虽不甚重，然其性必降，《神农本草经》谓主治筋骨间寒热，湿痹拘挛，明目、坚齿、利九窍，固皆清泄降火之功用。《别录》虽加以辛字，而主治风头痛，脑鸣、目泪出，仍是内风升腾之病，用以清降，断非疏散外风之品。《日华子》谓治赤目；张洁古谓治头沉昏闷，止目睛内痛；王海藏谓搜肝风；皆是息风降火，其义甚明。独甄权谓治贼风；洁古又谓治太阳头痛，散风邪；则误作疏散之药，绝非《神农本草经》《别录》真旨。盖内风、外风，治法含混，久为汉、魏以来通病，甄权等此说，实属误认，奈何濒湖《本草纲目》，亦谓其气清味辛，体轻而浮，上行而散，竟以甄权等之误说，反加附会而为之证实。近三百年，更无人能知蔓荆子之真实功用矣。然濒湖亦谓所主者皆头面风虚之证，则试问风而属虚，岂有再用浮散主治之理？《备急千金要方》以一味蔓荆子为末，浸酒服，治头风作痛，亦是内风，非祛散外风之法，其用酒者乃借酒力引之上行，使药力达于头脑之意。轻用一钱五分，重用可至三四钱。

《医学衷中参西录》：猪肉原为寻常服食之物，何以因食猪头肉而腿疼加剧乎？答曰：猪肉原有苦寒有毒之说，曾见于各家本草。究之，其肉非苦寒，亦非有毒，而猪头之肉实具有咸寒开破之性，是以善通大便燥结，其咸寒与开破皆与腿之虚寒作疼者不宜也，此所以食猪头肉后而腿之疼加剧也。

2.从药用部位、药性来推理功效

《医学衷中参西录》：大凡藤蔓之根，皆能通行经络，而花粉又性凉解毒，是以有种种功效也。

（八）从质地或以质地为主来推理

1.从质地来推理功效

《本经逢原》：槟榔泄胸中至高之气，使之下行；性如铁石之沉重，能坠诸药至于下极。故治冲脉为病，逆气里急，及治诸气壅腹胀后重如神。胸腹虫食积滞作痛，同木香为必用之药。其功专于下气消胀，逐水除痰，杀虫治痢，攻食破积，止疟疗疝，香港脚瘴疬。若气虚下陷人及膈上有稠痰结气者得之，其痞满昏塞愈甚。

2.从质地、生前特点来推理功效

《本草崇原》：狗脊根坚似骨，叶有赤脉，主利骨节而通经脉之药也。治腰背强，机关缓急，利骨节也。

（九）其他

1.从治疗结果来推理

《本草纲目》：《本事方》云，有士人妻舌忽胀满口，不能出声，以蒲黄频掺，比晓乃愈。又《芝隐方》云，宋度宗，一夜忽舌肿满口，用蒲黄、干姜末等份，干搽而愈。据此二说，则蒲黄之凉血活血可证矣。盖舌乃心之外候，而手厥阴相火乃心之臣使，得干姜是阴阳能相济也。

2.从主治反推

《汤液本草》：黄芪，治气虚盗汗并自汗，即皮表之药，又治肤痛，则表药可知。

3.从产地方位、颜色来推理

《本草择要纲目》：全蝎：蝎产于东方，色青属木，足厥阴经药也，故治厥阴诸病，诸风掉眩，搐掣疟疾，寒热耳聋无闻，皆属厥阴风木，故东垣

云，凡疝气带下，皆属于风，蝎乃活风要药，俱宜加而用之。

4.从所定之性来推理

《本草汇言》：防风，散风寒湿痹之药也，故主诸风周身不遂，骨节酸痛，四肢挛急，痿躄痫痉等证。

《神农本草经疏》：阳起石，补助阳气，并除积寒宿血留滞下焦之圣药，故能主崩中漏下，及破子脏中血癥痕结气，寒热腹痛，及男子茎头寒，阴痿不起，阴下湿痒。真阳足，则五脏之气充溢，邪湿之气外散，故并去臭汗也。《别录》：又主消水肿者，盖指真火归元，则能暖下焦熏蒸糟粕，化精微，助脾土以制水也。

《本草纲目》：全虫：蝎，足厥阴经药也，故治厥阴诸病。诸风掉眩、搐搦，疟疾寒热，耳聋无闻，皆属厥阴风木，故李杲云，凡疝气带下，皆属于风，蝎乃治风要药，俱宜加而用之。

5.从五行相关论等来推理

《冯氏锦囊秘录》：白僵蚕：夫蚕属阳，其僵者又兼金水之化，故味咸、辛，气微温、无毒，入足厥阴、手太阴、少阳经。辛能祛散风寒，温能通行血脉，辛温复能散风燥湿，所以入脏而疗痛中阴痒，风痰结滞喉痹，口噤中风痰壅，惊痫夜啼，在皮肤而疗疔肿诸疮，减黑黯，灭瘢痕，面色令好，内而痰结，外而皮肤，为血为痰为风为湿为热，一切诸症也。

第四节　构成物质

每一种药物，都有自己的构成物质，构成物质不同或构成物质的含量比例不同，其功效也必然不一样。

故而，我们在记中药的时候，药用部位、质地、采集时间、气味等了解之后，对于特殊药品，我们还要记构成物质产生的作用。比如番泻叶，按理来说，叶类药物有宣散之功、药用部位为叶能达人体头面部、味苦能燥湿，但由于其构成物质中有番泻叶苷A、B，故而能收缩大肠，引起腹泻，所以，临床上更多的人就用番泻叶来通肠导滞。

记得我写的《逐层讲透中药》一书出来的时候，有些学院派的人看了之后感觉不错，有些民间派的人看了之后，提意见说怎么书上还有中药的西医药理（按理来说，不应该分学院派和民间派），谈中医就谈中医，怎么又把西医给拉了进来。说真的，这种想法有些狭隘，为什么不能借用西医的东西？以前的蜡烛叫洋蜡，以前的火柴叫洋火，还有灯泡，不都是从西方传过来的吗，有好的不用，偏要讲究一个"纯"，想想看，如果真要纯的话，衣服自己做，粮食自己种，菜自己炒，房子自己盖，不要用电，不要用手机，不要上网，能做到吗？

更有，吸收别人有用的东西，不是不"纯"，而是变通，不是变异，是更好地发展壮大，不是同化而变成其他。中医的目的就是为了防治疾病，只要能真正地解决患者的痛苦，何必因自己所谓的"纯"而误事呢？再想想看，一个患者，找你看乳癖，你给中药内服外用一个月不一定能消掉，如果一开始就找西医，诊断为乳腺纤维瘤，一个小手术，不到十分钟就结束了，然后，再用中药调理，消除乳癖产生的根源，岂不更好！

我们记中药功效的目的是为了应用，所以，当按照中药药用部位、质地、采集时间、气味等推不出一味药某些功效的时候，这时就要看其有效成分，看其个性功用。

关于物质构成方面的应用，一般都是在消除表象的时候用，比如止痛，就选用有效成分中含有止痛成分的药物；通便，就选用有效成分中含有通便成分的药物；止痒，就选用有效成分中含有抗过敏成分的药物；等等。

这里，再多说一点，这里谈的不同药品的不同有效成分，不仅仅是指所含物质名称的不同，而且还有所含物质的比例、所含物质的量等的不同。

第五节　配伍组成

按照病情的不同需要和药物的不同特点，有选择性地把两种或两种以上的药物配合起来一起应用，就叫作配伍。安全、有效，是药物配伍的原则。

前人把药与药之间的配伍关系，总结为7个方面，称为药物的"七情"，即单行、相须、相使、相畏、相杀、相恶、相反。

单行：就是单用一味药来治疗疾病。例如用一味马齿苋治疗痢疾；独参汤单用一味人参大补元气、治疗虚脱等。

相须：就是功用相类似的药物，配合应用后可以起到协同作用，加强了药物的疗效，如石膏、知母都能清热泻火，配合应用作用更强；大黄、芒硝都能泻下，配伍后通便作用更为明显等。

相使：就是用一种药物作为主药，配合其他药物来提高主药的功效。如脾虚水肿，用黄芪配合茯苓，可加强益气健脾利水的作用；胃火牙痛、用石膏清胃火，再配合牛膝引火下行，促使胃火牙痛更快地消除等。

相畏：就是一种药物的毒性或其他有害作用能被另一种药抑制或消除。如生半夏有毒性，可以用生姜来消除它的毒性。

相杀：就是一种药能消除另一种药物的毒性反应。如防风能解砒霜毒、绿豆能减轻巴豆毒性等。

相恶：就是两种药配合应用以后，一种药可以减弱另一种药物的药效。如人参能大补元气，配合莱菔子同用，就会损失或减弱补气的功能等。

相反：就是两种药物配合应用后，可能发生剧烈的不良反应。

以上药性"七情"，除了单行以外，都是药物配伍时需要加以注意的。

相须、相使，是临床用药尽可能加以考虑的，以便使药物更好地发挥疗效，一般用药"当用相须、相使者良"。

相畏、相杀，是临床使用毒性药物或具有不良反应药物时要加以注意的，"若有毒宜制，可用相畏、相杀者"。

相恶、相反，是临床用药必须注意禁忌的配伍情况，所以"勿用相恶、相反者"。

虽然现在有人研究证明有些十八反、十九畏不是很对，临床上也可以配伍应用，不过，当我们没有经验的时候，最好避开不用。

十八反：甘草反甘遂、大戟、海藻、芫花；乌头反贝母、瓜蒌、半夏、白蔹、白及；藜芦反人参、沙参、丹参、玄参、苦参、细辛、芍药。

十八反歌诀：本草明言十八反，半蒌贝蔹及攻乌。藻戟遂芫俱战草，五参辛芍叛藜芦。

十九畏：硫黄畏朴硝，水银畏砒霜，狼毒畏密陀僧，巴豆畏牵牛，丁香畏郁金，川乌草乌畏犀角，牙硝畏三棱，官桂畏石脂，人参畏五灵脂。

十九畏歌诀：

硫黄原是火中精，朴硝一见便相争。

水银莫与砒霜见，狼毒最怕密陀僧。

巴豆性烈最为上，偏与牵牛不顺情。

丁香莫与郁金见，牙硝难合荆三棱。

川乌草乌不顺犀，人参最怕五灵脂。

官桂善能调逆气，若逢石脂便相欺。

先说十八反，反，是颠倒的意思。

半蒌贝蔹及攻乌：瓜蒌、贝母、白蔹都是寒凉性的药物，乌头是温热性的药物，它们的药性颠倒，这个我们都能理解，但半夏和乌头的反是怎么回事？

一山不能容二虎，生半夏和生乌头都是剧毒药，少量应用，都有很强的祛寒湿作用，即使单用，都怕人体中毒，如果合用，剂量如何掌握？为了防止发生意外，半夏和乌头是不能合用的，这就是"反"。不过由于现在临床所用的半夏和乌头都是炮制过的，毒性很低，甚至有的人怕出问题而炮制太过，根本就没有毒性（当然，疗效也许也就没有了），所以，两药合用，基本不会出现什么问题。

藻戟遂芫俱战草：一口吃不成胖子，补虚要缓；快刀斩乱麻，祛邪要快。《神农本草经》中说海藻"下十二水肿"，大戟、芫花、甘遂都是峻下之品，而甘草味甘而缓，所以，合用之后与"快速祛邪"的理念不符，且甘草为补药，与"泻"的意思刚好是颠倒的，所以，他们是相反的。

诸参辛芍叛藜芦：一般认为诸参和芍药为补药，应用于人体为补虚之用，而藜芦为涌吐药，想想看，参和芍药配用藜芦之后，刚补进去就给吐出来了，岂不是算盘落空功亏一篑？细辛，气大味辛，发散之力很强，有"细辛不过钱"之说，而藜芦涌吐，两药合用，藜芦本身的"涌吐"会趁势而为，在细辛的帮助之下可出现"一发而不可收"的局面，结果，大家都能想象出来。对细辛来说，给人体帮了倒忙，对藜芦来说，本想吐而治病，结果"一泻千里"而害人，都与"初心"不符，所以，这就是"反"。还有，细辛发散会伤人体之气，藜芦涌吐也会伤人之气，伤一点，人体还能承受得了，两个都伤，必然气虚。

现在，我们总结一下"十八反"告诉我们的道理：寒者热之，热者寒之，当我们在不考虑反佐之治法时，热就热，寒就寒，这样能更好地平病性；虚者补之，实者泄之，当我们不考虑补而滞邪、泄而伤正的时候，补就补，泄就泄，专一做事，能更快达目的；需要快速祛邪的时候，就不要夹带"异类"药物，特别是甘味药物，祛邪之品在"踩油门"，甘味药物在"踩刹车"，伤害的自然是人体；功用很强的两种药物不要合用，否则，其"强度"超过人体的承受力，结果可就麻烦了；祛邪时不能多管齐下，不能同时既涌吐又发汗，既发汗又通二便。

再说十九畏，畏，是怕的意思：硫黄是补药，朴硝是泻药，补怕泻，是正常的。水银是毒药，砒霜是毒药，中药是治病的，不是致病的，两药合用，害人性命，所以，水银治病，怕与砒霜相见，砒霜治病，也怕与水银相见。狼毒有消散之功，密陀僧有收敛之功，消散当然怕收敛。巴豆是峻猛之泻药，牵牛也是峻猛之泻药，泻药本身就能伤正，更何况峻猛之泻药，更能伤正。如果两种或多种峻猛之泻药同时应用于人体，雪上加霜，也许，命休矣！丁香是温热药，作用于人体之后，可以让心腹

冷痛消失，由于气有温煦作用，丁香让局部温热，也就是说丁香能让气聚，而郁金是理气药，能让气散，聚当然是怕散了。川乌和草乌是温热的，犀角却是寒凉的，温热当然怕寒凉。牙硝为泻下之品，三棱为破血行气之品，泻下伤阴，破血行气亦伤阴；屋漏能接受，连下阴雨也能接受，但是两者同时出现，屋漏偏逢连阴雨，真是祸不单行。所以，一个伤阴之品与另一个伤阴之品同用可能对人体造成不能承受之伤害。官桂，也就是肉桂，《神农本草经》谓能"补中益气"，赤石脂，收涩之品，一般情况下，补的目的是为了顺畅排浊，除非是因虚而致脱，此时才需要在补的同时进行固摄。所以，当人体用补药的时候，讲究的是补泻结合，而不是补涩结合。人参，大补元气，应用人参，更多是因为元气虚损，而五灵脂，活血化瘀，由于气有推动作用，所以，血活则伤气，这与人参之补益相背，补怕消耗。

总结一下，一般情况下，补就是补，泻就是泻，这是正治；特殊情况下，为了防止补而滞邪，泻而伤正的时候，可以补泻结合，但不能补涩结合；一般情况下，寒就是寒，热就是热，这是正治；特殊情况下，为了防止寒热相格的情况，可以在用寒药的同时稍加一些热药，在用热药的同时少加一些寒药；一般情况下，发散就发散，收敛就收敛，这是正治；特殊情况下，为了防止发散太过或者收敛太过，则需相互稍佐；用药时需考虑毒副作用，不能伤人太过；温热药不能和理气药同用，除非是要消除四肢头面部的寒。

由此可知，十八反和十九畏中的药物，其代表的是一类药物，并不是特指一种，其告诉我们的是法，是用药之法。

中药探秘
——中医原创思维下的**中药解读**

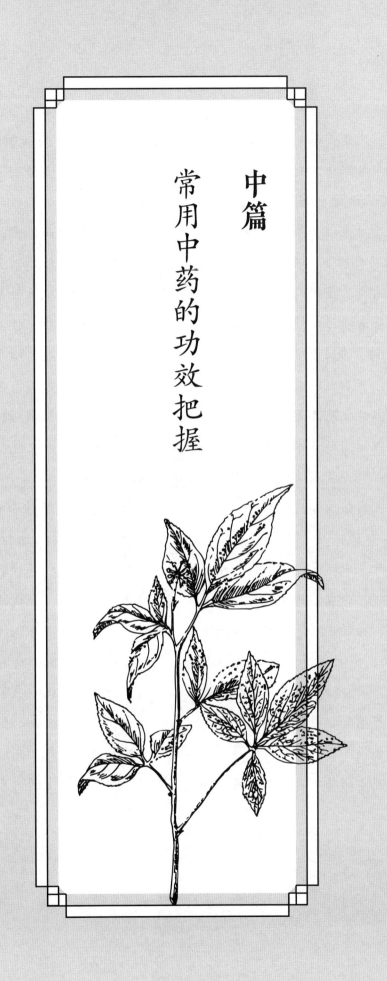

中篇

常用中药的功效把握

《本草便读》：凡用药治病，皆宜察形观色，度其性味，审其寒温，自有得心应手之妙，不必拘于本草诸说。若不先明药之性味，气之浓薄，质之寒温，虽博览群书，知方知病，而不知药之性，其不致运用乖方，而草菅人命者几希矣。凡用药须明五味，辛者能散能横行，苦者能降能泄，甘者能补能缓中，酸者能收敛，咸者能润下、能软坚。能先知各药之性。然后可以合于病情。凡用药须审质之轻重，性之有毒无毒。气之寒热温凉平，然后可以知用之多寡。凡用药当明其五色五臭，青入肝，黄入脾，赤入心，白入肺，黑入肾。凡用药须知质之轻者，能浮能升，可以上入心肺，质之重者，能沉能降，可以下行肝肾，中空者发表，内实者攻里，为枝者达四肢，为皮者达皮肤，为心为干者。内行脏腑，枯燥者入气分，润泽者入血分，酸咸无升，辛甘无降，寒无浮，热无沉，然后可定其升降浮沉，以类相从之用。凡用药当知有相反相畏相恶相使相须之别，唯相反不可合投。其余即无从顾虑，故特将相反之药，列于药品之末，然后可知药之宜忌。凡用药须知制炒之法，各有所宜，如酒炒则升提，姜炒则温散，用盐可入肾而软坚，用醋则注肝而收敛，童便除劣性而降下，米泔去燥性而和中，乳能润枯生血，蜜能甘缓益元，土炒借土气以补中州，面煨抑酷性勿伤上膈，黑豆甘草汤浸，并能解毒和中，羊酥猪脂涂烧，使其渗骨易脆，去穰者免胀，去心者除烦，明乎制炒之法，然后可以运用治病。凡用药有宜陈久者，有宜新鲜者，陈者取其烈性渐减，火性渐脱，新者取其气味之全，功效之速，学人亦宜考求，然后立方可以灵应。

由此可知：对每一味药物功用的把握，我们都是从望闻问切尝这五个方面来进行的。对每一味药物药性的把握，我们是综合考虑的。顾胃气，一者不伤胃，二者胃以降为顺，通利就是很好地顾胃气。《神农本草经百种录》上也说"通利之药，皆益胃气"。

下面，我们就一一解说临床上常用药物之功效。其中的"采摘时间"，有的中药，不同的本草书上说的不一样，我们均以大学课本《中药学》上的内容为准。

第二章 酸味药

酸，能涩能收；入肝。风气散，故其味可用以收。

第一节 味极酸的常用药物

乌梅

一、药物特性

1.望

【药材】为蔷薇科植物梅的干燥近成熟果实。（《中药学》）思维发散：更多达里。

【颜色】黑色至乌黑色。（《中药大辞典》）思维发散：乌梅色黑，和肾相通。

【优质药材】以个大、肉厚、核小、外皮乌黑色、不破裂露核、柔润、味极酸者为佳。（《中药大辞典》）

2.闻

【气味】具焦酸气。（《中华本草》）思维发散：乌梅气焦酸，有一定的走窜之功。

3.问

【寒热属性】平。（《中药学》钟赣生主编）思维发散：不管寒热，只要是乌梅的适应证，都可以应用乌梅来治疗。

【采集时间】夏季。（《中药学》）思维发散：夏季采收的药材，具火行的运动态势。

【炮制】乌梅：拣净杂质，筛去灰屑，洗净，晒干。

乌梅肉：取净乌梅微淋清水湿润，使肉绵软，略晾，敲碎，剥取净肉即成。或置蒸笼内蒸至极烂，放箩内揉擦，去核，取肉，晒干。

乌梅炭：取净乌梅用武火炒至皮肉鼓起，出现焦枯斑点为度，喷水焙干，取出放凉。思维发散：乌梅肉作用与乌梅同，不过乌梅净肉，作用更强。乌梅炭则味酸兼苦，长于涩肠止泻，止血，用于久泻久痢及便血，崩漏下血等。

【有效成分】主含柠檬酸、苹果酸、酒石酸、碳水化合物、谷甾醇、琥珀酸、蜡样物质及齐墩果酸样物质。

【药理作用】乌梅水煎剂在体外对多种致病细菌和皮肤真菌有抑制作用；能抑制离体兔肠管的运动；有轻度收缩胆囊作用，能促进胆汁分泌；在体外对蛔虫活动有抑制作用；对豚鼠的蛋白质过敏性休克及组胺性休克有对抗作用，但对组胺性哮喘无对抗作用；抗过敏；能增强机体免疫功能。

【个性应用】遇到西医上的细菌及真菌所致之病，可以考虑乌梅的应用；对于需要增加胆汁分泌的病证，也可以考虑乌梅的应用；遇到休克、过敏、免疫功能低下的病证，可以根据中医辨证结果而选择应用。

5.尝

味道：极酸。（《中药大辞典》）思维发散：酸收酸敛，酸味入肝。

6.药性

《医学启源》上说乌梅"气寒"。

不过，对于乌梅之性，持不同观点者甚多，如《本草备要》《本草便读》《本草崇原》《本草从新》《本草撮要》《本草求真》《证类本草》《本草分经》《本草害利》《本草择要纲目》《雷公炮制药性解》《汤液本草》《中药大辞典》等说乌梅的药性为"温"。

《本草经解》《本草新编》《药鉴》《长沙药解》《珍珠囊补遗药性赋》《顾松园医镜》《医学入门》《中华本草》《中国药典》《中华本草》《中药学》（钟赣生主编）等上说乌梅药性为"平"。

7.共性应用

（1）达病位 乌梅达里，可治疗里证。

（2）平病性 只要是乌梅的适应证，不管寒热，均可应用乌梅来治疗。

（3）修病态　乌梅具有焦酸气，本应有很好的疏通作用，但因其味极酸，有很强的收敛作用，所以，乌梅的疏通作用不显，不过，却可以让乌梅内服之后很快地发挥作用。

虫得酸则静，乌梅味道极酸，可以让虫特别"静"，静到一动不动；在肠道的自然蠕动之下，使虫下行而外出，所以，乌梅有很好的"驱虫"作用。

乌梅夏季采收，具有火行的运动态势；但因乌梅味道极酸具有收敛之性，所以，内服乌梅之后，火行的特点不显。

极酸收敛，乌梅作用于局部，能收敛津液，所以，乌梅能生津。

人的口腔中有唾液和涎液，口中有"酸"之后，会收敛这些津液，一者收，使更多的津液达于口中，二者敛，使口中的津液流失减少，这就是"生津"。因此，皮肤干燥之人，局部使用乌梅，效果较好；便秘之人，纳乌梅于肠中，收敛津液，以消除"无水行舟"，效果也不错。

（4）除表象　乌梅味道极酸而收敛性强，可以治疗团聚不足或者发散太过的虚证。临床遇到多汗、白带增多、小便遗溺、大便不固、月经量多、男子遗精、便血、溲血等证，应用乌梅以治标，效果很是不错。

（5）入五脏　味道很重的药物，基本都在发挥着味道的作用。因乌梅味道极酸，所以，乌梅更多是发挥味道的功用，而很少入肝以强肝。

乌梅色黑，能入肾。

（6）五行特点　乌梅味极酸收敛，具水行的运动态势。

乌梅夏季采收，具有火行的运动态势。

二、本草选摘

主下气，除热烦满，安心，肢体痛，偏枯不仁，死肌，去青黑痣、恶肉。（《神农本草经》）

止下痢，好唾口干。利筋脉，去痹。（《名医别录》）

收肺气。（《黄元御用药心法》）

乌梅、白梅所主诸病，皆取其酸收之义。（《本草纲目》）

功专主收敛止涩，故凡久咳久利，虚汗亡血等证，皆可用之，能安蛔者，虫得酸则伏也。（《本草便读》）

生津止渴。（《本草从新》）

治久嗽、久痢、久疟，安蛔厥病。（《药笼小品》）

止吐逆。（《本草拾遗》）

涩肠止痢。令人得睡。（《日华子本草》）

治溲血、下血。诸血证，自汗，口燥咽干。（《本草求原》）

（主）泄痢。（《珍珠囊补遗药性赋》）

（主）自汗。（《本草求原》）

收缩胆囊。（《中药大辞典》）

乌梅味酸，能敛浮热，能吸气归原，故主下气。除热烦满及安心也。（《神农本草经疏》）

乃止脱之药，备之以敛滑脱可也。乌梅，止痢断疟，每有速效。（《本草新编》）

东垣云：凡酸味收补元气。诸虚劳骨蒸羸瘦，久嗽少睡必用之。又疗肢体偏痛，皮肤麻痹等症。（《医学入门》）

若过食梅酸齿者，嚼胡桃肉即解，衣生霉点者梅叶煎汤洗之即去。（《本草撮要》）

安蛔。（《中药学》）

三、单验方

（1）牛皮癣　取乌梅2.5kg水煎，去核浓缩成膏约0.5kg，每服半汤匙（约9g），每日3次，治疗12例，服药12~37天不等，基本治愈5例，显著好转4例。（《中药大辞典》）

（2）大便不通　大便不通，气奔欲死，以乌梅十颗，置汤中，须臾挼去核，杵为丸如枣大，纳下部，少时即通。（孟诜）

（3）久咳不已　乌梅肉（微炒）、罂粟壳（去筋膜，蜜炒）等份，为末。每服二钱，睡时蜜汤调下。（《本草纲目》）

（4）便痢脓血　乌梅一两，去核，烧过为末。每服二钱，米饮下。（《圣济总录》）

（5）大便下血不止　乌梅三两（烧存性），为

末，用好醋打米糊丸，如梧桐子大，每服七十丸，空心米饮下。(《济生方》)

(6) 小便尿血　乌梅烧存性，研末，醋糊丸，梧子大。每服四十丸，酒下。(《本草纲目》)

(7) 妇人血崩　乌梅烧灰，为末，以乌梅汤调下。(《妇人大全良方》)

(8) 消渴，止烦闷　乌梅肉二两(微炒)，为末。每服二钱，水二盏，煎取一盏，去滓，入豉二百粒，煎至半盏，去滓，临卧时服。(《简要济众方》)

(9) 蛔虫上行口鼻　乌梅肉噙之，或煎汤饮自下。(《日用本草》)

(10) 一切疮肉出　乌梅烧为灰，杵末敷上，恶肉立尽。(《刘涓子鬼遗方》)

(11) 疽愈后，有肉突起　乌梅烧敷。一日减半，二日而平，真奇方也。(《本草害利》)

(12) 咽喉肿痛　乌梅30g，金银花60g，雄黄12g。共为细末，炼蜜为丸，每丸3g。一次1丸，含化徐徐咽下，日3次。(《辽宁中草药新医疗法资料选编》)

(13) 小儿头疮，积年不瘥　乌梅肉，烧灰细研，以生油调涂之。(《太平圣惠方》)

(14) 下颊忽落　用乌梅口衔一枚，外用南星末，姜汁调涂两颊，一夜即止。(《得配本草》)

(15) 久痢不止，肠垢已出　乌梅肉二十个，水一盏，煎六分，食前，分二服。(《肘后备急方》)

(16) 除烦热　梅核仁亦可单用除烦热，如手指忽肿痛，以乌梅仁和苦酒捣膏，以指渍之立愈。(《医学入门》)

四、使用注意

乌梅味道极酸，收敛作用甚强，所以，对于需要用发散外排法治疗的病证，是不能用乌梅的，比如，治疗外感表邪、肠道积滞这两种病证，一个是需要向外发散、一个是需要向下外排，这时就不能使用乌梅来内服；久不出汗之人，如果用滋阴发汗法来治疗的时候，也不能内服乌梅；咳嗽新起，需要用外排浊气法治疗的病证，此时也不能服用乌梅。

乌梅味道极酸，胃酸过多之人，是不能内服乌梅的。

所以，《本草备要》："多食损齿伤筋(经曰：酸走筋，筋病无多食酸)"；《本草撮要》上说"若过食酸梅齿损者．嚼胡桃肉即解"；《雷公炮制药性解》上说"风寒初起，疟疾未久者，不可骤以此收敛也"；《药笼小品》上说"有当发表者大忌，更有留邪未清，用之亦有害"；《中药大辞典》上说"有实邪者，忌服"。

乌梅水煎内服的一般剂量为6~12g，大剂量可以用到30g。

如果用乌梅来止血，最好炮制炒炭后应用，因为"血见黑即止"。

乌梅的假药很多，常见的有杏、山杏、李和桃等。果核的区别(凹点是鉴别特征)：乌梅表面有众多凹点及网状纹理。杏表面光滑，边缘厚而有沟。山杏表面略平滑，边缘锋利。李表面具网状纹理，无凹点。桃：表面有众多麻点，边缘沟状。乌梅毒性：《中药大辞典》《中华本草》上都没有谈到乌梅的毒性问题，所以，可以大量应用，不过，由于味道极酸，为了考虑人体承受能力，还是小量应用为好。

五、医家经验

1.毛峥嵘

毛峥嵘先生先生在"刘鸿恩应用乌梅经验浅析"曰：清代以前医籍多认为乌梅有止痢、止泻、止嗽、止血等功能，唯陈修园从剖析乌梅性味入手，结合临床实践，提出乌梅能"和肝气，养肝血"(《神农本草经读》)，突破了乌梅单纯酸收之能，而变为补肝敛肝之良药。

2.刘鸿恩

刘鸿恩先生为清代医家，所著《医门八法》中称乌梅"最能补肝且能敛肝，用于阴分药中功效甚大，凡虚不受补之证用之尤宜"。并自号为"知梅学究"，可见对乌梅体会至深。《内经》有治肝三法：辛以散之，酸以敛之，甘以缓之，但刘氏不依样画葫芦，他对柴胡、香附、青皮之类的疏肝药几无使用。他撷取《内经》酸收、甘缓且补之旨，并采仲景对肝病"补用酸"之说，更仿《伤寒论》中芍药甘草汤义，力倡酸味药补肝敛肝。同时受《笔花医镜》视乌梅为补肝猛将的启发，悟出"盖山楂耗血，不同于乌梅生血也"，堪为经验之谈。《医门八法》一书较为全面地反映出其分析、运用乌梅的思路，简介如下。

独梅汤：乌梅一味煎汤，白糖冲服。"五味入腹，各归各喜。脾喜甘，肝喜酸。乌梅酸而敛，白糖甘而清，服之则肝脾各复其常"。凡肝血不足，肝气妄动，克脾、射肺、扰胃等所致的泄泻、吐血、咳嗽、发热、噎膈等均可服用，它具有健脾、肃肺、和胃、清热、润燥的功效。即便是脱证、厥逆等危疾，亦可服用。他在论述产后证治时说："若夫大虚之证，极危之疾，患不在瘀而在脱。欲救气血之散亡，正赖乌梅之酸敛矣。""独梅汤与独参汤，可以各树一帜，可以合成一队，其阴阳交济也。"

参梅汤：党参、乌梅、冰糖，该方有阴阳相济之功。用于六气将脱的喘促、厥冷以及大病大劳之后的虚羸危证，固脱复元拯危之力强。

乌梅四物汤：乌梅、当归、熟地黄、白芍。这是除独梅汤外刘氏最善用的方药。在61个杂病中施予乌梅四物汤的就有30个之多。他把本方推为"滋阴敛肝之主剂"，分析说"肝气鸱张以乌梅之酸敛约束之，肝血枯槁以归黄之甘润滋养之，肝性虽狂悍饵之以此竟已"。他认为，凡痢疾、消渴、吐血、头痛、眩晕、耳聋、胃脘痛、胁痛、淋浊、遗精、月经不调、带下、妊娠诸疾、小儿风气等，均有使用乌梅四物汤的适应证。刘氏在解释子肿、子气等病何以用本方时说："证虽百而病则一，病一则方不得不一，一以乌梅四物汤予之。肝敛则脾能消水，而子肿、子气、子满愈矣。肝气静则子烦、子悬、子痫愈矣。肝血足则不作热，不灼肺，而子嗽、子淋愈矣。"可见乌梅四物汤有养肝血、调肝气、敛肝阴、清肝热多种功效，恰如刘氏所誉"乌梅四物汤之滋阴生血，固岁旱之霖雨也"。

刘氏运用乌梅四物汤，随证增损，不拘一格。如兼清血热的丹地乌梅四物汤，兼补气的参芪乌梅四物汤，兼温经的桂附乌梅四物汤，兼活血的牛膝

乌梅四物汤，双补气血的乌梅八珍膏，还有滋阴止渴的乌梅四物汤加天花粉，兼有健胃功效的乌梅四物汤合六君子汤等。

刘氏认为，"乌梅则毫无邪胜，可以多用，可以独用，可以与一切补剂并用。"《医门八法》中载有许多古方加乌梅使用的范例。如补中益气汤去柴胡加乌梅治疗疝气、脱肛、痔疮，大补元煎加乌梅治疗腰痛；两仪膏加乌梅、木瓜治疗瘫痪；三才膏加乌梅治疗不寐；贞元饮加独梅汤治疗喘促；六君子汤加乌梅、柿蒂治疗呃逆；金水六君煎加乌梅治咳嗽，以及仿芍药甘草汤而拟定的乌梅甘草汤治疗胃脘痛等。

纵观刘氏运用乌梅之广，始终遵循补敛二字。但他从不滥用，如外感瘟疫疾患，恐其收敛闭邪，故不选用；产后诸多疾患亦喜用乌梅，但仅限于虚证，若是恶露不净引起的头身腰痛则忌用乌梅。故特设"产后忌用乌梅之证"与"产后宜用乌梅之证"，以明宜忌。

另外，《医门八法·虚实》中说：数十年来，凡遇阴虚血少，肝燥克脾之证，谓宜用归、地以滋阴，方合"虚者实之"之义，无奈其虚不受补，更加胀满。因思肝木正在恣肆，施之以补，真不啻助桀为虐，唯有敛肝之法可以戢其鸱张……可惜无此药品耳，思之既久，忽得乌梅，用以敛肝，应手辄效，推而广之，凡系肝经之病，用之皆效。乌梅最能补肝，且能敛肝，功效甚大，凡肝经病证，用之皆效。乌梅毫无邪性，可以多用，可以独用，可以与一切补剂并用。

3.刘尚义乌梅治崩漏

一例青春期异常子宫出血，患者陈某，女，19岁，17岁月经初潮，两月或三四月一至，量多，每次月经来潮，都要睡卧少动，经量稍减，继则打止血针，如此缠绵20~30天方休，最为所苦。这次月经已行3日，量多色红，所喜食欲尚好，眠食二便如常，舌苔薄白，脉弦有力。有一偏方，窃思组织谨严，配伍合理，深得中医治方之妙，系用乌梅500g，陈醋250g，再加水同熬，俟水分蒸发大半，再加醋至原量，煎至极浓，用干净纱布滤去渣即成，开水加白糖冲服1汤匙。瓮安缺乌梅，病家

愈病心切，专程去都匀买回乌梅，如法操作炮制，服用时，月经已是第8日，诚如偏方所言，"治妇女崩漏，效如桴鼓，屡试屡验"。日服3次，第2日经量渐少，3日全止，为调经计，嘱患者下月该行经时以焦山楂60g煎水加沙糖兑服，此为张锡纯"女子月信至期不来，方用焦山楂30g煎水加沙糖兑服"的经验，服三四剂后，月事行动，经行4日后，又开始服用乌梅醋煎膏，2日后经水顿止。下月再服山楂红糖煎，经三四日，再服乌梅醋煎膏，如此反复治疗3个月，月事渐调。随访4个月，月经正常。

异常子宫出血，临床多见。除用人工周期外，中药调治殊属棘手。乌梅醋煎膏深得"酸甘化阴，阴生阳长"之妙，有尽剂血止的作用，此等"药物不取贵""下咽即能去病""山林、僻邑，仓卒即有"的"贱、验、便"的偏方，值得推广使用。（《南方医话》刘尚义）

4.欧阳勋治疗尿路感染

乌梅茶治疗尿路感染，一般3~5天可愈，无副作用，简便易行。用法如下：每天取乌梅50g，放红糖一匙（白糖亦可），用开水冲泡，当茶作饮，令其频饮频尿，至病愈为止。据西医学研究，乌梅具有抗大肠埃希菌、铜绿假单胞菌等作用。频饮乌梅茶，一方面会大量排尿，冲洗病灶，另一面又具有抗菌作用。（《医林漫笔》欧阳勋）

六、老姬杂谈

乌梅，味道极酸，作用于人体后，发挥的是味道的作用，也就是酸主收敛的作用，在外收敛可以止汗，在上收敛可以止咳、止喘、止"头油"过多外出（治疗西医上的脂溢性皮炎），在下收敛可以止带、止精、止泻、止遗、止月经过多等。作用于局部，收敛以使局部之津液增多。酸能固脱，陈士铎老先生在《本草新编》中就说"乃止脱之药，备之以敛滑脱可也"，所以，药房中必备真品以救急用。这里，我再多说一下有关积聚的治疗。很多本草书，都没有谈到乌梅治疗癥瘕积聚，其实，乌梅是可以治疗癥瘕积聚的。西医上谈的肿瘤，就属于中医上癥瘕积聚范畴，比如，有资料说"北京中

日友好医院黄金昶教授用乌梅丸治疗胰腺体尾部位肿瘤或晚期胰腺癌或胰腺癌疼痛者，或根据脉，或根据部位"，虽然，乌梅丸是一个复合方，但是，乌梅是主药。还有人用乌梅治疗子宫肌瘤、直肠癌等病证也取得较好疗效。

这里，我用肿瘤这个词代替"癥瘕积聚"来简单说说有关治法问题。肿瘤，属于中医上的癥瘕积聚范畴，其中医治法有两种，一种是直接治疗（治标），另一种就是改变肿瘤生存条件的间接治疗（治本）。直接治疗，中医的方法很多，五行中任何一行都可以实现，这就看治病的这个人采取什么办法了。具体来说：木曰曲直，顺畅是木的运动特性，肿瘤的存在就是有物堵塞经脉，使得气血津液的运行受阻，这时我们可以仿照木的运动特性用顺畅法治疗；火曰炎上，向上向外是火的运动特性，治疗肿瘤时，我们可以用发散法来消除之；土爱稼穑，生新是土的运动特性，治疗肿瘤时，我们可以新推陈，"长江后浪推前浪，前浪死在沙滩上"；金曰从革，清除是金的运动特性，治疗肿瘤，可以用"泻"法以清除之；水曰润下，向下向内是水的运动特性，治疗肿瘤时，我们可以用收敛之法来缩小之。

乌梅，味道极酸，对于"肿瘤"来说可以使其缩小，这是仿照"水曰润下"的治疗方法。

现在，治疗肿瘤有种不好的现象，就是根据化验单、检查报告来开中药处方，认为某某药是抗肿瘤的就使用，这种没有按照中医之理来辨证论治而得出的处方是不对的。

治疗肿瘤的另一种治法，就是改变肿瘤的生存条件。肿瘤的生存条件，需要气血的同时，更需要一定的"温度"，如果我们改变肿瘤生存地的"寒热"，不战而屈人之兵，肿瘤自然消失。现在是春天，花盆里的花在室外生长的很好，你把它放到冰箱里，或者突然变天，温度降了一二十度，且连续很多天，想想看，花还能好好生长吗？肯定不成。

同样道理，对于喜欢热的肿瘤，你想办法让局部寒凉；对于喜欢凉的肿瘤，你想办法让局部温热，肿瘤就会不堪重负而萎靡不振。注意，一定要

在很短时间内改变生存环境，不给肿瘤细胞适应过程。

我想强调：乌梅治疗肿瘤，用好了，效果真是不错。

当然，有的书上也说：现代药理证实乌梅确有抗癌作用，可用于食管癌、胃癌、大肠癌、膀胱癌、皮肤癌等的辅助治疗。

所以，临床上，对于喜"热"的肿瘤或者肿瘤日久有热的，应用乌梅治疗，效果很不错。简单说，就是舌红苔黄的肿瘤患者，就可以直接应用乌梅来治疗，以"酸收"对抗"热胀"。

还有，治疗肿瘤，遇到转移的，我的经验是加用适量的乌梅，临床使用，效果很好。

《中药学》上谈到乌梅的功效为"敛肺，涩肠，生津，安蛔"。"敛肺，涩肠"是由于乌梅味道极酸和色黑入肾；"安蛔"是与味道极酸有关；"生津"是味道极酸具有收敛作用所致。

关于生津，有一个验方，很妙，这就是"孟诜：大便不通，气奔欲死，以乌梅十颗，置汤中，须臾挼去核，杵为丸如枣大，纳下部，少时即通"。

另外，刘鸿恩先生的乌梅四物汤很是不错，很值得我们学习。对于阴血不足之病证，用归、地、芍治疗的同时加用收敛之乌梅，一补一敛，既攻又守，同时，又能防止气血无故流失，不花钱就等于赚钱，一物两用，很妙。

还有，乌梅能收缩胆囊而促使胆汁分泌，因胆汁有消化作用，所以，乌梅也有消食之功。再深想一下，乌梅也能使胃部收缩而促使其更快地排空，这也许是"胃酸"的另一个作用。

谈到胃酸，再延伸一下思考：我们都知道，人体的吸收消化功能更多是在小肠中进行的，想要更好地吸收消化，就需更大更多地接触饮食物，由于人的腹部体积有限，所以，小肠就变得又细又长；胃中因有胃酸分泌，所以，其内显酸性，在"酸收"的作用下，胃体能很快地收缩从而排空其内容物；小肠内显碱性，酸与碱是相互"对应"的，犹如"阴阳"双方一样，由于"酸"能收，所以可以说"碱"能散；也正是因为其"散"，所以，

人体才能更好地"吸收"。

知此，少量应用乌梅，以让其功能的发挥在胃中，促使人体更快消食；用量过大，乌梅的功效发挥也作用于肠道，抑制肠道之"散"，可影响人体"吸收"。刘尚义先生治疗崩漏和欧阳勋先生治疗尿路感染均用较大剂量，这样定会影响人体的消化吸收，所以，治好之后，身体好的患者，可以让其自行恢复；本身就气血不足的患者，则最好补用增强吸收消化的药物。

这里注意一点：临床遇到容易过敏或者免疫力低下的患者，可以在辨证论治的基础上适当且适量加用乌梅，效果不错。

最后，说2个我治疗的病案。

案1 卢某，女，46岁，2016年4月14日初诊。

脸上过敏，痒红疼1个月，腰疼，舌质淡，尖稍红，苔白厚腻，脉虚滑。

处方：葛根120g，麻黄10g，桂枝30g，白蒺藜30g，苍耳子30g，白芷30g，黄芩10g，乌梅10g，当归30g，川芎30g，生麦芽30g，肉桂30g（后下），7剂。

二诊：2016年4月24日已不痒，仍腰疼，上方去白芷加川断30g，7剂。

案2 某，女，31岁，2015年9月12日初诊。

荨麻疹多年，划痕征，舌质淡暗有裂纹，苔薄白，脉虚。

处方：生黄芪150g，白芍30g，当归30g，川芎30g，生地黄90g，白蒺藜30g，苍耳子10g，僵蚕10g，桂枝30g，生姜30g，磁石（先煎）30g，山萸肉10g，乌梅10g，肉桂（后下）30g，15剂。

复诊：9月26日，效好。自述以前晚上经常发作，现在基本没有出现。继上方15剂巩固疗效。

按：这两个处方中用的乌梅，其作用有二：补气血的同时加用乌梅来防止气血的更多流失；二是借用乌梅的抗过敏作用来治病。

第二节　味酸的常用药物

常用的味酸药物有木瓜。

木瓜

一、药物特性

1.望

【药材】为蔷薇科植物贴梗海棠的干燥近成熟果实。(《中药学》)思维发散：更多达里。

【优质药材】以质坚实、味酸者为佳。(《中华本草》)安徽宣城产者，习称宣木瓜，质量较佳。(《中药学》)

2.闻

【气味】气微清香。(《中华本草》)思维发散：有一定的走窜之功。

3.问

【寒热属性】温。(《中药学》钟赣生主编)

【采集时间】夏、秋。(《中药学》)思维发散：夏季采收的，具有火行的运动态势；秋季采收的，具有金行的运动态势；夏秋之间采收的，则具有土行的运动态势。

【炮制】木瓜：清水洗净，稍浸泡，闷润至透，置蒸笼内蒸熟，乘热切片，日晒夜露，以由红转紫黑色为度。炒木瓜：将木瓜片置锅内，用文火炒至微焦为度。思维发散：木瓜炒制之后具有燥性，祛湿作用更强。

【有效成分】含齐墩果酸、熊果酸、苹果酸、枸橼酸、酒石酸及皂苷等。

【药理作用】木瓜混悬液有保肝作用；新鲜木瓜汁和木瓜煎剂对肠道菌和葡萄球菌有明显抑菌作用，其提取物对小鼠艾氏腹水癌及腹腔巨噬细胞吞噬功能有抑制作用。

【个性应用】出现西医上说的肝损伤时，可以用考虑应用木瓜来治疗；有细菌感染时，可以考虑应用木瓜；遇到肿瘤时可以考虑应用木瓜。

4.切

现有特点：质坚硬。(《中华本草》)思维发散：内实者攻里，木瓜质坚硬则说明"内实"，攻里即走里，内服木瓜之后，其有效成分更多在体内发挥作用；质坚硬者不宜散开。

5.尝

味道：味酸。(《中华本草》)思维发散：酸性收敛；酸入肝。

6.药性

木瓜药性为温。

7.共性应用

（1）达病位　木瓜更多达里。

（2）平病性　木瓜性温，能治疗寒性病证。

病痰饮者，当以温药和之。木瓜祛湿且性温，所以不管人身何处出现的痰饮病证，都可以考虑应用木瓜。

还有，对于寒证日久且甚的病证，骤用热药，可能会出现"阴阳格拒"的情况出现，这时，可以先用温药来徐治，一段时间后，再用热药来猛治。

（3）修病态　木瓜气微清香，有一定的走窜之功。中药房中的木瓜，有的放置时间较久，气味更多已经挥发，所以，这个特性，我们可以忽略不计。

酸性收敛，木瓜味酸，也具有收敛之性，对于团聚不及或者发散太过的虚证来说，应用木瓜治疗，有较好的疗效。

（4）除表象　木瓜味酸补肝且性温，肝主筋，所以对于寒性的筋病（寒则收引，筋受凉则出现转筋病）来说，木瓜有很好的治疗作用。不过需要注意的是：量大属阴，量小属阳，人体下属阴，上属阳，为了更好地达病位，需要小剂量以治疗人体上面的筋病，需要大剂量以治疗人体下面的筋病。

食物的吸收消化，也需要气的推动作用，木瓜味酸入肝，调气行气，所以，木瓜也有很好的消食作用。

气机不畅可出现三种表象：气有余便是火；气滞则胀；气郁生风，可出现动和痒。肝主疏泄而调气，能治疗气郁，所以，临床上见到火、胀、动、痒等表象，就可以考虑应用木瓜。

（5）入五脏　木瓜味酸，内服之后，为肝所喜，所以，木瓜有很好的补肝强肝作用。

肝主疏泄而调气，所以，木瓜有很好的调气作用，加之有一定的清香味，能走窜；气能推动血和津液运行，木瓜调气行气，所以木瓜有很好的理气活血及布散津液之功。临床上只要见到气滞、血瘀、痰湿水饮等停滞之证，就可以大胆应用木瓜来治疗。

（6）五行特点　木瓜味酸收敛，具水行的运动态势。

木瓜味酸属木，具木行的运动态势。

二、本草选摘

木瓜，酸涩而温，止属收敛之品。（《本草求真》）

调营卫，助谷气。（《雷公炮炙论》）

活血通经。（《本草再新》）

主湿痹邪气。（《名医别录》）

酸收太甚。郑奠一曰：木瓜乃酸涩之品，世用治水肿、腹胀，误矣！有大僚舟过金陵，爱其芬馥，购数百颗置之舟中，举舟人皆病溺不得出，医以通利药罔效。迎予视之，闻四面皆木瓜香，笑谓诸人曰：彻去此物，溺即出矣，不必用药也。于是尽投江中，顷之，溺皆如旧。（《本草备要》）

气脱能收，气滞能和，调营卫，利筋骨（筋急者、得之即舒，筋缓者、遇之即利），去湿热，消水胀。（《本草从新》）

肝主筋，湿伤筋，筋挛则痹，木瓜温能散湿，酸能舒筋，故主湿痹。（《本草经解》）

此物入肝，故益筋与血。病腰肾脚膝无力，此物不可阙也。（《本草衍义》）

治胀痛而强筋骨。助腰肾脚膝之无力，去湿痹烦痈之有余。（《本草易读》）

经云：阴之所生，本在五味；阴之五营，伤在五味。五味太过即有增胜之忧也。醒筋骨之湿者莫如木瓜，合筋骨之离者莫如杜仲。（《冯氏锦囊秘录》）

最疗转筋。（《顾松园医镜》）

下气消食最良。（《医学入门》）

化食。（《海药本草》）

止呕逆，心膈痰唾。（《本草拾遗》）

木瓜，用此者用其酸敛，酸能走筋，敛能固脱。入脾、肺、肝、肾四经，亦善和胃。得木味之正，故尤专入肝益筋走血。疗腰膝无力，脚气，引经所不可缺。（《本草正》）

木瓜治腹胀善噫，心下烦痈。（王好古）

本品尚有消食作用。（《中药学》）

《衍义》云：入肝益筋与血，病腰肾脚膝无力不可缺也。（《医学入门》）

三、单验方

（1）脚筋挛痛　用木瓜数枚，加酒水各半煮烂，捣成膏乘热贴痛处，外用棉花包好。一天换药三五次。（《本草纲目》）

（2）积年气块，脐腹疼痛　木瓜一两（三枚），硇砂二两（以醋一盏，化去夹石）。上件木瓜切开头，去瓤子，纳硇砂，醋入其间，却以瓷碗盛，于日中晒，以木瓜烂为度，却研。更用米醋五升，煎上件药如稀汤，以一瓷瓶子盛，密盖，要时旋以附子末和丸，如弹子大，每服，以热酒化一丸服之。（《太平圣惠方》）

（3）荨麻疹　木瓜18g，水煎，分2次服，每日1剂。（《内蒙古中草药新医疗法资料选编》）

（4）脚膝筋急痛　煮木瓜令烂，研作浆粥样，用裹痛处，冷即易，一宿三五度，热裹便瘥。煮木瓜时，入一半酒同煮之。（《食疗本草》）

（5）干脚气，痛不可忍者　干木瓜一个，明矾一两，煎水，乘热熏洗。（《奇效良方》）

（6）水瓜丸治风湿客搏，手足腰膝不能举动　木瓜一枚，青盐半两。上用木瓜去皮脐，开窍填吴茱萸一两，去枝，将线系定，蒸热细研，入青盐半两，研令匀，丸梧桐子大，每服四十丸，茶酒任下，以牛膝浸酒服之尤佳。食前。（《杨氏家藏方》）

（7）脐下绞痛　木瓜一二片，桑叶七片，大枣三枚（碎之）。以水二升，煮取半升，顿服之。（孟诜）

四、使用注意

多食病癃闭。（《本草分经》）

不可多食，损齿及骨。（《食疗本草》）

酸收能闭小便，须与车前子同用。（《本草害利》）

伤食而呕吐者不宜用。（《顾松园医镜》）

木瓜味酸，对于胃酸过多之人，是不能应

用的。

木瓜毒性很小，基本属于无毒级，《中药学》教材说是水煎内服时的剂量为6~9g，临床时可以根据具体情况适当加量应用。

木瓜，假品很少，虽然正品木瓜是皱皮的，不过，有些地方也用同属植物木瓜（榠楂）的干燥近成熟果实做木瓜药用，这种木瓜习惯称为"光皮木瓜"，气微，果肉微酸涩。由于气味的不同，所以功用也有异，临床遇到时需注意。

五、医家经验

焦树德

焦树德先生谈道：木瓜酸温，主要有利湿理脾、舒筋活络的功能。

（1）利湿理脾　木品能利湿温脾胃，可用于中焦湿盛所致的吐泻、腹胀，常与紫苏、吴萸、茴香、佩兰、甘草等同用。又常用于湿邪流注于小腿、足跗而致的湿脚气（两脚浮肿胀痛、沉重、麻木，妨碍行走），常与紫苏、吴茱萸、桔梗、槟榔、橘皮、生姜（如鸡鸣散）等同用。

（2）舒筋活络　本品主治筋病，筋急者能缓，筋缓者能利。临床用于：①因暑湿伤中，发生吐泻不止而致的两腿腓肠肌痉挛（古书名霍乱转筋），常与藿香、佩兰、扁豆、党参、吴茱萸、白芍、甘草等配伍同用。②因湿邪侵袭，经络不和，筋软关节不利，肿胀沉痛（湿痹），常与虎骨、牛膝、五加皮、当归、川芎、川乌、威灵仙、海风藤等配伍应用。白芍治筋病，主要是柔肝缓急而养筋。木瓜治筋病，主要是利湿温肝而舒筋。

六、老姬杂谈

翻开我们的《中药学》，"补气药"很多，人参补脾气、肺气、心气、肾气（元气）；西洋参补肺、心、脾之气；党参补脾、肺之气；太子参补脾、肺之气；黄芪补脾、肺之气；白术补脾气；山药补脾、肺、肾之气；白扁豆补脾气；甘草补脾、心、肺之气；大枣补脾、心之气；刺五加补脾、肺、肾、心之气；绞股蓝补脾、肺之气；红景天补心、脾、肺之气；沙棘补脾、肺之气（入心，活

血化瘀）；饴糖补脾、肺之气；蜂蜜补脾、肺之气。这里，却没有补肝气的药。

清代名医张锡纯在《医学衷中参西录》中说"见到肝虚之证，恒加用黄芪，效果很好"，也就是说把黄芪当作补肝气的药了。说真的，临床确实有效。

我认为中药学中的理气药就是补肝气的药，因为肝主疏泄，有调气之功，而理气药的作用就是调气，所以，理气药就是补肝气的药。

气味大的药物主动，有发散之功，由于人体里面只有气具有自主运动性，其余所有的物质都是随着气的运动而运行的，所以，气味大的药物所主的"动"能助肝之"疏泄"，也就是说，气味大的药物有补肝气之功。

木瓜，虽然气味不大，有微清香之味，但是，其味酸，且酸味不重（因为味道太重，则会发挥味道本身的功用，如乌梅味极酸，则更多地发挥收敛之功），酸味补肝，所以，木瓜有很好的补肝作用。纵观我们常用的中药，味酸但又不甚的，只有木瓜一种，所以，临床上，只要见到肝气不足的病证，也就是说疏泄功能低下的病证，都可以应用木瓜来治疗。不过，过则损之，五脏之间有生克制化关系，过多补肝，则会损伤其他四脏；过度食酸，也会伤筋及收敛本该外出之物而使其郁滞不出。

木瓜是一味好药，是常用药物中唯一能补肝气的药物。临床上，凡是遇到气滞湿停的情况，我都喜欢加用木瓜来治疗，收效很好。

如2018年10月31日治疗的一个男性患者，胸痛，晚上痛醒多日，手指特凉，已经变色，舌质稍红苔黄腻，脉滑稍紧。处方用黄芪150g，当归30g，桂枝30g，姜黄30g，瓜蒌30g，薤白30g，川芎30g，木瓜30g，7剂。11月10日来诊时，胸痛基本没事，手指凉及变色也好转，治疗重心转移，遂去瓜蒌，加制附子30g、生甘草10g、麻黄根30g，7剂。11月19日三诊时，手指基本没事。这个病案中的木瓜就是起到补肝祛湿的作用。

《中药学》上谈到木瓜的功效为"舒筋活络，和胃化湿"，其性为温，这些都能从木瓜的特点推理而出。

第三章 涩味药

涩，有收敛固涩的作用。虽然《神农本草经百种录》上谈到龙胆时说"药之味涩者绝少，龙胆之功皆在于涩，此以味为主也。涩者，酸辛之变味，兼金木之性者也，故能清敛肝家之邪火"，但是这个说法，值得我们斟酌，不仅在于涩味是酸辛之变味，更在于龙胆的味道是极苦的。

第一节 味涩的常用药物

时珍曰："天道贵啬，唯收涩故能补"，感觉这句话说得很有道理。天道，就是万物生存的道理，自然的规律；贵，本义从臾从贝，归也，物所归仰也；啬，本义是收获谷物；所以，天道贵啬，说的是人体生存的自然规律就是让吃进去的谷物有所归仰。而归仰，只有"收涩"才能做到。

《宋书·夷蛮传·天竺迦毗黎国》上说"万邦归仰，国富如海"，取类比象，用在人身上，就是只有吃进的谷物有所归仰，人体之藏血才充足。人体之藏血充足，这就是"补"，所以，"唯收涩故能补"。

从另一个角度来说，收涩，可以防止无故流失，不花钱就等于赚钱，所以，记住这句话，临床上遇到身体虚弱的患者，适当应用"收涩"之品，对治疗是很有帮助的。

胆矾

一、药物特性

1.望

【药材】为胆矾的矿石。（《中药学》）

【优质药材】以块大、色深蓝、透明、质脆、无杂质者为佳。（《中药大辞典》）

2.闻

【气味】无臭。（《中药大辞典》）

3.问

【寒热属性】寒。（《中药学》钟赣生主编）

【有效成分】主要含含水硫酸铜。（《中药学》）

【药理作用】胆矾内服后能刺激胃壁神经，引起反射性呕吐，并能促进胆汁分泌；外用与蛋白质结合，生成不溶性蛋白质化合物而沉淀，故胆矾浓溶液对局部黏膜具有腐蚀作用，可退翳。此外，对化脓性球菌、肠道伤寒、副伤寒、痢疾杆菌和沙门菌均有较强的抑制作用。（《中药学》）

【个性应用】需要用呕吐法治疗的病证，可以考虑应用胆矾；毒肿不溃的，可以应用胆矾来治疗；对于某些细菌所致病证，也可以应用胆矾来治疗。

4.切

【现有特点】质脆，易碎。（《全国中草药汇编》）思维发散：取类比象，说明胆矾作用于人体后能很快地起效。

【质地轻重】体较轻。（《中华本草》）思维发散：体较轻，有升提之功，且能达人体属阳部位。

5.尝

味道：味涩。（《中药大辞典》）

6.药性

胆矾药性为寒。

7.共性应用

（1）达病位 胆矾体较轻，易达阳位；因其味涩，不易散开，所以，内服胆矾之后，其更多作用于口、咽喉及胃等上消化道部位。

（2）平病性 胆矾药性寒，可以平病性之热。

（3）修病态 涩，有收敛之性，能使结块缩小，可治疗血瘀、痰凝等所致的癥瘕积聚、痈肿等病证。

（4）除表象 胆矾味涩，服用之后，涩不下行，胃以降为顺，胃中之气壅滞不降，积累到一定量之后，加之体轻达上，从上而出，从而形成呕吐。还有，胆矾味很涩，是人体接受不了的味道，人体有排异防御的能力，对于接受不了的，直接外排，所以，服用胆矾之后，会出现呕吐。

临床上利用这点，不但可以治疗食物中毒，而且还可以治疗积食、痰积等需要"一吐了之"的病证，如《玉楸药解》曰"吐风痰最捷"，《药性论》曰"破热毒"，《名医别录》曰"散癥积"。《本草纲目》曰："石胆，其性收敛上行，能涌风热痰涎，发散风木相火，又能杀虫，故治咽喉口齿疮毒有奇功也。"

味涩收敛，疮疡不收口的，应用胆矾外敷，效果不错。

（5）入五脏　涩味不为五脏所喜，且胆矾也没有其他可以和五脏相联系的特点，所以，这点我们就不谈了。

（6）五行特点　胆矾体轻，有升提之功，但因其口服后味涩而难下，故而胆矾的升提之功不显（只有达下后才能升提），也就是说火行的运动态势不明显。

胆矾味涩，涩敛，和水行的运动态势相一致，所以，胆矾具有水行的运动态势，一可治疗火行太过的病证（水克火），二可治疗木行较弱的病证（虚则补其母），三可治疗热性病证（热胀冷缩，以缩制胀）。

二、本草选摘

散癥积、咳逆上气及鼠瘘恶疮。（《名医别录》）

治喉蛾毒。（《本草蒙筌》）

消喉痹，疗齿疳龈烂。（《本草汇言》）

利胆：胆矾0.6g/kg十二指肠给药对麻醉大鼠能明显增加胆汁的流量。（《中华本草》）

凡用吐法，宜先少服，不涌渐加之，仍以鸡羽撩之。不出，以投之，不吐再投，且投且探，无不吐者。吐至瞑眩，慎勿惊疑，但饮冷水新水立解。强者可一吐而安，弱者作三次吐之。吐之次日顿快，其邪已尽，不快，则邪之引之未尽也。吐后忌饱食酸咸硬物干物肥油之物，并忌房室悲忧。

（《本草求真》）

吐风痰最捷。（《玉楸药解》）

三、单验方

（1）初中风瘫缓，一日内　细研胆矾如面，每使一字许，用温醋汤下，立吐出涎。（《谭氏小儿方》）

（2）小儿鼻疮蚀烂　胆矾烧烟尽，研末掺之。（《濒湖集简方》）

（3）风眼赤烂　胆矾三钱。烧研，泡汤日洗。（《明目经验方》）

（4）紫白癜风　同牡蛎生研，醋调摩之即愈。又治胃脘虫痛，以茶清调胆矾末，吐之即除。（《本草求真》）

四、使用注意

虽然"一吐了之"简单实用，但是，虚弱之人最好不要用，当体质强、脉有力且能"上而越之"时才考虑吐法。

胆矾温水化服的常用剂量为0.3~0.6g，临床可以根据需要而做适当的调整。

五、医家经验

任继学

南征、南红梅主编的《任继学用药心得十讲》上谈到在痫病的急救处理中，全蝎50g，郁金25g，胆矾25g，胆南星25g，共为细末。成人每晚服10g，发作频繁者，每晨加服5g，小儿酌减。主治风痰偏盛之癫痫。

六、老姬杂谈

我们都知道"涩能去脱"，但是，应用胆矾之涩药后，不但不止呕，而且还会致呕，原因在于此"涩"非彼"涩"。

徐之才说"涩可去脱，牡蛎、龙骨之属是也"，这里的"涩"是指药性的收涩。牡蛎固脱是因为其味微咸能入肾，肾主固摄；龙骨固脱是因为其味虽淡，但其吸湿力强，有收敛之性。

胆矾味涩，也有收涩收敛之性，不过，此涩

敛之性只发挥在药力能达之地。比如，口服胆矾之后，因其味涩，属于阴中之阴，凝聚不化，加之其体较轻而上达，所以，到于胃中而不下，局部收涩，敛气敛食，聚到一定程度，严重影响人体气机正常运化之时，在气的防御作用下，从口外排，于是就出现了呕吐。

局部应用胆矾，胆矾只在局部发挥涩敛作用，这就是其治疗"鼠瘘恶疮""鼻内息肉"的原因。现代药理上谈到胆矾利胆，是"涩"于局部进行收敛，收缩之后使得局部压力增大，挤物外出。

由此可知，我们在临床上进行收敛治疗而选择药物的时候，需注意的是用其味还是用其性，且需考虑用药间隔时间。

比如，一个患者身上有湿疮，向外渗液，这时我们的直接治法就是收涩收敛，局部用药，可以用涩味药，可以用酸味药，也可以用咸味药，也可以用辛味药，也可以用苦味药，也可以用淡味药，也可以用甘味药。这是因为酸涩能收敛；咸味药入肾，肾主固摄；辛味发散，气散之后，外出之气减少，随气外出的浊物也减少；苦能燥湿；淡能渗泄，可以祛湿；甘缓，甘味药不但能缓和清水流出的速度和量，更能入脾提高脾功能以布散津液。当然，更可以用龙骨、赤石脂等吸湿、吸水力强的有收敛之性的药物。不过，选择药物的时候还需看病性和药性是否相合。

用药间隔时间，辛甘淡属阳，酸苦咸属阴，阳为发散，阴为团聚，所以，用辛甘淡类药物治疗的时候，药物间隔时间需短，因为其"消失"较快，而用酸苦咸味药物治疗的时候，药物间隔时间相对可以长点，因为其"消失"较慢。

还有，我们需要分清标本之治法，比如，甘味药的应用就是治本之法，收敛之性药物的应用就是治标之法。想要见效快，就选择治标之法；想要长期效果，就需标本同治。至于《中药学》上谈到胆矾"涌吐痰涎，解毒收湿，祛腐蚀疮"的功效，只用"涩"和"体较轻"就可以解释：涌吐痰涎，是涩于局部，在体轻上达的作用下，从上而出所致；解毒，是涌吐的结果；收湿、祛腐蚀疮，是涩而收敛之功的体现。

鸡血藤

一、药物特性

1.望

【药材】为豆科植物密花豆的干燥藤茎。（《中药学》）思维发散：取类比象，藤茎类药物具有疏通作用，且可达全身（连接上下内外）。

【优质药材】以树脂状分泌物多者为佳。（《中华本草》）

2.闻

【气味】气微。（《中国药典》）

3.问

【寒热属性】温。（《中药学》钟赣生主编）

【采集时间】秋、冬。（《中药学》）思维发散：秋冬采收，其具金行和水行的运动态势。

【有效成分】主要含黄烷（醇）类化合物、三萜类化合物及甾体类化合物。（《中药学》）

【药理作用】鸡血藤总黄酮和鸡血藤中的儿茶素类化合物有一定的造血功能。鸡血藤水提醇沉液能增强实验动物股动脉血流量，降低血管阻力，抑制血小板聚集。鸡血藤水煎剂可降低胆固醇，对抗动脉粥样硬化病变；鸡血藤水提物及酊剂有明显抗炎抗病毒作用，并对免疫系统有双向调节功能；鸡血藤酊剂有一定的镇静催眠作用。鸡血藤提取物能抗白血病、宫颈癌、胃癌、黑色素瘤等肿瘤。（《中药学》）

【个性应用】有造血功能，说明能补血；降低血管阻力，说明有"活血"之功；患有高脂血症、动脉硬化的人可以选择性地应用鸡血藤；细菌病毒所致的病证，可以选择性地应用鸡血藤；免疫异常的患者，可以选择性地应用鸡血藤；肿瘤患者，更可以选择性地应用鸡血藤来治疗；还能镇静催眠。

4.切

现有特点：质坚硬。（《中国药典》）思维发散：内实者攻里，鸡血藤质坚硬而"内实"，攻里即走里，且不易散开。

5.尝

味道：味涩。（《中国药典》）思维发散：味涩，有收涩之功。

6.药性

鸡血藤药性为温。

7.共性应用

（1）达病位　鸡血藤可达全身以治疗其能治疗的病证，不过因其质坚走里，所以，鸡血藤更多用于治疗体内疾患。

（2）平病性　寒性病证，可以考虑应用鸡血藤。

（3）修病态　鸡血藤药用部位为藤茎，有通经之功，《本草便读》上说"藤蔓之属，皆可通经入络"，这也许就是《本草纲目拾遗》上谈的鸡血藤"活血，已风瘫"和《饮片新参》上说的鸡血藤"去瘀血，生新血，流利经脉"的原因。

鸡血藤味涩，有收涩之功，其质坚硬走里，所以，可使体内的血和津液等不无故流失，这也许就是《现代实用中药》上说的"为强壮性之补血药"的原因。

《本草纲目》上说"风邪深入骨骱，如油入面，非用蔓藤之品搜剔不克为功"，也许此话有些过（我们可用虫类药搜剔之），但是，当出现风湿骨病的时候，我们不妨加用藤蔓之品，以增强效用。

（4）除表象　因鸡血藤有疏通作用，所以，临床上见到癥瘕积聚者，就可以大胆应用鸡血藤来治疗。鸡血藤味涩，有收敛之功，可治疗血溢证，临床上见到出血病证，就可以考虑应用鸡血藤。由于鸡血藤还有通经之功，故而，应用鸡血藤来止血，不会出现"留瘀"情况。

（5）入五脏　涩味不为五脏所喜，且鸡血藤也没有其他可以和五脏相联系的特点，所以，这点我们就不谈了。

（6）五行特点　鸡血藤涩敛，具有水行的运动态势。鸡血藤有疏通之功，具有木行的运动态势。

二、本草选摘

活血，暖腰膝，已风瘫。（《本草纲目拾遗》）

补中燥胃。（《本草再新》）

去瘀血，生新血，流利经脉。治暑痧，风血痹证。（《饮片新参》）

为强壮性之补血药，适用于贫血性之神经麻痹症，如肢体及腰膝酸痛，麻木不仁等。又用于妇女月经不调，月经闭止等，有活血镇痛之效。（《现代实用中药》）

三、单验方

（1）放射线引起的白血病　鸡血藤30g，长期煎服。（《江西中草药学》）

（2）闭经　鸡血藤糖浆10~30ml，日服3次，疗程1~4周。治疗190例，近期有效65例。一般于服药后7~20天通经。（《中药大辞典》）

（3）放疗引起的白细胞减少症　鸡血藤30g，黄芪15g，大枣5枚。水煎服。（《中药新用手册》）

（4）再生障碍性贫血　鸡血藤60~120g，鸡蛋2~4个，8碗水煎成大半碗，每日1剂，长期服用。（《中药新用手册》）

四、使用注意

鸡血藤水煎内服的常用剂量为9~15g，临床可以根据需要而做适当的调整。

五、医家经验

1.大剂量鸡血藤治疗重症肌无力

重症肌无力属中医学痿证范畴，各种病因致气血虚弱，筋骨肌肉失养均可致此。杨氏以鸡血藤400~600g水煎代茶饮治疗痿证多例，多在3个月收到明显疗效。曾治赵某，男，36岁，农民，1997年8月6日初诊。自诉肌力减弱5年，开始为四肢疲乏无力，逐渐加剧，曾在某医院住院检查、治疗，诊断为"重症肌无力"，行多种治疗未能控制病情。现肢体肌肉无力、酸胀而痛，尤以下肢为甚，且影响行走，上楼困难，舌淡苔白，脉沉细无力。诊断为"痿证"，辨证为气虚血瘀、筋脉失养。予鸡血藤500g以文火水煎2次，第1次煎50分钟，第2次煎30分钟，2次共滤出约2000~2500ml药液代茶频服，1个月后自感体力改善，下肢肌力好转，继服1个月后，精神体力均明显好转，上楼困难明显减轻。继服至半年时，肌力基本恢复正常。后仍以鸡血藤200g水煎频服以巩固疗效，又继服治疗半年后，肌力基本恢复正常。追访半年，已能参加轻度劳动。

按：痿证日久，多治以补肝肾、温肾阳为主，但由于鹿茸、海马等价格昂贵，长期服用难以坚持。鸡血藤性温、味苦微甘，《中药大辞典》言"活血舒筋，治腰膝酸软、麻木瘫痪，为强壮性之补血药"，且价廉而无副作用。临床观察，对中风后遗症之弛缓性瘫痪亦有增加肌力作用，但疗效更缓慢。[杨丁友.中医杂志，2003，44（9）：647]

2.大剂量鸡血藤治疗便秘

刘某，女，28岁。产后8月余，大便干结，排便不畅，一日一行。伴头晕眼花，手足发麻，腰脊酸痛，舌质淡，苔薄白，脉沉细。多次治疗，便秘只是一时取效，停药后如故。遂给予鸡血藤100g，水煎取汁早晚分服。3剂后，大便趋于正常，每日一行。改为鸡血藤60g，水煎服。连服20余剂，诸症消失，大便通畅。随访半年未复发。[孙玉齐.中医杂志，2003，44（9）：648]

3.鸡血藤是升高白细胞的特效药

鸡血藤，《本草纲目》未载，始见于赵学敏《本草纲目拾遗》：清人用鸡血藤似不太多；即用，也多用于"活血""祛瘀""通利经脉""治手足拘挛麻木"，今人在实践中发现它养血补血作用也不错。

20世纪60年代中期，友人任和平先生的妻子患白细胞减少症，问我有什么好方法，我说药店里有鸡血藤浸膏片，不妨一试。药仅0.3元1瓶，10瓶才3块钱。服至一半，再复查，白细胞居然由 2×10^9/L升至 4×10^9/L，我们都很惊喜。

从此，凡遇白细胞减少，我即用鸡血藤浸膏片，观察多例，效果不错。80年代初，贵阳毛某的妻子因肺癌专程到北京接受放射线治疗，当时患者的白细胞也只有 2×10^9/L，我让她服鸡血藤浸膏片。1个疗程下来，患者前胸后背都烤焦了，苦不堪言，但白细胞反而升到 3×10^9/L，毛某夫妇也都认为能有如此结果，系鸡血藤之力。兹录近年治验一例。

王志新，女，65岁，1998年10月15日初诊。

患者既往有糖尿病病史，极易疲劳，白细胞长期在 3×10^9/L以下，虽用过多种升白西药，亦不见效。舌淡，脉细弱，拟益肾填精，补气养血：鸡血藤40g，黄芪35g，当归10g，鹿角霜20g（先煎），熟地黄10g，山萸肉10g，补骨脂10g，菟丝子15g，仙茅10g，巴戟天10g，淫羊藿12g，杜仲15g，太子参20g，白术12g，山药30g，防风6g，女贞子20g，白芍10g，穿山甲4.5g（3次冲吞）。

11月3日复诊：服药半月，白细胞升至 3.8×10^9/L，精神体力均好转。原方加阿胶10g（烊冲），20剂。

按：以上是此病例的原始记录，由于是门诊病例，故较为简略。汤方中用鸡血藤，是因为目前买不到鸡血藤浸膏片，如用片剂，或鸡血藤胶（四川有产），效果当更好。鸡血藤配穿山甲，在升高白细胞上可能有协同作用。（何绍奇《中国中医药报》）

六、老姬杂谈

鸡血藤，虽然好像也可以从颜色来推理功用：颜色有点红棕色或棕色，红色入心，心主血脉，鸡血藤"活血补血"。但是，因其颜色还有发黑和发白部分，所以，这个推理是不大成立的。

从藤类通经和涩能收敛来推理，我们也能明白中药学上谈的功效，更有，我们还能从推理中知道鸡血藤治疗肿瘤效果很好。这一点，现代药理学也已经证实了。由于鸡血藤通经的同时还能收涩，防止人体之物无故外出，所以，体虚之人或久病之人，需多用鸡血藤来泡水喝或者水煎内服。

鸡血藤虽然味涩，但还没有达到胆矾之涩度，且有疏通之功，所以，鸡血藤致呕的可能性不大。

我曾经治疗过1个肿瘤病人，白细胞只有 2.8×10^9/L，在辨证论治的基础上加用大剂量的鸡血藤（60g），1个月之后，检查示白细胞为 4.2×10^9/L。所以临床上见到白细胞低的肿瘤患者，在处方中适当加用鸡血藤，效果很不错。

第二节　味微涩的常用药物

味微涩的常用中药有鱼腥草、狗脊和炉甘石。

鱼腥草

一、药物特性

1.望

【药材】为三白草科植物蕺菜的新鲜全草或干燥地上部分。（《中药学》）思维发散：取类比象、鱼腥草能达人身腰腹及以上部位（百会为天，会阴为地，会阴穴以上相当于植物的地上部分）或人体其他属阳部位。

【优质药材】以淡红褐色、茎叶完整、无泥土等杂质者为佳。（《中药大辞典》）

2.闻

【气味】微具鱼腥气。（《中药大辞典》）思维发散：有一定的运动态势。

3.问

【寒热属性】微寒。（《中药学》钟赣生主编）

【采集时间】干品，夏季采收。（《中药学》）思维发散：夏季属火，夏季采收的药材，具有向上向外的火行运动态势。

【有效成分】主要含挥发油、黄酮、多糖、生物碱、酚类化合物、有机酸、蛋白质、氨基酸等。（《中药学》）

【药理作用】鱼腥草素对金黄色葡萄球菌、肺炎双球菌、甲型链球菌、流感杆菌、卡他球菌、伤寒杆菌及结核杆菌等多种革兰阳性及阴性细菌，均有不同程度的抑制作用；其用乙醇提取的非发挥物，还有抗病毒作用。能增强白细胞吞噬能力，提高机体免疫力，并有抗炎作用。能扩张肾动脉，增加肾动脉血流量，因而有较强的利尿作用。此外还有镇痛、止血、促进组织再生和伤口愈合以及镇咳等作用。（《中药学》）

【个性应用】细菌及病毒感染，可以选择性地应用鱼腥草来治疗；免疫力低下的，可以考虑应用鱼腥草；欲用利尿法治疗的，可以考虑应用鱼腥草；出血、伤口不愈合及有疼痛咳嗽病证的，也可以考虑应用鱼腥草。

5.尝

味微涩。（《中药大辞典》）思维发散：有轻微的收涩之功。

6.药性

鱼腥草药性为微寒。思维发散：鱼腥草能平病性之微热。

7.共性应用

（1）达病位　鱼腥草能达人体腰腹及以上部位，或人体属阳部位。

（2）平病性　鱼腥草药性微寒。临床上要平病性之热性时，需大剂量应用才是，不过大剂量应用时还需考虑鱼腥草的其他作用是否对人体造成伤害。

（3）修病态　生活当中，人们认为鱼有利尿作用，鱼腥草有鱼腥气，取类比象，鱼腥草也有利尿作用（验之临床，确实如此）。因利尿可祛湿，所以，鱼腥草能除湿。

（4）除表象　鱼腥草味微涩，有轻微的收缩之功，一般剂量应用，微涩之功不显，除非大量应用。比如，《中国药植图鉴》上说"可作急救服毒的催吐剂"就是大量应用之体现。

微涩也有收涩之功，加之药性为寒，血得寒则涩，所以，鱼腥草还有止血之功。

涩能收，一者对于久咳有热需要收敛治疗的人来说，应用鱼腥草治疗效果好；二者对于热性的痈肿疮疡来说，应用鱼腥草治疗，不管是内服还是外洗，效果都很好。

（5）入五脏　涩味不为五脏所喜，且鱼腥草也没有其他可以和五脏相联系的特点，所以，这点我们就不谈了。

（6）五行特点　鱼腥草味微涩有收敛之功，具水行的运动态势。

二、本草选摘

大治中暑伏热闷乱，不省人事。（《履巉岩本草》）

治肺痈咳嗽带脓血，痰有腥臭，大肠热毒，疗痔疮。（《滇南本草》）

行水，攻坚，去瘴，解暑。（《医林纂要》）

消炎解毒，利尿消肿。治上呼吸道感染、肺脓疡、尿路炎症及其他部位化脓性炎症，毒蛇咬伤。（《广州空军常用中草药手册》）

治五淋，消水肿，去食积，补虚弱，消膨胀。（《分类草药性》）

三、单验方

（1）热淋、白浊、白带　鱼腥草24~30g，水煎服。（《江西民间草药》）

（2）妇女外阴瘙痒，肛痛　鱼腥草适量，煎汤熏洗。（《上海常用中草药》）

（3）痈疽肿毒　鱼腥草晒干，研成细末，蜂蜜调敷。未成脓者能内消，已成脓者能排脓（阴疽忌用）。（《江西民间草药》）

（4）疔疮作痛　鱼腥草捣烂敷之，痛一二时，不可去草，痛后一二日愈。（《积德堂经验方》）

（5）痔疮　鱼腥草，煎汤点水酒服，连进三服。其渣熏洗，有脓者溃，无脓者自消。（《滇南本草》）

四、使用注意

鱼腥草水煎内服的常用剂量为15~25g，临床可以根据需要做适当的调整。鱼腥草含有挥发油，不宜久煎。

小儿食之，便觉脚痛，三岁不行。久食之，发虚弱，损阳气，消精髓，不可食。（《治疗本草》）

五、医家经验

1.鱼腥草治感冒后咳嗽

咳嗽形成原因较多，有20%~30%的感冒患者主症消失后，遗留喉管有痰难咳出，使呼吸不畅而产生轻微咳嗽；有的患者咳嗽延续1~2个月。经近3年摸索对比临床治疗，可采用鱼腥草鲜品25g洗净，加食盐或酱油拌匀当菜吃，连服1~3天可愈。先后收治感冒治愈后遗留咳嗽患者39例，采用本方1~3日，全部治愈。

胡某，女，29岁，因着凉感冒，反复发作咳嗽达2个月之久。拟方：鱼腥草鲜品洗净，加少量食盐拌匀，每餐食用25g。患者连吃5餐即痊愈。1年后随访，反映效果好。［罗林钟，邓增惠．鱼腥草可治感冒后咳嗽．农村新技术，2008（5）：48］

2.鱼腥草治疗胃、十二指肠溃疡

鱼腥草50g，加水500ml，煮沸30分钟后滤去渣，当茶饮，每日2次。坚持服用1个月，症状即可消失，服用2个月以上可以痊愈。［刘小英，李裕福．单味鱼腥草治疗胃十二指肠溃疡．中国民间疗法，2006，14（2）：59］

3.鱼腥草治疗习惯性便秘

鱼腥草5~10g，用白开水浸泡10~12分钟后代茶饮，每日饮水量不限。治疗期间停用其他药物，10天为1个疗程。治疗61例，均排除因器质性病变引起的便秘。显效41例，有效20例。总有效率为100%。对61例患者随访半年无任何不良反应，停药复发者继续服药仍见效。［姜美香．鱼腥草治疗习惯性便秘．山东中医杂志，1995，14（8）：373］

4.鱼腥草治疗前列腺炎

周氏运用单味鱼腥草治疗前列腺炎30余例，获得显效。方法：将新鲜鱼腥草洗净，晒干配用。每日用20g当茶泡开水喝。

李某，男，58岁，于1999年8月2日就诊，患者小便不畅、尿频、尿急、尿短，夜尿多达10次以上。自诉曾多次服用"前列腺片"及多种抗生素，但每次只能缓解数日。嘱其坚持以鱼腥草当茶喝，2个月后患者面带喜色来告小便时通畅舒爽。

陈某，男，50岁，2000年5月3日就诊，自诉尿频、尿急、尿短、排尿痛，排尿后有白色分泌物自尿道口流出，经多种药物治疗症状不消失，嘱其以鱼腥草当茶喝，1个月后症状消失。随访至今未复发。［周春河．鱼腥草治疗前列腺炎．井冈山医专学报，2001，8（3）：75］

六、老姬杂谈

《中国药典》鱼腥草原名蕺菜，因它的新鲜净叶中有一股浓烈的鱼腥气，不耐久闻，故以气味而得名。一般人在未使用它的时候，往往顾名思义，以为此药气腥味劣，难以下咽，这是未经实践的缘故。其实，此药阴干后，不但没有腥气，而且微有芳香，在加水煎汁时，则挥发出一种类似肉桂的香气；它煎出的汁如淡的红茶汁，仔细口尝，也有类

似红茶的味道，芳香而稍有涩味，毫无苦味，且无腥臭，对胃也无刺激性。鱼腥草具有良好的清热解毒作用，故前人以之为治肺痈（肺脓疡）的要药。近年来其临床应用在前人的基础上有所发展，用于大叶性肺炎、急性支气管炎及肠炎、腹泻等疾患，颇有疗效；本品又有利尿作用，故又可用于尿路感染、尿频涩痛。

这里，我们知道鱼腥草干品气微芳香，并不是"鱼腥气"，但是，《中国药典》同时也谈到"搓碎有鱼腥气"，《中华本草》上也说鱼腥草是"搓碎有鱼腥气"，《中药大辞典》其"微具鱼腥气，新鲜者更为强烈"，所以，我们还是根据"鱼腥气"来推理功用。

鱼腥草，单用其治病的方子很多，能单用，则说明其功效确定。当然，还是要知其然的同时知其所以然，才能活用鱼腥草。

由于《中华本草》上说"鱼腥草毒性很低"，所以，临床应用的时候，可以根据具体情况而加大剂量来应用。

《中药学》鱼腥草的功效为"清热解毒，消痈排脓，利尿通淋"。由于鱼腥草药性微寒，所以其能"清热解毒"，其"消痈排脓"是涩能收缩所致；"利尿通淋"为"鱼腥气"的"除湿"所致。

由于鱼腥草性凉清热，除湿消肿，所以，外用于治疗热性的痈肿疮疡等病证，效果也是很不错的。可以取用一定量的鱼腥草，水煎之后放凉，然后用卫生纸、药棉或布巾等蘸药水冷敷于局部，干则再换或用药水滴之。

在医家经验中谈的治疗感冒后咳嗽，主要是取其微涩收敛之功。这里要注意的是，感冒初期的咳嗽是不能用的，以免闭门留寇；治疗胃及十二指肠溃疡，在于抗菌止血及能提高抵抗力；治疗习惯性便秘，在于微涩收敛，使肠道保存有一定的水液，所以对于无水行舟之便秘有效。但对于肠功能蠕动减弱，也就是中医说的气虚便秘之证，效果不好；治疗前列腺炎，缘于鱼腥草的味微涩收敛。由于鱼腥草药性为凉，所以遇到"前列腺肥大"之病性属热者，应用鱼腥草来治疗，有效。

狗脊

一、药物特性

1.望

【药材】为蚌壳蕨科植物金毛狗脊的干燥根茎。（《中药学》）思维发散：取象比类，根茎能达人体腰腹部位或阴阳相交之处。

【优质药材】原药材以肥大、质坚实无空心、外表略有金黄色茸毛者为佳。狗脊片以厚薄均匀、坚实无毛、不空心者为佳。（《中华本草》）

2.闻

【气味】气无。（《中华本草》）

3.问

【寒热属性】温。（《中药学》钟赣生主编）

【采集时间】秋、冬。（《中药学》）思维发散：秋冬采收，其具金行和水行的运动态势。

【炮制】狗脊：除去杂质；未切片者，洗净，润透，切厚片，干燥。

烫狗脊：取生狗脊片，照烫法用砂烫至鼓起，放凉后除去残存绒毛。（《中国药典》）思维发散：烫狗脊，一方面可以消除因过滤不干净而使其"毛"对人嗓子造成伤害，另一方面可以增加热性。

【有效成分】主要含蕨素、金粉蕨素、胡萝卜素等物质。（《中药学》）

【药理作用】100%狗脊注射液20g/kg，可使心肌对86Rb的摄取率增加54%；其绒毛有较好的止血作用。（《中药学》）

【个性应用】止血时，则需用生狗脊。

4.切

【现有特点】质坚硬。（《中国药典》）思维发散：内实者攻里，狗脊质坚硬而内实，走里（即攻里），且不易散开。

5.尝

味微涩。（《中华本草》）思维发散：有轻微收涩之功。

6.药性

狗脊药性为温。思维发散：查阅一些本草书，对狗脊的药性说法不一，如《神农本草经》《玉楸药解》《本草乘雅半偈》《本草崇原》《本草择要纲目》等均说狗脊性"平",《本草经集注》《本经逢原》《证类本草》《千金翼方》《增广和剂局方药性总论》等上说"平、微温",《本草蒙筌》《证类本草》《雷公炮制药性解》《名医别录》《新修本草》《医学入门》等上说"微温",《本草易读》上说"温"。

温可制病性之寒。

7.共性应用

（1）达病位　狗脊能达人体腰腹部位或阴阳相交之处。

（2）平病性　狗脊药性为温，临床上遇到腰腹部位的寒性病证，就可以考虑应用狗脊。

（3）修病态　狗脊，没有明显的补虚或者泻实作用。

（4）除表象　涩能止，狗脊不但能治疗因热导致的二便出血、月经过多，而且还能治疗因热导致的遗精、小便频数等。

个性应用中谈到狗脊绒毛有较好的止血作用，临床上，用生狗脊治疗腰腹部位的出血病证，效果很好，如果病性为热的，效果更好。

涩能收，狗脊外用，可以消肿。

（5）入五脏　涩味不为五脏所喜，且狗脊也没有其他可以和五脏相联系的特点，所以，这点我们就不谈了。

（6）五行特点　狗脊味微涩有收敛之功，具水行的运动态势。

二、本草选摘

疗失溺不节。（《名医别录》）

（治）遗精带浊。（《玉楸药解》）

金狗脊止诸疮血出。（《本草纲目拾遗》）

三、单验方

（1）腰痛及小便过多　金毛狗脊、木瓜、五加皮、杜仲。煎服。（《四川中药志》）

（2）病后足肿　用狗脊煎汤渍洗。并节食以养胃气。（《伤寒蕴要》）

（3）妇女白带　用金毛狗脊（去毛）、白蔹各一两，鹿茸（酒蒸后稍焙）二两，共研为末，加艾煎醋汁，和糯米糊做成丸子，如梧子大。每服五十丸，空心服，温酒送下。（《本草纲目》）

（4）固精强骨　用金毛狗脊、远志肉、茯神、当归身等份为末，加熟蜜做成丸子，如梧子大。每服五十丸，温酒送下。（《本草纲目》）

四、使用注意

狗脊水煎内服的常用剂量为6~12g，临床可以根据需要做适当的调整。

狗脊味微涩，有收敛之性，小便不利等需要用通利法治疗的病证，最好不要用狗脊。

五、医家经验

腰痛方治疗腰痛乏效，加金狗脊而瘥

某，男，60岁，2001年10月28日就诊。

患者来电诉近来腰强痛不能俯仰，稍一转侧或步行百余米或坐久即感腰痛不适，如此已10余天。因既往腰痛时即服笔者所开之"腰痛方"，少则3~5剂，多则7~10剂即可痛止，而本次腰痛发作后经服"腰痛方"已7剂，诸症尚无改善。询其本次腰痛与既往无异，唯背脊稍有恶寒之感，舌淡苔薄白。思考良久，遂遵原方加减法仅加狗脊一味，药用生薏苡仁、白芍药各30g，柴胡、枳壳、羌活、川续断、川杜仲、生甘草10g，威灵仙，苏木、狗脊各12g。11月3日患者来电，喜诉虽仅加一药，但服2剂痛减，5剂后痛止。（《杏林四十年临证手记》）

六、老姬杂谈

《本草崇原》："狗脊根坚似骨，叶有赤脉，主利骨节而通经脉之药也。治腰背强，机关缓急，利骨节也。"《本草乘雅半偈》上也谈到"此以功用立名，亦因形相类也。狗叩也，声有节，若叩物也；脊积也，积续骨节筋脉上下也。主肝肾体用，权衡形脏之关机者也。故治寒湿周痹，致关机缓急，为腰背强，及膝痛。颇利老人者，利老人之筋骨关机也"，这也许就是《中药学》上谈的狗脊功效——"祛风湿，补肝肾，强腰膝"并说其性为温的原因。

对于狗脊的功效应用，我们从其收涩收敛之功这方面来谈是确切的，如果要想健骨的话，还是选择有确切健骨作用的药物为好。

在质疑中学习，才能将学到的东西变成自己的，我们看有狗脊的一些本草书，《神农本草经疏》上就谈道："狗脊，苦能燥湿，甘能益血，温能养气，是补而能走之药也"，后面《本草求真》进一步解说："狗脊，何书既言补血滋水，又曰去湿除风，能使脚弱、腰痛、失溺、周痹俱治，是明因其味苦，苦则能以燥湿；又因其味甘，甘则能以益血；又因其气温，温则能以补肾养气。盖湿除而气自周，气周而溺不失，血补而筋自强，筋强而风不作，是补而能走之药也。故凡一切骨节诸疾，有此药味燥入，则关节自强，而俯仰亦利，非若巴戟性兼辛散，能于风湿则直除耳。"

也许很早以前的狗脊，味道就是"苦、甘"的，不过现在狗脊味道是"微涩"的，所以，我们用现在的狗脊来治病，就不能刻舟求剑想当然地用古人给我们留下的"功用"来使用。

大者小之，肿胀，就是局部变大，涩味有收缩之能，所以，肿胀之病也可以选用涩味药来治疗。狗脊微涩，所以，《伤寒蕴要》上就用狗脊来治疗"病后足肿"。

当我们知道这个道理之后，更可以用涩味很重的胆矾或白矾等作用于局部，消肿效果也是不错。

炉甘石

一、药物特性

1.望

【药材】为碳酸盐类矿物方解石族菱锌矿。（《中药学》）

【优质药材】以块大、白色或显淡红色、质轻者为佳。（《中药大辞典》）

2.闻

【气味】气无。（《中药大辞典》）

3.问

【炮制】炉甘石：拣去杂质，打碎。

煅甘石：取净炉甘石，打碎，置坩埚内，在无烟的炉火中煅烧至微红，取出，立即倒入水盆中浸淬，搅拌，倾出混悬液，将石渣晾干，再煅烧3~4次，最后将石渣弃去。取混悬液澄清，倾去清水，将滤出的细粉干燥。（《中药大辞典》）思维发散：炉甘石火煅之后，增加其燥性。

【有效成分】主要含碳酸锌，尚含少量氧化钙、氧化铁、氧化镁、氧化锰等。煅炉甘石的主要成分是氧化锌。（《中药学》）

【药理作用】炉甘石所含的碳酸锌不溶于水，外用能部分吸收创面的分泌液，有防腐、收敛、消炎、止痒和保护创面作用，外用有抑菌作用。（《中药学》）

【个性应用】当体表疮疡溃烂，分泌液多时可以用炉甘石来外用；当溃疡出现感染、久不收口的时候，也可以用炉甘石外用以抗炎、收敛。

4.切

【现有特点】质松；吸湿性。（《中药大辞典》）思维发散：内实者攻里，与之相对的质地松软者，则有达表之功；炉甘石有吸湿性，则说明对于体表的津液增多之证，如多汗、溃疡的分泌物增多等，应用炉甘石之后，可除汗、使溃疡变干。

【质地轻重】体轻。（《中药大辞典》）思维发散：内服之后，可有升浮之功，且能达属阳部位。

5.尝

味道：味微涩。（《中药大辞典》）思维发散：有轻微收涩之功。

6.药性

炉甘石药性为平。

7.共性应用

（1）达病位　由于炉甘石有一定的毒性，口服后在胃内可生成氯化锌，刺激腐蚀胃肠道，所以，炉甘石一般不作内服，只做外用。

（2）平病性　炉甘石药性为平，不管病性是寒是热，只要是炉甘石的适应证，就都可以应用炉甘石来治疗。

（3）修病态　对炉甘石来说，没有明显的补虚或者泻实之信息。

（4）除表象　炉甘石味微涩收缩，加之有吸湿性，有止血收湿之功，所以临床上常外用以治疮疡、眼睛流泪、阴囊潮湿等病证。

（5）入五脏　涩味不为五脏所喜，且炉甘石也没有其他可以和五脏相联系的特点，所以，这点我们就不谈了。

（6）五行特点　炉甘石味微涩，具水行的运动态势。

二、本草选摘

炉甘石：止血，消肿毒，生肌，明目，去翳退赤，收湿除烂。同龙脑点治目中一切诸病。（《本草纲目》）

煎黄连汁，淬（炉甘石）数次，点眼皮湿烂及阴囊肿湿，其功最捷。（《本经逢原》）

功专止血消肿，收湿祛痰。（《本草撮要》）

此物点化为神药绝妙，九天三清俱尊之曰炉先生，非小药也，凡用以炭火煅红，童子小便淬七次，水洗净，研粉水飞过晒用。同龙脑点治目中一切诸病。（《本草择要纲目》）

三、单验方

（1）下部阴疮　炉甘石（火煅，醋淬五次）一两，孩儿茶三钱。为末，麻油调敷。（《秘传经验方》）

（2）阴汗湿痒　炉甘石一分，真蚌粉半分。研粉扑之。（《仁斋直指方》）

（3）目病　炉甘石、海螵蛸、硼砂各一两，为细末，以点诸目病，甚妙。入朱砂五钱，则性不黏也。（《本草从新》）

治一切目疾，真炉甘石半斤用黄连四两，锉碎，入银石器内，水二碗煮二伏时，去黄连，以甘石为末，入龙脑香二钱半，研匀罐收，每点少许，频用取效。一方治下疳阴疮，炉甘石（醋淬七次）一两，孩儿茶三钱，为末，麻油调敷立效。（《冯氏锦囊秘录》）

四、使用注意

炉甘石只作外用，不作内服，除非在特殊情况下。

五、医家经验

炉甘石和煅石膏，二药都能敛疮生肌，炉甘石且可止痒，常用于皮肤湿疮、溃烂、瘙痒。与冰片、硼砂等同用，疗效较好。（《中药配伍应用》梁晨）

六、老姬杂谈

在"狗脊"中，我们谈到"肿胀"的另一种治法——涩味收敛法，而炉甘石，不但有涩味，更有"吸湿性"，所以，外用治疗肿胀，效果更好，既可单用，也可和其他药物一起配伍应用。

《中药学》上谈炉甘石的功效"解毒明目退翳，收湿止痒敛疮"都是取其收敛之性。

第四章　苦味药

第一节　味极苦的常用药物

苦参

一、药物特性

1.望

【药材】为豆科植物苦参的干燥根。(《中药学》)思维发散：取类比象，苦参能达腿脚或属阴部位。

【优质药材】以条匀、断面黄白、味极苦者为佳。(《中药大辞典》)

2.闻

【气味】气微。(《中国药典》)

3.问

【寒热属性】寒。(《中药学》钟赣生主编)思维发散：寒可制热。

【采集时间】春、秋，以秋季采收质量为佳。(《中药大辞典》)思维发散：春季，五行属木，春季采收的药材，具有顺畅的运动态势；秋季，五行属金，秋季采收的药材，具有清除的运动态势。由于秋季采收的苦参质量为佳，所以，要想取得好疗效，在准确辨证精确用药的基础上，还需用秋季采收的苦参。

【有效成分】主要含生物碱，尚含黄酮类化合物。(《中药学》)

【药理作用】苦参煎剂对痢疾杆菌、金黄色葡萄球菌、大肠埃希菌、乙型链球菌、结核杆菌等有明显抑制作用；苦参碱、氧化苦参碱对乙型肝炎病毒、丙型肝炎病毒、柯萨奇病毒具有较强的抑制作用，并对毛癣菌、黄癣菌红色表皮癣菌等皮肤真菌有不同程度的抑制作用，还有抗炎、抗过敏作用。此外还有抗心律失常、抗肿瘤、升高白细胞、保肝、抑制免疫、镇静、平喘等作用。(《中药学》)

【个性应用】对某些细菌、病毒感染的疾病，要想到应用苦参；过敏时，需要考虑应用苦参；心律失常时，要想到应用苦参；肿瘤、肝损伤、白细胞低时要想到应用苦参；需要镇静、平喘、免疫抑制时也要想到应用苦参。

4.切

【现有特点】质硬。(《中国药典》)思维发散：内实者攻里。苦参内服之后更多是在体内发挥作用。

5.尝

【味道】味极苦。(《中国药典》)思维发散：味浓则泄，苦参极苦，较大剂量应用可致泻；苦者，能泻、能燥、能坚。

6.药性

苦参药性为寒。

7.共性应用

(1)达病位　苦参能达腿脚或属阴部位。

(2)平病性　苦参药性为寒，可治疗热性之病证。

(3)修病态　苦能燥湿，苦参味道极苦，所以，有很好的燥湿之功。虫得苦则下，苦参味道极苦，有很好的驱虫作用。

(4)除表象　苦坚，苦参性寒，味道极苦，临床上凡是遇到人体因热而软的表象，就可以考虑应用苦参。

(5)入五脏　味浓则泻，味道大的药物更多是发挥味道的作用，所以，苦参没有入脏补脏一说。

(6)五行特点　味浓则泄，极苦之品有向下的运动态势，属水行，所以，苦参具有水行的运动态势。

二、本草选摘

逐水，除痈肿。(《神农本草经》)

去湿。(《珍珠囊》)

燥湿，胜热，治梦遗滑精。(《本草从新》)

《素问》云：五味入胃，各归其所喜攻，久则增气，物化之常也，气增而久，夭之由也。王冰注云：入肝为温，入心为热，入肺为凉，入肾为寒，入脾为至阴而兼四气，皆为增其味而益其气，各从本脏之气用尔，故久服黄连苦参而反热者，此其类也。气增不已，则脏气有偏胜，偏胜则脏有偏绝，故有暴夭，是以药不具五味，不备四气，而久服之，虽且复胜，久必暴夭，但人疏忽，不能精候耳。张从正云：凡药皆毒也，虽甘草苦参不可不谓之毒，久服则五味各归其脏，必有偏胜，气增之患，诸药皆然，学人当触类而长之可也。(《本草求真》)

三、单验方

（1）血痢不止　苦参炒焦为末，水丸梧子大。每服十五丸，米饮下。(《仁存堂经验方》)

（2）下部疮漏　苦参煎汤，日日洗之。(《仁斋直指方》)

（3）风热细疹　有人病遍身风热细疹，痒痛不可任，连胸颈脐腹及近隐处皆然，涎痰亦多，夜不得睡。以苦参末一两，皂角二两，水一升，揉滤取汁，银石器熬成膏，和苦参末为丸，如梧桐子大，食后温水服二十至三十丸，次日便愈。(《本草衍义》)

（4）皮肤疥癞，手足坏烂，时出黄水　用苦参三十一两、荆芥穗十六两，共研为末，滴水糊成丸子，如梧子大。每服三十丸，茶送下。(《本草纲目》)

（5）饮食中毒　以苦参三两，酒二升半。煮取一升服，取吐愈。(《证类本草》)

（6）咽喉痛甚　生研细末用。(《冯氏锦囊秘录》)

四、使用注意

苦参水煎内服的常用剂量为4.5~9g，临床可以根据需要而做适当调整。

苦参不宜与藜芦同用。

《医学入门》：胃弱者慎用。

《神农本草经疏》：久服能损肾气，肝、肾虚而无大热者勿服。

《药笼小品》：不可多服，令人腰膝软弱。盖苦伐生气，徒有参名而已。

1991年《四川中医》上介绍苦参服用后可出现不良反应：有报道用苦参60g浓煎去渣，服后1小时便出现全身不适，头晕目眩，恶心，轻度呕吐，脚软无力，并有麻木疼痛感。经对症处理，第3天症状消失。

五、医家经验

1.重用苦参治不寐

曾治一不寐患者，不寐有年，长期来，每夜仅能入睡1~2小时，白天即感头晕头痛，昏昏沉沉，口苦心烦，食不甘味，身疲肢酸，舌红苔薄黄，脉偏弦。投安神清心诸剂，疗效不佳。一日偶发湿疹，瘙痒不堪，遂于养心安神诸药中加入苦参30g，不意非独身痒得除，睡眠亦大为改善。嗣后遂照前方调治，顽疾竟得痊愈。苦参能疗不寐，遍寻医书，不得其解，后偶翻某医学杂志，见有外科患者因硬膜外麻醉后顽固失眠，以苦参单味煎服有效的报道，始知苦参治久不寐，确有疗效。此后治疗不寐，每于辨证用药基础上加苦参一味，屡获良效。然苦参须重用，宜用至30g以上。

年前有一顽固失眠患者求治，男性，36岁，自诉因生意上的事，劳心劳力，2年来，夜不能寐，遍求诸医，疗效甚微。今口苦烦躁，心悸易惊，记忆力严重下降。视其所服方药，多以养心安神，如天王补心丹、酸枣仁汤之类。其脉弦，舌红苔黄微浊。遂投苦参30g，酸枣仁15g，柏子仁15g，龙骨、牡蛎各30g，竹茹30g，枳壳6g，法半夏6g，百合30g，钩藤20g。3剂后，睡眠大有改善。后因故停药，不寐心烦、头晕诸症又作，继以上方加琥珀5g研细末冲服，又服5剂，诸症消除，随访年余，未见复发。近年来共治30余例，疗效均较满意。［郑敏．重用苦参治不寐．中医杂志，1995，36（11）：645］

2.治疗心律失常

基于苦参抗心律失常作用，用于期前收缩及心肌病导致的心律失常。用苦参10~12g，配伍西洋参或太子参、生山楂、炒酸枣仁、炙甘草、玄参各10g，麦冬、丹参各15g，桂枝6g。拟为四参安心汤。主治病毒性心肌炎所致之心悸不安，胸闷心慌，疲乏无力，头昏自汗，或轻度浮肿，舌红、少苔，脉虚大而数或结代。加减：胸闷加瓜蒌；气短汗出加炙黄芪、五味子；身微热加白薇或地骨皮；胸痛加赤芍、桃仁、三七；浮肿加茯苓、益母草。经临床观察，合理应用该方效果优于单用生脉散或炙甘草汤。［邵文彬，朱丽红．张学文教授应用苦参经验介绍．新中医，2005，37（11）：19］

3.治疗痔疮

用苦参60g，煎浓汁去渣，放入鸡蛋2个，红糖60g，再加热至蛋熟后去壳，连汤1次服下，每日1剂，4日为一疗程。治内、外痔，轻者1个疗程，重者2~3个疗程可愈或明显好转。（1979年《新中医》）

六、老姬杂谈

《本草衍义补遗》中说"苦参，能峻补阴气，或得之而致腰重者，因其气降而不升也，非伤肾之谓也。其治大风有功，况风热细疹乎"。苦参味道极苦，属阴中之阴，所以，《本草衍义补遗》中说苦参"峻补阴气"是对的；由于"味浓则泻"，苦参下泻有降气之功，当"泻"而未出之时，上湿聚于下而出现腰腹不适，由于湿为阴邪而黏重，所以，《本草衍义补遗》中就说"或得之而致腰重者，因其气降而不升也，非伤肾之谓也"，当明白此"弊端"之后，临床用苦参时，需更好地配伍应用，或配利尿药，或配通肠导滞药等。

中医历经千载，名医大家层出不穷，不过，由于接受的知识不同、认识不同、感悟不同等原因，也出现了不少相反的观点，比如，《本草汇言》上就谈到"姚斐成云，苦参，祛风泻火，燥湿去虫之药也。前人谓苦参补肾补阴，其论甚谬。盖此药味苦气腥，阴燥之物，秽恶难服，唯肾气实而湿火胜者宜之；若火衰精冷，元阳不足，及年高之人，胃虚气弱，非所宜也。况有久服而致腰重者，因其专降而不升，实伤肾之谓也，何有补肾补阴之功乎"。这里，前面说得很有道理，后面的一句话就

又和《本草衍义补遗》中的有所出入了。

由于五脏对应五季，所以，肝中之血为温，心中之血为热，肺中之血为凉，肾中之血为寒，脾兼四气；五味入五脏，所以，酸味能使更多的藏血达肝中而增强人体之温性；苦味能使更多的藏血达心中而增强人体的热性；辛味能使更多的藏血达肺中而增加凉性；咸味能使更多的藏血达肾中而增加寒性。因此，《本草求真》中说"故久服黄连苦参而反热"。

为什么说"久服黄连苦参而反热"，原因是初服苦味药，由于体内还有一些水湿之邪需其来"燥"，久服之后，苦味不再发挥作用，只是入其所入之脏，所以，久服才有热感。从上可知，这也是一个调节人体寒热温凉的办法。

《本草撮要》上还谈到说"酒煎醋煎服之即吐"，这是因为"味浓则泻"，酒煎之后，具有升提之功，苦参的"泻"从上而出，于是就出现了呕吐；醋煎之后，酸性收敛，极苦之味的苦参不能快速下达，滞留胃中，在人体自我排异作用下，从上而出，也会出现呕吐。利用这点，治疗食物中毒不久之人，可用醋煎苦参来服用，"上而越之"，一吐了之。这时，可千万不能加酒，虽然酒煎苦参也可以呕吐，但是，酒有活血之功，能促使血流加快，所以，煎煮苦参之时加用白酒，可使毒物更快地进入血液并随血液而扩散，结果会更糟糕。

当然，对于想用呕吐法治疗的积食或者痰饮之人，也可以用酒煎苦参。苦参味道极苦，燥湿的同时能"下"，所以，对于头面部之湿有很好的治疗作用，当遇到因寒湿所致的不寐时，应用苦参效果很好。这点，和酸枣仁的治疗失眠机制差不多（也是祛湿，不过酸枣仁是淡而渗湿）。对于其他原因所致的失眠，则最好不要用苦参来治疗。

黄连

一、药物特性

1.望

【药材】为毛茛科植物黄连、三角叶黄连或云南黄连的干燥根茎。分别称为味连、雅连、云连。

（《中药学》）思维发散：取类比象，黄连能达人体腰腹部位或阴阳相交部位。

【颜色】木部鲜黄色或橙黄色。（《中国药典》）；嚼之唾液可染为红黄色。（《中药大辞典》）思维发散：黄色入脾。

【优质药材】以身干粗壮、残留叶柄及须根少、质坚实、断面红黄色者为佳。（《中华本草》）

2.闻

【气味】气微。（《中国药典》）

3.问

【寒热属性】寒。（《中药学》钟赣生主编）

【采集时间】秋季。（《中药学》）思维发散：秋季采收的药材，具有清除的运动态势。

【炮制】黄连：拣去杂质，洗净泥沙，润透，切片，阴干。

炒黄连：将黄连片以文火炒至表面呈深黄色为度，取出放凉。

姜黄连：用鲜生姜打汁，加适量之开水，均匀地喷入黄连片内，待吸收后，用文火炒至表面深黄色为度，取出放凉。（每黄连片50kg用生姜6.4kg）。（《中药大辞典》）思维发散：炮制不同，功用不同。《本草纲目》上说：治本脏之火，则生用之；治上焦之火，则以酒炒；治中焦之火，则以姜汁炒；治下焦之火，则以盐水或朴硝炒。《本草衍义补遗》上说：以姜汁炒，辛散除热有功。《医学入门》：黄连，酒浸炒，则上行头目口舌；姜汁炒，辛散冲热有功。一切湿热形瘦气急，一切时行热毒暑毒，诸般恶毒秽毒，诸疮疡毒，俱以姜和其寒，而少变其性，不使热有抵牾也。

【有效成分】主要含异喹啉类生物碱。尚含黄柏酮、黄柏内酯、阿魏酸、绿原酸等。（《中药学》）

【药理作用】对金黄色葡萄球菌、肺炎双球菌、痢疾杆菌、霍乱弧菌以及肺炎杆菌、百日咳杆菌、白喉杆菌均有一定的抑制作用；小檗碱对各型流感病毒均有明显抑制作用；黄连对蓝色毛菌、絮状表皮癣菌等皮肤真菌以及巴马亭、药根碱等白色念珠菌均有显著抑制作用；有显著抗炎作用；有解热作用；有抗实验性胃溃疡、抑制胃酸分泌，保护胃黏膜作用；黄连水煎液能抗糖尿病，有降血糖作用。此外，还具有强心、抗心肌缺血、抗心律失常、降压、抗血小板聚集、抗肿瘤、降脂等作用。（《中药学》）

【个性应用】遇到细菌或病毒所致之病，可以考虑应用黄连；遇到发热病证，可以考虑应用黄连；遇到血糖高、血脂高、血压高的患者，可以考虑应用黄连；遇到心肌缺血、心律失常的患者，可以考虑应用黄连；遇到有血小板聚集及肿瘤患者，可以考虑应用黄连。

4.切

【现有特点】质坚实而硬。（《中药大辞典》）思维发散：内实者走里，黄连内服之后更多是在体内发挥作用。

5.尝

【味道】味极苦。（《中国药典》）思维发散：味浓则泄，黄连味道极苦，较大剂量应用可致泻；苦者，能泻、能燥、能坚。

6.药性

黄连药性为寒。

7.共性应用

（1）达病位　黄连药用部位为根茎，取类比象，黄连能达人体腰腹或其他阴阳相交部位；黄色入脾，脾主肌肉，由于黄连色黄，所以，黄连还能达肉。

（2）平病性　黄连药性为寒，寒能制热，临床上遇到热性病证时，就可以应用黄连来治疗，不过，黄连质硬，更多治里，所以，黄连应用于内热之证，效果很好。

（3）修病态　黄连味道极苦，苦能燥湿，所以，黄连有特好的祛湿作用；加之药性为寒，所以，遇到湿热之证，就可以考虑黄连的应用。虫得苦则下，黄连味道极苦，有很好的驱虫作用。

（4）除表象　苦坚，黄连味道极苦，遇到人体因热而软的病证，就可以考虑黄连的应用。

《重庆堂随笔》：凡下部不坚之病多矣，如茎痿、遗浊、带漏、痿躄、便血、泻痢诸症。

《神农本草经疏》：黄连为病酒之仙药，滞下之神草。

《本草纲目》：解服药过剂烦闷及轻粉毒。

（5）入五脏　黄连色黄入脾。

（6）五行特点　味浓则泄，极苦之品有向下的运动态势，属水行，所以，黄连具有水行的运动态势。黄连秋季采收，具金行的运动态势。

二、本草选摘

妇人阴中肿痛。（《神农本草经》）

黄连，味苦性寒无毒。沉也，阴也。其用有四：泻心火，消心下痞满之状；除肠中混杂之物；治目疾暴发宜用；疗疮疡首尾俱同。（《珍珠囊补遗药性赋》）

蛔得甘则动，得苦则安，黄连、黄柏之苦以安蛔。（《注解伤寒论》）

凡药能去湿者必增热，能除热者，必不能去湿，唯黄连能以苦燥湿，以寒除热，一举两得，莫神于此。（《本草经百种录》）

黄连，久服之，反从火化，愈觉发热，不知有寒。故其功效，唯初病气实热盛者，服之最良，而久病气虚发热，服之又反助其火也。（《本草蒙筌》）

黄连大苦大寒，苦燥湿，寒胜热，能泄降一切有余之湿火，而心、脾、肝、肾之热，胆、胃、大小肠之火，无不治之。上以清风火之目病，中以平肝胃之呕吐，下以通腹痛之滞下，皆燥湿清热之效也。又苦先入心，清涤血热，故血家诸病，如吐衄溲血，便血淋浊，痔漏崩带等证，及痈疡斑疹丹毒，并皆仰给于此。（《本草正义》）

徐灵胎曰：苦属火性宜热，此常理也。黄连至苦而反至寒，则得火之味与水之性，故能除水火相乱之病，水火相乱者湿热是也。是故热气目痛、眦伤、泪出、目不明，乃湿热在上者；肠澼、腹痛、下利，乃湿热在中者；妇人阴中肿痛，乃湿热在下者，悉能除之矣。凡药能去湿者必增热，能热者必不能去湿，唯黄连能以苦燥湿，以寒除热，一举而两得焉。（《医学衷中参西录》）

三、单验方

（1）胸痹热痢　同瓜蒌、枳实，泄胸痹如神；

又为热痢要药。凡热邪入血分，非此不除。（《药笼小品》）

（2）痈疽肿毒，已溃未溃皆可用　黄连、槟榔等份，为末，以鸡子清调搽之。（《简易方论》）

（3）目睛胀疼　愚治目睛胀疼者，俾用黄连淬水，乘热屡用棉花瓤蘸擦眼上，至咽中觉苦乃止，则胀疼立见轻。又治目疾红肿作疼者，将黄连细末调以芝麻油，频频闻于鼻中，亦能立见效验。（《医学衷中参西录》）

（4）流行性腮腺炎　黄连、大黄、吴茱萸各10g，胆南星7g。共研为细末，用醋或井水调成糊状。分成2份，晚上分贴于两脚心（涌泉穴），外用绷带包扎，第二天早晨去掉，连敷3个晚上。据报道，用本方治疗流行性腮腺炎200多例，效果均满意。或单用生大黄适量。研细末，每次取10g，用醋调成糊状敷患处，每日2次。（《常见病简易方药》）

（5）小便如油　用黄连五两、栝楼根五两，共研为末，加生地黄汁和成丸子，如梧子大。每服五十丸，牛乳送下。一天服二次。忌食冷水、猪肉。（《本草纲目》）

（6）白浊　用黄连、白茯苓，等份为末，加酒、糊做成丸子，如梧子大。每服三十丸，以补骨脂煎汤送下。一天服三次。（《本草纲目》）

（7）泪出不止　用黄连浸水成浓汁搽洗。（《本草纲目》）

（8）热郁欲吐　服黄连数分神效。（《本草撮要》）

四、使用注意

黄连水煎内服的常用剂量为2~5g，临床可以根据需要而做适当调整。

朱震亨：肠胃有寒及伤寒下早，阴虚下血，及损脾而血不归元者，皆不可用。

《神农本草经疏》：凡病人血少气虚，脾胃薄弱，血不足，以致惊悸不眠，而兼烦热躁渴，及产后不眠，血虚发热，泄泻腹痛；小儿痘疮阳虚作泄，行浆后泄泻；老人脾胃虚寒作泻；阴虚人天明溏泄，病名肾泄；真阴不足，内热烦躁诸证，法咸忌之，犯之使人危殆。

《顾松园医镜》：凡血少气虚，脾、胃薄弱者，均在禁例。

关于毒性，《中华本草》：小檗碱的治疗量相当安全，不良反应也很少，长期服用也未见任何障碍，一次口服小檗碱2.0g或连用黄连粉100g未见任何不良反应。

五、医家经验

1.视惑

李公老人，年近花甲，犹有壮容，从不医事。一日，突觉头晕目眩，眼前发花，无奇不有，形状万千。延医入诊，服用归脾汤10剂无效，且心烦失眠，自语不休："蜂乎？蝶乎？！入吾手足，黏吾心肺。"家人以为其癫，医更以礞石汤5剂，病不瘥。求余治。"心者，君主之官也，神明出焉。"心火炽盛，扰乱清阳而为视惑之证。嘱进黄连30g，水浸频饮，药到病除，单味而愈。（《长江医话》黄佑发）

2.大剂量黄连治疗类风湿关节炎

患者，男，48岁，农民。四肢关节肿痛5年，进行性加重1个月。查体：双手第1指间关节肿胀，呈梭状畸形，掌指关节肿胀，双腕关节僵直畸形，双膝关节红肿疼痛，屈伸困难，不能下蹲，排便时需蹲于高凳上。皮温增高，触之有灼热感，上述关节均有明显压痛，晨起关节僵硬感2小时以后逐渐缓解。舌质红，苔黄厚腻，脉滑数。类风湿因子阳性，血沉58mm/h。西医诊断：类风湿关节炎（活动期）。中医辨证：热痹，湿热壅遏，经脉不利。治法：清热利湿，通络除痹。方药：连藤饮（自拟方）。黄连30g，青风藤30g，大黄10g（后下），黄芩10g，薏苡仁60g，土茯苓30g，炒白术15g，茯苓15g，黄芪15g，甘草10g。每日1剂，水煎，分3次温服。3日后复诊，关节肿痛明显减轻，排便时已能下蹲，黄厚苔减少，服药后大便略稀，每日2~3次，无其他不适，效不更方，继进6剂。三诊：病情明显好转，关节肿胀、疼痛、灼热感均减轻，双手握力增加，黄腻苔消退，改黄连15g，继进6剂，后以尪痹冲剂、雷公藤多苷片巩固治疗。

黄连大苦大寒，善清脏腑之火，泄脏腑之湿，为清泄湿热之要药，诚如《本草正义》所言："能泄降一切有余之湿火，而心、脾、肝、胃之热，胆、胃、大小肠之火，无不治之。"而医者多恐其苦寒败胃，畏而不用，或用而量小，以致药不胜疾，难收良效。笔者发现只要药证相符，可以使用大剂量治疗。黄连与祛风通痹、运脾化湿药相伍，使湿去热清而痹证自除。

应用大剂量黄连，以舌苔黄厚腻、脉滑数为使用要点，如《本草正义》所言："凡诸证之必需于连者，类皆湿热郁蒸，恃以为苦燥泄降之资，不仅以清热见长，凡非舌厚苔黄、腻浊满布者，亦不任此大苦大燥之品。"故凡年老体弱、脏腑亏虚者皆非所宜。[张茂雷．大剂量黄连治验．中国社区医师，2004，20（20）：39]

3.治疗呕吐

笔者用黄连苏叶汤治疗呕吐，取得较好效果，感到小方可贵，不可轻视。黄连苏叶汤出自薛生白《湿热病篇》：湿热证，呕恶不止，用黄连0.9~1.2g，苏叶0.6~0.9g，两味煎汤，呷下即止。

黄连不但苦寒治湿热，且能降胃火之上冲。苏叶味甘辛而气芳香，通降顺气化浊，独擅其长。然性温散，与黄连配伍有辛开苦降之功。胃气以降为顺，湿热蕴阻于胃，而致胃气上逆，故呕恶昼夜不止。《内经》病机十九条谓："诸逆冲上，皆属于火。"故用黄连、苏叶清化湿热，降逆上之火。此方药简，量轻不及钱，但止呕之力强。对呕恶不止的患者，以此方煎之少量频服，屡试屡验。如症状偏寒者，本方加生姜3片，伏龙肝泡水煎药服之。（《黄河医话》陈庚吉）

六、老姬杂谈

关于炮制，《中国药典》《中药大辞典》《中华本草》都谈到了炒制、姜汁，其中《中国药典》还谈到了酒制，医者对此有不同的解读。《本草纲目》上说"治本脏之火，则生用之；治上焦之火，则以酒炒；治中焦之火，则以姜汁炒；治下焦之火，则以盐水或朴硝炒"，《本草衍义补遗》上说"以姜汁炒，辛散除热有功"，《医学入门》上说"黄连，酒浸炒，则上行头目口舌"，而《药鉴》上说"以姜汁炒用，则止呕吐，清心胃"，《药笼小品》上则说"炒用厚肠胃，酒炒兼泻肺火"。最为不同的则是《本草崇原》，其说"后世不能效上古之预备，因加炮制以助其力。如黄连水浸，附子火炮，即助寒水君火之火。后人不体经义，反以火炒黄连，尿煮附子。寒者热之，热者寒之，是制也，非制也。譬之鹰犬之力，在于爪牙。今束其爪，缚其牙"。

由此可知，临床需根据实际需要而选择合适的炮制，如需要减其寒者，可以炒之，不过，减量应用岂不更好？

关于久服黄连反热之机制，《本草从新》上是这么谈的：久服黄连苦参，反热从火化也，盖炎上作苦，味苦必燥，燥则热矣，且苦寒沉阴肃杀，伐伤生和之气也，或用甘草以调其苦，或加人参以节制之，其庶几乎。

《本草新编》上是这样谈的：或问苦先入心，火必就燥，黄连味苦而性燥，正与心相同，似乎入心之相宜矣，何以久服黄连，反从火化，不解心热，而反增其焰者，何也？曰：此正见用黄连之宜少，而不宜多也。盖心虽属火，必得肾水以相济，用黄连而不能解火热者，原不可再泻火也。火旺则水益衰，水衰则火益烈，不下治而上治，则愈增其焰矣，譬如釜内无水，止成焦釜，以水投之，则热势上冲而沸腾矣。治法当去其釜下之薪，则釜自寒矣。故正治心火而反热者，必从治心火之为安，而从治心火者，又不若大补肾水之为得。盖火得火而益炎，火得水而自息耳。

这里，我要说的是：心属火之"火"，是运动态势，是向上向外的运行方式，不是病性寒热之"火"，我们治病，就是要达病位的平病性、修复病态、消除表象。这个平病性，就是寒者热之、热者寒之；修复病态，就是虚者补之、实者泻之。借助火行的运动态势，既可以除寒（散寒），也可以除热（散热），既可以补虚（皮肤津液不足而干燥，可用辛以润之），又可以泻实（将实邪散开）。所以，我们看古人书的时候，一定要理解字的真正含义，

防止一字多义的混淆情况出现。

黄连，质坚实而硬，有"攻里"之性，因其色黄性寒燥湿，所以对于肌肉中的湿热有很好的清除作用，这也是张茂雷先生用大剂量黄连治疗类风湿关节炎的理论支持，推之，对于风湿性关节炎、痛风等凡是肌肉中津液异常的热性病变，都可以使用黄连治疗。属阴部位的病证，用大量；属阳部位的病证，用小量。

龙胆

一、药物特性

1.望

【药材】为龙胆科植物条叶龙胆、龙胆、三花龙胆或滇龙胆的干燥根及根茎。前三种常叫"龙胆"，后一种常叫"坚龙胆"。（《中药学》）东北产量大，所以常叫"关龙胆"。（《中药学》）思维发散：取类比象，龙胆能达人体腿脚腰腹部位或属阴及阴阳相交部位。

【优质药材】以根条粗长、黄色或黄棕色、无碎断者为佳；根条细短及根条少、色红黄者质次。（《中药大辞典》）

2.闻

【气味】气微弱。（《中药大辞典》）

3.问

【寒热属性】寒。（《中药学》钟赣生主编）

【采集时间】春、秋，以秋季采收者为佳。（《中药大辞典》）思维发散：春季采收的，具有木行的运动态势；秋季采收的，具有金行的运动态势。

【有效成分】主要含环烯醚萜苷类以及龙胆黄碱，龙胆碱，秦艽甲素、乙素、丙素等生物碱。尚含龙胆三糖、β-谷甾醇等。（《中药学》）

【药理作用】龙胆水浸液对石膏样毛癣菌、星形奴卡菌等皮肤真菌有不同程度的抑制作用，对钩端螺旋体、金黄色葡萄球菌、铜绿假单胞菌、变形杆菌、伤寒杆菌也有抑制作用；龙胆苦苷有抗炎作用。此外，还有镇静、促进胃液及胃酸分泌、保肝、抑制心脏、缓解心率、降压等作用。（《中

药学》）

【个性应用】有炎症时，可以考虑龙胆的应用；需要镇静、保肝、缓解心率、降压时可以考虑龙胆的应用；对于胃酸减少之人，可以考虑龙胆的应用。

4.尝

【味道】味极苦。思维发散：味浓则泄，龙胆极苦，较大剂量应用可致泻；苦者，能泻、能燥、能坚。

5.药性

根据龙胆"生前"之性，龙胆药性为凉。

6.共性应用

（1）达病位　龙胆能达人体腿脚腰腹部位或属阴及阴阳相交部位。

（2）平病性　龙胆药性为寒，在平病性之热时需大剂量应用，不过，还需考虑人体是否能接受这个极苦之味。

（3）修病态　苦能燥湿，龙胆味道极苦，有很好的燥湿之功；加之药性为寒，所以，临床遇到湿热之证，就可以考虑龙胆的应用。虫得苦则下，龙胆味道极苦，有很好的驱虫作用。

（4）除表象　苦坚，龙胆味道极苦，遇到人体因热而软的病证，就可以考虑龙胆的应用。

（5）入五脏　味浓则泻，味道大的药物更多是发挥味道的作用，所以，龙胆没有入脏补脏一说。

（6）五行特点　味浓则泄，极苦之品有向下的运动态势，属水行，所以，龙胆具有水行的运动态势。

二、本草选摘

其气味厚重而沉下，善清下焦湿热，若囊痛、便毒、下疳，及小便涩滞，男子阳挺肿胀，或光亮出脓，或茎中痒痛，女人阴蟨作痛，或发痒生疮，以此入龙胆泻肝汤治之，皆苦寒胜热之力也。亦能除胃热，平蛔虫，盖蛔得苦即安耳。（《药品化义》）

治黄目赤肿，睛胀，瘀肉高起，痛不可忍。（《医学启源》）

治下部风湿及湿热，脐下至足肿痛，寒湿脚

气。（《主治秘诀》）

治咽喉疼痛，洗疮疥毒肿。（《滇南本草》）

龙胆草，大苦大寒，与芩连同功，但《神农本草经》称其味涩，则其性能守而行之于内，故独以治骨热著；余则清泄肝胆有余之火，疏通下焦湿热之结，足以尽其能事；而霉疮之毒，痄疬之疡，皆属相火猖狂，非此等大苦大寒，不足以泻其烈焰，是又疏泄下焦之余义矣。（《本草正义》）

三、单验方

（1）咽喉肿痛　龙胆草一把，捣汁，泪嗽服之。（《本草汇言》）

（2）龙胆汤治伤寒汗后，盗汗不止，或妇人小儿一切盗汗，并宜服之　龙胆不以多少，焙干，为细末，每服一大钱，猪胆汁三两，点入温酒少许，调服，空心临卧。（《杨氏家藏方》）

（3）四肢疼痛　用龙胆根切细，有生姜汁中浸一夜，焙干，捣为末。取一茶匙，水煎，温服。（《本草纲目》）

（4）咽喉热痛　用龙胆磨水服。蛔虫攻心（刺痛，吐清水），用龙胆一两，去头，锉碎，加水二碗，煮成一碗，头天晚上停食，第二天清晨，将药一顿服完。（《本草纲目》）

（5）尿血　突然尿血不止，以龙胆煎服。（《本草纲目》）

（6）《肘后备急方》治卒心痛　龙胆四两，酒三升，煮取一升半，顿服。（《证类本草》）

四、使用注意

龙胆水煎内服的常用剂量为3~6g，临床可根据需要而做适当调整。

《神农本草经疏》：草龙胆味既大苦，性复大寒，纯阴之药也，虽能除实热，胃虚血少之人不可轻试。空腹饵之令人溺不禁，以其太苦则下泄太甚故也。

五、医家经验

1.龙胆草伤胃

龙胆草能促进食欲，本品用小量（0.6~1g），有刺激胃液分泌、促进食欲、帮助消化的作用。但如用大量，则苦寒害胃，反而会引起恶心呕吐、头昏不欲饮食等症。（《焦树德方药心得》）

我早年曾治一患者，据其肝胆湿热炽盛而投用龙胆15g（在此之前我最多用9g），谁知药后病人竟昏厥在地，呼之不应，我急往视之，其脉尚存，经采用灌浓糖水等措施。患者很快清醒，并大呼"苦死我也！"当时我曾亲尝药液，确实苦涩良久不消。然而药苦何以能产生如此强烈反应？以后读《神农本草经疏》得知，"龙胆草味既大苦，性复大寒，纯阴之药也，虽能除实热，胃虚血少之人不可轻投"。而我当时对病情观察不细，没有了解到病人因病痛已数日，进食不多，服药时又系空腹，加之对药性认识不够，所以没有采取相应的预防措施，终致有此意外之事。经过多年的实践，我深深体会到即使胃虚之人，有肝胆实热证，龙胆草亦可使用，但必须同时兼顾脾胃。相反，无胃虚情况，若重用龙胆时，亦应事先告知病家药苦，使其有精神准备，或在服药后吃些糖果，以缓和龙胆的苦味，这样，就可以避免一些不必要的不良反应。（《名老中医医话》赵炳南）

2.治疗头痛

吴氏遵明代方隅所说"胆经郁热，令人头角额尖跳痛如针刺，非酒洗龙胆草不能治"，治疗胆火上逆、头晕、两头角痛，配用龙胆草屡效。（《吴少怀医案》）

3.龙胆草治膝关节积液

膝关节积液与中医痰湿留滞骨节相似。膝为筋之府，肝主筋，筋附于骨节，即关节处之滑膜、韧带（筋）为肝所主。风寒湿邪侵袭，郁而化热，火炼津液为痰；或因气机不利，聚湿为饮，水湿痰饮，停于经络，积聚于骨节而成斯疾。

既往我也循常法，用三妙、四妙之类，其治在湿，然见效甚慢。后来阅读《续名医类案》魏玉璜云"木热则流脂，断无肝火盛而无痰者"，方有所悟。治痰饮之大法，贵在调畅气机。丹溪翁谓："气顺则一身之津液亦随气而顺矣"，所谓气顺，要在肝气条达。通过不断摸索，我认为龙胆草是治疗膝关节积液的要药。《本草新编》谓其"功专利水、

消湿"；《神农本草经》曰"主骨间寒热"；《本草正义》称其"疏通湿热之结"。清热、除湿、散结，均能使肝气条达。在使用中，因其适于苦寒，故常加桂枝以和营、通阳、利湿、下气、行瘀、补中；或加陈皮行气化痰、健中燥湿；或合三妙、四妙以清热利湿等。以此为主，据其证情加减组方，每获良效。

如治赵某，女青年，患风湿性关节炎，左膝肿痛，时有寒热、汗出，经中西药治疗，热退痛止，但左膝髌肿胀不消，查髌上囊肿胀显著，抽之有淡黄色液，量较多，舌淡红苔白，脉弦数。处方：龙胆24g，桂枝9g，薏苡仁20g，牛膝12g，陈皮12g，生姜3片，服3剂，患者症减大半，再3剂而瘥。

西医学认为，关节积液与组胺释放及变态反应有关。动物试验表明，龙胆泻肝汤（龙胆为主药）有抗组胺作用。据日本江田英昭研究，龙胆对热证表现为主的变态反应有抑制作用，故推测以龙胆草为主治疗膝关节积液可能与此有关。（《长江医话》蒋立基）

六、老姬杂谈

我们更多人都知道有一个中成药，叫龙胆泻肝丸，有上清肝火、下利湿热的作用。由于这个方剂的主药是龙胆，所以，很多人也就说龙胆有利湿的作用，如《本草新编》的作者陈士铎先生就说"龙胆草，其功专于利水，消湿"。

味浓则泻，龙胆味道极苦，苦能燥湿，所以，龙胆有很好的祛湿作用，不过，这个湿是从小便去还是从大便走，还真不好说，因为，有人用龙胆泻肝丸之后，出现大便稀的情况。

《医学入门》说龙胆"治卒心痛，虫攻心痛，四肢疼痛"，也有一定道理。突然发作者，多为实证；龙胆味极苦入心，味浓则泻而去实，所以，可以"治卒心痛"。龙胆味道极苦有很好的杀虫作用，所以，可以治疗"虫攻心痛"。脾主四肢，四肢之虚证，为脾虚，由于火生土，虚则补其母，而龙胆味道极苦能入心补心，所以，龙胆能治疗虚态的四肢疼痛；四肢之实证，总由血瘀、痰湿所

致，龙胆能除痰湿，入心通脉，所以，龙胆也能治疗四肢之实证。不管虚实，龙胆均可治疗"四肢疼痛"。

至于《中药学》龙胆的功效为"清热燥湿，泻肝胆火"，这个很好解释。龙胆性寒，味道极苦，有燥湿之功；实则泻其子，木生火，肝胆属木，当肝胆火盛的时候，当泻心火，由于龙胆味道极苦，味浓则泻，且药性为寒，所以，龙胆可以"泻肝胆火"。

黄柏

一、药物特性

1.望

【药材】为芸香科植物黄檗或黄皮树的干燥树皮。前者为关黄柏，后者为川黄柏。(《中药学》)思维发散：以皮治皮，黄柏能达人体"皮"部或属阳部位。

【颜色】外表面黄褐色或黄棕色。(《中国药典》)思维发散：黄色与脾相通。

【优质药材】以片张厚大、鲜黄色、无栓皮者为佳。(《中药大辞典》)

2.闻

【气味】气微。(《中国药典》)

3.问

【寒热属性】寒。(《中药学》钟赣生主编)

【采集时间】3~6月间。(《中药大辞典》)思维发散：夏季采收的药材，具有向上向外的火行运动态势。

【炮制】黄柏：拣去杂质，用水洗净，捞出，润透，切片或切丝，晒干。

黄柏炭：取黄柏片，用武火炒至表面焦黑色(但须存性)，喷淋清水，取出放凉，晒干。

盐黄柏：取黄柏片，用盐水喷洒，拌匀，置锅内用文火微炒，取出放凉，晾干(每黄柏片50kg用食盐1.25kg，加适量开水溶化澄清)。

酒黄柏：取黄柏片，用黄酒喷洒拌炒如盐黄柏法(每黄柏片50kg用黄酒5kg)。(《中药大辞典》)思维发散：《本草撮要》：生用降实火，蜜炙

则不伤胃，炒黑止崩带，酒制治上，蜜制治中，盐制治下。《本经逢原》：黄柏，生用降实火，酒制治阴火上炎，盐制治下焦之火，姜制治中焦痰火，姜汁炒黑治湿热，盐酒炒黑制虚火，阴虚火盛面赤戴阳，附子汁制。

【有效成分】主要含多种生物碱，苦味质及甾体成分等。(《中药学》)

【药理作用】黄柏所含的生物碱对金黄色葡萄球菌、大肠埃希菌、痢疾杆菌、伤寒杆菌、结核杆菌、溶血性链球菌等均有一定抑制作用；对白色念珠菌、絮状表皮癣菌、大小孢子菌等皮肤致病真菌均有较强的抑制作用。对流感病毒、乙肝表面抗原也有抑制作用；黄柏能显著抗炎性增生，并有抗溃疡、利胆作用。此外，还具有抗心律失常、降压、镇静、降血糖等作用。(《中药学》)

【个性应用】遇到致病菌伤人时，可以考虑黄柏的应用；需要抑制乙肝表面抗原的时候，可以考虑黄柏的应用；遇到炎性增生时更要想到应用黄柏；需要抗溃疡、利胆时，需要考虑黄柏的应用；还有，需要抗心律失常、降压、降血糖、镇静时，也可以考虑黄柏的应用。

4.切

【现有特点】质坚。(《中国药典》)思维发散：内实者攻里，黄柏质坚这说明"内实"，攻里即走里的意思。

【质地轻重】体轻(《中国药典》)。思维发散：体轻升浮，且能达属阳部位。

5.尝

味道：味甚苦，嚼之有黏性。(《中国药典》)思维发散：味浓则泄，苦参极苦，较大剂量应用可致泻；苦者，能泻、能燥、能坚。嚼之有黏性，则说明有向内的运动态势。

6.药性

黄柏药性为寒。

7.共性应用

(1)达病位　黄柏既能达属阳部位，也能走里而达阴，所以，黄柏所达部位是人体之全身。由于色黄入脾，所以，对于脾所主之肉来说，其有病变时应用黄柏治疗则取效更为迅捷。

（2）平病性　黄柏药性为寒，可治热性病证。临床上见到热性病证，不管在全身什么部位，如果单一平病性而不考虑其他因素的话，就可以应用黄柏来治疗。

（3）修病态　苦能燥湿，黄柏味道甚苦，且色黄入脾能布散津液而除湿，夏季采收有发散之性，所以，黄柏有很好的祛湿之功；加之药性为寒，所以，临床遇到湿热之证，特别是肌肉部位有湿热的，就可以考虑黄柏的应用。虫得苦则下，黄柏味道极苦，有很好的驱虫作用。黄柏嚼之有黏性，一者同气相求，黄柏的这个特点和湿邪的特性相符合，所以黄柏能快速地打入湿邪内部以祛湿；二者湿性黏滞，应用黄柏之后，湿邪内消也许很快，但外排时可就需要较长时间了。

（4）除表象　苦坚，黄柏味道极苦，遇到人体因热而软的病证，就可以考虑黄柏的应用。味道重的药物都在发挥着味道的作用，黄柏味道极苦，所以，黄柏的作用更多是"极苦"所致的。极苦不入心不入脉，所以，黄柏的"黏"不能"止血"。如果非要说黄柏止血的话，也是黄柏的寒制病性的热，热消则"迫血"停。这点和后面谈的白及的"黏"不一样。

（5）入五脏　味浓则泻，味道大的药物更多是发挥味道的作用，所以，黄柏没有入脏补脏一说。

（6）五行特点　味浓则泄，极苦之品有向下的运动态势，属水行，所以，黄柏具有水行的运动态势。黄柏有黏性，具水行的运动态势。黄柏夏季采收，具火行的运动态势。

二、本草选摘

疗惊气在皮间，肌肤热赤起。（《名医别录》）

黄柏，性寒润降，去火最速。（《本草正》）

黄疸，止泄痢，女子漏下赤白。（《神农本草经》）

主热疮疱起，虫疮，杀蛀虫。（《本草拾遗》）

下焦湿肿。（《医学启源》）

凡下焦有湿热者，必用之品。（《药笼小品》）

黄柏，凡下体有湿，瘫痪肿痛，及膀胱有水，小便黄，小腹虚痛者，必用之，兼治外感肌热，内伤骨热，失血遗精阴痿。（《医学入门》）

杀疳虫，治蛔心痛，疥癣。（《日华子本草》）

主男子阴痿。治下血如鸡鸭肝片；及男子茎上疮，屑末敷之。（《药性论》）

治疮痛不可忍者。（《黄元御用药心法》）

黄柏、苍术，乃治痿要药，凡去下焦湿热作肿及痛，并膀胱有火邪，并小便不利及黄涩者，并用酒洗黄柏，知母为君，茯苓、泽泻为佐。凡小便不通而口渴者，邪热在气分，肺中伏热不能生水，是绝小便之源也，法当用气味俱薄淡渗之药，猪苓、泽泻之类，泻肺火而清肺金，滋水之化源。若邪热在下焦血分，不渴而小便不通者，乃《素问》所谓无阴则阳无以生，无阳则阴无以化，膀胱者州都之官，津液藏焉，气化则能出矣。法当用气味俱厚，阴中之阴药治之，黄柏、知母是也。长安王善夫病小便不通，渐成中满，腹坚如石，脚腿裂破出水，双睛凸出，饮食不下，痛苦不可名状，治满利小便渗泄之药服遍矣。予诊之曰：此乃奉养太过，膏粱积热损伤肾水，致膀胱久而干涸，小便不化，火又逆上，而为呕哕。《难经》：所谓关则不得小便，格则吐逆者。洁古老人言热在下焦，但治下焦，其病必愈。遂处以北方寒水所化大苦寒之药，黄柏、知母各一两，酒洗焙碾，肉桂一钱为引，热水丸如芡子大，每服二百丸，沸汤下，少时如刀刺前阴火烧之状，溺如瀑泉涌出，床下成流，顾盼之间，肿胀消散。《内经》云：热者寒之，肾恶燥，急食辛以润之。以黄柏之苦寒泻热补水润燥为君，知母之苦寒泻肾火为佐，肉桂辛热为使，寒因热用也。（李杲）

檗皮，配细辛，治口疮有奇功。（《本草衍义补遗》）

黄柏，走至阴，有泻火补阴之功，非阴中之火，不可用也。得知母滋阴降火，得苍术除湿清热。（朱震亨）

清肺部上焦之热者，即用皮意，究非专治之药，虽清上而仍赖其降下耳。（《本草便读》）

三、单验方

（1）打扑挫筋　磨粉调如泥状涂贴。（《现代

（2）消渴尿多能食　黄柏一斤，水一升，煮三五沸，渴即饮之，恣饮数日。（《独行方》）

（3）二妙散治筋骨疼痛，因湿热者　黄柏（炒），苍术（米泔浸、炒）。上二味为末，沸汤入姜汁调服。二物皆有雄壮之气，表实气实者，加酒少许佐之。（《丹溪心法》）

（4）清心丸治热甚梦泄，怔忪恍惚，膈壅舌干　黄柏（去粗皮）一两。捣罗为末，入龙脑一钱匕，同研匀，炼蜜和丸如梧桐子大。每服一丸至十九丸，浓煎麦冬汤下。（《圣济总录》）

（5）白淫，梦泄遗精及滑出而不收　珍珠粉丸。组成：黄柏一斤（放新瓦上烧令通赤为度），真蛤粉一斤。上为细末，滴水为丸，如桐子大。每服一百丸，空心酒下。（《素问病机气宜保命集》）

（6）下阴自汗，头晕腰酸　黄柏9g，苍术12g，川椒30粒，加水2000ml，煎至600ml。每次100ml，一日3次，2日服完。（《中级医刊》1966年第3期）

（7）梦遗有热　黄柏一两，冰片一钱，蜜丸服。手足肿痛欲断，黄柏五斤，水煎渍之。尿闭腹胀睛凸，渗利不效，黄柏、知母，稍加肉桂，水煎服，立通。（《本草易读》）

（8）肝硬化、慢性肝炎　用黄柏小檗碱注射液治疗肝硬化40例，临床治愈6例，显效20例，有效10例，无效1例，死亡3例；慢性肝炎19例，临床治愈12例，显效5例，无效2例，治疗期间未见副作用。（《中药大辞典》）

（9）滴虫性阴道炎　每晚清洗阴道后，塞黄柏栓剂1枚（每枚重7g，含黄柏碱0.5g），4次为一疗程；对阴道宫颈炎患者，隔日使用1枚。治疗滴虫性阴道炎14例，13例转为阴性；单纯宫颈炎6例，全部治愈。本药对妊娠及未婚者，均可使用。（《中药大辞典》）

四、使用注意

黄柏水煎内服的常用剂量为3~12g，临床可以根据需要而做适当调整。

《神农本草经疏》：阴阳两虚之人，病兼脾胃薄弱，饮食少进及食不消，或兼泄泻，或恶冷物及好热食；肾虚天明作泄；上热下寒，小便不禁；少腹冷痛，子宫寒；血虚不孕，阳虚发热，瘀血停滞，产后血虚发热，金疮发热；痈疽溃后发热，伤食发热，阴虚小水不利，痘后脾虚小水不利，血虚不得眠，血虚烦躁，脾阴不足作泄等证，法咸忌之。

《本草求真》：奈今天下人，不问虚实，竟有为去热治劳之妙药。而不知阴寒之性，能损人气，减人食。命门真元之火，一见而消亡。脾胃营运之职，一见而沮丧。元气既虚，又用苦寒，遏绝生机，莫此为甚。

《顾松园医镜》：苦寒之性，利于实热，不利于虚热，凡胃虚食少，脾虚泻多忌之，肾虚五更溏泄勿用。

《中药大辞典》：黄柏所致过敏性药疹：曾有1例患者用开水冲服黄柏3g左右，于服药5~6小时后，胸部发痒，继起多个小疙瘩，并蔓延全身，经脱敏常规治疗而愈。事后再用黄柏煎液行皮肤划痕试验，呈强阳性反应。

黄柏也有假药，比如，用番薯的块根染色切成薄片后当黄柏销售。

五、医家经验

黄柏治疗男性病

（1）阳痿　李某，男，40岁。1997年2月5日初诊。患者自述阳痿不举1年，偶有勃起，但不能插入，伴阴囊潮湿臊臭及睡眠盗汗，曾在本埠多处诊治，多服以参茸之品，效不显。现双下肢入夜则汗出如油，阴茎不能勃起更甚。诊见体质健壮，脾气暴躁，舌红，苔黄腻，脉弦滑。大便坚涩，小便黄。证为湿热下注，阳痿不举。乃以黄柏一味，盐炒研末，每日3次，每次开水冲服15g。2周后阴囊潮湿及下肢汗出大减，勃起加强，可以勉强插入，但同房仍难以成功，伴夜寐不安，精神不振。上药加远志10g，共研细末，以交通心肾，养心安神。半个月后上述症状消失，勃起正常，随访1年未复发。

按：本例阳痿，乃因湿热下注，经久化热，

聚湿生痰，下注肝肾，致使筋脉弛纵，阳道不兴，茎不能举。以王孟英之"下不坚者，急食苦以坚之"之训。用黄柏一味内服，湿热虽除，症未大解，加远志宁心安神，壮阳起痿乃愈。

（2）淋浊 殷某，男，30岁，1991年6月5日初诊。肥胖体质，性温和，嗜酒，有手淫史10余年，近半年来渐感排尿不适，时欲小便而尿后余沥，甚则茎中涩痛，少腹坠胀，胀引会阴；头昏失眠，夜尿频频，腰膝酸软，舌红，苔薄黄，脉缓。前列腺液常规：卵磷脂（+++），白细胞（++）。诊为慢性前列腺炎。以黄柏15g，萆薢5g，每日2次。泡茶服。半个月后复诊，自觉排尿舒畅，夜尿减少，但偶有早泄，仍以盐水炒黄柏研末再服，月余后上述症状消失。

按：本证属西医"慢性前列腺炎"范畴，其人体质丰盛，体内多湿，"湿渐化热则湿热阻夫气化，反耗精液"。情志不遂，房事过度，相火妄动，过食肥甘厚腻之品，使湿热久恋下焦，伤及肾阴。治宜清湿热而助气化，以黄柏清湿热，萆薢分清别浊乃令其条达。

（3）遗精 代某，男，18岁，1995年12月初诊。自述遗精频繁，夜寐不安，见异性则有遗意，神志恍惚，颇感痛苦；曾服金锁固精丸等效不显，口苦目涩，咽干，胸闷乏力，小便黄，舌质红，苔黄腻，脉弦滑。以黄柏、芡实各20g，共研末冲服，每日3次，服10天后复诊，遗精止，精神睡眠均有改善，乃令其续服1个月。半年后随访，诸症消失，再未复发。

按：遗精之病，多责之于肝肾，肾主藏精，肝主疏泄，其经循腹络阴器，其人湿热下注，热扰精室，精室不宁；致肝失条达，肾失气化，迫精外泄，黄柏苦寒去湿热而益生气，乃使诸症悉除。

黄柏生用，清利湿热；尤以清下焦湿热见长。以上3例，其共同点均为湿热下注，不同之处，例1为湿热下注而致阳痿，故单用黄柏清利；例2为湿热下注而清浊不分，故用黄柏伍萆薢以清利湿热而分清别浊；例3为湿热下注，扰乱精室而致遗精，故用黄柏配以芡实，一清一收，一利一涩，达到固精之目的。［周剑平，方方. 黄柏在男性病中

的运用探微. 中医函授通讯，1998，17（6）：31］

六、老姬杂谈

《药品化义》曰："黄柏，味苦入骨，是以降火能自顶至踵，沦肤彻髓，无不周到，专泻肾与膀胱之火。盖肾属寒水，水多则渐消，涸竭则变热。若气从脐下起者，阴火也。《内经》曰肾欲坚，以苦坚之，坚即为补，丹溪以此一味名大补丸，用盐水制，使盐以入肾，主降阴火以救肾水。用蜜汤拌炒，取其恋膈而不骤下，治五心烦热、目痛口疮诸症。单炒褐色，治肠红痔漏，遗精白浊，湿热黄疸。又膀胱热，脐腹内痛，凡属相火，用此折之，肾自坚固，而无旁荡之患。因味苦能走骨，能沉下，用酒拌炒，四物汤调服，领入血分，治四肢骨节走痛，足膝酸疼无力，遍身恶疮及脚气攻冲，呕逆恶心，阴虚血热，火气于足者，盖此一味，名潜行散，能散阴中之火，亦能安蛔虫，以苦降之之义也。"

看到这里，我想说的是：一，肾有摄纳作用，当其中一个作用——固摄作用下降的时候，此时可出现遗精、多汗、泄泻、带下、遗尿等病证，这时可有两种治法，一种是治本，就是补肾固摄，另一种是治标。而治标，也有两种方法，一个是"肾欲坚，以苦坚之，坚即为补"，用苦味的药坚之，因为苦能燥湿，湿去而坚，也就是说燥湿之后，津液减少，所以遗精、多汗、泄泻、带下、遗尿等也就减少或消失；另一种是《本草蒙筌》："热气软，故其味可以坚"，也就是说对于因热而软的病证，需要用寒性之品来坚之。二，气属阳，味属阴；味道之中，辛甘淡属阳，酸苦咸属阴；酸苦咸之中，咸软酸收苦坚，苦味为阴中之至阴，而五体之中，骨为至阴，所以，苦味能达骨，这就是《药品化义》上说"黄柏，味苦入骨"之义。当然，"肾欲坚，以苦坚之，坚即为补"，苦能补肾，肾主骨，所以，苦能入骨，这也是一种解释。由此可知，当我们在治疗骨病的时候，加用或者应用苦味的药物，能更好地达病位。

当然，至于"肾欲坚"的"坚"，在《重庆堂随笔》上谈得很清楚，"黄柏之功，昔人已详之

矣，或竟视为毒药，痛戒勿用，毋乃议药不议病之陋习耶？经言肾欲坚，急食苦以坚之。凡下部不坚之病多矣，如茎痿、遗浊、带漏、痿躄、便血、泻痢诸症，今人不察病情，但从虚寒治之，而不知大半属于虚热也。盖下焦多湿，始因阴虚火盛而湿渐化热，继则湿热阻夫气化，反耗精液，遂成不坚之病，皆黄柏之专司也，去其蚀阴之病，正是保全生气，谁谓苦寒无益于生气哉？盖黄柏治下焦湿热诸证，正与蛇床子治下焦寒湿诸证为对待。"

这里，我多说一点：上为阳，下为阴，对人体而言，头面部属阳，（腿脚）腰腹部属阴；热属阳，寒属阴，同声相应，头面部为热，（腿脚）腰腹部为寒。所以，白天，人在清醒的时候，"头面部为热，（腿脚）腰腹部为寒"是正常的，不过，凡事都有度，不足不成，过多也不成。同气相求，有外来之寒热侵犯人体时，寒邪易侵犯人体（腿脚）腰腹部位，热邪易侵犯人体头面部，所以，当人体受寒时，腿脚特别是阴中之阴的腹部会感到不适。当人体受热或者受风时（风也为阳邪），头面部会感到不适。

看看我们都熟知的感冒，当初期只出现头面部病证时，说明是以感受风邪为主或者以感受热邪为主。当初期出现全身不适时，则说明受寒严重。

由于白天属阳，晚上属阴，阴与阳刚好是相反的，所以，人在晚上睡觉的时候，则需头凉脚热。这也许就是"阳入于阴，人则能寐"的意思。

我以前说过"上焦病宜缓治，下焦病宜速治"，原因就是上焦属阳，下焦属阴；速属阳，缓属阴，根据阴阳的制约关系，以"缓"来治上焦病，以"速"来治下焦病。当时有人问我的理论依据，我只能说是推理所得。今日写"黄柏"，看到《药鉴》上的一段话，证明了我的推理是对的。"又治上焦实热，多制为良，取其缓也。中焦实热，单制为良，取其缓在中也。下焦实热，不制为良，取其速下也。或佐以三焦之药，亦无不可。"

另外，我记得很早以前问过学生们一个问题，就是刚把脚扭伤了，这时的病性是热还是寒？如何判断？当时，说寒说热的都有，我的解释就是刚把

脚扭了，我们都是采用冷敷的办法，既然用冷敷有效（热敷更糟），由于每次都这样，热者寒之，所以，可以说其病性为热。由于黄柏药性为寒，所以，我们就能知道《现代实用中药》的"打扑挫筋等，磨粉调如泥状涂贴"是针对扭伤初期也就是说24小时内的（严格来说，是48小时内）。由此我们可以知道，看前人的方子，有效无效，就看适应证。诊断至关重要！

如《本草求真》上就说：寇氏《本草衍义》治心脾有热，舌颊生疮，用蜜炙黄柏青黛各一分为末，入生龙脑一字掺之吐涎。越筵散用黄柏细辛等份为末掺，或用黄柏干姜等份亦良，但用良药不效者，须察脉症，或因中气不足，虚火上炎，宜用参术甘草干姜附子之类，或噙官桂引火归原。

《内经》中早就谈到"诸痛痒疮，皆属于心""心主任物"，用我们现在的话来说，接收（接受）外界信息，是心的功能。生活当中有一句话叫"蜜多不甜，油多不香"，物极必反。苦味入心，小量的苦味进入人体之后，能增强心功能，能促使人体更快更好的接收（接受）外界信息；大量的苦味进入人体之后，则起到抑制作用，使人体接收（接受）外界信息的功能减弱。由于黄柏味道极苦，所以，《黄元御用药心法》上就谈到其"治疮痛不可忍者"。

延伸之后，想要治标的止痛止痒，就可以用大量的"苦味"以治之。当然，如果是由于因湿热所致的，由于此也可以治本，所以，远期效果好；如果是因为其他原因所致的，由于此只能治标，所以近期效果很好，但远期效果不理想。

最后，说一个我用黄柏的病案，以供参考。

周某，女，35岁，2016年5月15日初诊。肝血管瘤（4mm×6mm），后背疼，舌质稍红苔黄厚，脉滑数。处方：黄柏10g，泽泻60g，牵牛子10g，川芎30g，乌梅10g，海藻30g，昆布30g，车前子（另包）30g，滑石30g，赭石（先煎）90g，鸡内金10g，神曲30g，白芥子30g，7剂。5月22日二诊，后背已不疼，今晨出现腹胀。上方去车前子，加生地黄30g，7剂。

第二节　味苦的常用药物

黄芩

一、药物特性

1.望

【药材】为唇形科植物黄芩的干燥根。（《中药学》）老根断面中央呈暗棕色或棕黑色枯片状，习称枯黄芩或枯芩；或因中空而不坚硬，呈劈破状者，习称黄芩瓣。根遇潮湿或冷水则变为黄绿色。（《中药大辞典》）思维发散：取类比象，根类药材能达人体腿脚部位和其他属阴之处。

【颜色】表面棕黄色或深黄色。思维发散：色黄入脾。

【优质药材】以条长、质坚实、色黄者为佳。条短、质松、色深黄、成瓣状者质次。（《中药大辞典》）

2.闻

【气味】气微。（《中国药典》）

3.问

【寒热属性】寒。（《中药学》钟赣生主编）思维发散：寒能制热。

【采集时间】春、秋。（《中药学》）思维发散：春季采收的，具有木行的运动态势；秋季采收的，具有金行的运动态势。

【炮制】黄芩：拣去杂质，除去残茎，用凉水浸润或置开水中稍浸捞出，润透后切片晒干（注意避免曝晒过度发红）。

酒黄芩：取黄芩片喷淋黄酒，拌匀，用文火微炒，取出，晾干。每50kg黄芩，用黄酒5~7.5kg。

炒黄芩：取黄芩片用文火炒至表面微焦为度，取出，放凉。

黄芩炭：取黄芩片用武火炒至表面焦褐色、边缘带黑色为度，但须存性，喷淋清水，取出，晒干。（《中药大辞典》）

思维发散：酒制向上，火炒更燥，炒炭止血。

【有效成分】主要含黄酮类成分，此外尚含苯乙酮、棕榈酸、油酸等挥发油成分，β-甾谷醇、黄芩酶等。（《中药学》）

【药理作用】黄芩煎剂体外对金黄色葡萄球菌、溶血性链球菌、肺炎双球菌等革兰阳性菌及大肠埃希菌、痢疾杆菌、铜绿假单胞菌等革兰阴性菌具有不同程度的抑制作用。黄芩煎剂、水浸出物体外对甲型流感病毒、乙肝病毒有抑制作用。黄芩苷、黄芩苷元对急慢性炎症均有抑制作用，并能降低毛细血管通透性，减少过敏介质的释放，具有显著抗过敏作用；有明显解热作用。还有镇静、保肝、利胆、降压、降脂、抗氧化等作用。（《中药学》）

【个性应用】当人体有细菌和（或）病毒存在的时候，可以考虑应用黄芩；当人体出现过敏的时候，可以应用黄芩；当人体出现发热或需要镇静、保肝、利胆、降压、降脂和抗氧化的时候，可以考虑应用黄芩。

4.切

【现有特点】质硬。（《中国药典》）枯芩，质轻。思维发散：内实者攻里，黄芩质硬，更多在体内发挥作用（枯芩能达阳位而发挥作用），且不易散开。

5.尝

【味道】味苦。（《中国药典》）思维发散：苦者，能泻、能燥、能坚；苦入心。

6.药性

黄芩药性为寒。

7.共性应用

（1）达病位　黄芩能达人体腿脚部位及其他属阴部位。由于枯芩体轻，所以，枯芩能达人体上面及其他属阳部位。

（2）平病性　黄芩药性为寒，可制热。

（3）修病态　苦能燥湿，黄芩味苦，有燥湿之功；加之药性为寒，所以，用黄芩治疗湿热之证，效果很好。黄芩色黄通脾，脾主肌肉，加之味苦燥湿，所以，黄芩有很好的清除肌肉中湿热的作用。

虫得苦则下，黄芩性寒，故而，黄芩可消除因湿热所生之虫。

（4）除表象　苦能坚，黄芩性寒味苦也能消除热软之表象。苦入心，心主血脉，黄芩味苦，药性为寒，寒则血涩，所以，黄芩有止血之功；血见黑即止，黄芩炒炭之后，止血效果更好。

（5）入五脏　黄芩味苦入心。

（6）五行特点　苦属火，黄芩味苦，具火行的运动态势。黄芩色黄属土，具土行的运动态势。

二、本草选摘

黄芩，治肺中湿热，疗上热目中肿赤，瘀血壅盛，必用之药。（《医学启源》）

治发热口苦。（李杲）

疗痰热，胃中热。（《名医别录》）

除一切热，解诸般淋。（《本草易读》）

中空者为枯芩入肺，细实者为子芩入大肠。（《本经逢原》）

枯者清上焦之火，消痰利气，定喘嗽，止失血，退往来寒热，风热湿热，头痛，解瘟疫，清咽，疗肺痿肺痈，乳痈发背，尤祛肌表之热，故治斑疹、鼠瘘、疮疡、赤眼；实者凉下焦之热，能除赤痢，热蓄膀胱，五淋涩痛，大肠闭结，便血，漏血。（《本草正》）

黄芩中枯者名枯芩，条细者名条芩，一品宜分两用。盖枯芩体轻主浮，专泻肺胃上焦之火，主治胸中逆气，膈上热痰，咳嗽喘急，目赤齿痛，吐衄失血，发斑发黄，痘疹疮毒，以其大能凉膈也。其条芩体重主降，专泻大肠下焦之火，主治大便闭结，小便淋浊，小腹急胀，肠红痢疾，血热崩中，胎漏下血，夹热腹痛，谵语狂言，以其能清大肠也。（《药品化义》）

苦入心，寒胜热。泻中焦实火，除脾家湿热。中虚名枯芩，即片芩，泻肺火，清肌表之热。内实名条芩，即子芩，泻大肠火，补膀胱水。上行酒炒，泻肝胆火，猪胆汁炒。（《本草备要》）

三、单验方

（1）清金丸泻肺火，降膈上热痰　片子黄芩，炒，为末，糊丸，或蒸饼丸梧子大。服五十丸。（《丹溪心法》）

（2）淋，亦主下血　黄芩四两，细切，以水五升，煮取二升，分三服。（《千金翼方》）

（3）崩中下血　黄芩，为细末。每服一钱，

烧秤锤淬酒调下。（《普济本事方》）

（4）经水暴下不止　古方有一味子芩丸，治妇人血热，经水暴下不止者最效。（《本经逢原》）

（5）清气分热　李濒湖曰："有人素多酒欲，病少腹绞痛不可忍，小便如淋诸药不效，偶用黄芩、木通、甘草三味，煎服遂止。"按：黄芩治少腹绞痛，《名医别录》原明载之，由此见古人审药之精非后人所能及也。然必因热气所迫致少腹绞痛者始可用，非可概以之治腹痛也。又须知太阴腹痛无热证，必少阳腹痛始有热证，《名医别录》明标之曰"少腹绞痛"，是尤其立言精细处。濒湖又曰："余年二十时，因感冒咳嗽既久，且犯戒，遂病骨蒸发热，肤如火燎，每日吐痰碗许，暑月烦渴，寝食俱废，六脉浮洪，遍服柴胡、麦冬、荆沥诸药，月余益剧，皆以为必死矣。先君偶思李东垣治肺热如火燎，烦躁引饮而昼盛者气分热也，宜一味黄芩汤，以泻肺经气分之火。遂按方用片芩一两，水二盅煎一盅顿服，次日身热尽退，而痰嗽皆愈，药中肯，如鼓应桴，医中之妙有如此哉。"观濒湖二段云云，其善清气分之热，可为黄芩独具之良能矣。（《医学衷中参西录》）

（6）慢性气管炎　黄芩、葶苈子各等份，共为细末。（《内蒙古中草药新医疗法资料选编》）

（7）防腐　外洗创口，有防腐作用。（《科学的民间药草》）

（8）胸部积热　用黄芩、黄连、黄柏等份为末。加蒸饼做成丸子，如梧子大。每服二三十丸，开水送下。此方名"三补丸"。（《本草纲目》）

（9）肤热如火烧，骨蒸（结核）痰嗽　用黄芩一两，加水二杯，煎成一杯，一次服下。（《本草纲目》）

（10）吐血、鼻血、下血　黄芩一两，研末，每取三钱，加水一碗，煎至六成，和渣一起温服。（《本草纲目》）

（11）血淋热痛　用黄芩一两，水煎，热服。（《本草纲目》）

妇女绝经期的年龄已过，仍有月经或月经过多。用黄芩心二两，浸淘米水中七天，取出炙干再浸，如此七次，研细，加醋加糊做成丸子，如梧子

大。每服七十丸，空心服，温酒送下。一天服二次。（《本草纲目》）

（12）肺热鼻衄　用黄芩20g，白茅根25g，水煎服。治疗肺热鼻衄患者10余例，效果满意，一般服1~3剂即愈。（1988年《四川中医》阎保祥）

四、使用注意

黄芩水煎内服的常用剂量为3~10g，临床可以根据需要而做适当调整。

《神农本草经疏》：脾肺虚热者忌之。凡中寒作泄，中寒腹痛，肝肾虚而少腹痛，血虚腹痛，脾虚泄泻，肾虚溏泻，脾虚水肿，血枯经闭，气虚小水不利，肺受寒邪喘咳，及血虚胎不安，阴虚淋露，法并禁用。

《药笼小品》：虚寒者忌之。

黄芩，品种较多，比如，还有滇黄芩、黏毛黄芩、丽江黄芩等，不过，苦芩，也就是棕黑色或者中空者，疗效较差。

五、医家经验

1.肺热咳嗽

李东垣谓：治肺热如火燎，烦躁引饮而昼盛者，气分热也，宜一味黄芩汤以泻肺经气分之火。余于1958年曾治朱某患肺热咳嗽，痰里夹血，胸膈板结，口渴引饮，气粗苔黄乏津。遵东垣之法，主以黄芩60g，水煎顿服，次日身热尽退而痰咳胸结之患愈。足见前贤之方可法可师也。（《长江医话》彭参伦）

2.大剂量黄芩为主治疗肺源性心脏病

杨某，男，41岁。1967年2月诊。患"慢性支气管炎继发肺源性心脏病"已8年。2个月前因感冒上症加重。畏寒、发热、多痰，心悸喘促，周身浮肿，尤以两下肢为重。经服呋塞米、氨茶碱、抗生素等及中药皆罔效，邀余诊治。症见：面色苍白，口唇发绀，呼吸困难，两手呈杵状指，周身浮肿，腹胀尿少，心悸倚息，四肢不温，纳差，咳嗽多痰，痰液黄白相兼，舌淡，苔白滑，脉沉细。诊为脾肾阳虚，复感时邪，肺气郁闭，水湿内停。治宜宣肺清热，温补脾肾。处方：黄芩100g，麻黄30g，杏仁20g，附子20g，水煎服，1日1剂。患者服上方后，尿量增多，10天后水肿全消，连服16剂，诸症消失，继服十全大补汤以善其后。

按：本病的病因病机在于"痰饮""水气"为患。外感致咳，久咳伤肺，肺气先虚，肺气不得宣泄，进而使心阳亦衰，水湿不化、泛滥成肿。故宜宣肺清热治标，温肾强心培本。方用大剂量黄芩以清肺中痰热，并燥脾胃之湿，麻黄、杏仁宣肺发表，止咳利水，附子大热入心脾肾经，能回阳救逆，温煦脾肾。本方寒热并用，表里同治，所以对"肺源性心脏病"并发外感者有明显疗效。［柯泽训.大剂量黄芩为主治疗肺心病.四川中医，1985（4）：封三］

3.黄芩治疗关节痛

黄芩治疗关节炎为金元时期医家治疗关节痛的经验，认为关节疼痛为湿热发病者十居八九，邪之所凑，首先犯肺，故应重用黄芩。朱丹溪治疗关节疼痛，其独到之处在于清热化湿、燥湿化痰、理气和中、活血通络，力求切中病机为要，毕生追求总结"湿热论发病观"。朱丹溪治疗关节痛的用药共为82味，运用频率最高的是黄芩；次为羌活、川芎；次为当归、桃仁、生姜；次为苍术、黄柏、陈皮、甘草；次为红花、芍药、牛膝、酒；次为威灵仙。朱丹溪《本草衍义补遗》谓"黄芩入上中焦药，降火下行"；羌活"辛温散寒祛风胜湿止痛"；川芎"辛甘发散"等，说明丹溪的经验基于大量的临床结果，有感而论，尤其应注意，在治疗急性关节炎时，君药黄芩的用量以20~30g为宜。［张玉萍.黄芩巧治关节痛.上海中医药杂志，2006，40（8）：50］

六、老姬杂谈

黄芩，是临床常用的一味药，我记得以前上学的时候，我们的老师就给我们说"黄芩清上焦热，黄连清中焦热，黄柏清下焦热"，毕业之后，也常这么用，由于基本都是配伍应用，有效之后，也就没有仔细考虑。而现在，静思之后，感觉有些东西真需要细化。从前面的内容我们可以知道，黄芩，有枯芩和条芩之分，枯芩中空且体轻，条芩坚实且稍重（相比较枯芩而言）。中空者发表，体轻者达阳位，所以，枯芩有很好清上焦之热的作用。看看现在中药店里的黄芩，更多是条芩，有清下热的作用，所以，不能笼统地说"黄芩清上热"。陶弘景说的黄芩"治奔豚，脐下热痛"应该就是针对条芩来说的。《中药大辞典》上说"黄芩毒性极低"，所以，只要是黄芩的适应证，就可以放胆用之。既可单用，又可配伍他药一起用。所以，我们看到柯泽训先生讲述的医案中，黄芩用到100g，扭转乾坤。由于黄芩色黄入脾、质坚走里、味苦燥湿且药性为寒，消除肌肉之湿热很是为好，当然，枯芩除外。所以，《神农本草经百种录》中就说"凡肌肉热毒等病，此皆除之"。

《中药学》黄芩的功效为"清热燥湿，泻火解毒，止血，安胎"，这个都可用味苦、性寒来解释。至于安胎，由于热属阳寒属阴，动属阳静属阴，所以，胎过于动则属于热；由于黄芩能清热且能达下，所以，黄芩有很好的安胎作用。

常山

一、药物特性

1.望

【药材】为虎耳草科植物常山的干燥根。（《中药学》）思维发散：取类比象，根类药物能达人体腿脚部位和其他属阴的部位。

【优质药材】以质坚实而重、形如鸡骨，表面及断面淡黄色、光滑者为佳，根粗长顺直、质松、色深黄、无苦味者不可入药。（《中药大辞典》）

2.闻

【气味】气微弱。（《中药大辞典》）

3.问

【寒热属性】寒。（《中药学》钟赣生主编）

【采集时间】秋季。（《中药学》）思维发散：秋季采收的药材，具有金行清除的运动态势。

【有效成分】主要含常山碱，还含常山次碱、4-喹唑酮及伞形花内酯等。（《中药学》）

【药理作用】常山水煎剂及醇提液对疟疾有效。常山碱甲、乙、丙还能通过刺激胃肠的迷走

神经与交感神经末梢而反射性地引起呕吐；此外，常山还有降血压、兴奋子宫、抗肿瘤、抗流感病毒、抗阿米巴原虫、消炎、促进伤口愈合等作用。（《中药学》）

【个性应用】疟疾，现在很少见，这个我们就不多说了；需要用呕吐法治疗时，可以考虑应用常山；需要降血压、兴奋子宫、抗肿瘤、抗流感病毒、抗阿米巴原虫、消炎、促进伤口愈合等时，可以考虑应用常山。

4.切

【现有特点】质坚硬。（《中国药典》）思维发散：内实者攻里，常山质坚实，走里，且不易散开。

5.尝

【味道】味苦。（《中国药典》）思维发散：苦者，能泻、能燥、能坚；苦味入心。

6.药性

常山药性为寒。

7.共性应用

（1）达病位　从常山药用部位为根且质坚硬的特点来看，常山能达人体腿脚及其他属阴部位。

（2）平病性　常山药性为寒，可治疗热证。

（3）修病态　苦能燥湿，常山味苦，有燥湿之功。虫得苦则下，常山性寒，加之秋季采收的清除作用，故而，常山可消除因热所生之虫。

（4）除表象　苦能坚，常山性寒味苦也能消除热软之表象。苦入心，心主血脉，常山味苦，药性为寒，寒则血涩，所以，常山也有止血之功。

（5）入五脏　常山味苦入心。

（6）五行特点　苦属火，常山味苦，具火行的运动态势。常山秋季采收，具金行的运动态势。

二、本草选摘

少服，则痰可徐消，若多服即可将脾中之痰吐出，为其多服即作呕吐，故诸家本草皆谓其有毒，医者用之治疟，亦因此不敢多用，遂至有效有不效。若欲用之必效，当效古人一剂三服之法，用常山五六钱，煎汤一大盅，分五六次徐徐温饮下，即可不作呕吐，疟疾亦有八九可愈。（《医学衷中

参西录》)

三、单验方

胸中多痰，头疼不欲食及饮酒　常山四两，甘草半两。水七升，煮取三升，纳半升蜜，服一升，不吐更服。无蜜亦可。（《补缺肘后备急方》）

四、使用注意

常山水煎内服的常用剂量为5～9g，临床可以根据需要而做适当调整。治疗疟疾宜在寒热发作前半天或2小时服用。

《本草蒙筌》：凡服此，须头晚煎熟，露天空下一宿，次早才服。

《顾松园医镜》：虚人及孕妇大忌。

过量服用常山会引起强烈的呕吐反应，并可致西医上肝、肾的病理损害，严重者可导致死亡，所以，应用常山治病时，对剂量的把握很是关键。孕妇及体虚者慎用。

五、医家经验

本品有强烈的致吐作用，前人有时用它涌吐胸膈间痰浊，痰饮的停留结滞，用常山配甘草内服，可吐出痰涎水饮等，使胸膈间感到宽畅，但现在已很少用吐法，所以本品目前主要用于治疗疟疾。（《焦树德方药心得》）

六、老姬杂谈

常山，《中药学》上将其归到涌吐药中，说其功效为"涌吐痰涎，截疟"。关于涌吐，《本草通玄》上谈得很到位，"常山，世俗闻雷敩有老人、久病之戒，遂视常山为峻剂，殊不知常山发吐，唯生用与多用为然，与甘草同行，则亦必吐，若酒浸炒透，但用钱许，余每用必建奇功，未有见其或吐者也"，也就是说，并不是在所有应用常山的情形下都会出现吐。

生活当中，有人喝中药，不管什么中药都会出现吐，更甚者，服用药片，不管中药片还是西药片，也会出现呕吐恶心。其实，这是人体的一个排斥反应，对于不愿接受的、不能接受的味道及东西，均会排斥。

由于前人更多的本草书上，如《本草备要》《本草求真》《本草从新》等，都从"辛苦"之味来谈常山之功，所以言常山为峻药，如《本草衍义补遗》中就说"常山，性暴悍，善驱逐，能伤其真气，功不可偃过也。病人稍近虚怯，勿可用也"。其实，应用常山治病，只要注意用量和配伍，是完全可以避免呕吐情况出现的。

由于应用常山可能出现呕吐，所以，《本草便读》上说"总之，常山瞑眩之药，不可妄用"。应用常山时出现的呕吐，是用药后的正常反应，应用之前一定要和患者讲清楚。

《黄帝内经》上说"药不瞑眩，厥疾弗瘳"，瞑眩反应，临床经常出现，因为治疗，就是让病态下的平衡变成正常平衡，这个过程，更多时候会出现不平衡，"和平演变"的情形很少。所以，用药之前，需和患者讲清楚可能出现的问题及解决问题的办法，这样，患者就不会着急害怕。这也是防止医疗"事故"出现的方法之一。

关于《本草正》：说常山"治狂、痫、癫厥"，这是因为痰为这几种病的致病根源，常山祛痰，所以，可治。

关于常山祛痰，现在我们知道，是因为苦能燥湿加之其能"致吐"所为，并不是《药品化义》上所说"常山……宣可去壅，善开结痰，凡痰滞于经络，悉能从下涌上。取味甘色黄，专入脾经而祛痰疟"。由此可知，不能尽信书！

延胡索

一、药物特性

1.望

【药材】为罂粟科多年生植物延胡索的干燥块茎。（《中药学》）思维发散：茎类药物具有疏通作用，且可达全身。

【颜色】表面黄色或黄褐色。断面黄色。（《中国药典》）思维发散：黄色入脾。

【优质药材】以个大、饱满、质坚、色黄、内色黄亮者为佳。个小、色灰黄、中心有白色者质

次。(《中药大辞典》)

2.闻

【气味】气微。(《中国药典》)思维发散:不能从气味的角度来推理延胡索的功用。

3.问

【寒热属性】温。(《中药学》钟赣生主编)

【采集时间】夏季。(《中药学》)思维发散:夏季,五行属火,夏季采收的药材,具有向上向外的火行运动态势。

【炮制】延胡索:拣去杂质,用水浸泡,洗净,晒晾,润至内外湿度均匀,切片或打碎。

醋延胡索:取净延胡索,用醋拌匀,浸润,至醋吸尽,置锅内用文火炒至微干,取出,放凉;或取净延胡索,加醋置锅内共煮,至醋吸净,烘干,取出,放凉。(每延胡索100kg,用醋20kg)。

酒延胡索:取净延胡索片或碎块,加黄酒拌匀,闷透,置锅内用文火加热,炒干,取出放凉。每延胡索100kg,黄酒20kg。(《中华本草》)

思维发散:醋延胡索止疼作用好且有止血之功;酒延胡索活血作用好。所以,需要止痛止血时,最好用醋制,需要更好活血时,最好用酒制。酒炒行血,醋炒止血,生用破血,炒用调血。(《本草备要》)行上部酒炒,中部醋炒,下部盐水炒。(《冯氏锦囊秘录》)

【有效成分】主要含20多种生物碱。(《中药学》)

【药理作用】延胡索甲素、乙素和丑素有镇痛、催眠、镇静和安定作用。延胡索醇提物能扩张冠脉、降低冠脉阻力、增加冠脉血流量,提高耐缺氧能力。延胡索总碱能抗心律失常。去氢延胡索甲素能保护心肌细胞、抗心肌缺血。四氢帕马丁能扩张外周血管,降低血压,对脑缺血—再灌注损伤有保护作用。延胡索全碱及醇提物有抗溃疡作用,乙素能抑制胃酸分泌。此外,延胡索还有一定的抗菌、抗炎、抗肿瘤作用和提高应激能力。(《中药学》)

【个性应用】需要镇痛、催眠、镇静和安定时,可以考虑延胡索的应用;需要增加冠脉流量及抗心律失常时,可以考虑延胡索的应用;需要降压、抗溃疡、抑制胃酸分泌时,可以考虑延胡索的

应用;需要抗菌、抗炎、抗肿瘤及提高应激能力时,可以考虑延胡索的应用。

4.切

【现有特点】质硬。(《中国药典》)思维发散:内实者走里,延胡索质硬,内服之后,更多是在体内发挥作用,且不易散开。

5.尝

味苦。(《中国药典》)思维发散:苦者,能泻、能燥、能坚;苦入心。

6.药性

延胡索药性为温。

7.共性应用

(1)达病位 延胡索虽可达全身,但因质硬走里,故而,内服之后更多是达里。

(2)平病性 延胡索药性为温,可治疗寒性病证。

(3)修病态 苦入心,心主血脉,延胡索药性为温,"热则血行",加之"茎类"的疏通及夏季采收的发散之功,延胡索的活血通脉作用很好。临床上见到血瘀特别是因寒所致的血瘀病证,应用延胡索治疗,效果很好。

延胡索苦能燥湿,"茎类"的疏通及"病痰饮者,当以温药和之"和色黄入脾、脾主运化能布散水湿,所以,延胡索的祛湿作用也很是不错。

延胡索性温色黄入脾,脾主运化,加之"茎"的疏通作用,故而临床上见到因寒所致的积食病证,就可以考虑延胡索的应用。

虫得苦则下,延胡索性温,故而,延胡索可消除因寒湿所生之虫。

(4)除表象 不通则痛,延胡索有疏通作用,可以止痛。

(5)入五脏 延胡索味苦入心。

(6)五行特点 延胡索味苦属火,具火行的运动态势。延胡索色黄属土,具土行的运动态势。延胡索夏季采收,具火行的运动态势。延胡索有疏通作用,具木行的运动态势。

二、本草选摘

治脾胃气结滞不散,下气消食。(《医学

启源》）

治心痛欲死。（《雷公炮炙论》）

主破血，产后诸病，因血所为者。妇人月经不调，腹中结块，崩中淋露，产后血运，暴血冲上，因损下血，或酒摩及煮服。（《开宝本草》）

三、单验方

（1）下痢腹痛　延胡索三钱，米饮服之，痛即减，调理而安。（《本草纲目》）

（2）跌打损伤　玄胡炒黄研细，每服一至二钱，开水送服，亦可加黄酒适量同服。（《单方验方调查资料选编》）

（3）久患心痛，身热足寒　用延胡索（去皮）、铃子肉等份为末。每服二钱，温酒或白开水送下。（《本草纲目》）

（4）偏正头痛不可忍者　玄胡索七枚，青黛二钱，牙皂二个（去皮子）。为末，水和丸如杏仁大。每以水化一丸，灌入病人鼻内，当有涎出。（《永类钤方》）

（5）坠落车马，筋骨疼痛不止　延胡索一两。捣细罗为散，不计时候，以豆淋酒调下二钱。（《太平圣惠方》）

四、使用注意

延胡索水煎内服的常用剂量为3~10g，研末服用，每次1.5~3g，临床可以根据需要而做适当调整。醋制可加强止痛之功。

《本草品汇精要》：妊娠不可服。

《神农本草经疏》：经事先期及一切血热为病，法所应禁。

《本草正》：产后血虚或经血枯少不利，气虚作痛者，皆大非所宜。

五、医家经验

颜德馨：（延胡索）主要作用是活血行气，前人认为它能"行血中气滞，气中血滞"。通过活血行气而能治一身上下，心腹腰膝，内外各种疼痛。常用于以下情况：治诸痛、除癥瘕。（《焦树德方药心得》）

六、老姬杂谈

在很多的书上都谈到延胡索有很好的活血破血之功，《本草纲目》上就说"延胡索，能行血中气滞，气中血滞，故专治一身上下诸痛，用之中的，妙不可言"，而这些，也许更多是根据"辛苦"来推理的。比如，《本草便读》《本草从新》《本草撮要》《本草害利》《本草经解》等都是从辛苦而温来谈功效的。比较直接的是《本草经解》，其谈到"腹为阴，腹中结块，血结成块也，辛能散结，温能行血，所以主之"。《本草求真》上也谈到"以其性温，则于气血能行能畅。味辛，则于气血能润能散，所以理一身上下诸痛"。

还有认为延胡索的气味是"香的"，如《本草便读》谈到"延胡索辛苦而温，色黄气香，其形坚实，肝家血分药也，能行血活血，而又能理血中气滞，故一切气血阻滞作痛者，皆可用之"。

也许，很早以前的延胡索就是"气香，味辛苦"的，不过，现在的延胡索只有"苦味"，所以，除苦味带来的作用外，其他"气香""味辛"的功效都是不存在的。

《中药学》延胡索的功效为"活血，行气，止痛"，也许也是根据前人"气香，味辛苦"等推理而出的。

白及

一、药物特性

1.望

【药材】为兰科植物白及的干燥块茎。（《中药学》）思维发散：茎类药物具有疏通作用，且能达全身。

【优质药材】以个大、饱满、色白、半透明、质坚实者为佳。（《中药大辞典》）

2.闻

【气味】无臭。（《全国中草药汇编》）

3.问

【寒热属性】微寒。（《中药学》钟赣生主编）

【采集时间】夏、秋。（《中药学》）思维发散：

夏季采收的，具有火行的运动态势；秋季采收的，具有金行的运动态势；夏秋之间采收的，则具有土行的运动态势。

【有效成分】主要含联苄类、二氢类、联菲类成分，二氢菲并吡喃类化合物，苄类化合物及蒽醌类成分和酚酸类成分。（《中药学》）

【药理作用】白及有止血、促进伤口愈合、抗胃溃疡等作用。白及煎剂可明显缩短出血和凝血时间，其止血作用与所含胶质有关。白及粉对胃黏膜损伤有明显保护作用，对实验性犬胃及十二指肠穿孔有明显治疗作用，可迅速堵塞穿孔，阻止胃及十二指肠内容物外漏并加大网膜的遮盖；对实验性烫伤、烧伤动物模型能促进肉芽生长，促进疮面愈合。另外还有抗肿瘤、抗菌作用。（《中药学》）

【个性应用】需要止血、促进伤口愈合、抗溃疡时，可以考虑白及的应用；需要抗肿瘤、抗菌治疗时，可以考虑白及的应用。

4.切

质坚硬。（《中华本草》）思维发散：内实者攻里，白及质坚硬，更多是在体内发挥作用。

5.尝

味苦，嚼之有黏性。（《全国中草药汇编》）思维发散：苦者，能泻、能燥、能坚；苦能入心。白及嚼之有黏性，说明其有收敛之功。

6.药性

白及药性微寒。

7.共性应用

（1）达病位　白及内服之后虽能达全身，不过，对体内的病证使用白及，效果更好。

（2）平病性　白及药性微寒，可以治疗热性病证。

（3）修病态　白及味苦燥湿，所以白及可除体内之湿；因其有黏性，和湿的特点一样，同气相求，白及能很快地进入"湿"内以除湿。白及味苦入心，心主脉，因其性凉，寒则血涩加之黏性的收敛，所以，白及的止血之功甚好。

虫得苦则下，白及性微寒，故而，白及可消除因湿热所生之虫。

（4）除表象　白及嚼之有黏性，具收敛之功，

在脉"收敛"，可止血，所以，白及有止血作用；在体表收敛，可敛疮、敛汗、止咳等；加之白及的抗湿和凉性，所以对于白带黏稠发黄之证来说，应用白及治疗，有很好的止带作用。

（5）入五脏　白及味苦入心。

（6）五行特点　苦属火，白及味苦，具火行的运动态势。白及性黏，具水行的运动态势。

二、本草选摘

白及，性涩而收，故能入肺止血，生肌治疮也。（《本草纲目》）

止咳嗽，消肺痨咳血，收敛肺气。（《滇南本草》）

白及，敛气，渗痰，止血，消痈之药也。此药质极黏腻，性极收涩，味苦气寒，善入肺经。凡肺叶破损，因热壅血瘀而成疾者，以此研末日服，能坚敛肺脏，封填破损，痈肿可消，溃败可托，死肌可去，脓血可洁，有托旧生新之妙用也。（《本草汇言》）

白及最黏，大能补肺，可为上损善后之药。如火热未清者，不可早用，以其性涩，恐留邪也。唯味太苦，宜用甘味为佐，甘则能恋膈。又宜嚼化，使其徐徐润入喉下，则功效更敏。其法以白及生研细末，白蜜丸龙眼大，临卧嚼口中，或同生甘草为细末，甘梨汁为丸亦可。若痰多咳嗽久不愈者，加白前同研末，蜜丸嚼化。（《重庆堂随笔》）

或问白及能填补肺中之损，闻昔年有贼犯受伤，曾服白及得愈，后贼被杀，开其胸腔，见白及填塞于所伤之处，果有之乎？此前人已验之方也，何必再疑。白及实能走肺，填塞于所伤之外。但所言只用一味服之，此则失传之误也。予见野史载此，则又不如此，史言受刑时，自云：我服白及散五年，得以再生，不意又死于此。人问其方，贼曰：我遇云游道士，自称越人，传我一方：白及一斤、人参一两、麦冬半斤，教我研末，每日饥服三钱，吐血症痊愈。然曾诚我云：我救汝命，汝宜改过，否则，必死于刑，不意今死于此，悔不听道士之言也。我传方于世，庶不没道士之恩也。野史所载如此。方用麦冬为佐以养肺，用人参为使以益气，则白及填补肺中之伤，自易奏功，立方甚妙

惜道士失载其姓名。所谓越人，意者即扁鹊公之化身也。（《本草新编》）

三、单验方

（1）疗疮肿毒　白及末半钱，以水澄之，去水，摊于厚纸上贴之。（《袖珍方》）

（2）跌打骨折　酒调白及末二钱服。（《永类钤方》）

（3）手足皲裂　白及末，水调塞之，勿犯水。（《济急仙方》）

（4）鼻渊　白及，末，酒糊丸。每服二钱，黄酒下，半月愈。（《外科大成》）

（5）心气疼痛　白及、石榴皮各一钱。为末，炼蜜丸黄豆大，每服三丸，艾醋汤下。（《生生编》）

（6）支气管扩张　成人每次服白及粉2~4g，每日3次，3个月为一疗程。21例患者经1~2个疗程，痰量显著减少，咳嗽减轻，咯血得到控制。（《中药大辞典》）

（7）矽肺　每次服白及片5片（每片含原药1分），每日3次。44例单纯型患者，服药3个月至1年后，胸痛、气急、咳嗽、吐黑痰、咯血等症状均显著减轻或消失，体重增加，肺功能改善，但X线改变不太显著。（《中药大辞典》）

（8）胃、十二指肠溃疡出血　成人服白及粉每次3~6g，每日3~4次。观察69例，大便转黄和潜血转阴平均时间分别为5.17天和6.5天，平均住院19.7天。用白及制成的止血粉，对某些手术的皮肤、肌层切口的小血管出血和渗血有较好的止血效果，对拔牙后的止血效果更佳；但对切断中小静、动脉的止血效果不够满意。（《中药大辞典》）

四、使用注意

白及水煎内服的常用剂量为6~15g，研末吞服剂量为3~6g，临床可以根据需要而做适当调整。白及不宜与川乌、草乌、附子同用。

《神农本草经疏》：痈疽已溃，不宜同苦寒药服。

白及，如果口尝不苦、没有黏性，则为劣品。

五、医家经验

白及粉治胃溃疡

胃溃疡用白及粉有良效。盖白及粉遇水黏稠，能对溃疡面起保护作用，且有止血作用，即是可推其有使溃疡面及早愈合之作用。总护士长患胃溃疡经胃镜检查有巨大溃疡面，建议手术，患者拟先用中医疗法，如无效再手术。余即给汤药黄芪建中汤，并早晚各服白及粉9g。服数日症状见减，因坚持服用数月，无须手术而愈。（《内蒙古名老中医临床经验选粹》肖康伯）

六、老姬杂谈

白及，《中药学》其功效为"收敛止血，消肿生肌"，其中的"收敛止血"是根据白及发黏而性涩来谈的；"消肿"则是根据味苦燥湿且"生前"具有抗湿之性来谈的；"生肌"也许是从味苦入心、心主血脉这个方面来谈的。

看历代本草书，还有很多是从"辛味"来说白及功效的，比如《本草求真》上就说"白及，方书既载功能入肺止血，又载能治跌扑折骨，汤火灼伤，恶疮痈肿，败疽死肌，得非似收不收，似涩不涩，似止不止乎？不知书言功能止血者，是因性涩之谓也；书言能治痈疽损伤者，是因味辛能散之谓也。此药涩中有散，补中有破，故书又载去腐、逐瘀、生新"。也许在以前，白及或真为辛苦（苦辛）之味，不过，由于我们现在所用的白及只是苦味，所以，白及的功用和以前的就有所不同。也正是因为此，所以，我们看前人古人验方的时候，要注意其"理"。

秦皮

一、药物特性

1.望

【药材】为木樨科植物苦枥白蜡树、白蜡树、尖叶白蜡树或宿柱白蜡树的干燥枝皮或干皮。（《中药学》）思维发散：以皮达皮，秦皮内服之后能达人体"皮"部和其他属阳部位。

【优质药材】以整齐、长条呈筒状者为佳。（《中药大辞典》）

2. 闻

【气味】无臭。（《中国药典》）

3. 问

【寒热属性】寒。（《中药学》钟赣生主编）

【采集时间】春、秋。（《中药学》）思维发散：春季采收的，具有木行的运动态势；秋季采收的，具有金行的运动态势。

【有效成分】主要含香豆素类成分和鞣质等。（《中药学》）

【药理作用】秦皮煎剂对金黄色葡萄球菌、大肠埃希菌、福氏痢疾杆菌、宋内痢疾杆菌均有抑制作用；所含成分七叶苷对金黄色葡萄球菌、卡他球菌、链球菌、奈瑟双球菌有抑制作用；秦皮乙素对卡他双球菌、金黄色葡萄球菌、大肠埃希菌、福氏痢疾杆菌也有抑制作用。有明显的抗炎镇痛作用。此外，还具有利尿、促进尿酸排泄、抗氧化、抗肿瘤、保护血管、保肝等作用。（《中药学》）

【个性应用】当有细菌感染需抗炎镇痛时，可考虑秦皮的应用；需要利尿、抗氧化、抗肿瘤、保护血管、保肝时，可考虑秦皮的应用；尿酸增高时，可考虑秦皮的应用。

4. 切

现有特点：质硬。（《中华本草》）思维发散：内实者攻里，秦皮质硬而走里，且不易散开。

5. 尝

味道：味苦。（《中华本草》）思维发散：苦者，能泻、能燥、能坚；苦入心。

6. 药性

秦皮药性为寒。

7. 共性应用

（1）达病位　秦皮能达人体皮部及其他属阳部位，因其质硬走里，所以，秦皮也能达人体体内。总之，只要是秦皮的适应证，不管部位，都可以应用秦皮来做治疗。

（2）平病性　秦皮药性为寒，可治疗热性病证。

（3）修病态　秦皮味苦燥湿，可除人体之湿。秦皮味苦入心，心主脉，因其性温，温可活血，所

以，秦皮有活血之功。虫得苦则下，秦皮性寒，故而，白及可消除因湿热所生之虫。

（4）除表象　不通则痛，活血就可以止痛。

（5）入五脏　秦皮味苦入心。

（6）五行特点　苦属火，秦皮味苦，具火行的运动态势。

二、本草选摘

秦皮其4%溶液能吸收紫外线，故能保护皮肤，免受日光照射之损伤。（《中药大辞典》）

皮肤风痹，退热。（《日华子本草》）

治肠风下血。（《吉林中草药》）

治肠炎腹泻。（《黑龙江常用中草药手册》）

治麦粒肿。（《陕西中草药》）

三、单验方

（1）腹泻　秦皮三钱。水煎加糖，分服。（《黑龙江常用中草药手册》）

（2）牛皮癣　苦榴皮（秦皮）一至二两。加半面盆水煎，煎液洗患处，每天或隔二至三天洗一次。药液温热后仍可用，每次煎水可洗三次。洗至痊愈为止。（《全展选编·皮肤病》）

四、使用注意

秦皮水煎内服的常用剂量为6~12g，临床可以根据需要而做适当调整。

秦皮毒性很低（《中华本草》），所以，临床上根据需要可以适当地加大剂量应用。

《本经逢原》：胃虚少食者禁用。

五、医家经验

化湿毒，益精种子

白头翁汤之用秦皮，清热解毒疗下痢，尽人皆知。然其生精种子之功，却不被今人所道。《名医别录》谓："秦皮，主治男子少精，妇人带下。"《本草纲目》云："治男子少精，益精有子，皆取其涩而补也。"男性不育症的传统认识多责之于肾之阴阳精气不足，虽不止于肾，亦不离于肾。而王

老师据多年临床实践和认识，明确提出现代男性不育症的主要病机为"肾虚夹湿热瘀毒虫"，病性属"实多虚少"。认为环境污染、生殖系统感染及饮食结构等生活方式的变化，使湿热、痰湿、瘀血的产生机会大大提高。现代药理研究证明秦皮有抗菌、抗炎和抗过敏作用。故王老师认为，感染性、免疫性等湿热瘀毒内蕴之不育症，选用秦皮最为中的。临床常与车前子、丹参等配伍使用，疗效显著。常用量10~15g，虚证忌之。[廖敦，骆庆峰.王琦教授男科用药心得.北京中医药大学学报，2004，27（1）：57]

六、老姬杂谈

翻开历代本草书，有的书上谈到秦皮性涩，比如，《本草汇言》《本草从新》《本草求真》等，也许以前的秦皮味道是苦涩的，但是现在的秦皮，没有涩味，所以，我们不能从此来推理秦皮的功用。

关于功效推理，《本草便读》上说"秦皮浸水色青，书纸不落，且不沾水，故入肝胆二经，以其性寒也，故专清肝胆之湿火，其主治一切之病，皆由肝胆湿火所致，至能益精者，亦邪热去则精自益耳"，这一点，仁者见仁，智者见智。

看看秦皮的特点，没有一个是有关"涩"信息的，所以，我们不能从"涩"方面来谈秦皮的功用。

连翘

一、药物特性

1.望

【药材】为木犀科植物连翘的干燥果实。（《中药学》）思维发散：果实位于植物的上部，取类比象，连翘能达人体上面和属阳部位。

初熟的果实采下后，蒸熟，晒干，尚带绿色，商品称为"青翘"；熟透的果实，采下后晒干，除去种子及杂质。称为"老翘"或"黄翘"；其种子称"连翘心"。（《中国药典》）

【优质药材】"青翘"以色绿、不开裂者为佳；

"老翘"以色黄、瓣大、壳厚者为佳。（《中药大辞典》）

2.闻

【气味】气微香。（《中国药典》）思维发散：气香走窜，连翘有轻微的走窜之性。放置稍长的连翘，可以忽略这点。

3.问

【寒热属性】微寒。（《中药学》钟赣生主编）

【采集时间】秋季。（《中药学》）思维发散：秋季，五行属金；秋季采收的药材，具有清除的运动态势。

【有效成分】主要含挥发油、木脂素、有机酸等。（《中药学》）

【药理作用】连翘煎剂有广谱抗菌作用，对多种革兰阳性及阴性细菌有明显的抑制作用；连翘酯苷、连翘苷等具有抗氧化能力；其乙醇提取物对肿瘤细胞有抑制作用；其甲醇提取物有抗炎和止痛作用，还有抗过敏活性等。（《中药学》）

【个性应用】需要抑菌、抗氧化及抑制肿瘤细胞时，可考虑连翘的应用；需要抗炎止痛抗过敏时，可考虑连翘的应用。

4.切

现有特点：青翘质硬，老翘质脆。（《中国药典》）思维发散：质硬走里，需达属阳部位治病的，老翘为好；需达属阴部位治病的，青翘为好。

5.尝

味苦。（《中国药典》）思维发散：苦者，能泻、能燥、能坚；苦味入心。

6.药性

连翘药性微寒。

7.共性应用

（1）达病位　连翘能达人体上面和属阳部位。苦能下，连翘也可达人体中下焦。

（2）平病性　连翘药性微寒，可以治疗热性病证。

（3）修病态　连翘苦能燥湿，加之秋季采收的清除之性，所以，连翘的祛湿作用很好。虫得苦则下，连翘性微寒，故而连翘可除因湿热所致之虫。

（4）除表象　苦味入心，心主血脉，连翘味苦性微寒，寒则血涩，所以，对于因热而致的出血病证，连翘有很好的治疗作用。苦能坚，连翘味苦性寒，可消除热软之表象。

（5）入五脏　连翘味苦入心。

（6）五行特点　苦属火，连翘味苦，具火行的运动态势。连翘秋季采收，具金行的运动态势。

二、本草选摘

连翘诸家皆未言其发汗，而以治外感风热，用至一两必能出汗，且其发汗之力甚柔和，又甚绵长。曾治一少年风温初得，俾单用连翘一两煎汤服，彻夜微汗，翌晨病若失。（《医学衷中参西录》）

主通利五淋，小便不通，心家客热。（《药性论》）

主寒热，鼠瘘，瘰疬，痈肿恶疮，瘿瘤，结热。（《神农本草经》）

杀虫止痛，消肿排脓。（《本草备要》）

只治上中，力不到下焦，凉药之轻清者也。（《药笼小品》）

散郁滞结热，诸淋诸疮，湿热肿毒之要药。（《冯氏锦囊秘录》）

连翘性凉味苦，轻清上浮，可治上焦诸热，尤能解毒消痈而散结，故为疮家的要药。（《中国药典》）

三、单验方

（1）赤游瘾毒　连翘一味，煎汤饮之。（《玉樵医令》）

（2）舌破生疮　连翘五钱，黄柏三钱，甘草二钱。水煎含漱。（《玉樵医令》）

（3）痔疮肿痛　用连翘煎汤熏洗，后以绿矾加麝香少许贴敷。（《本草纲目》）

（4）急性肾炎　取连翘18g，加水用文火煎至150ml，分3次食前服，小儿酌减。视病情需要连服5~10日，忌辣物及盐。8例患者治疗前均有浮肿，血压在140~200/96~110mmHg之间，尿检有蛋白、颗粒管型及红、白细胞等。治疗后6例浮肿全部消退，2例显著好转；血压显著下降；尿检6例转阴，2例好转。（《中药大辞典》）

（5）紫癜病　取连翘18g，加水用文火煎成150ml，分3次食前服，忌辣物。治疗血小板减少性出血性紫癜1例，过敏性紫癜2例。经2~7日治疗，皮肤紫癜全部消退。连翘对本病所起的作用，可能与其中含有多量芸香苷，能保持毛细血管正常抵抗力，减少毛细血管的脆性和通透性有关；此外，连翘似乎尚有脱敏作用。（《中药大辞典》）

（6）视网膜出血　取连翘18~21g，文火水煎，分3次食前服，2例视网膜黄斑区出血，服药20~27天后，均显著吸收，视力有所增强。（《中药大辞典》）

四、使用注意

连翘水煎内服的常用剂量为6~15g，临床可以根据需要而做适当调整。

《神农本草经疏》：痈疽已溃勿服，大热由于虚者勿服，脾胃薄弱易于作泄者勿服。

《本草通玄》：久服有寒中之患。

《本草分经》：多服减食。

《本草蒙筌》：实人宜用，虚者勿投。

《本草求真》：连翘实为疮家圣药也，然多用胃虚食少，脾胃不足者慎之。况清而无补，痈疽溃后勿服，火热由于虚者忌投。

连翘也有假药，比如，用秦连翘来冒充连翘用，不好鉴别。

五、医家经验

1.连翘根治瘀热黄疸

医圣张仲景用麻黄连轺赤小豆汤专治瘀热在里，身必发黄一证。1000多年来历代医家对方中"连轺"一药，争论不休。有认为连轺即连翘根；亦有直释连轺便是连翘；还有的说古用连翘根，今人当用连翘等，见仁见智，无可适从。15年前，余在陕西省商南县业医时，遇一老翁，姓徐，名医顺。喜读陈修园《医学三字经》而尤擅长以草药疗疾，远近驰名。一日，一女10岁左右，随其父求治于徐。但见少女发热、目黄，身黄如橘子色。徐遂令其父采山中连翘根，每日一大把洗净，煎汤分2次或3次，让女服之。余闻之，疑而不信。7日后，父女又来求徐，但见女热退黄去。问其父服药几何？曰：女仅饮7大把连翘根煎剂。徐嘱，连翘根不再煎服，宜用1~2把山楂、神曲煎服，连服3~5日善后。时逾3个月，出诊路过少女家，特去追访验证，但见少女正在屋内学习功课，其母谓非常感谢徐老医生云云。余方确信连翘根治瘀热黄疸之功效。此后，每遇黄疸而属阳黄者，常在辨证立法处方的基础上加一味连翘根，屡获捷效。有云"不为考证费工夫，但从疗效定取舍"。仲景所用之连轺本是连翘根，其效不逊，可惜后世及近时却很少有人注意，市场亦无售此药者。特以所见告诸同道，以济世人。（《黄河医话》曾福海）

2.散结消滞善用连翘

王老认为连翘既能清热解毒、消肿散结，又能清轻宣上、解郁消滞，治疗肉食油腻积滞中焦不散者最为有效。如1970年，治冯某患积滞，胃脘胀满疼痛1周，嗳腐且呕吐不消化食物，大便不爽，苔厚腻，脉滑。某医曾用保和丸无效，特邀王老诊治，观其方唯独未用连翘，于是在前医方中补入连翘10g，水煎分两次内服，翌日诸症均减，又续1剂而愈。

再治张姓患者，病胃脘痛2个月余，几家医院诊断不一，病人丧失治疗信心，遂邀王老诊治，患者脘部可触及10cm×12cm一包块，压痛，近1周不能进食，舌红暗有瘀点，苔焦黄，脉弦滑而数。处方：金银花、连翘各30g，甘草、白芍、南沙参各12g，蒲公英30g，穿山甲、天花粉各10g，皂角刺15g，3剂。药后下脓血便数次，但精神好转，疼痛减轻，包块消去大半，食欲亦增。继守前方，金银花、连翘各60g，蒲公英、败酱草、丹参各10g，砂仁、白芍、甘草各8g，5剂。三诊见包块消失，痛止，二便正常。善后以益胃生津4剂而愈。［王俊.王荣山经验拾萃.湖北中医杂志，1990（3）：5］

3.连翘治原因不明之血尿、肾炎、肾盂肾炎、泌尿系感染

连翘一般用量3~15g，重用20~45g，最大用至60g。李师认为连翘具有清血分结热、通淋之功，与抗菌、抑菌、利尿等现代药理作用相符。重剂用于血淋。多与重剂白茅根配伍，相得益彰，清热散结而不伤阴，凉血止血而不留瘀。常加入二至丸、八正散等方中重用。临床主要用于原因不明之血尿、肾炎、肾盂肾炎、泌尿系感染等。

如治一男性21岁患者。因患急性肾炎年余而休学，尿常规检查红细胞10~30个/HP，已持续月余。症见神疲乏力，腰膝酸软，纳可便调。舌质红，苔薄黄，脉弦有滑象。证属热结血分，迫血下行。予连翘35g，白茅根30g。服5剂后，尿中红细胞3~8个/HP。上方再进10剂后，尿常规正常，症状缓解。继以六味地黄丸巩固疗效，之后随访未复发。［李秋贵.李文瑞教授重用单味药的临床经验.辽宁中医杂志，1994，21（10）：446］

4.连翘治呕吐

何氏经验，不论何种原因引起的呕吐，在辨证施治的基础上加用此药，都有非凡的效果。价廉而常用之药，有此独特之功，当不容忽视。

吕某，女，77岁，1991年5月10日初诊。呕吐5天。西医诊断为神经性呕吐，用溴米那普鲁卡因、甲氧氯普胺等药治疗无效，转求中医诊治。舌质红、苔薄黄，脉滑数。予一味连翘60g水煎服。2剂后，呕吐止，病遂愈。

裴某，男，40岁，1995年10月21日初诊。2个多月来每于早餐后呕吐。他医迭进旋覆代赭石汤、温胆汤而无效。面色白，语言无力，四肢倦怠，舌淡、苔薄，脉濡弱。证属脾胃气虚。投六君子汤治之。3剂后，效果不显。又于前方加用连翘再服3剂。药尽，其病霍然而愈。随访2年未发。［何运强.巧用连翘治呕吐.山西中医，2001，17（2）：41］

5.连翘治便秘

将干燥连翘去梗洗净曝干，装罐备用。每次用15~30g，煎沸当茶饮。小儿可兑白糖或冰糖（不兑糖效果更好），持续服1~2周。亦可便下停服。本方可用于手术后便秘，妇女（妊娠、经期、产后）便秘，外伤后（颅脑损伤、腰椎骨折、截瘫等）便秘，高血压便秘，茶性便秘，老年肠无力症，习

惯性便秘，脑血管病患便秘，癌症便秘等。［刘沛雄．连翘治疗便秘有效．山东中医杂志，1985（5）：44］

六、老姬杂谈

关于连翘功效，历代本草书论述如下。

1.从形状来谈功效

《本草备要》：形似心（实以莲房有瓣），苦入心，故入手少阴、厥阴（心、心包）气分而泻火，兼除手、足少阳（三焦、胆），手阳明经（大肠）气分湿热。散诸经血凝、气聚（营气壅遏，卫气郁滞，遂成疮肿），利水通经，杀虫止痛，消肿排脓（皆结者散之。凡肿而痛者为实邪，肿而不痛为虚邪，肿而赤者为结热，肿而不赤为留气停痰），为十二经疮家圣药（经曰：诸疮痛痒皆属心火）。

《本草便读》：连翘其仁初生象心，若未开莲花，熟则四解象肺，去心用壳，轻浮解散之品，味苦性寒，入心肺之分，以肺主一身之气，心主一身之血，故能解散十二经血凝气聚，而为痈疽疮疡之圣药。

《本草崇原》：连翘味苦性寒，形象心肾，禀少阴之气化。主治寒热鼠瘘者，治鼠瘘之寒热也。李时珍曰：连翘状似人心，两片合成，其中有仁甚香，乃少阴心经、厥阴包络气分主药。

2.从味道及质地轻重来谈功效

《本草求真》：连翘（专入心），味苦微寒，质轻而浮。书虽载泻六经郁火，然其轻清气浮，实为泻心要剂（连翘形像似心，但开有瓣）。心为火主，心清则诸脏与之皆清矣。

《药鉴》：唯翘性凉而轻辛，故能散诸经之客热，而消诸经之痈肿也。

《冯氏锦囊秘录》：感清阳之气，得金水之性，故味苦辛平，性寒，无毒。气味俱薄，轻清而浮升也，阴中阳也。入手足少阳、手阳明经，亦入手少阴心经。辛凉清扬，故散郁滞结热，诸淋诸疮，湿热肿毒之要药。

《冯氏锦囊秘录》：连翘，味苦性寒，能泻六经郁火，然入手少阴主药也。心为火主，心清则诸脏皆清。诸痛疮疡，皆属心火，故疮家以为要药。

然多用胃虚食少，脾胃不足者慎之。且清而无补，痈疽溃后勿服，火热由于虚者忌投。

《医学入门》：此药气味俱轻，而能散火解郁，虚者慎用。小儿诸疮客热最宜。

《医学衷中参西录》：连翘，味淡微苦，性凉。具升浮宣散之力，流通气血，治十二经血凝气聚，为疮家要药。能透表解肌，清热逐风，又为治风热要药。且性能托毒外出，又为发表疹瘾要药。为其性凉而升浮，故又善治头目之疾，凡头疼、目疼、齿疼、鼻渊或流浊涕成脑漏证，皆能主之。为其味淡能利小便，故又善治淋证，溺管生炎。

由于现在药房中使用的连翘，味道是苦的，且没发现《中国药典》等书籍上谈到质地轻的特点，所以，前人从其他特点推理出的连翘功用，我们最好不要借用。由此可知，看前人之书，一定要有鉴别的看，不能一股脑地全吸收。

在看连翘这味药的有关内容时还发现了两个知识点。

《本草备要》：凡肿而痛者为实邪，肿而不痛为虚邪，肿而赤者为结热，肿而不赤为留气停痰。

这里谈的虚实寒热之鉴别要点很是不错，是从根本原因上来谈的：肿痛者，需以泻实消除津液为主；肿而不痛者，需以补虚以布散津液；红肿者，清热利湿；肿而不红的，需消痰利水。

《神农本草经百种录》：凡药之散寒、温凉，有归气分者，有归血分者。大抵气胜者治气，味胜者治血。

这是根据同气相求之理来谈的，以气味来调气，以味道来治血。

最后，说一下《中药学》的连翘功效——"清热解毒，消肿散结，疏散风热"。寒能制热，苦能燥湿，气微香主动，所以，连翘有"清热解毒，消肿散结，疏散风热"之功，不过，疏散的作用应该更多是从前人说的"轻浮"之性推理出的。由于现在的连翘不"轻浮"，所以，连翘的"疏散"之功不大。

至于《医学衷中参西录》上谈的服用连翘一两则出汗的说法，经我临床实验，不尽然也。

苦杏仁

一、药物特性

1.望

【药材】为蔷薇科植物杏、山杏、东北杏、西伯利亚杏的干燥成熟种子。(《中药学》)思维发散：种子位于植物的外上部，取类比象，苦杏仁能达人体的外面上面及其他属阳部位；子性下垂，苦杏仁又能达人体下面、里面及其他属阴部位。

【优质药材】以颗粒均匀、饱满肥厚、味苦、不发油者为佳。(《中药大辞典》)

2.闻

【气味】有特殊的杏仁味。(《中药大辞典》)思维发散：香气向上向外走窜，与香气相对的其他气味，有向下向内的走窜之性。

3.问

【寒热属性】微温。(《中药学》钟赣生主编)

【采集时间】夏季。(《中药学》)思维发散：夏季，五行属火；夏季采收的药材，具有向上向外的火行运动态势。

【有效成分】主要含氰苷类成分、脂肪酸类成分及雌酮、α-雌二醇及蛋白质等。(《中药学》)

【药理作用】苦杏仁生品及各种炮制品因所含之有效成分苦杏仁苷在体内分解的氢氰酸能抑制呼吸中枢而起到镇咳、平喘作用，使呼吸加深，咳嗽减轻，痰易咯出。苦杏仁分解的苯甲醛可抑制胃蛋白酶活性而影响消化功能。苦杏仁油体外实验对蛔虫、钩虫、蛲虫及伤寒杆菌、副伤寒杆菌有抑制作用。有抗炎、镇痛、增强机体细胞免疫、抗消化性溃疡、抗肿瘤、抗脑缺血等作用。(《中药学》)

【个性应用】需要止咳平喘除痰时，可以考虑杏仁的应用；需要抗炎抑菌、增强免疫、抗消化性溃疡、抗脑缺血及抗肿瘤时，可以考虑杏仁的应用。

4.切

富含油质。(《中药大辞典》)思维发散：有润肠之功；且说明质润，质润能滋阴。

5.尝

味苦。(《中药大辞典》)思维发散：苦者，能泻、能燥、能坚；苦入心。

6.药性

苦杏仁药性微温。

7.共性应用

（1）达病位　全身上下，苦杏仁都能达。

（2）平病性　苦杏仁药性为微温，可治疗寒性病证。

（3）修病态　苦杏仁质润能滋阴，临床上遇到阴液不足之证，可以考虑苦杏仁的应用。苦杏仁味苦能下、子性下垂、富含油质润肠，所以，苦杏仁有很好的通便（热性便秘）之功。苦能燥湿，苦杏仁味苦，所以，苦杏仁有燥湿之功。虫得苦则下，加之苦杏仁富油性而滑肠，所以，苦杏仁有很好的驱虫作用。

（4）除表象　苦能坚，可消除热软之表象。

（5）入五脏　苦杏仁味苦入心。

（6）五行特点　苦属火，苦杏仁味苦，具火行的运动态势。苦杏仁夏季采收，具火行的运动态势。

二、本草选摘

主咳逆上气雷鸣，喉痹，下气。(《神农本草经》)

治腹痹不通，发汗，主温病。治心下急满痛，除心腹烦闷，疗肺气咳嗽，上气喘促。(《药性论》)

主惊痫，心下烦热，风气去来，时行头痛，解肌，消心下急。(《名医别录》)

止咳嗽，消痰润肺，润肠胃，消面粉积，下气，治疳虫。(《滇南本草》)

杀虫，治诸疮疥，消肿，去头面诸风气鼓疱。(《本草纲目》)

专一味，消狗肉积。(《本草经解》)

研纳女人阴户，又治发痒虫疽。(《本草新编》)

除肺中燥，治风燥在于胸膈。(《医学启源》)

三、单验方

（1）肺寒卒咳嗽　细辛半两（捣为末），杏仁半两（汤浸，去皮尖、双仁，麸炒微黄，研如膏）。上药，于铫中熔蜡半两，次下酥一分，入细辛、杏仁，丸如羊枣大。不计时候，以绵裹一丸，含化咽津。（《太平圣惠方》）

（2）杏仁煎治久患肺喘，咳嗽不止，睡卧不得者　杏仁（去皮尖，微炒）半两，胡桃肉（去皮）半两。上件入生蜜少许，同研令极细，每一两作一十丸。每服一丸，生姜汤嚼下，食后临卧。（《杨氏家藏方》）

（3）气喘促浮肿，小便淋沥　杏仁一两，去皮尖，熬研，和米煮粥极熟，空心吃二合。（《食医心镜》）

（4）利喉咽，去喉痹，痰唾咳嗽，喉中热结生疮　杏仁去皮熬令赤，和桂末，研如泥，绵裹如指大，含之。（《本草拾遗》）

（5）慢性气管炎　取带皮苦杏仁与等量冰糖研碎混合，制成杏仁糖。早晚各服9g，10天为一疗程。治疗124例，基本治愈23例，显效66例，好转31例，无效4例，总有效率96.8%。对咳、痰、喘都有治疗作用，一般服药3~4天见效。个别患者服后有头晕、恶心、心慌等副作用，1~2天后自然消失。（《中药大辞典》）

（6）哮证　予尝用杏仁三钱，马兜铃三钱，蝉蜕二钱，白矾五钱，白砒五分，乳细，红枣肉为丸，如梧桐子大，食后冷水送下，男七女六，治哮神效。大都中病即已，不可多服，过则令人伤筋骨。泄痢忌用。戒粟米，畏犬肉。（《药鉴》）

四、使用注意

苦杏仁水煎内服的常用剂量为5~10g，临床可以根据需要而做适当调整。生品入煎剂宜后下。

苦杏仁有一定的毒性，临床应用时一定要注意用量。《中国药典》上介绍中毒症状：一般不发热，或见体温不足，均有昏迷、惊厥、呕吐、呼吸障碍、瞳孔散大、对光反应消失等严重症状。解救方法：早期可洗胃（高锰酸钾或过氧化氢，或10%硫代硫酸钠），然后大量饮糖水，或静脉注射葡萄糖液。严重者立即给氧，静脉注射3%亚硝酸钠溶液10ml，接着静脉注射25%硫代硫酸钠溶液50ml。

如病情危机时，吸入亚硝酸异戊酯，每隔2分钟吸入30秒。民间解毒方法：轻者可用杏树皮（去粗皮）100g，加水500ml，煮沸20分钟，取汁温服。

《神农本草经疏》：阴虚咳嗽，肺家有虚热、热痰者忌之。

《本草正》：元气虚陷者勿用，恐其沉降太泄。

《本经逢原》：亡血家尤为切禁。

《本草从新》：因虚而咳嗽便秘者忌之。

五、医家经验

1.治脓疱疮

笔者10多年来应用苦杏仁炭治愈小儿脓疱疮40余例。用法：苦杏仁（用量应根据脓疱疮部位大小而定）用火灸成炭，存性，研成细末，把香油或豆油熬开，调末成稀糊状备用。用时首先用淡盐水将污痂洗净，然后将上药涂薄薄一层于患处，可用干净纱布或软布覆盖，以防药物脱落和污染衣被。一般每日或隔日涂抹1次。1次或2次脱痂，3次或4次痊愈。苦杏仁能"杀虫，治诸疮疥，消肿，去头面诸风气鼓疱"（《本草纲目》）的作用，炒炭应用，既可燥湿，又可化腐生肌，故用治脓疱疮有效）。（《黄河医话》吕会文）

2.章次公先生经验

章次公老中医论杏仁：①降胃气之逆；②以其油滑之性，能保护胃肠黏膜，弛缓痉挛，润肠通便；③杏仁用量20~30g有润胃肠、消食、开滞气之功，能疏利开通，破壅降逆而缓胃痛。

杏仁本为止咳平喘类药，临床常用于咳嗽、气喘、肠燥便秘等症。次公敢于打破常规，在胃、十二指肠溃疡中，常重用杏仁配当归、桃仁，治疗因溃疡病引起的胃脘疼痛，疗效极佳。这是次公经过多年临床实践获得的独特经验。用杏仁治疗溃疡病引起的胃脘痛，似乎令人大惑不解。据《神农本草经》记载杏仁"主咳逆上气，雷鸣，喉痹，下气，产乳，金疮，寒心奔豚"。次公认为杏仁具有润肠胃、消食积、开滞气之功，能疏利开通，破壅降逆而缓胃痛。加之久痛必瘀，故配当归、桃仁。
［李国霞.章次公老中医治疗胃十二指肠溃疡用药法钩辑.承德医学院学报，1995，12（3）：253］

六、老姬杂谈

杏仁的功效来源，前人还有两种说法。

《本草求真》：杏仁，既有发散风寒之能，复有下气除喘之力，缘辛则散邪，苦则下气，润则通秘，温则宣滞行痰。杏仁气味俱备，故凡肺经感受风寒，而见喘嗽咳逆、胸满便秘、烦热头痛，与夫蛊毒、疮疡、狗毒、面毒、锡毒、金疮，无不可以调治。

由于杏仁没有辛味，所以，杏仁的"散邪"之说不可取。

《本草便读》：凡仁皆降，故（杏仁）功专降气，气降则痰消嗽止。能润大肠，故大肠气闭者可用之。考杏仁之性似无辛味，似乎只有润降之功，而无解散之力，但风寒外束，肺气壅逆，不得不用此苦降之品，使气顺而表方得解，故麻黄汤用之，亦此意耳。

从"凡仁皆降"来谈杏仁功效，有一定的道理。现在，我们可以通过望闻问切尝这五个方面得到的信息来探知杏仁的功用。由于个性应用中杏仁有增强免疫、抗溃疡之功，所以，结合共性应用情况，借用章次公先生用杏仁治疗胃溃疡的经验，用于临床，效果很好。至于《中药学》上谈到苦杏仁的功效为"降气止咳平喘、润肠通便"，这些，都可从味苦兼"生前"具有抗湿之性燥湿除痰和富有油性推理而出。

瓜蒂

一、药物特性

1.望

【药材】为葫芦科植物甜瓜的干燥果蒂。（《中药学》）思维发散：果蒂，就是果子窝处和把儿相连的地方。取类比象，其能达身子和头相连的地方，也就是脖子的地方。

【优质药材】以干燥、色黄、稍带果柄者为佳。（《中药大辞典》）

2.闻

【气味】气微。（《中药大辞典》）

3.问

【寒热属性】寒。（《中药学》钟赣生主编）

【采集时间】夏季。（《中药学》）思维发散：夏季，五行属火；夏季采收的药材，具有向上向外的运动态势。

【有效成分】主要含甜瓜素和喷瓜素。（《中药学》）

【药理作用】瓜蒂能刺激胃感觉神经，反射地兴奋呕吐中枢而致吐；能降低血清谷丙转氨酶，对肝脏的病理损害有保护作用，能增强细胞免疫功能。此外，还有抗肿瘤、降压、抑制心肌收缩力、减慢心率、退黄疸、治疗慢性乙型肝炎及肝硬化等作用。（《中药学》）

【个性应用】需要用涌吐法治疗的病证，可以考虑瓜蒂的应用；需要保护肝脏、增强细胞免疫功能时可以考虑瓜蒂的应用；需要抗肿瘤、降压、抑制心肌收缩力、减慢心率、退黄疸、治疗慢性乙型肝炎及肝硬化时可以考虑瓜蒂的应用。

4.切

【质地轻重】《中药大辞典》等书上未谈。

5.尝

味道：味苦。（《中药大辞典》）思维发散：苦者，能泻、能燥、能坚；苦入心。

6.药性

瓜蒂药性为寒。

7.共性应用

（1）达病位　瓜蒂能达脖子部位。苦能下，瓜蒂也可以治疗中焦之病。

（2）平病性　瓜蒂药性为寒，可治疗热证。

（3）修病态　苦能燥湿，瓜蒂味苦，能除湿。由于瓜蒂能达嗓子部位以除湿，这就是"涌吐"。苦能入心，心主血脉，瓜蒂性温有活血之功。

（4）除表象　瓜蒂能除嗓子之痰。

（5）入五脏　瓜蒂味苦入心。

（6）五行特点　苦属火，瓜蒂味苦，具火行的运动态势。瓜蒂夏季采收，具火行的运动态势。

二、本草选摘

利湿消水。（《本草再新》）

凡取吐者，须天气清明，巳午以前，令病患隔夜勿食。卒病者不拘。《类编》云：一女子病齁喘不止，遇道人教取瓜蒂七枚为末，调服其汁，即吐痰如胶黏，三进而病如扫。（《本草备要》）

凡邪在上焦，致头目、四肢、面上浮肿，与胸中积滞，并下部有脉、上部无脉者，皆宜用瓜蒂以吐之也。（《本草新编》）

三、单验方

（1）发狂欲走　瓜蒂末，井水服一钱，取吐。（《太平圣惠方》）

（2）齁喘痰气　苦丁香三个为末，水调服，吐痰即止。（《朱氏集验医方》）

（3）黄疸目黄不除　瓜丁细末如一大豆许，纳鼻中，令病人深吸取入，鼻中黄水出。（《千金翼方》）

（4）湿家，头中寒湿，头疼鼻塞而烦者　瓜蒂末，口含水，搐一字许入鼻中，出黄水。（《类证活人书》）

（5）鼻中息肉　陈瓜蒂一分，捣罗为末，以羊脂和，以少许敷息肉上，日三用之。（《太平圣惠方》）

四、使用注意

瓜蒂水煎内服的常用剂量为2.5~5g，临床可以根据需要而做适当调整。入丸散时，一般用量为0.3~1g；研末吹鼻，待鼻中流出黄水即可停药。

过量服用瓜蒂或者药不对证时也会出现中毒反应，如头晕眼花、腹部不适、呕吐、腹泻等，严重者可导致死亡，所以，应用瓜蒂治病时，对剂量的把握很是关键。

《伤寒论》：诸亡血、虚家，不可与。

《本草衍义补遗》：胃弱者勿用。病后、产后宜深戒之。

五、医家经验

用甜瓜蒂为主，佐以升麻、甘草制成瓜蒂升麻汤，为58例急性中毒病人洗胃，有效地阻止和减少毒物的吸收。方法：采集7~8月的甜（香）瓜蒂（阴干），升麻、甘草各5g煎成500ml汤剂，每次服300~400ml（成人1~2剂，小儿减量）。空腹病人，先饮温开水400~500ml引吐后再饮同量汤剂，反复进行，直到胃内容物澄清。

瓜蒂升麻汤中的瓜蒂含甜瓜素，能刺激胃黏膜的感觉神经，反射性地兴奋呕吐中枢，引起呕吐，使病邪从口涌出，不良反应少。升麻有升举阳气、清热解毒之功，甘草有补中益气、清热解毒、缓急止痛、保护胃黏膜的作用。所以瓜蒂升麻汤是一种良好的快速催吐剂，用于早期服毒、意识清楚的病人，呕吐排毒效果好，且具有药源丰富、使用方便、易掌握等优点。但本药味极苦，须向病人及家属做好解释工作。［吕瑞秀，刘秀丽. 瓜蒂升麻汤催吐的临床应用. 护理学杂志，1995，10（3）：160］

六、老姬杂谈

和常山一样，人体内服瓜蒂之后，不一定都会出现呕吐。《神农本草经》和《本草再新》上谈的消除水饮，就是用瓜蒂水煎内服，不管单用还是配伍，只要小量使用，都不会出现呕吐，且疗效很好。

关于《中药学》上谈瓜蒂的功效为"涌吐痰食，祛湿退黄"，都可以从瓜蒂味苦祛湿的特点推理而出。

艾叶

一、药物特性

1.望

【药材】为菊科植物艾的干燥叶。（《中药学》）思维发散：叶在植物的外面和上面，取类比象，艾叶能达人体上面和外面及其他属阳部位；叶性发散。

【优质药材】以下面灰白色、绒毛多、香气浓郁者为佳。（《中药大辞典》）

2.闻

【气味】气清香。（《全国中草药汇编》）思维发散：气香走窜。艾叶有走窜之功。

3. 问

【寒热属性】温。(《中药学》钟赣生主编)

【采集时间】夏季。(《中药学》)思维发散：夏季，五行属火；夏季采收的药材，具有向上向外的运动态势。

【炮制】艾叶：拣去杂质，去梗，筛去灰屑。

艾绒：取晒干净艾叶碾碎成绒，拣去硬茎及叶柄，筛去灰屑。

艾炭：取净艾叶置锅内用武火炒至七成变黑色，用醋喷洒，拌匀后过铁丝筛，未透者重炒，取出，晾凉，防止复燃，三日后贮存。每艾叶50kg，用醋7.5kg。(《中药大辞典》)思维发散：炮制特别是制炭之后，增强止血之功。

【有效成分】主要含挥发油、三萜类成分、黄酮类成分。(《中药学》)

【药理作用】艾叶具有止血、镇痛、抗炎等作用。生艾叶水提物灌胃能缩短小鼠出血和凝血时间，增加小鼠血小板数。醋艾叶炭水提物灌胃对醋酸所致小鼠扭体疼痛反应有抑制作用，并能提高小鼠热板痛阈值。另外，还有抗过敏、镇咳、平喘等作用。(《中药学》)

【个性应用】需要止血、镇痛、抗炎时，可以考虑艾叶的应用；需要抗过敏、镇咳、平喘时，可以考虑艾叶的应用。

4. 切

【质地轻重】质地较轻。(《中药炮制学》)思维发散：质轻上浮。

5. 尝

味道：味苦。(《全国中草药汇编》)思维发散：苦者，能泻、能燥、能坚；苦入心。

6. 药性

艾叶药性为温。

7. 共性应用

（1）达病位　艾叶能达人体属阳部位。虽然苦能下，但艾叶质地轻上浮，所以，艾叶更多治疗中上焦之病。

（2）平病性　艾叶药性为温，能治疗寒性病证。

（3）修病态　艾叶气清香有走窜之功，可以治疗气滞证；加之药性为温、叶性发散及夏季采收的火行运动态势，所以遇到寒凝之证，就可以考虑艾叶的应用。苦能燥湿，艾叶味苦，有燥湿之功，加之气香走窜、药性为温、叶性发散及夏季采收的火行运动态势，所以，临床上遇到痰湿水饮之属寒者，就可以考虑艾叶的应用。苦能入心，加之气香走窜、药性为温（血得热则行）及叶性发散，所以艾叶有活血之功。虫得苦则下，艾叶性温，故而，艾叶可除因寒湿所致之虫。

（4）除表象　艾叶炒炭之后，"清香"之气消失，没有走窜之功，因"血见黑即止"，所以此时的艾叶有止血作用。

（5）入五脏　艾叶味苦入心。

（6）五行特点　苦属火，艾叶味苦，具火行的运动态势。艾叶夏季采收，具火行的运动态势。艾叶体轻升浮，具火行的运动态势。

二、本草选摘

治带脉为病，腹胀满，腰溶溶如坐水中。（王好古）

温胃。(《珍珠囊》)

温中，逐冷，除湿。(《本草纲目》)

调经开郁，理气行血。治产后惊风，小儿脐疮。(《本草再新》)

艾叶，暖血温经，行气开郁之药也。开关窍，醒一切沉涸伏匿内闭诸疾。若气血、痰饮、积聚为病，哮喘逆气，骨蒸痞结，瘫痪痛痹，瘰疬结核等疾，灸之立起沉疴。若入服食丸散汤饮中，温中除湿，调经脉，壮子宫，故妇人方中多加用之。(《本草汇言》)

凡一切病因寒湿而见血衄崩带、腹痛冷痢、霍乱转筋、胎动腰痛、气郁经水不调、子宫虚冷、虫动疮疥者（诸症俱就寒湿论）服之能立见效。(《本草求真》)

三、单验方

（1）卒心痛　白艾成熟者三升，以水三升，煮取一升，去滓，顿服之。若为客气所中者，当吐出虫物。(《补缺肘后备急方》)

（2）盗汗不止　熟艾二钱，白茯神三钱，乌梅三个。水一钟，煎八分，临卧温服。（《本草纲目》）

（3）脾胃冷痛　白艾末煎汤服二钱。（《卫生易简方》）

（4）头风面疮，痒出黄水　艾二两，醋一升，砂锅煎取汁，每薄纸上贴之，一日二三上。（《御药院方》）

治湿疹，艾叶炭、枯矾、黄柏等份。共研细末，用香油调膏，外敷。（《内蒙古中草药新医疗法资料选编》）

（5）寻常疣　采鲜艾叶擦拭局部，每日数次，至疣自行脱落为止。治疗12例，最短3天、最长10天即行脱落。（《中药大辞典》）

（6）杀蛔、治癣　汁，又杀蛔虫。苦酒煎叶，治癣甚良。（《本草经集注》）

（7）鹅掌风，手心斑点燥裂　用四两入大口瓶内火之，用麻布两层缚之，将手心放瓶口上熏之，如冷再小儿烂疮，烧末敷之。（《本草易读》）

（8）疮不敛　烧烟熏之。（《本草易读》）

（9）心腹冷痛　为末汤下。（《本草易读》）

四、使用注意

艾叶水煎内服的常用剂量为3~9g，临床可以根据需要而做适当调整。

艾叶有毒，这点一定要注意。《全国中草药汇编》记载口服大量艾叶中毒：口服大量艾叶制剂后，约半小时即出现中毒症状，喉干口渴，胃肠不适，恶心，呕吐，继而全身无力，头晕耳鸣，四肢震颤乃至痉挛（中枢神经系统高度兴奋引起），痉挛发作后全身肌肉弛缓，缺乏张力，甚至瘫痪。由于神经反射及血管本身受损，可导致子宫充血、出血，孕妇甚至流产。亦可引起肝细胞代谢障碍，而致中毒性黄疸和肝炎。由于主要作用于中枢神经系统，痊愈后亦常有健忘、幻觉等后遗症。慢性中毒者则有感觉过敏、共济失调、幻想、神经炎、癫痫样痉挛等症状出现。

《全国中草药汇编》上继续谈道：如遇口服中毒者，首先清洗胃肠道，用骨炭粉吸收，并置病人于安静及光线较暗之房内，避免外来刺激，给予镇静剂，保护肝脏功能，以及其他一般内科常规对症治疗。

关于艾叶活血止血的问题，现代也有研究。《中华本草》："抑制血小板聚集作用，炒炭与醋炒焦的效果较差；炒焦、醋炒炭与生艾叶对血小板聚集率有很强的抑制作用。止血作用：以烘品2（180℃、10分钟）、烘品3（180℃、20分钟）和烘品4（200℃、10分钟）止血作用最为明显，与生品组比较也有显著性差异。其余样品组则无明显止血作用。建议艾叶制炭可改用烘法，以18℃烘10~20分钟及200℃烘10分钟，成品外表焦褐色为佳。"

《本草备要》：血热为病者禁用。

《本经逢原》：阴虚火旺，血燥生热，及宿有失血病者为禁。

有用大叶蒿冒充艾叶等。

五、医家经验

1.艾叶蝉蜕汤

艾叶蝉蜕汤系刘氏之母所授之临床效验方，临床用治小儿夜啼，疗效显著，屡治屡验。方法：取艾叶1g，蝉蜕10只，加水200ml煎10分钟滤汁，待凉至温度适宜时，给小儿灌服20ml，每日2次，早、晚各1次。

谢某，女，2个月龄，1996年10月5日就诊。近1周来无明显诱因，每夜啼哭不已，给予哺乳、拍抚诸法哄逗孩子均无效果，即使睡眠片刻，极易惊惕而醒。进食尚可，曾2次到市内某大医院就诊，均被告之无恙而返。不得已乃求诊于中医处。查见患儿精神较差，二目尚有神，表情烦躁，目内眦稍红，腹部平软，叩之不胀，双手指纹浮紫达风关之上。诊为夜啼，用艾叶蝉蜕汤3剂治疗。3剂即止。[刘军玲.艾叶蝉蜕汤治疗小儿夜啼.河南中医药学刊，1999，14（5）：58]

2.黄柏藁本洗剂

黄氏运用老中医刘玉俊大夫的经验方黄柏藁本洗剂治疗皮肤疾患，如真菌性皮肤病（鹅掌风、脚湿气、肥疮等）、湿疹、阴痒、黄水疮等百余例，取得良好疗效。用法：黄柏30g，藁本30g，食盐40g。病程较久者，加艾叶10g。将上药加水3000ml，煎至2000ml，过滤取汁，以不烫手为度。将患处浸洗及湿30~30分钟，第二次浸洗时可加温再用。2日1剂，每日2次。

赵某，16岁。1989年5月11日就诊。左手背部患湿疹6个月余，曾在本市某医院诊治无效。刻诊：患者左手背皮肤潮红，糜烂渗液，边有抓痕，自诉瘙痒较甚，乃以黄柏藁本洗剂（加艾叶）外洗兼用毛巾湿敷，用药8剂病痊。

按：黄柏苦寒，清热燥湿，泻火解毒。现代药理研究具有抑菌之效。藁本辛香雄烈，对风湿热邪袭于皮腠所发之疥癣风痒疮癞，能祛风除湿止痒。久病之体常见肌肤燥裂脱屑，乃血虚之故。艾叶辛苦而性温，具有温通血脉、调理气血、祛风除湿、辟秽杀虫之功，久病之肤疾用之甚宜。食盐具有抑菌止痒之效。诸药合用，燥湿解毒止痒，外洗可使药力直达病所而见良效。[黄明，德力夏提，于云华．黄柏藁本洗剂治疗肤疾．新疆中医药，1990（2）：21]

六、老姬杂谈

艾叶，我在临床上也常用，遇有寒湿或因寒所致的血瘀之证，随取艾叶10g水煎内服，有效，配合其他的有关药物一起内服，效果更著。

古人的艾灸，一般要灸很多壮，如50壮，150壮，甚或300壮，现在我们都知道，灸1壮一般需要3~5分钟，换算一下，艾灸一次需要多长时间？所以，做事做到位，艾灸也要灸到位，一次就灸透，火性炎上，从下向上艾灸，灸腹时腰部有热感，灸腰时腹部有热感才算"到位"。

神曲

一、药物特性

1.望

【药材】为辣蓼、青蒿、杏仁等药加入面粉或麸皮混合后，经发酵而成的曲剂。（《中药学》）思维发散：多种药物的发酵品，不但要从成品的气味和味道来考虑功效，还需考虑原料的作用特点。

【优质药材】以身干、陈久、无虫蛀、杂质少者为佳。（《中华本草》）

2.闻

【寒热属性】温。（《中药学》钟赣生主编）思维发散：神曲药性为温，可制寒。

【气味】有陈腐气。（《中华本草》）思维发散：属动药。

3.问

【炮制】炒神曲：取麸皮撒匀于热锅内，俟起烟，将神曲倒入，炒至黄色，取出，筛去麸皮，放凉；或不加麸皮，炒至黄色亦可。

焦神曲：取神曲置锅内炒至外表呈焦黑色，内部焦黄色，取出，略喷些清水，放凉。（《中药大辞典》）思维发散：炒焦之后，能增强消食化积之功。由于陈腐气减少，所以，走窜之功也就随之减少。

【有效成分】神曲为酵母制剂，含酵母菌、淀粉酶、维生素B复合体、麦角甾醇、蛋白质及脂肪、挥发油等。（《中药学》）

【药理作用】神曲因含有多量酵母菌和复合维生素B，故有增进食欲，维持正常消化功能等作用。（《中药学》）

【个性应用】需要增加食欲，维持正常消化功能的时候，需要考虑神曲的应用。

4.尝

味苦。（《中华本草》）思维发散：苦者，能泻、能燥、能坚；苦入心。

5.药性

神曲药性为温。

6.共性应用

（1）达病位 神曲为酵母制剂，有帮助消化的作用，由此可知，神曲能达胃肠道。

（2）平病性 神曲药性为温，可平病性之寒。

（3）修病态 苦能燥湿，神曲味苦，有燥湿之功。苦能入心，心主血脉，神曲有陈腐气主动，所以，神曲有活血之功。虫得苦则下，神曲性温，故而，凡是胃肠道中因热所生之虫，神曲皆可除之。

（4）除表象 苦能坚，故而神曲也能消除热软之表象。

（5）入五脏　神曲味苦入心。

（6）五行特点　苦属火，六神曲味苦，具火行的运动态势。

二、本草选摘

神曲，是借其发酵作用以促进消化功能，但是在胃酸过多、发酵异常的患者，当绝对避免使用。（《国药的药理学》）

神曲，其功专于消化谷麦酒积。（《本经逢原》）

化水谷宿食。（《药性论》）

消食下气。（《本草纲目》）

开胃消宿食、痰逆、除烦，破癥结。（《汤液本草》）

水肿胀满积聚，痰饮咳嗽，呕吐反胃。（《本草述》）

消瘰疬疽瘤。（《本草再新》）

作糊丸痰药，治诸痰气如神。作糊丸嗽药，理诸咳嗽最妙。（《药鉴》）

三、单验方

（1）食积心痛　陈神曲一块。烧红，淬酒二大碗服之。（《摘元方》）

（2）产后瘀血不运，肚腹胀闷，渐成鼓胀　陈久神曲一斤。捣碎，微炒磨为末。每早晚各服三钱，食前砂仁汤调服。亦可治小儿食鼓胀。（《本草汇言》）

四、使用注意

神曲水煎内服的常用剂量为6~15g，临床可以根据需要而做适当的调整。消食宜炒焦用。

神曲，有六神曲和建神曲之别，上面说的是六神曲，而建神曲又叫泉州神曲、范志曲，是由面粉、麸皮和紫苏、荆芥、防风、厚朴、白术、木香、枳实、青皮等40多种药物，经混合发酵而成，具有理气化湿、健脾和中之功。

五、医家经验

刘氏自拟醒酒解毒止呕汤，由神曲15g，葛花、黄连各12g，吴茱萸3g，金银花、连翘各6g组成，具有醒酒解毒、泄肝和胃、清营透热的作用。临床上运用此方治疗急性乙醇中毒性连续性呕吐不止，每获良效。但该方对于嗜酒中虚、中阳不振患者则不宜使用。［刘武．酒醉呕吐不止验方．云南中医杂志，1987（5）：24］

六、老姬杂谈

神曲质量执行的是地方标准，也就是说不同地方有不同地方的检验标准，所以，神曲的质量，不能统一而言。

由于神曲本身就有消食作用，所以，我在临床上喜欢用生神曲，因其还有走窜行气之功。如果需要更大力地消食，这时可以炒焦了用。如果促使矿石类药物的更好吸收，用生神曲就可以；如果积食时间较久有热时，加用代赭石则为更好。

第三节　味微苦的常用药物

天花粉

一、药物特性

1.望

【药材】为葫芦科植物栝楼或双边栝楼的干燥根。（《中药学》）思维发散：取类比象，根类药材能达人体腿脚及其他属阴部位。

【优质药材】以色洁白、粉性足、质细嫩、体肥满者为佳；色棕、纤维多者为次。（《中药大辞典》）

2.闻

【气味】无臭。（《中国药典》）

3.问

【寒热属性】微寒。（《中药学》钟赣生主编）

【采集时间】秋、冬。（《中药学》）思维发散：秋季，五行属金，秋季采收的药材，具有清除的运动态势；冬季，五行属水，冬季采收的药材，具有向内向下的运动态势。

【有效成分】主要含天花粉蛋白、天冬氨酸、核糖、木糖、苦瓜素、葫芦苦素等。（《中药学》）

【药理作用】天花粉煎剂对溶血性链球菌、肺炎双球菌、白喉杆菌等多种致病菌有一定的抑制作用。皮下或肌内注射天花粉蛋白,有引产和终止妊娠的作用。天花粉蛋白有抗病毒、抗肿瘤作用。天花粉分离出的5种聚糖均有降血糖作用。天花粉煎剂、天花粉蛋白具有提高机体免疫功能的作用。(《中药学》)

【个性应用】需要抑菌时可以考虑天花粉的应用;需要引产或终止妊娠时,可以考虑天花粉的应用;需要抗病毒、抗肿瘤、降血糖、提高机体免疫功能时,可以考虑天花粉的应用。

4.切

现有特点:质地坚实。(《中国药典》)思维发散:质坚实,走里,且不易散开。

【质地轻重】质重。(《中药大辞典》)思维发散:质重下沉,有降气之功。

5.尝

味道:味微苦。(《中国药典》《中华本草》)思维发散:微苦入心。

6.药性

天花粉药性微寒。

7.共性应用

(1)达病位 天花粉善于治疗人体属阴部位的病证。

(2)平病性 天花粉药性微寒,可治疗热性病证。

(3)修病态 天花粉味微苦入心,心主血脉,加之秋季采收具有金行的清除之性(或者冬季采收的内缩之性)及性微寒,所以,临床遇见血瘀有热者,就可以考虑天花粉的应用。

(4)除表象 天花粉质重降气,加之药性微寒,故而能消除头面部之热、因热所致的出汗及咳嗽等症。天花粉味微苦入心,心主血脉,由于其药性微寒,所以,不能活血,只能凉血止血。

(5)入五脏 天花粉入心。

(6)五行特点 天花粉味微苦属火,具火行的运动态势。天花粉质重沉降,具水行的运动态势。

二、本草选摘

治痈疮肿毒,并止咳嗽带血。(《滇南本草》)

作撒布剂,治皮肤湿疹,汗斑,擦伤。(《现代实用中药》)

最能下气涤秽,尤消郁开胃,能治伤寒结胸,祛痰,又解渴生津,下乳。但切戒轻用,必积秽滞气结在胸上,而不肯下者,始可用之以荡涤,否则,万万不可孟浪。(《本草新编》)

同漂青黛,治火呛如神。(《药笼小品》)

三、单验方

(1)胃及十二指肠溃疡 天花粉30g,贝母15g,鸡蛋壳10个。研面,每服6g,白开水送下。(《辽宁常用中草药手册》)

(2)痈肿 栝楼根,苦酒熬燥,捣筛之。苦酒和涂纸上摊贴。(《食疗本草》)

(3)跌打损伤 昔一人被打伤右边胁腰,咳嗽多年不愈,胸膛疼痛难忍,不时又作吼喘,后得一人传以此方,连服数剂,半月而愈。附方治跌打损伤:天花粉不拘多少,每服二钱,引用石膏,豆腐卤调服三次,其人咳去紫黑瘀血数口,胸膛不疼,咳嗽亦止。服药后作呕发吐,其病方除。(《滇南本草》)

四、使用注意

天花粉水煎内服的常用剂量为10~15g,临床可以根据需要而做适当调整。

不宜与川乌、草乌、附子同用。

《神农本草经疏》:脾胃虚寒作泄者勿服。

《本草汇言》:汗下之后,亡液而作渴者不可妄投;阴虚火动,津液不能上承而作渴者,不可概施。

《得配本草》:胃虚湿痰,亡阳作渴,病在表者禁用。

《本经逢原》:栝楼根,降膈上热痰,润心中烦渴,除时疾狂热,祛酒瘅湿黄,治痈疡解毒排脓。《本经》有安中补虚续绝伤之称,以其有清胃祛热之功,火去则中气安,津液复则血气和而绝伤续矣。其性寒降，凡胃虚吐逆，阴虚劳嗽误用，反伤胃气，久必泄泻喘咳，病根愈固矣。凡痰饮色白清稀者，忌用。

五、医家经验

天花粉治跌打损伤

天花粉前贤习用于热邪伤津、肺热咳嗽、痈肿疮疡，并未涉猎外伤跌仆、血瘀之治，且用量偏小（10~15g）。刘氏以大剂量天花粉治疗骨折后瘀伤疼痛获佳效。李某，男，28岁，从2楼摔下，左4~6肋骨骨折，经骨科夹板固定复位及抗感染、镇痛治疗后，疼痛不减。方拟：天花粉60g，骨碎补、自然铜各20g，苏木、柴胡、土鳖虫、延胡索各15g，桃仁、红花各6g，白酒10ml为引。药进3剂，其痛乃止。[刘宇富. 天花粉治跌打损伤有效. 中医杂志，2006，47（9）：652]

六、老姬杂谈

天花粉，味微苦而性微寒，药用部位为根且质地较重，所以，清热凉血、止血降气是其正功，如果再要延伸，则可入脉以除癥瘕之热可以也，不过，有人还谈到天花粉可通经活络，比如，李公文先生就是如此说，叙述如下。

近几年来，李氏在诊治糖尿病及其伴有血管并发症患者时，发现天花粉有良好的通经活血之效。后在临床上使用，颇多效验。

王某，女，51岁，农民，2000年6月3日初诊。患者1天前在干农活时不慎将铁锹把捣至左侧胸前部第三肋软骨处，疼痛不已，不敢触按，1天后求诊于余。经某医院骨科检查排除骨折后，以天花粉30g煎服，每日2次。患者数小时后觉症状减轻，5天后症状消失。

李某，女，61岁，农民，2001年4月8日初诊。患者1个月来休息时渐感左上肢麻木，并逐渐加重，活动后，麻木感减轻或消失，伴有气短、乏力、口渴等不适。查空腹血糖4.3mmol/L排除糖尿病，诊见舌质淡暗，脉虚细，辨为气阴两虚、血行不畅，给予黄芪30g、天花粉15g煎服，日1剂，3剂后症状减轻，15剂后症状消失。为巩固疗效，患者又服15剂，病情未再复发。

张某，女，27岁，农民，2002年6月6日初诊。患者3个月前因产后受风，出现双上肢酸困麻木，受凉后症状加重，因慎于药物不良反应影响哺乳，不敢求治，几天后症状渐加重，双上肢酸困麻木，活动困难，并有口干、心烦、梦多、尿黄等症，断为产后气血不足、风邪外侵、内有蕴热之症。因患者畏于药伤乳儿，不敢用大方治之，给予生黄芪30g，天花粉15g，水煎服，日1剂。3剂后症状渐减，连服15剂后症状消失。

李氏体会，天花粉乃藤蔓之根，具藤蔓之性，善通行经络。所选以上例证，方简价廉效捷，是以取其通经活血之效也。[李公文. 天花粉有通经活络之效. 中医杂志，2006，47（9）：653]

关于天花粉通经络之效，这也许是参看《医学衷中参西录》所得出的结论。张锡纯说：（天花粉）又善通行经络，解一切疮家热毒，疗痈初起者，与连翘、山甲并用即消，疮疡已溃者，与黄芪、甘草（皆须用生者）并用，更能生肌排脓，即溃烂至深旁窜他处，不能敷药者，亦可自内生长肌肉，徐徐将脓排出。大凡藤蔓之根，皆能通行经络，而花粉又性凉解毒，是以有种种功效也。

还有，《药鉴》上说天花粉"甘能补肺，润能降气导痰，治嗽之要药也"，由于现在的天花粉味道是微苦的，所以，我们不能刻舟求剑地遵从其说。不过，天花粉确实能治痰咳，原因在于微苦能燥湿而祛痰，加之质地较重有降气之功，不但能使痰降且可让胸中之浊气从下而排，从而咳止。

有的本草书上谈到天花粉为甘酸之品，所以认为天花粉能生津止渴，比如，《本草纲目》上就说"栝楼根，味甘微苦酸，酸能生津，故能止渴润枯，微苦降火，甘不伤胃，昔人只言其苦寒，似未深察"，由于现在的天花粉只有微苦之味，所以，"生津止渴"的功用是不存在的，不过，由于天花粉药性寒凉，加之质重沉降，所以能清除头面部之热，热灼津液，热除则津液复，这也许是另一种"生津止渴"。

香附

一、药物特性

1.望

【药材】为莎草科植物莎草的干燥根茎。(《中药学》)思维发散：取类比象，香附能达人体腰腹部位及其他阴阳相交之处。

【优质药材】以个大、色棕褐、质坚实、香气浓者为佳。(《中药大辞典》)

2.闻

【气味】气芳香。(《中药大辞典》)思维发散：气香走窜。

3.问

【寒热属性】平。(《中药学》钟赣生主编)

【采集时间】秋季。(《中药学》)思维发散：秋季，五行属金；秋季采收的药材，具有清除的运动态势。

【炮制】生香附：拣去杂质，碾成碎粒，簸去细毛及细末。

制香附：将碾碎之香附放入缸内，用黄酒及米醋拌匀。再用沙糖，加水适量炒烊，然后将香附倒入锅内，与沙糖水充分混合，炒干。每香附粒50kg，用黄酒、米醋各10kg，砂糖3kg。

醋香附：取净香附粒，加醋拌匀，闷一宿，置锅内炒至微黄色，取出晾干。每香附50kg，用醋10kg。

香附炭：取净香附，置锅内用武火炒至表面焦黑色，内部焦黄色，但须存性，喷淋清水，取出晒干。

思维发散：不同功用选不同的炮制方法。《本草备要》：童便浸炒，则入血分而补虚；盐水浸炒，则入血分而润燥（或蜜水炒）；青盐炒，则补肾气；酒浸炒，则行经络；醋浸炒，则消积聚（且敛其散）；姜汁炒，则化痰饮；炒黑又能止血。忌铁。

【有效成分】主要含挥发油，此外还含有糖类、苷类、黄酮类、三萜类、酚类、生物碱等成分。(《中药学》)

【药理作用】5%香附浸膏对动物离体子宫有抑制作用，能降低其收缩力和张力；其挥发油有雌激素样作用；香附水煎剂可明显增加胆汁流量、促进胆汁分泌，并对肝细胞有保护作用；水煎剂有抑制肠管收缩作用；其总生物碱、苷类、黄酮类及酚类化合物的水溶液有强心、减慢心率及降低血压的作用；香附醇提物、挥发油、三萜类成分有解热作用，α-香附酮有镇痛作用，挥发油有安定作用。此外，还有抗菌、抗炎、抗肿瘤作用。(《中药学》)

【个性应用】需要补充雌激素时，可以考虑香附的应用；需要增加胆汁分泌和保肝时，可以考虑香附的应用；需要强心、减慢心率、降低血压、解热、镇痛、安定、抗菌、抗炎、抗肿瘤时，可以考虑香附的应用。

4.切

【现有特点】质坚实。(《中药大辞典》)思维发散：坚实走里，且不易散开。

5.尝

味道：味微苦。(《中药大辞典》)思维发散：微苦入心。

6.药性

香附药性为平。

7.共性应用

（1）达病位　香附能达人体腰腹部位及其他阴阳相交之处。

（2）平病性　香附药性为平，只要是香附的适应证，就可以应用。

（3）修病态　香附气味芳香，善于走窜，有理气之功。香附味微苦入心，心主血脉；秋季采收具有金的清除之性；加之气香走窜，所以，对于血瘀证来说，香附有很好的治疗作用。

（4）除表象　不通则痛，香附理气活血可止痛。

（5）入五脏　香附味微苦入心。

（6）五行特点　香附味微苦属火，具火行的运动态势。香附秋季采收，具有金行的运动态势。

二、本草选摘

大下气，除胸腹中热。(《唐本草》)

快气。(《医学启源》)

调血中之气，开郁，宽中，消食，止呕吐。（《滇南本草》）

香附子：方中用治崩漏，是益气而止血也。又能化去凝血，是推陈也。与巴豆同治泄泻不止，又能治大便不通，同意。（《汤液本草》）

香附，凡气郁血气必用之，炒黑能止血，治崩漏，多用亦能走气。（王好古）

香附，专属开郁散气，与木香行气，貌同实异，木香气味苦劣，故通气甚捷，此则苦而不甚，故解郁居多，且性和于木香，故可加减出入，以为行气通剂，否则宜此而不宜彼耳。（《本草求真》）

香附，辛味甚烈，香气颇浓，皆以气用事，故专治气结为病。（《本草正义》）

散一切气，解一切郁，芳香可以入血分，故又能理血中之气，为妇人之圣药，一切小腹膀胱冷痛疝瘕，以及胸胁闪气刺痛等疾，皆可用之。同参术则补气，同归地则补血，得姜艾能温气血之寒，得栀连能清气血之热，或随其佐使而用。（《本草便读》）

或问香附为解郁圣药，吾子谓不可为君，岂香附不能解郁耶？曰：香附不解郁，又何药以解郁，但不可专用之为君耳。盖郁病未有不伤肝者也，香附入肝入胆之经，而又解气，自易开肝中之滞涩。但伤肝必伤其血，而香附不能生血也，必得白芍药、当归以济之，则血足而郁尤解也。夫君药中之解郁者，莫善于芍药。芍药得臣使，速于解者，莫妙于香附、柴胡。是芍药为香附之君，而香附为芍药之佐，合而治郁，何郁不解乎。（《本草新编》）

肥盛多痰，姜汁浸炒。（《本经逢原》）

三、单验方

（1）气逆等　同茯神、甘草，治气逆；同沉香、砂仁、甘草，治痞胀噫酸；同砂仁、甘草，治一切气滞证；同乌药、甘草，治一切心腹刺痛；同茯神、甘草、橘红，治妇人血滞气虚之证。（《本草经解》）

（2）气虚浮肿　制末丸服。（《本草易读》）

（3）尿血　先煎服香附，后服地榆。（《本草易读》）

（4）气痛　青囊丸：香附、乌药治一切气痛。（《韩氏医通》）

（5）诸痛　艾附丸：香附三两，艾叶半两，醋汤同煮，去艾，炒末丸服。治心腹血气诸痛。（《本草易读》）

（6）郁滞　五香丸：灵脂一斤，香附一斤，黑丑二两，白丑二两，醋丸绿豆大，或黍粒大。消食消积，消痞消痰，消气消滞，消肿消水，消痛消血，消痢消蛊，下一切郁滞。（《本草易读》）

（7）跌打损伤　炒香附12g，姜黄18g。共研细末。每日服3次，每次服3g。孕妇忌服。（《徐州单方验方新医疗法选编》）

（8）血凝气滞　香附一味末服，名独胜丸，治痈疽由郁怒得者。如疮初作，以此代茶。溃后亦宜服。大凡疮疽喜服香药，行气通血，最忌臭秽不洁触之。故古人治疡，多用五香连翘饮。康祖左乳病痈，又臆间生核，痛楚半载。祷张王梦授以方，姜汁制香附为末，每服二钱，米饮下，遂愈。（《本草备要》）

（9）香附外敷治体表诸疾　本品外敷有消肿散结、活血止痛之功，善治痰湿、瘀血郁滞体表之疾。对于急性淋巴管炎、急性淋巴结炎、丝虫病象皮肿（Ⅰ度）、非感染性局部组织肿胀、皮下瘀血及血肿等、肌内注射引起的局部硬结肿痛、眼球挫伤血肿等疾患效果尚满意。用法：香附为末，炒热米醋淬之，调成稠糊，温敷患处，日1次。如用药超过3天，局部皮肤先涂上少量凡士林以免产生药疹。（1983年《福建中医药》）

四、使用注意

香附水煎内服的常用剂量为6~10g，临床可以根据需要而做适当调整。

香附毒性较小（《中华本草》），所以可以根据具体病情加量用之。

香附也有"兄弟"，比如，水香附、竹节香附等，和香附有些像，但不能当香附用，竹节香附还有大毒。

五、医家经验

于伟臣

香附，妇科主药，善调痛经，一般用量，不过10~20g。若其胀痛急迫，经水涩滞，通用量力有不逮，对症复方重用香附50g，痛随药退，疗程减半，足资研究。

吴某，女，24岁。经水未见，小腹胀痛不可忍，约1周经止痛定。困顿2年，服药多剂，时有小瘥。此次经将行，小腹刺痛，胸满闷，处调经饮加味。当归、茯苓、桃仁、红花各16g，青皮、柴胡、牛膝各10g。2剂，效不明显。原方增香附50g，1剂经畅痛减，3剂经止痛定，岂料一劳永逸，竟不再发。后治痛经多所借鉴。[于伟臣.大剂量用药举隅.四川中医，1990（6）：10]

六、老姬杂谈

以前的社会，男尊女卑，由于人生在世，不如意事常八九，所以女人生气之后，不像男人那样能发出来，只能自己承受，憋在心里，日久之后，就出现了气郁证。由于香附气味芳香，走窜之功甚好，可以顺气，所以，常用于女人，最后，总结出"气病之总司，女科之仙药"。

虽然陈士铎在《本草新编》上说香附不能为君药。但是，《本草备要》中却用香附一味独用而收效。所以，具体问题还需具体对待。《本草易读》香附："脱肛，同荆芥末水煎洗"，这是治疗脱肛的另一种思路。又如《本草易读》上还谈到"尿血，先煎服香附，后服地榆"，治疗方法很妙。尿血，直接诊断为气虚所致，因为气有固摄作用，清气不足，固摄脉的作用下降，致使血外出；清气不足，浊气必有余，先用香附之走窜之功来排浊，然后用微苦微涩之地榆来收敛，这样，就不会出现"闭门留寇"的情况。这样的治法很值得我们借鉴。

《中药学》香附的功效为"疏肝解郁，理气宽中，调经止痛"，这些单从香附的气味方面就能解释得通。

茜草

一、药物特性

1.望

【药材】本品为茜草科植物茜草的干燥根及根茎。(《中药学》)思维发散：取类比象，茜草能达人体属阴部位及阴阳相交之处。

【颜色】紫红色。(《中国药典》)思维发散：红色与心相通。

【优质药材】以条粗、表面红棕色、断面红黄色、无茎基者为佳。(《中药大辞典》)

2.闻

【气味】无臭。(《中国药典》)

3.问

【寒热属性】寒。(《中药学》钟赣生主编)

【采集时间】春、秋。(《中药学》)思维发散：春季，五行属木，春季采收的药材，具有顺畅的运动态势；秋季，五行属金，秋季采收的药材，具有清除的运动态势。

【炮制】茜草：除去杂质，洗净，润透，切厚片或段，干燥。

茜草炭：取茜草片或段，照炒炭法炒至表面焦黑色。思维发散：血见黑即止，茜草炭的止血作用更强。

【有效成分】主要含大叶茜草素、茜草萘酸、茜草双酯及羟基茜草素、茜草素、茜黄素等。(《中药学》)

【药理作用】茜草有明显的促进血液凝固作用，其温浸液能缩短家兔复钙时间、凝血酶原时间及白陶土部分凝血活酶时间，茜草炭的作用强于茜草。还具有抗炎、抗肿瘤等作用。(《中药学》)

【个性应用】需要抗炎、抗肿瘤时，可以考虑茜草的应用；需要止血时，最好用茜草炭。

4.切

现有特点：有众多细孔。(《中华本草》)思维发散：取类比象，茜草有疏通作用。

5.尝

味道：味微苦，久嚼刺舌。(《中国药典》)思维发散：微苦入心。

6. 药性

茜草药性为寒。

7. 共性应用

（1）达病位　茜草能达人体属阴部位及阴阳相交之处。

（2）平病性　茜草药性为寒，寒能制热。

（3）修病态　茜草有孔，具有疏通之功。味微苦色红均入心，心主血脉，加之茜草性寒，所以，茜草有较好的止血之功。

（4）除表象　茜草味微苦色红均入心，心主血脉，血见黑即止，故而，茜草炭有很好的止血作用。

（5）入五脏　茜草味微苦色红均入心。

（6）五行特点　茜草味微苦属火，具火行的运动态势。茜草有疏通之性，具木行的运动态势。

二、本草选摘

茜根性寒，所主多血热失血之证。古今说解，都无异议。而《神农本草经》主治，独以寒湿二字为冠，最为不伦，虽各本无不尽同，然病情药性大相矛盾。此必古人传写之讹，不可望文生义，曲为附和。风痹指血瘀血热，痹着不行而言。茜草寒凉，入血能通瘀活络，是以主之。古人论痹，本有热痹一候，此必不可与上文寒湿连属读之，而谬谓可治寒痹、湿痹也，黄疸本属热症，此则并能清热逐瘀，缪仲淳谓指蓄血发黄，而不专于湿热，其说甚是。补中以清热，言热淫于里，则中气伤，唯去其热，清其血，则中得其补。经文最简，皆当观其会通，并非泛泛言之。（张山雷）

能行血止血，能行故能止。消瘀通经，又能止吐崩尿血。消瘀通经，酒煎一两，通经甚效。（《本草备要》）

或问茜草色红，何以止血？夫茜草本行血之药，行血而反能止血者，引血之归经耳。当血之逆行也，少拂其性，而其势更逆。茜草之色与血色相同，入之血中，与血相合而同行，遂能引之归经，而相忘其非类，此治法之功也。但既引入于各经，即当以补阴之药继之，则血安而不再沸。否则，血

证未尝有不再发者也。（《本草新编》）

凡诸血证，并建奇功。（《本草蒙筌》）

三、单验方

（1）吐血　用茜根一两，捣成末。每服二钱，水煎，冷却，用水调末二钱服亦可。（《本草纲目》）

（2）妇女经闭　用茜根一两，煎酒服。（《本草纲目》）

（3）血崩　曾治沧州董姓妇人，患血崩甚剧。其脉象虚而无力，遂重用黄芪、白术，辅以龙骨、牡蛎、萸肉诸收涩之品，服后病稍见愈，遂即原方加海螵蛸四钱，茜草二钱，服后其病顿愈，而分毫不见血矣。愚于斯深知二药止血之能力，遂拟得安冲汤、固冲汤二方，于方中皆用此二药。本邑一少妇，累年多病，身形羸弱，继又下白带甚剧，屡经医治不效。诊其脉迟弱无力，自觉下焦凉甚，治以清带汤，为加干姜六钱、鹿角胶三钱、炙甘草三钱，连服十剂全愈。统以上经验观之，则海螵蛸、茜草之治带下不又确有把握哉。至其能消瘾与否，因未尝单重用之，实犹欠此经验而不敢遽定也。（《医学衷中参西录》）

四、使用注意

茜草水煎内服的常用剂量为6~10g，临床可以根据需要而做适当调整。

《中华本草》："小鼠灌服茜草根煎剂150g/kg，无死亡发生"，所以，临床上可以根据具体情况适当地加大茜草的用量。

茜草也有假药，比如，用蓬子菜根来冒充者，不过，茜草是味微苦，久嚼刺舌，切片用热水浸泡后，水的颜色为淡红色；蓬子菜根是味淡的，没有苦味和刺舌感，用热水浸泡后，水的颜色为淡黄色。

五、医家经验

茜草治疗燥咳

茜草苦、寒，归肺经，功能凉血止血，活血祛瘀。临床上本品多用于血热所致的各种出血症。笔者除施用于上症外，对燥咳者用之，收效显著。

燥咳之成多因肝火旺而灼肺金，致肺失清肃，咳嗽阵作，干咳无痰。茜草苦寒泻火，味酸柔肝，能清肝泻火、清肺降逆而消诸症。临床药理也证实茜草有抗菌、止咳祛痰作用。如治刘某，女，30岁。阵发性干咳半月余，曾用西药抗感染治疗无效。舌质红、苔黄，脉弦。用桑杏汤加味治疗。处方：桑叶、栀子、麦冬、甘草、白芍各10g，苦杏仁9g，沙参12g，川贝母6g，黄芩、玄参各15g，茜草、金银花各20g。服药4剂，症状完全消失。[屠庆年，刘沛霖.临床用药拾零.2000，32（12）：49]

六、老姬杂谈

茜草具有疏通之功，加之味微苦有一定的燥湿作用，所以，茜草有止咳祛痰作用，这一点，《中华本草》上也已经明确谈到了。不过由于现在的茜草价格较贵，应用之后增加病人负担，所以，我们完全可以选用价格低廉的其他药物来止咳祛痰。

麻黄根

一、药物特性

1.望

【药材】为麻黄科植物草麻黄或中麻黄的干燥根及根茎。（《中药学》）思维发散：取类比象，麻黄根能达人体属阴部位及阴阳相交之处。

【优质药材】以质硬、外皮红棕色、断面色黄白者为佳。（《中药大辞典》）

2.闻

【气味】无臭。（《中国药典》）

3.问

【寒热属性】平。（《中药学》钟赣生主编）

【采集时间】秋季。（《中药学》）思维发散：秋季，五行属金；秋季采收的药材，具有金行清除的运动态势。

【有效成分】主要含生物碱，尚含有麻黄根素A，麻黄双黄酮A、B、C、D等。（《中药学》）

【药理作用】麻黄根所含生物碱能抑制低热和烟碱所致的发汗；可使蛙心收缩减弱，对末梢血管有扩张作用，对肠管、子宫等平滑肌呈收缩作用。麻黄根甲醇提取物能降低血压，但麻黄碱有升压作用。（《中药学》）

【个性应用】需要止汗时，可以考虑麻黄根的应用；需要扩张末梢血管时，可以考虑麻黄根的应用。

4.切

现有特点：质硬。（《中国药典》）思维发散：质硬走里。

【质地轻重】体轻。（《中国药典》）思维发散：体轻上浮。

5.尝

味道：味微苦。（《中国药典》）思维发散：微苦入心。

6.药性

麻黄根的药性为平。

7.共性应用

（1）达病位　麻黄根药用部位为根及根茎，能达人体属阴及阴阳相交部位，其质地较轻，有升浮之功，所以麻黄根也能达人体属阳部位。

（2）平病性　麻黄根药性为平，不管寒热，均可应用。

（3）复病态　麻黄根味微苦入心，心主血脉，加之秋季采收具有金行的清除之性，所以，临床遇见血瘀证，就可以考虑麻黄根的应用。

（4）除表象　麻黄根有敛汗之功。

（5）入五脏　麻黄根味微苦入心。

（6）五行特点　麻黄根味微苦属火，具火行的运动态势。麻黄根体轻升浮，具火行的运动态势。麻黄根秋季采收，具金行的运动态势。

二、本草选摘

麻黄根节，古云止汗，是引止汗之药，以达于表而速效，非麻黄根节自能止汗，旧解多误。（《神农本草经读》）

止汗，实表气，固虚，消肺气、梅核气。（《滇南本草》）

三、单验方

虚汗无度 麻黄根、黄芪等份。为末，飞面糊，作丸梧子大。每用浮麦汤下百丸，以止为度。（《谈野翁试验方》）

四、使用注意

麻黄根水煎内服的常用剂量为3~9g，临床可以根据需要而做适当调整。表邪的出汗是为了排邪，如果此时止汗，则会"闭门留寇"，所以，表邪出汗之人是不能用麻黄根的。

五、医家经验

麻黄根是常用的止汗药。本品能引补气药到达卫分，固腠理而止汗。配生黄芪、煅牡蛎、浮小麦、党参、白术等，常用于阳虚卫气不固而致的自汗症。配地黄、山萸肉、五味子、柏子仁、麦冬、生牡蛎等，也可用于阴虚内热，虚烦不眠，潮热盗汗症。与黄芪、当归等养血固表药同用，可治产后虚汗。用量一般为二三钱。（《焦树德方药心得》）

六、老姬杂谈

麻黄根，质地轻，有升浮之性，因其为根及根茎类药物，故而，麻黄根是先达属阴部位，然后升浮到属阳部位，在升浮的过程中，有提气的运动态势，也就是说能把属阴部位的气升提到属阳部位。利用这个特点，我们可以治疗属阳部位气虚的病证。临床上，遇到体表的气虚病证如疮癣（邪之所凑，其气必虚）、出汗等热性病证，就可以大胆应用麻黄根来治疗。

麻黄根，个性应用有止汗和扩张末梢血管之功，因其共性应用有通瘀除湿作用，加之其性为寒可制热及药用部位为根和根茎能达人体属阴部位和阴阳相交之处、体轻能达阳位，所以，对于手脚冰凉日久因中间有物堵所致者，应用麻黄根治疗，效果很好。

很多人脸部长斑，颜色晦暗无华，此时在辨证论治的基础上适量加用麻黄根，收效更速。现在很多人只认为麻黄根有止汗之功，只用于止汗，这

就大大缩小了麻黄根的应用范围。体表的出汗，直接诊断为气虚所致，因为气有固摄作用。产生体表气虚的原因，分开来说，有三方面，一是体表的消耗太过，二是整体的气虚，三是中间道路不通。看看绝大多数人的出汗，前面两个原因是不存在的，也就是说是由中间道路不通，体内的气不能充分到达体表以致体表出现气虚。中间道路不通，为实邪所致。实邪，只有4种，气滞、血瘀、痰湿水饮和积滞，而积滞又有4种，积食、虫积、结石和肠滞。用排除法，没有胀的出汗之人，中间堵塞之物基本为血瘀和痰湿水饮，由于麻黄根能通瘀除湿，所以，麻黄根能疏通道路，使体内之气畅达于体表，体表之气足，固摄更能正常，异常的出汗现象则随之消失，这就是《中药学》上麻黄根"固表止汗"作用的发生机制。

泽泻

一、药物特性

1.望

【药材】为泽泻科植物泽泻的干燥块茎。（《中药学》）思维发散：取类比象，茎有疏通作用。

【优质药材】以块大、黄白色、光滑、质充实、粉性足者为佳。（《中药大辞典》）

2.闻

【气味】气微。（《中国药典》）

3.问

【寒热属性】寒。（《中药学》钟赣生主编）

【采集时间】冬季。（《中药学》）思维发散：冬季，五行属水，冬季采收的药材，具有向内向下的运动态势。

【炮制】泽泻：拣去杂质，大小分档，用水浸泡，至八成透捞出，晒晾，闷润至内外湿度均匀，切片，晒干。

麸制：取麸皮，撒入锅内，待起烟时，加入泽泻片，拌炒至黄色，取出，筛去麸皮，放凉。每泽泻片100kg，用麸皮10kg。

盐麸制：取泽泻片，用盐匀润湿，晒干，再加入蜜制麸皮，按麸炒制法炮制，每泽泻500kg，

用盐6kg，用麦麸60kg，水适量。

酒制：在100℃热锅中加泽泻片，翻炒数次，用酒喷匀，炒干，取出放冷即可。每泽泻100kg，用酒5kg。

盐泽泻：取泽泻片，用盐水喷洒拌匀，稍闷润，置锅内用文火微炒至表面略现黄色取出，晾干。每泽泻片50kg，用盐1.4kg，加适量开水化开澄清。

【有效成分】主要含泽泻萜醇A、B、C，挥发油，生物碱，天门冬素，树脂等。（《中药学》）

【药理作用】泽泻有利尿作用，能增加尿量，增加尿素和氯化物的排泄，对肾炎患者利尿作用更为明显。有降压、降血糖作用，还有抗脂肪肝作用。对金黄色葡萄球菌、肺炎双球菌、结核杆菌有抑制作用。（《中药学》）

【个性应用】需要利尿时，特别是肾炎患者，可以考虑泽泻的应用；需要降糖、降压、抗脂肪肝及抑菌的时候，可以考虑泽泻的应用。

4.切

现有特点：质坚实；有多数细孔。（《中国药典》）思维发散：内实者攻里，且不易散开；取类比象，有细孔者能疏通。

5.尝

味道：味微苦。思维发散：微苦入心。

6.药性

泽泻药性为寒。思维发散：寒能制热。

7.共性应用

（1）达病位　泽泻药材为块茎，具有疏通作用，能达全身，不过由于其质坚实攻里，所以，泽泻更多地用于治疗体内疾患。

（2）平病性　泽泻药性为寒，能治疗热性病证。

（3）修病态　泽泻药材为茎、中有细孔，都说明泽泻具有疏通作用，这和顺气的特性相一致，所以，可以说，泽泻有理气作用。因其药性为寒，所以对于气滞有热的病证来说，泽泻有很好的治疗效果。泽泻味微苦入心，心主血脉，加之药性为寒及其疏通作用，所以，泽泻能很好地治疗血瘀有热的病证。

（4）除表象　凉能除热，微苦入心，泽泻性寒味微苦，所以，遇见心烦之证，就可以直接应用泽泻来治疗。泽泻入心性凉，寒则血涩，泽泻能治疗因热所致的出血证。

（5）入五脏　泽泻味微苦入心。

（6）五行特点　泽泻味微苦属火，具火行的运动态势。泽泻冬季采收，具水行的运动态势。

二、本草选摘

治五劳七伤，主头旋、耳虚鸣，筋骨挛缩，通小肠，止遗沥、尿血。（《日华子本草》）

治小便淋沥，去阴间汗。（《医学启源》）

泽泻，多服虽则目昏，暴服亦能明目，其义何也？盖泻伏水，去留垢，故明目；小便利，肾气虚，故目昏。二者不可不知。（《本草蒙筌》）

功专利湿行水，治一切湿热之病，湿热除则清气上行，故又止头旋，能损目。（《本草分经》）

三、单验方

（1）白术散治臌胀水肿　白术、泽泻各半两。上为细末，煎服三钱，茯苓汤调下，或丸亦可，服三十丸。（《素问病机气宜保命集》）

（2）泽泻汤治心下有支饮，其人苦冒眩　泽泻五两，白术二两。上二味，以水二升，煮取一升，分温服。（《金匮要略》）

（3）湿热黄疸，面目身黄　茵陈、泽泻各一两，滑石三钱。水煎服。（《备急千金要方》）

（4）肾脏风　经验方：常服泽泻，皂荚水煮烂，焙干为末，炼蜜为丸如桐子大。空心，以温酒下十五丸至二十丸，甚妙。治肾脏风，生疮尤良。（《证类本草》）

四、使用注意

泽泻水煎内服的常用剂量为6~10g，临床可以根据需要而做适当调整。

《名医别录》：扁鹊云，多服病人眼涩。

《医学入门》：凡淋、渴、水肿，肾虚所致者，不可用。

《神农本草经疏》：病人无湿无饮而阴虚，及肾气乏绝，阳衰精自流出，肾气不固精滑，目痛，虚寒作泄等候，法咸忌之。

五、医家经验

1.遗精

1983年《中医杂志》刊登侯士林经验：泽泻10~12g，早晚各服1剂。治疗相火妄动之遗精14例，均速告愈。

韩某，男，19岁。梦遗1年余，每夜1~2次，阳事易起，失眠多梦，身软乏力，精神不振，自汗，脉虚数。乃用泽泻10g，水煎，早晚分服。服10剂症减，再服10剂，未再遗精。

2.强中

因热导致的强中，也可以单用泽泻来收效，如1987年《中医杂志》上庄柏青介绍：曾治疗2例强中病人，均应手取效。

张某，男，21岁。入夜阳挺不倒，胀痛难眠，缠绵数月。曾服己烯雌酚未效。诊见面色苍白，神疲乏力，阴茎及睾丸胀痛，头昏目眩，心烦不寐，舌红，苔薄黄，脉弦数。此系肾阴亏损，相火亢进。先投以知柏地黄汤加味，效微。后以泽泻10g，代茶饮，日1剂。未尽10剂，诸症悉除。

3.急性痛风性关节炎

马氏重用泽泻治疗急性痛风性关节炎，疗效满意。基本方：泽泻50g，萆薢30g，黄柏10g，苍术10g，白术15g，当归15g，桂枝6g，秦艽10g，僵蚕9g。脾虚湿盛者加党参20g、茯苓15g、鸡内金10g；湿热阻滞者加竹茹10g、连翘10g、车前子15g；痰瘀阻络者加半夏10g、丹参30g、红花15g。每日1剂。[马宝东.重用泽泻辨证治疗急性痛风性关节炎120例.辽宁中医杂志，2007，34（4）：480]

4.泽泻治疗眼底出血

临床上各种原因引起的眼底出血很常见，且多起病突然，常于短时间内视力急剧下降，甚至失明，属中医暴盲范畴。常用治法为凉血止血。笔者在辨证的基础上加用泽泻，可取得更好的疗效。《本草蒙筌》言："泽泻……暴服亦能明目，其义何也，盖泻伏水，去留垢，故明目。"从西医角度分析，急性出血期，渗出水肿较明显，患者多诉眼部胀痛不适，选用泽泻"泻伏水，去留垢"，能取得较好的消肿效果。一般来说，泽泻用量为20g左右，最多可用至40g，若眼底检查未见新鲜出血，则停用。

于某，男，70岁。突发视物模糊3天，眼科检查见眼底新鲜出血，舌质红、苔黄，脉弦。拟凉血止血。处方：生地黄、茜草、白茅根、墨旱莲、黄芩、黄芪各15g，泽泻20g，赤芍、牡丹皮、栀子各10g，女贞子12g，甘草6g。服药6剂，症状大减。上方加丹参12g，继续服6剂，症状完全缓解。[屠庆年，刘沛霖.临床用药拾零.2000，32（12）：49]

六、老姬杂谈

大多本草书，皆说泽泻为甘淡之品，所以也就有"补益、渗湿"之功，如《本草纲目》上就说"泽泻，气平，味甘而淡，淡能渗泄，气味俱薄，所以利水而泄下"，《神农本草经》上也说"主风寒湿痹，乳难，消水，养五脏，益气力，肥健"等。

虽然也有本草书上说泽泻味咸的，但均以主水来述功效，这点，现代药理研究已经证实，泽泻确实有利尿之功。试想，古人是如何知道泽泻能利尿的？早在神农时代，古人就知泽泻"生沼泽"，在《本草崇原》上也谈到：泽泻《神农本草经》名水泻，主泻水上行故名。始出汝南池泽，今近道皆有，唯汉中者为佳。生浅水中，独茎直上，根圆如芋，有毛。泽泻，水草也。气味甘寒，能启水阴之气上滋中土。主治风寒湿痹者，启在下之水津，从中土而灌溉于肌腠皮肤也。乳者，中焦之汁，水津滋于中土，故治乳难。五脏受水谷之精，泽泻泻泽于中土，故养五脏。肾者作强之官，水精上资，故益气力。从中土而灌溉于肌腠，故肥健。水气上而后下，故消水。久服耳目聪明者，水济其火也。不饥延年者，水滋其土也。轻身面生光者，水泽外注也。能行水上者，言此耳目聪明，不饥延年，轻身，面生光，以其能行在下之水，而使之上也。由此可知，取类比象思维在中医上应用很广，当然，由取类比象思维得出的结论还需进行临床验证。

《中华本草》：毒性T（1.1.1.1）对小白鼠静脉注射的半数致死量为780mg/kg，腹腔注射为1270mg/kg，口服为4000mg/kg。按0.1%及1%浓度混于饮食中，饲大鼠2个半月，体重、内脏重量、肝脂肪量均无明显改变。泽泻含有刺激性物质，内服可引起胃肠炎，贴于皮肤引起发疱，其叶可作为皮肤发红剂。羊吃此植物无害，而牛可引起中毒，表现血尿。由此可知，泽泻的毒性很小，可以根据需要而适当加大剂量来应用，比如，在医家经验中几位先生泽泻就用了40~50g。

浙贝母

一、药物特性

1.望

【药材】为百合科植物浙贝母的干燥鳞茎。大者去芯芽，叫大贝；小者不去芯芽，叫贝珠。（《中药学》）思维发散：取类比象，茎类药材一般有疏通作用；可达全身内外。

【优质药材】以鳞叶肥厚、表面及断面白色、粉性足者为佳。（《中药大辞典》）

2.闻

【气味】气微。（《中国药典》）

3.问

【寒热属性】寒。（《中药学》钟赣生主编）

【采集时间】夏季。（《中药学》）思维发散：夏季，五行属火；夏季采收的药材，具有向上向外的运动态势。

【有效成分】主要含贝母甲素、贝母乙素等10多种生物碱，尚含胆碱、脂肪酸、淀粉等。（《中药学》）

【药理作用】浙贝母祛痰效力略强于川贝母，所含生物碱有明显的镇咳作用；能松弛支气管平滑肌，表现一定的平喘作用。贝母甲、乙素能镇痛、镇静，并有扩瞳效应。浙贝母生物碱能兴奋子宫，对离体动物心脏有抑制作用，并有降压作用。去氢浙贝母碱能抑制唾液分泌，对肠道有松弛作用。（《中药学》）

【个性应用】需要祛痰、镇咳、平喘时，可以考虑浙贝母的应用；需要降压、松弛肠道平滑肌时，可以考虑浙贝母的应用。

4.切

现有特点：富粉性。（《中国药典》）思维发散：容易散开。

5.尝

味道：味微苦。（《中国药典》）思维发散：微苦入心。

6.药性

浙贝母药性为寒。

7.共性应用

（1）达病位　浙贝母可达人体全身。

（2）平病性　浙贝母药性为寒，可治疗热性病证。

（3）修病态　浙贝母味微苦入心，心主血脉，加之药性为寒凉及具疏通作用，所以，浙贝母能很好消除血瘀有热的病证。

（4）除表象　凉能除热，微苦入心，浙贝母性寒味微苦，所以，遇见心烦之证，就可以直接应用浙贝母来治疗。浙贝母入心性寒，寒则血涩，浙贝母能治疗因热所致的血溢证。浙贝母富粉性易散开，取类比象，浙贝母内服后收效快捷。

（5）入五脏　浙贝母味微苦入心。

（6）五行特点　浙贝母味微苦属火，具火行的运动态势。浙贝母夏季采收，具火行的运动态势。

二、本草选摘

大治肺痈肺痿，咳喘，吐血，衄血，最降痰气，善开郁结，止疼痛，消胀满，清肝火，明耳目，除时气烦热，黄疸淋闭，便血溺血；解热毒，杀诸虫及疗喉痹，瘰疬，乳痈发背，一切痈疡肿毒，湿热恶疮，痔漏，金疮出血，火疮疼痛，较之川贝母，清降之功，不啻数倍。（《本草正》）

清肺化痰，制酸，解毒。治感冒咳嗽，胃痛吐酸，痈毒肿痛。（《山东中草药手册》）

三、单验方

（1）前列腺肥大　贝母、苦参、党参各25g，

水煎服。(《常用中草药新用途》)

（2）感冒咳嗽　浙贝母、知母、桑叶、杏仁各9g，紫苏6g，水煎服。(《山东中草药手册》)

（3）痈毒肿痛　浙贝母、连翘各9g，金银花18g，蒲公英24g，水煎服。(《山东中草药手册》)

四、使用注意

浙贝母水煎内服的常用剂量为5~10g，临床可以根据需要而做适当调整。

浙贝母不宜与川乌、草乌、附子同用。

由于浙贝母质地较重，所以感冒初期，即便有咳嗽出现，也不能用浙贝母治疗，因为质重降气，能降体表属阳部位的清气下达于体内属阴部位，从而减少体表具有防御作用清气的含量。

五、医家经验

1.浙贝母解郁散结，通淋沥

浙贝母，苦、寒，有清热化痰、消肿散结之功，用于风热咳嗽，痈肿瘰疬之证。王教授认为，男科之用浙贝母，多取其"解郁散结，利水通淋"之功。

他说，贝母之于明代以前尚无浙、川之分，而其应用亦非今日之比。如《神农本草经》曰"主淋漓邪气"，《金匮要略》治妊娠小便难用当归贝母苦参丸，李时珍曰"治心中气郁不快"，清代医家傅青主用贝母于保产无忧散中以治漏胎或难产，说明古人用贝母范围较广。现代研究证明，浙贝母对腺体分泌有抑制作用。因而王教授常用浙贝母治疗前列腺炎、前列腺肥大等。认为前列腺疾病常出现前列腺导管阻塞或不畅，其病因与瘀、湿、虫、毒郁结有关，而浙贝母能散郁结、通淋沥，用之尤当。临床常与苦参等配伍使用，治前列腺肥大，常见效于3~5剂。[王东坡，张凯麟.王琦男科用药经验撷粹.中医杂志，2003，44（5）：343]

2.章次公先生经验

象贝母本为化痰药，用在溃疡病中，实为罕见。《本草纲目》谓其"消瘿瘤结核疝气，下气，消疮肿"。次公经过多年探索，用象贝母治疗溃疡病胃痛吞酸，常获奇效。[李国霞.章次公老中医

治疗胃十二指肠溃疡用药法钩辑.承德医学院学报，1995，12（3）：253]

六、老姬杂谈

浙贝母，我们平时更多用于止咳祛痰，其实要谈化痰之功，川贝母中的青贝和炉贝比较强，因其味淡渗湿，而川贝母中的松贝，因其也具有微苦之味，所以，化痰之功比较弱。个性应用中谈到的"浙贝母祛痰效力略强于川贝母"，这里的川贝母也许是指松贝而言的。

蒲公英

一、药物特性

1.望

【药材】为菊科植物蒲公英、碱地蒲公英或同属数种植物的干燥全草。(《中药学》)思维发散：取象比类，蒲公英能达人体全身。

【优质药材】以叶多、色灰绿、根完整、无杂质者为佳。(《中药大辞典》)

2.闻

【气味】气微。(《中国药典》)

3.问

【寒热属性】寒。(《中药学》钟赣生主编)

【采集时间】春至秋花初开时。(《中药学》)

【有效成分】主要含有机酸类、挥发油、黄酮类等。(《中药学》)

【药理作用】煎剂及浸剂对金黄色葡萄球菌、溶血性链球菌及卡他球菌有较强的抑制作用，对肺炎双球菌、脑膜炎双球菌、白喉杆菌、福氏痢疾杆菌、铜绿假单胞菌及钩端螺旋体等也有一定的抑制作用。蒲公英地上部分水提取物能活化巨噬细胞，有抗肿瘤作用。体外实验提示本品能激发机体的免疫功能。尚有利胆、保肝、抗内毒素及利尿作用。(《中药学》)

【个性应用】需要抑菌、抗肿瘤、利胆、保肝、利尿、抗内毒素及提高免疫功能时，可以考虑蒲公英的应用。

4.尝

味道：味微苦。(《中国药典》)思维发散：微苦入心。

5.药性

蒲公英药性为寒。

6.共性应用

（1）达病位　蒲公英能达身体上下内外。

（2）平病性　蒲公英药性为寒，可治疗热性病证。

（3）修病态　蒲公英味微苦入心，心主血脉，因其药性为寒，血得寒则涩，所以，蒲公英可止血。因蒲公英虽是全草入药，但更多是叶和花，花和叶皆有发散之功，所以，蒲公英散结通脉之功也较为显著。

（4）除表象　蒲公英活血通脉，因其性寒且花叶性散，所以，临床上见到血溢、血瘀之证有热者，就可以直接应用蒲公英来治疗。

（5）入五脏　蒲公英味微苦入心。

（6）五行特点　蒲公英味微苦属火，具火行的运动态势。

二、本草选摘

主妇人乳痈肿。(《唐本草》)

消恶肿结核，解食毒，散滞气。(《本草衍义补遗》)

蒲公英亦泻胃火之药，但其气甚平，既能泻火，又不损土，可以长服久服而无碍。凡系阳明之火起者，俱可大剂服之，火退而胃气自生。但其泻火之力甚微，必须多用一两，少亦五钱，始可散邪补正耳。(《本草新编》)

三、单验方

（1）乳痈红肿　用蒲公英一两，一起捣烂，加水二碗煎成一碗，饭前服。(《本草纲目》)

（2）急性乳腺炎　蒲公英60g，香附30g。每日1剂，煎服2次。(《内蒙古中草药新医疗法资料选编》)

（3）胆囊炎　蒲公英30g。煎服。(《南京地区常用中草药》)

四、使用注意

蒲公英水煎内服的常用剂量为10~15g，临床可以根据需要而做适当调整。蒲公英，掺假的很多，有时真不好鉴别，最好买"个子"药。

五、医家经验

1.公英膏治疗膝关节创伤性滑膜炎

公英膏系名老中医郭汉章根据家传秘方，结合自己多年临床经验配制的药膏。公英膏组成：蒲公英、生地黄、冰片各等份。将蒲公英、生地黄切碎，加水煎煮成浓缩汁，用纱布过滤去渣，再煎至黏稠状、放凉。将冰片研成细粉状掺入拌匀即可备用。取适量公英膏薄摊于棉纸或麻纸上，外贴于患部，也可先将膏药涂于患部，用棉纸或麻纸覆盖其上，再以绷带缠绕固定。注意，对局部有创面、溃烂、皮肤过敏者，不可应用。每5天更换1次。属急性期者，患肢应尽量休息制动。患者治疗时间最长3个月，最短2周。按上述标准，治愈23例，显效7例，好转3例，无效2例，总有效率94.3%。

杨某，男，21岁。1997年11月27日初诊。患者自述3天前右膝关节曾扭伤。当时并无明显不适，半天后右膝部逐渐肿胀，屈伸不灵便。查：右膝肿胀，轻度压痛，皮温增高，膝关节屈伸度减小，浮膑试验阳性。膝关节穿刺见粉红色液体。诊断：右膝关节创伤性滑膜炎。用公英膏外贴患部，下肢长腿石膏托固定，每5天更换中药1次。连贴3次后诸症消失。[常尚毅，廖永华.公英膏治疗膝关节创伤性滑膜炎35例.陕西中医，1999，20（11）：492]

2.蒲公英和皂角刺治无名肿毒

某男，20岁，农民。诊其右髂窝部有一鸡蛋大小肿块，皮肤焮热，皮色微红，苔黄腻，脉滑数，自诉曾外贴拔毒膏，注射、内服抗生素类药半月左右均无效，而求余诊治，治以蒲公英100g，皂角刺20g每日煎汤代茶服之，连服7天，肿块全部消失。

某女，24岁，农民。诊其左乳突下有一约5cm×5cm的肿块，苔薄白，脉濡数。自诉头痛、微汗，纳呆倦怠，曾用抗生素与激素药3天无效，求余诊疗，令其以蒲公英120g，皂荚刺30g，每日煎之代茶服，连用5天肿块匿退，今患者康复。[刘德民，李渝生.蒲公英和皂荚刺治无名肿毒效果好.中国乡村医生杂志，1992（11）：16]

3.蒲公英可回乳

中药书中都提到蒲公英有通乳汁的功效，临床应用当中，用于回乳，尤其是乳汁较多的妇女，婴儿停止吮乳后，乳汁瘀滞而出现乳房胀痛。蒲公英入肝胃有散结的功效，用蒲公英消乳汁瘀滞，解除乳房的胀痛。用法：蒲公英30g，煎2次，分2~3次服，每天1剂，通过临床观察，该药用于回乳效果可靠。

李某，28岁，自述因乳汁较多在断奶的同时服生麦芽10g，2天，乳汁仍未见减少，乳房胀痛难忍。昨晚整夜未眠。查体：乳房均匀，无结块，脉均匀有力，舌质红。方用蒲公英30g，水煎服，共服5剂，嘱其第1天服2剂，上下午各服1剂，每剂两煎分2次服，后每日1剂。5天后电话随访，告之乳汁已全回，肿胀已消，情况良好。[冀林凤.蒲公英用药治验.内蒙古中医药，2007，26（3）：78]

4.蒲公英治产妇缺乳

临床发现，蒲公英是一味治产后缺乳的良药。方法：蒲公英（干品）15g，水煎服，每日1剂，分2次服。经对40例缺乳产妇（初产妇27例，经产妇13例）使用后证明，其中38例在连服3剂后，乳管畅通，乳汁充盈。另2例在服5剂后，乳管畅通，乳汁增多。40例患者乳汁排出率达100%。有研究认为，蒲公英对产妇缺乳有效，可能与它能调节神经、扩张血管，可疏通经络、促进乳汁分泌的作用有关。从药理上分析，蒲公英对肝气郁滞类缺乳（有乳房胀痛而硬者）效果更佳，气血亏虚者慎用。蒲公英价廉易得，气郁型产后缺乳者不妨一试。[蒲昭和.产妇缺乳就用蒲公英治.卫生与生活报，2008年5月12日第014版]

5.蒲公英利水通淋

蒲公英一药，传统用于解疮毒、治乳痈、疗诸疗。现代研究发现其有利胆作用，用于治疗肝胆疾患。余读《本草从新》，书中载蒲公英为"通淋妙品"。常思一试。后诊一病人腰痛，叩之更剧，小便频数，尿道刺痛，验尿常规红细胞、白细胞较多，即处以单味蒲公英60g，水煎服。2剂后腰痛减轻，再服1剂，排出黄豆大结石1粒，症状逐渐消失，附记于此，以资交流。（《南方医话》）

6.先生经验

泻肝胆木火，习惯常选用龙胆、芩、连之类，然其味苦涩，常易引起呕吐，亦不宜久服，笔者认为治胆病郁火以蒲公英为首选，具清热解毒、凉血利尿之功，《本草衍义》谓其"化热毒"，屡试不爽。蒲公英清热解毒，而非大苦大寒之品，故久用可无损胃气，为胆囊炎症之首选药物。[《浙江名中医临床经验选辑（第一辑）》俞尚德]

六、老姬杂谈

花叶性散，蒲公英，更多是用其叶和花。其有发散之功，加之味微苦入心，所以，对于血热之证来说，应用蒲公英煎煮或者泡水喝，效果都很好。《现代实用中药》记载：治胃弱、消化不良、慢性胃炎、胃胀痛：蒲公英一两（研细粉），橘皮六钱（研细粉），砂仁三钱（研细粉）。混合共研，每服二至三分，一日数回，食后开水送服。

我们知道消化不良，用陈皮、砂仁是挺好的，但是，为什么用蒲公英？因为蒲公英有抑菌利胆之功，抑菌，可以治疗炎症，利胆，可以帮助消化，一药两用，甚好。从共性应用来谈，蒲公英味道微苦燥湿，可以消除"消化不良"所致的痰湿。痰湿消除，胃和人安。

前人更多是从甘味来谈蒲公英之功效，如《药笼小品》上说"苦甘寒，化热毒，消肿核，治乳痈、乳积之圣药"；《神农本草经疏》上说"蒲公英味甘平，其性无毒。当是入肝入胃，解热凉血之要药。乳痈属肝经，妇人经行后，肝经主事，故主妇人乳痈肿乳毒，并宜生啖之良"；《本草述》上说"蒲公英，甘而微余苦，是甘平而兼有微寒者也。希雍有曰：'甘平之剂，能补肝肾'，味此一语，则知其入胃而兼入肝肾矣，不然，安能凉血、乌须发，以合于冲任之血脏乎"。由于现在的蒲公英味道是微苦的，所以，我们在应用时需注意其功用。

广藿香

一、药物特性

1.望

【药材】为唇形科植物广藿香的干燥地上部分。（《中药学》）思维发散：取类比象，广藿香能达人体腰腹及以上或其他属阳部位。

【优质药材】以叶多、香气浓者为佳。（《中药大辞典》）

2.闻

【气味】气香特异。（《中国药典》）思维发散：气香走窜。

3.问

【寒热属性】微温。（《中药学》钟赣生主编）思维发散：广藿香药性微温。

【采集时间】夏、秋。（《中药学》）思维发散：夏季，五行属火，夏季采收的药材，具有向上向外的运动态势；秋季，五行属金，秋季采收的药材，具有清除的运动态势。

【有效成分】主要含挥发油，油中主要成分为广藿香醇，其他成分有苯甲醛、丁香油酚、桂皮醛等，另有多种其他倍半萜如竹烯等。尚含生物碱类。（《中药学》）

【药理作用】挥发油能促进胃液分泌，增强消化力，对胃肠有解痉作用。有防腐和抗菌作用，此外，尚能收敛止泻、扩张微血管而略有发汗等作用。（《中药学》）

【个性应用】需要增强消化力、解除胃肠痉挛、防腐、抗菌时，可以考虑广藿香的应用；需要止泻、扩张微血管、发汗时，可以考虑广藿香的应用。

4.尝

味道：味微苦。（《中国药典》）思维发散：微苦入心。

5.药性

广藿香药性微温。

6.共性应用

（1）达病位　广藿香能达人体腰腹以上或其他属阳部位。

（2）平病性　广藿香药性微温，可以治疗寒性病证。

（3）修病态　广藿香气香走窜，可以治疗气滞证；加之药性微温，血得热则行，所以，广藿香有很好的活血通脉以治疗血瘀之功。气行津散，广藿香还能治疗寒性的津凝之证，如痰湿水饮属寒者，只要是广藿香能达之地，就都可以应用其来治疗。

（4）除表象　不通则痛，广藿香理气散凝，可治"不通"之证，所以，广藿香有很好的止疼作用。

（5）入五脏　广藿香味微苦入心。

（6）五行特点　广藿香味微苦属火，具火行的运动态势。

二、本草选摘

力能醒脾，祛暑快胃，辟秽，为吐泻腹痛专药。（《药性切用》）

三、单验方

（1）急性胃痛　藿香2.4g，火硝6g，炮明雄3g，研极细末，点大眼角（目内眦）。（《常用中草药新用途手册》）

（2）香口去臭　藿香洗净，煎汤，时时噙漱。（《摘元方》）

（3）暑月吐泻　滑石（炒）二两，藿香二钱半，丁香五分。为末，每服一二钱，淅米泔调服。（《禹讲师经验方》）

四、使用注意

广藿香水煎内服的常用剂量为3~10g，临床可以根据需要而做适当调整。广藿香也有假药，比如，用茄子干、辣椒梗等来冒充。

五、医家经验

藿香解毒

山豆根为临床上治疗咽喉肿痛的常用药物，被誉为"解咽喉肿痛第一要药"。但临床上用此药时经常有呕吐、胸闷、心悸、腹泻等中毒现象发生，其中以呕吐、胸闷最为常见。临床上医生处方，山豆根用量在10~15g的不在少数，且大多有上述中毒现象出现。罗氏曾以玄麦甘桔汤加山豆根5g治疗一咽喉肿痛的患者，处方2剂。患者服第一剂时，即出现呕吐、胸闷等中毒现象。服第二剂时，患者将家中常备的藿香正气水1支与汤剂同服，服后再未发生上述中毒现象。

罗氏平素爱用山豆根治疗咽喉肿痛，而在所治疗的病例中，山豆根用量在10g以上的绝大多数都有中毒反应发生，用量为5g时，也有一部分患者出现中毒现象，用量为3g时则很少有中毒现象出现。由此认为：山豆根的用量以3g为宜。用5g，则应配以和胃止呕的药物，剂量最好不超过10g。

［罗蜀平. 山豆根用量小议. 四川中医，1986（9）：25］

六、老姬杂谈

《中药学》广藿香的功效为"芳香化湿，和中止呕，发表解暑"，这些都能从广藿香的气味、味道及"生前特点"推理而出。这里，我要强调的是：关于藿香的临床应用，在考虑共性应用的时候，一定还要考虑个性应用，这样，才能把"物美价廉"的藿香应用到位。比如，消化不良的时候，特别是受寒所致的，我们就可以用藿香来治疗；受寒所致的腹痛、腹泻，尽管用藿香。临床上，只要见到感冒兼有胃肠症状的，就可以用藿香正气水来治疗，此药虽然难喝，但效果却是相当不错的。

佩兰

一、药物特性

1.望

【药材】为菊科植物佩兰的干燥地上部分。（《中药学》）思维发散：取类比象，广藿香能达人体腰腹及以上或其他属阳部位。

【优质药材】以干燥、叶多、色绿、茎少、未开花、香气浓者为佳。（《中药大辞典》）

2.闻

【气味】气芳香。（《中国药典》）思维发散：气香走窜。

3.问

【寒热属性】平。（《中药学》钟赣生主编）

【采集时间】夏、秋。（《中药学》）思维发散：夏季，五行属火，夏季采收的药材，具有向上向外的运动态势。秋季，五行属金，秋季采收的药材，具有清除的运动态势。

【有效成分】主要含挥发油，其他尚含三萜类化合物。（《中药学》）

【药理作用】佩兰水煎剂对白喉杆菌、金黄色葡萄球菌、八叠球菌、变形杆菌、伤寒杆菌有抑制作用。其挥发油和油中所含的伞华烃、乙酸橙花酯对流感病毒有直接抑制作用。佩兰挥发油及其有效单体对伞花烃灌胃具有明显祛痰作用。（《中药学》）

【个性应用】需要抑菌、抗病毒及祛痰时，可以考虑佩兰的应用。

4.尝

味道：味微苦。（《中国药典》）思维发散：微苦入心；有一定的燥湿之功。

5.药性

药性为平。思维发散：不管寒热，均可应用。

6.共性应用

（1）达病位　佩兰能达人体腰腹及以上或其他属阳部位。

（2）平病性　佩兰药性为平，只要是佩兰的适应证就都可以应用。

（3）修病态　佩兰气香走窜，具有理气之功；佩兰味微苦入心，因其药性为平，所以，佩兰可治疗所有的血瘀证。

（4）除表象　气有余的表现常见有的火、胀、痒、动等，佩兰理气，所致可治。

（5）入五脏　佩兰味微苦入心。

（6）五行特点　佩兰味微苦属火，具火行的运动态势。

二、本草选摘

佩兰能"除胸中痰癖"。（《名医别录》）

佩兰能"消痈肿，调月经"。（《本草纲目》）

兰草，为消痰除恶、散郁解结之品。(《要药分剂》)

发表祛湿，和中化浊。治伤暑头痛，无汗发热，胸闷腹满，口中甜腻，口臭。(《中药志》)

佩兰，功用相似泽兰，而辛香之气过之，故能解郁散结，杀蛊毒，除陈腐，濯垢腻，辟邪气。至于行水消痰之效，二物亦相仿耳，但泽兰治水之性为优，佩兰理气之功为胜，又为异也。(《本草便读》)

煮水以浴，疗风。(《开宝本草》)

为芳香性健胃、发汗、利尿药。用于冒寒性头痛，鼻塞，神经性头痛，传染性热病，腹痛，腰肾痛，结石等。(《现代实用中药》)

三、单验方

产后水肿血虚浮肿 (佩兰)防己等份为末，每服二钱，醋酒下神效。(《本草撮要》)

四、使用注意

佩兰水煎内服的常用剂量为3~10g，临床可以根据需要而做适当调整。

《得配本草》：胃气虚者禁用。

佩兰也有假药，比如，用报春花科植物矮糠等来冒充，闻之也有浓郁的芳香味，不好鉴别。

五、医家经验

朱小南

对经行头痛、经行眩晕，属血虚肝旺之患者，朱老常于养血柔肝之品中加入佩兰，芳香化浊，辟秽醒脑，令清气上升，浊气下降，协助他药，使肝血得养，清空得清，头痛、眩晕得以减轻。[乐秀珍.著名老中医朱小南在妇科临床的用药特色.上海中医药杂志，1981 (8)：2]

六、老姬杂谈

《神农本草经疏》："肺主气，肺气郁结，则上窍闭而下窍不通，胃主纳水谷，胃气郁滞，则水谷不以时化而为痰癖，兰草辛平能散结滞，芬芳能除秽恶，则上来诸证自瘳，大都开胃除恶，清肺消痰，散郁结之圣药也"，这里，有两点。

(1)肺主排浊，肺气不足，排浊不力，则浊气浊物会滞留于体；腑传化物而不藏，胃以降为顺，胃的动力不足，水谷停滞则为痰癖。由于佩兰气味芳香，走窜之功甚好，且有除湿之用，所以，应用佩兰治疗，效果很好。

(2)这里谈到了佩兰"辛平"，所以才推理出了"大都开胃除恶，清肺消痰，散郁结之圣药也"，虽然殊途同归，但是，"过程"却不一样，这是我们需要注意的。

青蒿

一、药物特性

1.望

【药材】为菊科植物黄花蒿的干燥地上部分。(《中药学》)思维发散：取类比象，青蒿能达人体腰腹及以上和属阳的其他部位。

【优质药材】以色绿、叶多、香气浓者为佳。(《中药大辞典》)

2.闻

【气味】气香特异。(《中国药典》)思维发散：气香走窜。

3.问

【寒热属性】寒。(《中药学》钟赣生主编)

【采集时间】秋季。(《中药学》)思维发散：秋季，五行属金，秋季采收的药材，具有清除的运动态势。

【有效成分】主要含青蒿素等萜类成分及黄酮类、挥发油、香豆素及豆甾醇、β-谷甾醇和棕榈酸等。(《中药学》)

【药理作用】青蒿素有显著抗疟作用。水煎剂对葡萄球菌、卡他球菌、炭疽杆菌、白喉杆菌等有较强的抑菌作用，对金黄色葡萄球菌、铜绿假单胞菌、痢疾杆菌、结核杆菌等也有一定的抑制作用。挥发油对皮肤癣菌有抑制和杀灭作用。乙醇提取物对钩端螺旋杆体有抑制作用。有抗病毒作用；有利胆、解热、镇痛、抗炎、抗肿瘤等作用。挥发油有镇咳、祛痰、平喘作用。此外，尚有降压、抗心律

失常等作用。(《中药学》)

【个性应用】需要抗疟治疗及抑菌抗病毒时，可以考虑青蒿的应用；需要利胆、解热、镇痛、抗炎、抗肿瘤、镇咳、祛痰、平喘及降压、抗心律失常时，可以考虑青蒿的应用。

4.尝

味道：味微苦。(《中国药典》)思维发散：微苦入心。

5.药性

青蒿药性为寒。思维发散：寒能制热。

6.共性应用

（1）达病位　青蒿能达人体腰腹及以上和属阳的其他部位。

（2）平病性　青蒿药性为寒，能治疗热性病证。

（3）修病态　青蒿气香走窜，可以治疗气滞证；加之药性为寒，寒则血涩，所以，青蒿还有一定的止血作用。气行津散，青蒿还能治疗热性的津凝之证，如痰湿水饮属热者，只要是青蒿能达之地，就都可以应用其来治疗。青蒿秋季采收，具有清除之性，所以，青蒿消除气滞、血瘀、痰湿水饮等的作用很好。

（4）除表象　不通则痛，青蒿理气散凝，可治"不通"之证，加之秋季采收具有的清除之性，所以，青蒿有很好的止痛作用。

（5）入五脏　青蒿味微苦入心。

（6）五行特点　青蒿味微苦属火，具火行的运动态势。青蒿秋季采收，具金行的运动态势。

二、本草选摘

青蒿能"去湿热，消痰"。(《滇南本草》)
退暑热。(《本草新编》)

清血中湿热，治黄疸及郁火不舒之证。(《医林纂要》)

青蒿，专解湿热，而气芳香，故为湿温疫疠要药。又清肝、胆血分之伏热，故为女子淋带、小儿痫痓疳神剂，《本草》未言，特为发之。(《重庆堂随笔》)

三、单验方

（1）牙齿肿痛　用青蒿一把，煎水漱口。(《本草纲目》)

（2）耳出脓汁　用青蒿末棉裹塞耳中。(《本草纲目》)

四、使用注意

青蒿水煎内服的常用剂量为6~12g，临床可以根据需要而做适当调整。入汤剂宜后下。

青蒿：又名香蒿，为菊科植物青蒿的全草。主产于安徽、河南、江苏、河北、陕西、山西、山东等地。不含青蒿素。

黄花蒿：又名臭蒿，苦蒿，香苦草，黄蒿。为菊科植物黄花蒿的全草。商品均以色青绿、干燥、质嫩、未开花、气味浓郁者为佳。含青蒿素。

牡蒿：为菊科植物牡蒿的全草。在江苏、上海、四川等地药材市场上作"青蒿"使用。

茵陈蒿：为菊科植物茵陈蒿的全草。东北地区常作"青蒿"入药。不含青蒿素。

小花蒿：菊科植物小花蒿的全草。以青蒿收载入《滇南本草》，云南昆明亦称此为青蒿。

在以上提到的五种蒿草中，只有黄花蒿含青蒿素。20世纪70年代以前出版的中文版中药书籍中的药用"青蒿"只有一种，即青蒿（香蒿）。在发现青蒿素以后，20世纪70年代以后出版的中药书籍将入药"青蒿"改为"包括青蒿和黄花蒿，两种均可入药"。

中华人民共和国卫生部编撰《中华人民共和国药典中药彩色图集》（1990年版）时将药用"青蒿"定为"该品为菊科植物黄花蒿的干燥地上部分"，从此中药的"青蒿"变成了"黄花蒿"。

五、医家经验

大剂量青蒿治疗肺结核发热

田某，女，19岁。1974年8月3日初诊。患血行播散型粟粒性肺结核，住某医院治疗3个月，结核病灶得到控制，但发热由稽留热转为间歇热，每于中午先寒战，继而高热，持续3~4个小时，大汗出而热退。多次血检未见疟原虫，西医治疗无效，而延余诊治。现见：寒热如疟，日一发，面色青黑，唇紫舌暗，舌苔薄白，脉弦紧而数。证属热结血分，郁而不能外达。治宜化瘀透邪。予青蒿合血府逐瘀汤加减：青蒿50g，黄芩、柴胡、赤芍、枳壳、川芎、桃仁、红花各10g，当归12g，鳖甲30g，甘草6g，服用3剂后，诸症大减，9剂后体温恢复正常。继用抗结核药治疗，热未再发。

按：田氏治疗湿温、暑温、四时感冒等症，邪热久羁不解者，每以青蒿为主药治之。其用量少则20g，多则60g，恒多效验。青蒿集宣气、化湿、透邪、清热于一身。柴、葛、羌、防等入三阳经，其性刚，行亦速，速则不能走络，所以偏于散三阳经之表邪。青蒿，气香，香则散，其行则缓，缓散则能入络，可达三阴经，能兼透三阴、三阳经及络道之邪。顽固性发热，多因邪气久羁，络道壅遏所致，故用青蒿治疗，实为对症良药。(《百家名医临证经验谈》田逸之)

六、老姬杂谈

明理者，则治病时能游刃有余，治疗高热之证，为了防止寒热格拒，也为了防止寒性药品对人体出现的伤害，这时，加用一些温性药物或者单纯用花、叶类药物发散治疗，效果很好（加用滋阴药物治疗，则是另一种治法）。

仙鹤草

一、药物特性

1.望

【药材】为蔷薇科植物龙芽草的干燥地上部分。(《中药学》)思维发散：取类比象，仙鹤草能达人体腰腹及以上和其他属阳部位。

【优质药材】以质嫩、叶多者为佳。(《中药大辞典》)

2.闻

【气味】气微。(《中华本草》)

3.问

【寒热属性】平。(《中药学》钟赣生主编)

【采集时间】夏、秋。(《中药学》)思维发散：夏季，五行属火，夏季采收的药材，具有向上向外的运动态势。秋季，五行属金，秋季采收的药材，具有清除的运动态势。

【有效成分】主要含木樨草素-7-葡萄糖苷，槲皮素，芦丁，仙鹤草B等，还含有鞣质及维生素K等。(《中药学》)

【药理作用】具有抗炎、抗肿瘤、镇痛作用。仙鹤草乙醇提取物灌胃，可抑制二甲苯所致小鼠耳肿胀。仙鹤草水煎剂对荷瘤小鼠IL-2活性有增强作用，降低S180移植肿瘤重量。另外还有降糖、降压作用。(《中药学》)

【个性应用】需要抗炎、抗肿瘤、镇痛、降糖、降压时，可考虑仙鹤草的应用。

4.切

【质地轻重】体轻。(《中华本草》)思维发散：体轻升浮。

5.尝

味道：味微苦。(《全国中草药汇编》《中华本草》)思维发散：微苦入心。

6.药性

仙鹤草药性为平。

7.共性应用

（1）达病位　仙鹤草能达人体腰腹及以上和其他属阳部位；因其体轻升浮，故而，仙鹤草更多用治属阳部位的病证。由于仙鹤草本来就能达人体属阳部位，故而虽然体轻，但依然不能谈"升提"之功。

量大属阴，要达属阴部位，则需仙鹤草大量应用才可。

（2）平病性　仙鹤草药性为平，可治疗多种病证。

（3）修病态　仙鹤草味微苦入心，心主血脉，所以，仙鹤草有一定的活血通脉之功。

（4）除表象　仙鹤草止血。(《中药学》)

（5）入五脏　仙鹤草味微苦入心。

（6）五行特点　仙鹤草味微苦属火，具火行的运动态势。仙鹤草体轻升浮，具火行的运动态势。

二、本草选摘

治妇人月经或前或后，赤白带下，面寒腹痛，日久赤白血痢。(《滇南本草》)

理跌打伤，止血，散疮毒。(《生草药性备要》)

下气活血，理百病，散痞满；跌扑吐血，血崩，痢，肠风下血。(《百草镜》)

治风痰腰痛。(《植物名实图考》)

治瘰疬。(《伪药条辨》)

三、单验方

(1) 贫血衰弱，精力萎顿(民间治脱力劳伤) 仙鹤草30g，红枣10个。水煎，一日数回分服。(《现代实用中药》)

(2) 小儿疰夏 仙鹤草15g，红枣7粒，水煎服。(《浙江天目山药用植物志》)

四、使用注意

仙鹤草水煎内服的常用剂量为6~12g，临床可以根据需要而做适当调整。

五、医家经验

1.补虚

李某，男，48岁，1995年秋初诊。因慢性腹泻反复发作延余诊治。患者患慢性腹泻10余载，曾于某医院检查，诊为慢性溃疡性结肠炎，每因情绪波动或劳累、饮食不节等复发。3天前与友人相聚，酒食不节，是晚即腹胀疼痛，泻稀便3次，而腹胀痛不减。翌晨，在某医院予静脉滴注抗生素止泻，2天后病势不减，日泻5~6次，稀水样便。舌淡红、苔白薄腻，脉结代。心率82次/分，期前收缩6~7次/分。询知患者素有偶发室性期前收缩8年，常因身体不适而发。证属湿邪伤脾，积滞内停。先治以祛湿涩肠，消积行滞。

处方：仙鹤草90g，每天1剂，水煎代茶饮。1周后复诊：腹泻愈，期前收缩亦消失，心率80/分。嘱以仙鹤草30g，每天1剂，水煎代茶饮，连服2个月。2个月后，病者应约复诊：谓其腹泻未作，室

性期前收缩未复发，且连续服药，无任何不适。后笔者治疗冠心病、肺源性心脏病、冠心病、风湿性心脏病而兼心律失常者，在辨证论治时，每加入仙鹤草30~60g，疗效很好。

按：仙鹤草药性平和，服后不会出现心悸、颜面充血等不良反应。仙鹤草收敛止血而活血，《现代实用中药》谓其为"强壮性收敛止血剂"。笔者认为，仙鹤草确有一定的益气补血、扶正补虚功用。考历代本草并无此记载，应经临床反复验证使之充实。[王维澎.仙鹤草临证应用举隅.新中医，2000(11)：52]

2.治疗咳嗽

咳嗽，无论寒咳热咳、新咳久咳，均用仙鹤草配伍至诸方中，成人用30g，小孩酌减(此药主要功效为止血)，此乃洪老古方活用、老药新用的一大特点。[舒忠民.洪竹书老中医临证用药特点.湖南中医杂志，2007，23(5)：27]

3.其他

干祖望认为仙鹤草即脱力草，与仙茅、淫羊藿合用，称作三仙汤，凡无外邪的神疲怠惰者，都可使用或处方中加入此3味，效果殊佳。

北京东直门医院王子瑜认为仙鹤草为收敛止血药，药性平和。有收敛固涩之功，对瘀血出血患者，慎用单味，以防血止留瘀。

安庆市立医院窦金发认为本品非但摄血固脱，更可益气升提，对上、下消化道出血、脾虚下陷之血崩泄泻、眩晕均可配合应用；合贯众治白带，简廉有效；本品气味均薄，故须用30~60g方能现功。福建省闽清县医院许英章认为本品除能止血宁络，尚能宣肺驱邪，与百部等配伍，治久咳、重咳，疗效特好。

济宁市中医院儿科吴德广指出，小儿急性肾小球肾炎，其恢复期蛋白尿和尿中红细胞往往长期存在，并出现面黄、乏力、多汗等症。仙鹤草能补虚、止汗，又可止血，与本病相符。用20~50g，可长期服用，无明显不良反应，能迅速消除蛋白尿及尿中红细胞。

河北中医学院王英等用仙鹤草20~30g，加水煎服，每日1剂，治糖尿病，20剂后症减，再20剂

后病愈。现代药理实验证明，仙鹤草素具有降低血糖的作用。

云南省中西医结合医院来圣吉报道，来春茂老中医以仙鹤草60g为主药，配合健脾理气药治肝硬化获效；以仙鹤草100g为主，配伍黄芪、生地黄、天花粉等治糖尿病，24剂后症减，再以仙鹤草、黄芪等量泡水代茶饮，疗效巩固。[仙鹤草的临床应用. 中医杂志，1992（10）：5]

六、老姬杂谈

仙鹤草，用对了绝对是宝，一些名家经验，单用就能使病速愈。当然，这归功于辨证准确的同时更是因于大剂量的应用，效专力宏。洪竹书先生用仙鹤草来治疗咳嗽，不管寒热新陈（虚实），这真是把中药用活了。也许是因为仙鹤草能治疗劳作脱力、疲乏大汗的缘故，所以，仙鹤草，又名脱力草，当我们知道了仙鹤草的特点之后，也就能明白仙鹤草治疗劳作脱力的机制。劳累过度，手臂腿脚等部位的营养物质供应不上，这时就会出现疲乏无力之症，应用仙鹤草后，体轻达阳加之味微苦入心，能将体内的气血转运于体表，手臂腿脚部位气血充盈，"力气"复原。

益母草

一、药物特性

1.望

【药材】为唇形科植物益母草的新鲜或干燥地上部分。（《中药学》）思维发散：取类比象，益母草能达人体腰腹及以上和属阳的其他部位。

【优质药材】以茎细、质嫩、色绿、无杂质者为佳。（《中药大辞典》）

2.闻

【气味】气微。

3.问

【寒热属性】微寒。（《中药学》钟赣生主编）

【采集时间】夏季（干品）。（《中药学》）思维发散：夏季，五行属火，夏季采收的药材，具有向上向外的运动态势。

【有效成分】主要含生物碱、黄酮类、脂肪酸和挥发油等。（《中药学》）

【药理作用】益母草煎剂、乙醇浸膏及益母草碱有兴奋子宫的作用；对小鼠有一定的抗着床和抗早孕作用。益母草注射液能保护心肌缺血再灌注损伤、抗血小板聚集、降低血液黏度。益母草粗提物能扩张血管，有短暂的降压作用。益母草碱有明显的利尿作用。（《中药学》）

【个性应用】需要兴奋子宫、抗着床、抗早孕、保护心肌缺血、抗血小板聚集、降低血黏度及扩管、降压、利尿的时候，可以考虑益母草的应用。

4.切

【质地轻重】体轻。（《中国药典》）思维发散：体轻升浮。

5.尝

味道：味微苦。思维发散：微苦入心，有一定的燥湿之功。

6.药性

益母草药性微寒。思维发散：微寒也能制热。

7.共性应用

（1）达病位　同仙鹤草一样，益母草也能达人体腰腹及以上和其他属阳部位；因其体轻升浮，故而，益母草更多用治属阳部位的病证。由于益母草本来就能达人体属阳部位，故而虽然体轻，但依然不能谈"升提"之功。量大属阴，要达属阴部位，则需益母草大量应用才可。

（2）平病性　益母草药性微寒，能治疗热性病证。

（3）修病态　益母草味微苦入心，心主血脉，因其药材"茎"多，茎具疏通作用，所以，益母草有一定的活血通脉之功。益母草夏季采收，具有火行的运动态势，加之其具有活血通脉之功，故而益母草治疗癥瘕积聚，效果很好。

（4）除表象　益母草没有特别的表象治疗。

（5）入五脏　益母草味微苦入心。

（6）五行特点　益母草味微苦属火，具火行的运动态势。益母草夏季采收，具火行的运动态势。益母草体轻升浮，具火行的运动态势。

二、本草选摘

益母草，消水行血，去瘀生新，调经解毒，为胎前胎后要剂。（《本草求真》）

益母草消瘀化水，是其所长，以产母必有瘀浊停留，此物能消之化之，邪去则母受益，故有益母之名。（《本草便读》）

三、单验方

（1）产妇诸疾及内脏受伤瘀血　用益母草全草洗净，竹刀（忌铁刀）切为小段，不中煮烂，去草取汁，约得五六斗。澄清半日后，滤去浊渣，以清汁在慢火上煎成一斗，状如糖稀。收存瓶中。每取一杯，和酒内服。一天两次，此方"益母膏"。（《本草纲目》）

（2）痛经　益母草15g，延胡索6g。水煎服。（《闽东本草》）

（3）闭经　益母草、乌豆、红糖、老酒各30g，炖服，连服1周。（《闽东本草》）

（4）瘀血块结　益母草30g，水、酒各半煎服。（《闽东本草》）

（5）肾炎水肿　益母草30g，水煎服。（《福建省中草药新医疗法资料选编》）

（6）急性肾小球性肾炎　取干益母草（全草）150~200g，或鲜草300~400g，加水700ml，文火煎至800ml，分2~3次温服。小儿酌减。同时结合常规处理，如禁盐、限制蛋白质的摄入，有高血压脑病征象者辅以50%葡萄糖溶液静脉注射，有炎症感染者兼用抗生素等。观察80例，均治愈。治愈日期最快5天，最长者36天。愈后随访半年至5年，未见复发病例。另有报道治疗急性肾炎4例，经6~26天亦完全治愈；慢性9例结合温补脾肾的中药治疗，亦取得不同程度效果。实践证明，益母草利尿消肿作用显著，对急性肾炎的疗效较满意。（《中药大辞典》）

四、使用注意

益母草水煎内服的常用剂量为9~30g，鲜品为12~40g。《中药大辞典》说"益母草毒性很低"，所以，临床可以根据需要而做适当调整。益母草也有假药，比如，有人用同科植物夏至草来冒充，由于功效不同，所以，所起作用也就不一样，临床需注意鉴别。益母草不易折断，断面中心有白色的髓部，闻之有青草气，味微苦；夏至草质脆，易折断，断面中空，闻之没有青草味，味淡。

五、医家经验

1.朱良春先生应用益母草经验举隅

益母草味辛微苦，性微寒，入心、肝二经，长于活血祛瘀，为妇女经事不调、产后瘀阻腹痛诸疾之要药。其子名茺蔚子，又名小胡麻、三角胡麻，主治略同，尤擅解郁平肝、活血祛风。至于两者区别，李东垣谓"根茎花叶专于行，子则行中有补也"。朱老则认为："二味活血祛瘀之功近似，若论利水，则益母草为胜。"

（1）消风止痒　《神农本草经》早有"瘾疹痒，可作浴汤"的记载，内服之功亦相近似。朱老认为："益母草的消风止痒作用，全在其能入血行血，盖血活风自散也。"风疹之疾，初起当侧重宣肺，盖肺主皮毛，肺气开，风气去，痒遂止耳。若久发营虚，风热相搏，郁结不解，则痒疹此起彼伏。顽固者痞瘰硬结难消，令人奇痒难忍，甚或心烦不寐。此时当宗"久病多虚""久病多瘀"之旨，以营虚为本，以瘀热不散、风气不去为标，采用养营、活血、清风之品，方可奏功。朱老恒以四物汤为主方（重用生地黄至30g），伍入益母草、紫草、红花、白鲜皮、白蒺藜、徐长卿等，奏效较捷。

案例：一王姓女，34岁，痒疹已起2个月余，曾经泼尼松、氯苯那敏等治疗，尚可控制，但停药复作，又服祛风止痒之中药多剂，收效不著。就诊时痞瘰布于周身，其色或白或赤，并可见多处搔破之抓痕，每逢外出吹风则疹出尤多。脉浮弦，苔薄。此因久发体虚，卫外不固，兼之营中郁热未清，风邪留着。亟宜益气固表，活血消风。乃予：生黄芪20g，防风6g，生地黄30g，当归、赤芍各10g，川芎5g，益母草、豨莶草、徐长卿各15g。连进5剂，瘙痒锐减，疹块渐消。继服10剂，顽疾得瘥。

（2）平肝降压　益母草之降压作用，已为现代药理实验所证实，但决非泛泛使用，它主要适用于肝阳偏亢之高血压。《杂病证治新义》之"天麻钩藤饮"（天麻、钩藤、生石决明、山栀、黄芩、川牛膝、杜仲、益母草、桑寄生、夜交藤、朱茯神）有平肝阳、降血压之作用。分析此方，除用潜阳、泻火、平肝诸品外，尤妙用牛膝、益母草之活血和血、降逆下行，使肝木柔顺，妄动之风阳得以戢敛，其"新义"殆在于斯。朱老指出："益母草有显著的清肝降逆作用，对产后高血压尤验，但用量必须增至60g，药效始宏。"当肝阳肆虐，化风上翔，出现血压增高、头晕肢麻时，或久病夹有痰湿、瘀血，伴见面浮肢肿、身痛拘急者，均可适用。朱老曾制"益母降压汤"，药用益母草60g，杜仲12g，桑寄生20g，甘草5g。头痛甚者加夏枯草、生白芍各12g，钩藤20g，生牡蛎30g；阴伤较著者加女贞子12g，川石斛、生地黄各15g。

案例：周姓女，93岁，夙患高血压，长期服用降压片。今测血压为178/106mmHg，经常头晕且胀，肢麻身痛。近半月来，又增腹中隐痛，腹泻，日三四行，更觉疲乏难支。脉弦劲，苔薄。缘风阳偏亢，脾土受戕。治予潜阳息风，抑木安中。药用：益母草、生牡蛎（先煎）各30g，桑寄生、钩藤各20g（后下），白芍12g，乌梅肉6g，木瓜10g，甘草5g。

连进8剂。血压下降至150/88mmHg，腹泻已止。仍从原方出入，调理而安。

（3）利水消肿　用益母草利水消肿，必须大剂量。曾验证：若每日用30~45g时，利尿作用尚不明显，用至60~120g时（儿童酌减），始见佳效。鉴于其具有活血、利水之双重作用，故对于水、血同病，或血瘀水阻所致之肿胀，堪称的对之佳品。应用概况：①用于肝硬化腹水：此症与肝脾肾关系最为密切，乃气血水相因为患，其病位在肝，恒多"瘀积化水"之候。朱老治疗腹大如鼓、腹壁青筋显露之鼓胀，在辨证论治的前提下，恒以益母草120g（煎汤代水煎药）加入辨证方药中，常可减缓胀势，消退腹水。②用于急、慢性肾炎：急性肾炎多系外感风邪水湿，或疮疡湿毒内攻等，致使肺脾

肾三脏功能失调，水湿泛溢肌肤而成。益母草除能利水外，尚可清热解毒，《新修本草》载"能消恶毒疔肿、乳痈丹游等毒"，不失为治疗急性肾炎之要药。

常用处方：益母草90g，泽兰叶、白槿花各15g，生甘草5g。风邪未罢，肺气不宣加生麻黄5g；内热较甚加生大黄5g，生黄柏10g；气血虚弱加当归10g，生黄芪15g。至于慢性肾炎，则要从久病肾气亏虚，络脉瘀滞，以致气化不行，水湿潴留着眼，补肾、活血兼进，借以扩张肾脏血管，提高肾脏血流量和增强肾小管排泄功能。常在组方时选加益母草。

临床可见一种浮肿，尿常规检查无异常发现，一般肿势不剧，以面部和下肢较为明显，常伴见面色少华、头晕乏力等症状。朱老认为，此种浮肿因于气血亏虚，肝脾失和。盖气虚则鼓荡无力，血涩运迟，络脉瘀滞，以致水湿留着。故此类浮肿，乃虚中夹瘀之候也。朱老习用生黄芪（30g）与益母草（60g）相伍，以扶正气、化瘀滞、行水湿。配合茯苓、白术健脾，当归、白芍养肝；天仙藤、木瓜舒筋化湿，收效较著。

2.大剂量益母草降压

患者，女，62岁，患原发性高血压病7年，伴白内障，常服"复方降压灵""复方罗布麻片"等维持血压，但劳累或情绪激动时血压常升至172~202/105~127mmHg。1992年4月3日因情绪激动，出现头胀痛，目眩欲仆，恶心呕吐，肢麻，苔黄，脉弦；查血压206/120mmHg。即令取新鲜益母草（全草）90g浓煎口服，4小时后症状消除，血压降至135/90mmHg。

按：益母草味辛苦，性微寒，入肝、心、肾经，具有活血调经、利水消肿、解毒清热之功，临床多用于治疗妇科疾病和肾炎水肿。本品浓煎口服对原发性高血压有效，临床试用，发现其对高血压属肝阳上亢型效果较佳。在农村基层地区，益母草药源广泛，是一种效佳价廉的中草药，同道不妨一试。[中国中医急症，1994，3（2）：76]

3.大剂量益母草治疗肾炎水肿

刘某，男，2岁半，1958年8月30日就诊。由

病孩母亲代诉：病起月余，初起眼胞浮肿，10余天后延及全身亦肿，现口渴，频呕水，头部及上肢微冷，微咳，夜汗出、大便溏，小便短色黄，食欲不振，经西医诊断为急性肾炎，后转来中医治疗。检查：眼睑及全身浮肿，腹胀满，作渴，困倦，脉象浮，体温36.4℃。尿检：小便色黄，尿蛋白（++），颗粒管型（+），红细胞（+），白细胞（+），上皮细胞（++）。治疗经过：每天依量给服益母草，2天后，小便就比之前增加两倍，大便每天三四次，为褐色稀水，全身浮肿开始消退。食欲增加。连服益母草5天（用晒干益母草200g加水800ml，用柴炭火煎至300ml，去渣分4次温服，隔3小时服1次。以上为成人1天量。小孩1天量；1~4岁68g，5~9岁112g，10~17岁156g，服法与成人同），全身浮肿完全消退，症状消失，其他一般良好。9月4日尿检：尿蛋白（±），颗粒管型少许，9月13日复检：尿常规正常、尿蛋白，管型完全消失，9月23日复检尿常规正常，完全恢复健康。（1959《中医杂志》林品生）

4.大剂量益母草治疗肝硬化腹水

丁某，男，52岁，1996年10月25日初诊。患肝硬化3年，近日出现胁肋不适，腹大坚满，腹壁静脉曲张，腹围92cm，体重82kg，口干渴不欲饮，小便短少，纳差，舌质紫暗，苔腻，脉弦涩。证属肝脾血瘀型水臌证。给予上述方药：白术60g，桃仁12g，败酱草60g，川芎15g，威灵仙15g，蜈蚣2条，全蝎10g，益母草120g。10剂。药后，腹变软，尿量骤增（>2000ml/d），腹壁静脉曲张消退。腹围80cm，体重65kg，余症明显减轻。守方继续治疗。20剂药后，B超提示：肝弥漫性病变，未见腹水。[郑昱先.甘肃中医学院学报，1993，16（1）：19]

5.大剂量益母草治疗过敏性紫癜

女，29岁，以皮肤出现紫癜收入院。患者2个月前皮肤出现紫癜，以下肢为主，发痒，易消退，但反复出现低热。尿常规示红细胞满布视野，尿蛋白（++）。血细胞分析无明显异常。诊断为过敏性紫癜，属中医风热之邪侵袭肌肤，入营伤络，致血溢脉外而成。曾用抗组胺药、改善血管通透性药、糖皮质激素、免疫抑制剂及清热解毒、凉血活血中

药治疗，症状时轻时重。在化斑汤加减方（已服26剂）的基础上，加益母草30g水煎服，7剂后尿量增多，浮肿减轻。加大益母草量至45g，继续服用20剂后，紫癜明显减少，浮肿消失，尿蛋白（+）。改服单味益母草60g半个月后，紫癜基本消退，镜检红细胞偶见，尿蛋白微量。减益母草量为30g继续服用20天巩固疗效。随访半年未复发。[缪佳.山东医药，2006，46（25）：28]

6.大剂量益母草治疗功能性子宫出血

李某，女性，17岁，1992年8月初诊。患者3个月来月经淋漓不断，量时多时少，色暗有块，时有腹痛，面黄乏力，舌暗淡，苔薄白，脉细弱。遂予益母草汤口服：益母草120g，仙鹤草60g。每日1剂，水煎分2次服。5剂后经血停止，后继续用抗贫血等治疗。次月月经恢复正常，临床症状消失，随访至今未复发。[何建奇.中国民间疗法，2002，10（8）：35]

六、老姬杂谈

《本草纲目》记载"益母草之根、茎、花、叶、实，并皆入药，可同用。若治手足厥阴血分风热，明目益精，调妇人经脉，则单用茺蔚子为良，若治肿毒疮疡，消水行血，妇人胎产诸病，则宜并用。盖其根、茎、花、叶专于行，而其子则行中有补故也"，由此可知，种子有补益作用。

《本草便读》上说："益母草消瘀化水，是其所长，以产母必有瘀浊停留，此物能消之化之，邪去则母受益，故有益母之名，凡花皆散，故可兼表，凡子皆润，而带甘味。"这里"凡子皆润，而带甘味"是一种惯性思维，比如，槟榔，就是味涩味苦的，王不留行，就是味微涩苦的。由此可知，读书，需要有鉴别地看。益母草，大剂量应用治疗妇科病，效果好。

杜仲

一、药物特性

1.望

【药材】为杜仲科植物杜仲的干燥树皮。（《中

药学》）思维发散：以皮达皮；皮属阳，杜仲还能达人体其他属阳部位。

【优质药材】以皮厚而大、粗色刮净、内表面色暗紫、断面银白色橡胶丝多者为佳。（《中药大辞典》）

2.闻

【气味】气微。（《中国药典》）

3.问

【寒热属性】温。（《中药学》钟赣生主编）

【采集时间】夏季。（《中药学》）思维发散：夏季，五行属火，夏季采收的药材，具有向上向外的运动态势。

【炮制】杜仲：除去粗皮，洗净，润透，切成方块或丝条，晒干。

盐杜仲：先用食盐加适量开水溶化，取杜仲块或丝条，使与盐水充分拌透吸收，然后置锅内，用文火炒至微有焦斑为度，取出晾干。（每杜仲50kg，用食盐1.5kg）杜仲经炒制后，则杜仲胶被破坏，有效成分易于煎出。

【有效成分】主要含杜仲胶、杜仲苷、松脂醇二葡萄糖苷、桃叶珊瑚苷、鞣质、黄酮类化合物等。（《中药学》）

【药理作用】杜仲能促进骨髓基质细胞增殖及向成骨细胞分化，利于骨折愈合，对去卵巢大鼠的骨质疏松症有预防或延缓发生的作用；生、炒杜仲及其醇沉物对小鼠均有明显的镇静及镇痛作用；杜仲水提取物能提高肾阳虚小鼠肛温、游泳时间、自主活动、睾丸和精囊腺指数等；水煎剂及醇提物均有降压作用。此外，杜仲还具有保肝、延缓衰老、抗应激、抗肿瘤、抗病毒、抗紫外线损伤等作用。（《中药学》）

【个性应用】需要促使骨折愈合、预防骨质疏松时可以考虑杜仲的应用；需要镇痛镇静、降压、保肝、延缓衰老、抗应激、抗肿瘤、抗病毒、抗紫外线损伤时，可以考虑杜仲的应用。

4.切

现有特点：折断面有细密银白色并富弹性的橡胶丝相连。思维发散：取类比象，杜仲有续筋之功。

5.尝

味道：味微苦。思维发散：微苦入心。

6.药性

杜仲药性为温。

7.共性应用

（1）达病位　杜仲能达人体属阳部位。

（2）平病性　杜仲药性为温，可治疗寒性病证。

（3）修病态　杜仲味微苦入心，心主血脉，加之其药性为温及夏季采收有火行的运动态势，所以，杜仲通血脉效果很好。

（4）除表象　杜仲折断后有丝相连，取象比类，此丝犹如人体之筋，所以，很多本草书就说杜仲有强筋之功。

（5）入五脏　杜仲味微苦入心

（6）五行特点　杜仲味微苦属火，具火行的运动态势。杜仲夏季采收，具火行的运动态势。

二、本草选摘

方氏《直指》云：凡下焦之虚，非杜仲不补；下焦之湿，非杜仲不利；足胫之酸，非杜仲不去；腰膝之疼，非杜仲不除。（《本草汇言》）

腰痛不能屈者神功，足疼不能践者立效。（《本草蒙筌》）

杜仲木之皮，木皮之韧且浓者此为最，故能补人之皮。又其中有丝连属不断，有筋之象焉，故又能续筋骨。因形以求理，则其效可知矣。（《神农本草经百种录》）

益肝肾，养筋骨，去关节湿淫，治腰膝酸痛，腿足拘挛。（《玉楸药解》）

三、单验方

杜仲饮治中风筋脉挛急，腰膝无力　杜仲（去粗皮，炙，锉）一两半，芎藭一两，附子（炮裂，去皮、脐）半两。上三味，锉如麻豆，每服五钱匕，水二盏，入生姜、枣，拍碎，煎至一盏，去滓，空心温服。如人行五里再服，汗出慎外风。（《圣济总录》）

四、使用注意

杜仲水煎内服的常用剂量为6~10g，临床可以根据需要而做适当调整。

《中华本草》：以100%生杜仲、炒杜仲和砂烫杜仲的水煎剂分别由颈静脉给药，剂量为1ml/kg。3种杜仲水煎剂对家兔和狗都有明显的降压作用，但生杜仲降压作用较弱，炒杜仲炭和砂烫杜仲的作用几乎完全相同，其降压的绝对值数相当于生杜仲的两倍。

《中华本草》：杜仲煎剂15~25g/kg给兔灌胃，仅有轻度抑制，并无中毒症状。

杜仲的假药，用丝绵木皮、土杜仲等冒充。

五、医家经验

焦树德著的《焦树德方药心得》上谈到：杜仲味甘、微辛，性温，是常用的补肝肾、强筋骨、壮腰膝的药物，并有安胎作用。肾主腰膝，肝主筋，肾主骨，如因肝肾虚弱而致腰痛、膝腿无力者，可用本品补肝肾、强筋骨而益腰膝，常与熟地黄、续断、怀牛膝、山药、山萸肉、补骨脂等同用，腰腿发凉、喜暖怕冷的，还可加附子、肉桂、淫羊藿等。

孕妇如因肾虚而致胎动（妊娠两三个月，腰痛，胎动欲坠，身体下部乏力，或兼见尺脉弱等），可用杜仲补肾安胎，常与桑寄生、续断、白术、熟地黄、白芍、苏梗、当归等同用。如因肾虚而胎漏（孕妇子宫出血），常用杜仲炭配续断炭、当归、白芍、阿胶、艾叶炭等治疗。

伤科中常把杜仲与续断同用。前人经验认为杜仲能促进筋骨离开的部分结合起来，续断能促使筋骨断折的部分接续起来，二药同用可增强疗效。内科也常以这二药同用，以加强补肝肾、强筋骨、壮腰膝的作用。

桑寄生、杜仲皆能治腰痛，桑寄生祛风湿，益血脉，适用于肾经血虚，风湿承袭所致的腰痛；杜仲温气，燥湿，适用于肾经气虚，寒湿交侵所致的腰痛。桑寄生与杜仲都有安胎的作用，但桑寄生益肝肾血脉，补筋骨而使胎牢固；杜仲补肝肾之气。肝肾气足而胎自安，二药常同用。

现代研究证明，杜仲有降血压的作用，炒杜仲的降压作用较大，煎剂比酊剂作用较强。有热证者，可与黄芩同用。

张志远编著的《国医大师张志远用药手记》上谈到：杜仲、续断温补肝肾，有强筋骨、壮腰膝的功能，对腰痛、腿酸、下肢软弱无力、胎动不安，与白术、木瓜、桑寄生、狗脊、菟丝子、砂仁为伍，效果颇佳；和山药、益智仁、覆盆子、芡实子、鹿衔草、补骨脂、桑螵蛸、金樱子、山茱萸、鸡冠花配伍，用于小便频数、崩漏下血、白带不止诸症。杜仲以补益为主，配锁阳、肉苁蓉、巴戟天、仙茅、鹿茸、韭菜子、冬虫夏草，医性交早泄、阳痿不起。续断补中寓行，侧重活血止痛，在骨科方面，有促进组织再生能力，用于跌打损伤，多与桃仁、红花、穿山甲、桂枝、大黄、苏木、伸筋草、乳香、没药、川芎、当归、三七参一起组方。二者不同点，杜仲保胎之力不如续断，久服可减少胆固醇吸收，炭化后降低血压；续断虽然祛瘀生新，有行血作用，但因含相当多的维生素E，故在抗妊娠流产治疗不孕症过程中，被视为别开生面的良品。

六、老姬杂谈

《本草再新》说杜仲"充筋力，强阳道"，其中的"强阳道"说得很好：阳之起，靠的是筋，杜仲强筋，故而可强阳道。《中药大辞典》上介绍"临床使用杜仲浸剂，能使高血压患者血压有所降低，并改善头晕、失眠等症状，大剂量［20~25g/（kg·d）］杜仲煎剂给狗灌胃，能使其安静、贪睡，不易接受外界刺激。大剂量对小鼠亦有抑制中枢神经系统的作用"，利用这点，我们在临床上见到火热所致的高血压及其他的症状如失眠、烦躁不安等，就可以直接应用杜仲来治疗。

淫羊藿

一、药物特性

1.望

【药材】为小檗科植物淫羊藿、柔毛淫羊藿、

朝鲜淫羊藿或箭叶淫羊藿的干燥叶。(《中药学》)
思维发散:枝叶,主宣发,故性散;叶位于植物的外面,取类比象,淫羊藿能达人体属阳部位。

固有特点:羊食之则喜淫。(《本草便读》)思维发散:对羊来说,有强阳作用,如果作用于人体,我们还得经过验证。

【优质药材】以梗少、叶多、色黄绿、不破碎者为佳。(《中药大辞典》)

2.闻

【气味】无臭。(《中国药典》)

3.问

【寒热属性】温。(《中药学》钟赣生主编)

【采集时间】夏、秋。(《中药学》)思维发散:夏季,五行属火,夏季采收的药材,具有向上向外的运动态势。秋季,五行属金,秋季采收的药材,具有清除的运动态势。

【炮制】淫羊藿:拣净杂质,去梗,切丝,筛去碎屑。

炙淫羊藿:先取羊脂油置锅内加热熔化,去渣,再加入淫羊藿微炒,至羊脂油基本吸尽,取出放凉。每淫羊藿50kg,用炼成的羊脂油12.5kg。

【有效成分】主要含黄酮类化合物,还含有木脂素、生物碱和挥发油等。(《中药学》)

【药理作用】具有雄激素样及植物雌激素样活性,能增强动物的性功能;延缓性腺衰老;具有影响心血管系统、骨髓和造血系统功能,抗骨质疏松,改善学习记忆力、抗辐射、抗肿瘤等作用。(《中药学》)

【个性应用】需要增强性功能、延缓性腺衰老、抗骨质疏松,改善学习记忆力,抗辐射、抗肿瘤时,可以考虑淫羊藿的应用。

4.尝

味道:味微苦。(《中国药典》)思维发散:微苦入心。

5.药性

淫羊藿药性为温。

6.共性应用

(1)达病位 淫羊藿可达人体属阳部位。

(2)平病性 淫羊藿药性为温,可治疗寒性病证。

(3)修病态 叶性散,淫羊藿为叶类药材,具有发散之功,临床每遇属阳部位凝滞之证,就可以考虑淫羊藿的应用。淫羊藿味微苦入心,心主血脉,加之其药性为温及叶性散,所以,淫羊藿能很好地治疗人体属阳部位的血瘀证。

(4)除表象 羊食之则喜淫,取类比象,淫羊藿能增强性功能,验之临床,确实如此。

(5)入五脏 淫羊藿味微苦入心。

(6)五行特点 淫羊藿味微苦属火,具火行的运动态势。

二、本草选摘

治一切冷风劳气,补腰膝,强心力,丈夫绝阳不起,女子绝阴无子,筋骨挛急,四肢不任,老人昏耄,中年健忘。(《日华子本草》)

凡下焦一切风寒湿痹之病,皆可治之。(《本草便读》)

淫羊一日百合,盖食此藿所致。(《本草求真》)

羊食之则淫,人食之好为阴阳,故名。(《医学入门》)

三、单验方

偏风,手足不遂,皮肤不仁 淫羊藿一斤,细锉,以生绢袋盛,于不津器中,用无灰酒二斗浸之,以厚纸重重密封,不得通气,春夏三日,秋冬五日。每日随性暖饮之,常令醺醺,不得大醉。(《太平圣惠方》)

四、使用注意

淫羊藿水煎内服的常用剂量为6~10g,临床可以根据需要而做适当调整。《中国药典》:日本产淫羊藿能使蛙的瞳孔扩大,小白鼠随意运动增加,反射功能亢进,往往发生轻度痉挛,遂至呼吸停止而死。

五、医家经验

淫羊藿为补肾扶正之品

凡慢性疾患,须补肾扶正,增强免疫功能,

我一般必用淫羊藿。医书记载，淫羊藿辛温偏燥，凡阴虚而相火易动者忌用。根据我的临床体会，淫羊藿之性味，应是甘温而偏平，温而不燥，升中有降，无升阳动火之不良反应，对一切虚证，或虚实夹杂之证，表现阴阳气血两虚，而需补肾培本者，均可选用。近代药理实验表明，淫羊藿还具有降血压、降血脂、降血糖和扩张冠脉治疗心绞痛的作用。可见，对淫羊藿的性味、功能的认识，在传统的基础上，应另有新意和补充。如培元复脉汤、消癥利水汤、益气补血汤等均选用淫羊藿。另我常用淫羊藿配伍黄芪、地龙、降香等治疗冠心病虚实夹杂，表现胸闷、心痛、疲乏、脉结代为特点者，常收桴鼓之效。用药为淫羊藿20g，党参20g，黄芪20g，赤芍20g，丹参20g，延胡索20g，郁金15g，生山楂20g，广地龙20g，瓜蒌9g，桂枝9g，降香6g。(《周信有临床经验辑要》)

六、老姬杂谈

淫羊藿，其性散，所以，治疗咳嗽效果很是不错；比如用治晚上出现的咳嗽病证，一次10~30g，水煎后顿服，收效特好，很多人临睡前喝药，当天晚上咳嗽即止。

《中药学》淫羊藿的功效为"补肾阳，强筋骨，祛风湿"，这也许是从淫羊藿能兴阳，由于我们常说这个"阳"为肾主管，所以，就说淫羊藿有"补肾阳"的作用；肾主骨，肝肾同源，肝主筋，所以，也就说淫羊藿有"强筋骨"的作用。

枇杷叶

一、药物特性

1.望

【药材】为蔷薇科植物枇杷的干燥叶。(《中药学》)思维发散：枝叶，主宣发，故性散；叶在植物的外属阳，取类比象，枇杷叶能达人体属阳部位。

【优质药材】以完整、色灰绿者为佳。(《中药大辞典》)

2.闻

【气味】无臭。(《中国药典》)

3.问

【寒热属性】微寒。(《中药学》钟赣生主编)

【采集时间】全年可采。(《中药学》)

【有效成分】主要含三萜类成分、挥发油、有机酸类成分，还含有倍半萜及苦杏仁苷等。(《中药学》)

【药理作用】枇杷叶醇提物及多种提取成分有不同程度的镇咳、祛痰和抗炎作用，其中枇杷叶三萜酸还有平喘和免疫增强作用。枇杷叶煎剂对实验动物有明显的止咳、祛痰、平喘作用。所含苦杏仁苷除镇咳平喘外，还有镇痛作用。所含绿原酸能显著增加胃肠蠕动，并有促进胃液分泌和利胆作用。此外，枇杷叶还有抗病毒、抗菌及抗肿瘤等作用。(《中药学》)

【个性应用】需要镇咳、祛痰、抗炎、平喘、增强免疫力时，可以考虑枇杷叶的应用；需要镇痛、增强胃肠蠕动、促进胃液分泌、利胆及抗病毒、抗菌、抗肿瘤时，可以考虑枇杷叶的应用。

4.尝

味道：味微苦。(《中国药典》)思维发散：微苦入心。

5.药性

枇杷叶药性微寒。

6.共性应用

（1）达病位　枇杷叶能达人体属阳部位。

（2）平病性　枇杷叶药性微寒，可治疗热性病证。

（3）修病态　叶性散，枇杷叶为叶类药物，具有发散之性，因其能达阳位，所以，临床上遇到人体属阳部位凝滞之证，就可以考虑枇杷叶的应用。

（4）除表象　枇杷叶能达属阳部位且性散，所以，止咳及治疗声音嘶哑效果很好（胸中浊气得散，咳嗽自止）。

（5）入五脏　枇杷叶味微苦入心。

（6）五行特点　枇杷叶味微苦属火，具火行的运动态势。

二、本草选摘

止咳嗽，消痰定喘，能断痰丝，化顽痰，散吼喘，止气促。(《滇南本草》)

清肺气，降肺火，止咳化痰，止吐血衄血，治痈痿热毒。(《本草再新》)

三、单验方

（1）声音嘶哑　鲜枇杷叶一两，淡竹叶五钱。水煎服。(《福建中草药》)

（2）衄血不止　枇杷叶，去毛，焙，研末，茶服一二钱，日二。(《太平圣惠方》)

（3）痘疮溃烂　枇杷叶煎汤洗之。(《摘元方》)

（4）一妇肺热久嗽，身如火炙，肌瘦将成劳　以枇杷叶、款冬花、紫菀、杏仁、桑皮、木通等份，大黄减半，蜜丸樱桃大。食后、夜卧各含化一丸，未终剂而愈。(《本草备要》)

四、使用注意

枇杷叶水煎内服的常用剂量为6~10g，临床可以根据需要而做适当调整。枇杷叶也有假药，比如，用五桠果科植物大花五桠果的干燥叶来冒充枇杷叶，闻之也没有味，不过口尝之后味微涩。

五、医家经验

痰滞中州枇杷叶效彰

脾为生痰之源。中州土虚，运化失职，则痰湿内停。孕后血壅气盛，冲脉之气上逆，碍脾之健运，故痰滞中州，颇为常见。枇杷叶和胃下气，气下则逆降痰消，胃和则呕定哕止。《本草用法研究》云："枇杷叶，其性善降，气降则痰下，痰下则逆者不逆，呕者不呕。"常配半夏、竹茹、生姜等味以助祛痰止呕之力，并伍枳壳、陈皮等理气之品，盖气顺则一身之津液亦随之而顺矣。

王某某，36岁。怀孕3个多月，近2旬来头晕体倦，呕恶厌食，吐液黏稠，胸闷脘痞，饮食不入，补液3天。苔白腻，脉沉细弱。脉症合参，乃因痰湿内停，阻滞中州为患。治法当和胃降逆，祛痰理气：枇杷叶30g，姜半夏、竹茹各12g，生姜15g，炒枳壳、陈皮、旋覆花各9g，沉香3g。水煎分次频服。服药1剂后呕吐即止，3剂后诸症全消而告痊愈。[郑长松.妊娠恶阻用药琐谈.浙江中医杂志，1984（2）：17]

六、老姬杂谈

关于枇杷叶的功用，很多本草书上谈的是"降气"，如《本草择要纲目》上就说"凡用采其叶之极大者、其气乃足；而治病者取其功能下气，气下则火降痰顺，而逆者不逆，呕者不呕，渴者不渴，咳者不咳也"，这个推论，是否服众，我不清楚，不过，从另一个方面来说，"叶性散"，叶类药物有发散之功，枇杷叶应用于人体之后，发挥"散气"作用，气散则热降痰出，呕逆、咳嗽也随之停止。

番泻叶

一、药物特性

1.望

【药材】为豆科植物狭叶番泻或尖叶番泻的干燥小叶。(《中药学》)思维发散：枝叶，主宣发，故性散；叶者居外，取类比象，番泻叶能达属阳部位。

【优质药材】以叶片大、完整、色绿、梗少、无泥沙杂质者为佳。(《中药大辞典》)

2.闻

【气味】气微弱而特异。(《中国药典》)思维发散：由于微弱，加之采集时的存放、医药公司的存放、中药柜中的存放等时间较长，气味挥发，所以，可以忽略不计。

3.问

【寒热属性】寒。(《中药学》钟赣生主编)

【采集时间】不定（通常9月采收）。(《中药学》)

【有效成分】主要含番泻苷、芦荟大黄素葡萄糖苷、大黄酸葡萄糖苷以及芦荟大黄素、大黄酸、山奈酚、植物甾醇及其苷等。(《中药学》)

【药理作用】番泻叶中含蒽醌衍生物，其泻下作用及刺激性比含蒽醌类之其他泻药更强，因而泻下时可伴有腹痛。其有效成分主要为番泻苷A、B，经胃、肠吸收后，在肝中分解，分解产物经血行而

兴奋骨盆神经节以收缩大肠，引起腹泻。蒽醌类对多种细菌（葡萄球菌、大肠埃希菌等）及皮肤真菌有抑制作用。（《中药学》）

【个性应用】需要泻下及抑菌时，可以考虑番泻叶的应用。

5.尝

味微苦，稍有黏性。（《中国药典》）思维发散：微苦入心。稍有黏性，说明有一定的收敛之功。

6.药性

番泻叶药性为寒。

7.共性应用

（1）达病位　番泻叶能达人体属阳部位。

（2）平病性　番泻叶药性为寒，可治疗热性病证。

（3）修病态　叶性散，番泻叶为叶类药物，具有发散之性，因其能达阳位，所以，临床上遇到属阳部位凝滞之证，就可以考虑番泻叶的应用。不过，由于番泻叶"稍有黏性"，故而内服之以后，在收敛的作用下，更多是将胃肠道之物从下排出，即具"通便"之功。简言之，番泻叶可以治疗积食和肠滞。

（4）除表象　便秘者，可以番泻叶来治疗。

（5）入五脏　番泻叶味微苦入心。

（6）五行特点　番泻叶味微苦属火，具火行的运动态势。番泻叶有黏性，具水行的运动态势。

二、本草选摘

利肠府，通大便。（《饮片新参》）

番泻叶，少用为苦味健胃药，能促进消化；服适量能起缓下作用；欲其大泻则服4~6cm，作浸剂，约数小时即起效用而泄泻。治食物积滞，胸腹胀满，便秘不通。（《现代实用中药》）

三、单验方

胃弱消化不良，便秘腹膨胀，胸闷　番泻叶3g，生大黄1.8g，橘皮3g，黄连1.5g，丁香1.8g。沸开水温浸2小时，去渣滤过，一日3次分服。（《现代实用中药》）

四、使用注意

番泻叶水煎内服的常用剂量为2~6g，后下。更多时候是用开水泡服。临床可以根据需要而做适当调整。由于番泻叶有泻下之功，对于孕妇及哺乳期、月经期患者，慎用。长期服用蒽醌类物质会导致肠道发黑，番泻叶中就含有蒽醌类衍生物，长期服用，也会导致肠道发黑，更甚者，会出现癌变。番泻叶服后有时可致腹痛、呕吐，或使原有的肠部炎症加重（尤其在用量较大时）。有报道，服用番泻叶后有面部麻木、头晕、大小便时无感觉或痒感、三叉神经分布区内有程度不等的痛觉减退、服用大剂量番泻叶可出现尿潴留、恶性血压变化等。

番泻叶也有假药，比如，在进口的番泻叶中常夹杂有多种番泻属（即山扁豆属）植物的叶子，其中大多掺有伪品耳叶番泻叶。

五、医家经验

1989年的《新中医》上李明等介绍：用番泻叶4g，开水200~300ml，泡10分钟，为1日量，分2~3次口服。回乳56例，均获较好疗效，疗程最长者7天，最短者3天。1986年的《中西医结合杂志》上金亚城等介绍单用番泻叶治疗"上消化道出血"效果很不错。

六、老姬杂谈

临床上有时可见到便秘之人喝番泻叶日久而致肠道发黑者，所以，经常服用番泻叶以治疗便秘的人一定要注意，番泻叶虽然能通便，但其是治标不治本，这里老姬奉劝患有便秘之人，最好还是找中医大夫辨证论治以治本，彻底摆脱便秘烦恼。

百合

一、药物特性

1.望

【药材】为百合科植物百合、细叶百合或卷丹的干燥肉质鳞叶。（《中药学》）思维发散：枝叶，主宣发，故性散。鳞叶指的是叶的功能特化或退化成鳞片状，肉质鳞叶的百合较一般的叶类要重，故而，既能达表又能达里。

【优质药材】以瓣匀肉厚、色黄白、质坚、筋少者为佳。(《中药大辞典》)

2.闻

【气味】无臭。(《中国药典》)

3.问

【寒热属性】寒。(《中药学》钟赣生主编)

【采集时间】秋季。(《中药学》)思维发散：秋季，五行属金，秋季采收的药材，具有清除的运动态势。

【有效成分】主要含甾体皂苷类成分，还含糖和少量秋水仙碱。(《中药学》)

【药理作用】百合生品和蜜汁百合水提液均有镇咳和祛痰作用；百合水提液有镇静、抗缺氧和抗疲劳作用；百合多糖还能抗氧化，提高免疫功能，降低四氧嘧啶致高血糖模型小鼠的血糖；百合乙醇提取物、乙酸乙酯提取物抑制藤黄微球菌、金黄色葡萄球菌、大肠埃希菌、黄霉菌、粪肠球菌、铜绿假单胞菌。百合鳞茎提取物抑制革兰阳性菌活性强于格兰阴性菌。(《中药学》)

【个性应用】需要镇咳祛痰、镇静、抗缺氧、抗疲劳、抗氧化、提高免疫功能及抑菌时，可以考虑百合的应用。

4.切

【现有特点】质硬。(《中国药典》)思维发散：内实者攻里，百合质硬走里，且不易散开。

5.尝

味微苦。(《中国药典》)思维发散：微苦入心。

6.药性

百合药性为寒。

7.共性应用

（1）达病位　百合虽表里皆达，但因质硬走里，故而百合更多是达里以发挥作用。

（2）平病性　百合药性为寒，可治疗热性病证。

（3）修病态　百合味微苦入心，心主血脉，

加之叶性散，所以，百合可治疗血瘀证。百合虽为叶有发散之功，但是因其质坚走里，所以，内服百合之后，在胃肠道中"发散"之后，加之其润燥之性，所以，百合有很好的通利大便的作用。

（4）除表象　苦入心，心主血脉，百合味微苦，因其药性为寒，血得寒则涩，所以，百合有很好的凉血止血作用。

（5）入五脏　百合味微苦入心。

（6）五行特点　百合味微苦属火，具火行的运动态势。百合秋季采收，具金行的运动态势。

二、本草选摘

清痰火。(《本草纲目拾遗》)

治肺热咳嗽，干咳久咳，热病后虚热，烦躁不安。(《上海常用中草药》)

百合，主邪气腹胀。所谓邪气者，即邪热也。邪热在腹故腹胀，清其邪热则胀消矣。解利心家之邪热，则心痛自瘳。肾主二便，肾与大肠二经有热邪则不通利，清二经之邪热，则大小便自利。(《神农本草经疏》)

三、单验方

（1）肺病吐血　新百合捣汁，和水饮之，亦可煮食。(《卫生易简方》)

（2）支气管扩张、咯血等　百合60g，白及120g，蛤粉60g，百部30g。共为细末，炼蜜为丸，每重6g，每次1丸，日3次。治神经衰弱，心烦失眠，百合15g，酸枣仁15g，远志9g。水煎服。(《新疆中草药手册》)

（3）肺脏壅热烦闷　新百合四两，用蜜半盏，拌和百合，蒸令软，时时含如枣大，咽津。(《太平圣惠方》)

（4）百合病变发热者　百合一两（炙），滑石三两。上为散，饮服方寸匕，日三服，当微利者止服，热则除。(《金匮要略》)

（5）天疱湿疮　生百合捣涂，一二日即安。(《濒湖集简方》)

（6）神经衰弱　某女性，49岁，血压忽高忽低，长期心悸失眠，神经衰弱。每日用茯苓20~30g

制粥而食，间用枸杞15~20g或百合30~50g煮粥，偶用枸杞炖汤，春天加菊花饮。一个半月后症状大为减轻。自行停用1个月，症状又有反复。后坚持使用2个月，症状基本消失。[李津香.天津药学，1999，11（2）：42]

（7）外用止血　取百合粉15g，加入蒸馏水配成15%混悬液，再加温约至60℃，并搅动使成糊状。俟冷，放入2~4℃冰箱内冻结；冻结成海绵状后再放入石灰桶内，或用纱布包好挂起，使之慢慢解冻（不可加温或曝晒）；继将海绵体中之水分挤去，再剪成所需之大小与形状，装在瓶内在15磅压力下蒸气消毒15分钟即可应用。临床以百合海绵填塞治疗鼻衄及用于鼻息肉切除、中下鼻甲部分截除等手术后止血，据100余例观察，止血效果良好，百合海绵在鼻腔中3小时即开始溶化，14小时完全消失，能被组织吸收而无不良过敏反应。(《中药大辞典》)

四、使用注意

百合水煎内服的常用剂量为6~12g，临床可以根据需要而做适当调整。

《本经逢原》：中气虚寒，二便滑泄者忌之。

《本草求真》：初嗽不宜遽用。

五、医家经验

南征、南红梅主编的《任继学用药心得十讲》上谈到：任老常用百合固金丸治疗痰中带血、心悸证。百合与郁金、远志、胆南星、石菖蒲同用，治疗郁证。

焦树德著的《焦树德方药心得》上谈到：百合味甘、性平，常用为润肺止咳和清心安神药。本品配生地黄、麦冬、沙参、贝母、梨皮等，可用于阴虚肺燥的咳嗽；配沙参、五味子、马兜铃、诃子、麦冬等，可用于久咳不愈、肺阴虚而肺气浮散之证（久咳不止，已无实邪，咽干少痰，气短微喘）；配麦冬、莲子、远志、黄连、阿胶、玄参等，可用于热病后余热不清的神志恍惚和阴虚的心烦、失眠。

五味子味酸而收，偏于治肺气之浮散；百合甘敛润肺，偏于治肺阴之虚燥。

百部温肺化痰而治嗽，并可杀虫；百合甘敛润肺而治嗽，并可宁心。

另外，百合还有益气调中的作用。用本品30g配乌药9g，名百合汤，可用于久久难愈的胃痛。我常用百合30g、乌药9g、丹参30g、檀香（后下）6g、草豆蔻9g、高良姜9g、香附9g、川楝子6g作为基础方，随证加减，对溃疡病所致长期胃痛，属于虚实并见、寒热夹杂、气血皆病的证候，往往能取得满意的疗效。

用量一般为9~12g，需要时也可用25~30g。

外感咳嗽时不宜使用本品。

六、老姬杂谈

《神农本草经》上还谈到百合能"补中益气"，这应该与其及其他书如《本草经集注》《本草分经》《本草害利》《本草经解》《本草蒙筌》等上面谈百合的"甘"味有关。所以，也许是百合品种的不同，也许是煎煮后百合变成"甘"味，也许是以前的百合本身就有"甘"味存在，总之，我们现在对百合功用的把握，需从"苦味"来谈。看书，鉴别真假是至关重要的，如《本草从新》上的"朱二允云：久嗽之人，肺气必虚，虚则宜敛。百合之甘敛，甚于五味之酸收也"这句话，就值得斟酌。

红花

一、药物特性

1.望

【药材】为菊科植物红花的干燥花。(《中药学》)思维发散：凡花皆散；花位于植物的上面，取类比象，红花能达人体头面部及其他属阳部位。

【颜色】表面红黄色或红色。(《中华本草》)思维发散：红色与心相通。

【优质药材】以花冠长、色红、鲜艳、质柔软无枝刺者为佳。(《中药大辞典》)

2.闻

【气味】气微香。(《中国药典》)思维发散：气香走窜，红花微香，有一定的走窜之性，不过要注意红花存放时间的长短，如果长时间存放之后，则香味就有可能散得差不多了。

3.问

【寒热属性】温。（《中药学》钟赣生主编）

【采集时间】夏季。（《中药学》）思维发散：夏季，五行属火，夏季采收的药材，具有向上向外的运动态势。

【有效成分】主要含红花黄色素、黄色素、红花醌苷、新红花苷、红花苷和红花油。（《中药学》）

【药理作用】红花黄色素能扩张冠状动脉、改善心肌缺血；能扩张血管，降低血压；能对抗心律失常；能抑制血小板聚集，增强纤维蛋白溶解，降低全血黏度；对中枢神经系统有镇痛、镇静和抗惊厥作用。红花注射液、醇提物、红花苷能显著提高耐缺氧能力。红花煎剂对子宫和肠道平滑肌有兴奋作用。红花醇提物和水提物有抗炎作用。（《中药学》）

【个性应用】需要扩张冠状动脉、改善心肌缺血、扩张血管、降低血压、抗心律失常、降低全血黏度、镇痛、镇静、抗惊厥及提高耐缺氧能力、兴奋子宫和肠道平滑肌、抗炎时可以考虑红花的应用。

4.切

【现有特点】质柔软。（《中国药典》）思维发散：质软易散。

5.尝

味微苦。（《中国药典》）思维发散：微苦入心。

6.药性

根据红花"生前"之性，红花药性为寒。思维发散：红花能治疗热性病证。

7.共性应用

（1）达病位　红花能达人体属阳部位。

（2）平病性　红花药性为温，可治疗寒性病证。

（3）修病态　红花气微香，有一定的走窜之性，加之味微苦入心（心主血脉），色红通心及花性散，所以红花有很好的通脉之功。临床上遇到血脉不通的病证，就可以考虑红花的应用。血活则肿消，红花还有消肿的作用。

（4）除表象　不通则痛，瘀而不通、肿而凝滞，都可致疼痛，红花消瘀消肿，有止痛作用。

（5）入五脏　红花味微苦入心。

（6）五行特点　红花味微苦属火，具火行的运动态势。红花夏季采收，具火行的运动态势。

二、本草选摘

活血，止痛，散肿，通经。（《本草纲目》）

利水消肿。（《本草再新》）

乃行血之要药。（《神农本草经疏》）

红花，善通利经脉。（《药品化义》）

红花（大抵鲜血宜止，瘀血宜行），消肿止痛（凡血热血瘀，则作肿作痛）。（《本草备要》）

三、单验方

（1）聤耳，累年脓水不绝，臭秽　红花一分，白矾一两（烧灰）。上件药，细研为末，每用少许，纳耳中。（《太平圣惠方》）

（2）压疮　红花适量，泡酒外搽。（《云南中草药》）

（3）一切肿　红蓝花（即红花），熟揉捣取汁服之。（《外台秘要方》）

（4）冠心病　用红花15g、郁金18g、丹参18g、瓜蒌50g为一剂，经煎熬成流浸膏再烘干研碎后压成片剂30片。每次10片，日服3次，以4周为一疗程。观察44例，经2~4个疗程后，90%以上心绞痛患者的症状获得不同程度的缓解（其中显效48.8%，改善41.5%）；对心电图的总有效率为63.5%（显效40.9%，好转22.6%）。初步证明：对轻度、中度慢性冠心病、心绞痛效果良好，并具有如下特点。疗效出现较快（第1疗程症状改善者达75.6%）；服药期间疗效较稳定（硝酸甘油类药物停减率100%）；对合并有第一期和第二期高血压的患者同样有效。服药后几无副作用，除1例仅有短时上腹不适、轻度腹泻外，并无影响食欲和肠胃功能及其他不良反应。（《中药大辞典》）

（5）痛经　凡治经期后延，月经量少有块，经行腹痛，可用红花100g，加入50度白酒500g

中浸泡。10周后服用，每日10ml，或再加入开水10ml和适量红糖饮服，效果良好。（《浙江中医杂志》1985年）

四、使用注意

红花水煎内服的常用剂量为3~10g，临床可以根据需要而做适当调整。

红花伪品较多，一般多以添加杂质来加重其分量，也有用其他花类染色后加工而掺入红花中的。

五、医家经验

地骨皮红花散治疗疣、鸡眼、直肠息肉、尖锐湿疣等

地骨皮红花散是化氏等根据《本草纲目》中"足趾鸡眼，作痛作疮，地骨皮同红花研细敷之"而自拟的方药。运用地骨皮、红花各等份研细治疗多种原因引起的疣、鸡眼、直肠息肉、尖锐湿疣等症，均获良效。

（1）疣　李某，女，42岁，1992年10月2日因两手背部皮肤浅表部长满小赘生物2个月余来诊。观两手背部长满米粒大至豌豆大的角质增生性突起的小赘生物，境界清楚，其表面粗糙，约十余个，轻微瘙痒，其他无自觉症状。遂用地骨皮、红花各等份调其糊状，将患者手背部以热水浸洗，用刀刮去表面的角质层，然后将药贴敷于患部，用纱布盖贴，胶布固定。2天后换药时，两手背部皮肤脱落一层，其疣体也随之脱落。5天后皮肤恢复正常，随访无复发。

（2）鸡眼　曹某，男，36岁，1991年5月8日来诊。观其两足长有鸡眼，左足生长5处，大部分在足趾间；右足生有3处。两足鸡眼大如豆粒而根深，影响走路，外科查时嘱其须手术治疗。由于此人惧怕手术，要求中药治疗，遂用地骨皮、红花各等份研细用温开水调成糊状，先把两足用温水洗净后，用消毒针把鸡眼表面角质层挑治后，把药敷在鸡眼上，用纱布或胶布包好固定。2天后换药时，大部分的鸡眼已脱落，唯左趾一处还有一点根基，又用药一次竟获痊愈，至今未复发。

（3）直肠息肉　董某，女，46岁，1993年7月16日因腹泻3年，加重7天来诊。刻诊：面色白，形瘦体弱，畏寒肢冷，近日腹痛绵绵，腹泻日3~4次，便溏，间有黏液，并有小腹下坠，里急后重感。西医诊断为慢性结肠炎，中医诊为泄泻（脾肾阳虚），用参苓白术散合四神丸加减服10余剂后，腹痛、腹泻症状稍减，但排泄不畅且下坠，里急后重感尚存。后经做直肠镜发现在直肠上5~6cm处有一约0.2~0.5cm的带蒂息肉，患者恐发生癌变，要求用中药治疗。经用地骨皮、红花各等份，每次10g加温水调成糊状，口服，每日2次，另用本散药50g加温开水调制100ml，保留灌肠，每日1次。用药10天后，患者自觉体乏无力，停药1周后，又服本散加灌肠10天。2个月后经直肠镜检发现息肉已经消失，本人不相信，又到某医院做直肠镜检查后确信息肉已不存在。

（4）尖锐湿疣　杨某，女，35岁，1994年3月因外阴部生有赘生物痒痛来诊。患者于半年前外阴痒痛，渐生白色小疣状物，大小不一，小的如颗粒丘疹样，大的如乳突指状，渐蔓延至肛门部，患者曾多次到各医院诊治，均无效，遂来我院求治，亦以地骨皮、红花各30g研细末，嘱患者放入适量的水熬开后，先熏后洗（药可以熬稠一点），每日1剂，然后另用本方研细适量外敷，嘱其连用10日后来诊，并注意卫生及禁止性生活。患者来时述及外阴痒痛减轻，赘生物渐渐萎缩变小，用药见效后又继用10日，部分小赘生物竟自行脱落。休息1周后，又继续用药20余日，大的赘生物也随之脱落而获痊愈。

按：以上病例，病症虽各不同，根据中医辨证论治，均由于各种原因引起的经络阻滞、瘀血浊气凝聚而成。西医认为：疣、尖锐湿疣均由人乳头状瘤病毒引起。《本草纲目》中讲治足趾鸡眼作痛作疮，地骨皮同红花研细敷之，次日即愈。鉴于此，用此二药研细敷之用于疣、直肠息肉、尖锐湿疣均获得良效。

地骨皮甘淡性寒，功效能泻肾火降肺中伏火，退热凉血，补正气，并治上膈吐血，煎汤漱口止齿衄，治骨槽风，治金疮神验。红花辛温能活血祛瘀，通经脉止痛散肿，《药鉴》谓："苗捣敷游毒殊功"。[化玉梅，马玉芳. 地骨皮红花散临床应用举隅. 中医外治杂志，1995（1）：33]

六、老姬杂谈

《本草便读》中说"（红花）治风者亦凡花皆散，又血行风自灭也"，由于风为气有余所致，气有余便是火，花性散，红花散气，可让有余之气减少或消失；更有一点，红花达人体属阳部位，所以，临床上还有一句话，叫"治风先治血，血行风自灭"，也就是说治疗更多瘙痒性皮肤病时，加用红花，效果很好。

《中药学》红花的功效为"活血通经，散瘀止痛"，这些都可以根据红花的有关特点推理而出。

旋覆花

一、药物特性

1.望

【药材】为菊科植物旋覆花或欧亚旋覆花的干燥头状花序。（《中药学》）思维发散：凡花皆散；能达人体属阳部位。

【优质药材】以朵大、色黄绿、有白绒毛、无枝梗者为佳。（《中药大辞典》）

2.闻

【气味】气微。（《中国药典》）

3.问

【寒热属性】微温。（《中药学》钟赣生主编）思维发散：旋覆花药性微温。

【采集时间】夏、秋。（《中药学》）思维发散：夏季，五行属火，夏季采收的药材，具有向上向外的运动态势。秋季，五行属金，秋季采收的药材，具有清除的运动态势。由于我们不知药房里使用的旋覆花采集时间，所以，这部分信息带来的功用，就不谈了。

【有效成分】主要含黄酮类、倍半萜内酯类和萜类化合物。（《中药学》）

【药理作用】所含黄酮类成分能保护组胺引起的支气管痉挛，并对抗离体支气管痉挛，但较氨茶碱的作用慢而弱。水煎剂有显著镇咳作用，水煎剂口服祛痰作用不明显，但实验动物腹腔给药却显示较强的祛痰作用。所含绿原酸及咖啡酸有较广的抑菌作用。对金黄色葡萄球菌、肺炎双球菌、乙型溶血性链球菌、铜绿假单胞菌等均有抑制作用；能增加胃酸分泌，绿原酸能提高胃肠平滑肌张力，增进胆汁分泌。所含槲皮素静脉注射能增加动物的冠脉流量。有抑真菌、抗炎作用。（《中药学》）

【个性应用】需要镇咳、抑菌、增加胃酸及胆汁分泌、抗炎等作用时可以考虑旋覆花的应用。

4.切

【质地轻重】体轻，易散碎。（《中国药典》）思维发散：体轻升浮；取类比象，易散则说明有发散之功。

5.尝

味道：味微苦。（《中国药典》）思维发散：微苦入心。

6.药性

旋覆花药性微温。思维发散：微温能制寒。

7.共性应用

（1）达病位　旋覆花能达人体属阳部位；由于其"体轻"升浮，所以，旋覆花内服之后能很快地到达病位。

（2）平病性　旋覆花药性微温，能平病性之寒。

（3）修病态　旋覆花为花类药材，本来就能达人体属阳部位；花性散，加之"体轻，易散碎"的散，所以，旋覆花的发散之功甚好。对于人体属阳部位的凝滞之证来说，旋覆花有很好的治疗作用。旋覆花味微苦入心，心主血脉，加之其"发散"之功，所以，旋覆花有一定的活血通脉作用。

（4）除表象　不通则痛，临床上见到人体属阳部位出现的疼痛，就可以应用旋覆花来治疗。

（5）入五脏　旋覆花味微苦入心。

（6）五行特点　旋覆花味微苦属火，具火行的运动态势。旋覆花体轻升浮，具火行的运动态势。

二、本草选摘

行痰水，去头目风，亦走散之药也。（《本草

衍义》）

旋覆所治诸病，其功只在行水、下气、通血脉尔。（《本草纲目》）

消痰导饮、散结利气之味。（《本草发明》）

旋覆花，其主治当以泄散风寒，疏通脉络为专主。（《本草正义》）

消胸上痰结，唾如胶漆，心胁痰水，膀胱留饮，风气湿痹，皮间死肉，目中眵，利大肠，通血脉。（《名医别录》）

明目，治头风，通血脉。（《日华子本草》）

逐水，消痰，止咽噎。（《医学入门》）

三、单验方

（1）中风壅滞　蜜丸服。（《本草易读》）

（2）乳岩、乳痈、吹乳肿疼　旋覆花（一钱），蒲公英（一钱），甘草节（八分），白芷（一钱），青皮（一钱），水酒为引，水煎。（《滇南本草》）

四、使用注意

旋覆花水煎内服的常用剂量为3~9g，临床可以根据需要而做适当调整。由于其不好过滤，所以水煎内服时需用纱布包起来和其他药一起煎煮。

《药笼小品》：然走散之药，虚人禁之。入煎剂须绢包，或沥清有细毛，着肺令人嗽。

五、医家经验

史年刚先生试从病机病位驳"诸花皆升，唯旋覆花独降"

历来中医界认为"诸花皆升，唯旋覆花独降"，然而此说法也有不甚严谨之处。文章以历代中医本草著作中旋覆花相关条文，并结合中医诊断学之"病机病位"对旋覆花之性味功效进行深入分析，驳斥旋覆花药性"沉降"的观点，论述其药性"升散"的特点，以求有益于中医临床证治。（《辽宁中医杂志》2017年第11期）

六、老姬杂谈

当年上大学时，就听过"诸花皆升，唯旋覆花独降"，后来也就随着大部队药物而用旋覆花治病，是否"滥竽充数"，也就不好说了，现在来看

旋覆花，也许是古人从其"咸味"来谈的，如《神农本草经疏》上说"旋覆花，其味首系之以咸，润下作咸，咸能软坚"，再如《本草便读》上说"咸以软坚，蠲饮化痰都有效，苦能下达，通肠导水悉皆能"，再如《本草汇言》上说"旋覆花，消痰逐水，利气下行之药也。主心肺结气，胁下虚满，胸中结痰，痞坚噫气，或心脾伏饮，膀胱留饮，宿水等症。大抵此剂微咸以软坚散痞，性利以下气行痰水，实消伐之药也"。

另外，《本草正义》上说："旋覆花，其主治当以泄散风寒、疏通脉络为专主，《别录》治风气湿痹，皮间死肉，通血脉，宗奭去头目风，皆其轻疏泄散之功也。以治风寒喘嗽，寒饮渍肺，最是正法。或谓旋覆花降气，寒邪在肺者，不宜早用，则止知疏泄之力足以下降，而不知其飞扬之性本能上升。且《神农本草经》明谓其温，寇宗奭又以为辛，则疏散寒邪，正其专职。若其开结泄水，下气降逆等治，则类皆沉重下达之义，颇嫌其与轻扬之本性，不甚符合。按：《本经》旋覆花一名金沸草，疑古人本有用其茎叶，而未必皆用其花者。考草木花叶之功用，不同者甚多，或升或降，各有取义，亦其禀赋使然，不容混合。且茎则质重，花则质轻，亦物理自然之性，况旋覆花之尤为轻而上扬者乎？乃今人恒用其花，而并不用茎叶，竟以重坠之功，责之轻扬之质，恐亦非古人辨别物性之真旨也，且其花专主温散，疏泄之力亦猛，宜于寒饮，而不宜于热痰，石顽已谓阴虚劳嗽，风热燥咳，误用之，嗽必愈甚，是亦以其轻扬，升泄太过，正与降气之理相反。唯其轻灵之性，流动不滞，自能流通气化而宣窒塞，固非专以升散见长。若但以逐水导湿力治，似不如兼用其茎叶较为近理，《别录》称其根专主风湿，其意可晓然也。"现在我们知道旋覆花的味道是微苦的，所以不能再"人云亦云"了。

金银花

一、药物特性

1.望

【药材】为忍冬科植物忍冬的干燥花蕾或初开

的花。(《中药学》)思维发散：凡花皆散，能达人体属阳部位。

【优质药材】以花未开放、花蕾肥壮、色泽青绿微白、身干、无枝叶、无杂质、气清香者为佳。(《中药大辞典》)

2.闻

【气味】气清香。(《中药大辞典》)思维发散：气香走窜。

3.问

【寒热属性】寒。(《中药学》钟赣生主编)

【采集时间】夏季。(《中药学》)思维发散：夏季，五行属火，夏季采收的药材，具有向上向外的运动态势。

【炮制】金银花：筛去泥沙，拣净杂质。

银花炭：取拣净的金银花，置锅内用武火炒至焦褐色，喷淋清水，取出，晒干。思维发散：血见黑即止，需要止血时，可以炒炭用。

【有效成分】主要含有机酸、黄酮、三萜皂苷、挥发油等。(《中药学》)

【药理作用】金银花所含绿原酸类化合物等成分对金黄色葡萄球菌、溶血性链球菌、痢疾杆菌、霍乱弧菌等多种致病菌有一定抑制作用；有一定的抗流感病毒、柯萨奇病毒等作用；其水煎液、口服液和注射液有不同程度的退热作用，明显提高小鼠腹腔巨噬细胞吞噬百分率和吞噬指数；绿原酸类化合物有显著的利胆作用，皂苷有保肝作用；银花炭混悬液有显著止血作用；有降低胆固醇作用；还有抗生育、兴奋中枢、促进胃液分泌等作用。(《中药学》)

【个性应用】需要抑菌、抗病毒、退热、利胆、保肝、止血、降低胆固醇、抗生育、兴奋中枢、促进胃液分泌等时，可以考虑金银花的应用。

4.尝

味道：味微苦。(《中药大辞典》)思维发散：微苦入心。

5.药性

金银花药性为寒。

6.共性应用

（1）达病位　金银花能达人体属阳部位。

（2）平病性　金银花药性为寒，可治疗热性病证。

（3）修病态　花性散，金银花药材为花蕾或初开的花，所以，散中有收，也就是说，没有发散太过之虞，所以临床上可以大量应用。因其药性为寒，加之气清香走窜，所以，对于属阳部位凝滞之热证来说，金银花有很好的治疗作用。

金银花味微苦入心，心主血脉，药性为寒且气香走窜，所以，金银花能很好地治疗血瘀有热的病证。

（4）除表象　临床上见到属阳部位出现的红肿热痛之证，就可以大胆应用金银花来治疗。

（5）入五脏　金银花味微苦入心。

（6）五行特点　金银花味微苦属火，具火行的运动态势。金银花夏秋季采收，具火行的运动态势。

二、本草选摘

金银花，主胀满下痢，消痈散毒，补虚疗风，世人但知其消毒之功，昧其胀利风虚之用，余于诸症中用之，屡屡见效。(《本草通玄》)

金银花，善于化毒，故治痈疽、肿毒、疮癣、杨梅、风湿诸毒，诚为要药。毒未成者能散，毒已成者能溃，但其性缓，用须倍加，或用酒煮服，或捣汁掺酒顿饮，或研烂拌酒厚敷。若治瘰病上部气分诸毒，用一两许时常煎服极效。(《本草正》)

金银花其气芳香，其色赤白，而凡花皆散，有宣通气血解散之功，且寒能解毒，甘不伤胃，故一切痈疽外证，推为圣药，昔人用此治风除胀，治痢疾，逐尸痊为要药，后世亦不知其用，足见此物之功，非特治疮已也。(《本草便读》)

除热解毒，养血除痢宽膨，治一切疮疽。(《药笼小品》)

一切风症湿气皆除，血痢水痢皆治。(《冯氏锦囊秘录》)

金银花清散风湿，消除肿毒，治一切疮疡、杨梅、疥癣、痔瘘、痢疾之类，敷饮俱妙。(《玉楸药解》)

三、单验方

（1）归花汤治痈疽发背初起　金银花半斤，水十碗煎至二碗，入当归二两，同煎至一碗，一气服之。（《洞天奥旨》）

（2）忍冬汤治一切内外痈肿　金银花四两，甘草三两。水煎顿服，能饮者用酒煎服。（《医学心悟》）

（3）银花汤治乳岩积久渐大，色赤出水，内溃深洞　金银花、黄芪（生）各五钱，当归八钱，甘草一钱八分，枸橘叶（即臭橘叶）五十片。水酒各半煎服。（《竹林女科》）

（4）痈疽　忍冬酒，治痈疽发背一切恶毒，初起便服奇效。干者亦可，唯不及生者力速。忍冬五两，甘草二两，水二碗、煎至一碗，再入酒一碗略煎，分三服，一日一夜吃尽。重者日二剂，服至大、小肠通利，则药力到。忍冬丸，照前分两，酒煮晒干，同甘草为末，以所煮余酒打糊为丸。（《本草备要》）

（5）荨麻疹　用鲜金银花30g，水煎服，每日3次。治疗荨麻疹3例，均在3天内治愈。其中1例服药2天，2例服药3天痊愈，经观察2个月无复发。（1960年《中华皮肤科杂志》徐绍生）

四、使用注意

金银花水煎内服的常用剂量为6~15g。《中华本草》上说"金银花水浸液灌胃，对家兔、犬等无明显毒性反应，对呼吸、血压、尿量均无影响"，所以，临床可以根据需要而加大用量。

五、医家经验

1.金银花合云南白药治疗慢性肠炎

将金银花20g加水2碗煎至1碗，冲服云南白药0.5g，每日3次，7~10剂即愈。

患男，38岁。患慢性腹泻、腹痛已3年，于2年前曾经诊断为慢性肠炎，应用中西药治疗疗效不佳，后服金银花煎液冲服云南白药7剂而痊愈。[赵文学，石晶.金银花合云南白药治疗慢性肠炎.中国中西医结合急救杂志，2002，9（1）：35]

2.金银花治疗急性肾盂肾炎

中药组以金银花90g/d，水煎分早、中、晚口服，疗程14天。西药对照组：阿莫西林0.5g每日3次口服，环丙沙星0.25g每日2次口服，碳酸氢钠1.0g每日3次口服，疗程14天。两组治疗结果比较：中药组60例中治愈50例，占83.33%；好转2例，占3.33%；无效8例，占13.33%。西药对照组42例中治愈36例，占85.71%；好转2例，占4.76%；无效4例，占9.52%。两组对照比较，中药组有效率86.66%，西药组有效率90.47%，经医学统计学处理，两组治愈率、有效率无明显差异。[郁晓群.金银花治疗急性肾盂肾炎60例疗效观察.河北中西医结合杂志，1999，8（1）：67]

3.金银花甘草茶治疗前列腺炎

采用金银花、生甘草各60~90g，水煎制成金银花甘草茶，代茶饮，用于治疗前列腺炎，收到了良好的治疗效果，总有效率达89.9%。

甘草含甘草甜素、甘草次酸、黄酮类（甘草苷、甘草苷元、甘草异苷）。甘草甜素和甘草次酸有抗炎抑菌作用，可能与降低炎症处的毛细血管通透性有关，并能降低局部细胞对刺激的反应性；黄酮类对平滑肌有解痉挛作用，有利于消炎排尿。金银花含绿原酸、异绿原酸、黄酮类、忍冬苷、肌醇、皂苷等，具有广谱抗菌作用，又能抑制炎性渗出和炎性增生，促进白细胞吞噬功能，对前列腺炎治疗效果明显。如能及时用以频饮代茶，可迅速解除患者痛苦，促进康复。[李叙香，张向阳.金银花甘草茶治疗前列腺炎.中国民间疗法，2000，8（6）：35]

六、老姬杂谈

金银花，很多书上都谈到说其有解毒之功，历代本草书上关于金银花的主治，基本都是治疗体表的痈疽疔毒、诸疮、发背、瘰疬、疳疮、疥癣、痔瘘、痢疾、杨梅疮、荨麻疹等，我们来想想，由于金银花药性为寒且能散凝通脉，所以，这些需要用发散法治疗的郁结之病证，就都可以应用金银花来治疗，由此可知，金银花的"解毒"作用是说金银花能散体表之郁结浊毒。

《生草药性备要》上还谈到说金银花"去皮肤血热"，也是因金银花性散而说。由此可知，凡是体表的浊毒滞留之证，都可以应用金银花来治疗。以前，我用金银花治疗皮肤病的案例很多，甚者一剂药的量用到240g，效果很好，现在，由于金银花药材价格较高，为了减轻患者负担，已经很少用了。

《中药学》金银花的功效为"清热解毒，疏散风热"，这些都能从金银花的特点推理出来。

桃仁

一、药物特性

1.望

【药材】为蔷薇科植物桃或山桃的干燥成熟种子。（《中药学》）思维发散：子主下垂，故性降；种子位于植物的里面，取类比象，种子类药物能达人体属阴部位。

【优质药材】以颗粒均匀、饱满、整齐、不破碎者为佳。（《中药大辞典》）

2.闻

【气味】气微。（《中国药典》）

3.问

【寒热属性】平。（《中药学》钟赣生主编）思维发散：不管寒热，只要是桃仁的适应证，都可以应用桃仁来治疗。

【采集时间】夏季。（《中药学》）思维发散：夏季，五行属火；夏季采收的药材，具有向上向外的运动态势。

【有效成分】主要含脂质、苷类、糖类、蛋白质、氨基酸、苦杏仁苷、尿囊素酶等。（《中药学》）

【药理作用】桃仁提取液能明显增加脑血流量，降低血管阻力。桃仁水提物、苦杏仁苷、桃仁脂肪能抑制血小板聚集。桃仁水煎剂及提取物有镇痛、抗炎、抗菌、抗过敏作用。桃仁提取液能抗肺纤维化。苦杏仁苷有镇咳平喘和抗肝纤维化作用。（《中药学》）

【个性应用】需要增加脑血流量、降低血管阻力、镇痛、抗炎、抗菌、抗过敏、镇咳平喘及抗肺纤维化、肝纤维化时，可以考虑桃仁的应用。

4.切

【现有特点】富油性。（《中国药典》）思维发散：一者润肠，二者质润滋阴。

5.尝

味微苦。（《中国药典》）思维发散：微苦入心。

6.药性

桃仁药性为平。

7.共性应用

（1）达病位　桃仁能达人体属阴部位。

（2）平病性　桃仁药性为平，只要是桃仁的适应证，就都可应用。

（3）修病态　桃仁味微苦入心，心主血脉，所以，桃仁有很好的活血化瘀之功。子性沉降，加之桃仁有油性能润肠，所以，桃仁能很好地治疗肠滞之证；内服桃仁，从上而下，下能通肠，上自然也可以降积食。

（4）除表象　不通则痛，因血瘀而导致的疼痛，就可以应用桃仁来治疗；见到便难之人，也可以考虑桃仁的应用。

（5）入五脏　桃仁味微苦入心。

（6）五行特点　桃仁味微苦属火，具火行的运动态势。桃仁夏季采收，具火行的运动态势。

二、本草选摘

主瘀血，血闭癥瘕，邪气，杀小虫。（《神农本草经》）

止咳逆上气，消心下坚，除卒暴击血，破癥瘕，通脉，止痛。（《名医别录》）

治大便血结。（《医学启源》）

治血痰。（《滇南本草》）

治高血压及慢性盲肠炎，妇人子宫血肿。（《现代实用中药》）

夫血者阴也；有形者也，周流夫一身者也，一有凝滞则为癥瘕，瘀血血闭，或妇人月水不通，或击扑损伤积血，及心下宿血坚痛，皆从足厥阴受病，以其为藏血之脏也。桃核仁苦能泄滞，辛能散结，甘温通行而缓肝，故主如上等证也。心下宿血去则气自下，咳逆自止。味苦而辛，故又能杀小虫也。桃仁性善破血，散而不收，泻而无补，过用之，及用之不得其当，能使血下不止，损伤真阴。（《神农本草经疏》）

桃仁，味苦能泻血热，体润能滋肠燥。（《药品化义》）

能治一切血瘀、血积、血痞、血秘，皮肤燥痒肌有凝血，发热如狂蓄血在小腹。若非瘀滞而误用之，大伤阴气。（《药笼小品》）

其用有二：润大肠血闭之便难，破大肠久蓄之血结。（《珍珠囊补遗药性赋》）

三、单验方

（1）产后血闭　桃仁二十枚（去皮、尖），藕一块。水煎服之。（《唐瑶经验方》）

（2）上气咳嗽，胸膈痞满，气喘　桃仁三两，去皮、尖，以水一大升，研汁，和粳米二合，煮粥食。（《食医心镜》）

四、使用注意

桃仁水煎内服的常用剂量为5~10g，因其毒性较小，所以临床可以根据需要而做适当调整。由于桃仁有活血之功，所以孕妇慎用；有滑肠之功，所以便溏者慎用。

《本草纲目》：香附为之使。

《神农本草经疏》：凡经闭不通由于血枯，而不由于瘀滞；产后腹痛由于血虚，而不由于留血结块；大便不通由于津液不足，而不由于血燥秘结，法并忌之。

桃仁，很多时候给里面掺有杏仁，可通过看形状鉴别：苦杏仁正面呈"心脏形"，似扑克牌中的"红桃"；桃仁大致呈椭圆形。看种皮鉴别：桃仁表面密布细粒突起，纹细；而苦杏仁维管束纹粗，种皮较桃仁厚。

五、医家经验

姚鹏宇谈叶天士运用桃仁、当归对药经验

桃仁、当归是临床常用对药，二药配伍在叶天士医案中出现频率也较高，《临证指南医案》有

70余次，《叶天士晚年方案真本》有10余次，《未刻本叶氏医案》有5次。此对药被用于胃痛、疟疾、便秘、胁痛、吐血、肿胀、积聚、噎膈、反胃等多种疾病，叶案论述其所疗病机包括脉络瘀阻、血络痹阻、气逆血瘀、气血不调、气痹血枯、气血窒痹、营络不宣等，观其要者总以瘀、虚二者为主。二药配伍多见于活血化瘀具有辛润宣畅、活血宣痹、通逐缓攻等功效方中。

邵新甫按语曰："宣攻营络者，如穿山甲、桃仁、归须、韭根之剂及下瘀血汤法。"二药皆入肝经，有疏泄厥阴之能。龚商年按语言："有两足皮膜抚之则痛者，似乎风湿等症，先生断其厥阴犯阳明，用川楝、延胡、归须、桃仁、青皮、山栀以疏泄肝脏。"叶天士有言："络病当以血药宣润，不必苦辛气燥。"二药温润不燥，相辅相成，有祛瘀通痹而不伤血、通络攻坚而不损正、养血补虚而不滞留的特点，并有润肠通便功效，对于血虚血瘀、阴虚燥热、肝气横逆等证尤为适宜。桃仁、当归对药的组方配伍，除叶天士随证自拟方剂者，以配旋覆花汤、金铃子散和五仁汤三者最具特色。

案一　陈，久痛必入络，气血不行，发黄，非疸也。

旋覆花，新绛，青葱，炒桃仁，当归尾。（《临证指南医案·诸痛》）

按：旋覆花汤出自《金匮要略》，原文"肝着，其人常欲蹈其胸上，先未苦时，但欲饮热，旋覆花汤主之"。旋覆花汤由旋覆花、新绛、葱三味组成，有行气活血通络之效。于方中加入炒桃仁、当归尾对药，增强其活血化瘀之效，其中归尾行血，桃仁炒制去其滑润之性。

案二　某，瘕聚在左胁中，肝病。

桃仁，川楝子，延胡，当归，橘红，香附。（《临证指南医案·癥瘕》）

按：金铃子散首见于刘完素《素问病机气宜保命集》，由川楝子、延胡索二药组成，二者一寒一温，一气一血，有行气活血化瘀之能。金铃子散与桃仁、当归相合，共奏活血化瘀之功，配合橘红、香附疏肝理气，全方气血并调，着眼于肝，疗

癥瘕积聚之疾。

案三 包，阳升风秘。

柏子仁，当归，红花，桃仁，郁李仁，牛膝。

（《临证指南医案·便闭》）

按：《圣济总录》言"风秘之病，以大肠秘涩不通"，其病机在于风邪搏结，阴虚肠燥。五仁汤出自《世医得效方》，由桃仁、杏仁、柏子仁、松子仁、郁李仁、陈皮六味组成，可疗大便燥结，艰涩难下，以及年老或产后便秘。五仁汤去柏子仁、松子仁、陈皮，加当归、红花、牛膝，可知此方养血活血、润肠祛风，遵"盖治风先治血，血行风自灭"而立。

案四 杨，三十一岁胁痛失血，以柔剂缓肝之急。

炒桃仁，炒丹皮，归尾，柏子仁，钩藤。

（《叶天士晚年方案真本》）

按：叶天士明言"以柔剂缓肝之急"，可知方中多柔润，用药养血活血而不燥烈。医家于柏子仁多以养心润肠为用，《日华子本草》谓其能"治风"，叶天士常于肝木风动、火盛，加用柏子仁，以养阴润燥息风。方中桃仁、丹皮、归尾活血止血，柏子仁、钩藤息风缓肝。

桃仁、当归对药是经过长期临床检验的药物组合，其应用值得进一步发掘。整理叶天士应用桃仁、当归特色，可以为二者配伍组合提供参考，但叶案少载用量，亦为不足。现代研究发现当归、桃仁配伍比率在1∶1或4∶3时，苦杏仁苷、咖啡酸、阿魏酸等有效成分溶出率增加，为桃仁、当归对药临床应用提供了参考。

六、老姬杂谈

桃仁能达属阴部位，因其微苦入心，心主血脉，所以，对于属阴部位的一切癥瘕积聚来说，都可以放胆用之，必要时可以加大剂量以快速地扭转乾坤，治肿瘤。用桃仁的时候，还需注意其有"润肠"之作用，必要时可以配伍气味大的药物或者味淡辛的药物以使桃仁更好地被吸收而不至于出现"一泻千里"的情况。

《中药学》桃仁的功效为"活血祛瘀，润肠通便，止咳平喘"，其中的"止咳平喘"为桃仁"降气"所为。

决明子

一、药物特性

1.望

【药材】为豆科植物决明或小决明的干燥成熟种子。（《中药学》）思维发散：子主下垂，故性降；种子位于植物的里面，取类比象，种子类药物能达人体属阴部位。

【优质药材】以籽粒饱满，色绿棕者为佳。（《中药大辞典》）

2.闻

【气味】气微。（《中国药典》）

3.问

【寒热属性】微寒。（《中药学》钟赣生主编）

【采集时间】秋季。（《中药学》）思维发散：秋季，五行属金，秋季采收的药材，具有清除的运动态势。

【有效成分】主要含蒽醌类化合物、决明苷、甾醇类及硬脂酸、棕榈酸、油酸、亚油酸等。（《中药学》）

【药理作用】决明子具有降血脂和抗动脉粥样硬化作用，可降低实验动物总胆固醇和甘油三酯，抑制动脉粥样硬化斑块形成。水浸液、醇浸出液有降血压作用。决明子粉、煎剂及流浸膏均有泻下和抗菌作用。决明子醇提物具有保肝作用。决明子水煎剂有减肥作用，能抑制营养性肥胖大鼠体重的增加，改善胰岛素抵抗，但不影响食欲。（《中药学》）

【个性应用】需要降血脂、抗动脉硬化、降压、抗菌、保肝时，可以考虑决明子的应用；需要减肥时，可以水煎服用。当然，辨证很关键。

4.切

质坚硬。（《中国药典》）思维发散：内实者攻里，决明子质坚硬走里，且不易散开。

5.尝

味微苦，略带黏性。（《中华本草》）思维发散：微苦入心；黏性，有一定的收敛之功。

6.药性

决明子药性微寒。

7.共性应用

（1）达病位 决明子能达人体属阴部位。

（2）平病性 决明子药性微寒，能治疗热性病证。

（3）修病态 决明子味微苦入心，心主血脉，加之秋季采收具有的清除之性，所以，决明子有一定的活血化瘀作用。子性沉降，加之决明子有收敛之功及秋季采收具有的清除之性，所以，决明子有通肠的作用；内服决明子，从上而下，下能通肠，上自然也可以降积食。

（4）除表象 不通则痛，因血瘀而导致的疼痛，就可以应用决明子来治疗；见到便难之人，也可以考虑决明子的应用。

（5）入五脏 决明子味微苦入心。

（6）五行特点 决明子味微苦属火，具火行的运动态势。决明子秋季采收，具金行的运动态势。决明子略带黏性，具水行的运动态势。

二、本草选摘

除肝家热。（《药性论》）

明目，利尿。治昏眩，脚气，浮肿，肺痈，胸痹。（《湖南药物志》）

决明子，除风散热。凡人目泪不收，眼痛不止，多属风热内淫，以致血不上行，治当即为驱逐；按此若能泄热，咸能软坚，甘能补血，力薄气浮，又能升散风邪，故为治目收泪止痛要药。（《本草求真》）

功专除风热，治一切目疾。（《本草撮要》）

凡因血热，以致头风、鼻衄、肿毒、目翳赤泪、唇口青色者，均得此而愈。得生甘草，治发背初起。配地肤子，治青盲雀目。（《得配本草》）

三、单验方

（1）目赤肿痛 决明子炒研，茶调，敷两太阳穴，干则易之。亦治头风热痛。（《摘元方》）

（2）发背初起 佐甘草，大剂煎服。（《本草

易读》）

（3）乳痈 决明子25~100g（根据病情轻重和体质强弱而增减），水煎服。一般1~3剂即愈。共治疗8例，均于3日内治愈。（1983年《山东中医杂志》刘昌海）

四、使用注意

决明子水煎内服的常用剂量为9~15g，临床可以根据需要而做适当调整。

决明子用量与疗效有密切关系，量少不能达到疗效。不良反应：发生率占9%，主要为腹胀、腹泻与恶心，多见于服药初期，均不影响继续服药，可自行消失。（《中药大辞典》）

五、医家经验

大凡体虚或老年人患大便秘结，不可勉强通之，大便虽闭而腹无所苦，应予润剂，切勿攻也。决明子性寒微苦，入肝经，功擅润肠通便清热，对于体虚或老年人的便秘，用之疗效甚佳。因此，对于这一类病人蒲老常在处方内加决明子9g。或单用决明子粉，每服3~6g，视病情每日2次或3次，疗效可靠。（《名中医治病绝招》蒲辅周）

六、老姬杂谈

决明子对头面部来说，有降气之功，气有余便是火，头面部的气降之后，火热减轻，所以，很多人就说决明子有清热之功。

临床上，我用决明子治疗老人上部火热下部便秘之病证，效果很好，这点，比石决明要好：石决明质重沉降，降气之功猛，对老人或者体虚之人是不适宜用的。

地肤子

一、药物特性

1.望

【药材】为藜科植物地肤的干燥成熟果实。（《中药学》）思维发散：果实，位于植物的上面、外面，取类比象，其内服之后能达人体的上面及

体表。

【优质药材】以色灰绿、饱满、无枝叶杂质者为佳。(《中药大辞典》)

2.闻

【气味】气微。(《中国药典》)

3.问

【寒热属性】寒。(《中药学》钟赣生主编)

【采集时间】秋季。(《中药学》)思维发散：秋季，五行属金，秋季采收的药材，具有清除的运动态势。

【有效成分】主要含三萜皂苷、脂肪油、维生素A类物质。(《中药学》)

【药理作用】水浸剂对多种皮肤真菌均有不同程度的抑制作用。地肤子水提物能抑制单核巨噬系统的吞噬功能和迟发型超敏反应。(《中药学》)

【个性应用】需要抑菌时，可以考虑地肤子的应用。

4.尝

味道：味微苦。(《中国药典》)思维发散：微苦入心。

5.药性

地肤子药性为寒。思维发散：寒能制热。

6.共性应用

（1）达病位　地肤子能达人体属阳部位。

（2）平病性　地肤子药性为寒，可平病性之热。

（3）修病态　因热所致的津凝、血瘀等病证，可以考虑地肤子的应用。

（4）除表象　地肤子微苦入心，心主血脉，因其药性为寒，寒则血涩，所以，地肤子有一定的止血之功。

（5）入五脏　地肤子微苦入心。

（6）五行特点　地肤子味微苦属火，具火行的运动态势。地肤子秋季采收，其金行的运动态势。

二、本草选摘

主膀胱热，利小便。补中，益精气。(《神农本草经》)

与阳起石同服，主丈夫阴痿不起，补气益力；治阴卵癀疾，去热风，可作汤沐浴。(《药性论》)

益精强阴，除虚热，利小便而通淋。(《本草备要》)

去皮肤中热气，散恶疮，疝瘕，强阴，使人润泽。(《名医别录》)

去皮肤中积热，除皮肤外湿痒。(《本草原始》)

疗头目肿痛。(《玉楸药解》)

地肤子，浴身却皮肤瘙痒热疹，洗眼除热，暗雀盲涩痛。(《冯氏锦囊秘录》)

三、单验方

（1）地肤子丸治雀目　地肤子五两，决明子一升。上二味捣筛，米饮和丸。每食后，以饮服二十九至三十丸。(《广济方》)

（2）胁痛，积年久痛，有时发动　六七月取地肤子，阴干，末。服方寸匕，日五六服。(《补缺肘后备急方》)

（3）胁痛腰痛　胁下疼，酒下末；积年腰痛，酒下末。(《本草易读》)

（4）妇人白带　地肤子为末，热酒服之，屡效。(《本经逢原》)

（5）《寿域神方》治肢体疣目　地肤子、白矾等份。煎汤频洗。

（6）阳虚气弱，小便不利　野台参四钱，威灵仙钱半，寸麦冬六钱（带心），地肤子一钱。煎服。(《医学衷中参西录》宣阳汤）

四、使用注意

地肤子水煎内服的常用剂量为9~15g，临床可以根据需要而做适当调整。

地肤子也有假药，比如，用桃金娘科植物岗松的干燥果实来冒充，鉴别时，岗松的果实用手搓揉后有一种特殊的香气，口尝味涩而略带辛辣味。

五、医家经验

地肤子治疗慢性乙型肝炎

用地肤子丸（地肤子、甘草粉末，炼蜜为丸，重9g）治疗慢性乙型肝炎86例，每次1丸，每日3次，饭后服用，3个月为1个疗程。治愈20例，显效46例，有效15例，无效5例，总有效率为94.2%。

张某，男，35岁，干部。以反复出现皮肤巩膜黄染3年余之诉来就诊，伴有乏力纳差，曾住院治疗3次，当时肝功能诸项均异常，诊断乙型病毒性肝炎慢性活动型，经地肤子丸治疗1个疗程后，肝功能复常；继续服用1个疗程，半年后，复查肝功能正常，B超示：肝脏大小正常，肝内光点稍增强，脾厚3.8cm，随访2年无复发。

据《中药大辞典》记载，地肤子除用于治疗皮肤病外，还可以治疗积年久痛，有时发动的胁痛，以及肢体疣目等疾病。[朱勤厚.地肤子治疗慢性乙型肝炎86例.陕西中医，1999，20（9）：400]

2.地肤子、明矾、鸦胆子治疗赘瘤息肉

草药亦能治疗大病，向不为人所重视。地肤子不仅善能退虚热、止风痒、去皮水，而且配明矾、鸦胆子能医赘瘤息肉。我校李树怀老师，用此方治疗4例，皆有卓效。地肤子30g，明矾9g，鸦胆子10粒（剥去除外皮打碎），水煎过滤取汁，待温后保留灌肠。每次30~40ml，每日早晚各1次。

患者张某，男，15岁。长期大便不爽，每次临厕，必用大力而始下，粪如片条形，自觉肛内憋胀不舒，不矢气，已近4个月，日趋严重。经医院肛检诊为直肠息肉，因患者畏怯手术而求医。用此方2周获愈，肛检息肉消失。[雷鸣，汤学士.小单方治愈直肠息肉.陕西中医，1981，2（1）：31]

六、老姬杂谈

地肤子的质地，更多的书上都没有谈及，所以上面也就没有谈到"切"中的有关内容。

地肤子传统功效有利小便清湿热的作用，治小便不利、淋病、带下、疝气、风疹、疮毒、疖癣、阴部湿痒等病证，由于地肤子药性为寒，且苦能燥湿，所以对于湿热所致的病证，蛇床子都有较好的治疗作用；地肤子能到人体属阳部位，所以，

对于体表的因湿因热所致的病证，都有很好的治疗作用，这也就是更多书上谈到地肤子能治疗风疹、疮毒和疖癣的原因了；阴部湿痒，更多为湿热所致，所以地肤子也可以治疗。

苍耳子

一、药物特性

1.望

【药材】为菊科植物苍耳的干燥成熟带总苞的果实。（《中药学》）思维发散：果实，位于植物的上、外面，取类比象，其内服之后能达人体的上面及体表。

【优质药材】以粒大饱满色黄绿者为佳。（《中药大辞典》）

2.闻

【气味】气微。（《中国药典》）

3.问

【寒热属性】温。（《中药学》钟赣生主编）

【采集时间】秋季。（《中药学》）思维发散：秋季，五行属金，秋季采收的药材，具有清除的运动态势。

【有效成分】主要含脂肪酸类成分，还含有苍耳苷、蜡醇等。（《中药学》）

【药理作用】苍耳子水煎剂有镇咳作用，小剂量有呼吸兴奋作用，大剂量则抑制作用，使心率减慢，收缩力减弱，对兔耳血管有扩张作用；静脉注射有短暂降压作用。苍耳苷对正常大鼠、兔和犬有显著降血糖作用，苍耳子对金黄色葡萄球菌、乙型链球菌、肺炎双球菌有一定的抑制作用，并有抗真菌作用。（《中药学》）

【个性应用】需要镇咳、减慢心率、降血糖、抑菌时，可以考虑苍耳子的应用。

4.切

现有特点：全体有钩刺；质硬；有油性。（《中国药典》）思维发散：刺，有疏通之功；质硬能走里；油性润肠的同时，还有滋阴之功。

5.尝

味道：味微苦。（《中国药典》）思维发散：微

苦入心。

6.药性

苍耳子药性为温。

7.共性应用

（1）达病位 苍耳子能达人体属阳部位。

（2）平病性 苍耳子药性为温，能治疗寒性病证。

（3）修病态 苍耳子味微苦入心，心主血脉，因其药性为温，血得热则行，所以，苍耳子有活血通脉之功。苍耳子全身有钩刺，刺具锋锐之气，取类比象，苍耳子也具穿透之功，因其药性为温，所以对于寒性的癥瘕积聚有很好的消散之功。

（4）除表象 苍耳子有油性，具润肠之功，可以治疗寒性的便秘。不通则痛，人体属阳部位有因血瘀所致的寒性疼痛者，就可以直接应用苍耳子来治疗。

（5）入五脏 苍耳子微苦入心。

（6）五行特点 苍耳子味微苦属火，具火行的运动态势。苍耳子秋季采收，具金行的运动态势。

二、本草选摘

主风头寒痛，风湿周痹，四肢拘挛痛，恶肉死肌。（《神农本草经》）

治一切风气，填髓，暖腰脚。治瘰疬、疥癣及瘙痒。（《日华子本草》）

止头痛善通顶门，追风毒任在骨髓，杀疳虫湿慝。（《本草蒙筌》）

治鼻渊。（《本草正》）

善发汗，散风湿，上通脑顶，下行足膝，外达皮肤。治头痛，目暗，齿痛，鼻渊，去刺。（《本草备要》）

治目痛。（《本草再新》）

枲耳实，通颠顶，去风湿之药也。甘能益血，苦能燥湿，温能通畅，故上中下一身风湿众病不可缺也。（《本草汇言》）

按：此苦能燥湿，温能通活，为祛风疗湿之圣药。（《本草求真》）

各《本草》称其效，皆不足信也。盖此物最利关节，凡邪物在脏腑者，服之无不外出。（《本草新编》）

善发汗，散风湿，上通脑顶，下行足膝，外达皮肤。治头痛，肢挛痹痛，遍身瘙痒。（《药笼小品》）

浸酒去风，补益。（《本草拾遗》）

三、单验方

（1）除风湿痹，四肢拘挛 苍耳子三两。捣末，以水一升半，煎取七合，去滓呷。（《食医心镜》）

（2）苍耳散治鼻流浊涕不止 辛夷半两，苍耳子二钱半，香白芷一两，薄荷叶半钱。上并晒干，为细末。每服二钱，用葱、茶清食后调服。（《济生方》）

（3）慢性鼻炎 取苍耳子30~40个，轻轻捶破，放入清洁小铝杯中，加麻油1两，文火煮开，去苍耳子，待冷后，倾入小瓶中备用。用时以棉签饱蘸药油涂鼻腔，每日2~3次，两周为一疗程。治疗207例，除3例无效、12例未坚持用药外，余均治愈，临床症状完全消失。随访时间最长的3年，未见复发。（《中药大辞典》）

四、使用注意

苍耳子水煎内服的常用剂量为3~10g，临床可以根据需要而做适当调整。

苍耳子有毒，特别是其幼苗，毒性特大。《中国药典》：苍耳幼苗有剧毒！切勿采食。苍耳的茎叶中皆有对神经及肌肉有毒的物质。中毒后全身无力、头晕、恶心、呕吐、腹痛、便闭、呼吸困难、烦躁不安、手脚发凉、脉搏慢。严重者出现黄疸、鼻衄，甚至昏迷，体温下降，血压忽高忽低，或者有广泛性出血，最后因呼吸、循环衰竭而死亡。

《中药大辞典》：我国北方某些地区，偶有误食苍耳子或苍耳子芽而引起中毒者。服苍耳子有生吃的，有炒熟吃的，也有水煮后喝汤的。服食量最少的仅5~6粒（儿童），多的达3000g；服苍耳子芽50~2000g不等。中毒反应轻重不一。一般有头晕、头痛、懒动、食欲减退、恶心、呕吐、腹痛、腹泻，或发热、颜面潮红、结膜充血、荨麻疹等；严重者可出现烦躁不安或终日昏沉嗜睡，进而昏迷、抽搐、心动过缓、血压升高、黄疸、肝肿大、肝功能损害、出血、尿常规改变或少尿、眼睑浮肿等。乃因中枢神经系统、心血管系统及肝脏、肾脏损害所致。中毒者如能及时而有效地进行救治，大多能迅速恢复。少数中毒严重或抢救不及时者，可因肝细胞大量坏死而致肝昏迷，以及肾衰竭或呼吸衰竭而死亡。

苍耳子有毒。经分析，苍耳子油（曾加热到120℃）及其所含蛋白质（不溶于水且在提取过程中变性者）无明显毒性，而从脱脂部分制得的水浸剂毒性很大。从水浸剂中分离出一种苷类，可能是苍耳子的主要毒性成分。水浸泡后之残渣则毒性减少或无毒性。经高热处理后，如炒焦炭化，可破坏其毒性。

五、医家经验

1.苍耳子治愈慢性泄泻

任某，男性，55岁，1999年9月5日初诊。患者诉自15岁起大便溏泻，无里急后重，无脓血便，每日数次，至今40年未愈。同时伴有慢性鼻炎，鼻塞常流涕不止，经常感冒。诊见患者面色苍白，舌淡苔薄白，脉虚缓。诊断为泄泻（风寒型），治以祛风燥湿。处方：苍耳子30g，加水500ml，煎取200ml，早晚分2次口服，每日1剂。服至15剂复诊，大便已成形，每日1次，鼻炎亦好转，随访半年未复发。

按：患者早年患外感风寒失治，邪由表入肺，肺与大肠相表里，肺受邪循经下传大肠，发生泄泻，且肺开窍于鼻，风寒外束，肺气失宣，故鼻流清涕。苍耳子味甘苦，性温，有小毒，入肺经、肝脾，其甘能益血，苦能燥湿，温能通畅，可宣肺降油，祛风燥湿。故对风寒之邪入里，导致肠胃功能失调引起的泄泻疗效显著。[强新民.苍耳子治愈慢性泄泻1例.中国民间疗法，2000，8（9）：48]

2.苍耳子外用治疗类风湿关节炎

喻氏以苍耳子外用治疗类风湿关节炎30例，疗效满意。苍耳子炒黄去刺，备用。取患者双侧阳溪、曲池、昆仑、阳陵泉等穴位，热盛加大椎，湿盛加足三里，寒盛加命门。清洗皮肤后，在上述穴位置已制苍耳子每穴各4枚，以4cm×4cm医用白胶布固定，每天夜间保留8小时，次日清晨将胶布及药去除。14天为一疗程。治疗前1周及疗程中停用其他药物。若疼痛难忍，可临时口服氯诺昔康片7.5mg。临床缓解5例，显效9例，有效15例。总有效率为96.67%。无效1例。

按：苍耳子为菊科植物苍耳带总苞的果实。据《本草纲目》记载：苍耳子性甘温，主治风寒头痛、风湿痹痛、四肢拘挛痛，久服益气，又主风疾瘾疹。实为中医治痹良药。循经取穴配合苍耳子外用，其意有二：苍耳子在穴位处外用，可刺激和调节经络之气，达到治疗作用，此为其一；苍耳子有效成分渗入穴位中，随经络而至脏腑，发挥治疗作用，此为其二。据报道穴位处皮肤更易于药物渗透。

本观察治疗结果与苍耳子性味功效相符，提示苍耳子有扶正祛邪作用，但对肝肾阴虚型的疗效尚有待进一步研究。本组30例均有瘀血痹阻表现，治疗后疗效满意，显示本疗法有活血化瘀作用，推测与苍耳子调节经络气机有关。治疗中未发现有皮疹或瘙痒现象，可能与苍耳子主风瘙瘾疹之效有关。[喻建平.苍耳子外用治疗类风湿关节炎30例疗效观察.江西中医药，2005，36（2）：31]

3.苍耳子佐治风湿性关节炎

隋氏等在风湿性关节炎治疗中，配合苍耳子外敷治疗收到满意效果。在传统治疗的基础上，将苍耳子洗净晾干捣烂成泥后敷于患处，用纱布覆盖，绷带固定，每日更换1次，夏天覆盖时间不超过3小时，以1周为一疗程。

按：苍耳子性苦、辛、甘、温，具有发汗、通窍、散风、祛湿、消炎镇痛之功效。对溶血性金黄色葡萄球菌有抑制作用，并能减轻局部组织渗出和水肿，能抑制炎性介质的释放，从而达到消炎镇痛的目的。[隋书英，刘宝环，赵秋兰.苍耳子佐治风湿性关节炎的疗效观察.齐齐哈尔医学院学报，2003（11）：1256]

4.治疗麻风、梅毒

苍耳，一名菜耳，果实叫苍耳子，茎叶名苍

耳草，均于秋季果实成熟时采收。入肺经。功能发汗通窍，散风除湿。用于鼻窍不通，浊涕下流之头痛、鼻渊，以及皮肤痒疹，同时还可治疗麻风、梅毒。苍耳草熬膏，名苍耳膏。制法：秋季采新鲜苍耳草（连果实）5000g（去蒂），清水洗净，切碎，置大铁锅内加清水煎熬，过滤取汁；草渣再置锅内加水熬煎滤汁，如此连煎3次后去渣。然后将3次草汁同置锅内煎熬浓缩，约计每5000g鲜草，可熬取草膏约200g，贮存于小瓷罐内加盖密封。放置干燥处，严禁渗入生水，以便长期保存而不变质。此膏熬成，其气清香，味极苦，治疗麻风、梅毒有效。但服此膏期间禁食猪肉。

曾治吴某，男，40岁，商人。不能洁身自好，常冶游于花街柳巷，以致染上"下疳"。日久，皮肤出现红色块疹，并逐渐蔓延、溃烂，痛痒难受，日夜不安。因同乡关系，求余诊治。余用自制苍耳膏，令其每次服6g，每日早、中、晚饭后各服1次，开水送服，7日为1个疗程。再诊时，其溃烂之疹块已结痂，未见新发生者，而且痛痒亦减轻。如此连服4个疗程，皮肤全部脱痂，痛痒全解。原患下疳，亦告痊愈。（《豫章医萃——名老中医临床经验精选》熊廷诏）

5. 外用治疗疮疖肿毒

唐老验方乌金膏：苍耳草50kg，加水煎成膏，后将茜草末200g，明矾末200g，樟脑末200g调入即成。主治：疮疖肿毒（外用）。一般在秋分日收集苍耳草熬膏，并将苍耳草上的毒虫，又叫"秋分虫"浸入小麻油内备用，秋分虫及浸虫的小麻油均为外科良药。（《豫章医萃——名老中医临床经验精选》唐云卿）

6. 加减治疗类风湿等疾病

（1）夏师诊治自身免疫性疾病颇多，有混合性结缔组织病、结节红斑、类风湿关节炎、自身免疫性发热、白塞综合征等。该类病症中医多可归为"痹证"。辨证为肝肾气阴两虚，精血俱亏，风寒湿邪入侵。治当养阴益气，调补肝肾治其本，祛风散寒治其标。基本方：生地黄、生黄芪各20g，苍耳子、生薏苡仁各30g，辛夷、牡丹皮、徐长卿、千里光各15g，知母、地龙各12g，生甘草9g。随症

加减。有一类风湿关节炎患者雍某，女，62岁。初诊时行走不便，手指关节疼痛肿胀明显，用上方加牛膝、威灵仙各12g，服用1个月，即收良效。现已行走自如，关节疼痛已除。苍耳子辛温有毒，一般用量不超过15g，但夏师每用至30g。夏师认为，苍耳子虽有毒，乃苍耳子仁有毒，且生用毒性大，但煮沸后毒性大减，一般服药后不至于中毒。临床实践证明，夏师用苍耳子30g，无1例中毒。［陈晏．夏翔巧用辛夷苍耳子．浙江中医杂志，1997（12）：532］

（2）利用鲜苍耳草外敷治疗风寒湿痹收到了满意的疗效。取中伏生长的鲜苍耳茎叶300g，拣去杂质，用水漂洗，以去其毒，把水控干净，切碎，放入搪瓷缸中捣烂成泥，将捣好的药泥均匀地涂抹在薄塑料上，然后敷于患处，外用纱布或干净布包好固定，为防止药浆流出可将患处平放，底部用硬纸壳垫好，敷3小时（时间过长容易起水疱）取下，轻症1次即愈。治疗25例患者，痊愈13例，占52%；有效11例，占44%；无效1例，占4%。总有效率为96%。

张某，男，60岁，教师。夏季正值中伏，天气炎热，前来就诊。患者自述：半年前右手鱼际处经常疼痛，疼痛时自觉有热感，局部皮色无任何改变，以前用过抗风湿药物，但效果不佳，自以为是骨质有毛病，近日加重。我们向他推荐了此方，经使用鲜苍耳草50g外敷后，1次即愈，没有复发。

李某，女，40岁。时值伏天，前来就诊。患者自觉左脚趾及左腿膝关节疼痛有1年之久，冬季加剧，平素自觉患处凉，局部不红不肿，喜热，遇热痛减。此次是因雨天趟水受凉，引起剧痛，蹲起很吃力，影响行走。患者以前服用过阿司匹林肠溶片、小活络丸，疗效不佳。经敷用鲜苍耳草250g（脚趾敷100g，膝关节敷150g）后，疼痛缓解，嘱1周后再敷一次。随访病痊愈，未复发。

按：鲜苍耳草具有祛风湿、消炎止痛、通经络的功效。风湿发病在关节，病及全身，中医学称之为"痹证"，根据中医"寒凝于风""不通则痛"的理论，用中草药直接敷于病变部位，通过皮肤的

渗透使病变部位发热，并通过微血管循环使气血运行通畅，形成一个直接在发病关节祛风利湿，与全身舒经活络相结合的治疗机制。[李丽斌，富靖，翟东文.浅谈鲜苍耳草外敷治疗风寒湿痹用药的体会.时珍国药研究，1996，7（3）：145]

六、老姬杂谈

苍耳子，是一味临床常用药，因其有毒，所以用量一般较小，但是，就如夏翔先生谈到的"苍耳子辛温有毒，一般用量不超过15g，但夏师每用至30g。夏师认为，苍耳子虽有毒，乃苍耳子仁有毒，且生用毒性大，但煮沸后毒性大减，一般服药后不至于中毒。临床实践证明，夏师用苍耳子30g，无1例中毒"，只要煎煮得法，完全可以加大剂量应用。

一般农村的路边、山坡上，很多地方都有苍耳子，秋季，可以尽情地采收，这都是野生的，没有农药，也没有其他毒水浇灌，为自然绿色之药材，用其治病，物美价廉。不过，一定要进行炮制，需要"去刺"。有次我在采收苍耳子的时候，一个大爷就给我说"这可是宝贝，我以前腰腿疼，就是用这个治好的"，问其用法，大爷说是连叶带枝一起煮水，然后用毛巾蘸着热敷疼痛部位。这，就是中医的特点——"简、便、廉、验"之体现。

《本草汇言》中谈的"枲耳实，通颠顶，去风湿之药也。甘能益血，苦能燥湿，温能通畅，故上中下一身风湿众病不可缺也"，由于现在的苍耳子不"甘"，所以，不能从"甘能益血"来谈苍耳子的功效，但由于苍耳子"有油性"，润滑的同时还能滋阴，从这点来谈补益，还是有些道理的。

乳香

一、药物特性

1.望

【药材】为橄榄科植物乳香树及同属植物树皮渗出的树脂。分为索马里乳香和埃塞俄比亚乳香，每种乳香又分为乳香珠和原乳香。（《中药学》）思

维发散：树脂类药物，更多达内。

【优质药材】以淡黄色、颗粒状、半透明、无砂石树皮等杂质、粉末黏手、气芳香者为佳。（《中药大辞典》）

2.闻

【气味】气微香。（《中药鉴定学》）

3.问

【寒热属性】温。（《中药学》钟赣生主编）

【采集时间】春、夏。（《中药学》）思维发散：春季，五行属木，春季采收的药材，具有顺畅的运动态势。夏季，五行属火，夏季采收的药材，具有向上向外的运动态势。

【炮制】乳香：拣去砂子杂质。

制乳香：取拣净的乳香，置锅内用文火炒至表面稍见熔化点，略呈黄色，取出放凉；或炒至表面溶化时，喷洒米醋，继续炒至外层明亮光透，取出放凉。每乳香100kg，用米醋6kg。

【有效成分】主要含游离α-乳香脂酸、β-乳香脂酸、结合乳香脂酸以及阿魏酸和苦味质、挥发油等。（《中药学》）

【药理作用】乳香挥发油及醇提物有显著的镇痛作用；乳香提取物有较强的抗炎消肿作用；乳香具有光谱抗菌作用；乳香树脂有一定的抗氧化活性；乳香提取物能抗胃溃疡；醋制乳香能降低血小板黏附性；乳香可抑制肿瘤细胞的扩散和恶化而具抗肿瘤作用。（《中药学》）

【个性应用】需要镇痛、抗炎、消肿、抗菌、抗氧化活性、抗胃溃疡、抗肿瘤等时，可以考虑乳香的应用。

4.切

现有特点：遇水变白，与水共研成乳状液。这是一个真假药材的鉴别点。

5.尝

味道：味微苦。（《中药鉴定学》）思维发散：微苦入心。

6.药性

乳香药性为温。

7.共性应用

（1）达病位　乳香为树脂类药物，更多达内。

（2）平病性　乳香药性为温，能平病性之寒。

（3）修病态　乳香味微苦入心，心主血脉，因其药性为温，血得热则行，所以，乳香有很好的活血通脉之功，可治疗血瘀证。

（4）除表象　不通则痛，人体内有因血瘀所致的寒性疼痛者，就可以应用乳香来治疗。乳香活血，能消除癥瘕积聚。

（5）入五脏　乳香微苦入心。

（6）五行特点　乳香味微苦属火，具火行的运动态势。

二、本草选摘

疗风水毒肿，去恶气。疗风瘾疹痒毒。（《名医别录》）

定诸经之痛。（《珍珠囊》）

赤白痢腹痛不止者，加入乳香无不效。（《要药分剂》）

杨清叟云：凡人筋不伸者，敷药宜加乳香，其性能伸筋。（《本草纲目》）

乳香，活血去风，舒筋止痛之药也。（《本草汇言》）

血因气逆，则血凝而不通，以至心腹绞痛，毒因气滞，则血聚而不散，以至痛处异常。乳香香窜入心，既能使血宣通而筋自伸，复能入肾温补，使气与血互相通活，俾气不令血阻，血亦不被气碍，故云功能生血，究皆行气活血之品耳。非如没药气味苦平，功专破血散瘀，止有推陈之力，而无致新之妙。（《本草求真》）

乳香、没药，二药并用，为宣通脏腑、流通经络之要药，故凡心胃胁腹肢体关节诸疼痛皆能治之。又善治女子行经腹疼，产后瘀血作痛，月事不以时下。其通气活血之力，又善治风寒湿痹，周身麻木，四肢不遂及一切疮疡肿疼，或其疮硬不疼。外用为粉以敷疮疡，能解毒、消肿、生肌、止疼，虽为开通之品，不至耗伤气血，诚良药也。乳香、没药，最宜生用，若炒用之则其流通之力顿减，至用于丸散中者，生轧作粗渣入锅内，隔纸烘至半熔，候冷轧之即成细末，此乳香、没药去油之法。（《医学衷中参西录》）

三、单验方

（1）抽刀散治急心痛　胡椒四十九粒，乳香一钱，为末，男用姜汤下，女用当归汤下。（《摄生众妙方》）

（2）口目歪斜　乳香烧烟熏之，以顺其血脉。（《证治要诀》）

四、使用注意

乳香水煎内服的常用剂量为3~5g，临床可以根据需要而做适当调整。

乳香，有人给里面掺有松香，使用前可以用火烧一下，微有香气，冒黑烟，并遗留黑色残渣，如果闻到有松香气，则是掺有松香的乳香。

也可以根据乳香现有特点"遇水变白，与水共研成乳状液"来鉴别真假。

建议，到正规医药公司购买。

五、医家经验

配乳没治长期腹泻

岳某，男，60岁。因长期患慢性腹泻，久治不愈，1978年8月来求治于吾。患者在1975年经某医院确诊为"溃疡性结肠炎"，并做了部分结肠切除手术，术后腹泻未减。晨起必大便数次，便前腹痛，第一次大便尚可见有粪便，且夹大量黏液，第二次时即全为黏冻。并伴胃纳减退，食而不化，神疲乏力，内热口干，形瘦骨立。1978年5月曾做乙状镜检查，诊断为"慢性非特异性溃疡性结肠炎"。以往也曾用过很长一段时间中药，包括清化湿热、健脾温肾、调和肝脾、固涩止泻、通因通用等法，均无明显疗效。西药曾服柳氯磺胺吡啶、复方樟脑酊等，也未见效。诊治时，察其舌质红，舌体胖，舌前半苔少而舌根有腻苔，脉细弦数，属脾肾阳虚，久泻伤阴，阴阳两虚之证。治以健脾温肾，养胃扶土，佐以固涩。处方：制乳没各4.5g，炒白术12g，炙甘草3g，补骨脂9g，五味子3g，肉豆蔻9g，诃子肉9g，地榆炭9g，木香9g，石斛12g，另用灶心土60g先煎代水。服药14天后，病情即大有好转，腹泻减至1日2次，黏液已少，腹痛也见减轻。以此加减（乳、没二药一直未减），调治3个月，多年的腹泻，完全治愈，随访至今，未见复发。有学生询之于我说：考乳香、没药，名海浮散，常用作调气活血，化瘀止痛。今用于腹泻为什么？余谓在陈藏器《本草拾遗》有"止大肠泄澼"之记载，它既能使皮肤溃疡收口，对内部胃肠道的溃疡也应有效。先前曾用精制乳没研成粉末，装入胶囊，每次服5粒（约1.5g），每日2次或3次，对消化性溃疡引起的胃脘痛有很好疗效。继而试用于溃疡性结肠炎，效果也好。（《名老中医医话》陈耀堂）

六、老姬杂谈

乳香，以前的本草书更多是从"辛香"来谈的，如《神农本草经疏》上就说"辛香能散一切留结"，后人也是更多地取其"结果"而云功效，传开之后，就有点夸大乳香的功用了。

现在的书上，关于乳香的气味和味道，论述也不一样，如《全国中草药汇编》上谈到"气芳香，味微苦"，《中药大辞典》上谈到"气微芳香，味微苦"，《中华本草》上则谈到"气芳香，味极苦"，到药房数验之，我还是遵照《中药鉴定学》所述。

《医学衷中参西录》上张锡纯先生也在活络效灵丹中应用乳香，并谓："治气血凝滞，疼痹瘕瘕，心腹疼痛，腿酸臂疼，内外疮疡，一切脏腑积聚，经络湮瘀：当归五钱，丹参五钱，生明乳香五钱，生明没药五钱。上药四味作汤服，若为散，一剂分作四次服，温酒送下。"用于临床，有效有不效。疾病为锁，药方为钥匙，一"个"病，一把钥匙，粗看很是不错，但细想之后，即使前人对某个病配置了特好的钥匙，然而，随着时间的推移，钥匙发生了变化（生活当中的"老化磨损"，中医药上的"药物质量变化"），病也发生了变化，出现了轻重及不同的兼症，所以，临床治病，一定要"有方有药"，千万不可"有方无药"。

鸡内金

一、药物特性

1.望

【药材】为雉科动物家鸡的干燥砂囊内壁。

（《中药学》）思维发散：取类比象，鸡内金有消食之功（当然，验之临床，确实如此）；能达人体内部。

【颜色】表面黄色、黄绿色或黄褐色。（《中国药典》）思维发散：黄色与脾相通。

【优质药材】以干燥、完整、个大、色黄者为佳。（《中药大辞典》）

2.闻

【气味】气微腥。（《中国药典》）

3.问

【寒热属性】平。（《中药学》钟赣生主编）

【炮制】鸡内金：拣去杂质，漂净晒干。

炙鸡内金：先将砂子放入锅内炒热，再把洗净之鸡内金放入锅中，用文火拌炒至棕黄色或焦黄色鼓起，取出，筛去砂子。（《中药大辞典》）思维发散：炒制之后，其腥气减少。

【有效成分】主要含胃激素、角蛋白、微量胃蛋白酶、淀粉酶、多种维生素与微量元素、氨基酸等。（《中药学》）

【药理作用】口服鸡内金粉后胃液分泌量、酸度和消化力均见提高，胃运动功能明显增强，胃排空速率加快；体外实验能增强胃蛋白酶、胰脂肪酶活性。动物实验可加强膀胱括约肌收缩，减少尿量，提高醒觉。鸡内金的酸提取物可加速放射性锶的排泄。体外实验鸡内金还有抑制肿瘤细胞的作用。（《中药学》）

【个性应用】需要提高消化力，增强胃运动功能，需要增强胃蛋白酶、胰脂肪酶活性时，可以考虑鸡内金的应用；需要加强膀胱括约肌收缩，减少尿量，提高醒觉及加速放射性锶的排泄和抑制肿瘤细胞时，可以考虑鸡内金的应用。

4.尝

味道：味微苦。（《中国药典》）思维发散：微苦入心。

5.药性

鸡内金药性为平。

6.共性应用

（1）达病位　鸡内金能治疗人体内部疾病。

（2）平病性　鸡内金为平性药，不管寒热，只要是鸡内金的适应证，都可以用。

（3）修病态　鸡内金味微苦入心，心主血脉，鸡内金有活血之功，可治血瘀证。鸡内金为动物砂囊内壁，有消食之功，验之临床，内服鸡内金确有此效。鸡内金色黄入脾，脾主运化布散津液，所以，鸡内金有祛湿之功。

（4）除表象　鸡内金活血，能消除癥瘕积聚。

（5）入五脏　鸡内金味微苦入心；色黄入脾。

（6）五行特点　鸡内金味微苦属火，具火行的运动态势。

二、本草选摘

主泄利。（《神农本草经》）

主小便利，遗溺，除热止烦。（《名医别录》）

消食磨胃。治小儿乳食结滞，肚大筋青，痞积疳积。（《滇南本草》）

化痰，理气，利湿。（《本草再新》）

鸡内金，鸡之脾胃也。中有瓷石、铜、铁皆能消化，其善化瘀积可知。与白术等份并用，为消化瘀积之要药，更为健补脾胃之妙品。（治疬癖癥瘕，通经闭。）（《医学衷中参西录》）

健脾开胃。祛肠风，治泄痢，消水谷，除酒积。（《得配本草》）

三、单验方

（1）食积腹满　鸡内金研末，乳服。（《本草求原》）

（2）反胃，食即吐出，上气　鸡肶胵烧灰，酒服。（《备急千金要方》）

（3）小便淋沥，痛不可忍　鸡肶内黄皮五钱。阴干，烧存性。作一服，白汤下。（《医林集要》）

（4）遗精　鸡内金18g，炒焦研末，分6包，早晚各服1包，以热黄酒半盅冲服。（《吉林中草药》）

（5）一切口疮　鸡内金烧灰，敷之。（《活幼新书》）

（6）食积不化、脘腹胀满、呕吐反胃、泄泻下痢、小儿疳积　单用此一味，研末服用。（《中医饮食营养学》）

（7）肝积肥气　奉天史某某，年近四旬，为腹有积聚，久治不愈，来院求为延医。其积在左胁下大径三寸，按之甚硬，时或作疼，呃逆气短，饮食减少，脉象沉弦。此乃肝积肥气之类。俾用生鸡内金三两，柴胡一两，共为末，每服一钱半，日服三次，旬余全愈。（《医学衷中参西录》）

四、使用注意

鸡内金水煎内服的常用剂量为3~10g，研末服用时每服1.5~3g，研末服用的效果比水煎内服的要好。临床可以根据需要而做适当调整。

鸡内金的优劣，提供一些资料来供大家识别真假。

看颜色：通过观看颜色可以判断出鸡内金的真假，真的鸡内金表面为黄色、黄绿色、黄褐色，老鸡的鸡内金则微黑。假的鸡内金色泽差不多，很容易就能在一包药中找出色泽相同的两片。由于鸡内金以完整、个大、色黄者为佳，所以大多数的假货色泽都是比较统一的黄色。

看形态：真的鸡内金是不规则的长椭圆形的囊形片或卷片，厚度约在2mm左右。有着明显、清晰的纵横条状纹路，且条纹并不规则。假的鸡内金形状比较相似，厚度比真的鸡内金厚。条纹虽然明显、清晰，但是纹路具有规律性，宽度都差不多。

看断面：真的鸡内金虽易碎，但将其掰断的时候能感觉到一定韧性。将断面放到灯光下，能够看出断面为胶质状，泛出淡淡的光泽。假的鸡内金极脆，很容易出现碎渣。掰断时没有任何韧性。断面即使是放在灯光下，也没有光泽。

泡水：通过把鸡内金泡水也可辨别出真假。真的鸡内金是家鸡的干燥砂囊内壁，即使泡水也不易烂。假的鸡内金，则多是由淀粉或面粉等煮熟后制成的假货。此类假货遇到水以后表面容易变烂。

五、医家经验

1.鸡内金乃催月信佳药

鸡内金是家鸡的砂囊内壁。临床应用多取其调健脾胃、消化水谷之功。近代药理证实鸡内金有

"促进胃腺分泌之作用"。读近贤张锡纯《医学衷中参西录》，谓鸡内金善化瘀血，能催月信速于下行。读后颇感惑昧费解。1958年秋，笔者开展矽肺及石棉肺的临床研究工作，曾给部分患者每日生鸡内金粉内服，以消肺内粉尘。其中女性患者多数服后月经超前，甚者一月两行，如停止服用鸡内金，则月经不超前。此后用于闭经及经行后期患者，经不断临床观察，奏效颇奇。至此始知张氏之言，洵不诬也。（《黄河医话》史道生）

2.鸡内金善治闭经

中医学认为，鸡内金的功能主要有三：消食积、止遗尿、化结石。小儿暴食以后，腹部胀满，不思饮食，呕吐腹泻，可以用鸡内金2个，微微炒黄，研成极细末，用开水分5次冲服；小儿遗尿，则可用鸡内金15g，桑螵蛸15g，黄芪15g，牡蛎10g，大枣5g，煎水服，每日1剂，3~5日即可见效；胆结石、膀胱结石，凡是颗粒不大的或泥沙性结石，用开水冲服生鸡内金粉，每次3g，每日3次，不到1个月，便会有显著的效果。不过，如果使用金钱草煎汁冲服，效果会更佳。

其实，鸡内金还善于治疗女性闭经，这一点许多人并不知晓。清代著名医学家张锡纯在他所著的《医学衷中参西录》一书中载有"论鸡内金为治女子干血痨要药"一文。所谓女子干血痨，便是一种顽固性的闭经。文中详细阐述了鸡内金治疗闭经的机制，认为使用鸡内金功效在于健脾以助生化之源，使其气血生成旺盛，上注于肺，肺朝百脉，输布周身五脏六腑，下注血海，其血海满盈不溢，自无经闭之虞。其瘀滞不通者，亦可达活血而瘀自去之目的。更神奇的是鸡内金不但能消除脾胃之积，而且无论脏腑经络何处有积，鸡内金皆能消之，故鸡内金治闭经毫无开破之弊。

根据鸡内金治疗女性闭经的机制，我们可以根据病人的具体情况而灵活应用。对于闭经时间较长、身体消瘦、面无血色、不思饮食而属脾胃虚弱者，应以党参、白术、茯苓、黄芪、当归、甘草为主，佐以鸡内金，使脾胃健壮，气血充盈，闭经则愈。对于精神抑郁、肝气不舒而引起的闭经，可用柴胡、赤芍、川芎、香附、枳实、川牛膝等行

气药，同时服用生鸡内金粉，使气行则血行。对于瘀血阻滞引起的闭经，则可口服生鸡内金粉配以桃仁、红花、熟地黄、当归、川芎、白芍等，疗效甚佳。[蒋志君.鸡内金善治闭经.中国中医药报]

3.鸡内金清虚热，软化肝脾

鸡内金性平味甘，功能健脾胃，消积滞，涩精止遗，化结石。鸡内金性善消磨，无论饮食积滞、癥瘕结块，皆能消之、化之、通之、散之。又善清虚热，尤宜于阴虚内热者。肝病用之，一方面取其消食滞之功以健脾胃，消胀满，增饮食，另一方面取其通经络化瘀滞之力以软化肝脾。[郝现军，王冠民.临床用药心悟.上海中医药杂志，2005，39（11）：25]

4.鸡内金散结消肿

鸡内金有运脾消食、固精止遗功效，用于治疗消化不良，食积不化，小儿疳积及遗尿、遗精等症。而王教授常用于治疗癌肿肿块坚硬者，常用鸡内金研粉末，装胶囊吞服，每天3~6g。王教授说，鸡内金是鸡砂囊角质内壁，有化坚散结消石之功，故用其治疗癌肿，且有助消化作用，用之有益无害。[王士贞，邱宝珊.王德鉴教授临床用药经验介绍.新中医，2007，39（2）：62]

六、老姬杂谈

凡是没有发现书上写到质地的，我们就都不写"切"中的质地内容，虽然说"切"中也有手感的滑腻与涩滞等，比如滑石就是手感滑腻，滑者就具"速"的特性，所以应用滑石治病，收效较快。

鸡内金，没有谈到相应的质地内容，也没有谈到其他的手感方面的信息，故而，我们也就不写"切"的内容了。

鸡内金的功效，主要是取其能助消化的作用，消化好了，食积和石积都会缓解消失；由于鸡内金味微苦可入心通脉，所以张锡纯先生就用鸡内金来治疗闭经病。

其实，只要了解了鸡内金的色黄入脾，脾主运化而除湿；味微苦入心而通脉活血；且还有助消化之能，就可以准确把握鸡内金的作用了。

第五章 甘味药

第一节 味甘的常用药物

甘草

一、药物特性

1. 望

【药材】为豆科植物甘草、胀果甘草或光果甘草的干燥根及根茎。(《中药学》)将外面栓皮削去者，称为"粉草"。思维发散：取类比象，甘草能达人体属阴及阴阳相交部位。

【优质药材】带皮甘草以外皮细紧、有皱沟、红棕色、质坚实、粉性足、断面黄白色者为佳；外皮粗糙，灰棕色、质松、粉性小、断面深黄色者为次；外皮棕黑色、质坚硬、断面棕黄色、味苦者不可入药。粉草较带皮甘草为佳。(《中药大辞典》)

2. 闻

【气味】气微。(《中国药典》)

3. 问

【寒热属性】平。(《中药学》钟赣生主编)

【采集时间】春、秋。(《中药学》)思维发散：春季，五行属木，春季采收的药材，具有顺畅的运动态势。秋季，五行属金，秋季采收的药材，具有清除的运动态势。

【炮制】甘草：拣去杂质，洗净，用水浸泡至八成透时，捞出，润透切片，晾干。

蜜炙甘草：取甘草片，加炼熟的蜂蜜与开水少许，拌匀，稍闷，置锅内用文火炒至变为深黄色、不黏手为度，取出放凉。每甘草片50kg，用炼熟蜂蜜12.5~15kg。思维发散：当需要增强补中益气作用时，可以选用蜜炙甘草。

【有效成分】主要含有甘草酸、甘草次酸等三萜类，甘草黄酮、异甘草黄酮、甘草素、异甘草素等黄酮类，尚含有生物碱、多糖、香豆素、氨基酸及少量的挥发性成分。(《中药学》)

【药理作用】甘草次酸和黄酮类成分具有抗心律失常作用，能减少室颤率。甘草酸类和黄酮类物质是甘草抗溃疡的两大主要活性成分。甘草水提物、甘草次酸、甘草的黄酮部位具有抗幽门螺旋杆菌作用。甘草水煎液、甘草浸膏、甘草素、异甘草素、甘草总黄酮等均可降低肠管紧张度，减少收缩幅度，具有解痉作用。甘草酸、甘草次酸及甘草的黄酮类化合物具有镇咳、祛痰、平喘作用。此外，甘草有抗利尿、降血脂、保肝和类似肾上腺皮质激素样作用。(《中药学》)

【个性应用】需要抗心律失常、减少房颤、抗幽门螺旋杆菌、解除肠痉挛、镇咳、祛痰、平喘、降脂、保肝等作用时，可以考虑甘草的应用。

4. 切

【现有特点】质坚实。(《中国药典》)思维发散：内实者攻里，甘草质坚实，内服之后走里而在体内发挥作用；取类比象，坚实者不易发散。

5. 尝

味道：味甜而特殊。(《中国药典》)思维发散：甘者，能补、能和、能缓；甘味入脾。

6. 药性

甘草药性为平。

7. 共性应用

（1）达病位 甘草能达人体属阴及阴阳相交部位。

（2）平病性 甘草药性为平，只要是甘草的适应证，就都可以应用甘草来治疗。

（3）修病态 甘草味甘补脾，脾主统血，所以，《珍珠囊》上就说甘草"补血，养胃"，《本草择要纲目》上说甘草"养阴血"，《神农本草经》上就说甘草"坚筋骨，长肌肉，倍力"，《日华子本草》上说"补五劳七伤，一切虚损、惊悸、烦闷、健忘"，《淮南子》说"甘草主生肌肉"等。

缓，《在线汉语字典》中谈到有"苏醒，恢复"的意思，《百度汉语》中谈到有"恢复正常的生理状态"之意，所以，甘能缓的其中一个意思就是"甘味"能让人恢复正常的生理状态。由此可知，当一个人生理状态差的时候，就可以用"甘味"来复之。这也许就是有人对每个患者都用甘草的原因。缓，还有"延迟"的意思，《本草衍义补遗》上说"甘草味甘，大缓诸火。下焦药少用，恐大缓不能直达"。所以，对于需要缓治的病证，就可以加用甘草等大甘之品。当然，为了防止发散太过或者需要缓慢发散治疗，也需加用甘草等大甘之品，比如，麻黄汤、桂枝汤中的甘草，就是起这个作用的。祛邪要快，补虚要慢，一般来说，使用补虚药时需加用甘草等大甘之品以缓治。还有，大寒之证用大热之品治疗、大热之证用大寒之品治疗时，为了防止"阴阳相格"，也需加用甘草等大甘药物来调和。这点，《本草汇言》中也谈到了。

和，也是一个多义字，一个意思是"和谐，和睦"，甘能和，就说明甘味药进入人体之后，能让人体各脏腑和谐；另一个意思是中和。比如做菜时酸、咸、苦、辣太重，放点糖则可中和之。用于人体，当某一脏功能过强时，五脏主五味，用五味来说就是体内的酸、苦、咸、辛等一味太重，这时用甘草的甘味就可以中和，让其表现不出来。把五味还原为五脏，功能过强的某脏不能表现出其"强"来，就对人体没有什么伤害，五脏还像以前一样和谐相处，人体平安。

（4）除表象　凡是人体不正常的生理状态，都可以应用甘草来"恢复"之。

（5）入五脏　甘草味甘入脾。

（6）五行特点　土生万物，甘味入脾，脾属土，土生新。临床上需要用以新推陈法来治病的时候，就可以考虑甘草的应用。甘草味甘属土，具土行的运动态势。

二、本草选摘

能调和攻补之药，消痈疽疔毒，实有神功。尤善止诸痛，除阴虚火热，止渴生津。但其性又缓，凡急病最宜用之。故寒病用热药，必加甘草，以制桂、附之热。热病用寒药，必加甘草，以制石膏之寒。下病不宜速攻，必加甘草以制大黄之峻。上病不宜遽升，必加甘草以制栀子之动，缓之中具和之义耳。独其味甚甘，甘则善动，吐呕家不宜多服，要亦不可拘也。甘药可升可降，用之吐则吐，用之下则下，顾善用之何如耳。（《本草新编》）

若入和剂则补益，入汗剂则解肌，入凉剂则泻邪热，入峻剂则缓正气。姜附加之，恐其潜上；硝黄加之，恐其峻下；皆缓之之意，稍止茎中作痛，节医毒肿诸疮。（《本草害利》）

附子理中用甘草，恐其僭上也；调胃承气用甘草，恐其速下也；二药用之非和也，皆缓也。小柴胡有柴胡、黄芩之寒，人参、半夏之温，其中用甘草者，则有调和之意。（《汤液本草》）

凡用纯热纯寒之药，必用甘草以缓其势，寒热相杂之药，必用甘草以和其性。高元鼎云，实满忌甘草固矣，若中虚五阳不布，以致气逆不下，滞而为满，服甘草7剂即通。（《本草汇言》）

甘草，味至甘，得中和之性，有调补之功，故毒药得之解其毒，刚药得之和其性，表药得之助其升，下药得之缓其速。助参、芪成气虚之功，人所知也，助熟地疗阴虚之危，谁其晓焉。祛邪热，坚筋骨，健脾胃，长肌肉。随气药入气，随血药入血，无往不可，故称国老。唯中满者勿加，恐其作胀；速下者勿入，恐其缓功，不可不知也。（《本草正》）

甘草大甘，其功止在补土，《神农本草经》所叙皆是也。又甘能缓急，故麻黄之开泄，必得甘草以监之，附子之燥烈，必得甘草以制之，走窜者得之而少敛其锋，攻下者得之而不伤于峻，皆缓之作用也。然若病势已亟，利在猛进直追，如承气急下之剂，则又不可加入甘草，以缚贲育之手足，而驱之战阵，庶乎所向克捷，无投不利也。又曰，中满者忌甘，呕家忌甘，酒家亦忌甘，此诸证之不宜甘草，夫人而知之矣；然外感未清，以及湿热痰饮诸证，皆不能进甘腻，误得甘草，便成满闷，甚且上咽即呕，唯其浊腻太甚故耳。（《本草正义》）

头涌吐，消上部肿毒。梢达茎中。（《本草

分经》）

（甘草）身选壮大横纹，刮皮生炙随用。悬痈单服即散。（凡毒生阴囊后、肛门前，横纹者五钱，酒煎服下即散。）（《本草蒙筌》）

甘草解百药毒。如汤沃雪，有中乌头、巴豆毒，甘草入腹即定，验如反掌。方称大豆解百药毒，予每试之不效。加甘草为甘豆汤，其验甚捷。岭南人解蛊，凡饮食时，先用炙甘草一寸嚼之，其中毒随即吐出。（《本经逢原》）

（甘草）味甘入脾，为九土之精，安和七十二种金石，一千二百种草木，有调摄之功，故名国老。然性缓不可多用，一恐甘能作胀，一恐药饵无功，唯虚人多热及诸疮毒者，宜倍用，中满及初痢者忌之，所谓脾病患毋多食甘也。（《雷公炮制药性解》）

此（甘草）以味为治也，味之甘，至甘草而极。甘属土，故其效皆在于脾。脾为后天之主，五脏六腑皆受气焉。脾气盛，则五脏皆循环受益也。（《神农本草经百种录》）

陶弘景曰：此草最为众药之主。孙思邈曰：解百药之毒。甄权曰：诸药中，甘草为君，治七十二种金石毒，解一千二百般草木毒，调和众药有功。呜呼？此说一出，而天下无复知甘草之本功，不亦悲哉？若从三子之说，则诸凡解毒，唯须此一味而足矣！今必不能，然则其说之非也可以知已。夫欲知诸药本功，则就长沙方中，推历其有无多少。与其去加，引之于其证。则其本功，可得而知也。而长沙方中，无甘草者居半，不可谓众药之主也，亦可以见已。古语曰：攻病以毒药，药皆毒，毒即能。若解其毒，何功之有？不思之甚矣。学人察诸。夫陶弘景、孙思邈者，医家之俊杰，博治之君子也。故后世尊奉之至矣。而谓甘草众药之主，谓解百药之毒，岂得无征乎？考之长沙方中，半夏泻心汤本甘草三两，而甘草泻心汤更加一两，是足前为四两，而误药后用之，陶、孙盖卒尔见之，谓为解药毒也。呜呼？夫人之过也，各于其党。故观二子之过，斯知尊信仲景之至矣。向使陶、孙知仲景误药后，所以用甘草，与不必改其过何也？陶、孙诚俊杰也，俊杰何为文其过乎？由是

观之，陶、孙实不知甘草之本功也，亦后世之不幸哉！东垣李氏曰：生用则补脾胃不足，而大泻心火；炙之则补三焦元气，而散表寒。是仲景所不言也。五脏浮说，战国以降，今欲为疾医乎？则不可言五脏也。五脏浮说，战国以降，不可从也。（《药征》）

（甘草）和一切药。调和诸药，相协力共为而不争。又热药用之，缓其热，寒药用之，缓其寒。理中汤用之，恐其僭上，承气汤用之，恐其速下。（《顾松园医镜》）

三、单验方

（1）胃溃疡及十二指肠溃疡 甘草40g，海螵蛸50g，共研细末，每次5g，日服2次。治疗胃、十二指肠溃疡有较好的近期疗效。据50例以上至200余例的观察，有效率在90%上下，对活动期有疼痛症状者疗效更佳。一般在服药1~3周内疼痛消失或显著减轻，大便潜血转阴；半数以上X线显示壁龛消失。甘草对胃溃疡的疗效优于十二指肠溃疡，对新鲜溃疡较陈旧者为好，治疗后症状的好转比X线改变早；但对有并发症的溃疡病，则往往无效；远期疗效尚欠满意，半数病例出现复发现象。（《中药大辞典》）

（2）胃肠痉挛 炙甘草与白芍配用。治疗溃疡病，生甘草15g，水煎服。（《陕甘宁青中草药选》）

（3）便秘 石向东先生介绍"用生甘草2~3g，放入15~20ml开水中泡服，日1次，一般服用7~15天即可，治疗5例婴幼儿便秘，全部获愈"。（1984年《湖北中医杂志》）

（4）尿崩症 以甘草粉5g口服，每日4次，治疗2例，均获佳效。甘草治疗尿崩症的机制：尿崩症，简单地说，就是尿量增加的病症，脾主运化，甘草健脾，助脾运化水液，水液布散正常，到达膀胱的量减少，尿崩症自然就可以治愈。（1989年《北京中医学院学报》常章富等）

（5）前列腺炎合并阳痿 用生甘草为末，每日20~40g，开水泡饮。10天为一个疗程，一般1~3个疗程。并配合提肛运动，深吸气时提肛，屏气

5~10秒钟，再呼气，每日2~3次，每次练习20~30下。治疗22例，9例痊愈，12例有效，1例无效。中医诊断为脾、肺气虚时应用，效果很好。（1989年《江西中医药》）

（6）阴下湿痒　《养生必用方》上介绍"甘草一尺，并切，以水五升，煮取三升，渍洗之，日三五度"。甘草治疗湿痒的机制：甘草健脾，而脾能运化水湿；痒为风所致，风是浊气郁结所致，甘草也能入肺排浊，浊气得排，痒的表象自然消失。

（7）小便频数及夜尿症　甘草50g，煎水常服。（《实用中草药大全》）

（8）皮肤皲裂　用甘草50g，加入75%酒精200ml，浸24小时后去渣，再加甘油200ml。用时将患处洗净，外涂。治疗100例，在随访50例中，2年内未复发者36例，1年内未复发者11例，无效3例。（1974年《新医学》）

（9）红斑狼疮　甘草12g，红参8g，水煎服。代替皮质激素，治疗1例红斑狼疮。10天后病情开始好转，激素量渐减，甘草和红参量亦减；2个月后病人基本恢复，停用激素，经2年观察病情较稳定。（1990《中医药信息》刘桂华）

（10）失眠、烦热、心悸　甘草3g，石菖蒲1.5~3g。水煎服。每日1剂，分2次内服。（《江西赣州草医草药简便验方汇编》）

（11）支气管哮喘　用甘草粉5g或甘草流浸膏10ml，每日3次。试治3例慢性顽固性支气管哮喘，取得显著效果。哮喘症状均在1~3天消失或改善，支气管笛音亦于11天完全消失，肺活量显著增加。其中1例复发，再用甘草治疗时仍然有效，另有用甘草流浸膏治疗4例，亦获效果。（《中药大辞典》）

（12）先天性肌强直　甘草粉3g，日服3次，进低盐饮食，疗程15天。试治1例病史近两年的患者，用药4天后症状即有好转，疗程结束时症状基本消失。（《中药大辞典》）

（13）血小板减少性紫癜　生甘草30g，水煎2次，上、下午分服。经治3例，均有效果。（《中药大辞典》）

（14）小儿尿中带血　用甘草一两二钱，加水六合，煎成二合。一岁儿一天服尽。（《本草纲目》）

（15）舌肿塞口（不治有生命危险）　用甘草煎成浓汤，热嗽，随时吐出涎汁。（《本草纲目》）

（16）发背　李北海云此方神授，极奇秘。以甘草三大两，生捣，别筛末，大麦面九两，于一大盘中相和搅令匀，取上好酥少许，别捻入药，令匀，百沸水溲如饼剂，方圆大于疮一分，热敷肿上，以油片及故纸隔令通风，冷则换之。已成脓水自出，未成肿便内消。当患肿着药时，常须吃黄芪粥甚妙。又一法：甘草一大两微炙，捣碎，水一大升浸之，器上横一小刀子，置露中经宿，平明以物搅令沫出，吹沫服之。但是疮肿发背，皆可服，甚效。（《本草图经》）

（17）肺痈初起　有单用粉甘草四两，煮汤饮之者，恒有效验。愚师其意，对于肺结核之初期，咳嗽吐痰，微带腥臭者，恒用生粉甘草为细末，每服钱半，用金银花三钱煎汤送下，日服三次，屡屡获效。若肺病已久，或兼吐脓血，可用粉甘草细末三钱，浙贝母、三七细末各钱半，共调和为一日之量，亦用金银花煎汤送下。若觉热者，可再加玄参数钱，煎汤送服。皮黄者名粉甘草，性平不温，用于解毒清火剂中尤良。（《医学衷中参西录》）

四、使用注意

1.甘草的用量

一般水煎内服时为2~10g。欲和欲缓者，需小量应用，其他的，应大量应用，比如，《本草备要》中就说：仲景有甘草汤、甘草芍药汤、甘草茯苓汤、炙甘草汤，以及桂枝、麻黄、葛根、青龙、理中、四逆、调胃、建中、柴胡、白虎等汤，无不重用甘草，赞助成功。即如后人益气、补中、泻火、解毒诸剂，皆倚甘草为君，必须重用，方能见效，此古法也。奈何时师每用甘草不过二三分而止，不知始自何人，相习成风，牢不可破，附记于此，以正其失。

2.关于胀满忌用甘草之说

《本草通玄》：甘草，甘平之品，独入脾胃，李时珍曰能通入十二经者，非也。稼穑作甘，土之正味，故甘草为中宫补剂。《别录》云：下气治满，甄权云，除腹胀满，盖脾得补则善于健运也。若脾土太过者，误服则转加胀满，故曰脾病人毋多食甘，甘能满中，此为土实者言也。世俗不辨虚实，每见胀满，便禁甘草，何不思之甚耶？

3.甘草不宜长期大量服用

《中华本草》曰：甘草毒性甚低，但如长期服用，能引起水肿和血压升高。我想其原因是这样的：甘草虽有祛痰湿水饮之功，但在甘缓的作用下，速度较慢，如长期大量服用甘草，则因其味甚甘而阻碍脾的运化，布散津液功能降低，产生更多的痰湿水饮；产生的比消除的多，则会出现"水肿"这样的表象。《中药学》："甘草大剂量应用可导致水钠潴留，引起浮肿"，所以，当大剂量应用甘草时需配用合适的利尿药。

4.其他

《药品化义》：味厚而太甜，补药中不宜多用，恐恋膈不思食也。

《本草正》：中满者勿加，恐其作胀，速下者勿入，恐其缓功。

《本草衍义补遗》：甘草味甘，大缓诸火。下焦药少用，恐大缓不能直达。

《本草便读》：甘草味过于甘，若多服单服，则中气喘满，令人呕吐。

《本草乘雅半偈》：甘草，忌猪肉。

五、医家经验

1.沈士荫先生经验

自1985年以来，将海藻、甘草配伍于其他中药内，治疗152例病人，病种几乎涉及各科，无一人有不良反应，疗效显著。就海藻、甘草二药的性味功能来看，海藻咸寒，消痰、软坚、利水。甘草甘平，补脾益气，缓急止痛，缓和药性。特别是甘草，又为清热解毒剂。《本草纲目》对甘草一药认为："此草最为众药之主，经方少有不用者。"同时还指出："诸药中甘草为君，治七十二种乳石毒，解一千二百般草木毒，调和众药有功，故有国老之号。"其解毒、调和诸药之功，亦为后世医家所肯定。可见，"海藻反甘草"的传统说法，与临床实

际并不相符。但是，二药相反流传已久，究竟当时是怎样产生的，配伍应用后发生了什么样的毒性反应而被记入典籍告诫后人，目前尚无法考证。对这一问题，笔者初步分析，当时产生的原因有：①可能由于过敏性体质的病人对海藻、甘草有特殊的敏感性，服后出现过敏或不良反应，认为与海藻和甘草配伍有关。②有人认为，海藻繁殖生长于浅海区，而这些区域是河豚产卵的场所，每逢春夏之季，它们成群结队地云集于此，排出大量的毒性很强的卵子，黏附在海藻类植物上，当服此时采集的海藻，中毒机会最多，推知"海藻反甘草"很可能是服用了黏附河豚鱼卵的海藻后，将中毒原因归之于配伍的甘草上。③临床运用观察，有时出现不良反应与两药的配伍比例有关，当甘草用量大于海藻时，病人服后有恶心欲吐感。若海藻与甘草用量比例为3：1，就不发生这样反应。这可能是海藻味腥，甘草味甜，过量甘草与海藻同煎，煎出汤剂既腥又甜，服后使人感到恶心欲吐。[沈士荫.对"海藻反甘草"的看法.中医药学报，1991（3）：12]

2.重用甘草治疗咽炎

一般用量3~10g，重用15~25g，最大用至45g。李师认为甘草之清热利咽、解毒消肿的功效与抗炎、解毒等现代药理作用相合。重剂用于咽喉肿痛，疗效颇佳。常在桔梗甘草汤中重用。临床主要用于咽炎、喉炎、扁桃体炎等。服药期间，未出现浮肿、腹胀、钾低等不良反应。

如治一女性29岁患者。患急性咽炎5天，症见咽痛音哑，咽部不爽，目赤干涩，纳食尚可，小便色黄，大便通调，舌微红，苔黄少津，脉滑数。证属热壅咽部，灼伤津液。遂予桔梗10g，生甘草30g，玉蝴蝶10g，蝉蜕5g，肥玉竹10g。服5剂后症状减轻，再进5剂病愈。之后随访未见复发。（1994年《辽宁中医杂志》李秋贵）

3.关于甘草用量

周平安认为：甘草应因地、因病、因人而异，一般短期单用量可稍大，常服久服量宜较小。如治肝炎、溃疡病、艾迪生病等，开始用量可用至15~30g，以后渐减，维持量3~5g；补气宜轻用，养阴宜重用；祛痰宜轻用，解毒要重用；调和药性

宜轻用，缓急止痛要重用，可暂用至15~30g；洗胃解毒和外用时，当酌量而定，不限于常规量。一般每日1~9g，最大量不超过30g，而且在大量或长期服用时应加用补钾利尿药；伴有心肾功能不全者，最好不用。（1986年《中医药通报》）

林杰豪通过整理老中医的临床经验，发现老中医以甘草为主药，治多种病症疗效显著，而且甘草用量一般为30~40g，最大量用至60g，且方小量重，每方只有3~4味药，并配伍利尿、理气药应用，均取佳效。（1982年《辽宁中医杂志》）

4.炙甘草的不良反应

炙甘草治疗心律失常最早来源于《伤寒论》，"伤寒，脉结代，心动悸，炙甘草汤主之。"笔者在临床也喜欢应用此方，效果确实不错，但用之不当会产生一定的不良反应。最主要的不良反应是引起浮肿和血压升高，其不良反应的产生与炙甘草的用量有直接关系。临床经验证明其治疗心律失常的疗效也与炙甘草的用量有关，一般用15~30g，有时可用到30~60g。笔者在临床中发现，上述用量服2周以上就可能出现浮肿或血压升高，有的人可能出现的时间更晚一点。对于炙甘草的不良反应，早已引起了人们的重视，现代药理研究证明，其造成浮肿和血压升高的原因与水钠潴留有关。《中药大辞典》记载："甘草制剂能使多种实验动物的尿量及钠的排出减少，钾排出增加，血钠上升。"笔者在临床应用中曾有3例病人出现了上述不良反应，经配合应用车前草、钩藤后，其不良反应逐步消失。后来一直是炙甘草与车前草、钩藤同用，未再出现过上述不良反应，车前草、钩藤每剂一般各用30g。

徐某，男，21岁，某部战士。缘于1978年因训练工作紧张，经常出现心慌胸闷，曾住师医院检查，心电图示频发室性早搏呈二三联律，同时伴有Ⅰ度房室传导阻滞。因治疗效果不佳转入我院心内科治疗，曾用过普萘洛尔、苯妥英钠、利多卡因、普鲁卡因胺、美西律等治疗，效果均不理想，于1980年3月住中医科治疗。4月1日查房，脉弦滑结代，舌质红，舌苔薄，听诊心律呈二联律，每分钟可闻及36个期前收缩。辨证属气阴两虚，治以益气养阴，选用炙甘草汤加减（炙甘草20g，党参10g，桂枝10g，麦冬20g，生地黄20g，菖蒲12g，合欢皮30g，大枣5个），服药第二天，听诊心率82次/分，可闻及12个期前收缩，第4天听诊期前收缩消失，早晨跑步也无期前收缩出现。用药1周后出现头痛，血压146/100mmHg，上方加车前草30g，钩藤30g，服3剂后血压正常，头痛也随之消失。炙甘草不良反应的出现与个人的体质有关，有的人炙甘草每日服40g，连服月余，也无任何不良反应出现；另有人每日仅服15g，1周就出现头痛、血压升高。[李伯.炙甘草的副作用不容忽视.湖南中医杂志，1998，14（5）：59]

5.重用甘草以矫正酸苦咸味

甘草味甘，性平。归心、肺、脾胃经。功用补益脾胃，润肺止咳，缓急止痛，缓和药性。《用药法象》云："协和诸药，使之不争，故热药得之缓其热，寒药得之缓其寒，寒热相杂者，用之得其平。"吾师在临床遣方用药中，体会到甘草不仅能缓和药性，而且对于苦酸咸味药加重其用量至10g，往往能改善方中酸苦咸味药不良之味，且不影响疗效。[高永强，马云枝，王俊锋.马云枝教授临证用药特色探微.中国实用神经疾病杂志，2007，10（1）：162]

6.治疗痹证

凡治痹，无论证之寒热，概不用甘草。无湿不成痹。甘草乃植物之根为药，味甘，不但碍中助湿，而且善滞经络、筋骨之湿。用之不但不能合奏祛邪之功，而且有资敌匿邪之弊。[陈红.罗继光老中医治疗痹证的经验.陕西中医函授，1995（3）：3]

六、老姬杂谈

甘草，更多的本草书上说到甘草解毒，比如，《神农本草经》中就明确谈到甘草"解毒"，《珍珠囊补遗药性赋》上说甘草"解百毒而有效，协诸药而无争，以其甘能缓急，故有国老之称"。过去的人为什么能知道甘草解毒，我不得其解，猜想可能是甘草味至甘，《神农百草经百种录》上说"此以味为治也，味之甘，至甘草而极。甘属土，故其效皆在于脾。脾为后天之主，五脏六腑皆受气焉。脾气盛，则五脏皆循环受益也"，一者健脾而补血，血为气之母，血足则气多，气有防御作用，气多则防御作用增强；二者是甘缓，毒进入人体，甘草缓之，这样能给人体之解毒留出时间。当然，秋季采收的甘草，还具有金的清除之性，也是其中一个原因。

对于因毒所致的皮肤病，应用甘草治疗，效果很好。记得曾治疗过一个乌鲁木齐30多岁的男性患者，牛皮癣多年，全身都有，痒。开始一剂药里用生甘草90g，后面增加到240g、300g，1个多月，皮损明显减轻。

对于西医检查有胃溃疡的病人，在辨证论治的基础上，在处方中我多加用生甘草10~30g不等，效果不错。咳嗽，不管寒热，都可加用甘草治疗，或者用复方甘草片（注意用量，有时量小了，起的作用不大），效果很好。

熟地黄

一、药物特性

1.望

【药材】为玄参科植物地黄或怀庆地黄的根茎，经加工蒸晒而成。（《中药学》）思维发散：取象比类，根茎类药材能达人体腰腹部位，也能达其他的阴阳相交之处。

【颜色】表面乌黑色。断面乌黑色。（《中国药典》）思维发散：黑色与肾相通。

【优质药材】以块根肥大、软润、内外乌黑有光泽者为佳。（《中药大辞典》）

2.闻

【气味】无臭。（《中国药典》）

3.问

【炮制】取干地黄加黄酒30%，拌和，入蒸器中，蒸至内外黑润，取出晒干即成。或取干地黄置蒸器中蒸8小时后，焖一夜，次日翻过再蒸4~8小时，再焖一夜，取出，晒至八成干，切片后，再晒干。

【有效成分】主要含梓醇、地黄素、甘露醇、维生素A类物质、糖类、氨基酸等。（《中药学》）

【药理作用】熟地黄水煎液能促进失血性贫血小鼠红细胞、血红蛋白的恢复，地黄煎剂具有对抗地塞米松对垂体-肾上腺皮质系统的抑制作用，并能促进肾上腺皮质激素的合成；醇提取物能增强免疫功能，促进血凝和强心作用。此外，熟地黄还能防治骨质疏松、调节免疫、抗衰老、抗焦虑、改善学习记忆等。（《中药学》）

【个性应用】需要补血、促进肾上腺皮质激素的合成、增强免疫功能、促进血凝和强心、防治骨质疏松、调节免疫、抗衰老、抗焦虑、改善学习记忆时，可以考虑熟地黄的应用。

4.切

现有特点：质润。黏性甚大。（《中药大辞典》）思维发散：质润滋阴；黏性大有收敛之功。

5.尝

味道：味甜。（《中国药典》）思维发散：甘者，能补、能和、能缓；甘味入脾。

6.药性

熟地黄药性微温。（《中药学》钟赣生主编）

7.共性应用

（1）达病位　熟地黄可达人体阴阳相交之处。

（2）平病性　熟地黄药性微温，可制病性之寒。

（3）修病态　熟地黄味甜，有补脾之功，加之质润滋阴，能充血能长肉，有很好的健脾补血之功，所以张元素说熟地黄"血衰者须用之"，《珍珠囊》上说熟地黄"大补血虚不足，益气力"，《本草纲目》上说熟地黄"长肌肉，生精血，补五脏、内伤不足"等。因其色黑入肾，肾主骨髓，所以，《本草纲目》上说熟地黄能"填骨髓"，《本草从新》上说"滋肾水，封填骨髓"；肾主摄纳，熟地黄能入肾以增强肾功能，加之性黏收敛，所以，熟地黄能纳气固摄。《本草从新》上说熟地黄"止久泻"，《本草纲目》中说熟地黄治"女子伤中胞漏"等。

（4）除表象　阳入于阴，人则能寐。熟地黄黏性甚大，且能达阴阳相交之处，所以，熟地黄有交通阴阳的作用，可治疗失眠。

（5）入五脏　熟地黄味甘入脾，色黑性黏

入肾。

（6）五行特点 熟地黄味甘属土，具土行的运动态势。熟地黄黏性甚大，具水行的运动态势。

二、本草选摘

凡诸经之阳气虚者，非人参不可，诸经之阴血虚者，非熟地不可。凡诸真阴亏损者，有为发热，为头疼，为焦渴，为喉痹，为嗽痰，为喘气，或脾肾寒逆为呕吐，或虚火载血于口鼻，或水泛于皮肤，或阴虚而泄利，或阳浮而狂躁，或阴脱而仆地，阴虚而神散者，非熟地之守不足以聚之；阴虚而火升者，非熟地之重不足以降之；阴虚而躁动者，非熟地之静不足以镇之；阴虚而刚急者，非熟地之甘不足以缓之；阴虚而水邪泛滥者，舍熟地何以自制；阴虚而真气散失者，舍熟地何以归源；阴虚而精血俱损，脂膏残薄者，舍熟地何以厚肠胃。且犹有最玄最妙者，则熟地兼散剂方能发汗，何也？以汗化于血，而无阴不作汗也。熟地兼温剂始能回阳，何也？以阳生于下，而无复不成乾也。然而阳性速，故人参少用，亦可成功，阴性缓，熟地非多，难以奏效。（《本草正》）

凡内伤不足，苦志劳神，忧患伤血，纵欲耗精，调经胎产，皆宜用此。安五脏，和血脉，润肌肤，养心神，宁魂魄，滋补其阴，封填骨髓，为圣药也，取其气味浓厚，为浊中浊品，以补肝肾，故凡生熟地黄、天冬、麦冬、炙龟板、当归身、山茱萸、枸杞、牛膝皆黏腻濡润之剂，用滋阴血，所谓阴不足者，补之以味也。（《药品化义》）

脐下痛，属肾脏精伤；胫股酸，系下元不足；目眩眩如无所见，乃水亏不能鉴物，皆肾所主之病，非熟地黄不除。（《本经逢原》）

一切肝肾阴亏，虚损百病，为壮水之主药。（《本草从新》）

地黄，经只言干、生二种，不言熟者，如血虚劳热，产后虚热，老人中虚燥热，须地黄者，若与生、干，常虑大寒，如此之类，故后世改用熟者。（《本草衍义》）

熟地黄补肾，血衰者须用之。又脐下痛，属肾经，非熟地黄不能除，乃通肾之药也。（张元素）

生地黄，治手足心热及心热，能益肾水而治血，脉洪实者宜此。若脉虚，则宜熟地黄。地黄假火力蒸，故能补肾中无气。（李杲）

按王硕《易简方》云：男子多阴虚，宜用熟地黄，女子多血热，宜用生地黄。又云，生地黄能生精血，天门冬引入所生之处，熟地黄能补精血，用麦门冬引入所补之处。虞抟《医学正传》云：生地黄生血，而胃气弱者服之恐妨食。熟地黄补血，而痰饮多者服之恐泥膈。或云，生地黄酒炒则不妨胃，熟地黄姜汁炒则不泥膈，此皆得用地黄之精微者也。（《本草纲目》）

景岳尚论熟地，最为明确，独中所论脾肾寒逆为呕，可用地黄以治，是亦千虑之一失耳，夫既脾肾虚寒，则脾与肾已受寒累，正宜用以辛热，以为扫除，如太阳既至，坚冰自解，乃复坠以霜雪，投以阴剂，不更使寒滋甚乎。虽曰熟地性温，寒从温散，然寒至上逆为呕，则寒已甚，岂有熟地之温，而可令寒外散平。但或阳盛阴微，阳藉阴化，偶有感冒，用此杂于温散之中，或有见效；若真纯阴无火，厥气上逆则呕，则此又为深忌。（《本草求真》）

张景岳以百病之主俱从肾治，误以《神农本草经》上品服食之地黄，认为治病之药，滋润胶黏，反引邪气敛藏于少阴而无出路。（《本草经读》）

大补血虚不足，通血脉，益气力。（《珍珠囊》）

填骨髓，长肌肉，生精血，补五脏、内伤不足，通血脉，利耳目，黑须发，男子五劳七伤，女子伤中胞漏，经候不调，胎产百病。（《本草纲目》）

滋肾水，封填骨髓，利血脉，补益真阴聪耳明目，黑发乌须。又能补脾阴，止久泻，治劳伤风痹，阴亏发热，干咳痰嗽，气短喘促，胃中空虚觉馁，痘证血虚无脓，病后胫股酸痛，产后脐腹急疼，感证阴亏，无汗使闭，诸种动血，一切肝肾阴亏，虚损百病，为壮水之主药。（《本草从新》）

熟地黄为补血之剂，而心与肝，藏血生血者也，故能入焉。其色黑，其性沉阴重浊，经必受

其益，而劳伤惊悸，并可痊矣。（《雷公炮制药性解》）

下元血虚者，必须用之。（《药鉴》）

三、单验方

（1）万病丸治诸虚不足，腹胁疼痛，失血少气，不欲饮食，噏噏发热，及妇人经病，月事不调　熟干地黄（切，焙），当归（去苗，切，焙）各等份。为细末后，炼蜜和丸梧桐子大，每服二三十粒，食前白汤下。（《鸡峰普济方》）

（2）小便数而多　龙骨一两，桑螵蛸一两，熟干地黄一两，栝楼根一两，黄连一两（去须）。上药，捣细罗为散，每于食前，以粥调下二钱。（《太平圣惠方》）

（3）贞元饮治气短似喘，呼吸促急，提不能升，咽不能降，气道噎塞，势极垂危者　熟地黄七八钱，甚者一二两，炙甘草二三钱，当归二三钱。水二盅，煎八分，温服。（《景岳全书》）

四、使用注意

熟地黄水煎内服的常用剂量为9~15g。熟地黏性大，内服进入人体之后需靠体内更多的气进行推动，所以，应用熟地的时候，需要考虑配伍补气药或者其他的"动"药。当然，如果内服熟地黄的人气很足，则另当别论。味浓则泄，虽然熟地黄质黏甘缓，但较大剂量应用还是会出现大便稀，所以，素有腹泻的人应慎用。给大便正常之病人应用大剂量熟地的时候，也需告知病人有可能会出现大便稀，以消除其不明之顾虑。

《医学入门》：中满痰盛者慎用。

《本草从新》：气郁之人，能窒碍胸膈，用宜斟酌。

熟地黄，作假的很多，一般靠看、尝是鉴别不出来的，更多时候，水煎之后看下面的沉淀，还能有些鉴别。

五、医家经验

1.熟地黄与参术配伍

阎氏用熟地黄宗景岳熟地黄为"精血形质中第一品纯厚之药"，具有大补血衰、滋培肾水、填精髓、益真阴的功效之观点，对真阴精血亏损，孤阳无归，水亏火旺，躁烦热甚及阴虚水肿、痰饮等证，皆可制方配伍使用。在此基础上，结合个人临床经验，又提出熟地黄与人参、白术相配伍，是治疗脾肾双虚的基础方药，取名虚劳基础方。由熟地黄24g，白术15g，白参9g组成，以此基础方加味，治疗一切虚劳病患，久病体虚者，疗效极佳。[《津门医粹（第一辑）——天津市名老中医学术经验选编》阎伯伍]

2.消除熟地黄不良反应

熟地黄为滋肾养血要药，但其性黏腻，容易妨碍脾胃功能。前人有以砂仁拌熟地黄同炒为熟地黄炭而用之临床者。熟地黄用炭确实减轻了熟地黄的黏腻，使其不良反应明显减轻。然而据我们临床观察，患者如属脾胃功能欠佳，或中焦有湿（脾虚者多聚湿），用熟地黄炭仍不能完全免除其不良反应，此时如加入苍术、厚朴，则可完全消除熟地黄的黏腻，免去其不良反应。[刘含堂，唐维琴，马锐，等.几种中药联用的经验.实用中西医结合杂志，1992，5（11）：679]

3.重用熟地黄治癃闭

阴虚癃闭，多见于癃闭日久，阴精灼伤，或阴亏之质，继患癃闭。其证或为虚实夹杂，或纯虚无邪，而纯虚者病情重，治疗亦难。本病多发于老年人，《内经》曰"年四十而阴气自半也"。人至老年阴气大衰可知，况多诸病缠身，病久及肾，肾阴更加亏虚，以致阳气不化，所谓"无阴则阳不化也"，故易致膀胱气化不利。或兼内、外之邪，或不兼他邪皆可形成癃闭。治疗之法，首当辨其邪之有无。兼邪者，可采用养阴、清利并行之法，如仲景猪苓汤、东垣滋肾通关丸等加减治之，均可收效。其虚多邪微或纯虚无邪者，前贤论述尤少，笔者经过认真研究，确立重用熟地黄为主，少佐白芍以为引导，每可收立竿见影之效。

娄某某，女，75岁。1992年5月20日诊。患者1个月前，猝患中风，昏迷、偏瘫、二便失禁。经抢救后，神志恢复，仍言语不利，左侧肢体瘫痪。近1周来，又加小溲量少不利，渐至涓滴全无。导尿不慎，又引发尿路感染，西药治疗无功，转邀中医救治。查其形体瘦小，言语謇涩，左下肢稍能抬动，上肢拘挛，功能丧失。伴神萎气短，心悸不安，口燥咽干，欲饮而不敢饮，食欲不振，大便干燥如羊屎，小溲不通。舌质光红无苔，以手扪之干燥如锉，脉沉细无力，时现微数。断为阴虚癃闭重证。处方：熟地黄120g，台党参24g，白芍18g，甘草9g。水煎服。1剂即知，2剂溲通，续服2剂，小便复常。后转方调治偏瘫等。

按：笔者在处方中，重用熟地黄为君，熟地黄味甘微温，大益精血，而其峻补真阴之中，又能兼助肾气，正如好古所说，"熟地黄能补肾中元气"。张景岳则更明确指出："阴虚而神散者，非熟地黄之守，不足以聚之。"故阴竭欲脱之险证，若非重用熟地黄，又岂能挽回人命于顷刻。现代药理研究证明：熟地黄对衰弱的心脏有很显著的强心作用，并且有利尿之功。所以阴虚而水不化者，非熟地黄之滋益，不足以和之、通之也。又用白芍苦酸微寒，养阴益血而性善利小便，为阴虚小便不利之圣药，以为辅佐。更配党参、甘草益气，补脏腑元气之亏虚。况熟地黄、白芍相伍，养阴利尿之力大增；党参、甘草、熟地黄相配，养阴血而益气之功愈强；白芍、甘草酸甘合化，又为仲景养阴之妙剂。四药相伍，分合有序，配伍井然，药专力雄，病重而济之以大剂，方能力挽狂澜。使真阴得滋，真气得助，肾气充盛，膀胱鼓动有力，则水灌运行如常，而癃闭愈矣。《内经》曰："膀胱者，州都之官，津液藏焉，气化则能出矣。"又曰："精不足者，补之以味。"正此之谓也。[王金荣.重用熟地黄治癃闭.浙江中医杂志，1999（11）：495]

六、老姬杂谈

我在临床上遇到失眠患者，舌不紫暗苔不厚者，用熟地黄240g加肉桂10~30g或再根据辨证用他药，水煎后临睡前半小时或一小时服用，效果不错。

有人可能质疑上方熟地黄的用量，那么我们看看名医大家应用地黄的用量：张景岳用熟地黄，常用至一二两甚至二三两，如滋阴补肾之左归饮，熟地黄用量为1~2两；温补肾阳之右归饮，熟地黄用1~2两；大补气血的两仪膏，熟地黄用至一斤。

清初名医陈士铎在《本草新编》曰："或问熟地宜多用以奏功，抑宜少用以取效乎？熟地宜多不宜少也。然而用之得宜，虽重用数两不见多；用之失宜，虽止用数钱未见少。用之于肾水大亏之日，多用犹觉少；用之于脾土大崩之时，少用亦觉多；用之于肾火沸腾之病，用多而殊欠其多；用之于胃土喘胀之症，用少而殊憎其少。全在用之得宜，而多与不多，不必计也。""熟地系君药，可由一两以用至八两……补阳之药，可少用以奏功，而补阴之药，必多用以取效。以阳主升而阴主降。阳升，少用阳药而气易上腾；阴降，少用阴药而味难下达。熟地至阴之药，尤与他阴药有殊，非多用之，奚以取胜。"

最后，再说一下，就是服用这个偏方后很多人会有腹泻的感觉，自觉大便很稀，但腹部不疼，这是正常的药物反应，不用害怕。

经常用脑的人，每个月有两三天喝喝地黄肉桂汤，你会觉得头脑很轻松、很舒服。服用方法是晚上睡前半小时一次性喝完。

关于《中药学》"补血滋阴，益精填髓"，这个完全可以从熟地黄的味道及颜色两个方面推理出来。

天麻

一、药物特性

1.望

【药材】为兰科植物天麻的干燥块茎。（《中药学》）思维发散：取类比象，茎类药材有疏通之功；茎类药物达里。

【优质药材】以色黄白、半透明、肥大坚实者为佳。色灰褐、外皮未去净、体轻、断面中空者为次。冬采者名"冬麻"，质量优良；春采者名"春麻"，质量不如冬麻好。（《中药大辞典》）

2.闻

【气味】气微。（《全国中草药汇编》）

3.问

【寒热属性】平。(《中药学》钟赣生主编)

【生长特性】喜凉爽环境(《中华本草》)。思维发散：同气相求，天麻"生前"之性为凉。

【采集时间】春、冬。(《中药学》)思维发散：春季，五行属木，春季采收的药材，具有顺畅的运动态势。冬季，五行属水，冬季采收的药材，具有向内向下的运动态势。

【炮制】天麻：拣去杂质，大小分档，用水浸泡至七成透，捞出，稍晾，再润至内外湿度均匀，切片，晒干。

炒天麻：先用文火将锅烧热，随即将片倒入，炒至微黄色为度。

煨天麻：将天麻片平铺于喷过水的表芯纸上，置锅内，用文火烧至纸色焦黄，不断将药片翻动至两面老黄色为度。

【有效成分】主要含香荚醇、天麻素、天麻苷元、天麻醚苷、β-甾谷醇、对羟基苯甲醛、柠檬酸、棕榈酸、琥珀酸等，尚含天麻多糖、胡萝卜苷、多种氨基酸、多种微量元素，如铬、锰、铁、钴、镍、铜、锌等。(《中药学》)

【药理作用】天麻有抗惊厥、抗癫痫、抗抑郁、镇静催眠及镇痛作用。能改善学习记忆、改善微循环、扩血管、降血压、抗凝血、抗血栓、抗血小板聚集，能抗炎、抗衰老、抗氧化、抗缺氧、抗辐射、兴奋肠管。天麻多糖还有增强机体非特异性免疫和细胞免疫作用。(《中药学》)

【个性应用】需要抗惊厥、抗癫痫、抗抑郁、镇静、催眠、镇痛、改善学习记忆、改善微循环、扩血管、降血压、抗凝血、抗血栓、抗血小板聚集、抗炎、抗衰老、抗氧化、抗缺氧、抗辐射、兴奋肠管、增强机体非特异性免疫和细胞免疫时，可以考虑天麻的应用。

4.切

现有特点：质坚硬。(《全国中草药汇编》)思维发散：内实者攻里，天麻质坚实，内服之后走里而在体内发挥作用；取类比象，坚实者不易发散。

【质地轻重】质地重(虽然没有发现书上谈述，但是用手掂一下天麻个子，很沉的)。思维发散：质重降气。

5.尝

味道：味甘。(《全国中草药汇编》)思维发散：甘者，能补、能和、能缓；甘味入脾。

6.药性

天麻药性为平。思维发散：不管寒热，只要是天麻的适应证，就可以应用天麻来治疗。

7.共性应用

（1）达病位　天麻能治疗体内之病，不大能治疗体表之病，除非外用。

（2）平病性　天麻药性为平，不能平病性之寒热。

（3）修病态　天麻味甘健脾，脾主运化而充血，所以天麻有补血之功。天麻健脾，布散津液，有祛湿之功，加之茎类药材具有的疏通作用，所以，临床上遇到湿肿之证，需要从下外排的，就可以直接用天麻来治疗。

（4）除表象　天麻质地沉重，具有降气之功，虽然"甘缓"，不过由于"甘"的程度较小，加之茎类药材具有的疏通作用，所以，天麻的降气之功还是比较明显。对于头面部有火热的病证（排除外来之火热）就可以直接用天麻来治疗。这点，符合《内经》中所谈的"阳盛阴衰者，下之则愈，汗之则死"之理；食积有热或者因热所致的积食，天麻也有很好的治疗作用。

（5）入五脏　天麻味甘入脾。

（6）五行特点　天麻味甘属土，具土行的运动态势。天麻质重沉降，具水行的运动态势。

二、本草选摘

主恶气，久服益气力，长阴肥健。(《神农本草经》)

消痈肿，下支满。(《名医别录》)

治冷气顽痹，瘫痪不遂，语多恍惚，多惊失志。(《药性论》)

补五劳七伤。(《日华子本草》)

主诸风湿痹，四肢拘挛，小儿风痫、惊气，利腰膝，强筋力。(《开宝本草》)

治风虚眩晕头痛。(张元素)

主头风，头痛，头晕虚旋，癫痫强痉，四肢挛急，语言不顺，一切中风，风痰。（《本草汇言》）

肝虚不足者，宜天麻、川芎劳以补之。其用有四：疗大人风热头痛，小儿风痫惊悸，诸风麻痹不仁，风热语言不遂。（李杲）

三、单验方

天麻丸消风化痰，清利头目，宽胸利膈，治心忪烦闷，头晕欲倒，项急，肩背拘倦，神昏多睡，肢节烦痛，皮肤瘙痒，偏正头痛，鼻齆，面目虚浮　天麻半两，芎藭二两。为末，炼蜜丸如芡子大。每食后嚼一丸，茶酒任下。（《普济方》）

四、使用注意

天麻水煎内服的常用剂量为3~10g，临床根据需要可加大剂量使用。天麻药性为凉，质重沉降，所以，寒性的泄泻患者是不能用的。

生活当中，有些人经常用天麻来炖肉吃，总认为天麻补益。确实，天麻有补益之功，但是，体质虚寒的人尽量不要吃天麻。另外，1990年第五期《中医药研究》上载：一女性患者，56岁。患发作性眩晕10余年。近1周眩晕又发作，如坐舟车，头部有晃动感，恶闻声响，恶心纳差，胸脘满闷，苔腻，脉弦滑。证属痰饮内阻为患，予以半夏白术天麻汤合小半夏汤加减。因无天麻，当时未用，服上药后症减。后患者听说天麻止眩晕，自购15g煮鸡食之，次日眩晕又作，仍服上方而愈。询问病史，发现近10年来，每服用含有天麻的中药，症状都加重，所以考虑眩晕加重为天麻所致。后在无任何不适的情况下，单用天麻10g，水煎空腹服下，2小时后即出现眩晕不能自持，伴恶心、胸闷等症，其致眩机制有待进一步研究。

在很多集市上，都有天麻在卖，有人看其光亮洁白，就说质量很好，其实，这也许是假的。真正的好天麻，必须具备三个特点：鹦鹉嘴、蛤蟆皮和肚脐眼。就是说天麻的一端有像鹦鹉嘴一样发红的部分，另一端有像肚脐眼一样的圆形部分，中间有像蛤蟆皮一样的疙瘩。

五、医家经验

李希新、苏明廉主编的《当代中药临床应用》中谈到：（天麻）用于眩晕、头痛。本品味甘性平，有良好的平肝潜阳、通络止痛之功，且不论虚实皆可随证配伍应用。治肝阳上亢之眩晕头痛，可与钩藤、石决明等平肝潜阳药同用，如《杂病证治新义》天麻钩藤饮；治风痰上扰之眩晕，常与半夏、白术、茯苓等化痰利湿之品同用，如《医学心悟》半夏白术天麻汤；若治偏头痛、头风头痛、眼目昏花，常配川芎、白蒺藜、白芷等药，以加强祛风止痛之功；亦可与等量川芎同用，如《普济方》天麻丸。

六、老姬杂谈

关于天麻气味，《中药大辞典》上说"气特异，味甘"，《全国中草药汇编》上说"气微，味甘"，《中华本草》上说"气特异，味甘，微辛"。

我们从药房里拿来天麻，闻一下，基本没味，敲开一块尝一下，有点甜。所以，关于天麻气味，我们遵循《全国中草药汇编》上说的"气微，味甘"，并以此来推理现在天麻的功效。

翻开更多的本草书，把天麻定为辛味，说天麻有辛散之功，可以"主恶气""通血脉，开窍"等，如《本草从新》上说"辛温，入肝经气分，通血脉，疏痰气，治诸风眩掉，头旋眼黑，语言不遂，风湿痹，小儿惊痫"，《医学入门》上说"味大辛而麻辣，无毒。降也，阳也。主诸风湿疾，头目昏眩，四肢麻痹拘挛，利腰膝，强筋力，久服益气"，《本草撮要》上说"味辛，入足厥阴足阳明经，功专通关透节，泄湿除风，得川芎补肝，得白术去湿"。

鉴于此，《本草正义》进行了改正："天麻气味，古皆称其辛温，盖即因于《本草经》之赤箭，而《开宝》、甄权诸家，称其主诸风湿痹，冷气瘫痪等证，皆因辛温二字而来，故视为驱风胜湿、温通行痹之品。然洁古诸家，又谓其主虚风眩晕头痛，则平肝息风，适与祛风行痹宣散之法相背。使其果属辛温宣散，则用以治虚风之眩晕头痛，宁不助其升腾而益张其焰？何以罗天益且谓眼黑头眩，风虚内作，非天麻不能治？从此知果是风寒湿邪之痹着瘫痪等症，非天麻之所能奏效也。盖天麻之质，厚重坚实，而明净光润，富于脂肪，故能平静镇定，养液以息内风，故有定风草之名，能治虚风，岂同诳语。今恒以治血虚眩晕，及儿童热痰风惊，皆有捷效，故甄权以治语多恍惚，善惊失志，东垣以治风热，语言不遂，皆取其养阴滋液，而息内风。盖气味辛温之说，本沿赤箭之旧，实则辛于何有，而温亦虚言。"

《中药学》上谈到天麻"息风止痉，平抑肝阳，祛风通络"：天麻降气以息风祛风及平抑肝阳，泄热以止痉；天麻为茎类药，有"通络"之功。

党参

一、药物特性

1.望

【药材】为桔梗科植物党参素花党参或川党参的干燥根。（《中药学》）思维发散：取类比象，根类药物能达人体属阴部位。

【优质药材】以条粗壮、狮子盘头大、横纹多、质柔润、气味浓、嚼之无渣者为佳。（《中药大辞典》）

2.闻

【气味】有特殊香气。（《中国药典》）思维发散：气香走窜。

3.问

【寒热属性】平。（《中药学》钟赣生主编）

【采集时间】秋季。（《中药学》）思维发散：秋季，五行属金，秋季采收的药材，具有清除的运动态势。

【有效成分】主要含有党参多糖、党参苷、植物甾醇、党参内酯、黄酮类、酚酮类、生物碱、香豆素类、无机元素、氨基酸、微量元素等多种成分。（《中药学》）

【药理作用】党参水煎醇沉也能调节胃肠运动、抗溃疡。党参水煎液能刺激胃泌素释放。党参炔苷能抑制胃酸分泌、保护胃黏膜。党参多糖能促进双歧杆菌的生长，调节肠道菌群比例失调；能升高外周血红蛋白，促进脾脏代偿造血功能；还能增强免疫功能。党参皂苷能兴奋呼吸中枢。党参水、醇提液和党参多糖均能改善学习记忆力，具有益智抗痴呆作用。此外，党参有延缓衰老、抗缺氧、抗辐射、降低血糖、调节血脂和抗心肌缺血等作用。（《中药学》）

【个性应用】需要调节胃肠运动、抗溃疡、保护胃黏膜、调节肠道菌群比例失调、升高外周血红蛋白、促进脾脏代偿造血功能、增强免疫功能、兴奋呼吸中枢、改善学习记忆力、益智抗痴呆、延缓衰老、抗缺氧、抗辐射、降低血糖、调节血脂和抗心肌缺血时，可以考虑党参的应用。

四、尝

味道：味甘。（《中华本草》）思维发散：甘者，能补、能和、能缓；甘味入脾。

五、药性

党参药性为平。

六、共性应用

（1）达病位　党参能达人体属阴部位。

（2）平病性　党参药性为平，只要是党参的适应证，就都可以应用。

（3）修病态　党参气香走窜，由于甘能健脾，脾主运化布散津液，加之党参秋季采收具有清除之性，所以，对于脾虚所致的痰湿水饮停滞之病症，党参有较好的治疗作用。党参味甘，甘能入脾而补脾，脾主运化，有充血之功，所以，党参有补血的作用；血能藏气，血充则气足，所以，我们常说党参有补气之功。临床上遇到气血不足之病症，应用党参治疗，效果很好。

（4）除表象　党参，没有特别的表象可治。

（5）入五脏　党参味甘入脾。

（6）五行特点　党参味甘属土，具土行的运动态势。党参秋季采收，具金行的运动态势。

二、本草选摘

治肺虚，益肺气。（《本草纲目拾遗》）

治虚劳内伤，肠胃中冷，滑泻久痢，气喘烦渴，发热自汗，妇女血崩、胎产诸病。（《中药材手册》）

补中益气，和脾胃，除烦渴。中气微弱，用以调补，甚为平妥。（《本草从新》）

党参力能补脾养胃，润肺生津，健运中气，本与人参不甚相远。其尤可贵者，则健脾运而不燥，滋胃阴而不湿，润肺而不犯寒凉，养血而不偏滋腻，鼓舞清阳，振动中气而无刚燥之弊。且较诸辽参之力量厚重，而少偏于阴柔，高丽参之气味雄壮，而微嫌于刚烈者，尤为得中和之正，宜乎五脏交受其养，而无往不宜也。特力量较为薄弱，不能持久，凡病后元虚，每服二三钱，止足振动其一日之神气，则信乎和平中正之规模，亦有不耐悠久者。然补助中州而润泽四隅，故凡古今成方之所用人参，无不可以潞党参当之，即凡百证治之应用人参者，亦无不可以潞党参投之。（《本草正义》）

三、单验方

（1）清肺金，补元气，开声音，助筋力 党参一斤（软甜者，切片），沙参半斤（切片），桂圆肉四两。水煎浓汁，滴水成珠，用磁器盛贮，每用一酒杯，空心滚水冲服，冲入煎药亦可。（《得配本草》）

（2）小儿口疮 党参30g，黄柏15g。共为细末，吹撒患处。（《青海省中医验方汇编》）

四、使用注意

党参水煎内服的一般剂量为9~30g，临床上可以根据需要来应用合适的剂量。

一般认为，党参不宜与藜芦同用。《得配本草》：气滞、怒火盛者禁用。

五、医家经验

1.急救虚脱

急救虚脱时，一般多用人参（参附汤），如一时找不到人参，可用党参30~90g，加附子6~9g，生白术15~30g，急煎服，能代替独参汤使用。（《焦树德方药心得》）

2.治疗肝硬化腹水

治肝硬化腹水，顾师善用参类，认为本病"补不嫌早"。以党参为基础，轻则15~20g，重则30~40g。肝脾型脾虚湿盛，时以人参叶代党参，顾师认为参叶"补而不腻，其效神速"，不避邪恋，可以早早投入。肝肾型阴亏明显，时以沙参代党参，重症也间以西洋参代之，养阴滋肝更显神功。肝脾肾型阳衰最显，重症也可以红参代党参，则补虚壮阳之力更佳。参类对增强体质，激发肾气，促进肝细胞恢复，修复肝脏损害有显著疗效。在肝硬化腹水治程中常作主药使用，而且药量较重。［张俊.顾丕荣重用参术治肝硬化腹水的经验.中医杂志，1996，37（7）：394］

六、老姬杂谈

党参药材，《中药大辞典》上介绍说，由于产地不同，有西党、东党、潞党等三种。西当主产陕西甘肃，东党主产东北等地，潞党主产山西，野生于山西五台山等地者，叫作"台党"；《中药鉴定学》有潞党参（潞党）、素花党参（西党）、川党参（条当）；《中华本草》有党参、素花党参、川党参、管花党参、球花党参、灰毛党参等多种。临床上用潞党参的较多。上面谈的党参功用，也是针对潞党参来说的。党参不燥，常规用量无任何毒副作用，因能补益，所以长期服用，增强智力很是不错，这一点，现代药理也得到了证实。对于智力衰退之人，特别是老年人，可单用党参或配合微炒的益智仁泡水代茶饮，改善记忆，效果很好。有一个治疗老年人气血不足的单方，效果不错，这就是：党参250g，洗净后蒸熟，每次吃饭前嚼食20g，一天2次。

《中药学》党参的功效为"健脾益肺，养血生津"，这些都可以从党参的味道特点上推理出来。

枸杞子

一、药物特性

1.望

【药材】为茄科植物枸杞或宁夏枸杞的成熟果

实。(《中药学》)思维发散：果实，更多达里。

【颜色】表面红色或暗红色。(《中国药典》)思维发散：红色与心相通。

【优质药材】以粒大、肉厚、种子少、色红、质柔软者为佳。(《中药大辞典》)

2.闻

【气味】气微。(《中国药典》)

3.问

【寒热属性】平。(《中药学》钟赣生主编)

【采集时间】夏、秋。(《中药学》)思维发散：夏季，五行属火，夏季采收的药材，具有向上向外的运动态势。秋季，五行属金，秋季采收的药材，具有清除的运动态势。

【有效成分】含枸杞子多糖；生物碱类成分；甜菜碱，莨菪亭等。(《中药学》)

【药理作用】枸杞能显著提高机体的非特异性免疫功能，枸杞多糖能提高巨噬细胞的吞噬能力，水煎剂能明显增加空斑形成细胞的数量，对细胞免疫功能和体液免疫功能均具有调节作用，枸杞子还有抗氧化、抗衰老、降血脂、降血糖、抗肿瘤、抗诱变、抗辐射、降血压作用；枸杞子浸出液对金黄色葡萄球菌等17种细菌有较强的抑菌作用。(《中药学》)

【个性应用】需要提高机体的非特异性免疫功能、巨噬细胞的吞噬能力、抗氧化、抗衰老、降血脂、降血糖、抗肿瘤、抗诱变、抗辐射、降血压及抑菌时，可以考虑枸杞子的应用。

4.切

现有特点：柔润有黏性。(《中华本草》)思维发散：质润滋阴；黏性，具有收敛之功。

5.尝

味道：味甜。(《中国药典》)思维发散：甘者，能补、能和、能缓；甘味入脾。

6.药性

枸杞子药性为平。

7.共性应用

（1）达病位　枸杞子内服之后，更多达里而治疗里证。

（2）平病性　枸杞子药性为平，不可用其平

病性之寒热。

（3）修病态　味甘补脾，色红入心，质润滋阴，所以，陶弘景说枸杞子"补益精气，强盛阴道"，《食疗本草》中说枸杞子"坚筋耐老，除风，补益筋骨，能益人，去虚劳"，《雷公炮制药性解》中说枸杞子"壮心气"，《重庆堂随笔》云"枸杞子，《圣济》以一味治短气。余谓其专补心血，非他药所能及也。与元参、甘草同用名坎离丹，可以交通心肾"。枸杞子补血的同时，因为其具黏性而收敛，故而，补血的同时更能固血，防止血的无故流失，使得人体之血更加充实。所以，临床上，遇到血虚之人，应用枸杞子治疗，效果很不错。血得寒则涩，枸杞子色红入心，心主血脉，其性黏，所以，枸杞子有一定的止血之功。

（4）除表象　晚上口干之人，每睡觉前口嚼枸杞子，一段时间后，口干会有明显改善。

（5）入五脏　枸杞子味甘入脾。

（6）五行特点　枸杞子味甘属土，具土行的运动态势。枸杞子有黏性，具水行的运动态势。

二、本草选摘

补益精气，强盛阴道。(陶弘景)

能补益精诸不足，易颜色，变白，明目，安神。(《药性论》)

坚筋耐老，除风，补益筋骨，能益人，去虚劳。(《食疗本草》)

润肺，明目。(《本草纲目》)

疗肝风血虚，眼赤痛痒昏翳。治中风眩晕，虚劳，诸见血证，咳嗽血，痿、厥、挛，消瘅，伤燥，遗精，赤白浊，脚气，鹤膝风。(《本草述》)

枸杞，味重而纯，故能补阴，阴中有阳，故能补气。所以滋阴而不致阴衰，助阳而能使阳旺。虽谚云离家千里，勿食枸杞，不过谓其助阳耳，似亦未必然也，此物微助阳而无动性，故用之以助熟地最妙。其功则明耳目，添精固髓，健骨强筋，善补劳伤，尤止消渴，真阴虚而脐腹疼痛不止者，多用神效。(《本草正》)

俗云枸杞善能治目，非治目也，能壮精益神，神满精足，故治目有效。又言治风，非治风也，能

补血生营，血足风灭，故治风有验也，世俗但知补气必用参、芪，补血必用归、地，补阳必用桂、附，补阴必用知、柏，降火必用芩、连，散湿必用苍、朴，祛风必用羌、独、防风，殊不知枸杞能使气可充，血可补，阳可生，阴可长，火可降，风湿可去，有十全之妙用焉。（《本草汇言》）

以一味治短气，余谓其专补心血，非他药所能及也。与元参、甘草同用名坎离丹，可以交通心肾。（《重庆堂随笔》）

性平色赤，养肝补肾益真阴，质润味甘，明目添精退虚热。枸杞子以甘肃甘州者为上，味甘，子少润泽有脂，其余土产者，子多味苦而劣，不堪用。其性平和，不寒不热，凡子皆降，有收束下行之意，故能入肝肾，生精养血，精血充则目可明，渴可止，筋骨坚利，虚劳等证悉除矣。（《本草便读》）

景岳曰：用之以助熟地，甚妙。（《本草从新》）

得熟地良。（《本草撮要》）

得麦冬，治干咳。得北五味，生心液。配椒、盐，理肾而除气痛。佐术、苓，补阴而不滑泄。（《得配本草》）

佐杜仲同芡实加牛膝，疗房劳腰疼甚捷。（《药鉴》）

愚自五旬后，脏腑间阳分偏盛，每夜眠时，无论冬夏床头置凉水一壶，每醒一次，觉心中发热，即饮凉水数口，至明则壶中水已所余无几。唯临睡时，嚼服枸杞子一两，凉水即可少饮一半，且晨起后觉心中格外镇静，精神格外充足。即此以论枸杞，则枸杞为滋补良药，性未必凉而确有退热之功效，不可断言乎？（《医学衷中参西录》）

三、单验方

（1）目疾、腰疼　并麦冬同生地入葙子，治肾虚目疾如神。佐杜仲同芡实加牛膝，疗房劳腰疼甚捷。（《药鉴》）

（2）枸杞子酒　补虚，长肌肉，益颜色，肥健人：枸杞子二升，清酒二升，搦碎，更添酒浸七日，漉去滓，任情饮之。（《延年方》）

（3）疰夏虚病　枸杞子、五味子。研细，滚水泡封三日，代茶饮。（《摄生众妙方》）

四、使用注意

枸杞子水煎内服的常用剂量为6~12g，临床可根据需要而选用合适的剂量。

脾胃薄弱，时时泄泻者勿入。（《神农本草经疏》）

脾胃有寒痰冷癖者勿入。（《本草汇言》）

元阳气衰，阴虚精滑之人慎用。（《本经逢原》）

大便滑泄，肾阳盛而遗泄，二者禁用。（《得配本草》）

五、医家经验

1.枸杞子致盗汗

余曾遇一"消渴病"患者，诊之，一派阴虚之象，拟投六味地黄丸加麦冬、沙参、石斛、枸杞子等一试。当写到枸杞子时，患者果断地说："不能服枸杞。"问其故，乃知她2年前在某医院治疗此病时，方中有枸杞子，服之则盗汗，连服10余剂，盗汗如洗，病情益甚。罢医停药后，盗汗自止。病人自述当时虽心中疑惑，但并未了然。后时逢冬季，其爱人常给她炖鸡食之，出于求愈心切，开始2次放入枸杞子同炖，服后均盗汗。若炖时不加枸杞子，食之即不出现盗汗。从而晓知，盗汗乃枸杞子所致。余听此将信将疑，拟再行实验观察，经她同意后，试用2次，皆验，停服枸杞子则不出现盗汗症状，吾乃笃信。盗汗乃阴虚热扰，心液不能敛藏所致，《内经》云："阳加于阴谓之汗。"此患者虽系阴虚，然平时并无盗汗，何以服食枸杞子即盗汗？当是食枸杞子之后出现阳盛热扰，阴虚益甚之故。

历代本草，多言枸杞子味甘，性平，入肝、肾、肺三经；功能滋肾，润肺，补肝，明目，补益精气；主治肝肾阴亏，腰膝酸软，头晕，目眩，目昏多泪，虚劳咳嗽，消渴，遗精。多认为枸杞子为滋阴之品，将其归属于滋阴药类。近代一些中药学家，则认为枸杞子有补血之功，又将其归属于补血药类。独周岩在《本草思辨录》中说道："枸杞子内外纯丹，饱含津液，子本入肾，此复似肾中水火兼备之象。味厚而甘，故能阴阳并补……而纯丹不能增火也。"某些患有阴虚阳盛所致的阴虚（火旺）证患者服用枸杞子，可使其阳益盛，阴尤虚，以致阳加于阴，热扰于内，心液外泄而盗汗。俗语说："离家千里，勿食枸杞（子）。"即主要指枸杞子有补肾兴阳的作用。

此外，临床亦有服食枸杞子而致咽燥口干欲饮，甚至出现鼻衄者，机制当亦如上。

可见，枸杞子并非纯补阴血之品，实有补阳之功，属阴阳并补之品。（《黄河医话》张文阁）

2.降转氨酶

降转氨酶，重用枸杞子。对于慢性迁延性肝炎转氨酶长期不正常者，张老按中医辨证选方外，常重用枸杞子而收良效。［张经生.谈张海峰教授临床用药经验.江苏中医药，1986（4）：45］

六、老姬杂谈

《中药学》上枸杞子的功效为"滋补肝肾，益精明目"，并谈到本品甘平，入肝肾经，长于滋肾精，补肝血，为平补肾精肝血之品，《神农本草经疏》言其"为肝肾真阴不足，劳乏内热补益之要药"。

我们来看枸杞子的几个特征：药用部位为果实、颜色为红、气味为微、采集时间为夏秋、现有特点为质润有黏性、味道是甘的，这里面要说和肝肾有关的话，就是"黏性"的收敛之性和肾的"摄纳"有关。

第二节　味微甘的常用药物

黄芪

一、药物特性

1.望

【药材】为豆科黄芪属植物膜荚黄芪及内蒙古黄芪的根。（《中药学》）思维发散：取类比象，根类药材能达人体属阴部位。

【优质药材】以条粗大、质韧、断面色黄白、无黑心及空洞、味甜、粉性足者为佳。（《中药大辞典》）

2.闻

【气味】气微。（《中国药典》）

3.问

【寒热属性】微温。（《中药学》钟赣生主编）

【采集时间】春、秋。（《中药学》）思维发散：春季，五行属木，春季采收的药材，具有顺畅的运动态势。秋季，五行属金，秋季采收的药材，具有清除的运动态势。

【炮制】蜜黄芪：将黄芪片加炼熟的蜂蜜与少许开水，拌匀稍焖，放锅内炒至黄色并不黏手时，取出晾凉。（《全国中草药汇编》）思维发散：蜜炙之后能增强补益之功。

【有效成分】主要含苷类、多糖类、黄酮类化合物等。（《中药学》）

【药理作用】黄芪能促进RNA和蛋白质合成，使细胞生长旺盛，寿命延长、抗疲劳、耐低温、抗流感病毒；对造血功能有保护和促进作用；保护缺血缺氧心肌；保护肾脏、消除尿蛋白和利尿作用，并对血压有双向调节作用；还有抗衰老、抗辐射、抗炎、降血脂、降血糖、增强免疫、抗肿瘤和保肝等作用。（《中药学》）

【个性应用】需要抗疲劳、耐低温、抗流感病毒、保护和促进造血功能、保护缺血缺氧心肌、保护肾脏、消除尿蛋白和利尿、抗衰老、抗辐射、抗炎、降血脂、降血糖、增强免疫、抗肿瘤、保肝时，可以考虑黄芪的应用。

4.切

现有特点：质坚韧。（《中药大辞典》）思维发散：内实者攻里，黄芪质坚实，内服之后走里而在体内发挥作用；取类比象，坚实者不易发散。

5.尝

味道：味微甜，嚼之微有豆腥味。（《中国药典》）思维发散：微甘入脾。

6.药性

黄芪药性微温。思维发散：微温也可制寒。

7.共性应用

（1）达病位　黄芪能达人体属阴部位。

（2）平病性　黄芪药性微温，可平病性之寒。

（3）修病态　黄芪味微甜补脾，脾有统血之能，黄芪大量应用，有很好的补血之功。由于血为气之母，血充则气足，所以，更多的本草书上说黄芪是补气之品。

气有推动作用，气还有固摄作用，黄芪充血补气之后，需要固摄的固摄，需要推动的推动，所以，《本草正》中就说"气虚而难汗者可发，表疏而多汗者可止"。

黄芪补气，气有防御作用，《本草汇言》中也谈到"黄芪，驱风运毒之药也"。黄芪入脾以增强脾功能，脾主运化，布散津液，所以对于津液布散失常的病证，可以考虑黄芪的应用。

（4）除表象　正气存内，邪不可干；邪之所凑，其气必虚。鉴于此，只要见到人体有不适者，都可以应用黄芪来治疗。虚者补之，实者泻之，实者更应补之，这个论点的论据，我以前经常谈，这里就不多说了。所以，要说黄芪消除的表象，就是只要见到"病"，就都可以用，临床上我就是这么用的，当然，效果很好（结合个性，也可以知道）。不过，使用黄芪，一定要注意配伍。

（5）入五脏　黄芪味微甘入脾。

（6）五行特点　黄芪味微甘属土，具土行的运动态势。

二、本草选摘

善治脾胃虚弱，疮疡血脉不行，内托阴证疮疡必用之药。（《医学启源》）

黄芪补气，亚于人参，然当归补血汤中，用黄芪倍于当归者。盖谓：有形之血，不能速生；无形之气，须当急固。故重用之也，然则黄芪兼能补血明矣。治阳虚自汗，人尽知之，阴虚盗汗，人皆不察，只须兼凉血之品，六黄汤用此一味是也。（《药笼小品》）

黄芪助气壮筋骨，长肉补血。（《日华子本草》）

黄芪，能补气，兼能升气，善治胸中大气（即宗气）下陷。（《医学衷中参西录》）

黄芪，补益中土，温养脾胃，凡中气不振，

脾土虚弱，清气下陷者最宜。其皮直达人之肤表肌肉，固护卫阳，充实表分，是其专长，所以表虚诸病，最为神剂。（《本草正义》）

三、单验方

（1）脱肛　生黄芪120g，防风9g。水煎服。（《内蒙古中草药新医疗法资料选编》）

（2）小便不通　用黄芪二钱，加水二碗，煎成一碗，温服。小儿减半。（《本草纲目》）

（3）白浊　用盐炒黄芪半两、茯苓一两，共研细。每服一钱。（《本草纲目》）

（4）贫血　黄芪30g，当归9g，何首乌15g，水煎服。（《陕甘宁青中草药选》）

（5）老人遗尿或阴茎痛　黄芪100g，甘草梢10g，水煎，日服2次。（《实用中草药大全》）

四、使用注意

黄芪，水煎内服的常用剂量为9~30g，大量应用时容易引起腹泻，需做好合适的药物配伍。实验证明，大鼠口服黄芪粉，可降低物理性尿蛋白的排泄，煎剂则无效，服药期间尿量并无明显增加。这点，我们可以借鉴来用。

五、医家经验

1.先生经验

重用黄芪以升陷，其适应证为脏器下垂（如胃下垂、子宫下垂、脱肛、肾下垂等）、重症肌无力、肌肉痿软、呼吸困难、眩晕等属气虚下陷者。

对于胃黏膜下垂者，可用四君子汤加黄芪30g，再配枳壳3g以反佐，一升一降，升多降少。为何要以枳壳反佐？因胃属腑其功能是受纳消化，胃气以降为顺，虽其黏膜下垂需升，但胃气需降，故重用黄芪补气升提以治黏膜下垂，而反佐枳壳以顺应胃气以下降，既可促进胃黏膜以复原，又可加强胃的受纳消化功能。

治脱肛，邓老推荐《内蒙古中草药新医疗法资料选编》的载方，用黄芪120g，防风9g。此方实出王清任治脱肛之黄芪防风汤，王氏方：黄芪四两，防风一钱。李东垣认为：防风能制黄芪，黄芪得防风其功愈大，乃相畏而相使也。则见王清任之黄芪防风汤源出于东垣，防风之分量不宜多用。

对于子宫脱垂，治以补中益气汤加何首乌。加何首乌之意，一者在于引经，二者因子胞冲任所系，全赖阴血所养，气得血充，血得气足，气血充和，冲任得调，所系之胞宫则能升腾复原。若能配合针灸，加强冲任之调理，则取效更捷。

邓老还认为使用补阳还五汤治疗偏瘫时需注意两点，一者辨证须是气虚血瘀之证，二者黄芪必需重用至120g，不宜少于60g方效，其他药量亦可略为增加，但决不能轻重倒置。(《中国名老中医经验集萃》邓铁涛)

2.大量黄芪可降压

老年高血压病人其舒张压常较难降，不易控制。此类患者气虚的多，可有肾气虚及中气虚之不同。用苦寒泻肝或二仙汤之类不起效用，用大量黄芪有时可有一定作用。用法：一般黄芪用50g以上，配陈皮10g。王清任《医林改错》中的补阳还五汤也有一定效果，但有"火热"者不宜用。张锡纯《医学衷中参西录》镇肝熄风汤对肝阳上亢型老年病人也适用。有的病人血压波动，忽高忽低，李东垣半夏白术天麻汤为粗末小量频服有助调整。老年人半身不遂或脚力不好，三痹汤有效，此方比独活寄生汤、济生肾气汤好。岳老曾治疗一例90岁老年病人，走路无力，下不了床，服20剂后能走数里地。补阳还五汤和黄芪汤对气虚者适用，对慢性病尤适用，据称黄芪可延长细胞寿命，很值得研究。老年人用时伍以陈皮可防滞涩，比例为50g配5g。[陈可冀.岳美中老中医治老年病的经验三则.吉林中医药，1979(3)：123]

3.治疗老年癃闭

上窍开则下窍亦通，上窍闭则下窍亦塞，似滴管吸液之现象也。余治老人癃闭，西医名前列腺肥大病，以生黄芪18g，甘草梢3g，验之多人甚效。方出王清任《医林改错》，也名黄芪六一汤。盖老人气不足不能运气排尿，徒以八正五苓利之无益也。[《津门医粹(第一辑)——天津市名老中医学术经验选编》杨达夫]

4.治疗腹胀

黄芪为甘温补药，一般书籍记载，中满气滞者忌用。阎氏结合自己临床经验，认为中满者，不皆为实证，亦有气虚而致气滞中满。其辨证要点为：脘腹胀满，纳容如故，时能自行缓解，脘腹胀疼但不拒按，舌苔薄黄不燥，胸胁虽闷痛但呼吸如常。脉虽弦象，但重按沉取无力。正如景岳云："虚实之要，莫外平脉，如脉之真有力，有神者，方是真实证。脉之似有力，似有神者，便是假实证。"有此者多为气虚而致气滞中满，皆可选用黄芪治之，若气虚下陷，中气推动无权而便秘中满，舌苔黄腻不燥者，用黄芪升举下陷之气，中焦推动有权，则便秘中满自解。此两种用黄芪量，重30g以上，甚则120g，常配伍当归用之。举此两种，可得知津液荣枯，在舌苔表现，为决定用黄芪与否之关键。[《津门医粹(第一辑)——天津市名老中医学术经验选编》阎伯伍]

5.治疗子宫脱垂

阴挺即西医学所指的子宫脱垂或阴道壁膨出。可用补中益气汤益气升提，且黄芪分量宜重，可用至30~90g，以增强益气举陷之力。若是中风偏瘫，血压偏高者，黄芪用量宜在50~70g，因黄芪用量在15g左右有升高血压作用。临床证明黄芪与党参合用治疗肾炎性尿蛋白有效。治疗肾病综合征，重用黄芪70~100g可促进尿蛋白的消退。(《蔡小荪——中国百年百名中医临床家丛书》)

5.治疗中风后遗症

气属肺，肺气行于右，右边脑梗死或出血，使左侧半身不遂；血由肝所属，肝行于左，因此左边脑梗死或出血，使右侧半身不遂。谢老在治疗中风时，按"左瘫右痪"立论，"左瘫"多采用益气活血法，最常用补阳还五汤，黄芪为补气药应重用，一般至少用30g，多可用到120g，"右痪"是根据气化学说，肺气不足为痰涎所侵袭，因此用涤痰的方法，如二陈汤、导痰汤、涤痰汤、温胆汤、金水六君煎、加味二陈汤等。(《谢海洲医学经验集》)

6.治疗消渴

陈士铎在《本草新编》中提到："黄芪原不必

蜜炙也，世人谓黄芪炙则补而生则泻，其实生用未尝不补也。"生黄芪是程老师治疗糖尿病的一大用药特点，检索文献未发现相关证据说明生黄芪不可用于消渴，临床观察亦发现生黄芪用于治疗消渴病效果明显。[刘素荣，冯兰玲. 程益春治疗糖尿病肾病用药经验撷要. 山东中医杂志，2005，24（10）：632]

7.用黄芪宜扬长避短

黄芪用途广泛。内科用以补气，提气，益气生血，利尿固表。外科用以托毒透脓，益气生肌。服用本品，有病去病，无病健身，南方常当礼品相赠，真可谓补中之佳品。但有其利则有其弊，只有用之精当，才能取长避短。黄芪用量一般偏大，王清任补阳还五汤中把黄芪用至120g，功效卓著。为免其弊端，我用黄芪一般是逐渐加量，这样做，即使是高血压患者，亦不出现不良反应。亦可减少腻膈、胸闷等弊病。我的用药总则是：用补防滞，用泻免伤元气，用燥避损津液。遇补阳还五汤证中有疼痛者，应加桑枝、丝瓜络，其效更著。用牵正散治疗口眼歪斜，属虚证者亦应加用黄芪。何谓虚？有气虚见症者属之，久病不愈者亦属之。（《张子琳医疗经验选辑》）

8.补脾肺之气

学生甲问：吕老，上午在门诊复诊的肝硬化患者，原来一直服用健脾利水之剂，水肿迟迟不消，然而您在原方基础上将15g黄芪改为50g，又去掉利水之猪苓、泽泻，服药1周水肿基本消失，这是什么道理？

吕老答：这有黄芪的功劳。黄芪的主要功能是补中气，益肺卫。常用于治疗脾胃虚弱、肺气不足之证。此患者本是脾虚水湿不得运化而潴留，溢于肌肤而水肿。原来的治疗原则是正确的。黄芪能益气健脾，运气行水，有推陈出新的作用，所以成倍增加黄芪之用量。至于猪苓、泽泻之属，虽较黄芪利尿为快，但易伤津耗气，于此脾虚水湿者，有所不宜，故去之。此一增一减，正治病求本之意也。

学生乙问：有人认为黄芪能升高血压，然肝硬化腹水的病人大都有门静脉高压症状，如果用黄芪补提中气，是否会使门静脉压进一步增高？

吕老答：不会。黄芪益气能改善机体的循环功能，具有维持血压相对平衡的双重作用，因此不会增加门静脉压，反而能改善其症状。记得1961年曾治贾某，原患肝硬化腹水，夜间突然出现吐血不止，某医院诊为肝硬化食管静脉曲张破裂，经抢救治疗，出血已止，但腹水渐重，几经放腹水和用甘遂、芫花之类攻水剂治疗近2个月，腹水仍未消失。当时病人面色萎黄、肢体消瘦，腹大如瓮，立则欲倒。我用桂附理中汤加黄芪调治，每次黄芪均在100g，服药半个月后，腹水已消大半，又调治半个月腹水基本消失，此后改单味黄芪每次100g水煎服，先后共用黄芪15 000g，水肿再未复发。1年后复查，食管静脉曲张消失，余无不适症状。

王清任补阳还五汤治疗中风以"四两黄芪为主药"，说明黄芪能改善机体的血液循环功能，使气血平衡。

学生丙问：吕老师，我在外科实习时，老师为了促使疮疡早日溃散而重用黄芪每能获效，这与其固涩敛汗之功，一收一散是否相矛盾？

吕老答：二者不矛盾，因其关键均取黄芪的扶正作用。表虚不固，汗液外溢者，用黄芪益气固表，收涩敛汗，而外科疮疡用黄芪主要是取其托毒外出。我根据多年的临床经验，认为疮疡初起用黄芪可以促使其消散，中后期可以促使疮疡溃破或脓毒排出。不仅如此，我还多次以补中益气汤重用黄芪治疗滞产，取得了满意的疗效。1972年下乡去安阳曲沟巡回医疗时，一初产妇10多个小时未能产下，经西医妇科检查无异常，肌内注射催产素，但用药后2小时仍未生产，我当时用补中益气汤原方重用黄芪120g，1剂药后不到2小时即顺产一男婴。（《黄河医话》吕承全）

9.补虚扶正

黄芪有补益元气、扶正培本之功。周老在临床上凡是遇到缠绵难愈的慢性疾患，而表现出正气虚损不足，如神疲体倦，气短懒言，体质瘦弱，面色不华，均首选黄芪。另外，临床常见的虚实夹杂病证，如各种肝炎所致的肝脾肿大，肝硬化腹水；各种心脏病所致的血脉瘀滞，唇绀舌暗，血瘀肝大，心衰水肿；肾病水肿，等等，因其均系脏腑代谢功能衰退，而致病理代谢产物留滞为患，表现虚实夹杂、本虚标实的特点，故治在祛瘀利水以泻其实的同时，均宜辅以扶正益气之品，以治其本，而扶正益气之品周老一般亦是首选黄芪。如治疗冠心病的益气通痹汤、治疗病态窦房结综合征的培元复脉汤、治疗再生障碍性贫血的益气补血汤、治疗肝硬化的消臌利水汤等均选用黄芪。此外我在治疗卒中后遗症偏瘫时亦常重用黄芪，黄芪40g，当归9g，赤芍9g，川芎9g，广地龙20g，丹参20g，怀牛膝9g，全蝎6g，水煎服，临床应用效果颇佳。（《周信有临床经验辑要》）

六、老姬杂谈

《本草正》谈到黄芪时说"因其味轻，故专于气分而达表，所以能补元阳，充腠理，治劳伤，长肌肉"，很有概括性，也就是说，味道轻的药物都"专于气分"，换句话来说，味道轻的甘味药，补血为幌子，让其藏有的气发挥功能才是真相。

肿瘤患者，如果脉有力，则预后较好。临床上，我常用的补气药就是黄芪，只要遇到肿瘤患者，起手就是300g（1剂药中的量），效果还真是不错。平时，用黄芪和枸杞子泡水喝，气血双补，保健养身，可使头脑清醒，精神焕发。由于防风也是味微甘之品，防风配黄芪，有相须之用，所以，李杲就说"黄芪得防风其功愈大"。

《中药学》上黄芪的功效为"补气升阳，固表止汗，利水消肿，生津养血，行滞通痹，托毒排脓，敛疮生肌"，这些都可以用上面黄芪的特点来解释。阳升阴降，自然之理，气属阳，气足则阳升，这就是"补气升阳"；气有固摄作用，黄芪补气，所以黄芪就能"固表止汗"；黄芪健脾，脾主运化，布散津液，所以，黄芪可以"利水消肿"；黄芪充血，血能生津，所以，黄芪可以"生津养血"；人体内的气具有自主运动性，黄芪补气，气强则气的运动正常，所以可以"行滞通痹"；气有防御作用，黄芪补气，人体的防御作用增强，所以，黄芪能"托毒排脓，敛疮生肌"。

葛根

一、药物特性

1.望

【药材】为豆科植物野葛或甘葛藤的干燥根。（《中药学》）前者称为野葛，后者称为粉葛。现在，临床上更多用野葛。思维发散：取类比象，根类药物能达人体属阴部位。

【优质药材】质坚实，断面粗糙，纤维性强为佳。（《中药大辞典》）

2.闻

【气味】无臭。（《中国药典》）

3.问

【寒热属性】凉。（《中药学》钟赣生主编）

【采集时间】秋、冬。（《中药学》）思维发散：秋季，五行属金，秋季采收的药材，具有清除的运动态势。冬季，五行属水，冬季采收的药材，具有向内向下的运动态势。

【有效成分】主要含黄酮类成分和香豆素类成分。（《中药学》）

【药理作用】葛根煎剂、葛根乙醇浸膏、葛根素等对实验性发热模型动物均有解热作用。葛根煎剂、醇浸剂、总黄酮、大豆苷、葛根素均能对抗垂体后叶素引起的急性心肌缺血。葛根总黄酮能扩张冠脉血管和脑血管，增加冠脉血流量和脑血流量，降低心肌耗氧量，增加氧供应。葛根能直接扩张血管，使外周阻力下降，有明显降压作用，能较好缓解高血压病人的"项紧"症状。葛根素能改善微循环，提高局部血流量，抑制血小板聚集。葛根所含的不同成分分别具有收缩与舒张内脏平滑肌的作用，并有降血糖、降血脂、抗氧化等作用。（《中药学》）

【个性应用】需要解热、扩张冠脉血管和脑血管、增加冠脉血流量和脑血流量、降低心肌耗氧量、增加氧供应、降压作用、缓解高血压病人的"项紧"症状、改善微循环、提高局部血流量、抑制血小板聚集、降血糖、降血脂、抗氧化时，可以考虑葛根的应用。

4.切

现有特点：质坚实。（《中华本草》）药材野葛根质地干燥。思维发散：坚实者不易散开；干燥者不能滋阴。

5.尝

味道：味微甜。（《中国药典》）

6.药性

葛根药性为凉。

7.共性应用

（1）达病位　葛根能达人体属阴部位。

（2）平病性　葛根药性为凉，能平病性之热。

（3）修病态　葛根微甘，有补脾之功，由于野葛质干燥，所以，补血之功不显，但脾能布散津液，故而，葛根对于津液布散失常所致的痰湿水饮之证来说，有很好的治疗作用。由于葛根质地坚实，不易散开，故而内服葛根，起效较慢。如果想要快速见效，则需配伍其他药物一起应用。

（4）除表象　从个性来看，看见高血压所致的"项强"，就可以考虑葛根的应用。

（5）入五脏　葛根味微甘入脾。

（6）五行特点　葛根味微甘属土，具土行的运动态势。

二、本草选摘

干葛，治脾胃虚弱泄泻圣药也。（李杲）

三、单验方

（1）胃、肾、子宫下垂及脱肛等　重用葛根30~60g，结合辨证配伍相应药物，治疗中气下陷之证，颇具疗效。治一男性，40岁，病脱肛2年，近半月来泄泻复发，直肠下垂1.5cm，局部触痛，并有血性分泌物，曾服补中益气汤不应，后用原方重加葛根60g，服2剂即见好转，再服5剂病愈。（1981年《浙江中医杂志》舒士健）

（2）颈项强直　高某，男孩，6岁。3个月前发热后，出现颈项强直，不能自转侧，四肢瘫软不用，经用中西多方治疗病情曾有缓解，现又复发。拟方：葛根30g，生马钱子0.5g，全蝎1只，蜈蚣1条，土鳖虫10g，服20剂，病情好转，两上肢能轻轻抬起，两手有一定握力，搀扶可行数步，续服20剂，症状消失。近日来病又反复，颈项酸痛，四肢活动不灵，乃取治痿独取阳明之义，单用葛根50g，

煎服9剂即愈。（1987年《黑龙江中医药》）

四、使用注意

葛根，有两种，一种是野葛根，一种是粉根，我们现在临床用的，更多是野葛根，所以，我上面谈的功用也是针对野葛根来说的。看历代本草书，有说野葛根功用的，有说粉葛根功用的，如果不加细分，临床混用，则效不一定显。至于葛根解酒，说的是粉葛根。

葛根的常用水煎内服剂量为10~15g，临床上也可以根据需要而选择合适的剂量。

五、医家经验

1.葛根重用取奇效

余用葛根治外感风热之头痛、项背强痛、肌肉痉痛和湿热泻痢或脾虚泄泻、热病口渴等症均以量大取效，每每下笔即120g一剂。余用葛根大量取效来自三证：以生活中实例证之，世人每用塘葛菜或生鱼煲葛汤，一家四口每用1000~1500g葛煲汤。四人平均分之，每人250~270g，诚然为鲜品，但葛根120g仅及一半而已，故虑其升散太过或过凉诚属多余之虑。其次证之于古人：仲景《伤寒论》葛根芩连汤证"喘而汗出"用葛根0.25kg。《梅师方》治热毒下血用生葛根1kg。三证之于今人：有郭姓患者，女，33岁。1983年2月来诊，连日头项痛不能转侧，微恶寒，舌淡苔薄，脉浮紧，笔者头二诊4剂均用桂枝加葛根汤（葛根初诊15g，二诊30g），症如故。三诊葛根改用120g，上午药下午头项痛即止，转动自如。1983年秋，有李姓患儿，男性，2岁。患秋季泄泻3天，日下十数行，前医以葛根芩连汤（葛根12g），笔者以同方葛根30g，按上法处理。下午服药，当晚泻即止。由此看来，葛根可重用而取奇效，无论从生活饮食或长期临床实践都说明葛根重用得当，可药到病除。（《南方医话》陈建新）

2.葛根药性分歧

古今医家对葛根的药性，是生津还是升津存有分歧。笔者认为葛根性味辛甘而不是酸甘，本身无滋阴生津的作用。所谓"升津"是通过鼓舞胃

气，升发胃阳，阳升阴起，阴津得以上承，以达主消渴、濡润经脉的功效。故汉代张仲景借用葛根辛甘升散之性，将体内津液升入经腧，濡润其经，以治太阳病"项背强ㄦ"。观此可知，葛根是升津而非生津。所以温热伤津或阴虚火旺之证，不可盲目选用葛根，以免辛甘升散之葛根，再耗伤阴津。（《黄河医话》童增华）

3.葛根用量宜大

《伤寒论》曰："太阳病，项背强ㄦ，无汗恶风，葛根汤主之。"而王老认为项背强ㄦ是因经气不利所致，葛根有轻清舒筋之功效，故治肩凝症可选葛根汤，重用葛根至120g，并取得满意效果。如1972年，刘某病肩凝症数月，经过中西药物治疗罔效。患肩疼痛，局部灼热，臂后旋抬举受限，颈项亦牵引疼痛。即用葛根汤加威灵仙、秦艽治之，方中用葛根120g，白芍30g，每日1剂，服3剂而病瘥。王老指出：葛根汤为辛温甘凉之汗剂，凡病在太阳阳明，筋脉不利即可适用。葛根用量要大，须要解肌、透疹、升清气、利筋脉的病症，无论属表热或里热，用量均不宜小，效果才理想。[王俊.王荣山经验拾萃.湖北中医杂志，1990（3）：5]

4.重用以降血压

血压较高者，大剂量使用葛根，是先生的经验用药，一般用30g，可增至70g，常与牛膝配伍升清津、降气血而柔肝平肝。[杨悦娅.张云鹏治疗脂肪肝的思路与临证经验.山西中医，2006，22（6）：5]

5.治疗病毒性心肌炎

范氏临床体会葛根治疗病毒性心肌炎主要体现在具有抗心律失常的作用。病毒性心肌炎多出现心律失常，其临床表现主要是心悸、胸闷、气短等。在辨证组方中加入葛根20~60g，心律失常、心悸多在3~10天消失。应用过程中未发现不良反应。

李某，男，12岁。患者1个月前因外感发热后，偶尔自感胸闷，未予诊治。于1996年8月15日外出游玩，出现心悸、气短，急送我院诊治。诊断为病毒性心肌炎。住院治疗15天，症状好转，但查心电图仍有频发期前收缩，心率42次/分，要求中医会诊。诊见面色㿠白，倦怠，畏寒，心悸，气短，舌淡、苔薄白，脉结迟。证属心气虚，心阳不足。用炙麻黄6g，附子3g，细辛1.5g，炙甘草8g，桂枝3g，淫羊藿8g，炒白术10g。3剂后，畏寒消失，但心电图示心率52次/分，频发期前收缩。前方去附子、细辛，加葛根30g，阿胶6g（烊化）。服3周基本痊愈，心率65次/分，心电图示窦性心律。

在辨证用药的基础上加用葛根治疗病毒性心肌炎所致心律失常64例，与不用葛根的病例相比，前者可明显缩短用药时间，并且效果显著，特别是对缓慢性心律失常患者有提高心率的作用。[范新发.葛根治疗病毒性心肌炎.中医杂志，1999，40（4）：198]

6.葛根治疗肌肉痉挛

河南中医学院谢新年教授善用葛根。他认为葛根对于肌肉痉挛，存在量效关系，葛根的用量可达100g。在临床中屡用大剂量葛根治愈疑难之病。如张某，脑梗死后，头昏痛，烦躁，左上肢疼痛，左脚跛行，舌略暗、苔薄白。予葛根100g，黄连、生甘草各3g，白芍20g，桂枝、桃仁各10g，制大黄6g。服7剂后，左上肢痛消失，诸症向愈。另外，谢师认为，葛根汤证多见于体形较胖，四肢肌肉厚实拘急的患者。[禹建春.葛根临证应用浅析.浙江中医杂志，2007，42（5）：301]

7.葛根治汗出偏沮症

丁氏在临床实践中，常重用葛根30~60g加入辨证方药中治疗汗出偏沮症，收效甚佳。本证是指身体一侧汗出，《内经》谓之"偏沮"，中医多从气血不足、邪气阻滞、营卫不和论治。丁氏学习本院老中医经验治疗11例，其中气血不足3例，寒湿痹阻2例，营卫不和6例。均在相应方剂中重用葛根60g，5日为一疗程，一般均在1~3个疗程后汗止病愈。葛根一味具有解肌生津、祛邪开腠、舒挛缓急之功，可鼓舞脾胃阳气，使气血津液畅行达于肌表。如治许某，女，35岁。左半身汗出半年，恶风，手足屈伸无力，苔白润，脉缓，辨证给予桂枝汤加味，收效甚微，遂于原方中加入葛根60g，2剂后自诉右侧半身有微汗，此营卫经络调和、气血津液畅行之象，继服3剂后左半身汗止，病告痊愈。

［丁济良．葛根治汗出偏沮症．中医杂志，1999，40（5）：261］

六、老姬杂谈

葛根，分为野葛根和粉葛根，这里我们谈的是野葛根，所以没有谈质地情况（粉葛根是质坚硬而重）。风寒感冒初期不能用葛根的原因：感冒初期，外邪侵袭，体表受损，由于气有防御作用，所以此时需要更多的气在体表防御且修复受损部位；如果此时应用葛根，由于其药用部位是块根，所以，随着葛根的达阴位而使体表的气也往属阴部位跑，这样一来，体表的气减少，防御和修复之力减弱，很有可能会使病情加重。虽然葛根能"起阴气"，但也许还没等"救兵"过来，人之体表已经严重受伤。所以，风寒感冒初期，是不能用葛根的。特别是对粉葛根来说，其体重（《中国药典》），更是不能用。同理，风寒感冒初期，黄芪、防风等尽量不用。《中药学》上葛根的功效"解肌退热，生津止渴，透疹，升阳止泻，通经活络，解酒毒"，这应是野葛根和粉葛根的作用黏合。

防风

一、药物特性

1.望

【药材】为伞形科植物防风的干燥根。（《中药学》）思维发散：取类比象，根类药物能达人体属阴部位。

【优质药材】以条粗壮、皮细而紧、无毛头、断面有棕色环、中心色淡黄者为佳。（《中药大辞典》）

2.闻

【气味】气特异。（《中国药典》）思维发散：有走窜之性。

3.问

【寒热属性】微温。（《中药学》钟赣生主编）思维发散：防风药性微温。

【采集时间】春、秋。（《中药学》）思维发散：春季，五行属木，春季采收的药材，具有顺畅的运动态势。秋季，五行属金，秋季采收的药材，具有清除的运动态势。

【炮制】炒防风：取防风片，置锅内微炒至深黄色，取出放凉。

炭制：取防风片置锅内，用中火炒至外呈黑色，内呈黄褐色为度。喷洒清水适量，灭尽火星，取出，晾一夜。

蜜炙：取防风，加蜜炒至蜜被吸尽，放冷即可。每防风片1kg，蜂蜜0.3kg。（《中华本草》）

【有效成分】主要含色酮类成分和香豆素类成分。还含有酸性多糖、挥发油等。（《中药学》）

【药理作用】防风有解热、抗炎、镇静、镇痛、抗惊厥、抗过敏作用。防风新鲜汁对铜绿假单胞菌和金黄色葡萄球菌有一定的抗菌作用，煎剂对痢疾杆菌、溶血性链球菌等有不同程度的抑制作用。并有增强小鼠腹腔巨噬细胞吞噬功能的作用。（《中药学》）

【个性应用】需要解热、抗炎、镇静、镇痛、抗惊厥、抗过敏、抗菌及巨噬细胞吞噬功能时，可以考虑防风的应用。

4.切

现有特点：质松。（《中国药典》）思维发散：取类比象，质松，易发散。

【质地轻重】体轻。（《中国药典》）思维发散：质轻升浮。

5.尝

味道：味微甜。思维发散：微甘入脾。

6.药性

防风药性微温。思维发散：微温也可制寒。

7.共性应用

（1）达病位　防风能达人体属阴部位。

（2）平病性　防风药性微温，可平病性之寒。

（3）修病态　防风气特异，有走窜之功，《神农本草经》上说的"主大风，恶风，风邪，风行周身"，《名医别录》中说的"胁风"，王好古说的"搜肝气"，《药类法象》上说的"治风通用，散头目中滞气，除上焦风邪"，《长沙药解》中说的"行经络"等，都是根据走窜之功来谈的。简言之，防风可理气而治疗气滞证。由于其质松，故而，内

中药探秘
——中医原创思维下的中药解读

服进入人体后能快速起效。防风体轻能达表，加之质松发散及气特异走窜，所以，防风有一定的解表之功。防风微甘入脾，能增强脾功能，脾主运化，布散津液，加之质松发散及气异走窜，所以对于津液布散失常的痰湿水饮证，就可以考虑防风的应用。

（4）除表象　防风药用部位为根，其质地轻有升浮之功，所以，防风有很好的升提之能，临床上遇到下陷之热证，就可以放胆应用防风来治疗。

（5）入五脏　防风味微甘入脾。

（6）五行特点　防风味微甘属土，具土行的运动态势。防风体轻升浮，具火行的运动态势。

二、本草选摘

防风，通治一切风邪，故《神农本草经》以"主大风"三字为提纲。头痛恶风，及风邪而目盲无所见，其外感风邪之盛可知，风行周身，而骨节为之痛痹，亦风邪之深且重者，而防风皆治之，诚风药中之首屈一指者矣。《别录》主烦满胁痛，亦风淫于外而遏抑其清阳之气，不得宣布也。胁风二字，太不经见，而下文接以头面去来一句，则所谓风者，盖即指头面去来之风邪，胁字盖误，濒湖《本草纲目》引此无胁字，亦疑而删之也。四肢挛急，即《本经》风行周身、骨节疼痹之证。字乳者，产育乳子之时。金疮则破伤也。内痉二字，直接字乳金疮作一句读，即新产之中风及破伤风二证，皆有发痉一候，是血虚而内风煽动，非外来之风邪，故曰内痉，而防风亦能通治，颇似合外风内风而一以贯之。然古人以中风一证，无不从外来风邪治疗，是以产后发痉，角弓反张，《千金》《外台》均用豆淋酒等方，纯以发表祛风为主。究竟产后痉厥、金创破伤二者，虽有猝为寒风所乘，宜于解表之一证，要知二者皆在血脱之后，阴不涵阳，肝风内煽，发为痉瘫，尤其多数，此则宜于潜阳息风，镇定为亟，万不可再用风药，助其暴戾。《别录》内痉二字，必非防风之辛温发散者所可妄试。防风为风病之主药，《神农本草经》所主，皆风门重证，故首以大风一句表扬其功用，则驱除外风，兼能通痹起废，其效最弘，《神农本草经》列于上品，正以其足当大任而推重之，非无故也。后人但以为感冒风寒，轻疏发散之用，未免视之太浅。防风为泄风之上剂，然以走窜宣散成功，必其人气血充足，体质坚实，猝为外邪所乘，乃能任此辛温宣泄，而无流弊。凡古人治风诸方，皆不能轻用于今时东南之人者，以质脆阴薄，不能胜此燥烈之性也。防风虽不至如乌、附、姜、辛之刚烈，然温燥之气，扑人眉宇，确是温辛一类，所以温热之风邪外受，凡柴、葛、羌、防皆当审慎，而肝阳之动风，血虚之风痉，又必柔润息风，方为正治，散风诸剂，非徒无益，而又害之。（《本草正义》）

主大风头眩痛，恶风，风邪，目盲无所见，风行周身，骨节疼痹，烦满。（《神农本草经》）

三、单验方

（1）崩中　防风去芦头，炙赤色，为末。每服二钱，以面糊酒调下，更以面糊酒投之，此药累经有效。（《证类本草》）

（2）偏正头风，痛不可忍者　防风、白芷各四两。上为细末，炼蜜和丸，如弹子大。如牙风毒，只用茶清为丸，每服一丸，茶汤下。如偏正头风，空心服。如身上麻风，食后服。未愈连进三服。（《普济方》）

（3）自汗　防风、黄芪各一两，白术二两。每服三钱，水一钟半，姜三片煎服。（《丹溪心法》玉屏风散）

（4）盗汗　防风五钱，川芎二钱半，人参一钱二分半。为细末，每服二钱，临卧米饮调下。（《世医得效方》防风散）

（5）霉菌性阴道炎　防风、大戟、艾叶各15g。水煎，熏洗，每日1次。（《徐州单方验方新医疗法》）

四、使用注意

防风的常用水煎内服剂量为5~10g，临床上可以根据需要而调节使用量。应用防风时一定要鉴别真假，常见的伪品为狗英子，其闻之气微，无真品的特异气味，口尝味辛凉。

五、医家经验

1.治疗腹泻

茅某，男，工人，患慢性泄泻已5年余，大便溏薄，夹有黏液，日2~4次，伴肠鸣、腹胀，便后腹中空痛，稍进油腻生冷，病即加剧。某医院诊断为"结肠功能紊乱"，久治未效。症见面色萎黄，短气懒言，纳少，舌淡苔薄腻，脉弦细。予单味防风15g，每晚煎服1剂，连服10天，泄泻次数减少，日1~2次，腹痛亦轻。继服10剂，病愈。（1980年《浙江中医杂志》林一德）

2.治疗面神经麻痹

用防风30g煎汤，蜈蚣2条研成粉末，用防风汤送服，日1剂，晚饭后服用，儿童酌减，10天为1个疗程，治疗本病26例，痊愈16例，显效6例，好转3例，无效1例。（1986年《山东中医杂志》王炳范）

3.防风用药禁忌

朱鸿铭先生提出防风主要用于外风，凡血虚发痉及阴虚火旺者慎用。1985年8月，曾遇一头痛患者，头痛隐隐，头晕耳鸣，腰膝酸软，五心烦热，面色无华，心悸怔忡，舌淡红苔薄，脉细数，某医予辛散之剂，其中防风用至15g，连服6剂，头痛益剧。此证为血虚不能养肝，而致肝血不足，阴不敛阳，肝阳上扰。辛散之剂，在所必禁。李东垣指出，风药能燥血，愈治愈厉害。应以养血为法，后予四物汤去川芎，加生石决明、牡蛎、女贞子、钩藤而收效。[朱鸿铭.略谈临证用药之偏.山东中医杂志，1987（4）：4]

4.防风复方治疗风寒型哮喘

莫氏拟防风复方治疗风寒型哮喘效佳。防风复方组成：防风10g，生黄芪30g，桔梗5g。防风、生黄芪、桔梗置砂锅中，用冷水浸泡20分钟后煮沸，离火晾温后作茶饮，每日1剂，20日为1个疗程。本方主治风寒型哮喘。哮喘一病，病在肺，多因外感风寒侵袭而诱发，故病程缠绵，久治不愈。肺主气、主宣降、主皮毛。方中用黄芪益气固表为君药；防风散风胜湿走表而祛风寒之邪为臣药；桔梗宣肺利咽，引药入肺为佐使药。3药相伍，使肺

气得补，宣降功能得强，肌表腠理得固，风寒之邪外疏，哮喘得治。此方服用简便，效果较好。如能秋季服用，疗效更佳。

张某，女，46岁。22年前因风寒感冒未治而诱发哮喘。每逢冬季发作时，咽塞胸闷，呼吸困难，呼多吸少，喉中痰鸣有声，痰稀白，甚则不得平卧，苔白，脉浮紧。须口服氨茶碱或用哮喘气雾剂方可缓解。服用本方3个疗程，随访5年未发。[莫嘉俊.防风复方治疗风寒型哮喘.中医杂志，2003，44（7）：491]

5.防风治愈顽固性腹泻

程某，女，38岁，农民。1991年3月5日初诊。因腹泻10日始求医，经治疗症减，唯遗留触及风寒即腹泻，历2年余。近2个月病情加重，终日卧床避触风寒免腹泻之苦。检验：血、大便均为正常。病人体胖，面色㿠白，纳食正常，触及风寒即腹胀，肠鸣，泄利窘迫，大便呈粥状，舌苔白腻，脉缓。证属：风寒湿杂至，大肠传导失司。治以祛风、散寒、除湿。方药：防风18g，水煎服，日1剂。服3剂药后，周身汗出而黏，腹部舒适，腹泻症减。效不更法，继服5剂，诸症悉除，随访未见复发。

冯某，男，31岁，农民。1988年10月3日初诊。因感受风寒，当晚遍身瘙痒，黎明腹泻数次。经乡医治疗瘙痒除，黎明腹泻久治不应，历3个月。西医诊断为过敏性肠炎，治疗不效。各项检查均正常。刻诊：头昏，四肢酸楚，纳食正常，每日黎明即腹泻2~3次，大便水粪夹杂或呈粥状，舌苔黄腻，脉弦。证属：风寒入络传里，下迫大肠。治以祛风、散寒、燥湿。方药：防风20g，生姜5片。水煎服。每日1剂。5剂见效，黎明仍有便意，继服5剂，诸症悉除。[任德勋.防风治愈顽固性腹泻2例.中国社区医师，1992（8）：19]

6.防风治疗脱疽

脱疽包括血栓闭塞性脉管炎、闭塞性动脉粥样硬化、糖尿病性坏疽和冻伤坏死等病。其发病与脏腑、经络及营卫气血功能失调有密切关系，多因寒湿凝聚脉络，气血周流受阻，脉络闭塞不通所致。治疗原则如《素问·五脏生成篇》："疏其气血，

令其通达。"以防风 30g，花椒 20g，艾叶 30g，煎汤熏洗患肢，并用黄芪桂枝五物汤加防风 15g 内服治疗脱疽，每每获效。

防风为风药中润剂，润泽不燥，辛温轻散不伤阴，虽属膀胱脾胃经药，然随诸经之药，各经皆至，逐湿淫而振奋阳气，宣通气机，条达气血，疏通脉络。加之花椒、艾叶能温通脉络、逐寒湿、理气血，相得益彰。另外黄芪桂枝五物汤可益气活血、温经通脉，则寒凝湿滞，犹如冰释。

徐某，女，58 岁。因糖尿病足而就诊。患肢皮肤发凉，趾端皮色暗红，足背动脉搏动未扪及，第 1、2 趾溃烂，趾端有干性坏死物，曾治疗 3 个月余未见疗效。患趾刀割样疼痛，终日抱膝而坐，彻夜难眠，以镇痛药维持。以上法治疗 2 周后，皮肤变温，创口周围转红，创口有渗出，疼痛减轻。坚持上法治疗并严格控制血糖，5 周后，患趾溃烂基本愈合，患肢皮温、皮色恢复正常，疼痛完全消失，患者步履、行走正常。[杨兆庚，陈宝琴. 防风治疗脱疽. 中医杂志，2003，44（6）：411]

六、老姬杂谈

《新修本草》《药笼小品》《药鉴》《证类本草》等都说防风是辛甘或甘辛之品的，由于辛味发散，所以就说"祛风"甚好。《雷公炮制药性解》上说得更明白：防风辛走肺，为升阳之剂，故通疗诸风。气之结者，肺之疾也。目之痛者，风之患也，宜并主之。《神农本草经百种录》"凡药之质轻而气盛者，皆属风药，以风即天地之气也"这句话确实有理。《药鉴》中说："昔王太后风病不言而脉沉，其事甚急，若以有形之汤药与服，缓不及事，令以防风黄（芪）煎汤，熏蒸如雾满室，则口鼻俱受其无形之气，疾斯愈矣。何也？盖人之口通乎地，鼻通乎天，口以养阴，鼻以养阳，天主清，故鼻不受有形，而受无形为多，地主浊，故口受有形，而兼乎无形。"这里，给我们以启示：需要快速疏通经脉的时候，可以通过鼻闻之法（还有皮肤之吸收）；一口吃不了个胖子，需要补阴血的时候，则需从口而入，慢慢调补。这一点，临床谨记！

另外，历代本草书上更多都谈到了防风为祛风之强剂，《本草正义》上也如是说，结合《神农本草经百种录》上所说及我们的推理，防风治"风"效果确实不错。这里，我们再推理一下：纵观中医上的"生风"条件，最后都可归纳为"血虚生风"，比如，阴虚生风，由于阴虚为血虚加热象，所以，可以归纳为血虚生风，再比如，热极生风，由于热灼血液，热极之后，血量不足，血虚生风。防风微甘入脾，脾主运化，有统血之功，加之有走窜之性，所以可以除风。

这里要注意的是：量小属阳能达阳，量大属阴能达阴，所以，消除外风，需要小量应用；消除内风，需要大量应用。

生地黄

一、药物特性

1.望

【药材】为玄参科植物地黄的干燥块根。（《中药学》）思维发散：取类比象，根类药物能达人体属阴部位。

【颜色】表面灰黑色或棕灰色。（《中华本草》）思维发散：黑色与肾相通。

【优质药材】以肥大、体重、断面乌黑油润者为佳。（《中药大辞典》）

2.闻

【气味】气微。（《中华本草》）

3.问

【寒热属性】寒。（《中药学》钟赣生主编）

【采集时间】秋季。（《中药学》）思维发散：秋季，五行属金，秋季采收的药材，具有清除的运动态势。

【炮制】干地黄：用水稍泡，洗净泥沙杂质，捞出焖润，切片晒干或烘干。

生地黄炭：取洗净的干地黄，置煅锅内装八成满，上面覆盖一锅，两锅接缝处用黄泥封固，上压重物，用文武火煅至贴在盖锅底上的白纸显焦黄色为度，挡住火门，待凉后，取出；或将干地黄置锅内直接炒炭亦可。思维发散：地黄炭能增强止血之功。

【有效成分】主要含梓醇、乙酰梓醇、地黄苷等环烯醚苷类，尚含 β–谷甾醇、多种氨基酸和糖类等。（《中药学》）

【药理作用】生地黄煎剂能抑制大剂量甲状腺素所致的 β–肾上腺素受体兴奋，增强 M–胆碱受体–cGMP 系统功能，提高血浆 cGMP 含量水平，并显著拮抗地塞米松造成的肾上腺皮质萎缩及功能下降，提高血浆皮质酮水平。地黄浸剂、醇浸剂及地黄苷均有一定的降血糖作用。地黄苷、地黄低聚糖可增强体液免疫和细胞免疫功能。此外，还具有抗胃溃疡、促进造血、止血、降压等作用。（《中药学》）

【个性应用】需要拮抗地塞米松造成的肾上腺皮质萎缩及功能下降、提高血浆皮质酮水平、降血糖、增强体液免疫和细胞免疫功能及抗胃溃疡、促进造血、止血、降压时，可以考虑生地黄的应用。

4.切

现有特点：质较软润。（《中华本草》）思维发散：质润滋阴。

【质地轻重】体重。（《中华本草》）思维发散：质重沉降。

5.尝

味道：味微甜。（《中华本草》）思维发散：微甘入脾。

6.药性

生地黄药性为寒。

7.共性应用

（1）达病位　生地黄能达人体属阴部位。

（2）平病性　生地黄药性为寒，可治疗热性病证。

（3）修病态　生地黄质润，加之微甘健脾充血有补阴之功，可治疗阴血不足之证。生地黄味微甘入脾，脾主运化，布散津液，加之秋季采收具有金的清除之性，因其药性为寒，所以，生地黄可治疗湿热之证。生地黄质润滋阴，大量应用有通肠之功，可治疗"无水行舟"的肠滞证。

（4）除表象　生地黄黄色黑入肾，能增强肾的摄纳之功，因其质重沉降且药性为寒，所以，对于人体上部的咳嗽、嗳气、呕吐、咯血及体表的出汗、紫癜等病性属热者，有较好的治疗作用。虽然生地黄质重，有降气之功，但是，由于"甘缓"的缘故，所以生地黄的降气之功不显。

（5）入五脏　生地黄味微甘入脾。

（6）五行特点　生地黄味微甘属土，具土行的运动态势。生地黄秋季采收，具金行的运动态势。生地黄体重沉降，具水行的运动态势。

二、本草选摘

补虚损，主吐血不止。（《药性论》）

治血虚发热，常觉饥馁，倦怠嗜卧，胸膈痞闷。（《本草从新》）

干地黄，内专凉血滋阴，外润皮肤荣泽，病人虚而有热者宜加用之。（《本经逢原》）

填骨髓，血足能化精，而色黑归肾也。长肌肉，脾统血，血充则肌肉亦满矣。作汤，除寒热积聚，血充足则邪气散，血流动则凝滞消。除痹，血和利则经脉畅，生者尤良。血贵流行，不贵滋腻，故中古以前用熟地者甚少。久服，轻身不老，补血之功。（《本草经百种录》）

地黄，能补养中土，为滋养之上品。（《本草正义》）

干地黄，乃补肾家之要药，益阴血之上品。生地黄性大寒，凡产后恶食作泻，虽见发热恶露作痛，不可用，用则泄不止。（《神农本草经疏》）

治血虚发热（经曰：阴虚生内热），劳伤咳嗽（咳嗽阴虚者，地黄丸为要药），亦能除痰。（《本草备要》）

三、单验方

（1）鼻衄及膈上盛热　干地黄、龙脑薄荷（即水苏）等份。为末，冷水调下。（《孙兆方》）

（2）乳痈　捣生地黄汁敷之，热即易之，无不见效也。食医心镜：主劳瘦骨蒸，日晚寒热，咳嗽唾血。生地黄汁二合煮白粥，临熟入地黄汁搅令匀，空心食之。博济方治一切痈肿未破，疼痛，令内消。以生地黄杵如泥，随肿大小，摊于布上，掺木香末于中，又再摊地黄一重，贴于肿上，不过三五度。（《证类本草》）

（3）风湿、类风湿关节炎　取干地黄90g切碎，加水600~800ml，煮沸约1小时，滤出药液约300ml，为1日量，1次或2次服完。儿童用成人量的1/3~1/2。除个别病例连日服药外，均采取间隙服药法，即6天内连续服药3天；经1个月后，每隔7~10天连续服药3天。试治风湿性关节炎12例，11例于服药后半天至3天，1例于服药后6天，关节疼痛减轻，关节肿胀开始消退，继而关节功能开始恢复，结节红斑消退，体温渐降。经12~50天治疗后，9例治愈，3例显著进步。血沉恢复一般在症状消失之后。治愈病例经3~6个月的观察，复发1例，再以地黄治疗仍有效。对类风湿关节炎11例，治疗后显著进步9例，进步1例，无明显疗效1例。多数于1~5个月内关节疼痛减轻，关节肿胀开始消退，肢体活动障碍好转；少数病例关节肿胀消退虽迅速，但疼痛减轻较迟缓。有效病例中随访亦有少数复发。不良反应：少数有轻度腹泻和腹痛、恶心、头晕、疲乏、心悸，均系一过性，数日内自行消失，继续服药亦未再发生。据观察，生地黄具有抗炎作用，并对某些变态反应性疾患如皮肤疾患和支气管哮喘有效，能改善一般情况；少数病例服药后发生轻微水肿，与肾上腺皮质激素有相似之处。生地黄的作用可在停药后维持相当长的时间，治疗有效病例每次停药无1例有明显反跳现象；服药间隔期延长后，疗效不但不减退，病情却可进一步改善，甚至有在停药后症状继续减轻者。此外，生地黄在治疗第1~2个月内收效较为迅速而明显，以后继续用药，疗效似有递减的趋势，但停药1~2个月后，再行用药又可出现明显效果。（《中药大辞典》）

（4）湿疹、荨麻疹、神经性皮炎等皮肤病　取生地黄90g切碎，加水1000ml煎煮1小时，过滤约得300ml，1次或2次服完。儿童为成人量的1/3~1/6。采取间隙服药法，即每次连续服药3日，共服4次，第1次服药后休药3日，第2次服药后休药7日，第3次服药后休药14日，总计36天（12个服药日）为一疗程。满一疗程后停药1个月可开始第2疗程。（《中药大辞典》）

四、使用注意

生地黄的水煎内服剂量一般为10~15g，不过临床上更多时候使用的剂量都比这个大。当然，大剂量应用生地黄可以导致腹泻（质地较重也可以导致），这点一定要给患者说明白，以免引起不必要的恐惧和麻烦。也正是因此，所以，泄泻的患者，最好不好用生地黄。

《医学入门》中寒有痞、易泄者禁用。

五、医家经验

1.治疗湿疹

卢存寿先生介绍治疗湿疹、神经性皮炎、荨麻疹：每日用生地黄90g，间歇口服。共治疗37例，均获较好疗效。（1966年《天津医药杂志》）

2.大剂生地黄治热痹

生地黄治热痹，早在著作如《太平圣惠方》和《圣济总录》里面明确指出，风寒湿痹之外，另立热痹一门，治疗上多用生地黄、石膏、大黄之类。按《神农本草经》记载"地黄除痹"，近代医家姜春华教授指出"痹证见急性发作，见红肿热甚为热痹""治疗用生地黄为主，每次50~150g"。几年来在治疗过程中，把生地黄大剂量运用于热痹治疗过程中，收效颇大。生地黄，甘苦寒，入心、肝、肾经，具有滋阴清热、凉血消肿作用，针对其热痹病因为湿热痹阻，经脉不通所致，加入清热解毒、活血通络之剂，当为正治也。[王子坪，党永庆．大剂生地治热痹．陕西中医函授，1991（2）：27]

3.大剂量生地黄为主药配伍治疗类风湿关节炎

生地黄为清热凉血药，现代研究治疗类风湿关节炎、风湿性关节炎甚效。名医姜春华教授用大剂量生地黄（90g以上）为主药配伍治疗类风湿关节炎颇有效验。余仿其法用之。

王某，女，38岁，于2001年9月6日就诊，诉十指关节肿痛，屈伸不利3年。经化验检查，确诊为类风湿关节炎，用激素类和抗风湿药治之，收效甚微。转中医治之。遵姜春华经验，查患者遇寒加重，口中和，舌淡，脉弦细。证属气血不足。处方：生地黄90g，桂枝9g，羌活9g，川芎9g，麻黄9g，独活9g，防己9g，桑枝30g。共服药8剂，诸症悉除，亦无副作用。对此难治之病，治竟如此有效。随访2年无复发。

胡某，男，30岁，于2000年2月6日就诊，诉患风湿性关节炎5年，在各大医院住院治疗无效，双膝关节酸痛异常，肌麻重着，尤以气候变化明显，苔白腻，脉沉细。证属寒湿郁结。曾用三痹汤、独活寄生汤治之，均无显效，亦改用上方治疗，甚效。随访3年无复发。

某女，60岁，于1998年10月就诊，患风湿性关节炎7年。2001年12月忽然两侧锁骨肿痛难忍，按常规治疗无效，就诊时察舌无异常，脉略有弦象，亦以上方加姜黄10g，当归10g，白芍10g，鸡血藤30g，连服5剂，诸症悉除，随访1年无复发。

按：以上3例用治类风湿和风湿性关节炎之所以有效，与配伍有关，一般抗风湿药性多偏燥，用后易伤阴血，有些不良反应，而生地黄滋腻，故配伍使用，可以取长补短，相得益彰，有大量生地黄制约，不必虑麻、桂、羌活、川乌之燥烈。或问：生地黄性凉，用治寒邪引起痛痹能不加重病情？经临床试验，痛痹日久，也多伤阴，单用温燥风药也有弊端，在大量温里通阳药中，加生地黄配伍，有利无弊。［李凤霞.大剂量生地黄为主治痹证.河南中医学院学报，2004，19（3）：57］

4.生地黄应用5则

唐代以前，只有干地黄与生地黄；唐代以后才有熟地黄。现代生地黄即古之干地黄；古之生地黄，现谓鲜生地黄。张仲景在补肝肾时用干地黄，补心时用生地黄，而且用量都较大。宋代儿科医家钱乙，以为小儿纯阳，无须益火，用药主张柔润，一般在补肾时用熟地黄，如地黄圆；滋阴补血用干地黄，或干地黄与熟地黄同用，如甘露饮；清心凉血用生地黄，如导赤散。张景岳以喜用熟地黄称著，时人称"张熟地"，认为"诸经之阴血虚者，非熟地黄不可"，把熟地黄作为滋阴养血的首选药物。

方药中教授喜用生地黄，一是作为滋补肝肾主药，用于肝肾精血虚损的多种病症；一是以之"除痹"，治疗痹证，尤多用于热痹、虚痹等。在具体用法上应掌握以下几点。

（1）宜生不宜熟　我们推崇张景岳，但不喜用熟地黄，嫌其滋腻塞滞；生地黄能"逐血痹""除积聚"除痹"（《神农本草经》），说明其性流动活泼、不腻不滞，所以喜用之。

（2）宜细不宜粗　地黄之细小者，一是不腻，二是容易煎透，所以喜用"细生地黄"。

（3）用量宜大　生地黄只有大量使用，才能取得预期效果，一般而言，补肝肾时用15~30g，除痹时可用到30~60g。

（4）配伍宜佐　若长期大量使用生地黄，为防其碍胃，可在处方中辅佐一味如木香、砂仁、青皮、陈皮等理气药；也可酌伍焦山楂、焦神曲、鸡内金等消导药。

（5）煎法宜活　地黄中含有一种致泻物质，可引起便溏，久煎后，该致泻物质可被破坏，又不影响滋阴效果。因此，临床上可根据病人大便情况来决定煎药时间：大便偏干者，只煎30分钟左右，令其润便；大便偏溏者，煎药时间要长，第一煎在50分钟以上，第二煎可在30分钟左右，这样，既达到滋阴的目的，又不致发生腹泻。［范准成、李密英，赵东升.地黄运用浅析.陕西中医，1993，14（5）：230］

5.治疗奇痒

曾治一妇，吾妹之乡邻也。全身瘙痒，不红不肿，无疹无斑，屡治罔效。吾思风则肿、热则红，今无疹无斑，恐为内虚，试令其以生地黄煲瘦肉，不拘其量，或以作汤或以佐膳。越1个月，来函致谢，并谓按法服后，今瘙痒已全无矣。［黄仕沛.黄继祖医学观点及临床经验.新中医，1992（2）：10］

六、老姬杂谈

生地色黑入肾，同熟地黄一样，能助肾固摄，所以，临床上遇到肾虚固精不力以致失眠多梦者，病性属寒的，大量用生地黄（150、240、300、500g都可以，据病情选用）或加用熟地黄，效果很是不错。

《本草求真》：愚按《神农本草经》地黄虽列上品，而实性禀阴柔，与乡愿不异。譬诸宵人内藏隐隙，外示优容，描画阴药形象殆尽，是以举世名家，靡不借为滋阴上品，止血神丹，历今弊仍不改。虽或用非其宜，得以稍清旺气，服之仍得暂安。非若人参之性禀阳明，象类君子，有过必知（阳药性劣，于病不合便知）。是以师家敛手不敢用，病家缄口不敢尝，故宁用以地黄门冬阴柔最甚之属。以至于死不觉（用阴药杀人，人多不觉，故宁以阴为主）。张璐所论如此。然非深究病情，通达世故，洞悉药品，亦安有讨论而如斯乎！

由此给我们以启示：①阳药不能乱用多用，否则，患者有可能"咽下便知不合"；②阴药不能乱用多用，否则，病出时则悔之晚矣。总之，是药三分毒，严格掌握"有是证，用是药"。

白前

一、药物特性

1.望

【药材】为萝摩科植物柳叶白前或芫花叶白前的干燥根及根茎。（《中药学》）思维发散：取类比象，根及根茎类药材能达人体属阴及阴阳相交部位。

【颜色】断面白色。（《中华本草》）思维发散：白色与肺相通。

【优质药材】以根茎粗、须根长、无泥土及杂质者为佳。（《中药大辞典》）

现有特点：断面中空。（《中国药典》）思维发散：中空者发表。取类比象，中空者还有疏通经脉之功。

2.闻

【气味】气微。（《中国药典》）

3.问

【寒热属性】微温。（《中药学》钟赣生主编）

【采集时间】秋季。（《中药学》）思维发散：秋季，五行属金，秋季采收的药材，具有清除的运动态势。

【炮制】白前：拣去杂质，洗净泥土，稍浸泡后捞出，润透，切段，晒干。

蜜白前：取白前片用炼蜜加水适量拌匀，文火炒至蜜汁全部吸干，呈老黄色不黏手为度，取出放凉。思维发散：蜜炙甘缓而润肺。

【有效成分】柳叶白前和芫花白前的构成物质不大一样，但其药理作用却相似。（《中药学》）

【药理作用】白前两者醇提物、醚提物均有明显镇咳作用，芫花叶白前水提物也有镇咳作用。两者醇提物水提物及柳叶白前醚提物均有祛痰作用。两者水提物有明显的平喘作用。柳叶白前醇提物和醚提物有明显的抗炎、镇痛作用。柳叶白前醇提物显著性地抑制应激性、盐酸性及吲哚美辛—乙醇性胃溃疡形成，并有一定的止泻作用。白前醇提物还能显著延长血栓形成及凝血时间，因此表现为抗血栓形成作用，还有诱导白血病细胞分化作用。（《中药学》）

【个性应用】需要镇咳、祛痰、平喘、抗炎、镇痛、止泻、抗血栓形成及诱导白血病细胞分化时，可以考虑白前的应用。

4.尝

味道：味微甜。（《中国药典》）思维发散：微甘入脾。

5.药性

白前药性微温。

6.共性应用

（1）达病位　白前能达人体属阴和阴阳相交部位。

（2）平病性　白前药性微温，可平病性之寒。

（3）修病态　白前颜色发白，能入肺，肺主排浊，且秋季采收有金行的清除之性，上面排浊可以止咳平喘；下面排浊，可以通利二便等。

白前药材中空，有疏通作用，加之味微甘能健脾布散津液及秋季采收具有金行的清除之性，所以，白前有很好的祛痰除湿作用。

白前微甘入脾能增强脾功能，脾主运化，能除积食，加之中空疏通，所以，白前也有很好的健脾和胃作用。

中空者能发表，白前药材中空，因其药性微

温，所以，白前还有消除外感风寒的作用。

（4）除表象 《本草从新》谈到白前说"喉中作水鸡声者，服之立愈"。咳喘者，白前可用。

（5）入五脏 白前味微甘入脾。

（6）五行特点 白前味微甘属土，具土行的运动态势。白前秋季采收，具金行的运动态势。白前中空疏通，具木行的运动态势。

二、本草选摘

"深师方体肿，短气胀满，昼夜倚壁不得卧，常作水鸡声者，白前汤主之。白前二两，紫菀、半夏各三两，大戟七合，煮取温服，禁食羊肉饧糖。"（《本草求真》）

"经临床实践，本品祛痰作用颇强，对胃稍有刺激性，如素有胃病者，用量不过多，如果用量过多，易引起恶心呕吐。故使用时必须注意"。（《中药学》）

行气消积，健脾和胃。（《福建中草药》）

三、单验方

（1）久患暇呷咳嗽，喉中作声，不得眠 白前，捣为末，温酒调二钱匕，服。（《梅师集验方》）

（2）跌打胁痛 白前15g，香附9g，青皮3g。水煎服。（《福建中草药》）

四、使用注意

白前水煎内服常用剂量为3~10g，临床也可以根据需要而做剂量的调整。白前也有伪品，比如，白射干，不过，白射干断面为实心，口尝有微苦之味，此为鉴别要点。

五、医家经验

焦树德

凡因肺气不降或肺气上逆而致胸膈逆满、肺气壅实，痰浊不下之症，均可选用本品（白前）。例如外感风寒而致肺气上逆咳喘痰多者，可配合杏仁、苏叶、苏子、荆芥、前胡、生姜等同用。肺热而致咳嗽、气逆、痰多者，可配合桑白皮、地骨皮、黄芩、瓜蒌、知母等同用。久嗽上气，浮肿气短，胸闷胀满，昼夜不能平卧，喉中有痰鸣声者，前人有白前汤（白前、紫菀、半夏、大戟），可随证加减选用。（《焦树德方药心得》）

六、老姬杂谈

中药功效的推理，前人有很多方法，其中一个就是按照味道及药性来推理的，比如，《神农本草经疏》上谈到白前功效时说："白前，肺家之要药。甘能缓，辛能散，温能下，以其长于下气，故主胸胁逆气，咳嗽上气。二病皆气升、气逆，痰随气壅所致，气降则痰自降，能降气则病本立拔矣。白前性温，走散下气，性无补益。深师方中所主久咳上气，体肿短气，胀满，当是有停饮、水湿、湿痰之病，乃可用之，病不由于此者，不得轻施。"

我们现在知道，白前的味道是微甘的，所以，上面的推理结果有些就不能用了。《中药学》白前的功效为"降气，消痰，止咳"，这些都可以从中空疏通、发表及微甘健脾等功用中推理出来。

麦芽

一、药物特性

1.望

【药材】为禾本科植物大麦的成熟果实经发芽干燥的炮制加工品。（《中药学》）将大麦以水浸透，捞出置筐内，上盖蒲包，经常洒水，待芽长达3~5mm时，取出晒干或低温干燥。思维发散：大麦属于五谷，五谷养胃。果实更多走里。

【优质药材】以色黄粒大、饱满、芽完整者为佳。（《中药大辞典》）

2.闻

【气味】无臭。（《中国药典》）

3.问

【寒热属性】平。（《中药学》钟赣生主编）

【炮制】炒麦芽：取麦芽置锅内微炒至黄色，取出放凉。

焦麦芽：同上法炒至焦黄色，喷洒清水，取出晒干。

【有效成分】主要含淀粉酶 α-及 β-淀粉酶、催化酶、麦芽糖、大麦芽碱、大麦芽胍碱，含腺嘌呤、胆碱、蛋白质、氨基酸、维生素B、维生素D、维生素E、细胞色素C等。(《中药学》)

【药理作用】麦芽煎剂能轻度促进胃酸及胃蛋白酶的分泌，水煎提取的胰淀粉酶可助消化；生麦芽可扩张母鼠乳腺泡及增加乳汁充盈度，炮制后作用减弱；麦芽具有回乳和催乳的双向作用，其作用关键不在于生用或炒用，而在于剂量大小，即小剂量催乳，大剂量回乳；麦芽有类似溴隐亭类物质，能抑制泌乳素分泌。麦芽浸剂口服和注射剂可降低血糖。大麦碱的药理作用类似麻黄碱，具有对放射线的防护作用。(《中药学》)

【个性应用】需要助消化、降血糖、抗真菌时，可以考虑麦芽的应用；需要回乳时，需大剂量应用；需要催乳时，需小剂量应用。

4.尝

味道：味微甜。思维发散：微甘入脾。

5.药性

麦芽为平性药。思维发散：不管寒热，只要是麦芽的适应证，都可以应用麦芽来治疗。

6.共性应用

（1）达病位　麦芽，达里而治疗人体里面的病证。

（2）平病性　麦芽药性为平，不管寒热，都可以应用。

（3）修病态　《周礼·天官·疾医》："以五味、五谷、五药养其病。"我们知道，五味，就是辛甘酸苦咸五种味道；五谷，就是麻、黍、稷、麦、豆；五药，就是草木虫石谷。

大麦属于五谷，谷气养胃气；虽然麦芽是发芽的大麦，但同样可食，同样能养胃气。所以，《本草正》云"麦芽，病久不食者，可借此谷气以开胃"。

饮食物进入胃肠之中，如果没有脾的运化，就会形成积食证。麦芽味微甜补脾，能助运化，具有消食之功。比如，《药性论》上就说麦芽"消化宿食"，《医学启源》："补脾胃虚，宽肠胃，捣细炒黄色，取面用之。"《滇南本草》："消宿食。"《药

笼小品》上也说"化一切米面食积"。

现代药理研究也证实，麦芽具有助消化作用。

《本草求原》说：凡麦、谷、大豆浸之发芽，皆得生升之气，达肝以制化脾土，故能消导。凡怫郁致成膨膈等症，（麦芽）用之甚妙，人知其消谷而不知其疏肝也。

所以，麦芽也有一定的理气之功。临床上，需要开胃气帮助消化的时候，可以考虑麦芽的应用；需要理气疏肝的时候，也可以考虑麦芽的应用。

（4）除表象　消化不良时，可以考虑麦芽的应用。

（5）入五脏　麦芽味微甘入脾。

（6）五行特点　麦芽味微甘属土，具土行的运动态势。

二、本草选摘

消化宿食，破冷气，去心腹胀满。(《药性论》)

补脾胃虚，宽肠胃，捣细炒黄色，取面用之。(《医学启源》)

宽中，下气，止呕吐，消宿食，止吞酸吐酸，止泻，消胃宽膈，并治妇人奶乳不收，乳汁不止。(《滇南本草》)

大麦芽，和中消食之药也。补而能利，利而又能补，如腹之胀满，膈之郁结，或饮食之不纳，中气之不利，以此发生之物而开关格之气，则效非常比也。(《本草汇言》)

麦芽，病久不食者，可借此谷气以开胃，元气中虚者，毋多用此以消肾。亦善催生落胎。(《本草正》)

凡麦、谷、大豆浸之发芽，皆得生升之气，达肝以制化脾土，故能消导。凡怫郁致成膨膈等症，（麦芽）用之甚妙，人知其消谷而不知其疏肝也。(《本草求原》)

大麦芽，能入脾胃，消化一切饮食积聚，为补助脾胃之辅佐品，若与参、术、芪并用，能运化其补益之力，不至作胀满，为其性善消化，兼能通利二便，虽为脾胃之药，而实善舒肝气。夫肝主疏

泄，为肾行气，为其力能舒肝，善助肝木疏泄以行肾气，故又善于催生。至妇人乳汁为血所化，因其善于消化，微兼破血之性，故又善回乳。入丸散剂可炒用，入汤剂皆宜生用。（《医学衷中参西录》）

三、单验方

（1）快膈进食　麦芽四两，神曲二两，白术、橘皮各一两。为末，蒸饼丸梧子大。每人参汤下三五十丸。（《本草纲目》）

（2）产后腹中鼓胀，不通转，气急，坐卧不安　麦蘖一合，末，和酒服食，良久通转。（《兵部手集方》）

（3）饱食便卧，得谷劳病，令人四肢烦重，嘿嘿欲卧，食毕辄甚　大麦蘖一升，椒一两（并熬），干姜三两。捣末，每服方寸匕，日三四服。（《补缺肘后备急方》）

四、使用注意

麦芽，水煎内服时的常用剂量为10~15g，回乳时炒用，剂量为60g，甚至更多。《黄河医话》有一老中医介绍经验说，回乳用现炒的麦芽疗效显著，如法用之，果然灵验。所以，麦芽回乳时，尽量不要买"炒麦芽"，最好用生麦芽现炒，且剂量要大。

五、医家经验

炒麦芽回乳，早在《丹溪纂要》《薛立斋医案》中有记载，一直沿用至今，为断乳之良药。然而临证中，其效果全然不一。有的得心应手，效如桴鼓；有的如泥牛入海，全无消息。笔者临证摸索，认为其中存在一个药量和煎制法问题。炒麦芽断乳，取效快的关键在于其用量要大。煎制法：取生麦芽180g，微火炒黄（注意一定要即时炒即时用），置砂锅内，加水1000ml，煎至500ml（先文火后武火，煎煮时间需20~30分钟），滤出头汁。复加水800ml，煎至400ml，将2次煎的药物兑在一起，分2次温服，服后令微汗出。近年来，笔者临床治疗百余人，均为2剂服完，即告痊愈。（《黄河医话》李历城）

六、老姬杂谈

麦芽，《中药学》上到的功效是"行气消食，健脾开胃，回乳消胀"，这个与麦芽之"发芽"、五谷养胃、微甘健脾有关。在临床上，我们都知道"护胃"是关键，如何护胃，方法很多，其中一个就是在用矿石类药物的时候加用麦芽、神曲类以护胃。我用代赭石有时配伍神曲，有时配伍麦芽，它们的区别是什么？神曲味道是苦的，麦芽味道是微甘的，苦下甘缓，所以比较来说，想让代赭石快速达下焦以发挥作用或快速降气时，就应配伍神曲；如果想让代赭石更多在中焦发挥作用，就应配伍麦芽以治病。

阿胶

一、药物特性

1.望

【药材】为马科动物驴的干燥皮或鲜皮经煎煮、浓缩制成的固体胶。（《中药学》）思维发散：血肉有情之品。以皮达皮。

【颜色】黑色。（《中国药典》）

【优质药材】以色乌黑、光亮、透明、无腥臭气、经夏不软者为佳。（《中药大辞典》）

2.闻

【气味】气微。（《中国药典》）

3.问

【寒热属性】平。（《中药学》钟赣生主编）

【有效成分】主要含骨胶原，经水解后得到多种氨基酸。（《中药学》）

【药理作用】阿胶有补血、强壮的作用，能提高小鼠耐缺氧、耐寒冷、耐疲劳和抗辐射能力，口服阿胶者血钙浓度有轻度增高，但凝血时间没有明显变化。此外，阿胶还有提高体液免疫功能、抗血栓、抗炎、抗肿瘤、抗休克等作用。（《中药学》）

【个性应用】需要补血、强壮、提高耐缺氧、耐寒冷、耐疲劳和抗辐射及提高体液免疫功能、抗血栓、抗炎、抗肿瘤、抗休克时，可以考虑阿胶的应用。

4.切

现有特点：质硬而脆。（《中国药典》）思维发散：质硬走里。

【质地轻重】质地较重（用手一掂，较重）。思维发散：质重沉降。

5.尝

味道：味微甜。（《中国药典》）思维发散：微甘入脾。

6.药性

阿胶药性为平。

7.共性应用

（1）达病位　阿胶虽然能以皮达皮，但是其质硬走里，所以，阿胶更多是治疗人体里面的病证。

（2）平病性　阿胶药性为平，不管寒热，都可以应用。

（3）修病态　阿胶味微甜补脾，且为血肉有情之品，血虚之证，应用阿胶治疗，效果很好。不过，由于阿胶水化之后黏腻，所以，应用时需加用活血理气等"动药"或者加用补气药以促使阿胶能快速被人体吸收利用。阿胶质硬走里，质重沉降，因其能养血，所以对于"无水行舟"之便秘证，应用阿胶治疗，效果也不错。黑色为肾所主，阿胶棕黑色或乌黑色，能入肾而补肾，所以，《名医别录》中说阿胶治"脚酸不能久立"（久立伤骨），《药性论》中说阿胶"主坚筋骨"，《本草纲目拾遗》中说"强力伸筋，添精固肾"。孟诜说阿胶"治一切风毒骨节痛，呻吟不止者，消和酒服"。脾为后天之本，肾为先天之本，阿胶补脾肾，先后天均补，所以，是一味好药。不过，真阿胶才有此作用。

（4）除表象　人体之风，归纳之后，来源只有一个，这就是血虚生风（热极生风，热灼血液，血液不足，无以藏气，气乱跑则成风，也是热致血虚，血虚生风。其他的肝阳化风、阴虚生风等都与血虚生风有关），阿胶补血，所以，能除风，《备急千金要方·食治》上说阿胶"治大风"，《日华子本草》上说阿胶"治一切风"。

（5）入五脏　阿胶味微甘入脾，色黑入肾。

（6）五行特点　阿胶味微甘属土，具土行的运动态势。阿胶质重沉降，具水行的运动态势。阿胶色黑属水，具水行的运动态势。

二、本草选摘

阿胶，大要只是补血与液，故能清肺益阴而治诸证。（《本草纲目》）

余尝逢亲往东阿煎胶者，细加询访，闻其地所货阿胶，不但用牛马诸畜杂皮，并取旧箱匣坏皮及鞍辔靴屦，一切烂损旧皮皆充胶料。人间尚黑，则入马料、豆汁以增其色。人嫌秽气，则加樟脑等香，以乱其气，然美恶犹易辨也。今则作伪者，日益加巧，虽用旧皮浸洗日久，臭秽全去，然后煎煮，并不入豆汁及诸般香味，俨与真者相乱。人言真胶难得，真胶未尝难得，特以伪者杂陈并得，真者而亦疑之耳。人又以胶色有黄有黑为疑者，缘冬月所煎者，汁不妨嫩，入春后嫩者，难于坚实，煎汁必老。嫩者色黄，老者色黑，此其所以分也。昔人以光如瑿漆，色带油绿者为真，犹未悉其全也。又谓：真者拍之即碎，夫拍之即碎，此唯极陈者为然，新胶安得有此。至谓真者，绝无臭气，夏月亦不甚湿软，则今之伪者，未尝不然，未可以是定美恶也。又闻古法先取狼溪水以浸皮，后取阿井水以煎胶，狼溪发源于洪范泉，其性阳，阿井水之性阴，取其阴阳相配之意，火用桑薪煎炼四日夜而后成。又谓：烧酒为服胶者所最忌，尤当力戒。此皆前人所未言者，故并记之。（《本草崇原》）

三、单验方

（1）久咳嗽　阿胶（炙燥）一两，人参二两。上二味，捣罗为散，每服三钱匕，豉汤一盏，入葱白少许，同煎三沸，放温，遇嗽时呷三五呷；依前温暖，备嗽时再呷之。（《圣济总录》）

（2）老人虚人大便秘涩　阿胶（炒）二钱，连根葱白三片，蜜二匙，新水煎，去葱，入阿胶、蜜溶开，食前温服。（《仁斋直指方》）

四、使用注意

阿胶，烊化的剂量为3~9g，临床也可以根据需要而选用合适的剂量。由于阿胶黏腻，所以，脾功能虚弱的患者应用时需注意配伍。临床上见到血虚之人，首先想到用阿胶来补血是对的，不过，更多时候的血虚是脾虚所致的，而阿胶黏腻碍脾，所以，应用阿胶时一定要注意消除不良反应。阿胶假的很多，可以通过看、闻、摔、尝来检验。看颜色是否为棕黑色或乌黑色；加热火火烧后闻有无异味、臭味；轻摔是否碎裂；口尝味道是是否微甜等。

五、医家经验

1.小腿慢性溃疡

尹洪恕先生等介绍：先将溃疡面做清创消毒，每次换药前用红外线照射10~15分钟。然后将30g阿胶放入碗内，加净水70ml，文火温化成膏。按创面大小，将2~3g阿胶膏置于无菌纱布条或纱布块上覆盖于创面，固定，每日1次。一般20余次即愈。共治疗24例，均痊愈。[中西医结合杂志，1987，3（4）：241]

盛德甫先生等介绍：治一何某，男，72岁。右足内踝上15cm处溃疡已5年，屡经中西药物治疗无效。溃疡面约3cm×3cm，疮面溃烂流脓水，气味臭秽，溃疡四周呈缸口状，皮肤色素沉着，肉芽紫暗。清洁疮面后，用阿胶1块，烘软压平，如铜钱厚薄，用剪刀修剪和疮面一样大小，盖贴于疮面上，外盖纱布，胶布固定。2日后复诊，见疮面明显缩小，肉芽见红活，疮面已闻不到臭秽味。以上法共治疗3次，溃疡愈合，3年未发作。[浙江中医杂志，1987（1）：16]

2.慢性溃疡性结肠炎

郭松河先生用阿胶20~30g，放入茶缸内，隔水加热使之软化后取出，剪成重为1.5~2g的阿胶小段，然后再逐块直接放入沸水中，待充分软化后，立即用镊子镊出，用手捏制成椭圆形而光滑的栓剂备用。用时先将阿胶栓1枚放入热水内润湿，将阿胶栓立即塞入肛门，再用肛门管送入。送入深度和枚数依病位高低和病变范围、大小、多少而定，一般1~2枚，每日大便后上药1次，7~10天为一疗程，2个疗程间停药4天。共治疗200例，

其中显效118例，有效76例，无效6例，有效率为97%。[中西医结合杂志，1989（3）：179]

六、老姬杂谈

血见黑即止，阿胶色黑，所以，很多本草书上就说阿胶有止血作用。不过，我看到《中药大辞典》和《中华本草》上的药理研究内容，没有发现阿胶有止血作用，在中国中医药出版社2012年出版的《中药学》上阿胶的药理作用中，只谈到补血、强壮作用，也没有谈到止血作用。

使君子

一、药物特性

1.望

【药材】为使君子科植物使君子的干燥成熟果实。（《中药学》）思维发散：果实更多达里。

【优质药材】以个大、颗粒饱满、种仁色黄、味香甜而带油性者为佳。（《中药大辞典》）

2.闻

【气味】气微香，炒熟后更显著。（《中药大辞典》）思维发散：气香走窜。

3.问

【寒热属性】温。（《中药学》钟赣生主编）

【采集时间】秋季。（《中药学》）思维发散：秋季，五行属金，秋季采收的药材，具有清除的运动态势。

【炮制】使君子仁：除去外壳，取净仁。

炒使君子仁：置锅内用文火炒至微有香气，取出，放凉。

【有效成分】种仁含使君子氨酸，以钾盐形式存在，另含有脂肪油等物质。（《中药学》）

【药理作用】10%使君子水浸膏可使蚯蚓麻痹或死亡；使君子仁提取物有较强的麻痹猪蛔虫头部的作用，麻痹前可见刺激现象，其有效成分为使君子氨酸钾；其所含吡啶类及油对人、动物均有明显的驱蛔效果；其粉有驱蛲虫作用。（《中药学》）

【个性应用】需要驱蛔虫或驱蛲虫时，可以考虑使君子的应用。

4.切

现有特点：有油性；质坚硬。(《中国药典》)思维发散：有油性，一者可以润肠，二者质润滋阴；质坚硬走里，不易散开。

【质地轻重】体轻。(《中药大辞典》)思维发散：体轻升浮。

5.尝

味道：味微甜。(《中国药典》)思维发散：微甘入脾。

6.药性

使君子药性为温。

7.共性应用

（1）达病位　使君子药材为果实，更多达里；质坚硬达里，体轻升浮可达表，所以，内服使君子，内外皆达。

（2）平病性　使君子药性为温，可治疗寒性病证。

（3）修病态　使君子气微香，具有疏通之功；味微甜，具有健脾之能，所以，《神农本草经疏》上说"使君子，为补脾健胃之要药"；脾主运化，布散津液，使君子能健脾，加之秋季采收具有清除之性，所以，使君子也能消除痰湿水饮，《开宝本草》上就说使君子能治"小便白浊"。

使君子体轻升浮，但因其有油性，能滑肠，故而，使君子的升提之功不显。

（4）除表象　药理研究证实，使君子有明显的驱虫作用，所以对于蛔虫、蛲虫及其所致的腹痛等症，有很好的治疗作用。《药性切用》中就说使君子"消积杀虫，为虫积腹痛专药"。

以前的以前，没有药理实验，如何知道使君子能杀虫？仅仅靠经验？《神农本草经疏》上的这一段话，也许对我们有所启示：使君子，为补脾健胃之要药。小儿五辨，便浊泻痢及腹虫，莫不皆由脾虚胃弱，因而乳食停滞，湿热瘀塞而成。脾健胃开，则乳饮自消，湿热自散，水道自利，而前证俱除矣。不苦不辛，而能杀疳蛔，此所以为小儿上药也。

（5）入五脏　使君子味微甘入脾。

（6）五行特点　使君子味微甘属土，具土行的运动态势。使君子秋季采收，具金行的运动态势。使君子体轻升浮，具火行的运动态势。

二、本草选摘

凡杀虫药多是苦辛，唯使君、榧子，甘而杀虫，亦一异也。凡大人小儿有虫病，侵晨空腹食使君子仁数枚，或以壳煎汤咽下，次日虫皆死而出也。或云七生七煨食亦良。此物味甘气温，既能杀虫，又益脾胃，所以能敛虚热而止泻痢，为小儿诸病要药。(《本草纲目》)

凡小儿食此，亦不宜频而多，大约性滑，多则能伤脾也。但使君子专杀蛔虫，榧子专杀寸白虫耳。(《本草正》)

甘温是温和之温，殊非温燥可比，故能助饮食之运化，而疏导肠中积滞，且富有脂液，所以滑利流通。(《本草正义》)

凡杀虫药都是苦辛，唯使君子甘而杀虫，不伤脾胃，大人小儿有虫病者，每月上旬清晨空腹食数枚或为散，肥汤服之，次日虫从大便出。忌饮热茶，犯之即泻。凡虫皆脾胃虚弱，饮食停滞而生此物；甘温既能杀虫，又益脾胃，所以能敛虚热而止泻，为小儿虫积上药。(《本经逢原》)

用之以治小儿伤食生虫者实妙，以其不耗气也。然而大人用，未尝不佳。但宜用鲜，而不宜用陈，用熟而不宜用生。入药之时，宜现煨熟，去壳口嚼咽下，以汤药送之，始能奏功也。(《本草新编》)

三、单验方

（1）小儿蛔虫咬痛，口吐清沫　使君子（去壳）为极细末，用米饮调，五更早空心服。(《补要袖珍小儿方论》使君子散)

（2）小儿脾疳　用使君子、芦荟，等份为末。每服一钱，米汤送下。

（3）蛔虫病　用使君子为末，五更时以米汤调服一钱。(《简便单方》)

（4）小儿痞块腹大，肌瘦面黄，渐成疳疾　使君子仁三钱，木鳖子仁五钱。为末，水丸龙眼大。每以一丸，用鸡子一个破顶，入药在内，饭

上蒸热，空心食。(《简便单方》)

（5）黄病爱吃生米、茶叶、桴炭、泥土、瓦屑之类　使君子肉二两（切碎，微炒），槟榔二两，南星三两（俱用姜汁拌炒）。共为末，红曲打糊为丸，如梧桐子大。每服百余丸，乌梅花椒汤送下。(《万病回春》)

（6）虫牙疼痛　使君子煎汤，频漱。(《濒湖集简方》)

四、使用注意

使君子水煎内服的常用剂量为9~12g；使君子仁，一般做成丸散来用，1次或2次的量为6~9g。小儿每岁1~1.5粒，炒香后嚼服，1天的总量不超过20粒。使君子有一定的毒性，不能服用太多。使君子的有毒成分为使君子酸钾，内服过量或多食生品可使胃肠刺激和膈肌痉挛，毒副作用表现为呃逆、头痛、眩晕、恶心、呕吐、冷汗、四肢发冷，重者可以出现抽搐、惊厥、呼吸困难、血压下降等。

服药时忌饮热茶。大量服用能引起呃逆、呕吐、眩晕等反应。

《本草纲目》：忌饮热茶，犯之即泄。

五、医家经验

焦树德

小儿脾胃虚弱容易停乳，食滞，湿热郁阻，消化不良而致成疳疾、虫积、痞疾等病。一般常表现为：面黄肌瘦，毛发枯脆，消化不良，便泄，腹大青筋，低热，食欲不振，爱吃泥土，肝脾大，倦怠，易哭啼等。本品健脾胃，除虚热，消积杀虫。常配合胡黄连、焦三仙、鸡内金、槟榔、白术、茯苓等同用，例如加味肥儿丸（麦芽、神曲、白术、山楂、使君子、胡黄连、槟榔、木香、枳实、鸡内金、陈皮，为末，蜜丸）、健脾肥儿散（使君子、鸡内金、白术、山药、甘草、茯苓、山楂，共为细粉）等。(《焦树德方药心得》)

六、老姬杂谈

使君子，我们的《中药学》将其归为驱虫药

当中，在药理作用中也只谈到驱虫，但从历代本草书上的谈述来看，现在是明显地把使君子的功用给"缩水"了。

白茅根

一、药物特性

1.望

【药材】为禾本科植物白茅的干燥根茎。(《中药学》)思维发散：取类比象，根茎类药材能达人体腰腹部位，也能达其他的阴阳相交之处。

【颜色】断面皮部白色。(《中国药典》)

【优质药材】以粗肥、色白、无须根、味甜者为佳。(《中药大辞典》)

2.闻

【气味】无臭。(《中国药典》)

3.问

【寒热属性】寒。(《中药学》钟赣生主编)

【采集时间】春、秋。(《中药学》)思维发散：春季，五行属木，春季采收的药材，具有顺畅的运动态势。秋季，五行属金，秋季采收的药材，具有清除的运动态势。

【炮制】干茅根：拣净杂质，洗净，微润，切段，晒干，簸净碎屑。

茅根炭：取茅根段，置锅内用武火炒至黑色，喷洒清水，取出，晒干。思维发散：血见黑即止，炒炭能增强止血之功。

【有效成分】主要含白茅素、芦竹素、印白茅素及白头翁素等，还含有机酸、甾醇及糖类。(《中药学》)

【药理作用】白茅根具有止血、利尿、抗炎作用。其水煎剂能显著缩短出血和凝血时间；增加负荷小鼠尿量；能抑制醋酸所致的小鼠毛细血管通透性的增高，提高小鼠吞噬细胞的吞噬率和吞噬指数。(《中药学》)

【个性应用】需要止血、利尿、抗炎、缩短出血和凝血时间时可以考虑白茅根的应用。

4.切

现有特点：中心黄白色，并有一小孔。思维

发散：取类比象，白茅根有疏通作用。

【质地轻重】体轻。（《中国药典》）思维发散：质轻上浮。

5.尝

味道：味微甜。（《中国药典》）思维发散：微甘入脾。

6.药性

白茅根药性为寒。

7.共性应用

（1）达病位　白茅根能达人体阴阳相交之处，因质轻上浮，所以，白茅根也能达人体属阳部位。

（2）平病性　白茅根药性为寒，可平病性之热。

（3）修病态　白茅根味微甜能健脾，布散津液，所以，白茅根有祛湿之功；药材中间有小孔，取象比类，有疏通之功；色白入肺，肺主排浊，所以，白茅根的祛湿作用较强。

临床上遇到湿邪较重的病证，就可以应用白茅根来治疗：在下，可以利尿而祛湿，在上，可以排痰而祛湿，在外，可以发汗而祛湿。

白茅根中空疏通，色白入肺排浊，所以，白茅根不但能疏通体内之气而治疗气滞，而且还能散气以排浊。临床上遇到体内及体表之气郁情况，应用白茅根效果较好。

气有余便是火，白茅根散气，所以也就有清热之功，热降血止，对于因热所致的出血，应用白茅根治疗，效果也是不错的。同样道理，白茅根也能治疗热淋。

（4）除表象　根据个性应用可知，白茅根有很好的止血和利尿作用。

（5）入五脏　白茅根味微甘入脾。

（6）五行特点　白茅根味微甘属土，具土行的运动态势。白茅根色白属金，具金行的运动态势。白茅根体轻上浮，具火行的运动态势。白茅根中空疏通，具木行的运动态势。

二、本草选摘

主劳伤虚羸，补中益气，除瘀血、血闭寒热，利小便。（《神农本草经》）

主妇人月经不匀，通血脉淋沥。（《日华子本草》）

味甘，性凉，中空有节，最善透发脏腑郁热，托痘疹之毒外出；又善利小便淋涩作疼、因热小便短少、腹胀身肿；又能入肺清热以宁嗽定喘；为其味甘，且鲜者嚼之多液，故能入胃滋阴以生津止渴，并治肺胃有热、咳血、吐血、衄血、小便下血，然必用鲜者其效方著。春前秋后剖用之味甘，至生苗盛茂时，味即不甘，用之亦有效验，远胜干者。（《医学衷中参西录》）

一妇人年近四旬，因阴虚发热，渐觉小便不利，积成水肿，服一切通利小便之药皆无效。其脉数近六至，重按似有力，问其心中常觉烦躁，知其阴虚作热，又兼有实热，以致小便不利而成水肿也。俾用鲜茅根半斤，煎汤两大碗，以之当茶徐徐温饮之，使药力昼夜相继，连服五日，热退便利，肿遂尽消。

三、单验方

（1）吐血不止　白茅根一握，水煎服之。（《千金翼方》）

（2）血热鼻衄　白茅根汁一合，饮之。（《妇人大全良方》）

（3）鼻衄不止　茅根为末，米泔水服二钱。（《太平圣惠方》）

（4）喘　茅根一握（生用旋采），桑白皮等份。水二盏，煎至一盏，去滓温服，食后。（《太平圣惠方》）

（5）小便热淋　白茅根四升。水一斗五升，煮取五升，适冷暖饮之，日三服。（《肘后备急方》）

（6）劳伤溺血　茅根、干姜等份。入蜜一匙，水二钟，煎一钟，日一服。（《本草纲目》）

（7）血尿　白茅根、车前子各30g，白糖15g。水煎服。（《内蒙古中草药新医疗法资料选编》）

（8）阳虚不能化阴，小便不利，或有湿热壅滞，以致小便不利，积成水肿　白茅根一斤。掘取鲜者，去净皮与节间小根，细切，将茅根用水四大碗，煮一沸，移其锅置炉旁，候十数分钟，视其茅根若不沉水底，再煮一沸，移其锅置炉旁，须臾视其根皆沉水底，其汤即成，去渣温服，多半杯，日服五六次，夜服二三次，使药力相继，周十二时，小便自利。（《医学衷中参西录》）

四、使用注意

白茅根水煎内服的常用剂量为9~30g，鲜品加倍。白茅根，也有假的，比如，同科植物白草的干燥根茎就和白茅根很相似，都是细长圆柱形，体轻等，唯一的区别是白茅根断面纤维性，中心黄白色，并有一小孔，其外围有一轮小孔，如"车轮"状，外圈与中心极易剥离；而伪品白草断面中央有白色髓，有时中空，皮层较窄，无"车轮"状空隙。

五、医家经验

1.杜雨茂

慢性肾炎水肿，小便不利和尿量减少常是主要原因，因此利尿是消除水肿的重要治疗途径之一。杜教授在此方面体会尤深，他每遇小便短少、尿中带血，或镜检发现血尿者，无论有无水肿，均在本病的辨证方药中加入白茅根30~45g，玉米须30g，连续服用，多可收到清热凉血、利水消肿之良好效果。由于白茅根甘淡微寒，清热而不碍胃，止血而不留瘀，利尿消肿而不伤阴，故对慢性肾炎水肿伴血尿者用之最为对症，值得推广应用。根据杜教授经验，本品用量不可太轻，一般应在30g以上，否则收效欠佳。［郭敦礼，张玉琴.杜雨茂教授治疗肾炎用药撷萃.国医论坛，1991（3）：19］

2.石景亮

石景亮用白茅根的临床指征：热证吐、衄、尿血；急性肾炎、慢性肾炎小便量少；急性传染性肝炎小便不利。临床多用其治疗热病烦渴、肺热咳嗽、胃热呕哕、吐血、衄血、尿血、热淋、水肿、小便不利及黄疸等病证。白茅根无毒副作用，其用量一般在15~30g。对体壮症重者，可用至60~100g。急性肾炎，证型属于风热水肿、湿热或热毒水肿、血尿者一定要用之；肾病综合征，属湿热壅滞型者，放胆用之；对肾盂肾炎，无论急性肾病或慢性肾病均应使用白茅根。血小板减少性紫癜

自拟经验方茅根三花三草汤治疗血热型者。处方：鲜白茅根60g，金银花20g，槐花20g，凌霄花30g，茜草30g，仙鹤草30g，紫草20g，生地黄炭30g，桑白皮20g，地骨皮15g，冬瓜子30g，麦芽20g，大枣30g，生姜10g。

肾病综合征病情缓解后，应用自拟经验方茅根芪须汤，水煎代茶，饮3~6个月以资巩固疗效。处方：鲜茅根30g，生黄芪30g，玉米须30g，大枣10g。

《肘后备急方》"茅根治水肿小便不利"，《千金翼方》"茅根治吐血不止"。白茅根水浸剂经动物实验证明，有明显利尿作用，但对肝脏病及心力衰竭引起的水肿则无明显利尿作用，故不宜用，用之损伤阳气；对脾气虚不能统血所致的失血症，亦不宜用，否则，影响脾胃的运化功能。白茅根产域广阔，大江南北，长城内外，均有出产。用其治病，符合简、便、廉，适用于贫困地区。［石显方，傅文录.石景亮老中医遣方用药的经验.时珍国医国药，2005，16（12）：1338］

六、老姬杂谈

《中药学》白茅根功效为"凉血止血、清热利尿"，这是从白茅根的特点、味道推理而出的。比如，《本草纲目》上是这样说的，"白茅根，甘能除伏热，利小便，故能止诸血、哕逆、喘急、消渴、治黄疸水肿，乃良物也。世人因微而忽之，唯事苦寒之剂，致伤冲和之气，乌足知此哉？止吐衄诸血，伤寒哕逆，肺热喘急，水肿，黄疸，解酒毒。"

当然，鲜白茅根多汁，有生津之功，生津以除虚热，热除血止，所以，更多时候"凉血止血"是针对鲜白茅根来说的，比如，《医学衷中参西录》上就说"白茅根必用鲜者，其效方著。春前秋后剖用之味甘，至生苗盛茂时，味即不甘，用之亦有效验，远胜干者"。

薏苡仁

一、药物特性

1.望

【药材】为禾本科植物薏苡的干燥成熟种仁。

（《中药学》）思维发散：达里。

【颜色】表面乳白色。（《中国药典》）思维发散：白色与肺相通。

【优质药材】以粒大、饱满、色白、完整者为佳。（《中药大辞典》）

2.闻

【气味】气微。（《中国药典》）

3.问

【寒热属性】凉。（《中药学》钟赣生主编）

【采集时间】秋季。（《中药学》）思维发散：秋季，五行属金，秋季采收的药材，具有清除的运动态势。

【炮制】炒薏苡仁：取拣净的薏苡仁置锅内用文火炒至微黄色，取出，放凉即可。或用麸皮同炒亦可。

【有效成分】主要含脂肪油，薏苡仁酯，薏苡仁内酯，薏苡仁多糖A、B、C，氨基酸，维生素B_1等物质。（《中药学》）

【药理作用】薏苡仁煎剂、醇及丙酮提取物对癌细胞有明显抑制作用。薏苡仁内酯对小肠有抑制作用。其脂肪油能使血清钙、血糖量下降，并有解热、镇静、镇痛作用。（《中药学》）

【个性应用】需要抑制癌细胞、降血糖、解热、镇静、镇痛时，可以考虑薏苡仁的应用。

4.切

现有特点：质坚实。（《中国药典》）思维发散：内实者攻里，薏苡仁质坚实，内服之后走里而在体内发挥作用；取类比象，坚实者不易发散。

【质地轻重】质地较重（用手一掂，较重）。思维发散：质重沉降。

5.尝

味道：味微甜。（《中国药典》）思维发散：微甘入脾。

6.药性

薏苡仁药性为凉。思维发散：凉能制热。

7.共性应用

（1）达病位　薏苡仁达里以治疗里证。

（2）平病性　薏苡仁性凉，可治疗热性病证。

（3）修病态　薏苡仁秋季采收，具有清除作用，加之色白入肺，肺主排浊，所以，薏苡仁有很好的排浊作用；薏苡仁质地较重及达里，从下排浊，薏苡仁能很好地通利二便。

薏苡仁质地较重有降气之功，《本草经集注》上谈其"令人能食"，就是与质重沉降有关，当然，和味微甜健脾强运化也有关。

薏苡仁味微甜健脾，布散津液，有消除痰湿水饮之功；结合薏苡仁的排浊作用，薏苡仁有很好的除湿利小便作用；对于脾虚泄泻，有很好治疗作用。当然，脾主肌肉，对于肌肉中的痰湿滞留，薏苡仁也有很好的清除作用。

薏苡仁质坚实不易发散，临床应用时，如果作用于胃肠道时则可直接应用；作用于其他地方如肌肉等，则最好加用"动药"以达快速收效之目的。

（4）除表象　热性的湿肿病，就可以直接应用薏苡仁来治疗。

（5）入五脏　薏苡仁味微甘入脾。

（6）五行特点　薏苡仁味微甘属土，具土行的运动态势。薏苡仁秋季采收，具金行的运动态势。薏苡仁色白属金，具金行的运动态势。薏苡仁质重下沉，具水行的运动态势。

二、本草选摘

主筋急拘挛，不可屈伸，风湿痹，下气。（《神农本草经》）

除筋骨邪气不仁，利肠胃，消水肿，令人能食。（《名医别录》）

薏苡仁，除湿而不如二术助燥，清热而不如芩、连辈损阴，益气而不如参、术辈犹滋湿热，诚为益中气要药。然其味淡，其力缓，如不合群以济，厚集以投，冀其奏的然之效也能乎哉？（《本草述》）

薏苡仁，《神农本草经》云微寒，主筋急拘挛。拘挛有两等，《素问》注中，大筋受热，则缩而短，缩短故挛急不伸，此是因热而拘挛也，故可用薏苡仁；若《素问》言因寒即筋急者，不可更用此也。凡用之，须倍于他药。此物力势和缓，须倍加用即见效。盖受寒即能使人筋急，受热故使人筋挛，若但热而不曾受寒，亦能使人筋缓，受湿则又

引长无力。(《本草衍义》)

筋急拘挛，屈伸不便者最效；咳嗽涕唾，脓血并出者极佳。久服益气轻身，多服开胃进食。但此药力和缓，凡用之时，须当倍于他药尔。(《本草蒙筌》)

薏仁最善利水，又不损耗真阴之气。凡湿感在下体者，最宜用之。视病之轻重，准用药之多寡，则阴阳不伤，而湿病易去。人见用药之多，动生物议，原未知药性，无怪其然。余今特为阐明，原世人勿再疑也。凡利水之药，俱宜多用，但多用利水之药，必损真阴之气，水未利，而阴且虚矣，所以他利水之药，不敢多用。唯薏仁利水，而又不损真阴之气，诸利水药所不及者也。可以多用，而反不用，与不可多用，而反大用者，安得有利乎。故凡遇水湿之症，用薏仁一二两为君，而佐之健脾去湿之味，未有不速于奏效者也。倘薄其气味之平和而轻用之，无益也。(《本草新编》)

凡使每一两，以糯米一两同炒熟，去糯米用。亦有更以盐汤煮过者，或炒，或生用。(《本草害利》)

三、单验方

（1）久风湿痹，补正气，利肠胃，消水肿，除胸中邪气，治筋脉拘挛　薏苡仁为末，同粳米煮粥，日日食之。(《本草纲目》)

（2）肺痿唾脓血　薏苡仁十两。杵碎，以水三升，煎一升，入酒少许服之。(《梅师集验方》)

（3）消渴饮水　薏苡仁煮粥饮，并煮粥食之。(《本草纲目》)

四、使用注意

薏苡仁水煎内服的常用剂量为9~30g，临床也可以根据需要而选用合适的剂量。由于薏苡仁质地较重，药性为凉，对胎儿不利，所以孕妇慎用。

《饮食须知》：因寒筋急，不可食用。

五、医家经验

1.重用薏苡仁治湿痹

李玉和先生介绍顽痹尤重除湿，除湿而首

用薏苡仁。笔者治湿痹常重用薏苡仁，其剂量为45~60g加入治痹方中，古人云"风可骤散，寒因温去，唯湿浊难以速除"，湿邪不仅在痹证的发生、发展与转归中起重要作用，而且也是痹证所以迁延不愈的原因之一，用薏苡仁正是体现了健脾祛湿的思路，使湿无内生之源，则顽痹可除。(2000年《中医药学报》)

2.薏苡仁排脓

吴天强先生介绍一次偶然的机会，给一位卵巢囊肿患者处方用药以桂枝茯苓汤重加薏苡仁50g，患者耳外眼角下一颗刺疣及左腕处两颗刺疣已疣近20年，不料今服药30剂，不仅卵巢囊肿愈，刺疣也全部脱落，疣痕皆无。余兴奋之余，每见患者有刺疣者，均在处方之余，加生薏苡仁50g研末令其冲服，20日以后大多都能消失。20年运用于临床每收捷效，无一不应手而消。运用生薏苡仁150g，加炮山甲3g（现已禁用，需以他药替用），共研末冲服，治疗痔核，无不应手而除。

黄某，女，26岁，患痔疮7年之久，经多方医治，反复发作，3年前手术根治。1年后，再次发现多个痔核，因不愿再受手术之苦，延余问药。处方：生薏苡仁1000g，炮山甲20g（现已禁用，需以他药替用）。共研末，每次冲服50g，每日1次，嘱其坚持服尽。15日后，痔核消除，药尽。至今已2年未见复发，平日用于痔疮患者，汤药合之无不应验。

临证治疗乳腺结核、乳腺纤维瘤、乳腺小叶增生、子宫肌瘤、卵巢囊肿，在对应用药基本方中，加入生薏苡仁50g、白芥子12g，神奇地发现病灶消除神速。薛某，女，53岁，经山东省菏泽市人民医院诊断为子宫肌瘤（B超显示83mm×78mm），延余诊疗，予自拟"参莲贝甲汤"加薏苡仁60g、白芥子12g，嘱服15剂后B超复查。20日后，B超显示子宫肌瘤52mm×38mm，嘱患者依方坚持再服30剂后复查，结果B超显示瘤体消失，余拟"参莲汤"代茶饮以固疗效。至今已1年未见复发。

薏苡仁清热排脓更消肿瘤，临床运用体会，最小量不能低于50g，炒用没有生用的效果好。

3.薏苡仁治疗筋急拘挛

薏苡仁《神农本草经》记载："筋急拘挛，不可屈伸，风湿痹下气。"诸家本草，谓能利湿消水。西洋东洋学者，只分析其所含成分蛋白质、脂肪、碳水化合物，认为其滋养力较白米为优。仲景方治浮肿，排脓；唐本草治肺痿肺气，积脓血，杀蛔虫，历验皆效；用以治疣，服之皆脱落；可知非但滋养料也。唯本草治筋急拘挛，人少用之。1945年秋，孙君之妻，产后4日，无寒热，四肢皆向外反折拘曲，壮妇4人按之不能直，稍定，诸如常人，移时复作，痛极啼号。注射西药镇静剂数日，无效，举室惶惶。余诊其无他病，嘱以薏苡仁150g煎汤滋饮，饮后即止。乃复疏补气益血方，加薏苡仁150g，服之再未复作。余于大筋拘挛症，予以薏苡仁无不获效，益信《神农本草经》主治，非后世臆测所可及也。(《黄河医话》)

4.薏苡仁清痰

1983年9月末，我得了一次感冒，初愈后，每日清晨仍咳黄色浊痰，历时2周，有增无减。我担心痰浊不清，引起他病。暗自思量，找一味善药来清除痰源，黄色浊痰是湿热酿成，我就选用薏苡仁清化。每日取薏苡仁50g煮粥，连吃3天。果然，咳痰逐日减少，尿量增多，湿热从下泄去。我素来脾肾不足，薏苡仁淡渗寒滑，虽然有利于清化痰热，但却使我溲时余沥点滴，有时自流而难以约束。可见善药也非十全。于是，在薏苡仁粥中加入10枚大枣，连吃4天，痰浊尽去。从此以后，我对肺热痰浊重者，常用薏苡仁治之，效果多佳。

薏苡仁祛湿清热，不仅能治痰热，对治水肿也很适宜。对小儿肾炎，不论初中末期，皆可用之；不论是否脾虚，均可加入大枣同煎。单用薏苡仁，量要大一点，每次20~30g较为适宜。一般用生薏苡仁，但个别病人吃生薏苡仁会导致腹泻，此时则宜炒用。(《长江医话》钟新渊)

六、老姬杂谈

《本草正》：薏苡，味甘淡，气微凉，性微降而渗，故能去湿利水，以其去湿，故能利关节，除

脚气，治痿弱拘挛湿痹，消水肿疼痛，利小便热淋，亦杀蛔虫。以其微降，故亦治咳嗽唾脓，利膈开胃，以其性凉，故能清热，止烦渴、上气。但其功力甚缓，用为佐使宜倍。

这个推理功效的方法很值得我们学习。知其然的同时更知其所以然，才能更好地灵活运用。

《本草新编》曰：薏仁最善利水，不至损耗真阴之气，凡湿盛在下身者，最宜用之，视病之轻重，准用药之多寡，则阴阳不伤，而湿病易去。故凡遇水湿之症，用薏仁一二两为君，而佐之健脾去湿之味，未有不速于奏效者也，倘薄其气味之平和而轻用之，无益也。

临床上我们治病有时效果不是很理想，原因也许就是治疗的"力量"没有达到。看看西药，一个小小的药片，也许其原料的量是相当大的，而我们中药应用，用的就是"原料"，要想达到西药之效，那么也许就需要更多倍的应用。不过，在用"原料"的时候，更需想到"毒副作用"，也就是要想到应用"成分"之外的"成分"会带来的不适。所以，配伍至关重要！

《中药学》上谈薏苡仁的功效为"利水渗湿，健脾止泻，除痹，排脓"，都可以从其特点推理而出。至于"解毒散结"，说的是治疗肺痈、肠痈、赘疣、癌肿，这也是薏苡仁健脾利湿作用的表现。

南瓜子

一、药物特性

1.望

【药材】为葫芦科植物南瓜的种子。(《中药学》)思维发散：达里。

【优质药材】以干燥、粒饱满、外壳黄白色者为佳。(《中药大辞典》)

2.闻

【气味】气微香。(《中华本草》)思维发散：气香走窜。

3.问

【寒热属性】平。(《中药学》钟赣生主编)

【采集时间】夏秋间（长夏）。（《中药学》）思维发散：长夏，五行属土，长夏采收的药材，具有生新的运动态势。

【有效成分】含南瓜子氨酸，为驱虫的有效成分。另含脂肪油，蛋白质，维生素A、B₁、B₂、C，又含胡萝卜素。（《中药学》）

【有效成分】含南瓜子氨酸，为驱虫的有效成分。另含脂肪油，蛋白质，维生素A、B_1、B_2、C，又含胡萝卜素。（《中药学》）

【药理作用】南瓜子对牛肉绦虫或猪肉绦虫的中段和后段节片均有麻醉作用，并与槟榔有协同作用；对血吸虫幼虫有抑制和杀灭作用，使成虫虫体萎缩、生殖器退化、子宫内虫卵减少，但不能杀灭。（《中药学》）

【个性应用】需要驱虫时可以考虑南瓜子的应用。

4.切

现有特点：有油性。（《中华本草》）思维发散：一者润肠，二者质润滋阴。

5.尝

味道：味微甘。（《中华本草》）思维发散：微甘入脾。

6.药性

南瓜子药性为平。

7.共性应用

（1）达病位　南瓜子达里。

（2）平病性　南瓜子药性为平，不能平病性之寒热。

（3）修病态　南瓜子有油性，具润肠通便之功，对于无水行舟之便秘，南瓜子有很好的治疗作用。气微香，炒后香气浓郁；味微甘，能健脾，脾主运化，布散津液，所以《中国药用植物图鉴》上说南瓜子"炒后煎服，治产后手足浮肿，糖尿病"。长夏属土，有生新作用，加之味微甘健脾，所以，《四川中药志》上用南瓜子来治疗营养不良。

（4）除表象　药理研究证实，南瓜子有驱虫作用，所以，《现代实用中药》上说南瓜子"驱除绦虫"；《安徽药材》上说南瓜子"能杀蛔虫"。

（5）入五脏　南瓜子味微甘入脾。

（6）五行特点　南瓜子味微甘属土，具土行的运动态势。南瓜子长夏采收，具土行的运动态势。

二、本草选摘

驱除绦虫。（《现代实用中药》）

能杀蛔虫。（《安徽药材》）

炒后煎服，治产后手足浮肿，糖尿病。（《中国药用植物图鉴》）

三、单验方

（1）营养不良，面色萎黄　南瓜子、花生仁、胡桃仁同服。（《四川中药志》）

（2）产后缺乳　每次用生南瓜子15~18g，去壳取仁，用纱布包裹捣成泥状，加开水适量和服（亦可加入少许豆油或食糖搅拌），早晚空腹各服1次。一般连服3~5天即可见效。如将瓜子仁炒热吃或煮粥吃则无效。（《中药大辞典》）

四、使用注意

南瓜子研粉，60~120g，冷开水调服。

《纲目拾遗》：多食壅气滞膈。

五、医家经验

南瓜子治疗慢性血吸虫病

凌某，男，20岁，1958年8月13日入院，5个月前有河水接触史，未经治疗。因南瓜子脱售，乃用未去油南瓜子断续治疗，每天270g，共24天，治疗后，大便孵化阳性，但虫卵计数却明显减少，治疗前，每次大便120个，治疗后每次大便5个，治疗过程中亦无反应。［安徽医科大学学报，1959（2）：130］

六、老姬杂谈

《中药学》上谈到南瓜子驱虫时：研粉，用冷开水调服60~120g，2个小时之后，再把60~120g槟榔水煎剂服用，再过半小时，服玄明粉15g，促使泻下，以利虫体排出。这个应用很是巧妙！首先，南瓜子需冷开水服用的机制是：冷、热是一对相互关联的有关温度的概念，比较而言，冷属阴，热属阳；水属阴，火属阳；所以，冷具有水行的向下运动态势，热具有火行的向上运动态势；由于虫体从下外排的，所以，用冷开水冲服为好；另外，静属阴，动属阳，冷和静同类，热和动同类，而虫需静外出，动则难出，所以，冷开水冲服比热开水要好得多。

由此可知，治疗下焦及体内之病时，可以在人体能接受的低温情况下服药；上焦及体表之病，可以在人体能接受的高温情况下服药。其次，先用南瓜子麻醉虫体（喝南瓜子2小时），之后再用槟榔麻痹虫体，最后玄明粉泄出虫体。由此可知，治病要有层次：先软后硬，先用温和的南瓜子，后用"性如铁石之降"的槟榔，最后"一泻千里"。由于南瓜子炒后香气浓郁，属动，所以，用南瓜子除湿时可以炒制，驱虫时最好生用。

第六章　淡味药

第一节　味淡的常用药物

淡味药，是天然形成的味道很淡甚至无味的中药材，而不是其他味道经水长久或多次浸泡后出现的淡味或没有味的中药材。

石膏

一、药物特性

1.望

【药材】为硫酸盐类矿物硬石膏族石膏。（《中药学》）思维发散：很多矿石类药物，质地沉重。

【颜色】色白。（《中药大辞典》）思维发散：白色和肺相通。

【优质药材】以块大、色白、纵面纤维状、有光泽、质松、无杂石者为佳。（《中药大辞典》）

2.闻

【气味】无臭。（《中药大辞典》）

3.问

【寒热属性】大寒。（《中药学》钟赣生主编）

【采集时间】全年可采。（《中药学》）

【炮制】生石膏：去净杂石，洗净泥土，打碎成小块。

煅石膏：取净石膏块，置坩埚内，在无烟炉火中煅至酥松状，取出，放凉，碾碎。

【有效成分】主要含含水硫酸钙，含量不少于95%。尚含有机物、硫化物及微量元素钛、铝、硅等。

【药理作用】石膏对实验性发热动物有明显解热作用，但也有报道说解热作用并不明显。石膏上清液能明显减少口渴大鼠的饮水量；促进血液凝固，缩短血凝时间。并有抑制神经应激能力、减轻骨骼肌兴奋性、降低毛细血管通透性、促进胆汁排泄、增强巨噬细胞吞噬能力、抗病毒、抗炎、免疫促进、利尿、降血糖等作用。煅石膏粉外敷可见创口成纤维细胞数、肉芽组织中毛细血管数和毛细血管面积明显增加。

【个性应用】需要促进血液凝固、缩短血凝时间、抑制神经应激能力、减轻骨骼肌兴奋性、降低毛细血管通透性、促进胆汁排泄、增强巨噬细胞吞噬能力、抗病毒、抗炎、免疫促进、利尿、降血糖时，可以考虑石膏的应用。

4.切

现有特点：质松。（《中药大辞典》）思维发散：质松者，内服之后容易散开。

【质地轻重】体重。（《中药大辞典》）思维发散：质重沉降。

5.尝

味道：味淡。（《中药大辞典》）思维发散：淡者，能利窍、能渗泄。

6.药性

石膏药性为大寒。思维发散：大寒能制热。

7.共性应用

（1）达病位　石膏内服之后，质重达里。

（2）平病性　石膏药性大寒，可平病性之热。

（3）修病态　石膏色白入肺，能助肺排浊：少量应用，从体表排浊，有发汗之功；质地沉重而达下，常量或大量应用，从下排浊可以通利二便。石膏味淡，淡能渗湿，加之药性大寒，所以对于热性的痰湿水饮之证，应用石膏来治疗，效果很好。石膏质松，易散。也就是说内服石膏之后，很快就会散开而发挥作用。

（4）除表象　石膏质地沉重，有降气之功，加之药性为凉，所以对于需要用降气法来治疗的头面部热性病证，应用生石膏，效果不错。

（5）入五脏　淡味是五脏均入。

（6）五行特点　石膏体重沉降，具水行的运动态势。

二、本草选摘

石膏发汗。（《汤液本草》）

暑热烁津，则汗出不休，石膏能寒肺气，此有汗能止之谓也。（《药笼小品》）

（石膏治）皮肤热，肠胃中膈气，解肌发汗。（《千金翼方》）

清心肺，治烦躁，泄郁热，止燥渴，治热狂，火嗽，收热汗，消热痰，住鼻衄，调口疮，理咽痛，通乳汁，平乳痈，解火灼，疗金疮。（《长沙药解》）

治头痛发热，目昏长翳，牙痛，杀虫，利小便。（《本草再新》）

除时气头痛身热，三焦大热，皮肤热，肠胃中膈热，解肌发汗，止消渴烦逆，腹胀暴气喘息，咽热。亦可作浴汤。（《名医别录》）

治伤寒头痛如裂，壮热，皮如火燥，烦渴，解肌，出毒汗，主通胃中结，烦闷，心下急，烦躁，治唇口干焦。和葱煎茶去头痛。（《药性论》）

石膏，凉而能散，有透表解肌之力。外感有实热者，放胆用之，直胜金丹。《神农本草经》谓其微寒，则性非大寒可知。且谓其宜于产乳，其性尤纯良可知。医者多误认为大寒而煅用之，则宣散之性变为收敛（点豆腐者必煅用，取其能收敛也），以治外感有实热者，竟将其痰火敛住，凝结不散，用至一两即足伤人，是变金丹为鸩毒也。迨至误用煅石膏偾事，流俗之见，不知其咎在煅不在石膏，转谓石膏煅用之其猛烈犹足伤人，而不煅者更可知矣。于是一倡百和，遂视用石膏为畏途，即有放胆用者，亦不过七八钱而止。夫石膏之质最重，七八钱不过一大撮耳。以微寒之药，欲用一大撮扑灭寒温燎原之热，又何能有大效。是以愚用生石膏以治外感实热，轻症亦必至两许；若实热炽盛，又恒重用至四五两或七八两，或单用或与他药同用，必煎汤三四茶杯，分四五次徐徐温饮下，热退不必尽剂。如此多煎徐服者，欲以免病家之疑惧，且欲其药力常在上焦中焦，而寒凉不至下侵致滑泻也。

《神农本草经》谓石膏治金疮，是外用以止其血也。愚尝用煅石膏细末，敷金疮出血者甚效。盖多年壁上石灰善止金疮出血，石膏经煅与石灰相近，益见煅石膏之不可内服也。（《医学衷中参西录》）

石膏，治食积痰火，胃脘痛甚，并胃热为病，一切神效。（《冯氏锦囊秘录》）

三、单验方

（1）胃脘痛甚　吞服（石膏）。单研末和醋为丸，治食积痰火殊验。（《本草蒙筌》）

（2）胃痛、食积　（石膏）饼为末，醋饼丸如绿豆大，以泻胃火、痰火、食积。（《本草衍义补遗》）

（3）双玉散治痰热而喘，痰涌如泉　寒水石、石膏各等份。上为细末。煎人参汤，调下三钱，食后服。（《素问病机气宜保命集》）

（4）石膏散治热嗽喘甚者，久不愈　石膏二两，甘草半两（炙）。上为末。每服三钱，新汲水调下，残生姜汁、蜜调下。（《普济方》）

（5）石膏鼠粘子散治偏正头疼，连睛疼　石膏、鼠粘子（炒）各等份。上为细末。每服二钱，食后用温酒或茶清调服。（《奇效良方》）

（6）湿温，烦渴，多汗　用石膏、炙甘草，等份为末，每服两小匙，热水送下。（《本草纲目》）

（7）双玉散治痰热而喘，痰涌如泉　寒水石、石膏各等份。上为细末。煎人参汤，调下三钱，食后服。（《素问病机气宜保命集》）

（8）狂热　石膏、凝水石各四两，芒硝一斤，共研末，用生甘草煎汁一升五合，入前药同煎，不住手搅令消熔，入青黛四两和匀，倾盆结成碧雪，研末，或含或吹，或水调服，治狂热诸症。（《得配本草》）

四、使用注意

生石膏，水煎内服的常用剂量为15~60g，打碎先煎。临床可以根据病情需要而选用合适的剂量。

《脾胃论》：如食少者，不可用石膏。石膏能去脉数，疾病退，脉数不退者，不可治也。

《本草纲目》：广济林训导年五十，病痰嗽发热，或令单服石膏药至一斤许，遂不能食，而咳益频，病益甚，遂至不起，此盖用药者之瞽瞽也，石膏何与焉。

《冯氏锦囊秘录》：石膏，气味俱薄，体重而沉，上阴下降，有肃杀而无生长。如不得已而用，须中病即止，勿过投以伐资生之本。

五、医家经验

1.生石膏潜阳、通便

郝现军等介绍生石膏，功能清热泻火，除烦止渴，为清气分实热之首选药。笔者临床治疗肝胆火盛所致的高血压，皆配以生石膏，取效尤速。高血压病出现气分热盛时可用生石膏。此外，生石膏能通便，肝胆胃热盛时常出现便秘，用生石膏60g加入辨证方中，可达到便通热泄的目的。（2005年《上海中医药杂志》）

2.治疗发热

小儿高热是临床最为常见的急重病症之一，起病急，病情重，其好转与加重常在顷刻之间，故迅速解决小儿高热，具有重要的临床意义。然而小儿高热涉及外感、内伤诸多疾病。石膏大寒，善清气分实热，最适用于外邪入侵所致的气分实热证。如果切中病机，确系外感病邪入侵而致的气分实热证，病理变化以里热证为主者，即可放胆大剂投用石膏，不但疗效明显，而且毫无寒凉伤胃阳之弊。若内伤食滞，脾胃功能低下或素体虚弱者，大剂投用石膏，不但疗效不显，反而损伤胃阳而致食欲更难恢复。因此临床使用石膏，一旦病机明确，药证吻合，即可大剂投用，切莫迟疑，药专力宏，一鼓作气，清除热邪，从而达到"急则治标"的目的。其剂量一般以100g作用比较合适，热邪重者可用至200g左右，且宜温服，服药间隔时间宜短，方可取得药到病除之效。若剂量小于60g，且服药间隔时间过长，其疗效则很差，有时虽一时控制了病势，但不能持久，很容易反复。此时，若泥于石膏大寒之性而不敢重用，仅用小量以图安全，不但不能祛其实热病邪，反而会贻误病机。反之，在不明病机之时则须细心审慎地投药，否则徒伤胃阳，不

但不能使高热消除，还可损伤正气，以致病势加重或变生他证。且因小儿"稚阳未长，稚阴未充"，肌肤疏薄，脏腑娇嫩，不耐邪侵，一旦患病，即要及时果断急截其病势，但不可过用寒凉，以免戕伐小儿生生之气，临证宜"衰其大半而止"，不必尽剂。特别是脾胃素虚、经常便溏的小儿，尤须中病即止，且用量宜小，严重者最好不用，或辅以益气之品。为防止大剂石膏损伤胃阳，故宜温服，或服药后给稀粥以调养胃气，或热退后给予益气生津之品，以促使胃气来复。（1989年《中医杂志》）

传统认为石膏退热应具有"四大"症状，即大热、大出汗、口烦渴、脉洪大。但林宝瑜体会，凡实热证都可应用，不必悉具"四大"症，因现在医院对于高热患者，经过输液、物理降温等治疗，不出汗的也有，故用石膏只要高热即可。（1987年《中医杂志》）

石膏不仅能退实热，而且也能退虚热。只要配伍恰当，便能应手取效。气虚发热者，配伍党参、黄芪之类；阴虚发热者，配沙参、麦冬、玉竹、生地黄之类；外感发热较高者，配荆芥、葛根、柴胡之类；食积发热者，配神曲、山楂、麦芽之类；血瘀发热者，配丹参、桃仁、红花之类。凡方中有石膏者，必与山药或大米一小撮（约15g）同煎，可使药汁成混悬液状，使石膏附着于混悬液中便于摄入。服药后热退，不可马上停药，应减量续服1~2剂，以巩固疗效。（1980年《湖北中医杂志》）

3.治疗精神科药物不良反应

石膏是临床上治疗热性病的常用药物，具有清热泻火、解肌除烦之功，主要用于阳明气分实热。精神科不同证型的精神病人，由于长期服用氯丙嗪、奋乃静、氟哌啶醇等药，可产生不同程度的不良反应，严重者可导致肝肾功能损害。近年来，更为常见的不良反应还有病人表现不自主地磨牙、咬牙、咬腮、咬舌、咬唇、咀嚼努嘴，四肢有节律地哆嗦，语言不清，口干，不喜饮水等。运用生石膏，亦取得了良好的效果。其用量60~100g为佳。如一病人服用氟哌啶醇后，舌头伸出唇外，长达1个月，经常用一块苹果堵住舌头，以防外纵，非常

痛苦。选用生石膏为君药，服之第八天，舌头恢复正常。曾有一次将生石膏用量减至20g以试疗效，次日，病人感到舌头有伸出之势。再剂，恢复生石膏原用量。即愈。（《燕山医话》王彦恒）

4.治疗热痹

热痹系痹证中的一个证型，包括西医的痛风在内，系由感受外界湿热之邪，或风寒湿邪蕴久化热，或嗜食辛辣酒酪之品，湿热内生，痹阻经络、关节而成。一般热痹以起病急，肢体关节疼痛，痛处灼热、红肿、胀痛剧烈为特点。笔者跟随家父临床十余年，临证每遇热痹患者，家父恒在辨证方中重用石膏90~120g，或金银花30~60g，可迅速缓解病情，痹痛消失。后余在临证中仿效斯法，屡试屡验，兹特举病案如下。

白某，男，43岁，1996年8月24日初诊。患者3天前出差步行数十里，途中涉水过河，下午又大量饮酒，当晚即感左踇趾关节红肿疼痛，次晨患处红肿灼热疼痛加剧，不能行走，呻吟不休，某医予服"吡罗昔康"及"青霉素"和"地塞米松"静脉滴注治疗无效，查左脚拇趾关节红肿灼热，疼痛拒按，伴发热汗出，心烦口渴，舌红苔黄少津，根部较厚，脉弦细数。四诊合参诊断为热痹，辨证热邪夹湿，痹阻关节，治法以清泄邪热为主，伍以利湿通络之品。方药以桑枝汤加味：石膏120g，知母15g，桑枝30g，防己18g，木瓜15g，忍冬藤30g，丝瓜络10g，薏苡仁30g，牛膝15g，定心藤15g，地龙12g，甘草6g。2剂煎服，日服1剂。8月26日复诊：左脚拇趾关节红肿灼热明显消退，疼痛缓解，余症随消，出现心悸、乏力、汗出，随于上方减石膏量至60g，加太子参30g、麦冬15g、五味子10g，继服3剂诸恙悉除。

按：患者途中劳累，又汗出涉水是感受外界湿热的主因，加之大量饮酒以致湿热壅盛，流注下肢痹阻关节而致本病。辨证的关键在于湿热痹阻以热为主，故治疗上重用石膏至120g以清泄邪热为主，伍以一派清利湿热、舒筋通络之品，药进2剂关节红肿热痛现象即明显消退，后兼气阴不足之征，故减石膏量，增入生脉散以益气阴，继服3剂而病瘳。［王景之，王昶之. 重用石膏、银花治疗热痹的经验. 中国中医基础医学杂志，1998，4增刊（上）：147］

5.石膏宜量大

张琪教授认为，石膏为治疗急性热病的有效药物，但需生用，更需大剂量方效（常用量为50~200g）。生石膏性凉而散，有透表解肌之力，为清阳明实热之圣药，其退热之功，直胜过犀角、羚羊角等名贵之品。张老临床体会，凡热病见洪滑脉象，唇红、舌红、苔白稍粗涩，口略渴而恶寒不甚重者，即可放胆应用生石膏，不必拘泥于阳明经证之具备与否，也不必拘泥于温病学家的热在气分之说。若有轻微恶寒、恶风表证，也不必顾忌，可酌加解表药；若有出血发斑等热入营血之证，也可酌加清热凉血药。（《中国百年百名中医临床家丛书——张琪》）

6.治风寒不解时，应慎用石膏

忆1935年时，曾医赵某之女，3岁。症见咳嗽自汗，喘息无大热，得病数日，已服他药，二便正常，饮食尚可。乃想伤寒有汗出而喘，无大热者，可与麻杏石甘汤。认为风寒化热，侵及于肺，以石膏清肺热，杏仁定喘，麻黄开提疏发，甘草祛寒热邪气以和中，药症十分相投。谁知服药后，咳喘加剧。实践证实是诊断错误，药不对症，故咳喘病情加剧。故不能看其汗出与否，有无发热。因为出汗、发热皆在皮肤表层，咳喘已侵及肺脏，应看咳喘属寒属热。是表虽有汗无热，但风寒袭肺，缠绵不解，故行咳喘，非因热也。乃以小青龙汤之法，用干姜、桂枝、细辛、半夏、五味子等辛温之药，搜出肺中风寒，咳喘即止。因寻思药仅4味，其中麻黄、杏仁、甘草，既不能治愈咳喘，亦不能使病情加重，纯系石膏寒凉。因石膏寒凉之气，甚于芩、连。石膏以气胜，芩连以味胜。设风寒侵肺，咳喘者，内中无热，不与麻桂同用，必能加重病情。以后在临床中，有意试验石膏药力，往往如此。（《名老中医医话》华廷芳）

六、老姬杂谈

石膏的功用，古人有很多是从"辛甘"来谈的，如《神农本草经疏》上就说"石膏，辛能解肌，甘能缓热，大寒而兼辛甘，则能除大热，故《神农本草经》主中风寒热，热则生风故也。邪火上冲，则心下有逆气及惊喘；阳明之邪热甚，则口干舌焦不能息，邪热结于腹中，则腹中坚痛；邪热不散，则神昏谵语；肌解热散汗出，则诸症自退矣。唯产乳、金疮，非其用也"，《侣山堂类辨》上也说"是神农、仲景皆用为发散之品。盖气味辛甘，而体质疏松如肌理，但其性沉重，色白若金，故直从阳明而达于外也。后人咸谓清内热而主降下，乃不明经义、物性故耳"，现在，我们知道石膏味道是"淡"的，所以，使用现在的石膏必从"淡味"谈功用，疗效才能好。另外，华廷芳先生谈到"治风寒不解时，应慎用石膏"，这点甚对，切记切记！。《中药学》上谈到石膏的功用为"清热泻火，除烦止渴"，这是从石膏的质地及药性这两点推理出来的。

硫黄

一、药物特性

1.望

【药材】为自然元素类矿物硫族自然硫。采挖后，加热熔化，除去杂质。（《中药学》）思维发散：见到矿物类药物，一般要想到质地轻重。

燃之易熔融，发蓝色火焰，并放出刺激性的二氧化硫臭气。（《中药大辞典》）思维发散：真假药材的鉴别点之一。

【颜色】色黄或略呈黄绿色。（《中国药典》）思维发散：黄色和脾相通。

【优质药材】以色黄、光亮、松脆、无杂质者为佳。（《中药大辞典》）

2.闻

【气味】有特异臭气。（《中国药典》）思维发散：气味大的药物都有走窜之性，不过，香气向上向外走窜，其他之气更多是向内向下走窜。

3.问

【寒热属性】温。（《中药学》钟赣生主编）

【炮制】生硫黄：去净杂质，砸成小块。

制硫黄：取拣净的硫黄块，与豆腐同煮，至豆腐现黑绿色为度，取出，漂去豆腐，阴干。（每硫黄5kg，用豆腐10kg）

【有效成分】主要含硫，另杂有砷、硒、碲等成分。

【药理作用】硫与皮肤接触，在体温下产生硫化氢，可杀灭疥虫；由于微生物或上皮细胞的作用，氧化成五硫黄酸，而具有杀菌和杀霉菌的作用；硫化物尚能溶解角质及脱毛。对实验性支气管炎有一定的镇咳消炎作用，能使慢性炎症细胞浸润减轻，并可促进支气管分泌物增加而祛痰。硫黄在肠内形成硫化氢，刺激肠壁增加蠕动而缓泻。对甲醛性"关节炎"呈现明显的治疗效果。

【个性应用】需要杀灭疥虫、杀菌、杀霉菌、溶解角质及脱毛、镇咳消炎、祛痰、缓泻及治疗甲醛性"关节炎"时，可以考虑硫黄的应用。

4.切

现有特点：质松。（《中国药典》）

【质地轻重】体轻。（《中国药典》）思维发散：体轻升浮。

5.尝

味道：味淡。（《中国药典》）思维发散：淡者，能利窍、能渗泄。

6.药性

硫黄药性为温。

7.共性应用

（1）达病位　磺黄体轻可达表。

（2）平病性　硫黄药性为温，可平病性之寒。

（3）修病态　硫黄色黄入脾，脾主运化，加之味淡渗湿及味臭走窜，所以，硫黄有很好的祛湿作用。不管是内服还是外用，只要见到因湿邪所致的病证，就可以考虑硫黄的应用。

虫因湿而起，因硫黄祛湿，所以可以杀虫。

硫黄质松，易散，内服之后能特快地发挥作用。

（4）除表象　硫黄质轻上浮，在上除湿，有很好的祛痰作用，这点经现代药理也已经得到证实。硫黄药性为温，所以对于寒湿和寒痰的治疗，尤为对证。硫黄体轻，有升提之功，但因其气臭下行，所以，硫黄的升提作用不显。个性应用中谈到硫黄能镇咳祛痰。

（5）入五脏　淡味是五脏均入。

（6）五行特点　硫黄色黄属土，具土行的运动态势。硫黄体轻升浮，具火行的运动态势。

二、本草选摘

疗心腹积聚，邪气，冷癖在胁，咳逆上气，脚冷痿弱无力及鼻衄恶疮，下部䘌疮，止血，杀疥虫。（《名医别录》）

除冷风顽痹。（《药性论》）

主遗精痔漏，老人风秘等。仙方谓之黄硇砂，能坏五金，亦能造作金色，人能制服归本色。服而能除万病，如有发动，宜以猪肉鸭羹、余甘子汤并解之。（《海药本草》）

杀腹脏虫。（《日华子本草》）

天生磺，治膈症。（《本草纲目拾遗》）

三、单验方

（1）水泻不止，伤冷虚极　黄蜡丸，硫黄一两，研细，先熔黄蜡，入硫黄末打匀，丸如梧桐子大，每履五丸，新汲水下。（《圣济总录》）

（2）阴生湿疱疮　石硫黄，研如粉，敷疮上，日三度。（《梅师集验方》）

（3）咳逆打呃　硫黄，烧烟熏之。（《医方摘要》）

（4）阴囊、阴唇湿痒　采用硫黄烟熏疗法。取硫黄3g左右，放入磁杯内，用棉花搓成捻子，蘸油少许插入硫黄中，点燃捻子。直接烟熏阴阜部分（用被单围住下身，以免烟气外泄），每次1小时左右。每日或隔日1次，一般3~4次即见效。治疗5例，皆愈。熏后阴囊或两腿内侧起紫红色癣痕，不必用药，几天后即可消失。

（5）慢性气管炎　取硫黄500g，绿豆（磨碎，布包）500g，加水煮2~3小时，至硫黄成松泡状时，取出绿豆，使硫黄干燥，研粉。每次1g，日服1~2次，20天为一疗程。（《中药大辞典》）

（6）阴毒面色青，四肢逆冷，心躁腹痛　还阳散，硫黄末，新汲水调下二钱，良久，或寒一起，或热一起，更看紧慢，再服，汗出瘥。（《普济

本事方》）

（7）脾虚下白，脾胃虚冷，停水滞气，凝成白涕下出　舶上硫黄一两（研末），炒面一分。同研，滴冷热水丸梧子大。每米汤下五十丸。（《杨氏护命方》）

（8）心腹一切痃癖冷气，及年高风秘、冷秘或泄泻等　半硫丸，硫黄（明净好者，研令极细，用柳木槌子杀过），半夏（汤浸七次，焙干，为细末）。上等份，以生姜自然汁同熬，入干蒸饼末搅和匀，入白内杵数百下，丸如梧桐子大。每服空心温酒或生姜汤下十五丸至廿丸，妇人醋汤卜。（《太平惠民和剂局方》）

（9）玉门冷　（硫黄）水煎常洗之。（《本草易读》）

（10）极冷厥躁，腹冷无脉，阴证伤寒　（硫黄）为末艾汤下，汗出愈。（《本草易读》）

四、使用注意

内服硫黄中毒量为10~20g。硫黄中毒的主要原因一是误服、过量、久服硫黄；二是服用未纯化或未经炮制的生硫黄。

《本经逢原》：但久服伤阴，大肠受伤，多致便血……但热邪亢盛者禁用……湿热痿痹，良非所宜。

《本草衍义》中病当便已，不可尽剂。

《本草用法研究》：阴虚有火者勿用。外疮红肿者、有内热便闭者禁。

五、医家经验

1.治疗沉寒痼冷

1977年仲夏，曾治一男患者，30来岁，五短身材，腰粗肚圆，满月脸，面色晦暗，举手投足，反应迟钝。据其自述，1975年初患感冒，头痛鼻塞，肢体疼痛，曾自服一些治感冒的中西药物，过了好几天，出现下肢麻木、举步维艰以致不能行走，小便失禁。单位即将其转至贵州省人民医院，诊为"急性脊髓炎"。输液打针。经用大量激素及其他药物后，病情开始稳定并趋好转，渐能行走，后嘱其出院，将息治疗。返回瓮安后，两腿行走无

力，麻木，走路左右摇摆，其症最突出者为两足冰冷异常，6月炎夏与其幼子同榻而卧，双足偶抵儿身，竟将其子冰得大叫，于此可见其冰冷之一斑。此外还兼见阳痿、腰膝疲软等肾阳虚证。舌胖有齿痕，诊得六脉沉细无力。两年来遍请西医中医；杂进西药中药；单方验方皆用；温肾助阳同服。所服附子、干姜、肉桂总量不下数十斤，也曾服用过鹿茸、仙茅、淫羊藿、巴戟天、韭菜子等制成的丸药，但终不济事，疾病一直未瘳，遍身苦处，难以名状。面对此肾阳衰惫、沉寒痼冷之顽疾，沉思良久。

余早年喜读张锡纯的《医学衷中参西录》，每每以其对药物的高见而叹其才秀矣。其中的"服硫黄法"印象颇深，曾亲尝以验其毒性，几经尝试体验，证明其无毒，指出"其毒也即其热也""其功胜桂附"，施之于人，"生硫黄其效更捷"。当下即用此纯阳之药，以愈彼纯阴之证，不必投鼠忌器。"离照当空，阴霾自散"。又忆及张景岳"善补阳者，必于阴中求阳，则阳得阴助而生化无穷"之告诫，用熟地黄、桑椹、沙苑子、白芍、黄精、玉竹、牛膝煎汤，吞服生硫黄每次约3g，取其"由阴引阳"之意。牛膝引药下行，直趋病所。适瓮安县雍阳医院中药房有多年存储之半瓶天生磺约60g，病人听我述其功用，愈病心切，全部买走，约4天后，病人径直来分院宿舍，喜告曰："两足冰冷已除。"问及天生磺服法，言之已在3日内将60g天生磺全部服完，余惊愕之，病人却不以为然，说："这两年我吃的药要用背兜背，这半瓶药算什么？"计算一下，平均每日服20g，超过正常服药量之一倍。病人告曰："服用硫黄的当晚，双足即感燥热，身上亦热烘烘的，2天以后，双足已不冰凉，但无力麻木依然。"病人服药效验，增强了愈病的信心。余见缠绵痼疾竟收效于二三剂药石中，心甚悦之，愈发跃跃欲试，以图全功。再仔细候脉问症看苔。病久入络，难以骤期霍然，酌古参今，拟用膏剂缓图，方用两仪膏加马钱子粉早晚服用，其方用熟地黄、党参加冰糖，常法收膏，膏将成时，倒入白酒1杯，再入制马钱子粉调匀，每日早晚服用1汤匙，如此坚持天天服用，约达半年，病势日减，旬

日见面，病者每每以手加额，连称"奇病遇高手"。1978年寒假，余返贵阳，开学时回瓮安相遇，他告诉我，阳痿已愈。（《南方医话》刘尚义）

2.治疗各种虚寒病证

硫黄素有"纯阳之品""火中精"之称，故初学者对其内服常望而生畏，弃而不用或过于慎重，想用不敢用。

笔者在临床上常用硫黄治疗各种虚寒病证，收到了较好的疗效。如治疗妇人宫寒不孕、虚寒带下者，常配伍右归丸、淫羊藿、上沉香、海狗肾、鹿茸、熟地黄等。老人便秘者，配半夏、首乌、肉苁蓉、当归等。虚寒泄泻者，配四神丸、桂附理中丸等。肾不纳气的虚喘，配伍人参蛤蚧散、都气丸、代赭石等。附骨疽溃后，气血两虚，骨弱无力，不易收口者，配十全大补丸或虎潜丸。

笔者体会，对临床上一些虚寒证，若反复使用一般补肾壮阳药不效者，俾加服硫黄，则疗效显著提高。如一女性，36岁，婚后10余年未孕，终年白带清稀量多，淋漓不断，小腹冷痛，热熨则舒。曾延多医诊治，屡用紫河车、肉桂、淫羊藿、菟丝子等补肾壮阳之品，终未能愈。吾以右归丸化裁，另加服硫黄冲服，每日3g，连服1个月，小腹凉痛感全消，白带十去八九，翌年怀孕有子。

硫黄内服一般不作煎剂，宜入丸、散剂。每日用量起始应先从小量开始，1~1.5g，以后再酌情增至3g左右。笔者常喜用天生黄（为生硫黄之一种），其性较为温和，较长时间服用，无不良反应。有人曾报道，硫黄1次用量可高达116.5g。或连续用药（1.5g/d）3~5年。但笔者认为，硫黄不论生用或熟用，毕竟是纯阳性热之品，"损益兼行"，故临床使用时，必须把握好适应证，切勿滥施，阴虚阳亢者忌用。同时注意剂量不宜过大，使用时间不宜过长，"中病当已，不可尽剂"。（《黄河医话》王骧腾）

3.治疗泄泻

泄泻之为病，有虚有实，实者来骤去速而易治，虚者由于迁延日久，致阳虚，命门火衰，而难治。如张景岳所言："肾中阳气不足，则命门火衰，而阴寒极盛之时，则令人洞泄不止也。"命门

火衰引起泄泻，临床上往往以四神丸治之。然有些患者，仍收效甚微，故张老认为助火之剂，还嫌不足，而加生硫黄末一味，以大补元阳。张老每用生硫黄末丸，先服少量，每日0.6~0.9g，开水送下，逐渐加量至3g。张老认为硫黄熟用力薄，少用无效，多用则有燥渴之弊，生用则量少而效高，又无他弊。但必须是正品（以纯净透明无杂质者为佳）方可使用。

《本草纲目》："硫黄秉纯阳之精，赋大热之性，能补命门真火不足，且其性虽热，而疏利大肠，又与燥涩者不同，盖亦救危妙药也。"正如吴鞠通所言："若久久便溏，服半硫丸亦能成条，皆其补肾燥湿之功也。"黄宫绣《本草求真》论硫黄"久患寒泻，脾胃虚寒，命欲垂尽者，须用此主之"，张锡纯亦大力推崇硫黄治久泻。沉寒痼冷，影响气血运行，肠道传送无力，能使人便秘；命门火衰，导致寒邪内停，肠道运化失常，亦可使人泄泻。故半硫丸可治老年人虚冷便秘，生硫黄也可治阳虚久泻，全在根据病证应用。［张继烈，杨福泰.张志秋老中医临床经验举隅.江西中医药，1987（4）：14］

六、老姬杂谈

《中药学》硫黄的功效为"外用解毒杀虫疗疮，内服补火助阳通便"：因硫黄祛湿杀虫，所以可"外用解毒杀虫疗疮"；因硫黄性温，所以"内服补火助阳"；关于"通便"，这是根据个性应用来谈的，比如，《当代中药临床应用》一书中就谈到"硫黄内服后至肠可形成硫化氢，刺激肠壁，引起缓泻。硫化氢在体内产生极慢，故致泻作用不强。若肠内容物中脂肪性物质较多时，易产生大量的硫化氢"。

海浮石

一、药物特性

1.望

【药材】为火山喷出的岩浆形成的多孔状石块（海浮石）或胞孔科动物脊突苔虫、瘤苔虫的骨骼（海石花）。（《中药学》）

现有特点：有小孔。（《中药大辞典》）思维发散：具有疏通作用，且能发表。

【优质药材】浮石以体轻、灰白色、浮水者为佳。（《中药大辞典》）

2.闻

【气味】气微弱。（《中药大辞典》）

3.问

【寒热属性】寒。（《中药学》钟赣生主编）

【炮制】海浮石：洗净晒干，碾碎。

煅海浮石：取净海浮石置沙罐内，置炉火中煅透，取出，放凉，碾碎。

【有效成分】石花主含碳酸钙，并含少量镁、铁及酸不溶物质；海浮石主含二氧化硅，亦含氯、镁等。

【药理作用】海浮石有促进支气管分泌物排出的作用，还可促进尿液的形成和排泄。

【个性应用】需要排痰、利尿时，可以考虑海浮石的应用。

4.切

【质地轻重】体轻。（《中药大辞典》）思维发散：体轻升浮。

5.尝

味道：味淡。（《中药大辞典》）思维发散：淡者，能利窍、渗泄。

6.药性

海浮石药性为寒。

7.共性应用

（1）达病位　海浮石体轻达表。

（2）平病性　海浮石为寒性药，能平病性之热。

（3）修病态　海浮石味淡，淡能渗湿，在下的渗湿有利尿之功；质轻上浮，在上渗湿可以排痰、消除面部水肿等。由于药性为寒，所以对于热性之痰湿有很好的治疗作用。质轻上浮，有升提之功，临床上遇到需要用升提法治疗的热证，也可以考虑海浮石的应用。体空疏通发表，加之海浮石质轻，所以，海浮石有发散之功。其性寒，所以，对于风热所致的病症和热咳之证，应用海浮石治疗效果很好。

（4）除表象　个性应用中谈到海浮石祛痰、利尿。

（5）入五脏　淡味是五脏均入。

（6）五行特点　海浮石质轻升浮，具火行的运动态势。注意：药性之寒和火行不是同一层面上的东西。海浮石有小孔有疏通之性，具木行的运动态势。

二、本草选摘

止咳。（陶弘景）

主渴。（《本草拾遗》）

三、单验方

（1）卒咳嗽不止　浮石二两。捣罗为末，炼蜜和丸如梧桐子大。每服以粥饮下十丸，日三四服。（《太平圣惠方》）

（2）血淋，小便涩痛　海金散，黄烂浮石为末，每服二钱。生甘草煎汤调下。（《仁斋直指方》）

（3）石淋　浮石，使满一手，下筛，以水三升，酢一升，煮取二升，澄清服一升，不过三服。亦治嗽，醇酒煮之。（《备急千金要方》）

四、使用注意

海浮石水煎内服的常用剂量为10~15g，先煎。海浮石体轻，一次的应用剂量也不能太大。《本草从新》：多服损人血气。

五、医家经验

程门雪先生治一陆姓青年男子，痰有咸味而黏厚，苔白腻。治以金水六君为主，药用：大熟地八钱，白归身三钱，云茯苓四钱，仙半夏三钱，陈广皮一钱半，炙甘草一钱半，怀牛膝三钱，川断三钱，海浮石四钱，海蛤壳四钱，生薏苡仁五钱。五剂药后，痰中咸味已瘥。后因停药久而又稍发，仍用前法治之。（《半日临证半日读书》）

六、老姬杂谈

海浮石，也许是根据名字中带"海"且存于海中，所以，相当多的人就说海浮石为咸味，从而以"咸"来谈海浮石的功用，如朱震亨先生就说"海石，治老痰积块，咸能软坚也"，《本草纲目》说："浮石，气味咸寒，润下之用也。故入肺除上焦痰热，止咳嗽而软坚，清其上源，故又治诸淋。"《药笼小品》说："咸软坚，寒润下，色白体轻。入肺止嗽，化老痰，消瘿瘤结核。"《玉楸药解》说："海浮石咸寒通利，能化老痰，消积块。"《顾松园医镜》说："能化积块老痰，可消瘿瘤结核（咸能软坚故也）。水沫结成，体轻虚而性润下，故有清金降火之功。"《本草害利》说："浮石，乃水沫结成，色白体轻，海中者味咸，入药为良。"

《中药学》教材上谈到海浮石的功效为"清肺化痰，软坚散结，利尿通淋"，更多也是从"咸味"及海中物之性"寒"来谈的。

临床上，我也常用海浮石，因其性寒，所以，对于热咳、风热感冒、感冒后期化热、痰性属热者，加用海浮石10g，效果很好；治疗热性小便不利之病症，辨证论治处方的基础上加用海浮石，效果也是很好的。

赤石脂

一、药物特性

1.望

【药材】为硅酸盐类矿物多水高岭石族多水高岭石。（《中药学》）*思维发散：看到矿物类药物，首先要想到质地的轻重。*

【颜色】粉红色、红色至紫红色，或有红白相间的花纹。（《中国药典》）*思维发散：红色与心相通。*

【优质药材】以色红、光滑细腻、易碎、舌舔之黏性强者为佳。（《中药大辞典》）

2.闻

【气味】有泥土气。（《中药大辞典》）*思维发散：有走窜之功，不过不同于香气的是，此走窜之功更多向下向内运行。*

3.问

【寒热属性】温。（《中药学》钟赣生主编）

【炮制】煅石脂：拣净杂质，碾成细粉，用醋和匀，搓条切段，晒干，置坩埚内，在无烟的炉火中煅红透，取出，放凉。

【有效成分】主要含含水硅酸铝，尚含相当多的氧化铁等物质。

【药理作用】赤石脂有吸附作用。能吸附消化道内的有毒物质、细菌毒素及代谢产物，减少对肠道黏膜的刺激，而呈止泻作用。对胃黏膜有保护作用。能制止胃肠道出血，显著缩短家兔血浆再钙化时间。

【个性应用】需要吸附消化道内的有毒物质、细菌毒素及代谢产物、止泻、保护胃黏膜、制止胃肠道出血时可以考虑赤石脂的应用。

4.切

现有特点：光滑细腻，吸水力强，用舌舔之粘舌。(《中药大辞典》)质软。(《中华本草》)思维发散：滑，有滑肠之功；吸水力强，有收敛之性；质软，易于散开。

【质地轻重】体较轻。(《中华本草》)思维发散：体轻升浮。

5.尝

味道：味淡。(《中华本草》)思维发散：淡者，能利窍、能渗泄。

6.药性

性温。

7.共性应用

（1）达病位　赤石脂体较轻上浮，达里的同时也能达表。

（2）平病性　赤石脂为温性药，可制病性之寒。

（3）修病态　土样气味能入脾，淡能渗湿，赤石脂有很好的除湿利小便之功。对于泄泻患者来说，应用赤石脂治疗，一者利小便可以实大便，二者由于其黏性很强，有收涩之功，所以，效果不错。赤石脂质软，内服之后易于散开而被人体吸收利用。

（4）除表象　赤石脂体轻有上浮之性，但由于性黏有收敛之功，所以，上浮之性不显。赤石脂色红入心，心主血脉，由于其具有黏性，有向内的运动态势，所以对于出血病证来说，有很好的治疗

作用。

（5）入五脏　淡味是五脏均入。

（6）五行特点　赤石脂质较轻有升浮之功，具火行的运动态势。赤石脂性黏，具水行的运动态势。注意：赤石脂同时具有水行和火行的运动态势是不矛盾的。

二、本草选摘

主养心气，明目，益精，疗腹痛泄澼，下痢赤白，小便利，及痈疽疮痔，女子崩中、漏下、产难、胞衣不出。(《名医别录》)

补五脏虚乏。(《药性论》)

补心血，生肌肉，厚肠胃，除水湿，收脱肛。(《本草纲目》)

渗停水，去湿气，敛疮口，固滑脱，止泻痢肠澼，禁崩中淋带。(《本草汇言》)

李杲：赤石脂，其用有二，固肠胃有收敛之能，下胎衣无推荡之峻。

赤石脂功专止血固下。(《本经逢原》)

固脱。(《珍珠囊》)

除水湿。(《本草择要纲目》)

三、单验方

（1）痰饮　赤石脂散治痰饮盛，吐水无时节，其源为冷饮过度，遂令痼冷，脾胃气羸，不能消于食饮，食饮入胃，皆变成冷水，反吐不停者，赤石脂三斤，捣筛为散，服方寸匕，日三，酒、饮并可下之，稍稍渐加之三匕，服尽三斤。(《千金翼方》)

有人频吐稀清痰水，诸药不效，服此（赤石脂）而愈。(《顾松园医镜》)

（2）赤石脂丸治反胃　赤石脂一升（好腻无砂者），捣罗研，以蜜和丸，如梧桐子大。每日空腹，以生姜汤下十丸，加至二十丸。(《太平圣惠方》)

（3）牡蛎丸治小便不禁　牡蛎（白者）三两，赤石脂三两（捣碎）。上同研匀，酒煮面和丸如梧桐子大。每服十五丸，空心，盐汤送下。(《普济本事方》)

（4）经水过多、痰饮　经水过多，同故纸末服，米汤下；痰饮吐水，末服，酒下，尽一斤。(《本草易读》)

四、使用注意

有湿热积滞者忌服，孕妇慎用。

火热暴注者不宜用。滞下全是湿热，于法当忌，自非的受寒邪，下痢白积者不宜用。崩中法当补阴清热，不可全仗收涩；滞下本属湿热积滞，法当祛暑除积，止涩之药，定非所宜，慎之慎之。（《神农本草经疏》）

五、医家经验

治疗血证

妇女崩（子宫大量出血）、漏（子宫经常小量出血）不止，本品可固涩止血，常配生地黄、当归、白芍、白术、酒炒黄芩、川断炭、棕榈炭、艾炭、阿胶、桑寄生、炙黄芪等同用。对于慢性痢疾、慢性肠炎、溃疡性结肠炎、肠结核等，在辨证论治的基础上，加用本品可使大便次数减少。对于妇女功能性子宫出血，男女大便下血久久不止等，加用本品，可帮助止血。

据近代研究报道，本品对发炎的胃肠黏膜有保护作用，一方面可以减少异物的刺激，一方面可吸着炎性渗出物，使炎症缓解。对胃肠出血也有止血作用。本品亦能吸着消化道的毒物，故也可用于磷、汞内服中毒时，服用本品以防止毒物被吸收。（《焦树德方药心得》）

六、老姬杂谈

《本草纲目》记载"五色脂，涩而重，故能收湿止血而固下"，这里"涩"是对的，因为"吸水力强，用舌舐之粘舌"，但是"重"不是我们现在能接受的特点，所以，根据"重"来推理出的功用就是现在的赤石脂所没有的。

《中药学》上谈到赤石脂的功效是"涩肠止泻，收敛止血，生肌敛疮"，这点，单从性黏这个特点就可以推理出来。

蝉蜕

一、药物特性

1.望

【药材】为蝉科昆虫黑蚱羽化后的蜕壳。（《中药学》）思维发散：蜕壳为皮，以皮达皮。

【颜色】黄棕色。（《中国药典》）思维发散：黄色与脾相通

现有特点：中空。（《中药大辞典》）思维发散：中空者疏通，且能发表。

【优质药材】以色黄、体轻、完整、无泥沙者为佳。（《中药大辞典》）

2.闻

【气味】气微弱。（《中药大辞典》）

3.问

【寒热属性】寒。（《中药学》钟赣生主编）

【采集时间】夏、秋。（《中药学》）思维发散：夏季，五行属火，夏季采收的药材，具有向上向外的运动态势。秋季，五行属金，秋季采收的药材，具有清除的运动态势。

【有效成分】主要含甲壳质、壳聚糖、蛋白质、组胺、氨基酸和微量元素等。

【药理作用】蝉蜕有解热作用，其中蝉蜕头足较身部的解热作用强。蝉蜕具有抗惊厥作用，抗惊厥作用蝉蜕身较头足强。蝉蜕有镇静作用，能显著减少正常小鼠的自发活动，延长戊巴比妥钠的睡眠时间，对抗咖啡因的兴奋作用。

【个性应用】需要解热、抗惊厥、镇静时，可以考虑蝉蜕的应用。

4.切

【质地轻重】体轻。（《中药大辞典》）思维发散：体轻升浮。

5.尝

味道：味淡。（《中药大辞典》）思维发散：淡者，能利窍、渗泄。

6.药性

蝉蜕药性为寒。

7.共性应用

（1）达病位　蝉蜕能达皮以治疗表证。

（2）平病性　蝉蜕药性为寒，可平病性之热。

（3）修病态　蝉蜕色黄入脾，味淡渗湿，质轻达阳，所以，蝉蜕有很好的消除人体属阳部位痰湿水饮的作用。

（4）除表象　中空者能疏通发表，蝉蜕中空，

有发表之功，加之味淡渗湿利窍，所以，蝉蜕可以发汗解热。

蝉蜕质轻上浮，因其本身就能达阳位，故而升提之功不显，除非大量应用，先达阴位以引属阴部位之气达阳位。

（5）入五脏　淡味是五脏均入。

（6）五行特点　蝉蜕质轻上浮，具火行的运动态势。蝉蜕中空疏通，具木行的运动态势。

二、本草选摘

蝉，主疗皆一切风热证，古人用身，后人用蜕，大抵治脏腑经络，当用蝉身；治皮肤疮疡风热，当用蝉蜕。（《本草纲目》）

古人用身，后人用蜕。蜕者，褪脱之义。故眼膜翳障，痘不起，皮肤瘾疹，一切风热之证，取而用之。学人知蝉性之本原，则知蝉蜕之治疗矣。（《本草崇原》）

蝉蜕消翳，古人盛称之，岂无所验而云然。古人谓消翳者，消凡目之翳，非消痘疮之翳也。凡目之翳，可少用之以成功，痘疮之翳，虽多用之亦无益也。（《本草新编》）

善托瘾疹外出，有皮以达皮之力，故又为治瘾疹要药。（《医学衷中参西录》）

其言能治皮肤疮疥瘾疹者，以其所取在壳之意也。（皮以治皮意。时珍曰：治皮疮疡风热，当用蝉蜕。治脏腑经络，当用蝉身。各从其类也。）（《本草求真》）

（蝉蜕）（疗）心悸。（《汤液本草》）

其体轻清，故除风热，解肌发痘疹，退翳，治中风失音。（《药笼小品》）

蝉蜕轻浮发散，专治皮毛，退翳膜，消肿毒。（《玉楸药解》）

三、单验方

（1）蝉壳汤治咳嗽，肺气壅滞不利　蝉壳（去土，微炒）、人参（去芦）、五味子各一两，陈皮、甘草（炙）各半两。共为细末，每服半钱，生姜汤下，无时。（《小儿卫生总微论方》）

（2）感冒、咳嗽失音　蝉蜕3g，牛蒡子9g，

甘草3g，桔梗4.5g。煎汤服。（《现代实用中药》）

（3）风气客皮肤瘙痒不已　蝉蜕、薄荷叶等份，为末，酒调一钱匕，日三服。（《姚僧垣集验方》）

（4）哑病　研（蝉蜕），一钱匕，并花水服，主哑病。（《本草拾遗》）

（5）小儿阴肿　蝉蜕半两，煎水洗；仍服五苓散，即肿消痛止。（多因坐地风袭，或为虫蚁所伤。）（《世医得效方》）

（6）慢性荨麻疹　取蝉蜕洗净，晒干，炒焦，研末，过筛，炼蜜为丸，每丸重9g；或取蝉蜕2份，刺蒺藜1份，蜂蜜适量，制成丸剂，每丸重9g，每日服2~3次，每次1丸，温开水送下。治疗慢性荨麻疹30例，治愈7例，显效15例，好转5例。有效病例服药2~3天后即见症状改善；皮损逐渐消退；服药5~7天症状和皮损可完全消失或基本消失；继续服药15~20天，可巩固疗效，防止复发。（《中药大辞典》）

（7）皮肤风痒　用蝉蜕为末，每服一钱，羊肝煎汤送下。一天服二次。（《本草纲目》）

（8）胃热吐食　用蝉蜕五十个（去泥），滑石一两，共研为末，每服二钱，水一碗，加蜜调服，此方名"清膈散"。（《本草纲目》）

（9）脱肛　用蝉蜕晒干，研为极细末，外敷患处，一般用1~5次。治疗15例，疗效满意。（1980年《新中医》）

四、使用注意

蝉蜕水煎内服的常用剂量为3~6g，由于毒性试验表明蝉蜕的安全范围很大，所以，临床可以根据需要而用不同的剂量。蝉蜕使用不当也会有不良反应，如1991年的《中医杂志》夏荷松介绍：治疗小儿夜啼、惊痫、破伤风，当用蝉腹，翅足更能引起小儿动风。1989年的《中国中药杂志》记载：蝉蜕煎服引起腹痛两例。如吴某，女，3岁。因外感风热用桑菊饮加蝉蜕治疗。服药1剂，外感病除，但渐起腹痛；再服1剂，腹痛加剧，无呕吐及腹泻表现，15分钟后自行缓解。其母代述既往有服用蝉蜕引起腹痛病史。后单用蝉蜕10g，煎服试用，

果然引起同样反应。

蝉蜕也有假药，比如用同科昆虫螳蚰干燥的皮壳来冒充蝉蜕。

五、医家经验

1. 治疗肝硬化腹水

笔者在学习著名老中医吕同杰先生治疗肝硬化腹水经验时，发现吕老善用蝉蜕，并称之为"欲利其内而必先宣其外"。故笔者遵此旨在治疗肝硬化腹水时，常以蝉蜕、茯苓、猪苓、白茅根、泽兰、炒鸡内金、山药、生麦芽各15g，泽泻、木香、砂仁各9g，丹参30g为基本方。有脾虚便溏者加太子参15g；有湿热者加茵陈15g；有黄疸者加鲜麦苗30g，败酱草15g；有阴虚舌红少苔者加沙参15g，木瓜9g；血浆白蛋白低者加阿胶15g（烊化）等。临床应用多年，收到满意疗效。

如治石某，男，53岁。有慢性乙型肝炎病史20余年，肝硬化腹水病史4年，屡经中西药治疗效果不著，于2000年9月来我院就诊。患者腹胀、纳差、乏力、肝区隐痛，时齿衄，小便量少，每日约500ml。查面色黧黑，巩膜轻度黄染，腹部膨隆，肝肋下未及，脾肋下3cm，质韧，腹水征（+），腹部无压痛及反跳痛，双下肢轻度凹陷性水肿。B超示肝硬化腹水，脾大。肝功能检查：谷丙转氨酶（ALT）43U/L，谷草转氨酶（AST）48U/L，谷氨酰转移酶（GGT）37U/L，总胆红素（TBIL）137mmol/L，总蛋白（TP）56g/L，白蛋白25g/L，球蛋白31g/L。舌红苔少，脉沉细数。处方：蝉蜕、炒鸡内金、白茅根、茯苓、猪苓、泽兰、沙参、败酱草、阿胶（烊化）、山药各15g，丹参、茵陈各30g，三七粉（冲服）1g，砂仁、木香、泽泻、木瓜各9g。水煎服，6剂，每日1剂。服药后病人小便量增至每日1000ml左右，双下肢水肿消失，腹胀减轻，纳食增加，齿衄停止，后以上方出入共服药40余剂，腹水消失，继以健脾柔肝、养阴和血之归芍六君汤、一贯煎等加减善后调理半年余，肝功能正常，至今病情稳定，未再复发。

蝉蜕甘寒清热，轻浮宣散，入肺、肝二经，既可疏散入肝，又可宣其外而利其内，使肺气宣畅，三焦通调而水液畅行，对肝硬化腹水而有肝之郁热者，尤为适宜。临床证实，蝉蜕对治疗肝硬化腹水确有疗效。［孔伟.蝉蜕治疗肝硬化腹水体会.实用中医药杂志，2002，18（2）：46］

2. 蝉蜕擅长缓解肌肉痉挛

蝉蜕甘咸性凉，有疏散风热、息风定痉作用。笔者认为本品小量应用（1~6g）则重在疏风散热，可用于感冒、咽痛、时行赤眼等病；若用量达10g以上，则有明显的缓解肌肉痉挛作用，这与其息风定痉功能有关。可用于痹证的关节晨僵，此乃风湿之邪阻滞于肌肉关节经络，筋脉不通所致，可以蝉蜕为主，配以蛇蜕、萆薢、豨莶草、木瓜等药。若湿郁化热，关节红肿热痛者，则宜再加忍冬藤、桑枝、白薇以清热通络。［周慎.蝉蜕擅长缓解肌肉痉挛.中医杂志，1994（6）：326］

3. 治疗尿蛋白

余通过多年的临床摸索，发现对慢性肾炎尿蛋白持续不消者，用蝉蜕伍以他药（根据辨证论治需要，针对气血阴阳的偏盛偏衰，合理用药），常能收到意想不到的疗效。如治谭某，男，30岁，教师。1980年5月6日初诊。患者于1976年患急性肾炎，由于治疗不当，拖延日久，演为慢性。后在地区某医院住院治疗年余，病情渐趋稳定，但尿蛋白持续不消。尿常规检查：尿蛋白持续在++ ~+++。经友人介绍，延余诊治。症见颜面㿠白，精神倦怠，食欲睡眠均正常。舌质淡红，舌边有齿痕，薄白苔，脉细弱。尿检蛋白（+++）。证属肾气亏虚，气不敛精，精微外泄，治当益气固涩。处方：蝉蜕30g，炙黄芪15g，炒白术10g，肉桂3g，白芍15g，熟地黄15g，鸡内金10g，玉米须15g，炙甘草6g。连服15剂，尿检蛋白±~+，后继以此方加减，连服3个月余，尿蛋白消失，后多次检查，未见复发。［廖佐芹.中医用药经验杂谈.赣南医学院学报，1994，14（2）：147］

4. 蝉蜕止咳

张氏早年随师祖陈关根先生（已故，为本地儿科名医）抄方，见其治咳嗽，无论风寒、风热，皆用蝉蜕，而且用量5~10g不等，疑而问之，他讲："蝉蜕能止咳嗽，特别是喉痒之咳，有迅速止喉痒而愈咳嗽的作用！"查阅有关方药书，未见有此记载，方知此法是师祖独得之秘。此后，治疗咳嗽，在辨证用药的基础上，常常加入蝉蜕一药，能收到较好的疗效。如治一患儿，柯某，男，3岁，1991年4月16日就诊。外感咳嗽5天，以后半夜为重，略觉咳不出，涕清微白，苔白、舌质淡红。为外感风邪，肺失宣肃。处方：荆芥、防风、薄荷、桑叶各5g，甜葶苈、桔梗、甘草各3g，前胡8g，浙贝母、连翘各7g，黛蛤散10g，2剂。药后诸症皆减，唯咳嗽不愈。问其咳时有喉痒状，遂以蝉蜕10g，单味煎汤服，当晚便好转，仅轻微咳了2次。再进1剂，病愈。[张辉. 蝉蜕有止咳作用. 中医杂志，1994，35（5）：262]

5.治疗失眠

王氏外祖父系早年乡土名医，曾予家母口传蝉蜕治疗不寐之妙用。后经临床验证，屡试屡效。如王某，男，21岁。患神经衰弱已数载，夜难入寐，寐则多梦易醒，甚或彻夜不眠。日间眩晕昏沉，周身无力，记忆力明显减退。曾经中西药治疗，疗效不佳。诊见：面白无华，消瘦乏力，双目少神，饮食无味，四肢不温，舌苔薄白，脉虚软，诊为心脾两亏型失眠。初以归脾汤加减3剂，宁心健脾安神未效。旋用单味蝉蜕3g，加水250g，武火煮沸后再文火缓煎15分钟，取汁饮用。患者当夜即安然入寐。继守是法，巩固治疗半个月，旧恙若失。嘱其清心淡泊，少忧思，食养尽之。随访三载，脸色红润，体力大佳。

李某，女，34岁。患不寐证已8年许，夜间经常朦胧，似睡非睡，日间常头昏目眩，精神萎靡，健忘，心悸，纳食无味，舌淡、苔薄白，脉细弱。予蝉蜕3g，煎如上法，每晚顿服1次。服3剂寐已安。继续服用1个月以巩固疗效，尔后诸症俱消。随访5年，病未再发。

临床经验证明，蝉蜕不但能治小儿夜啼，更善疗成人失眠，其养心安神之功卓著，且性味平和，价格低廉，诚可推广应用。[王锦槐. 蝉蜕治疗失眠有奇效. 中医杂志，1994，35（7）：391]

6.治疗麻木

张氏认为蝉蜕尚有治疗麻木的作用。张氏初学中药之时，师承民间老药师。凡有肢体麻木经医久治不愈，前来求方者，张师即嘱其用蝉蜕为末，每服3g，用酒送下，日3服，或佐以当归、川芎；或佐以全蝎、防风，不过数种，常获良效。问其故，师笑而不答，或曰：此偏方也。后张氏如法治疗31例患者，其总有效率达93%，证明蝉蜕确有治疗麻木的作用。乃查阅经典、教材及杂志数十种，均未提及蝉蜕有治麻木的作用，但根据中医药基本理论及观察，悟出了蝉蜕治麻木的药理，肤浅体会如下。

麻木是指肌肤知觉消失，不知痛痒而言。有半身麻木及四肢麻木之分。《医学正传·麻木》云："其不痛不仁者，病久入深，营卫之行涩，经络时疏，故不痛，皮肤不黄，故为不仁。夫所谓不仁者，或周身或四肢唧唧然麻木不知痛痒，如绳扎缚初解之状，古方名为麻痹者是也。"《诸病源候论·风不仁候》："风不仁者，由荣气虚，卫气实，风寒入于肌肉，使气血行不宣流。其状，搔之皮肤如隔衣是也。"可见麻木与风有关，治疗当用祛风药。荆芥、防风可也；僵蚕、全蝎可也；蝉蜕受风之气而成，祛风通络自然可也。如张某，女，60岁，1年前患中风，后遗左半身麻木，虽四处求医，多方治疗，然麻木如故，特来求治。前医所用，多为益气活血、化痰祛风之剂。乃予：蝉蜕12g，当归9g，乌梢蛇10g，川芎9g，5剂，水煎服。尽剂后，上肢麻木已减，下肢如前，以上方加地龙10g，以引药下行。又5剂，下肢麻木亦减，依上方稍事出入，调治月余麻木得除。

蝉蜕归肺、肝二经，肺主一身之气，合皮毛，故其入肺经，走肌表，调气祛风；肝主一身之血，合筋脉，故归肝经，可调血脉，疏经活络。因此蝉蜕用于麻木证，可使营卫和，经络通，气血调畅，风邪得祛而麻木自除。[张光灿. 蝉蜕治疗麻木之我见. 中原医刊，1997，24（9）：30]

7.治慢性腹泻

慢性腹泻可由多种原因导致，其病情顽固，缠绵难愈，医者多感棘手。焦氏临床体会，在辨证方中加入蝉蜕一药，往往可收到理想效果。回忆这一经验来自临床偶得。2年前在门诊遇一老年女性患者刘某，病发长期慢性腹泻7年余，经肠镜诊断为慢性非特异性结肠炎，服用多种中西药物不效。2个月前因家事纠纷，情绪不畅而致腹泻加重，日登厕10余次，大便溏薄带有黏液泡沫，伴有消瘦乏力、烦躁、失眠等症。辨为木旺克土，以痛泻要方加减效不著，后又反复调整处方，仍无起色。一日读《临证指南医案》，见叶天士云"久泻乃阳明胃土已虚，厥阴肝风振动"一语，遂有所启发，便在前处方中加入具有祛风解痉平肝作用的蝉蜕20g，先3剂小试之。3日后患者欣喜来告，服药第2天腹泻次数减为2次，第3天大便已正常，并告，7年来第1次出现这种情况。此后每遇伴有精神情志症状的腹泻病人，均加入此药，多有疗效。并自拟蝉蜕平泻汤（蝉蜕20g，徐长卿12g，柴胡6g，防风6g，乌梅10g，合欢花、皮各15g，莲子肉15g，地榆20g，苦参20g）作为基础方，既可单独用之，也可随证加味施治。1992年以来，以此方为主治疗过敏性结肠炎、功能性腹泻以及其他类型的慢性非特异性腹泻病人300余例，疗效可靠，收到不治泻泻自止的效果。[焦君良. 蝉蜕可治慢性腹泻. 中医杂志，1994（6）：326]

8.重用蝉蜕治尿潴留

宣癃汤系老中医徐善元经验方，胡氏用本方治疗产后尿潴留68例，全部获得痊愈。用药：蝉蜕30g，生黄芪、益母草各15g，肉桂5g，麦冬、当归、王不留行各10g，车前子12g（包煎），一般均服2~3剂。本组患者服本方获效后均能自主排尿。服药后4小时内即能取效者8例，4~6小时内排尿者19例。11例已插入导尿管排尿者，其中9例先撤管后再服中药取效，2例边插管留置导尿，边服本方，候取效后再撤管。在服用本方治程中未发现有明显不良反应。

吴某，女，26岁，农民。孕40周。于1994年4月20日在会阴侧切下行胎头吸引术，助娩一女婴。产后24小时未排尿，膀胱脐上1cm，肌内注射新斯的明，用热水袋热敷小腹部，小便仍未排，诉小腹胀痛难忍。于产后36小时行留置导尿，每6小时定期开放24小时，拔除导尿管后仍解不出小便。脉象缓涩，舌质淡，苔白滑，恶露排出不畅，乳泌较少。西医诊断产后尿潴留。中医认为产后冲任受损，膀胱气化失司，病属产后癃闭。给予口服宣癃汤，服2剂后小便通畅自如，同时乳汁分泌亦相应增多。

按：在本方组成中，应用大剂量蝉蜕确起主要作用，也是拟方者经验积累的独到之处。众所周知蝉蜕有散风热、利咽、透疹、退翳、解痉的功效，其另有利尿作用尚鲜为人知。然而元危亦林《世医得效方》，明李时珍《本草纲目》已有蝉蜕"退阴肿"之记载。迨张锡纯《医学衷中参西录》则阐明蝉蜕有善利小便的作用。张赞臣《本草概要》列有蝉蜕炙黑研末口服利小便的附方。产后尿潴留多因尿道括约肌痉挛所致。据动物实验蝉蜕能降低横纹肌紧张度，重用蝉蜕能增强肌张力以助排尿。蝉蜕原入肝肺两经，有开提肺气、疏泄肝气的功用，气顺则水行，符合中医所谓"上窍开则下窍自通"的提壶揭盖法义。产后尿潴留，中医学认为主要是膀胱气化失司，但和肺、脾、肾的功能失调密切相关。所以在组成本方中，除用蝉蜕主药外，还参合了益肺、运脾、温肾、利州都、调冲任之品，俾使其效益彰。[胡坚. 重用蝉衣，巧治尿潴留——宣癃汤治疗产后尿潴留68例. 上海中医药杂志，1998（3）：11]

张氏采用蝉蜕煎剂治疗产后尿潴留收到了满意的效果。方法：蝉蜕每日30g水煎服，1日4~6次，1次100~150ml，直至小便排出为止。经服用蝉蜕煎剂24小时内尿不畅者通畅247例，占98.2%；尿潴留者通畅693例，占95.7%，24小时内总有效率达到96.6%。33例效果欠佳者，其中2例辅以新斯的明0.5mg，维生素$B_1$100mg双足三里穴位封闭后尿通畅；1例长达48小时后经插导尿管才尿通畅。[张云梅. 蝉衣治疗产后尿潴留的临床观察. 中国中药杂志，1995，20（6）：373]

9.蝉蜕治疗水疝

患儿薛某，4个月，右侧阴囊肿胀2周并渐增大，症见右侧阴囊呈囊性肿块如鸡子大，边界清楚，透光试验阳性。诊断为睾丸鞘膜积液。证属肝气郁滞，水湿停积，发为水病。药用蝉蜕30g，水煎，局部热敷，每日3~4次。次日肿块缩小过半。4天后肿块消失，随访未复发。《本草纲目》云蝉蜕可治"阴肿"。本病多见于小儿。小儿"肝常有余"，每因哭闹、惊恐，致肝气逆乱，疏泄失常，气机郁滞，三焦气化失司，水湿停聚，循肝经积于阴部而发病。蝉蜕可疏肝散风，通经活络。肝气得疏，则气机调畅，三焦气化功能如常，水湿排泄有道。络通水利，则水疝得以消退。且局部外用，简便易行。[冯仓怀.蝉蜕用于咳喘、耳鸣、水疝.中医杂志，1994，35（5）：263]

鞘膜积液属于中医"水疝"范畴，多年来张氏采用中药熏洗方法治疗小儿鞘膜积液165例，获效满意。方法：蝉蜕15g，紫苏叶15g，枯矾10g，五倍子10g。将上药纱布包后，加水1500ml，煎沸10分钟，把药液倒入盆内，趁热先熏后洗，晾至微温时将阴囊放入药液中浸泡，每日2次，每次10~30分钟。下次再用药时，需将药液加至微温。每3日用药1剂，连用3剂为一疗程。治疗36例，治愈30例，有效4例，无效2例，总有效率为98%。

刘某，男，5岁。其父代诉：1998年发现患儿左侧阴囊肿胀，当地医院诊断为"疝气"，服中药10余剂无效。又于当年8月在某医院诊断为"左侧睾丸鞘膜积液"，建议手术治疗，因患儿父亲畏惧手术，故来我科诊治。查患儿左侧阴囊肿胀约3cm×2cm大小，质软，无痛感，按压肿物不能还纳腹腔，触之有囊性感，透光试验阳性。用上述方法治疗1个疗程后，左侧阴囊肿胀缩小一半，照原方治疗2个疗程后，左侧睾丸鞘膜积液全部消失，阴囊复常，透光试验阴性，随访3年未见复发。

按：鞘膜积液为外科常见病，尤以小儿较为多见，西医学认为该病由外伤、炎症、丝虫病等引起。中医学认为主要是由于小儿先天不足，肾气不充，脏腑娇嫩，气血易乱，卫外功能未固，加之调护不周，饮食不慎，使湿热之气与风冷之气客于少阴、厥阴两经，导致水湿不化，留蓄阴囊而致本病。在治疗上多从肝肾论治，以温肾化气、疏肝散结、健脾利湿治其本，以利水消肿治其标。选用五倍子、枯矾收敛燥湿固涩；车前子、紫苏叶、蝉蜕利水渗湿，加速肿胀消退，减少渗出；肉桂、吴茱萸温肝经阴寒之邪，排除积气、积液。诸药合

用，共奏收敛消肿散结之功效，加之药力和热力的协同作用，促使局部气血流畅及鞘膜腔内的液体分泌与吸收平衡。本法实用简便，安全有效，无痛苦，患儿易于接受。经多年临床观察，本病尤以病程短、年龄小的睾丸鞘膜积液疗效最为显著。[张清旺.中药熏洗治疗小儿鞘膜积液165例.国医论坛，2006，21（5）：33]

10.小儿阴肿

阴肿之证，乡村男童患者居多。先辈秦伯未在《中医临证备要》中说："阴囊肿或连阴茎包皮通明，不痛不痒，多因坐地受湿，以小儿患者居多，用蝉蜕五钱煎汤洗涤。"蝉蜕煎汤外洗，证之临床，屡获良效。如1990年初夏曾治一男童，4岁。其母发现其前阴皆肿，状若水铃，其他如常，急来就诊。查：阴茎连同阴囊悉肿，全身无寒热，局部皮温不高，触之不痛。予蝉蜕20g单味煎汤，得药液500ml，嘱其患处先熏后洗，每次20分钟，每日2次，仅用药1天，阴肿即消退如常。[王桂茹，陈富.蝉衣临床应用举隅.浙江中医杂志，1995（11）：520]

11.蝉蜕治喑哑失声

忆一九三六年秋，余友姚某，偶为外感所袭，喑哑月余，余为拟方，用净蝉蜕二钱，滑石一两，麦冬四钱，胖大海五个，桑叶、薄荷叶各两钱，嘱其用水壶泡之代茶饮，一日音响，二日音清，三日痊愈。以后又用此方治愈多人，屡试屡验。（《医学衷中参西录》）

卒然失声或声音嘶哑多因外感、情志忧患等所致，常规多以小量蝉蜕配伍其他药物，但疗效较缓，药物繁多，病人用之不便。亢氏独取蝉蜕一味大剂量用之，屡试屡效，治愈多人，可谓药简效高。用量及服法：取净蝉蜕（去足、土）18g加少许冰糖以白开水泡之代茶饮，每日1剂。一般服2~3剂即愈。

张某，男，57岁。1991年8月13日晚间与邻居争吵后又饮酒数杯，次日晨起即欲言无声。予本方3剂，嘱频饮。第2天音响，3日即音亮如常，后以润肺开音、清肝泻火之剂以资巩固。

按：喉咙连于肺系，乃声音之门户。凡因外

感、情志郁怒等所致卒然声音嘶哑均为"金实不鸣"。此方只适用于此证。对于诸如喉癌、肺癌、声带麻痹、脑血管意外等所致失音当另作他论。[亢泽奋.一味蝉蜕饮治失音.四川中医,1993(7):47]

12.蝉蜕善通鼻窍

李氏在整理老中医王明德治疗鼻炎的处方中发现其每方必有蝉蜕,而且用量均在15g以上,有的甚至达40g,可见王老先生对蝉蜕治鼻炎有独到见解。于是便在临床中注意用蝉蜕通鼻窍,治疗各型鼻炎,确实收到意想不到的效果。

安某,鼻塞不畅,嗅觉丧失,遇冷风即喷嚏连连,鼻内燥痒,涕少,经常头昏头晕头痛10余年,在县医院行X线片,诊断为双侧副鼻窦炎。西药治疗效果不佳,经常使用盐酸萘甲唑啉滴鼻液,头晕头痛不能尽除。未得王老先生重用蝉蜕治鼻炎经验前,曾数次为其诊治,常用苍耳子散加减,或有少效或无效。是日患者因感冒发热身痛,鼻塞加重,便处王老先生一方:蝉蜕30g,苍耳子10g,辛夷花10g,细辛3g,薄荷3g,白芷10g,黄芩10g,金银花30g,连翘10g,水煎服,5剂。服药后发热身痛解,鼻塞明显减轻,上方去金银花、连翘,加玄参10g,续服5剂,鼻塞大减,对嗅觉亦有所恢复,鼻内燥痒亦轻。效不更方,连续服用20余剂,诸症皆除,10余年痼疾竟1个月拔除。

史某,女。鼻塞,流黄稠涕,嗅觉不灵,前额疼痛,头昏,视物模糊不清,无寒热,1个月有余。拍片示上额窦炎。曾肌内注射青霉素、链霉素、庆大霉素,口服鼻炎康、千柏鼻炎片等,仍鼻塞不通,常以口代鼻呼吸,夜间常于梦中憋醒,学习注意力不集中。查其鼻腔内充血,双鼻甲处可见脓性分泌物。因经常用力擤涕,致鼻孔周围充血潮红。处王老先生方:蝉蜕10g,苍耳子10g,辛夷花10g,细辛3g,桔梗10g,白芷10g,黄芩10g,甘草6g,水煎服,10剂。药尽复诊,鼻塞已通,流清涕,时感鼻内痒,头痛头昏已除。继续服药,并处蝉蜕20g,桔梗10g,苍耳子10g,细辛3g煎汁,用棉花蘸药,滴葱汁1滴于药棉上,夜间交替塞鼻孔内,用药10余天,病去痊愈。

按:蝉蜕善通鼻窍其功可信。据现代药理研究蝉蜕有较强的抗过敏作用,临床使用中体会到,各型鼻炎均与过敏有一定关系。重用蝉蜕,可以在苍耳子散抗炎通窍的基础上,增加抗过敏作用,从而达到宣通鼻窍的目的。因此,蝉蜕的用量要根据鼻塞的轻重和鼻腔黏膜充血水肿的程度掌握,鼻塞重、鼻腔黏膜充血水肿明显,即可加重蝉蜕的用量,否则可酌减用量。另外,鼻流黄稠涕者,可适当加用清热解毒、排脓祛腐之品。[李华忠.蝉蜕善通鼻窍.山东中医学院学报,1995,18(4):247]

13.蝉蜕善治面神经疾病

蝉蜕,辛甘微寒,入肺肝二经。其味辛,轻灵透达,疏风通络,可治面肌麻痹;其性寒,散中寓收,清热息风,可治面肌痉挛。朱氏巧用蝉蜕,治疗面神经疾病20余例,取效颇佳。

曾治吴某,女,31岁。因汗出当风,出现右侧面部肌肉麻痹,眼睑闭合不全,右侧鼻唇沟浅,口角歪向左侧,伴畏风怕冷自汗出。察舌淡稍胖苔薄润,按脉浮缓。诊为面神经麻痹,证属卫表虚弱,风邪乘袭。予桂枝汤合牵正散,服药10余剂,效不显著。后改为桂枝汤加蝉蜕6g,3剂后,病情大减,继服3剂,病获痊愈。

又治张某,女,35岁。1年前因心情不舒,出现左侧面部肌肉痉挛,呈阵发性发作。初未在意,后来病情加重,每日发作3~4次,每次持续1~2分钟,发时牵及眼睑及口角,伴心烦失眠梦多。察舌淡苔薄,按脉细微弦。诊为面肌痉挛,证属血虚肝旺,风扰于上。予乌梅四物汤加天麻、钩藤。服药10余剂,效不显著。后加入蝉蜕30g,5剂后,病情明显减轻。又服5剂,痉挛解除。随访年余,未再复发。

总之,蝉蜕具有双向调节作用,重用至30g以上,可治疗面肌痉挛;轻用在6g以下,可治疗面肌麻痹。[朱树宽.蝉衣善治面神经疾病.中医杂志,1994,35(6):326]

14.治疗内外风

尤某,女,58岁。口眼向左歪斜,右眼不能闭合,右口角不能摄涎,舌质嫩红,苔白,脉弦细。证属风中于络。治宜疏风通络。以蝉蜕200g，分40次，开水送服，每天3~4次。服药3日，自觉症状好转；至9日，诸症消失而愈。

林某，女，自3岁起即患痫证，每日发作7~8次，每次持续2~3分钟，舌淡红，苔白，脉滑数。治宜疏风止痉之法。用蝉蜕100g，分30次，开水送服，日3~4次。服完1剂，发作次数明显减少，仅3~5天发作一次，每次几秒钟即可清醒。依法继服，至300g后，发作停止，随访未再复发。（1982年《新中医》陈一鸣）

15.小儿夜啼

对于小儿夜啼之证，焦树德老先生在《焦树德方药心得》中明确说道，"我常在和胃、消食、清热的汤药中加蝉蜕1.5~6g，用于小儿夜啼不止，往往收效"。

六、老姬杂谈

《中药学》上谈蝉蜕的功效为"疏风散热，利咽开音，透疹，明目退翳，解痉"，这些也都可以用蝉蜕的特点推理而出，比如，"疏风散热，利咽开音，透疹，解痉"，这些都可以从蝉蜕中空、体轻、为皮类药物推理而出。"明目退翳"，可以从蝉蜕中空、体轻、色黄、味淡推理而出。我在临床上，用蝉蜕配伍他药治疗糖尿病，发现降血糖作用明显提高。

白茯苓

一、药物特性

1.望

【药材】为多孔菌科植物茯苓的干燥菌核。（《中药学》）思维发散：更多达里。

【颜色】色白。（《中药大辞典》）思维发散：白色和肺相通。

【优质药材】以体重坚实、断面白色细腻、粘牙力强者为佳。白茯苓均已切成薄片或方块，色白细腻而有粉滑感。（《中药大辞典》）

2.闻

【气味】气微。（《中华本草》）

3.问

【寒热属性】平。（《中药学》钟赣生主编）

【采集时间】不确定。

【有效成分】主要含β-茯苓聚糖，占干重约93%，还含茯苓酸、蛋白质、脂肪、卵磷脂、胆碱、组氨酸、麦角甾醇等。

【药理作用】茯苓煎剂、糖浆剂、醇提取物、乙醚提取物，分别具有利尿、镇静、抗肿瘤、增加心肌收缩力的作用。茯苓多糖有增强免疫功能的作用。还有护肝、降血糖、延缓衰老、抑制胃溃疡的作用。

【个性应用】需要利尿、镇静、抗肿瘤、增加心肌收缩力、增强免疫及护肝、降血糖、延缓衰老、抑制胃溃疡时，可以考虑茯苓的应用。

4.切

现有特点：质坚硬、嚼之黏牙。（《中药大辞典》）思维发散：内实者攻里，白茯苓质坚硬，内服之后走里；取类比象，坚硬者不易发散。嚼之黏牙，说明茯苓有收敛作用。

【质地轻重】体重。（《中药大辞典》）思维发散：质重沉降。

5.尝

味道：味淡。（《中国药典》）思维发散：淡者，能利窍、能渗泄。

6.药性

白茯苓药性为平。

7.共性应用

（1）达病位　白茯苓更多达里以治疗里证。

（2）平病性　白茯苓药性为平，不能平病性之寒热。

（3）修病态　白茯苓质坚硬走里，味淡渗湿，加之色白入肺而助肺排浊，所以，白茯苓有很好的除湿作用。白茯苓质重降气，对于头面部及胸部的痰湿水饮证，需要用降气法来消除的，就可以考虑用白茯苓来治疗。

（4）除表象　白茯苓发黏，有内收之功，内服作用于人体之后，更多作用于胃肠道部位。味淡渗湿，白茯苓祛胃肠道之湿，效果很好。白茯苓发黏收敛，加之淡能渗湿，所以，白茯苓也有很好的止汗作用（白茯苓虽不能达表，但可以"釜底抽薪"消除皮下之过多水液），对于汗多尿少之人，应用白茯苓治疗，很是不错。另外，白茯苓还有利小便止泻之功。

（5）入五脏　淡味是五脏均入。

（6）五行特点　白茯苓体重沉降，质黏收敛，具水行的运动态势。

二、本草选摘

主胸胁逆气，忧恚惊邪恐悸，心下结痛，寒热烦满，咳逆，口焦舌干，利小便。（《神农本草经》）

开胃，止呕逆，善安心神。主肺痿痰壅。治小儿惊痫，心腹胀满，妇人热淋。（《药性论》）

渗水缓脾。（《伤寒明理论》）

除湿，利腰脐间血，和中益气为主。治溺黄或赤而不利。《主治秘诀》云：止泻，除虚热，开腠理，生津液。（《医学启源》）

主治悸及肉瞤筋惕，旁治头眩烦躁。（《药征》）

茯苓，能利窍去湿，利窍则开心益智，导浊生津；去湿则逐水燥脾，补中健胃；祛惊痫，厚肠脏，治痰之本，助药之降。（《本草正》）

调营而理胃，上品仙药也。善能断谷不饥。为药无朽蛀。（《新修本草》）

为渗湿利痰之主药。然其性纯良，泻中有补，虽为渗利之品，实能培土生金，有益于脾胃及肺。且以其得松根有余之气，伏藏地中不外透生苗，故又善敛心气之浮越以安魂定魄，兼能泻心下之水饮以除惊悸，又为心经要药。且其伏藏之性，又能敛抑外越之水气转而下注，不使作汗透出，兼为止汗之要药也。（《医学衷中参西录》）

茯苓，仲景利小便多用之，此治暴新病之要药也，若阴虚者，恐未为宜。（《本草衍义补遗》）

凡人病因水湿而见气逆烦满，心下结痛，呃逆呕吐，口苦舌干，水肿淋结，忧恚惊恐，及小便或涩或多者。（诸病皆从水湿所生而言。）服此皆能有效。（《本草求真》）

凡人邪气郁结，津液不行，则为痰为饮。痰浓稠为火之所结，饮清稀为水之所停。故治痰则咸以降之，治饮则淡以利之。若投以重剂，反拒而不相入，唯茯苓极轻淡，属土，土胜水能疏之涤之，令从膀胱以出，病渐去而不觉也。观仲景猪苓汤等方，五苓散义自见矣。（《神农本草经百种录》）

三、单验方

（1）湿泻　茯苓汤。白术一两，茯苓（去皮）七钱半。上细切，水煎一两，食前服。（《素问玄机原病式》）

（2）心虚梦泄，或白浊　白茯苓末二钱。米汤调下，日二服。（《仁斋直指方》）

（3）心汗　别处无汗，独心孔一片有汗，思虑多则汗亦多，病在用心，宜养心血，以艾汤调茯苓末服之。（《证治要诀》）

（4）小便多、滑数不禁　白茯苓（去黑皮），干山药（去皮，白矾水内湛过，慢火焙干）。上二味，各等份，为细末。稀米饮调服之。（《儒门事亲》）

（5）虚滑遗精　用白茯苓二两，缩砂仁一两，共研为末，加盐二钱，将瘦羊肉切薄片蘸药炙熟吃，酒送下。（《本草纲目》）

（6）水肿尿涩　用茯苓皮、椒目，等份煎汤，每日饮服。有效为止。（《本草纲目》）

（7）一切筋挛疼痛　心木一两，乳香一钱，石器炒研，名松节散，每服二钱，木瓜汤下。乳香能伸筋，木瓜能舒筋也。（《本草从新》）

（8）老年浮肿、肥胖症、脾虚证、失眠多梦　用茯苓磨细粉，每日15g，同好米或糯米60g煮粥服下，日1次，效佳。（1989年《云南中医学院学报》）

四、使用注意

白茯苓水煎内服的常用剂量为10~15g，临床可以根据需要而做适当的调整。

《药性论》：忌米醋。

《神农本草经疏》：病人肾虚，小水自利或不禁或虚寒精清滑，皆不得服。

《得配本草》：气虚下陷、水涸口干俱禁用。

茯苓，掺假的较多，更多是掺面粉。面粉遇见碘液变淡蓝色，所以，鉴别时可以买点碘伏，滴一点于你购买的茯苓上，看有无变色，没有者，说明没有掺面粉。如果感觉麻烦，你可以先用眼看买的茯苓，掺有面粉者颜色不均匀，然后再口嚼，有黏牙感者为好，没有者为不好。

五、医家经验

1.茯苓补少利多

茯苓是我常用、喜用之佳品，健脾和中、渗湿利水固是主要功能，关键还在于配合他药之适宜。如用其补脾则常与白术同用；中阳虚者常与干姜配伍；用于固摄治下利，则常与苍术、薏苡仁同用，用于宁心安神，则常以朱砂拌后与酸枣仁、灯心草、柏子仁合用，这些也是人所皆知的常用法。而治肿瘤，我亦常用茯苓合猪苓，每剂用量都在15~20g。这大概是因为茯苓和猪苓的水溶性葡聚糖都有提高免疫功能，抑制肿瘤生长的作用。历来都视茯苓为常用补药，四君子汤、六味地黄丸、十全大补汤等各类补药多用之。《本草正》说："茯苓补少利多，多服最能损目，久弱者极不相宜。"此虽为一家之言，但"补少利多"一语，足以说明茯苓所以列入利水渗湿药章内而不列入补药章内之原因。临床凡肾阴亏虚、遗精、滑精以及妇女妊娠期及习惯性流产者，均以不用为宜。（《何任医学经验集》）

2.治疗脱发

秃发的形成，多因水上泛颠顶，侵蚀发根，使发根腐而枯落，茯苓能上行渗水湿，并导饮下降，湿去则发生，虽不是直接生发，但亦合乎"先期所因，伏其所主"的治疗法则。张石顽说："茯苓得松之余气而成，甘淡而平，能守五脏真气，其性先升后降。"《内经》言："饮入于胃，游溢精气，上输于脾，脾气散精，上归于肺，通调水道，下输膀胱。"则可知淡渗之味性，必先上升而后降，膀胱气化，则小便利。

徐某，男性，21岁，于1974年7月6日初诊。患者系秃发症，头顶上如胡桃大圆圈，连结成片，渐成光秃，见者多说此症难愈，患者心情忧郁得很。切其脉濡，舌稍白，无其他痛苦。岳氏处一味

茯苓饮：茯苓500~1000g，为细末，每服6g，白开水冲服，1日2次，坚持服一个时期，以发根生出为度。服药2个月余，来复诊，发已丛生，基本痊愈。另治一10余岁少儿，亦患发秃，脱去三五片，即曾投以一味茯苓饮，3个月后头发渐生。（《名中医治病绝招》岳美中）

3.茯苓确为止汗之良药

阴虚自汗的案例：曾绍裘治某男，27岁。因工作劳累，病头晕，不寐，闭目则觉发热自汗。其发热汗出之状，亦颇特殊，每届午夜时，心悸胆怯，身热不寐，张目即汗，瞑目静卧则不汗，左卧则左侧汗，右卧则右侧汗，俯卧时则背汗，汗后精力倦息。先后曾用牡蛎散、玉屏风散、人参养营汤等10余方及止汗、安神之剂，发热、汗出依然如故。刻下脉象浮弱，舌红无苔，脉症合参，曾老认为证属心阴不足，心气浮越，治以敛抑心气，俾外越之水气转而下注，以冀汗止。处方：云茯苓60g，生甘草10g。服1剂，汗出大减而热仍未除，原方加白芍15g。翌日，汗全止，热亦减。更医用补中益气汤，又复发热汗出，仍用原茯苓方而汗止，但热仍未除，用地骨皮饮以滋阴退热不效。曾深思再三，认为病机不仅阴亏，犹关阳越，故改用圣愈汤加龙牡，阴阳双补，其热遂止。张锡纯谓茯苓善敛心气之浮越以止心悸，又能敛抑外越之水气而下注，为止汗之要药。本例多方不效，重用茯苓而收殊功，可见茯苓确为止汗之良药。（1994年第十期《中医杂志》）

4.大剂量茯苓治疗不寐

笔者在临床中发现，大剂量茯苓有较好的镇静催眠作用，且无明显的不良反应。取茯苓50g，水煎2次，共取汁100ml左右，分2次服用，分别于午休及晚睡前半小时各服1次。服药期间停用一切镇静剂，禁食辛辣刺激性食物，用药1个月为1个疗程。茯苓的镇静安神作用在安神剂酸枣仁汤、天王补心丹、归脾汤等方中均有体现，亦为现代研究所证实，但单味应用却鲜有报道。从治疗结果上看，单味大剂量应用茯苓治疗不寐同样具有较好的疗效，可谓简、便、廉、验，值得推广。[范桂滨.大剂量茯苓治疗不寐24例.中医研究，2006，19（2）：35]

六、老姬杂谈

茯苓,以前的和现在的,味道都一样,均是淡味,味淡渗湿,没有异议,所以,遇到用渗湿法治疗的病证,就可以考虑茯苓的应用,不过,因其色白、有黏性、体重,所以,渗湿时还需考虑这些特点带来的功用。

猪苓

一、药物特性

1.望

【药材】为多孔菌科真菌猪苓的干燥菌核。(《中药学》)思维发散:更多达里。

【优质药材】以个大、外皮黑褐色光亮、肉色粉白、体较重者为佳。(《中药大辞典》)

2.闻

【气味】气无。(《中药大辞典》)

3.问

【寒热属性】平。(《中药学》钟赣生主编)

【采集时间】春、秋二季。(《中药学》)思维发散:春季,五行属木,春季采收的药材,具有顺畅的运动态势。秋季,五行属金,秋季采收的药材,具有清除的运动态势。

【有效成分】主要含猪苓葡聚糖Ⅰ、甾类化合物、游离及结合型生物素、粗蛋白等。

【药理作用】猪苓其利尿机制是抑制肾小管对水及电解质的重吸收。猪苓多糖有抗肿瘤、防治肝炎的作用。猪苓水及醇提取物有抗肾结石形成、提高免疫和抗菌作用。

【个性应用】需要利尿、抗肿瘤、防治肝炎、抗肾结石形成、提高免疫和抗菌时,可以考虑猪苓的应用。

4.切

现有特点:质硬。(《中国药典》)思维发散:内实者攻里,猪苓质硬,内服之后走里而在体内发挥作用;取类比象,质硬者不易发散。

【质地轻重】体轻。(《中国药典》)思维发散:质轻上浮。

5.尝

味道:味淡。(《中药大辞典》)思维发散:淡者,能利窍、渗泄。

6.药性

猪苓药性为平。思维发散:不管寒热,只要是猪苓的适应证就都可以应用。

7.共性应用

(1)达病位 猪苓达里的同时也能达表,也就是说内服猪苓之后,全身可到。

(2)平病性 猪苓药性为平,不能平病性之寒热。

(3)修病态 猪苓味淡渗湿,所以,猪苓的利尿除湿作用很好。

(4)除表象 猪苓渗湿达表,汗多者可止,汗少者可发。猪苓达里,质轻升浮,有升提之功。

(5)入五脏 淡味是五脏均入。

(6)五行特点 猪苓质轻有升浮之功,具火行的运动态势。

二、本草选摘

利水道。(《神农本草经》)

渗泄,止渴,又治淋肿。(《珍珠囊》)

开腠理,治淋、肿、脚气、白浊、带下、妊娠子淋、小便不利。(《本草纲目》)

猪苓味淡,淡主于渗,入脾以通水道,用治水泻湿泻,通淋除湿,消水肿,疗黄疸,独此为最捷,故云与琥珀同功。但不能为主剂,助补药以实脾,领泄药以理脾,佐温药以暖脾,同凉药以清脾。(《药品化义》)

升而能降,开腠发汗,利便行水,与茯苓同而不补。(《本草备要》)

方书有云:湿在脾胃者,必用猪苓、泽泻以分理之也。按:猪苓从阳畅阴,洁古所谓升而微降者是,阳也;泽泻从阴达阳,洁古所谓沉而降者是,阴也。二味乃合为分理阴阳。(《本草述》)

三、单验方

(1)妊娠从脚上至腹肿,小便不利,微渴引饮 猪苓五两,末,以熟水服方寸匕,日三服。

（《子母秘录》）

（2）猪苓丸治年壮气盛，梦遗白浊 半夏一两，猪苓一两。上半夏锉如豆大，猪苓为末。先将半夏炒令黄色，不令焦，地上去火毒半日，取半夏为末；以一半猪苓末调匀和丸，如桐子大，更用余猪苓末拌丸，使干，入不油砂瓶中养之。每服四十丸，空心温酒盐汤下，于申未间冷酒下。（《济生方》）

（3）通身肿满，小便不利 猪苓五两为末，白水下三钱，日三服。也可以治疗妊娠肿渴，从脚至腹，小便不利；妊娠子淋；身肿如软绵：木通二钱，猪苓三钱，茯苓二钱，槟榔二钱，灯心少许，白术三钱，水煎服。（《本草易读》）

四、使用注意

《得配本草》：目昏、无湿而渴，二者禁用。

《本草蒙筌》：行水之功居多，大能燥亡津液。倘无湿证，勿轻用之。若久煎尝，损肾昏目。

《本草求真》：但此专司引水，津液易耗，久服多致损目。凡服利水药而明目者，因除浊气湿热而成明也。用利水药而失明者，因其走泄真气也。

《药品化义》：凡脾虚甚者，恐泄元气，慎之。

猪苓水煎内服的常用剂量为6~12g，临床可以根据需要而做适当的调整。猪苓毒性特别低，可以根据临床需要而大胆多用，但是要注意其使用禁忌。

五、医家经验

猪苓"轻身耐老"

猪苓乃常用药，为多孔科寄生植物猪苓的干燥菌核，因其表皮黑褐色，内部呈黄褐色，成块如猪屎而得名。欲论猪苓药效，一般认为渗湿利水堪称佳品，而《神农本草经》确定的"久服轻身耐老"作用，鉴赏者已乏其人，推崇者更属罕见。先人用之，多治小便不利、水肿胀满、淋浊带下、妊娠子肿胎肿、脾湿引起的泄痢和痰湿引起的湿疟等证。今人用之，多针对心脏功能不全引起的水肿，各种原因发生的胸水、腹水、下肢浮肿和泌尿系统诸疾患。

考据历代文献，几乎都把猪苓的利水道功效作为首选。对其"轻身耐老"作用均持否定态度。博览群书，尚未知晓取"轻身耐老"作用而专用猪苓者。反之均主张猪苓"不入补剂"。更有甚者，告诫之，猪苓"久服必损肾气，昏人目"。清代叶天士不愧为临床巨匠，有其独到的见解。他在解释猪苓的功效时论述到"猪苓味甘益脾，脾统血，血旺故耐老。辛甘益肺，肺主气，气和故身轻也"。叶氏虽做了精辟的阐述，然临床并未见其把猪苓做"轻身耐老"而专用之。

余在诊治恶性肿瘤晚期病人过程中，留意观察，猪苓或入煎剂，或做食疗，用量一般都在30g之多，用期亦不短，服后反应良好，不见有明显的利尿作用，更无损肾昏人目之弊端。大部分病人食欲增强，气力增加，精神转振。中医学讲"有胃气则生，无胃气则死"，食欲增强，说明脾胃得健，正如叶氏所教，血气旺盛，则能耐老轻身。

余所用食疗方为二苓薏仁大枣粥，其组成为猪苓30g，茯苓30g，生薏仁30g，大枣10枚，加冰糖适量，亦有时加入山药、银耳之品。纵观其方为健脾利湿之剂无疑，食用后理应尿量增多，但不尽然，常服反能使体重增加，对晚期恶性肿瘤患者来说，达此效果实非轻易之举，起到了存活时间增长的良效。

结合现代对猪苓研究的结果看，猪苓的主要成分是多糖类的葡聚糖，诸凡多糖类的中药，大都有一定的扶正抗癌作用，如常用的茯苓、云芝等，此点通过我们多年使用中医研究院中药研究所研制之猪苓多糖注射液治疗晚期癌的疗效观察中，已经得到了充分证明，疗效满意，已能肯定是较好的免疫调节剂。使用后能明显提高机体免疫功能。

免疫功能的增强，中医学讲就是扶正。正气得复，就能"轻身耐老"，实验业已证明，大凡使用健脾之剂，都能获得免疫功能的提高（主要是细胞免疫功能）。

余冒昧认为，扶正之功，猪苓应列为前茅，在此也大胆提出，猪苓"不入补剂"之说应予纠正，单纯把猪苓用于"利水道"而选之，则多具片面性，且因小失大，不免可惜，应为猪苓的"轻身

耐老"作用而为之正名也。(《燕山医话》王沛)

六、老姬杂谈

《中药学》猪苓的功效为"利水渗湿",仅仅是从味淡渗湿来考虑的。如果再考虑质硬体轻的特点,则能更"细"地应用猪苓。关于猪苓轻身问题,其实这是因为湿去的结果,看看《神农本草经》,上面也谈到其他的中药有轻身作用。

血竭

一、药物特性

1.望

【药材】为棕榈科植物麒麟竭果实渗出的树脂经加工制成。(《中药学》)思维发散:更多达里。

【颜色】血竭研末红如血。(《中药大辞典》)思维发散:红色与心相通。

现有特点:在水中不溶,在热水中软化。(《中国药典》)真假鉴别要点之一。

【优质药材】以外表色黑如铁,研末红如血,燃之其烟呛鼻者佳。(《中药大辞典》)

2.闻

【气味】气微。(《中国药典》)

3.问

【寒热属性】平。(《中药学》钟赣生主编)

【采集时间】秋季。(《中药学》)思维发散:秋季,五行属金,秋季采收的药材,具有清除的运动态势。

【有效成分】主要含血竭素、血竭红素、去甲基血竭素、去甲基血竭红素及黄烷醇、查耳酮、树脂酸等成分。

【药理作用】血竭水煎醇沉液能明显降低血细胞比容,缩短血浆再钙化时间,抑制血小板聚集,防止血栓形成。此外,血竭有一定的抗炎镇痛、降血脂、降血糖、改善机体免疫功能等作用。

【个性应用】需要防止血栓形成、抗炎镇痛、降血脂、降血糖、改善机体免疫功能时,可以考虑血竭的应用。

4.切

现有特点:质硬而脆。(《中国药典》)思维发散:质硬者,走里,且不易散开。

5.尝

味道:味淡。(《中国药典》)思维发散:淡者,能利窍、渗泄。

6.药性

血竭药性为平。

7.共性应用

(1)达病位 血竭内服之后更多达里以治疗里证。

(2)平病性 血竭药性为平,不能平病性之寒热。

(3)修病态 血竭味淡,有渗湿之功,加之秋季采收有清除之性,所以,血竭对于痰湿水饮所致病证有很好治疗作用。血竭色红,红能入心,心主血脉,血竭秋季采收有清除之性,所以血竭有特好的活血散血消除血瘀之功。

(4)除表象 淡能渗湿,血竭入血而味淡,所以能把脉中的水液渗出于脉外而变成津液,也就是说,血竭有很好的补充津液不足之功用。临床上对于局部津液不足的病证,应用血竭治疗,效果很好。

(5)入五脏 淡味是五脏均入。

(6)五行特点 血竭色红属火,具火行的运动态势。血竭秋季采收,具金行的运动态势。

二、本草选摘

带下,破积血。(《唐本草》)

主打伤折损,一切疼痛,补虚及血气搅刺,内伤血聚,并宜酒服。(《海药本草》)

血竭,助阳药中同乳香、没药用之者,取以调和血气,而无留滞壅毒之患。(《本经逢原》)

散滞血诸痛,妇人血气,小儿瘈疭。(《本草纲目》)

功专散瘀生新,专除血痛。(《本草撮要》)

止血散瘀,生肉除痛。敷一切恶疮,平诸般折伤。(《本草易读》)

日华子云:诸疮久不合者,以敷此药。(《雷

公炮制药性解》）

散滞血，止诸痛，生肌。（《外科全生集》）

治一切恶疮疥癣久不合者，敷。此药性急，亦不可多使，却引脓。（《日华子本草》）

然治诸痛，内治实神效。存之以备采用。血竭内科可用，而近人不敢用之。不知血竭得补气血之药，其功更神。惜人未谙，故再表之也。（《本草新编》）

三、单验方

（1）血竭散治一切不测恶疮，年深不愈　血竭一两，铅丹半两（炒紫色）。上二味，捣研为散，先用盐汤洗疮后贴之。（《圣济总录》）

（2）嵌甲疼痛　血竭末调敷之。（《医林集要》）

（3）白虎风，走转疼痛，两膝热肿　麒麟竭一两，硫黄一两（细研）。捣罗为散，研令匀，以温酒调下一钱。（《太平圣惠方》）

（4）麒麟血散治伤损筋骨，疼痛不可忍　麒麟血一两，没药一两，当归一两（锉，微炒），白芷二两，赤芍药一两，桂心一两。捣细罗为散，每服，以温酒调下二钱，日三四服。（《太平圣惠方》）

（5）血竭散治产后败血冲心，胸满气喘　真血竭，研为细末，温酒调服。（《朱氏集验医方》）

四、使用注意

血竭，不溶于水，所以水煎的效用不大，一般都是研末服用，剂量为1~2g。血竭内服，有人会出现过敏，临床需注意。《中药大辞典》记载："内服血竭引起过敏反应：某患者内服血竭后发生周身瘙痒，四肢及胸背部皮肤潮红，压之褪色，手脚有明显的血管神经性水肿，两侧脚面和小腿接连部各有4cm×4cm的大水疱1个，周围有豆粒大小水疱数十个，颜面发红，眼皮水肿，呼吸迫促，头晕等。检查：体温腋下38.9℃，脉搏92次/分，呼吸24次/分，血压80/65mmHg，余无异常。经抗过敏治疗而愈。随后即用原来内服之血竭作斑贴试验，并用黄酒（因患者用黄酒冲服血竭发生过敏）和蒸馏水作对照，结果在血竭斑贴部出现

4cm×4cm范围的红色丘疹，局部瘙痒，全身无反应，24小时后丘疹消退；而黄酒及蒸馏水所作的对照局部皮肤均呈阴性。"因此，临床应用血竭内服尚不能认为完全无虞，必要时需先作过敏试验，免致不良后果。

《神农本草经疏》：凡血病无瘀积者不必用。

《本草从新》：却能引脓，性急，不可多用，无瘀积者忌之。

五、医家经验

我对心绞痛或心肌梗死的疼痛表现为血瘀证者（疼痛较固定，刺痛，舌质青紫或瘀斑明显、脉涩），常用血竭粉二至五分，装入胶囊中，随汤药吞服。或再加三七粉一二分。对活血止痛有帮助。其他血瘀明显的证候，也有时使用。如用七厘散（服法同上）效果更好。仅提供参考。（《焦树德方药心得》）

六、老姬杂谈

《中药学》血竭的功效为"活血定痛，化瘀止血，生肌敛疮"，这些都可以从血竭的特点推理而出。血竭，内服外用均可，内服时需注意用量，外用时，可根据病症的严重程度来确定用量。我上大学时候，见师父治疗一个腰椎间盘突出症患者，先让其蹲在地上，然后以自己的膝盖顶按患者腰部突出部位一会后，让患者趴在床上，师父将血竭粉涂于自己掌心，然后按揉患者腰部疼痛处，中间又给手心加药两次，有十分钟左右，让患者起来活动，患者立马觉得轻松了很多。

三棱

一、药物特性

1.望

【药材】为黑三棱科植物黑三棱的干燥块茎。（《中国药典》）思维发散：取类比象，茎类药物能达里且有疏通作用。

【优质药材】以个匀、体重、质坚实、去净外皮、表面黄白色者为佳。（《中国药典》）

2.闻

【气味】无臭。(《中国药典》)

3.问

【寒热属性】平。(《中药学》钟赣生主编)

【采集时间】冬季至次年春季采挖。(《中药大辞典》)

【炮制】三棱：拣净杂质，用水浸泡，捞出润透，切片，晒干。

醋三棱：取净三棱置开水锅内浸没，煮至五六成透时，加醋再煮至八成透，停止加水，并停止续火，留在锅内焖透，吸尽余汤，捞出，晾至外皮无水分，切片，晒干。(每三棱50kg，用醋15kg)

【有效成分】主要含挥发油，还含脂肪酸、皂苷、黄酮等。

【药理作用】三棱总黄酮具有较强的抗血小板聚集及抗血栓作用；三棱水煎剂能降低全血黏度。三棱总黄酮及三棱提取物有明显的镇痛作用。三棱提取物及挥发油对肺癌及胃癌细胞有抑制作用。

【个性应用】需要抗血小板聚集、抗血栓、降低全血黏度、镇痛、抑制肺癌及胃癌细胞时，可以考虑三棱的应用。

4.切

现有特点：质坚实。(《中国药典》)思维发散：内实者攻里，三棱质坚实，内服之后走里而在体内发挥作用；取类比象，坚实者不易发散。

【质地轻重】体重。(《中国药典》)思维发散：质重沉降。

5.尝

味道：味淡，嚼之微有麻辣感。(《中国药典》)思维发散：淡者，能利窍、能渗泄；辛能散。

6.药性

三棱药性为平。

7.共性应用

(1)达病位 三棱达里，更多用来治疗里证。

(2)平病性 三棱药性为平，不能平病性之寒热。

(3)修病态 三棱味淡，有渗湿之功，加之体重达下、质坚实走里，所以，三棱治疗人体下部及体内之水湿证，效果很好。三棱嚼之微有麻辣感，也就是《医学衷中参西录》上说的"微有辛意"，有发散之功，其质坚走里，所以，三棱又有一定的散凝之功，临床上遇到癥瘕积聚之证，也可以考虑应用三棱来治疗。

(4)除表象 三棱质地较重，能达人体属阴部位同时还有降气之功，所以，对于需要用降气法治疗的病证，就可以考虑三棱的应用。

(5)入五脏 淡味是五脏均入。

(6)五行特点 三棱质重沉降，具水行的运动态势。

二、本草选摘

若取其活血行血，则用酒炒。(《中药炮制学》)

又治气胀，血脉不调，补五劳，通月经，消瘀血。(《汤液本草》)

主心膈痛，饮食不消，破气。(《医学启源》)

三棱，从血药则治血，从气药则治气。(《神农本草经疏》)

三、单验方

治食积腹胀 三棱、莱菔子各9g。水煎服。(《新疆中草药手册》)

四、使用注意

三棱水煎内服的常用剂量为5~10g，临床可以根据需要而做适当的调整。由于三棱质地较重，有降气之功，恐对胎儿不利，所以，孕妇慎(禁)用。

五、医家经验

对食积痰积，消化不好，常配合木香、砂仁、麦芽、谷芽、半夏、莱菔子、陈皮、茯苓等同用。(《焦树德方药心得》)

六、老姬杂谈

前人谈的三棱"破血行气，消积止痛"等，更多是从"苦"味来谈的，比如，《本草便读》上就谈到"味苦平用以入肝，能磨积攻坚，善破血中之气"。

现代药理研究证实三棱有抗血栓和降低全血黏度的作用，这点看似和中医上的活血化瘀功用一样，但是深想一下，不一样，一个命题成立，其逆命题不一定成立。活血化瘀药能抗血栓和降低全血黏度，但能抗血栓和降低全血黏度的不一定是活血化瘀药。

《神农本草经疏》上说"三棱，从血药则治血，从气药则治气。老癖癥瘕积聚结块，未有不由血瘀、气结、食停所致，苦能泄而辛能散，甘能和而入脾，血属阴而有形，此所以能治一切凝结停滞有形之坚积也"，前面的"三棱，从血药则治血，从气药则治气。老癖癥瘕积聚结块，未有不由血瘀、气结、食停所致"都是挺好的，但是，由于现在的三棱味道是淡的，所以，不能听信且使用"苦能泄而辛能散，甘能和而入脾，血属阴而有形，此所以能治一切凝结停滞有形之坚积也"这个功用。

钩藤

一、药物特性

1.望

【药材】为茜草科植物钩藤、大叶钩藤、毛钩藤、华钩藤或无柄果钩藤的干燥带钩茎枝。（《中药学》）思维发散：取类比象，茎枝类药物有疏通作用且达里。

【优质药材】以双钩形如锚状、茎细、钩结实、光滑、色红褐或紫褐者为佳。（《中药大辞典》）

2.闻

【气味】气无。

3.问

【寒热属性】凉。（《中药学》钟赣生主编）

【采集时间】秋、冬二季。（《中药学》）思维发散：秋季，五行属金，秋季采收的药材，具有清除的运动态势。冬季，五行属水，冬季采收的药材，具有向内向下的运动态势。

【有效成分】主要含钩藤碱、异钩藤碱、去氢钩藤碱、钩藤苷元、常春藤苷元、槲皮素、槲皮苷等。

【药理作用】钩藤有降血压、镇静、制止癫痫发作、抗惊厥、抗精神依赖性、抗脑缺血、扩张血管、抑制血小板聚集、抗血栓、降血脂、抗内毒素血症、平喘等作用。

【个性应用】需要降血压、镇静、制止癫痫发作、抗惊厥、抗精神依赖性、抗脑缺血、扩张血管、抑制血小板聚集、抗血栓、降血脂、抗内毒素血症、平喘时，可以考虑钩藤的应用。

4.切

现有特点：质坚。（《中药大辞典》）思维发散：内实者攻里，钩藤质坚，内服之后走里而在体内发挥作用；取类比象，质坚者不易发散。

【质地轻重】体轻。（《中华本草》）思维发散：质轻升浮。

5.尝

味道：味淡。（《中华本草》）思维发散：淡者，能利窍、能渗泄。

6.药性

钩藤药性为凉。

7.共性应用

（1）达病位　钩藤达里可治疗里证；钩藤质地较轻，有上浮之性，可达头面部。

（2）平病性　钩藤药性为凉，可治疗热性病证。

（3）修病态　钩藤药用部位为茎枝，"茎身居中，能升能降，故性和；枝叶，主宣发，故性散"，钩藤是既能升降，又能宣发。钩藤味淡渗湿，能达头面，能升降，可使头面部的痰湿水饮向下运行；可宣发，能使头面部的痰湿水饮向外发散。双管齐下，钩藤对于头面部的津液病变有很好的治疗作用。

（4）除表象　和三棱的药理作用一样，钩藤也有"抗血栓"作用，不过，不能把其当活血药用。钩藤质轻升浮达头的同时也可达表，味淡渗湿，所以，对于体表的风湿之证，应用钩藤治疗，效果很好。

（5）入五脏　淡味是五脏均入。

（6）五行特点　钩藤质轻升浮，具火行的运动态势。

二、本草选摘

舒筋除眩，下气宽中。（《本草征要》）

治中风瘫痪，口眼歪斜，及一切手足走注疼痛，肢节挛急。又治远年痛风瘫痪，筋脉拘急作痛不已者。（《本草述》）

三、单验方

（1）高血压，头晕目眩，神经性头痛　钩藤6~15g，水煎服。（《广州部队常用中草药手册》）

（2）高血压　用于治疗高血压病有一定疗效。据100余例的观察，服药后多数患者血压均有不同程度的下降，有的可降至正常或接近正常范围。随着血压的下降，头晕、头痛、心慌、气促、失眠等自觉症状亦相应减轻或消失。据部分病例观察，血压下降开始于服药后2~7日，10日之后降压效果即很显著，有时还可继续下降。血压下降的曲线呈斜坡状，显示本品作用温和。个别病例在服药期间有回升现象，但波动的幅度甚小，且不伴有症状恶化。对神经功能失调者疗效甚显著，服药5~10天症状即可明显减轻。病期愈早疗效愈好，属于第三期者多无降压效果，但有些患者血压虽无明显变化，而症状却有明显改善。治疗中未见不良反应。用法：钩藤加水煮沸10~20分钟，使成20%浓度，每次20~30ml，日服3次；或每日用钩藤60g，放入沸水中保持沸点15~20分钟，制成煎液200ml，中、晚分服，4~6日为一疗程。根据中医学传统经验，钩藤不宜久煎，否则影响效力；现代药理实验亦证明，钩藤煮沸超过20分钟时，降压的有效成分便被部分破坏。日用量9~15g的疗效不满意，而以60~75g疗效较好。（《中药大辞典》）

四、使用注意

钩藤水煎内服的常用剂量一般为3~12g，由于钩藤毒性很低，所以临床可以根据需要而选用合适的剂量。

钩藤，《本草便读》上说"久煎无力"，《冯氏锦囊秘录》记载其为中和之品，但久煎使无力，俟别药煎好后，投入沸一二即起，颇见其功也。去梗纯用嫩钩，其功十倍。我们在煎煮钩藤的时候，需后下。

《本草新编》记载其最能盗气，虚者勿投。

五、医家经验

朱小南先生经验

李时珍《本草纲目》记载："钩藤通心包于肝木，风静火熄，则诸证自除。"朱老师对肝热型经行发热之病例，先用柴胡疏肝散疏肝清热，再加青蒿、黄芩，奏效不显，且热势燔盛，头目眩晕，口鼻燥热，犹如喷火之状，遂于上方中加钩藤18g（大于一般剂量）。他认为钩藤平肝息风，解除心热，适于此病。果然2剂后热平身清，效如桴鼓。［乐秀珍. 著名老中医朱小南在妇科临床的用药特色. 上海中医药杂志，1981（8）：2］

六、老姬杂谈

很多本草书上都谈到说钩藤祛风，如《本草新编》上就说："钩藤，去风甚速，有风症者必宜用之。但风火之生，多因于肾水不足，以致木燥火炎，于补阴药中，少用钩藤，则风火易散，倘全不补阴，纯用钩藤以祛风散火，则风不能息，而火且愈炽矣。"钩藤为什么能祛风？钩藤，为带钩的茎枝，具发散之功，加之体轻升散，虽质硬，但发散之功依然强烈，气散则风止。

另外，关于钩藤的用量，曾见报道，这里引用原文以供参考：一患者，男，70岁。患高血压病史10余年，诊见语言不清、行动不便、头昏目眩、步态不稳，血压170/100mmHg。开中药7剂，其中钩藤30g（后入），药房配药时将后入之钩藤210g包成一大包。患者误将钩藤210g（7次量），作为1剂药而煎煮，于睡前服完，次日清晨觉精神爽快，行走亦较前稳当。自诉自"中风"以来从未有这样轻清舒适感。［江苏中医杂志，1985（7）：48］

大腹皮

一、药物特性

1.望
【药材】为棕榈科植物槟榔的干燥果皮。(《中药学》)思维发散：以皮达皮。

【优质药材】以色黄白、质柔韧、无杂质者为佳。(《中药大辞典》)

2.闻
【气味】无臭。(《中药大辞典》)

3.问
【寒热属性】微温。(《中药学》钟赣生主编)

【采集时间】冬、春。(《中药学》)思维发散：冬季，五行属水，冬季采收的药材，具有向内向下的运动态势。春季，五行属木，春季采收的药材，具有顺畅的运动态势。

【有效成分】主要含槟榔碱、槟榔次碱等。

【药理作用】大腹皮有兴奋胃肠道平滑肌、促进胃肠动力作用，并有促进纤维蛋白溶解、杀绦虫等作用。

【个性应用】需要兴奋胃肠道平滑肌、促进胃肠动力作用、促进纤维蛋白溶解、杀绦虫时可以考虑大腹皮的应用。

4.切
现有特点：体松。(《中华本草》)思维发散：质松易于发散。

【质地轻重】体轻。(《中药大辞典》)思维发散：质轻升浮。

5.尝
味道：味淡。(《中药大辞典》《中华本草》)思维发散：淡者，能利窍、能渗泄。

6.药性
大腹皮药性微温。

7.共性应用
(1) 达病位　大腹皮能达表以治疗表证。

(2) 平病性　大腹皮药性微温，可平病性之寒。

(3) 修病态　大腹皮味淡渗湿，有消除痰湿水饮之功，由于药性温热及体松走表，所以对于体表寒湿之证，有很好治疗作用。

(4) 除表象　《顾松园医镜》：善消肌肤中水气。《药性切用》：为水肿初起专药。

(5) 入五脏　淡味是五脏均入。

(6) 五行特点　大腹皮体轻升浮，具火行的运动态势。

二、本草选摘

大腹皮，丹溪常用之以治肺气喘促，及水肿药中又多用之。(《药性类明》)

治虚肿者，用大补气之味，而少入腹皮。又见有治痰火者，常以此味少少入健脾之剂，或皆取其能导壅顺气而不甚酷烈乎？用者审之。(《本草述》)

槟榔性沉重，泄有形之积滞；腹皮性轻浮，散无形之滞气。故痞满膨胀，水气浮肿，脚气壅逆者宜之。唯虚胀禁用，以其能泄真气也。(《本经逢原》)

大腹皮即槟榔树皮也，其皮有毒，当洗净用之，性味主治与槟榔相同，但无槟榔之降气，而有行皮宣发之功，故凡治皮水肤肿，以及温疟伏邪等证，皆可用之。(《本草便读》)

善消肌肤中水气。(《顾松园医镜》)

为水肿初起专药。(《药性切用》)

三、单验方

治漏疮恶秽　大腹皮煎汤洗之。(《仁斋直指方》)

四、使用注意

大腹皮水煎内服的常用剂量为5~10g，临床可以根据需要而选用不同的剂量。大腹皮也有伪品，比如，槟榔的叶鞘，虽然气味区别不大，但形态有异，眼看即可辨认，由于功用不同，所以，不能混用。

五、医家经验

张志远
张志远编著的《国医大师张志远用药手记》

上谈到：大腹皮为槟榔的外壳，亦名大腹毛，长于消积除满，宽中利水，排胀。老朽经验，一疗腹膨水肿，小便不畅，如晚期肝硬化腹腔积液、原因不明性下肢浮肿，每剂15~30g，和茯苓、泽泻、桑白皮、猪苓、汉防己、椒目、葶苈子配伍，能提高功效，戒盐、咸物100天；若身体比较坚实，在投予人参、黄芪、白术基础上，可加入炮制过的甘遂、牵牛子、大戟、芫花、商陆、续随子，效果更好，切勿盲用，以防水去人亡。第二凡脾失健运，胃内停积，水液潴留，胸脘痞满，嗳气，腹胀难忍，同炒山楂、神曲、苍术、谷芽、枳壳、木香、厚朴、鸡内金、小量大黄组方，令病机转化，治愈率上升。

六、老姬杂谈

大腹皮，更多的本草书上说其是"辛"味，所以就说其有发散行气之功，如《冯氏锦囊秘录》上就说"辛温之气，为通行下气湿热郁积水肿膨胀之药"，由于现在的大腹皮是"淡味"的，所以，我们只能从淡味来谈功用。《中药学》大腹皮的功效为"行气宽中，行水消肿"，这也许也是从"辛味"来谈的。总之，大腹皮消水作用很好，临床上遇到寒湿所致的病症，特别是体表部位的，既可单用以取效，又可配伍他药以收功。

蒲黄

一、药物特性

1.望

【药材】为香蒲科植物水烛香蒲、东方香蒲或同属植物的干燥花粉。（《中药学》）思维发散：凡花皆散且能达表。

【颜色】色黄。（《中华本草》）思维发散：黄色与脾相通。

【优质药材】以色鲜黄、光滑、纯净者为佳。（《中药大辞典》）

2.闻

【气味】气微。（《中国药典》）

3.问

【寒热属性】平。（《中药学》钟赣生主编）

【采集时间】夏季。（《中药大辞典》）思维发散：夏季，五行属火，夏季采收的药材，具有向上向外的运动态势。

【炮制】生蒲黄：揉碎结块，过筛，除去杂质。

蒲黄炭：取净蒲黄粉末，置锅内用武火炒至全部黑褐色，但须存性，喷淋清水，将结块揉碎，过筛。（本品易复燃，须放凉1~2日，仔细检查后方能贮存）。思维发散：血见黑即止，蒲黄炒炭能增强止血之功。

【有效成分】主要含柚皮素、异鼠李素-3-O-新橙皮苷、香蒲新苷、槲皮素等，还含有甾类、挥发油、多糖等。

【药理作用】蒲黄有抗血栓形成、止血、抗心肌缺血、抗脑缺血等作用。生蒲黄能延长小鼠凝血时间，而炒蒲黄和蒲黄炭则能缩短小鼠凝血时间，无促纤维酶活性。蒲黄可抑制大鼠动静脉环路血栓的形成，使血栓湿重降低。另外还有调血脂作用。

【个性应用】需要抗血栓形成、止血、抗心肌缺血、抗脑缺血、调血脂时，可以考虑蒲黄的应用。

4.切

现有特点：手捻有滑腻感。（《中国药典》）思维发散：取类比象，滑腻，有通利之功。

【质地轻重】体轻。（《中国药典》）思维发散：质轻升浮。

5.尝

味道：味淡。（《中国药典》）思维发散：淡者，能利窍、能渗泄。

6.药性

蒲黄药性为平。

7.共性应用

（1）达病位　蒲黄达表，可治疗表证。当然，表属阳，蒲黄也能达其他属阳部位。

（2）平病性　蒲黄药性为平，不可平病性之寒热。

（3）修病态　蒲黄色黄入脾，脾主充血，所以，蒲黄有一定的补血之功。

蒲黄色黄入脾，脾主运化，布散津液，加之味淡渗湿及花性散，所以蒲黄有很好的除湿之功；由于蒲黄质地很轻，能达人体属阳部位，所以，对于体表、头面部等之痰湿水饮证来说，应用蒲黄治疗，收效很好。蒲黄手捻滑腻，具滑利之性，结合蒲黄祛湿作用，蒲黄有很好的利小便作用。

（4）除表象　蒲黄性散，加之夏季采收有火行向上向外的运动态势，所以蒲黄有很好的清热之功；热散之后，热迫血行的情况消失，所以，可以说，蒲黄也有止血作用。

注意：①蒲黄的止血是针对热迫血行所致的情况来说的，对于因气虚固摄不力所致的出血，则不宜应用。②蒲黄散的是气，不是血，所以，应用蒲黄止血，没有越用出血越多的情况出现。

（5）入五脏　淡味是五脏均入。

（6）五行特点　蒲黄体轻升浮、夏季采收，都具有火行的运动态势。蒲黄色黄属土，具土行的运动态势。

二、本草选摘

主心腹膀胱寒热，利小便，止血，消瘀血。（《神农本草经》）

外用于创伤，湿疹。（《现代实用中药》）

外用治瘰疬。（《南宁市药物志》）

炒黑性涩，止一切血，崩带泄精。（《本草备要》）

破血消肿者，生用之；补血止血者，需炒用。（《大明本草》）

三、单验方

（1）丈夫阴下湿痒　蒲黄末敷之。（《备急千金要方》）

（2）舌胀满口，不能出声　蒲黄频掺。（《普济本事方》）

（3）聤耳出脓　蒲黄末，掺之。（《太平圣惠方》）

（4）脱肛　蒲黄二两。以猪脂和敷肛上，纳之。（《备急千金要方》）

四、使用注意

蒲黄水煎内服的常用剂量为5~10g，临床可以根据需要而选用合适的剂量。蒲黄质轻，布包后更容易煎煮。

五、医家经验

1.治疗功能性子宫出血

对功能性子宫出血，以归脾汤为主加蒲黄炭、五灵脂炭、荆芥炭。经许多临床医师反复验证，确有良好的止血效果，被誉为"刘氏三炭"。（《刘炳凡临证秘诀》）

2.蒲黄用量宜灵活多变

蒲黄，味甘，性平，入肝、心包经。具有活血化瘀、收敛止血之功。说明蒲黄既有止血作用，又有活血化瘀之效。《大明本草》曰："破血消肿者，生用之；补血止血者，须炒用。"因此流传迄今，一般认为蒲黄生用性滑，行血消肿；炒黑性涩，功专止血。然余尤推崇生蒲黄。认为炭剂是治疗月经过多的常用之品，在炮制方面必须存性，若成焦炭，难免折损药效。从临床实践来看，生蒲黄的止血作用胜于蒲黄炭。据动物实验报道：生蒲黄对不同动物的离体子宫平滑肌，均有使其收缩或增强其紧张的作用，因而具有较强的祛瘀止血功效。

蒲黄一药，用量宜灵活多变。处方时少则10g，多则可达60g。一般化瘀止痛，经量少而不畅者用10~12g；经量中而带血块者用12~15g；量多如注，块下且大者30~60g。治痛经，蒲黄用量不必过重，用以化瘀祛实。蒲黄一药专入血分，以清香之气兼行气血，气血顺行则冲任条达，瘀去痛解。

血虚兼有瘀血阻滞胞宫之证，选用生蒲黄与阿胶珠配伍，蒲黄用量一般在15~20g，阿胶10g（烊冲）。如临床常见产后恶露不绝，如排出过多，或逾期不止，色淡红、质稀，夹有小血块，为子宫复旧不全。生蒲黄除能缩宫止血，祛瘀生新，促使瘀血排出外，亦能止血定痛，对宫缩不良、腹痛阵阵的瘀血性恶露不绝等，有良好治疗作用。阿胶，甘平，入肺、肝、肾三经，具有补血止血之功效，对一切失血之症均可奏效。据西医学药物分析，阿胶有加速血中红细胞及血红蛋白生长的作用。阿胶与生蒲黄相配，止血而不留瘀，补血而不滋腻，寓涩于养，动静结合，配伍巧妙，瘀去宫宁，血自归经，临床运用每能应手取效。

蒲黄长于活血化瘀，尤善通利血脉，故有止血固崩之功。临床上由于瘀血引起的崩漏屡见不鲜。缘瘀滞未去，则新血不能归经，导致出血不止，或量多如注有块。本着通因通用的原则，常重用蒲黄。其用量可达30~60g，化瘀止血，寓通于涩。（《中国百年百名中医临床家丛书——蔡小荪》）

3.蒲黄生用，下尿结石

余初学中医时，外祖父恒谓"生蒲黄治淋有奇效"，每不以为然，后见其每遇此类病证，无不用此，且屡收效验，遂铭记于心。1987年冬，表弟刘某，突患尿淋，尿频急而痛，恶心腰痛，痛时向外生殖器放射，尿道内如针扎火燎，解尿时汗如黄豆大，尿红赤如洗肉水状。尿常规检查：红细胞（+++），X片示右输尿管下端有一黄豆大结石。余猛然忆起外祖父的话，辄投以生蒲黄粉30g，用金钱草30g，鲜葱一大握，煎汤分3次送服，每次10g，连用2天，第3天早晨起床后，表弟感尿意窘迫，急就便盆，随着尿道内一阵撕裂样疼痛后，须臾竟解出结石二粒，其淋痛之疾，遂霍然而愈。[廖佐芹.中医用药经验杂谈.赣南医学院学报，1994，14（2）：147]

4.重用蒲黄治疗眼科血症

根据《本草》记载，蒲黄生用性滑，行血消肿；炒黑性涩，功专止血。王老主张生用，他认为眼内之出血不同于其他部位，血止后可遗留与出血相类似的有机物，仍会影响视力，因此用药不仅要止其出血，而且要促其尽快吸收，蒲黄既能行瘀，又善止血，故使用于眼科诸种出血最为相宜，而炒黑之后性质变燥，久服伤阴化火，导致反复出血，大是不宜。至于剂量，也很重要。王老指出："蒲黄一物，除其在眼科上独特的功能之外，更应靠医生善于运用，剂量不同，则功效大殊。同盟者更赖辨证正确，配伍得当，所谓知己知彼，才能百战不殆。"气滞夹瘀的眼科出血症，先父常选蒲黄与理气药配伍，蒲黄的剂量一般在20g左右。蒲黄不仅长于活血化瘀，而且尤善于通利血脉。临床上由于瘀血引起的眼底出血，可谓屡见不鲜。盖瘀血不去，新血断无生理，且阻于络脉，气亦不通，目失气血濡养，影响精明，此时活血化瘀、疏通血脉是治疗关键。先父根据通因通用的原则，重用蒲黄50~60g，化瘀止血，寓通于涩。[王连方.王馨斋重用蒲黄治疗眼科血症.浙江中医杂志，1999，34（7）：288]

六、老姬杂谈

蒲黄，更多的书上都谈到说其能"止血"，究其来源，也许《本草便读》上能告知，"蒲黄即香蒲花之心也，色黄气香，入心肝脾三经血分，其性甘凉，故能凉血散血，取凡花皆散之意，凡一切血分瘀滞之病，皆可用之，但轻香走散之品，似乎上焦病为尤宜，炒黑则能止血，以红见黑则止，水胜火也。"

另外，《本草正义》上说"蒲黄，专入血分，以清香之气，兼行气分，故能导瘀结而治气血凝滞之痛。东璧李氏虽谓其凉血、活血，亦以水产之品，故以为凉"，《本草汇言》："蒲黄，性凉而利，能洁膀胱之原，清小肠之气，故小便不通，前人所必用也。至于治血之方，血之上者可清，血之下者可利，血之滞者可行，血之行者可止。凡生用则性凉，行血而兼消；炒用则味涩，调血而且止也"，均谓"凉"以凉血止血。但是，我们《中药学》教材上谈到蒲黄时说其"性平"而非"凉"，这点也要注意。

《本草纲目》曰："《本事方》云，有士人妻舌忽胀满口，不能出声，以蒲黄频掺，比晓乃愈。又《芝隐方》云，宋度宗，一夜忽舌肿满口，用蒲黄、干姜末等份，干搽而愈。据此二说，则蒲黄之凉血活血可证矣。盖舌乃心之外候，而手厥阴相火乃心之臣使，得干姜是阴阳能相济也"，这里，舌胀肿满口，明显是湿滞所致，蒲黄味淡渗湿，所以，可以治疗。

《中药学》蒲黄的功效为"止血，化瘀，通淋"，这些都可以从蒲黄的特点推理而出。

海金沙

一、药物特性

1.望

【药材】为海金沙科植物海金沙的干燥成熟孢子。(《中药学》)思维发散：子主下垂；达里。

【颜色】棕黄色或黄褐色。(《中药大辞典》)思维发散：黄色通脾。

【优质药材】以干燥、黄棕色、质轻光滑、能浮于水、无泥沙杂质、引燃时爆响者为佳。(《中药大辞典》)

2.闻

【气味】气微。(《中华本草》)

3.问

【寒热属性】寒。(《中药学》钟赣生主编)

【采集时间】秋季。(《中药学》)思维发散：秋季，五行属金，秋季采收的药材，具有清除的运动态势。

【有效成分】主要含高丝氨酸、咖啡酸、香豆酸、脂肪油。(《中药学》)

【药理作用】海金沙煎剂对金黄色葡萄球菌、铜绿假单胞菌、福氏痢疾杆菌、伤寒杆菌等均有抑制作用。海金沙还有利胆作用。(《中药学》)

【个性应用】需要抑菌、利胆时，可以考虑海金沙的应用。

4.切

现有特点：手捻之有光滑感(《中药大辞典》)；滑润(《中华本草》)。思维发散：取类比象，滑，有通利之功；润，有滋阴之功。

【质地轻重】极轻。(《中药大辞典》)思维发散：质轻升浮。

5.尝

味道：味淡。(《中华本草》)思维发散：淡者，能利窍、能渗泄。

6.药性

海金沙药性为寒。

7.共性应用

（1）达病位　海金沙达里的同时，因为质地极轻而升浮，所以，也可达表。海金沙是表里皆达之品。

（2）平病性　海金沙药性为寒，可平病性之热。

（3）修病态　海金沙味淡渗湿，色黄入脾，脾主运化布散津液，加之秋季采收具有清除之性，所以，海金沙有很好的祛湿之功。由于其药性为寒，所以，对于湿热所致的病证，就可以考虑海金沙的应用。海金沙质润，有滋阴之功，所以，用海金沙除湿，不会伤阴太过。海金沙虽质润，但其体轻，加之味淡渗湿，所以，海金沙不入大肠而渗于膀胱有利尿之功。临床上遇到湿热为患的病证，如果想让湿热从小便外排，应用海金沙治疗，效果很不错。海金沙色黄入脾，能助脾运化，不但可以消除水湿，还能运化饮食物中的营养物质和水液，且胃以降为顺，海金沙性滑下行，所以，海金沙也可以治疗积食证。

（4）除表象　海金沙质地轻，具有撒在水中则浮于水面的特点，有升浮之性，但其被加热后逐渐下沉，取类比象，临床最好不要用水煎内服海金沙来做升提之用。

（5）入五脏　淡味是五脏均入。

（6）五行特点　海金沙体轻升浮，具火行的运动态势。海金沙色黄属土，具土行生新的运动态势。海金沙秋季采收，具金行的运动态势。

二、本草选摘

治湿热肿满，小便热淋、膏淋、血淋、石淋，茎痛，解热毒气。(《本草纲目》)

利水通淋。治男子淫浊，女子带下。(《本草正义》)

淡能利窍，故治热淋、血淋、膏淋等病。(《神农本草经疏》)

凡血淋石淋沙淋极有效验。(《本草便读》)

小便热淋，茎痛为要药。(《本经逢原》)

治筋骨疼痛。(《中国植物志》)

用于水肿及热病吐血。(《广西中药志》)

补脾健胃，治小儿食积。(《湖南药物志》)

治尿路感染，尿路结石，肾炎水肿，感冒发热，小便短赤，肠炎，痢疾。(《广州部队常用中草药手册》)

清热解毒，利尿除湿。治肝炎，肾性水肿，皮肤湿疹，水痘，尿血，疰腮，风火牙痛，喉蛾，白喉，带状疱疹，小儿疳积。(《江西草药》)

三、单验方

（1）脾湿太过通身肿满，喘不得卧，腹胀如鼓　海金沙散，牵牛一两（半生半炒），甘遂、海金沙各半两。上为细末。每服二钱，煎水一盏，食前调下，得利止后服。(《医学发明》)

（2）脾湿胀满　海金沙一两，白术二钱，甘草五分，黑丑一钱五分，水煎服。治热淋急痛：海金沙为末，生甘草汤冲服。(《泉州本草》)

（3）尿酸结石症　海金沙、滑石共研为末。以车前子、麦冬、木通煎水调药末，并加蜜少许，温服。(《广西中药志》)

（4）小便膏淋如油　用海金沙、滑石各一两，甘草梢二钱半，共研为末。每服二钱，麦门冬煎汤服。一天服二次。(《本草纲目》)

四、使用注意

海金沙水煎内服的常用剂量为6~15g，临床可以根据需要而做适当的调整。

同蒲黄一样，海金沙质地很轻，煎煮时都浮于水面，所以，为了更好地煎煮出有效成分，需要用布来包一下，这就是我们常说的"包煎"。

《中华本草》：有文献报道病人一次服海金沙150g（煎服）后不久出现舌麻、恶心、头晕、畏寒、尿频等严重不适症状。

《本经逢原》：肾脏真阳不足者忌用。

海金沙，加有泥土的较多，更有甚者，全部人工制造。取少量海金沙粉末，撒于火上，没有爆鸣声及明亮的火焰者；用铁丝等蘸少量海金沙放火上烧一下，没有植物的焦煳气味及烟雾者，均为假药。

五、医家经验

焦树德

根据近些年来的经验，用海金沙配合冬葵子、牛膝、金钱草、泽泻，泽兰、赤芍、槟榔（或沉香）、王不留行等，治疗泌尿系结石，有时可收到比较理想的效果（曾有二三例输尿管结石，用药后结石由尿道排出，经X线拍片证实）。腰痛明显的可配用桑寄生、续断、狗脊、杜仲、乳香、没药等。瞿麦、草薢、海金沙皆用于治淋，但瞿麦多用于治血淋，草解多用于治膏淋，海金沙多用于治石淋。(《焦树德方药心得》)

六、老姬杂谈

《中药学》海金沙功效为"清热利湿，通淋止痛"，这都可以从海金沙的特点推理而出。海金沙的临床应用，也基本就这些。这里再多说一下药物包煎的问题：包煎，是把药物包起来和其他药物一起进行煎煮，车前子、旋覆花的包煎，是因其在沏药时不好过滤，而海金沙的包煎，则是因为其质轻上浮不好煎煮。同样是包煎，出发点是不一样的。

瞿麦

一、药物特性

1.望

【药材】为石竹科植物瞿麦的干燥地上部分。(《中药学》)思维发散：取类比象，瞿麦能达人体腿脚以上部位及其他属阳的部位。

【优质药材】以青绿色、干燥、无杂草、无根及花未开放者为佳。(《中药大辞典》)

2.闻

【气味】气微。(《中国药典》)

3.问

【寒热属性】寒。(《中药学》钟赣生主编)

【采集时间】夏、秋。(《中药学》)思维发散：夏季，五行属火，夏季采收的药材，具有向上向外的运动态势。秋季，五行属金，秋季采收的药材，具有清除的运动态势。

【有效成分】主要含花色苷、水杨酸甲酯、丁香油酚、维生素A样物质、皂苷、糖类。

【药理作用】瞿麦煎剂有利尿作用，其穗作用较茎强。还有兴奋肠管、抑制心脏、降低血压、影响肾血容积作用。对杆菌和葡萄球菌均有抑制作用。

【个性应用】需要利尿、兴奋肠管、抑制心脏、降低血压、抑菌时，可以考虑瞿麦的应用。

4. 切

现有特点：中空。（《中国药典》）思维发散：中空者发表。取类比象，中空者还有疏通之功。

【质地轻重】没发现书上论述。

5. 尝

味道：味淡。（《中国药典》）思维发散：淡者，能利窍、能渗泄。

6. 药性

瞿麦药性为寒。

7. 共性应用

（1）达病位　瞿麦能达人体属阳部位。

（2）平病性　瞿麦药性为寒，可平病性之热。

（3）修病态　瞿麦味淡渗湿，因其为中空之品，疏通之功甚好，所以，瞿麦的利湿作用很强。中空者发表，瞿麦中空，所以，对于体表有湿的，也可以用瞿麦来治疗。

（4）除表象　中空疏通，瞿麦中空，也有很好的通经作用。临床遇到气血不通的病证，也可以应用瞿麦来治疗。

（5）入五脏　淡味是五脏均入。

（6）五行特点　瞿麦中空疏通，具有木行的运动态势。

二、本草选摘

主关格诸癃结，小便不通，出刺，决痈肿，明目去翳，破胎堕子。（《神农本草经》）

主五淋。（《药性论》）

治水肿，尿热涩痛，血淋。（《现代实用中药》）

性滑利，能通小便，降阴火，除五淋，利血

脉。兼凉药亦消眼目肿痛；兼血药则能通经破血下胎。凡下焦湿热疼痛诸病，皆可用之。（《本草正》）

瞿麦，其性阴寒，泄降利水，除导湿退热外，无他用。（《本草正义》）

逐膀胱邪热，为治淋要药，若产后淋，宜与蒲黄同用。（《本草从新》）

利小便，为君主之用。（《汤液本草》）

治热淋要药，更通经堕胎。（《药笼小品》）

三、单验方

治鱼脐毒疮肿　瞿麦，和生油熟捣涂之。（《崔氏纂要方》）

四、使用注意

瞿麦水煎内服的常用剂量为9~15g，临床可以根据需要而做适当调整。瞿麦，临床给患者应用时最好自己先用开水泡点，品尝一下，看看有无发霉的味道。

《神农本草经》瞿麦能"破胎堕子"，现代也沿用前人的说法，孕妇应慎用。《本草品汇精要》：妊娠不可服。

《神农本草经疏》：凡肾气虚，小肠无大热者忌之；胎前产后一切虚人，患小水不利，法并禁用；水肿蛊胀，脾虚者不得施。

《本草备要》：性利善下，虚者慎用。

《本草害利》：善下逐，性猛利，能坠胎，孕妇忌。胎前产后，一切虚人患小水不利者禁用。水肿蛊胀脾虚者，并忌之。小肠无火热者，忌服。

《本经逢原》：妊娠产后小水不利，及脾虚水肿禁用，以性专泄气也。

《冯氏锦囊秘录》：凡肾气虚，无大热者，水肿蛊胀，脾虚者，胎前产后，一切虚人虽小便不利，法并禁用。

五、医家经验

治疗多种囊肿

李春棠应用单味中药瞿麦治疗本病取得了很好的疗效。每日用瞿麦50g，加水1000ml，开锅后文火煎20分钟，取汁当茶饮，用于治疗多种囊肿。

根据李老的经验，尤以治疗卵巢及甲状腺囊肿效果更佳。李老曾治一患者张某，女，30岁，结婚后3年未孕，后经B超检查确诊为双侧卵巢囊肿。当时其他医院都说需要手术治疗，病人考虑到影响生育不愿手术，就抱着一线希望找李老求治。李老应用上述方法进行治疗，2个月后病人复查囊肿明显减小，又继续服药半年，B超提示囊肿完全消失。后来病人怀孕足月顺产一男婴，随访多年无复发。囊肿，中医学认为此病多由气滞、血瘀、痰结而成，常应用活血化瘀、化痰散结、理气行滞类药物进行辨证治疗。现代药理研究发现：瞿麦有显著的利尿作用，使氯化物的排出量增加，又能兴奋肠管，降低血压，影响肾容积，且对于多种细菌有抑制作用。用其治疗多种囊肿，与其上述作用有密切关系。[成秀梅. 一味瞿麦治疗多种囊肿. 医学文选，1994（1）：12]

六、老姬杂谈

《神农本草经疏》上说"瞿麦，苦辛能破血，阴寒而降，能通利下窍而行小便，故主关格诸癃结小便不通因于小肠热甚者。寒能散热，辛能散结，故决痈肿。除湿热，故明目去翳。辛寒破血，故破胎堕子而下闭血也。去肾家热，故云养肾气。逐膀胱邪逆者，亦泄湿热故也。湿热客中焦，则清浊不分而为霍乱，通利湿热，则霍乱自解矣"，由此可知，古人对于药物功效的认识，很多都是从真实味道推理而出的。现在，瞿麦的味道是"淡味"，所以，我们也就只能从淡味来推理出现在瞿麦的功效。也由此而知，看前人之书，鉴别至关重要。《中药学》瞿麦的功效为"利尿通淋，活血通经"，这些都可以根据瞿麦的特点推理而出。

刘寄奴

一、药物特性

1.望

【药材】为菊科植物奇蒿或白苞蒿的干燥地上部分。（《中药学》）思维发散：取类比象，刘寄奴能达人体腿脚以上及其他属阳部位。

【优质药材】以叶绿、花穗黄而多、无霉斑及杂质者为佳。（《中药大辞典》）

2.闻

【气味】气芳香。（《中药大辞典》）思维发散：气香走窜。

3.问

【寒热属性】温。（《中药学》钟赣生主编）

【采集时间】夏、秋。（《中药学》）思维发散：夏季，五行属火，夏季采收的药材，具有向上向外的运动态势。秋季，五行属金，秋季采收的药材，具有清除的运动态势。

【有效成分】主要含香豆精、异泽兰黄素、西米杜鹃醇、脱肠草素、奇蒿黄酮、奇蒿内酯醇等。

【药理作用】刘寄奴水煎液有加速血液循环，解除平滑肌痉挛，促进血凝作用；增加豚鼠冠脉流量，对小鼠缺氧模型有明显的抗缺氧作用；对宋内痢疾杆菌、福氏痢疾杆菌有抑制作用。

【个性应用】需要加速血液循环、解除平滑肌痉挛、促进血凝、抗缺氧、抑制宋内痢疾杆菌及福氏痢疾杆菌时，可以考虑刘寄奴的应用。

4.尝

味道：味淡。（《中药大辞典》）思维发散：淡者，能利窍、能渗泄。

5.药性

刘寄奴药性为温。

6.共性应用

（1）达病位　刘寄奴能达人体腿脚以上及其他属阳部位。

（2）平病性　刘寄奴药性为温，可平病性之寒。

（3）修病态　刘寄奴味淡渗湿，有很好的消除痰湿水饮的作用，加之气香走窜，所以，临床遇到腿脚以上的痰湿水饮之证，应用刘寄奴来治疗，效果很好。

（4）除表象　刘寄奴气味芳香善于走窜，治疗凝滞之证效果很好。

（5）入五脏　淡味是五脏均入。

（6）五行特点　刘寄奴夏季采收，具有火行的运动态势；秋季采收，具有金行的运动态势。

二、本草选摘

诸书言其能解产后余疾，则误之甚者也。寄奴性善走，迅入膀胱，专能逐水，凡白浊之症，用数钱同车前、茯苓利水之药服之立时通决，是走而不守可知；产后气血大亏，即有瘀血，岂可用此迅逐之乎？（《本草新编》）

或问刘寄奴，以治金疮得名，而子谓非治金疮之药，非好异乎？夫寄奴逐血以止血，与治金疮之说，两无妨也。然而以之治金疮，未见捷效，以之治白浊，实得神效。吾疑刘寄奴当曰治金疮，或别有他药，未必不借此惑世，英雄欺人，不可全信也。（《本草新编》）

治心腹痛，下气水胀、血气，通妇人经脉癥结，止霍乱水泻。（《日华子本草》）

三、单验方

（1）血气胀满 刘寄奴穗实为末。每服三钱，煎酒服。（《卫生易简方》）

（2）风入疮口肿痛 刘寄奴为末，掺之。（《太平圣惠方》）

四、使用注意

刘寄奴水煎内服的常用剂量为3~10g，临床可根据需要而做适当的调整。

《卫生易简方》：不可过多，令人吐利。

《神农本草经疏》：病人气血虚，脾胃弱，易作泄者勿服。

《冯氏锦囊秘录》：凡病患气血两虚，脾胃衰弱作泄者，勿服。

刘寄奴也有伪品，有人用同科植物甜蒿子的干燥全草冒充刘寄奴，临床应用时需注意：甜蒿子断面无纤维状，且茎中央无疏松的白色；口尝亦味淡，但闻之气微，无芳香气味。

五、医家经验

刘寄奴利水

（朱老）常告我辈曰："刘寄奴的活血祛瘀作用，可谓尽人皆知，而其利水之功则易为人所忽略，良药被弃，惜哉！"《大明本草》虽有其主"水胀、血气"之记载，但后世沿用不广，以此品直接作利水之用者，当推《辨证奇闻》"返汗化水汤"。此汤"治热极，止在心头一块出汗，不啻如雨，四肢他处，又复无汗"，药用茯苓30g，猪苓、刘寄奴各10g。并云"加入刘寄奴，则能止汗，而又善利水，而其性又甚速，用茯苓、猪苓，从心而直趋膀胱"。这是对刘寄奴功用的另一领悟。（《朱良春用药经验集》）

六、老姬杂谈

刘寄奴的功用，前人更多是根据"苦、辛"味来谈的，如《冯氏锦囊秘录》云刘寄奴"味苦、辛、微温。苦能降下，辛温通行，故主破血下胀。然善走之性又在血分，故多服则令人痢"；再如《神农本草经疏》上说"刘寄奴草，其味苦，其气温，揉之有香气，故应兼辛。苦能降下，辛温通行，血得热则行，故能主破血下胀。然善走之性，又在血分，故多服则令人痢矣。昔人谓为金疮要药，又治产后余疾、下血止痛者，正以其行血迅速故也"，因现在的刘寄奴是淡味，所以，我们现在使用刘寄奴的时候，就要考虑其"渗湿"之功。

《太平圣惠方》上"治风入疮口肿痛：刘寄奴为末，掺之"，这个方子好，既祛风又祛湿，既利用刘寄奴的"散凝"作用，又应用了刘寄奴的"祛湿"作用，很是不错。

《中药学》刘寄奴的功效为"散瘀止痛，疗伤止血，破血通经，消食化积"，这些，都可以从刘寄奴的散凝祛湿作用推理而出。

伸筋草

一、药物特性

1.望

【药材】为石松科植物石松的干燥全草。（《中药学》）思维发散：取类比象，伸筋草能达人体全身各处。

【优质药材】以茎长、黄绿色者为佳。（《中药大辞典》）

2.闻

【气味】无。(《中药大辞典》)

3.问

【寒热属性】温。(《中药学》钟赣生主编)

【采集时间】夏、秋二季。(《中药学》)思维发散:夏季,五行属火,夏季采收的药材,具有向上向外的运动态势。秋季,五行属金,秋季采收的药材,具有清除的运动态势。

【有效成分】主要含石松碱、棒石松宁碱等生物碱,石松三醇、石松四醇酮等萜类化合物,阿魏酸、香草酸等。

【药理作用】伸筋草醇提取物有明显的镇痛作用;水浸液有解热作用;其混悬液能显著延长戊巴比妥钠睡眠时间和增强可卡因的毒性反应;其透析液对实验性矽肺有良好的疗效;所含石松碱对小肠及子宫有兴奋作用。

【个性应用】需要镇痛、解热、治疗矽肺、兴奋子宫时,可以考虑伸筋草的应用。

4.尝

味道:味淡。(《中药大辞典》)思维发散:淡者,能利窍、能渗泄。

5.药性

伸筋草药性为温。

6.共性应用

(1)达病位 伸筋草可达全身各处。

(2)平病性 伸筋草药性为温,可平病性之寒。

(3)修病态 伸筋草味淡渗湿,对于痰湿水饮之证有很好的治疗作用。

(4)除表象 舒筋,消炎。治关节酸痛,带状疱疹。(《浙江民间常用草药》)

(5)入五脏 淡味是五脏均入。

(6)五行特点 伸筋草夏季采收,具有火行的运动态势;秋季采收,具有金行的运动态势。

二、本草选摘

主久患风痹,脚膝疼冷,皮肤不仁,气力衰弱。(《本草拾遗》)

舒筋活血,祛风散寒,止痛。治腰腿酸痛,风湿性关节肿痛,月经不调。(《东北常用中草药手册》)

消水肿。(《滇南本草》)

三、单验方

(1)风痹筋骨不舒 宽筋藤(伸筋草),每用三钱至一两,煎服。(《岭南采药录》)

(2)带状疱疹 石松(伸筋草)(焙)研粉,青油或麻油调成糊状,涂患处,一日数次。(《浙江民间常用草药》)

四、使用注意

伸筋草,以前(现在有些地方)也叫宽筋藤、石松,所以,上面的单验方中就出现宽筋藤、石松这两个名字。伸筋草水煎内服的常用剂量为3~12g,临床可以根据需要而做适当调整。伸筋草也有假的,比如,有人用百合科植物牛尾菜的根及根茎冒充伸筋草,鉴别时注意伪品口尝味微苦而稍带黏性。

五、医家经验

焦树德

对风湿痹痛而出现关节屈伸不利,筋脉拘急不易伸开等情况者,可在相应汤药中加用本品15~30g,对舒筋活络有帮助。常配合羌活、独活、当归、白芍、木瓜、生薏苡仁、红花、桃仁、桂枝、鸡血藤、海风藤等同用。对于肝肾不足筋失所养而致筋骨屈伸不利之症,常配合熟地黄、山药、山茱萸、枸杞子、潼蒺藜、当归、白芍、千年健、红花、南五加皮等同用。(《焦树德方药心得》)

六、老姬杂谈

伸筋草,无论内服外用,不管量大量小,无非"祛湿"之功,不过,最好根据病性而配伍相应的药物。

金钱草

一、药物特性

1.望

【药材】为报春花科植物过路黄的干燥全草。

（《中药学》）思维发散：取类比象，金钱草能达人体全身各处。

【优质药材】以叶大、色绿者为佳。（《中药大辞典》）

2.闻

【气味】气微。（《中华本草》）

3.问

【寒热属性】微寒。（《中药学》钟赣生主编）

【采集时间】夏、秋。（《中药大辞典》）思维发散：夏季，五行属火，夏季采收的药材，具有向上向外的运动态势。秋季，五行属金，秋季采收的药材，具有清除的运动态势。

【有效成分】主要含酚性成分和甾醇、黄酮类、氨基酸、鞣质、挥发油、胆碱、钾盐等。

【药理作用】金钱草水煎液能明显促进胆汁分泌，使胆管泥沙状结石易于排出，胆管阻塞和疼痛减轻，黄疸消退。有抑菌抗炎作用。对液体免疫、细胞免疫均有抑制作用，其程度和环磷酰胺相似。金钱草和环磷酰胺合用抑制作用更明显，抑制皮肤移植排斥反应出现的时间。《中药大辞典》上说金钱草有显著利尿作用。

【个性应用】需要促进胆汁分泌、排出胆管泥沙状结石、消退黄疸、抑菌抗炎、抑制液体免疫、细胞免疫及利尿时，可以考虑金钱草的应用。

4.尝

味道：味淡。（《中华本草》）思维发散：淡者，能利窍、能渗泄。

5.药性

金钱草药性微寒。

6.共性应用

（1）达病位 金钱草能达人体全身各处。

（2）平病性 金钱草药性微寒，可平病性之热。

（3）修病态 金钱草味淡，有渗湿之功，所以，金钱草治疗痰湿水饮的作用比较好。

（4）除表象 《中药大辞典》上说金钱草有显著利尿作用。《安徽药材》：治膀胱结石。

（5）入五脏 淡味是五脏均入。

（6）五行特点 金钱草夏季采收，具有火行的运动态势；秋季采收，具有金行的运动态势。

二、本草选摘

解热，利尿。（《现代实用中药》）

祛风湿，止骨痛。浸酒舒筋活络，止跌打闪伤（痛），取汁调酒更效。（《本草求原》）

消肿止痛，破积。治妇人小腹痛。（《陆川本草》）

治风湿麻木，筋骨疼痛，黄疸，肺痈。（《四川中药志》）

三、单验方

（1）痔疮 每日用鲜金钱草100g（干品减半）煎服。治疗30例，一般1~3剂即可消肿止痛，对内、外痔均有疗效。（1986年《中国肛肠病杂志》颜赐坤）

（2）利小便，治膀胱结石 连钱草、龙须草、车前草各15g。煎服。（《浙江民间草药》）

（3）腮腺炎 将金钱草洗净，加少量食盐捣烂，敷于肿处，不论一侧或两侧腮腺肿大，均须两侧同时敷药。治疗50例，全部治愈；腮腺肿大消退及体温下降平均为12小时。（《中药大辞典》）

四、使用注意

金钱草水煎内服的常用剂量为15~60g，临床可以根据需要而做适当的调整。1983年的《四川中医》上报道：外用本品引起接触性皮炎12例，均系风湿性关节炎、肩周炎患者，用鲜品煎水熏洗所致。1986年的《四川中医》上介绍，服用金钱草可能会引起过敏反应：据载，食金钱草炒鸡蛋引起过敏反应1例。表现为皮肤瘙痒难忍，全身潮红，面部肿胀，无汗，腹痛，大便时肛门热痛。经用10%葡萄糖酸钙20mg，加氢化可的松50mg静脉注射；并口服氯苯那敏4mg，异丙嗪25mg，泼尼松10mg，日服3次。3天后症减，后改服消风散3剂而愈。

金钱草的习用品较多，如连钱草、广金钱草、江西金钱草、小金钱草等，不过，伪品也有，如用聚花过路黄和点腺过路黄来冒充，和金钱草极为相似，不好鉴别，建议到正规医药公司购买。

五、医家经验

1.大剂量金钱草治疗肾结石

某人，患左侧肾脏结石，经手术而愈。数月后，右肾部觉痛，经X线检查，又有结石，但不宜再施手术治疗。后经人介绍，用鲜品金钱草，每日30g煎服，两星期后，排尿时尿道不适，于尿中发现砂粒甚多，腰痛渐减，后续服，每日增至180g，约服2个月，尿中不见砂粒，腰痛亦不再作，经X线检查，右肾之结石已杳然无存矣。（叶橘泉）

2.大剂量金钱草治疗胆结石

王某，男，35岁。于1952年曾做手术，自胆囊内取出结石12枚。1955年病状复发，经协和医院诊断为胆道结石又再次手术，并切除了胆囊，曾输血7000ml，始挽救了生命，数年来，健康未曾复元。1957年1月病又复发，右上腹剧痛，寒热恶心，5天后出现周身性黄疸，黄疸指数上升，1个月后为50单位，2个月后为90单位，3个月后高达130单位，皮肤瘙痒异常。3个月中用各种中西医方法无效，经专家诊断为胆道结石且建议手术，因患者病情危重肝胆粘连甚重，医师及病人均对手术顾虑。遂决定先试服金钱草，每日煎服半斤，服药后第6日，一切症状渐趋好转，皮肤瘙痒迅速消失，黄疸指数降至45单位，胆红素亦逐渐下降，服药1个月后黄疸指数降至15单位，服药2个月后降至正常；一切症状完全消除，并恢复工作。至今1年半来，一切均甚正常。［中医杂志，1958（11）：749］

六、老姬杂谈

金钱草的共性应用，就是祛湿。凡是湿邪为患的病证，就可以考虑金钱草的应用。《中药学》上谈到金钱草的功效为"利水退黄，利尿通淋，解毒消肿"，总离不了一个"湿"字，这些都可以从"淡"味推理而出。

芡实

一、药物特性

1.望

【药材】为睡莲科植物芡的干燥成熟种仁。

（《中药学》）思维发散：子性下垂；达里。

【颜色】色白。（《中药大辞典》）思维发散：白色与肺相通。

【优质药材】以颗粒饱满均匀、粉性足、无碎末及皮壳者为佳。（《中药大辞典》）

2.闻

【气味】无臭。（《中药大辞典》）

3.问

【寒热属性】平。（《中药学》钟赣生主编）

【采集时间】秋末冬初。（《中药学》）思维发散：秋季采收具有金行的清除运动态势；冬季采收具有水行的向下向内运动态势。

【炮制】炒制：取净芡实放置锅内，宜用文火加热炒至微黄色时，将其取出，放凉后收藏即可。

麸制：先将麸皮放热锅内炒至烟起，再将净芡实倒入，拌炒至微黄色，取出，筛净麸皮，放凉。每芡实100kg，用皮10kg。

土制：取伏龙肝粉置锅内，用文火加热炒至松时，放入净芡实，炒至微黄色，取出，筛去伏龙肝粉，晾凉，每净芡实100kg，用伏龙肝粉20kg。

盐制：取芡实加盐水润一夜后蒸透，每芡实10kg，用食盐120g，水适量。

【有效成分】主要含淀粉、蛋白质、脂肪、碳水化合物、钙、磷、铁、硫胺素、核黄素、尼古酸、抗坏血酸等。

【药理作用】芡实有收敛、滋养作用。

4.切

现有特点：质硬。（《中药大辞典》）思维发散：内实者攻里，芡实质硬，内服之后走里而在体内发挥作用；取类比象，质硬者不易发散。

【质地轻重】质地较重（虽没有发现书上论述，但是用手一抓，很沉）。思维发散：质重沉降。

5.尝

味道：味淡。（《中药大辞典》）思维发散：淡者，能利窍、能渗泄。

6.药性

芡实药性为平。

7.共性应用

（1）**达病位** 芡实达里可治疗里证。

（2）**平病性** 芡实药性为平，不管病性之寒热，只要是芡实的适应证，就都可以应用芡实来治疗。

（3）**修病态** 芡实味淡渗湿，质重达下，加之色白入肺排浊，所以，对于下焦痰湿水饮之证，应用芡实治疗，效果不错。我们常用芡实治疗尿频、泄泻、白浊、带下，包括遗精等，取的就是芡实渗湿及排浊之功。

（4）**除表象** 芡实质重沉降，具有降气之功，对于需要用降气法来治疗的病证，应用芡实治疗效果不错。芡实渗湿，质重达阴，也能消除筋骨之湿，所以临床上见到筋骨有湿之人，也可应用芡实来治疗。

《玉楸药解》：止遗精，收带下。

（5）**入五脏** 淡味是五脏均入。

（6）**五行特点** 芡实色白属金，具金行的运动态势。芡实质重沉降，具水行的运动态势。

二、本草选摘

主湿痹腰脊膝痛，补中除暴疾，益精气，强志，令耳目聪明。（《神农本草经》）

治小便不禁，遗精，白浊，带下。（《本草纲目》）

或问芡实性实平淡，吾子誉其功用，不识益肾补精之外，更有何病可大用乎？曰：芡实，无症不可大用，而尤可大用者，开胃气耳。胃气大开，何病不借之以得利。平而实奇，淡而无厌，殆芡实之谓乎。夫芡实与山药并用，各为末，日日米饮调服，虽遗精至衰惫者，不旬日而精止神旺矣。至平之药，而实有至奇之功，非世人所能测也。（《本草新编》）

得金樱子涩精，得菟丝子实大便。（《本草撮要》）

三、单验方

治浊病（白浊） 分清丸，芡实粉、白茯苓粉。黄蜡化蜜和丸，梧桐子大。每服百丸，盐汤下。（《摘元方》）

四、使用注意

芡实水煎内服的常用剂量为9~15g，临床可以根据具体情况而做适当调整。《本草从新》"甚难消化"，所以食之需慎；《顾松园医镜》："小儿不宜多食者，以其难消也。宜作粥饮甚良。"

五、医家经验

仝小林院士重用芡实、金樱子治疗夜间遗尿、蛋白尿

常某，女，83岁。2008年11月3日初诊。因遗尿2年余就诊。患者2年前无明显诱因出现夜间遗尿，近两周加重。刻下症见：遗尿，左膝关节肿大疼痛，心烦难寐，头颤，舌质红，苔少，脉沉弦细数。

西医诊断：遗尿原因待查。中医诊断：遗尿。

中医辨证：相火妄动，肾虚不固。治法：固涩止遗，滋阴泻火。

处方：水陆二仙丹合知柏地黄丸加减。芡实30g，金樱子30g，知母15g，黄柏15g，熟地黄30g，山萸肉15g，肉苁蓉30g，当归30g，女贞子30g，山药30g，炒枣仁30g，五味子9g，黄芪30g，玄参30g，生大黄1g，水蛭6g。

二诊：2008年11月11日服上药7剂，遗尿及失眠好转30%，加大补肾通督的力度。处方：金樱子30g，芡实30g，龟甲胶9g，鹿角胶9g，西洋参6g，枸杞子12g，熟地黄30g，山萸肉15g，黄芪30g，当归30g，炒枣仁30g，五味子9g。

三诊：2008年11月27日服药16剂后，遗尿、失眠、头颤好转70%。处方：守上方不变。制为丸剂，口服每次9g，每日3次，巩固疗效。（《重剂起沉疴》）

六、老姬杂谈

《本草求真》上说"芡实如何补脾，以其味甘之故；芡实如何固肾，以其味涩之故。唯其味甘补脾，故能利湿，而泄泻腹痛可治；唯其味涩固肾，故能闭气，而使遗带小便不禁皆愈"，由于现在的芡实没有甘和涩味，只有淡味，所以，前人谈的功用不适合于现在的芡实。看看《本草便读》，这本书上也说"芡实生于水而能治水，诸家本草皆谓甘平性涩，然尝之似无涩味，仅觉甘淡而已，此亦邪水去而真水固也，味甘入脾，水属入肾，扶土利水，是其本功，毕竟称其能涩精固气，恐亦未必，岂一物而有通涩二用哉，或此药同山药等味则补，同苡仁等味则利，同金樱子等则涩，各随其用耳"。

柏子仁

一、药物特性

1.望

【药材】为柏科植物侧柏的干燥成熟种仁。（《中药学》）思维发散：子性下垂；达里。

【优质药材】以粒饱满、黄白色、油性大而不泛油、无皮壳杂质者为佳。（《中药大辞典》）

2.闻

【气味】气微香。思维发散：气香走窜。

3.问

【寒热属性】平。（《中药学》钟赣生主编）

【采集时间】冬季。（《中药学》）思维发散：冬季，五行属水，冬季采收的药材，具有向内向下的运动态势。

【有效成分】主要含柏木醇、谷甾醇和双萜类成分，又含脂肪油，并含有少量挥发油、皂苷、维生素A和蛋白质。

【药理作用】柏子仁醇法提取物有延长慢波睡眠期作用；柏子仁石油醚提取物对鸡胚背根神经节突起的生长有轻度促进作用；柏子仁乙醇提取物对前脑基地核破坏的小鼠被动回避学习有改善作用。

《中药大辞典》：其（柏子仁）对损伤造成的记忆再现障碍及记忆消去促进有明显的改善；对损伤致的获得障碍亦有改善倾向。

【个性应用】需要延长睡眠期、改善记忆再现障碍等作用时，可以考虑柏子仁的应用。

4.切

现有特点：质软，富油性。（《中国药典》）思维发散：质软易散。富油性，一者润肠，二者质润滋阴。

5.尝

味道：味淡。（《中华本草》）思维发散：淡者，能利窍、能渗泄。

6.药性

柏子仁药性为平。

7.共性应用

（1）达病位 柏子仁达里，更多用来治疗里证。

（2）平病性 柏子仁药性为平，不能平病性之寒热。

（3）修病态 柏子仁质润，有滋阴之功，所以对于阴虚之人，有很好的治疗作用。柏子仁有补阴血之功，所以对于血虚生风也有很好的治疗作用。柏子仁味淡渗湿，加之微香之气的推动，所以，柏子仁有较好的除湿之功。

（4）除表象 血藏神，血虚不能藏神则会出现失眠多梦的情况，柏子仁滋阴养血，所以能很好地消除血不养神而出现的失眠症状。柏子仁富含油质，有润肠之功，加之子性下垂，所以，临床上常用柏子仁来治疗便秘之证。

（5）入五脏 淡味是五脏均入。

（6）五行特点 柏子仁冬季采收，具水行的运动态势。

二、本草选摘

主惊悸，安五藏，益气，除湿痹。（《神农本草经》）

疗恍惚，虚损吸吸，历节，腰中重痛，益血止汗。（《名医别录》）

治风，润皮肤。（《日华子本草》）

入心养神，入肾定志安神，定悸壮水，强阳，润血而容颜美少，补虚而耳目聪明。（《本草害利》）

最润肌发，亦治痒癣。（《本草易读》）

烧沥取油，光泽须发。涂抹癣疥，搽黄水疮湿，最效。（《玉揪药解》）

治跌打；以盐渍之，煎服，能治咳嗽。（《岭南采药录》）

治风，润皮肤。（《日华子本草》）

柏子仁，气味清香，性多润滑，虽滋阴养血之佳剂，若欲培补根本，乃非清品之所长。(《本草正》)

柏子仁，香气透心，体润滋血。同茯神、枣仁、生地、麦冬，为浊中清品，主治心神虚怯，惊悸怔忡，颜色憔悴，肌肤燥痒，皆养心血之功也。又取气味俱浓，浊中归肾，同熟地、龟板、枸杞、牛膝，为封填骨髓，主治肾阴亏损，腰背重病，足膝软弱，阴虚盗汗，皆滋肾燥之力也。味甘亦能缓肝，补肝胆之不足，极其稳当，但性平力缓，宜多用之为妙。(《药品化义》)

柏子仁味微甘微辛，气香性平，多含油质。能补助心气，治心虚惊悸怔忡；能涵濡肝木，治肝气横恣胁疼；滋润肾水，治肾亏虚热上浮。虽含油质甚多，而性不湿腻，且气香味甘实能有益脾胃，《神农本草经》谓其除风湿痹，胃之气化壮旺，由中四达而痹者自开也。其味甘而兼辛，又得秋金肃降之气，能入肺宁嗽定喘，导引肺气下行。统言之，和平纯粹之品，于五脏皆有补益，故《神农本草经》谓安五脏也。宜去净皮，炒香用之，不宜去油。(《医学衷中参西录》)

三、单验方

(1) 老人虚秘　柏子仁、大麻子仁、松子仁，等份。同研，熔白蜡丸桐子大。以少黄丹汤服二三十丸，食前。(《本草衍义》)

(2) 脱发　当归、柏子仁各一斤。共研细末，炼蜜为丸。每日三次，每次饭后服二至三钱。(《全展选编·皮肤科》)

四、使用注意

柏子仁水煎内服的常用剂量为3~10g，临床可以根据需要而做适当调整。

柏子仁质润，有润肠之功，所以，便溏之人慎用。

《神农本草经疏》：柏子仁体性多油，肠滑作泻者勿服，膈间多痰者勿服，阳道数举、肾家有热、暑湿作泻，法咸忌之。

《得配本草》：痰多，肺气上浮，大便滑泄，胃虚欲吐，四者禁用。

《本草求真》：阴寒泄泻者切忌。

《顾松园医镜》：多油而滑，作泻者勿服，多痰者亦忌。有油透者勿入药。

柏子仁也有假的，有人会给柏子仁中掺有小沙粒，一起炒过之后不好辨认，不过，用手掂了之后会感到沉重，且会发现柏子仁有很多"破碎"，这时就应该注意。

五、医家经验

1.治癫狂

吴少怀治疗癫狂善配用柏子仁，谓其既能养心安神，又能益脾不碍肝，据现代药理研究证实，柏子仁含龙脑酯成分，有开窍提神的作用，对癫狂有特效。(《吴少怀医案》)

2.脾虚者慎用柏子仁

柏子仁补心安神，治疗心慌、悸动有良效，但便溏者不宜用，否则便溏更甚，心悸不安反有增无减。焦三仙消导开胃，增进食欲，乃平和之药，但只宜施于素体壮实者，脾虚者慎用，用之则因克伐脾气，必然导致食欲更减，犯"虚虚之戒"的后果。余尝治疗干部李某，心慌，失眠，食少，便溏，前医用归脾汤3剂后，腹泻更甚，心悸不安。在原方，柏子仁用至15g。我仍用原方，但减柏子仁至6g，服之则安。(《张子琳医疗经验选辑》)

六、老姬杂谈

《本草纲目》上说："柏子仁，性平而不寒不燥，味甘而补，辛而能润，其气清香，能透心肾，益脾胃，盖上品药也，宜乎滋养之剂用之"，看看柏子仁，气微香，并不是"气清香"，所以，"能透心肾，益脾胃，盖上品药也"这个说法值得商榷。

《本经逢原》："《神农本草经》言除风湿者，以其性燥也。《别录》疗恍惚及历节腰中重痛，即《神农本草经》主惊悸除风湿也。"现在，我们知道柏子仁有滋阴之功，所以可以"除风"；味淡可以"除湿"。

《医学衷中参西录》：《神农本草经》谓柏实能

安五脏，而实于肝脏尤宜也。曾治邻村毛姓少年，其肝脏素有伤损，左关脉独微弱，一日忽胁下作疼，俾单用柏子仁一两，煎汤服之立愈。观此，则柏子仁善于理肝可知矣：①"实于肝脏尤宜也"中的"肝脏"和"其肝脏素有伤损"中的"肝脏"是否一回事，这是个问题。因为中医上谈的肝脏和西医上谈的肝脏是两码事。②柏子仁滋阴润燥，可让气有所藏，血和津液之外的气少，不横逆，所以胁下作疼即愈。

《中药学》柏子仁的功效为"养心安神，润肠通便，止汗"，其中"养心安神，润肠通便"为"滋阴润燥"所致；柏子仁味淡除湿，加之润燥之后让气有所藏，气外出减少，带动外出的津液也就减少，所以，柏子仁可"止汗"。

酸枣仁

一、药物特性

1.望

【药材】为鼠李科植物酸枣的干燥成熟种子。(《中药学》)思维发散：子性下垂，达里。

【优质药材】以粒大饱满、外皮紫红色、无核壳者为佳。(《中药大辞典》)

2.闻

【气味】气微弱。(《中药大辞典》)

3.问

【寒热属性】平。(《中药学》钟赣生主编)

【采集时间】秋末冬初。(《中药学》)思维发散：秋季采收具有金的清除之性，冬季采收具有水行的运动态势。

【炮制】酸枣仁：原药放入竹箩内，沉入清水缸中，使仁浮在水面，壳沉水底，将枣仁捞出、晒干。

炒酸枣仁：取洁净的酸枣仁，置锅内用文火炒至外皮鼓起并呈微黄色，取出，放凉。

焦酸枣仁：取洁净的酸枣仁，置锅内用武火炒至有五成变黑红色，取出，放凉。

【有效成分】主要含三萜皂苷类化合物、黄酮类、生物碱类、脂肪酸类化合物，另含阿魏酸、氨基酸、挥发油、多糖、维生素、苦味质、黏液质、植物甾醇、多种无机元素等成分。

【药理作用】酸枣仁总皂苷、总黄酮、总生物碱、不饱和脂肪酸部分有催眠、镇静作用；酸枣仁煎剂有镇痛、降体温作用。此外，酸枣仁还有改善心肌缺血、提高耐缺氧能力、降血压、降血脂、增强免疫功能、抗血小板聚集、抗肿瘤等作用。

【个性应用】需要催眠、镇静、镇痛、降体温、改善心肌缺血、提高耐缺氧能力、降血压、降血脂、增强免疫功能、抗血小板聚集、抗肿瘤时，可以考虑酸枣仁的应用。

4.切

现有特点：油润。(《中药大辞典》)思维发散：一者润肠，二者质润滋阴。

5.尝

味道：味淡。(《中药大辞典》)思维发散：淡者，能利窍、能渗泄。

6.药性

酸枣仁药性为平。

7.共性应用

（1）达病位　酸枣仁达里，更多用来治疗里证。

（2）平病性　酸枣仁药性为平，只要是酸枣仁的适应证，就都可以应用酸枣仁来治病。

（3）修病态　酸枣仁质润，有滋阴之功，故对于阴虚之人，酸枣仁有很好的治疗效果。酸枣仁有补阴血之功，对于血虚生风也有很好的治疗作用。酸枣仁味淡渗湿，临床上遇到痰湿水饮之证，就可以考虑应用酸枣仁来治疗。

（4）除表象　血藏神，血虚不能藏神则会出现失眠多梦的情况，酸枣仁滋阴养血，所以能很好地消除血不养神而出现的失眠之证。酸枣仁质润，有润肠之功，加之子性下垂，所以，临床上可以用酸枣仁来治疗热性的便秘证。酸枣仁炒则香，所以现炒之后，气香走窜，祛湿作用更好。对于湿滞头部之头沉欲睡但睡不着的情况，应用酸枣仁治疗，效果很好。

（5）入五脏　淡味是五脏均入。

（6）五行特点　酸枣仁秋末冬初采收，基本具水行的运动态势。

二、本草选摘

主心腹寒热，邪结气聚，四肢酸疼，湿痹。（《神农本草经》）

助阴气，令人肥健。（《名医别录》）

枣仁，仁主补，皮益心血，其气炒香，化为微温，藉香以透心气，得温以助心神。凡志苦伤血，用智损神，致心虚不足，精神失守，惊悸怔忡，恍惚多忘，虚汗烦渴，所当必用。又取香温以温肝、胆，若胆虚血少，心烦不寐，用此使肝胆血足，则五脏安和，睡卧得宁；如胆有实热，则多睡，宜生用以平胆气。因其味甘炒香，香气入脾，能醒脾阴，用治思虑伤脾及久泻者，皆能奏效。（《药品化义》）

酸枣肉味酸，其仁味甘而不酸。今既云酸枣仁，又云气味酸平，讹也，当改正。（《本草崇原》）

三、单验方

（1）睡中盗汗　酸枣仁、人参、茯苓各等份。上为细末，米饮调下半盏。（《普济方》）

（2）汗不止　凡服固表药，而汗不止者，用枣仁炒研，同生地、白芍、五味、麦冬、竹叶、龙眼肉煎服多效。（《本草备要》）

（3）不眠　胆虚不眠，寒也，炒熟为末，竹叶汤调服。《济众方》云：胆实多睡，热也。生研为末，姜茶汤调服。（《雷公炮制药性解》）

（4）惊悸　如心多惊悸，用酸枣仁一两，炒香，捣为散，每服二钱。竹叶汤调下。又温胆汤或加枣仁。金匮治虚劳虚烦，用酸枣仁汤，枣仁三升，甘草一两炙，知母、茯苓、川芎各二两。深师加生姜二两。（《本草求真》）

四、使用注意

酸枣仁水煎内服的常用剂量为10~15g，临床可以根据需要而做适当调整。酸枣仁质润，有润肠之功，所以，便溏之人慎用。

《神农本草经疏》：凡肝、胆、脾三经有实邪热者勿用，以其收敛故也。

《得配本草》：肝旺烦躁，肝强不眠，禁用。

《本草求真》：性多润，滑泄最忌。

五、医家经验

1.用酸枣仁治疗神经衰弱

酸枣仁能镇静安眠，早为历代医家所重视，张仲景即有酸枣仁汤以治疗"虚烦不得眠"，后世医家对酸枣仁的作用也屡有阐述，认为本药有养心宁神的作用，故多用于治疗不寐症。近代许多药理学者经过实验证实，酸枣仁确有较好的镇静安神作用。然而综观此前医者用量鲜有超过15g者。晚近更有人提出：本药如一次用量超过50粒，即发生昏睡，丧失知觉，使人中毒。刘老根据《名医别录》酸枣仁能"补中、益肝气、坚筋骨、助阴气、能令人肥健"的记载，并结合自身经验，认为该药不仅是治疗失眠不寐之要药，且具有滋补强壮作用。久服能养心健脑、安五脏、强精神。并认为"酸枣仁用至50粒即有中毒"的说法不足为凭。刘老治疗神经衰弱，酸枣仁几为必用之品，其用量除根据体质强弱、病情轻重而酌定外，一般成人1次剂量多在30g以上，甚有多达75~90g，用量五六倍于他人，从而完全突破古今本草方书对本药用量的记载。另外，在酸枣仁的用法上，刘老喜欢生熟并用。《本草纲目》："熟用疗胆虚不得眠……生用疗胆热好眠。"酸枣仁生熟之差，有兴奋或抑制的不同作用。（刘惠民）

2.酸枣仁治疗夜半子时发病

（1）夜半胃痛　吴某，女，41岁。1955年9月16日诊。胃痛、胃胀，不得眠，每至夜半举发，约过两小时，则胃痛自止，方可入眠。翌日晨起，并无不适。半年来时轻时重，未曾间断。经多方治疗，末见效果。患者言语低怯，面色萎黄，脉象弦细，舌质淡红，苔薄白。辨证：夜半为子时，子时当为胆气输注之时，胆气虚滞，故应时而病。再三揣摩，出一小方，聊以试之。处方：酸枣仁30g，炙甘草12g。水煎一大杯，夜间10点迎病服下。服药1剂，一觉酣睡达旦，胃痛未发。翌日又服1剂，胃痛仍未发作，患者颇喜，又照原方服药6剂，其痛竟愈。观察数年，未见复发。

（2）夜半腹胀　张某，女，53岁，农民。1977年3月10日诊。每至夜半腹胀，辗转反侧，约两小时后，腹胀自消而安寐。曾服甲丙氨酯无效。病已半月。脉象弦滑，舌淡苔白腻。辨证："胃不和则卧不安。"腹胀不得眠，每到半夜子时发病，按时辰观点进行推测，应属胆气郁滞影响胃气不和。治以和胃宁胆法。处方：酸枣仁18g，广陈皮9g。水煎一大杯，夜间10点迎病服下。上方连服3剂，腹胀不得眠症减轻大半，又续服原方3剂而病廖。

（3）夜半发喘　周某，女，44岁，工人。1979年2月23日诊。夜半至天明，每发胸闷而喘，半年以来，其症时轻时重，未曾间断，虽经多方治疗未能痊愈，患者颇觉痛苦，脉象沉弦，舌质淡红，舌苔白薄中黄。辨证：胸闷而喘，发自夜半至天明，按时辰为子（胆）、丑（肝）、寅（肺）三时。方用酸枣仁补益肝胆之气，再加川贝母降肺气以疏肝。斟酌试之。处方：酸枣仁30g，川贝母10g。水煎一杯，夜间10点迎病服下。上方连服4剂，胸闷作喘即平，效不变方，再予原方6剂续服，巩固疗效。

按：我们在临床中经常发现疾病的变化与昼夜时辰的变化有着密切关系，先以酸枣仁治愈夜半胃痛，然后又对夜半腹胀、夜半发喘、夜半胁痛等病症做了治疗尝试，皆不同程度地取得了较好的效果。至于酸枣仁治疗夜半发病，我们考查了历代的一些方书，尚未发现有关记载，我们只是根据"酸枣实味酸性收，故主肝病""专补肝胆亦复醒脾"以及"能散肝胆二经之滞……除烦益胆气"等说法，认为酸枣仁为肝胆家之正药，故选此一药为君。案一因其胃痛，故佐甘草以缓急止痛；案二因其腹胀，故佐陈皮以理气消胀；案三胸闷发喘，故方用酸枣仁补其肝胆之气，佐川贝母肃降肺气兼以疏肝。酸枣仁是否就是治疗夜半子时发病的唯一药品，尚且不敢肯定，由于笔者水平有限，经验亦少，愿意提出这个问题，以供同道参考，共同在临床实践中加强研究。［孙鲁川，孙朝宗.酸枣仁治疗夜半子时发病.山东中医学院学报，1981（1）：64］

3.马有度

（1）生、炒酸枣仁均安眠　酸枣仁是治疗虚烦惊悸、夜不安眠的良药，历来认为只能用炒酸枣仁。也有人认为生酸枣仁只能治多眠，如《本草图经》指出，"睡多，生食；不得睡，炒熟"。究竟是不是这样？

以往，我用酸枣仁治不寐，一向遵照惯例用炒制品，或入汤剂，或单用粉剂睡前吞服，均有效果。后来亲自到药房参加配方工作，才发现药房屡次所配酸枣仁，皆是生品，因而悟出生酸枣仁亦能安眠。我素来夜寐欠安，于是自用生酸枣仁粉6g睡前吞服，果然奏效。又见《中华医学杂志》和《药学通报》所载动物实验报道，证明炒酸枣仁和生酸枣仁均有镇静作用。于是对生酸枣仁也能安眠更加深信不疑。

那么，用酸枣仁安眠，究竟生品与炒制品何者为优？古今许多医家的经验都提示熟者为优。例如，李时珍说："熟用疗胆虚不得眠。"近人焦树德也说："我治失眠是用炒酸枣仁，最好是新炒的。"于是我又自用新炒酸枣仁粉6g睡前吞服，安神效果确较生品为优。且动物实验也证明，炒酸枣仁的镇静作用优于生品。说明古人用炒酸枣仁配入归脾丸、天王补心丹等传统名方，确有道理。但仲景的酸枣仁汤中却未注明用炒制品，又是何道理？原来在煮法上颇有讲究："以水八升，煮酸枣仁得六升，纳诸药，煮取三升。"酸枣仁先煎，久煮亦熟矣！现代使用酸枣仁汤，一般均以炒酸枣仁入药，当然也就不必先煎了。倘用生品，仍当遵照仲景先煎之旨，或捣碎入煎，方能奏效。

（2）酸枣仁配伍延胡索　治疗不寐，以酸枣仁炒香研粉，嘱患者自采夜交藤、鸡血藤煎汤送服，效果良好，自称为"枣仁双藤方"。以后每遇虚烦不眠者，或单用此方，或酌情配伍，亦多获效。

1969年我带领学生下乡巡回医疗，见农村痛证甚多，仓促之间，每用醋炒延胡索粉6g，开水送服，日服二三次，多有良效。有些病人求效心切，往往倍用顿服，不仅疼痛迅速缓解，而且昏昏入睡。因而悟出延胡索似有安神之效。

查阅历代本草文献，均未见有延胡索能安神

的记载；又查古今医案，亦无用其治疗不寐的报道。后来，从一份内部资料中得知，将延胡索的有效成分试用于失眠患者，取得一定效果。此后，每遇虚烦不得眠者，便在"枣仁双藤方"的基础上，再加入延胡索粉，果然收效更捷，而且头昏、头痛的症状也迅速缓解。欣喜之中，又自称此方为"双粉双藤方"。有的病人无法煎药：便减去双藤，仅用双粉，同样取得良好的安神之效。

这些零散的经验提示，酸枣仁和延胡索在安神方面似有协同作用。继而约请研究单位进行药理实验。果然，酸枣仁的浓煎液和延胡索的有效成分，在镇静催眠方面确有协同作用，随着剂量的增大，其协同作用尤其明显。于此似可说明，凡在临床实践中确属有效者，必有其科学道理。(《长江医话》马有度）

六、老姬杂谈

《本草拾遗》曰"睡多生使，不得睡炒熟"，《药征》中又谈到："时珍曰熟用不得眠，生用好眠，误矣！眠与不眠，非生熟之所为也。乃胸膈烦躁，或眠或不眠者，服酸枣仁，则皆复常矣。然则酸枣仁之所主，非主眠与不眠也。而历代诸医，以此立论误也，以不知人道也。夫人道者，人之所能为也。非人之所能为者，非人道也。学圣人之道，然后始知之。盖眠者寐者，造化之主也，而非人之为也。而烦躁者，毒之为而人之造也，酸枣能治之。故胸膈烦躁，或寤而少寐，或寐而少寤，予不问酸枣之生熟，用而治之，则烦躁罢而寤寐复故。呜呼悲哉！圣人之世远人亡。历代之学人，其解圣经，往往以天事混之于人事，故其论可闻，而行不可知也。人而不人，医而不医，吾党小子慎之！勿混造化与人事矣"。试想一下，如果我们只是看了其中一本书，没有明白其中道理的"尽信书"，形成我们自己的知识"定势"，有可能看不同书的人相遇之后非得争吵一顿不可。

前人有"熟用治不眠，生用治好眠"之说，经临床实践，本品不论生用或炒用，都有良好的镇静催眠功效，用治失眠并无不良作用。当然，用酸枣仁治疗失眠，也需要辨证，所以，《本草乘雅半

偈》上就说"世人见不得睡眠，便用枣仁，思之真堪绝倒"。另外，《本草备要》上谈到"凡仁皆润"，《本草便读》上说"凡仁皆可入心"，这对我们也有一定的借鉴意义。比如，仁在中间，取类比象，仁可入心。《中药大辞典》说酸枣仁毒性极低，所以，临床可以根据需要而加大剂量应用，有时，我会让患者自己把生酸枣仁炒熟之后，晚上临睡前口嚼一大把吃下去，效果不错（当然，需要辨证之后，是酸枣仁的适应证，才这样用）。《中药学》酸枣仁的功效为"养血补肝，宁心安神，敛汗生津"，可以从酸枣仁的特点推理而出。

火麻仁

一、药物特性

1.望

【药材】本品为桑科植物大麻的干燥成熟种子。(《中药学》)思维发散：子性下垂，达里。

【优质药材】色黄。(《中药大辞典》)思维发散：黄色入脾。

【优质药材】以色黄、无皮壳、饱满者为佳。(《中药大辞典》)

2.闻

【气味】气微。(《中国药典》)

3.问

【寒热属性】平。(《中药学》钟赣生主编)

【采集时间】秋季。(《中药学》)思维发散：秋季，五行属金，秋季采收的药材，具有清除的运动态势。

【有效成分】主要含脂肪油约30%，油中含有大麻酚、植酸。

【药理作用】火麻仁有润滑肠道的作用，同时在肠中遇碱性肠液后产生脂肪酸，刺激肠壁，使蠕动增强，从而达到通便作用。还能降低血压及阻止血脂上升。

【个性应用】需要润滑肠道、通便、降低血压及阻止血脂上升时，可以考虑火麻仁的应用。

4.切

现有特点：富油性。(《中国药典》)思维发

散：一者润肠，二者质润滋阴。

5.尝

味道：味淡。(《中国药典》)思维发散：淡者，能利窍、能渗泄。

6.药性

火麻仁药性为平。

7.共性应用

（1）达病位　火麻仁更多达里以治疗里证。

（2）平病性　火麻仁药性为平，只要是火麻仁的适应证，就都可以应用。

（3）修病态　火麻仁味淡渗湿，加之色黄入脾以助脾布散津液及秋季采收有清除之性，所以，临床上遇到痰湿水饮之证，应用火麻仁来治疗，效果很不错。火麻仁质润，有滋阴之功，对于阴虚之人，火麻仁有很好的治疗作用。火麻仁有补阴血之功，对于血虚生风也有很好的治疗作用。

（4）除表象　血藏神，血虚不能藏神则会出现失眠多梦的情况，火麻仁滋阴养血，所以能很好地消除血不养神而出现的失眠症状。火麻仁富油性，有润肠之功，加之子性下垂及秋季采收有清除之性，所以，临床上遇到津亏之便秘证，应用火麻仁治疗，效果很好。

（5）入五脏　淡味是五脏均入。

（6）五行特点　火麻仁色黄属土，具土行的运动态势。火麻仁秋季采收，具金行的运动态势。

二、本草选摘

补中益气。(《神农本草经》)

取汁煮粥，去五脏风、润肺。治关节不通、发落。(《食疗本草》)

补虚劳，长肌肉，下乳，止消渴，催生。治横逆产。(《日华子本草》)

麻子仁，非血药而有化血之液，不益气而有行气之用，故于大肠之风燥最宜。麻仁之所疗者风，然属血中之风，非漫治风也，而其所以疗风者，以其脂润而除燥，盖由于至阳而宜至阴之化，非泛泛以脂润为功也。(《本草述》)

麻子，性最滑利。逐水利小便者，滑利下行，引水气从小便而出也。(《神农本草经疏》)

麻仁，能润肠，体润能去燥，专利大肠气结便闭。凡老年血液枯燥，产后气血不顺，病后元气未复，或禀弱不能运行皆治。大肠闭结不通，不宜推荡，亦不容久闭，以此同紫菀、杏仁润其肺气，滋其大肠，则便自利矣。(《药品化义》)

治大肠风热结湿及热淋。(《药性论》)

三、单验方

（1）大便不通　研麻子，以米杂为粥食之。(《肘后备急方》)

（2）风水腹大，脐腰重痛，不可转动　冬麻子半升，碎，水研滤取汁，米二合，以麻子汁煮作稀粥，着葱、椒、姜、豉，空心食之。(《食医心镜》)

（3）大渴，日食数斗，小便赤涩者　麻子一升，水三升，煮三四沸，取汁饮之。(《肘后备急方》)

（4）五淋，小便赤少，茎中疼痛　冬麻子一升，杵研，滤取汁二升，和米三合，煮粥，着葱、椒及熟煮，空心服之。(《食医心镜》)

（5）大麻仁酒治骨髓风毒疼痛，不可运动者　大麻仁水中浸取沉者一大升，漉出曝干，炒，待香热，即入木臼捣极细如白粉，平分为十帖。每用一帖，取无灰酒一大瓷汤碗研麻粉，旋滤取白酒，直令麻粉尽，余壳即去之，都合酒一处，煎一半，待冷热得所，空腹顿服，日服一帖。(《箧中方》)

（6）呕逆　麻仁三合，熬，捣，以水研取汁，着少盐吃。(《近效方》)

（7）虚劳，下焦虚热，骨节烦疼，肌肉急，小便不利，大便数少，吸吸口燥少气　大麻仁五合，研，水二升，煮去半分，服。(《外台秘要》)

（8）脚气肿渴　大麻子熬令香，和水研，取一大升，别以三大升水煮一大升赤小豆，取一升汁，即纳麻汁，更煎三五沸，渴即饮之，冷热任取，饥时啖豆亦佳。(《外台秘要》)

（9）风水腹大，脐腰重痛，不可转动　冬麻子半升，碎，水研滤取汁，米二合，以麻子汁煮作稀粥，着葱、椒、姜、豉，空心食之。(《食医心镜》)

中药探秘
——中医原创思维下的中药解读

（10）妇人月水不利，或至两三月、半年、一年不通者　桃仁二升，麻子仁二升，合捣，酒一斗，渍一宿，服一升，日三夜一。（《肘后备急方》）

（11）赤流肿丹毒　捣大麻子水和敷之。（《备急千金要方》）

四、使用注意

火麻仁水煎内服的常用剂量为10~15g，临床可以根据需要而做适当调整。火麻仁富油性，有润肠之功，所以，便溏之人慎用。《食性本草》：多食损血脉，滑精气，妇人多食发带疾。《本草从新》：肠滑者尤忌。火麻仁有毒，《中药大辞典》："误食一定数量之火麻仁（炒熟者），可发生中毒"，所以，应用时剂量一定要把握好。

五、医家经验

焦树德

《焦树德方药心得》上谈到：火麻仁味甘、性平，含有脂肪油，为滋润滑肠的通便药。适用于老年人、热性病后、产后等由于津液不足所致的大便燥结，常与郁李仁、桃仁、瓜蒌仁、熟大黄、蜂蜜等同用。

黑芝麻、火麻仁均可以滋润通便，但黑芝麻偏于滋补肝肾、养血益精而润燥，火麻仁则偏于缓脾生津、增液润肠而通便。

用量一般为9~15g，燥结重者也可用20~25g或30g。

六、老姬杂谈

火麻仁除具有《中药学》上谈"润肠通便"功效之外，也有和酸枣仁、柏子仁一样的"止汗"作用。

胖大海

一、药物特性

1.望

【药材】为梧桐科植物胖大海的干燥成熟种子。（《中药学》）思维发散：子性下垂；达里。

现有特点：遇水膨胀成海绵状。（《中国药典》）思维发散：易于发散。

【优质药材】以个大、棕色、表面皱纹细、不碎裂者为佳。（《中药大辞典》）

2.闻

【气味】无。（《中药大辞典》）

3.问

【寒热属性】寒。（《中药学》钟赣生主编）

【采集时间】夏季。（《中药学》）思维发散：夏季，五行属火，夏季采收的药材，具有向上向外的运动态势。

【有效成分】种皮含戊聚糖及黏液质。

【药理作用】胖大海素对血管平滑肌有收缩作用，能改善黏膜炎症，减轻痉挛性疼痛。水浸液能促进肠蠕动，有缓泻作用，以种仁作用最强。种仁溶液有降压作用。此外，浸剂有抗病毒、抗菌及抗炎作用。对特异性免疫功能有一定促进作用。外皮、软壳、种仁水浸液提取物有一定的利尿和镇痛作用，种仁作用最强。

【个性应用】需要减轻痉挛性疼痛、促进肠蠕动、降压、抗病毒、抗菌、抗炎、促进特异性免疫功能、利尿和镇痛时，可以考虑胖大海的应用。

4.切

现有特点：（中层）质松。（《中国药典》）思维发散：质松易散。

5.尝

味道：味淡，嚼之有黏性。（《中国药典》）思维发散：淡者，能利窍、能渗泄；黏性，有收敛之功。

6.药性

胖大海药性为寒。

7.共性应用

（1）达病位　胖大海达里可治疗里证。

（2）平病性　胖大海药性为寒，可平病性之热。

（3）修病态　胖大海味淡渗湿，质松易散，对于痰湿水饮之证，一般用其泡水喝来进行治疗。胖大海嚼之有黏性，有收敛之功，内服之后使湿走胃肠道，这也许就是《中药学》上谈到"润肠"的

（4）除表象　胖大海，遇水即胀，此和肺的相通之处就是都有向外运动态势，夏季采收更是具有火行的运动态势，临床上可以借用这个特点来治病，比如，治疗外感咳嗽、声音不出等。由于胖大海口嚼有黏性，所以，其发散之力又不会太过，这也许就是张寿颐喜欢用胖大海的原因。

（5）入五脏　淡味是五脏均入。

（6）五行特点　胖大海夏季采收，具火行的运动态势。胖大海口嚼有黏性，具水行的运动态势。

二、本草选摘

此药亦曰大发，以其一得沸水，即裂皮发胀，几盈一瓯故也。近人用之，皆以治伤风咳嗽，鼻塞声重等症。性温，故能散寒风，然其味极淡，微含甘意，温散之药，决不如此。……善于开宣肺气，并能通泄皮毛，风邪外闭，不问为寒为热，并皆主之。抑能开音治喑，爽嗽豁痰。赵谓治火闭之痘，盖热毒壅于肌腠，而痘出不快者，此物开发最捷，宜有速效，恕轩之说，当有征也。轻用二三枚，如肺闭已甚，咳不出声，或金窒音嘶者，可用至五六枚。此盖植物之果，与苗叶情性不同，故发汗而极有应验，绝无温升扰动之弊，尤其可据。（张寿颐）

三、单验方

（1）干咳失音，咽喉燥痛，牙龈肿痛，因于外感者　胖大海五枚，甘草一钱。炖茶饮服，老幼者可加入冰糖少许。（《慎德堂方》）

（2）急性扁桃体炎　取胖大海4~8枚，放入碗内，冲入沸水，闷盖半小时左右（天冷须保暖），徐徐服完；间隔4小时，如法再泡服1次。治疗100例，治愈68例，显著好转21例，效果不佳14例。有的经2~3天即愈。（《中药大辞典》）

四、使用注意

胖大海水煎内服的常用剂量为2~3枚，临床可以根据需要而做适当调整。更多时候，胖大海是用开水泡后代茶饮。胖大海有一定的毒性，所以不能多用久用。胖大海，临床上常用来治疗发音突然嘶哑伴有咳嗽、口渴、咽痛或高声呼叫而致的声音嘶哑等症。因而有些人把胖大海当作治疗音哑的特效药，甚至把胖大海作为保健饮料长期泡服。这样做往往适得其反，引起诸多不良反应，造成中焦脾胃虚寒、大便溏泄、饮食减少、脘腹痞闷不适，甚至出现消瘦等不良反应。

胖大海也有假药，比如，常见的圆粒苹婆。其鉴别要点：看外形，胖大海是椭圆的，圆粒苹婆是偏圆的；摇一摇，胖大海没有声音，圆粒苹婆有声音；开水冲泡之后，胖大海的体积变大8~10倍，圆粒苹婆的体积变大3~4倍。

五、医家经验

《中华本草》曾有服用胖大海20g沸水浸泡液致过敏的报道，该例患者服后2小时左右全身发痒，随之皮肤潮红，伴有头晕、心慌、胸闷、恶心、口唇水肿等过敏症状，经用抗过敏药治疗，5天后皮肤潮红消退，痒感消失。胖大海仁（去脂干粉）用于急性中毒试验，可见兔呼吸困难，运动失调；犬连续10~15天用大量致死后，可见肺充血水肿，肝脂变；小鼠半数致死量口服为12.96g/kg。兔静脉注射大量（1%2ml）胖大海仁水浸剂，可见呼吸先停，心脏还跳，胃肠表面很红。（《亚太传统医药》2006年第6期）

六、老姬杂谈

《中药学》胖大海的功效为"清热润肺，利咽开音，润肠通便"，其性为"寒"，这个药性之"寒"和张寿颐谈的"温"性不一样，临床应用时，需注意。

路路通

一、药物特性

1.望

【药材】为金缕梅科植物枫香树的干燥成熟果序。（《中药学》）思维发散：更多达里。

现有特点：有小孔。（《中国药典》）思维发散：中空者发表，且有疏通之功。

【优质药材】以色黄、个大、无泥、无果柄者为佳。（《中华本草》）

2. 闻

【气味】气微。（《中国药典》）

3. 问

【寒热属性】平。（《中药学》钟赣生主编）

【采集时间】冬季。（《中药学》）思维发散：冬季，五行属水，冬季采收的药材，具有向内向下的运动态势。

【有效成分】含路路通酸、齐墩果酮酸、苏合香素丁香烯、白桦脂酮酸等。（《中药学》）

【药理作用】路路通对蛋清性关节炎肿胀有抑制作用；其甲醇提取物白桦脂酮酸有明显的抗肝细胞毒活性。（《中药学》）

【个性应用】需要抑制关节肿胀、抗肝细胞活性时，可以考虑路路通的应用。

4. 切

现有特点：质硬。（《中国药典》）思维发散：质硬走里，且不易发散。

【质地轻重】体轻。（《中国药典》）思维发散：质轻升浮。

5. 尝

味道：味淡。（《中国药典》）思维发散：淡者，能利窍、能渗泄。

6. 药性

路路通的药性为平。

7. 共性应用

（1）达病位　路路通更多达里以治疗里证。

（2）平病性　路路通药性为平，只要是路路通的适应证，就都可以应用路路通来治疗。

（3）修病态　路路通药材有小孔，取类比象，有疏通之功；味淡，有渗湿之功，路路通消除痰湿水饮的作用比较强，所以临床上遇到体内有痰湿水饮之证，就可以考虑路路通的应用。路路通质较轻达阳，所以，属阳的体表的痰湿水饮证，亦可以用路路通来治疗。

（4）除表象　路路通质硬走里，体轻升浮，

有升提之功，但冬季采收具有水行的运动态势，故而，路路通升提气血于表但不至于发散太过。关节肿胀之证，就可以大胆应用路路通来治疗。

（5）入五脏　淡味是五脏均入。

（6）五行特点　路路通体轻升浮，具火行的运动态势。路路通冬季采收，具水行的运动态势。

二、本草选摘

枫果去外刺皮，内圆如蜂窝，即路路通。其性大能通行十二经穴，故《救生苦海》治水肿胀用之，以其能搜逐伏水也。辟瘴却瘟，明目，除湿，舒筋络拘挛，周身痹痛，手脚及腰痛，焚之嗅其烟气皆愈。（《本草纲目拾遗》）

治风湿流注疼痛及痈疽肿毒。（《岭南采药录》）

通经利水，除湿热痹痛。治月经不调，周身痹痛，小便不利，水肿胀满等证。（《中药志》）

形似杨梅而较大，刺长尖锐，入火熏之幽香清烈，顾名思义宜为表散药中之向导也，古书不载，近多用之。（《本草分经》）

烧灰外用于皮肤湿癣、痔漏等，有收敛、消炎、消毒作用。（《现代实用中药》）

祛风除湿，行气活血。治风湿性腰痛，心胃气痛，少乳，湿疹，皮炎。（《广州部队常用中草药手册》）

三、单验方

（1）脏毒　路路通一个，煅存性，研末酒煎服。（《古今良方》）

（2）荨麻疹　枫球500g。煎浓汁，每天3次，每次18g，空心服。（《湖南药物志》）

（3）耳内流黄水　路路通15g。煎服。（《浙江民间草药》）

（4）风湿肢节痛　路路通、秦艽、桑枝、海风藤、橘络、苡仁。水煎服。（《四川中药志》）

四、使用注意

路路通水煎内服的常用剂量为5~10g，临床可以根据需要而做适当的调整。

五、医家经验

六腑以通为用，为其生理特性，一旦受内外邪气侵扰，邪气滞留，腑气不降，气化不通，则表现出各器官的病变。蔡教授基于对消化系统疾病的这一特点认识，在治疗胆囊炎及胆结石、功能性消化不良、慢性胃炎、慢性腹痛等疾病中，喜用路路通一味，以通畅气机，遂六腑通降之性。《本草纲目拾遗》记载："枫果去外刺皮，内圆如蜂窝，即路路通。其性大能通行十二经穴。"《中医大词典》记载："本药又名枫球子，苦，入肝、胃经，行气活血，通络利水，治胃痛腹胀，风湿痹痛，手足拘挛，月经不调。"常用于慢性胆囊炎、消化不良属肝郁气滞、湿热壅塞证者，用量一般为15g，常与四逆散、左金丸、失笑散配伍应用，疗效颇佳。对于慢性便秘兼有血瘀气滞者，路路通用之疗效亦佳。(《授业传薪集：曙光名医临证经验荟萃》蔡淦)

六、老姬杂谈

路路通，有很好的疏通及祛痰湿之功，对于郁久之病证，取效良好；因其体轻达表，所以对于体表有湿之证及感冒用路路通治疗，效果很好，可以单用，也可配伍应用。《中药学》路路通的功效为"祛风活络，利水通经"，这都可以用"疏通、祛痰湿"来做解释。

浮小麦

一、药物特性

1.望

【药材】为禾本科植物小麦的干燥轻浮瘪瘦的颖果。(《中药学》)思维发散：果实达里，但"轻浮"达表。

【优质药材】以粒匀、轻浮，无杂质者为佳。(《中华本草》)

2.闻

【气味】无。(《中药大辞典》)

3.问

【寒热属性】凉。(《中药学》钟赣生主编)

【有效成分】主要含淀粉及酶类、蛋白质、脂肪、钙、磷、铁、维生素等。

【药理作用】没有谈及。

【个性应用】从物质构成可知，这些都是人体所需的物质，所以，其有补益作用。

4.切

【质地轻重】轻浮。(《中药大辞典》)思维发散：质轻升浮。

5.尝

味道：味淡。(《中华本草》)思维发散：淡者，能利窍、能渗泄。

6.药性

浮小麦药性为凉。

7.共性应用

（1）达病位　浮小麦表里皆达。

（2）平病性　浮小麦药性为凉，可平病性之热。

（3）修病态　浮小麦味淡渗湿，在下除湿，可以利小便；在体表除湿，可以消除汗证；在头面部除湿，可以消除头沉的表象。

（4）除表象　浮小麦止汗，利小便；除头沉。

（5）入五脏　淡味是五脏均入。

（6）五行特点　浮小麦体轻升浮，具火行的运动态势。

二、本草选摘

利小便。(《现代实用中药》)

卓登山云，浮小麦系小麦之皮，枯浮无肉，体轻性燥，善除一切风湿在脾胃中。如湿胜多汗，以一二合炒燥煎汤饮。倘属阴阳两虚，以致自汗盗汗，非其宜也。(《本草汇言》)

浮麦，能敛盗汗，取其散皮腠之热也。(《本经逢原》)

三、单验方

盗汗及虚汗不止　浮小麦，文武火炒令焦，为末。每服二钱，米饮汤调下，频服为佳。一法取陈小麦用干枣煎服。(《卫生宝鉴》)

四、使用注意

浮小麦水煎内服的常用剂量为15~30g，临床可以根据需要而做适当的调整。

五、医家经验

柴松岩

浮小麦为禾本科植物小麦未成熟的瘦小麦粒，以能浮在水面者为好。本品味甘、淡，性凉。甘能益气，凉以除热。《本草纲目》说浮小麦可"益气除热，止白汗、盗汗，骨蒸虚热，妇人劳热"。柴松岩老师在妇科临床应用浮小麦主要体现在以下两方面。

（1）取《金匮要略》"甘麦大枣汤"治疗脏躁证之方义，用浮小麦养心除烦止汗以治围绝经期综合征，改善潮热、汗出、烦躁、心慌、失眠等症。

（2）因浮小麦有养心阴除烦热之功能，故可达到缓急迫之效用。现代女性生活工作压力大，如遇患不孕、闭经等病症，久治不愈，常出现精神紧张、抑郁、烦躁等情况，故在临床辨证治疗组方时，要特别注意佐用适当的药物以缓急迫。此时柴老喜用浮小麦、合欢皮、百合、炒白芍等药，并兼顾月经周期的情况。如因炒白芍有收敛之性，恐其影响排卵，故排卵前之病患不宜用炒白芍。（《名老中医经验集》）

六、老姬杂谈

浮小麦，体轻达表，味淡渗湿，表湿消散，"汗"则无存，这就是《中药学》上说的"固表止汗"，也是《本草蒙筌》上说的"敛虚汗"。

夏枯草

一、药物特性

1.望

【药材】为唇形科植物夏枯草的干燥果穗。（《中药学》）思维发散：取类比象，夏枯草能达人体属阳部位。

【优质药材】以色紫褐、穗大者为佳。（《中药大辞典》）

2.闻

【气味】气微。（《中国药典》）

3.问

【寒热属性】寒。（《中药学》钟赣生主编）

【采集时间】夏季。（《中药学》）思维发散：夏季，五行属火，夏季采收的药材，具有向上向外的运动态势。

【有效成分】主要含有机酸、三萜类成分、黄酮类成分及甾类、香豆素类、挥发油等。（《中药学》）

【药理作用】夏枯草煎剂、水浸出液、乙醇–水浸出液及乙醇浸出液对实验性动物都有较明显的降低血压的作用。夏枯草总皂苷可减少大鼠急性心肌梗死的范围，降低早期死亡率及抗凝血作用。夏枯草醇提取物有显著降血糖作用。夏枯草煎剂、醇浸剂有抗病原微生物作用。夏枯草水煎、醇提等不同的夏枯草提取物对多种肿瘤细胞株有显著的抑瘤作用。此外，还有抗炎、免疫抑制等作用。（《中药学》）

【个性应用】需要降低血压、减少急性心肌梗死的范围、抗凝血、降血糖、抗病原微生物、抑瘤、抗炎、免疫抑制时，可以考虑夏枯草的应用。

4.切

【质地轻重】体轻。（《中国药典》）思维发散：质轻升浮。

5.尝

味道：味淡。（《中国药典》）思维发散：淡者，能利窍、能渗泄。

6.药性

夏枯草药性为寒。

7.共性应用

（1）达病位　夏枯草能达人体属阳部位。

（2）平病性　夏枯草药性为寒，能平病性之热。

（3）修病态　淡能渗湿，夏枯草味淡，所以，夏枯草有很好的除湿作用。

（4）除表象　由于夏枯草能达人体头面部位，加之质地轻上达，所以，对于头面部位的痰湿水饮之证，应用夏枯草治疗，效果很好。当然，颈部的瘿瘤，因其为痰湿所为，所以，夏枯草也有很好的治疗作用。

（5）入五脏 淡味是五脏均入。

（6）五行特点 夏枯草体轻升浮，具火行的运动态势。夏枯草夏季采收，具火行的运动态势。

二、本草选摘

去痰消脓，治瘰疬。（《生草药性备要》）

治瘰疬、鼠瘘、瘿瘤、癥坚、乳痈、乳岩。（《本草从新》）

为利尿药，对淋病、子宫病有效；并能治高血压，能使血压下降。（《现代实用中药》）

黎居士《易简方》，夏枯草治目疼，用沙糖水浸一夜用，取其能解内热，缓肝火也。楼全善云，夏枯草治目珠疼至夜则甚者，神效，或用苦寒药点之反甚者，亦神效。盖目珠连目本，肝系也，属厥阴之经。夜甚及点苦寒药反甚者，夜与寒亦阴故也。夏枯禀纯阳之气，补厥阴血脉，故治此如神，以阳治阴也。（《本草纲目》）

凡凝痰结气，风寒痹着，皆其专职。（《本草正义》）

按目白珠属阳，故昼痛，点苦寒药则效；黑珠属阴，故夜痛，点苦寒药反剧。（《本草备要》）

目珠夜痛，能散厥阴之郁火故也。（《本草害利》）

多言散结解热，能治一切瘰疬湿痹、目珠夜痛等症，似得以寒清热之义矣。（汪昂曰：按目珠属阳，故昼痛点苦寒药则效。黑珠属阴，故夜痛点苦寒药反剧。时珍曰：一男子至夜，目珠疼连眉棱骨痛及头半边肿痛，用黄连膏点之反甚。诸药不效，灸厥阴少阳，疼随止。半日又作，月余，以夏枯草二两，香附二两，甘草四钱，为末，每服一钱半，茶清调服。下咽则疼减半，至四五服，良愈矣！）何书又言气禀纯阳，及补肝血，得毋自相矛盾乎？讵知气虽寒而味则辛，凡结得辛则散，其气虽寒犹温，故云能以补血也！是以一切热郁肝经等症，得此治无不效，以其得藉解散之力耳。若属内火，治不宜用。（《本草求真》）

夏枯草，味苦，气温。曰寒者，误。入肺、脾、心三经。专散痰核鼠疮，尤通心气，头目之火可祛，胸膈之痞可降。世人弃而不收，谁知为药笼中必需之物乎。夫肺气为邪所壅，则清肃之令不行，而痰即结于胸膈之间而不得散。倘早用夏枯草，同二陈汤煎服，何至痰核之生。心火炎上，则头目肿痛，而痰即结于胸膈而成痞。早用夏枯草，入于芩、连、天花粉之内，何至头痛目肿乎。盖夏枯草直入心经，以通其气，而芩、连、花粉之类，得以解炎上之火也。尤妙心火一平，引火下生脾土，则脾气健旺，而痰更消亡，鼠疮从何而生乎，《本草》只言其破癥坚、消寒热、祛湿痹，尚未深知夏枯草也。或问夏枯草，近人亦知用之，但不能入之汤剂之内也，今欲用之，不知多寡宜若何耳？夫夏枯草，阴药也，阴药宜多用以出奇，而不可少用以待变也。（《本草新编》）

此草禀纯阳之性，夏至后得阴气即枯，所以治厥阴火郁之目疾，及郁怒所成乳岩乳痈，并一切痛肿也。（《冯氏锦囊秘录》）

三、单验方

（1）汗斑白点 用夏枯草煎成浓汁，每天洗患处。（《本草纲目》）

（2）眉棱骨痛 一男子至夜，目珠疼连眉棱骨痛及头半边肿痛，用黄连膏点之反甚，诸药不效。灸厥阴少阳，疼随止，半日又作，月余。以夏枯草二两，香附二两，甘草四钱，为末，每服一钱半，茶清调服，下咽则疼减半，至四五服。良愈矣！（《本草求真》）

（3）头目眩晕 夏枯草（鲜）二两，冰糖五钱。开水冲炖，饭后服。（《闽东本草》）

（4）急性扁桃体炎咽喉疼痛 鲜夏枯草全草60~90g，水煎服。（《草医草药简便验方汇编》）

（5）扁桃体炎 将夏枯草30~60g，水煎2次，混合后1日内频频服完，服时徐徐咽下，以延长药液在咽部的滞留时间，使药较持久地直接作用于病灶处，增强其抗菌消炎的作用。

李某，男，33岁。1天前出现咽喉疼痛、干燥灼热、吞咽困难，并发热恶寒。检查见扁桃体红肿明显，表面有黄白色脓点，舌边尖红、苔薄黄、脉浮数。即予夏枯草60g，水煎频服。次日，症状明显减轻，继服2日痊愈。

慢性扁桃体炎多由急性扁桃体炎反复发作所致。治疗时，在辨证的基础上加夏枯草15~30g，对肿大的扁桃体有很好的消散作用。[叶丽霞. 夏枯草治疗扁桃体炎. 中医杂志，1999，40（8）：455]

（6）渗出性胸膜炎　用夏枯草0.5kg，加水2000ml，煎至1000~1200ml，每次口服30~50ml，日服3次，必要时配合其他对症治疗，但不加抗痨药物。治疗9例渗出性胸膜炎患者，除2例好转自动出院外，余均痊愈。平均住院35.6天，退热7.7天，积液吸收24.7天。（《中药大辞典》）

（7）瘰疬（不论已溃未溃，或日久成漏）　用夏枯草六两，加水两杯，煎至七成，吃完饭过一段时间以后温服。体虚者，可用夏枯草煎汁熬膏服，并以膏涂患处。兼服十全大补汤加香附、贝母、远志更好。（《本草纲目》）

（8）慢性咽炎　夏枯草代茶饮，将夏枯草（以色紫褐果穗大而整为佳），每次取10g放于大茶杯中，沸水200ml浸泡，15分钟后饮用，可重复浸泡，每天3~5杯，10日为1个疗程。治疗慢性咽炎患者32例，按以上方法治疗1~6个疗程均治愈。[沙建萍，黄黎明，王晓雯. 夏枯草冲泡代茶饮治疗慢性咽炎. 中医杂志，1999，40（7）：390]

（9）泄泻　用夏枯草单味或配方治疗成年人肠炎、痢疾外，还用此药以外敷法治疗周岁内小儿泄泻无不应手取效。应用时可将夏枯草研为末，用鸡蛋清调为糊糊状，取适量摊匀在软布上，敷于脐部，即神阙穴上，然后用热水袋敷于布上，每次热敷1小时后更换重调用之，每日4次，一般1日即愈。若寒泻，可配入炮附子、干姜；热泻配葛根、黄连；伤食泻配焦三仙；脾肾虚泻加入熟附子、边桂、山药、白术等药物。临床观察100例，若减去夏枯草则奏效缓慢或无效，加入则效非凡。未发现1例不良反应。本法具有经济实用、治疗方便等优点。[殷兆荣. 夏枯草的新用途. 吉林中医药，1998（5）：32]

四、使用注意

夏枯草水煎内服的常用剂量为9~15g，临床可以根据需要而做适当的调整。

《本草分经》：久服伤胃。

五、医家经验

邹良材

邹老临床常用夏枯草与蒲公英两味，对不少急慢性肝炎病例能收到降低谷丙转氨酶的效果，但有些病例收效并不完全令人满意。通过临床观察，体会到还需因人而异，辨病和辨证相结合。如邪热明显，症见舌红、苔黄、口干而苦者，则可加用龙胆草、黄芩、大黄；肝经郁热不甚重者，则用秦皮、土茯苓、蒲公英；如热不重，湿亦不甚者，用夏枯草、蒲公英、凤尾草；若脾虚明显的加苍白术；两腿酸软无力的加虎杖、薏苡仁；如出现肝阴不足者，则以柔肝养阴为主，以一贯煎为基础再加上述药物；若见脾阳不振者则应以平胃、理中为基础再行加减；如见舌胖质淡紫，有瘀血征象者，则用桂枝、泽兰、马鞭草等加入。[《浙江名中医临床经验选辑（第一辑）》]

六、老姬杂谈

夏枯草治病，用对了效果特好，如前面李某的医案就是例子。由于夏枯草体轻升散，腠理开，则气外出，气有余便是火，有余之气减少消失，火热随之减轻消失。这里要注意的是"频服"，量大属阴，量小属阳，"频服"为小量应用，能达阳位，所以，开腠理之功更好。

竹茹

一、药物特性

1.望

【药材】为禾本科植物青秆竹、大头典竹或淡竹茎秆的干燥中间层。（《中药学》）思维发散：竹茹达里。

【优质药材】以色黄绿、丝均匀、细软者为佳。（《中药大辞典》）

2.闻

【气味】气微。（《中国药典》）

3.问

【寒热属性】微寒。(《中药学》钟赣生主编)

【采集时间】全年。(《中药学》)

【有效成分】青秆竹和大头典竹含多糖、氨基酸、酚性物质、树脂类及黄酮类成分；淡竹含2，5-二甲氧基对苯醌、对羟基苯甲酸、丁香醛等，还含有香荚兰酸、阿魏酸和对果豆酸。

【药理作用】竹茹对白色葡萄球菌、枯草杆菌、大肠埃希菌均有较强的抑制作用。

【个性应用】需要抑菌时，可以考虑竹茹的应用。

4.切

【质地轻重】体轻。(《中国药典》)思维发散：质轻升浮。

5.尝

味道：味淡。(《中国药典》)思维发散：淡者，能利窍、能渗泄。

6.药性

竹茹药性微寒。

7.共性应用

（1）达病位　竹茹达里，体轻升浮，也能达表。

（2）平病性　竹茹药性微寒，也能平病性之热。

（3）修病态　竹茹体轻，具有升浮之功，临床上需要用升浮法治疗的病证，就可以考虑竹茹的应用。竹茹体轻发散，因气有余便是火，气散则火降，所以人们常说竹茹能除热。竹茹味淡渗湿，因其体轻达阳，所以对于属阳部位之痰湿水饮证，应用竹茹治疗，效果很好。

（4）除表象　竹茹除烦、祛痰。

（5）入五脏　淡味是五脏均入。

（6）五行特点　竹茹体轻升浮，具火行的运动态势。

二、本草选摘

凡一切呕哕痛痿噎膈等证，属上焦有热者，皆可用之，至行皮达络之意，亦以类相从耳。(《本草便读》)

竹茹，主胃热呃逆，疗噎膈呕哕，尤止心烦。(《本草新编》)

三、单验方

肺热咳嗽，咳吐黄痰　竹二青(竹茹)9g，水煎服。(《上海常用中草药》)

四、使用注意

竹茹水煎内服的常用剂量为5~10g，临床可以根据需要而做适当的调整。

五、医家经验

焦树德

妊娠恶阻，呕吐心烦，常用本品配黄芩、橘皮、茯苓、苏梗、竹叶等。(《焦树德方药心得》)

六、老姬杂谈

《药品化义》上谈到"竹茹，轻可去实，凉能去热，苦能降下，专清热痰，为宁神开郁佳品。主治胃热噎膈，胃虚干呕，热呃咳逆，痰热恶心，酒伤呕吐，痰涎酸水，惊悸怔忡，心烦躁乱，睡卧不宁，此皆胆胃热痰之症，悉能奏效"，这里，给我们的借鉴意义在于推理方法。

第二节　无味的常用药物

常见的无味中药有8种，水蛭、龙骨、滑石、磁石、阳起石、代赭石、通草和车前子。

《神农本草经百种录》："麻黄，轻扬上达，无气无味，乃气味之最清者，故能透出皮肤毛孔之外，又能深入积痰凝血之中。凡药力所不到之处，此能无微不至，较之气雄力浓者，其力更大。盖出入于空虚之地，则有形之气血，不得而御之也"，虽然，麻黄是味涩而微苦的，不是"无味"的，但是，这里却告诉了我们：凡药力所不到之处，"无气无味"之品能无微不至，较之气雄力浓者，其力更大。盖出入于空虚之地，则有形之气血，不得而御之也。

龙骨

一、药物特性

1.望

【药材】为古代哺乳动物如三趾马类、犀类、鹿类、牛类、象类等骨骼的化石或象类门齿的化石。（《中药学》）

【颜色】色白。（《中药大辞典》）思维发散：白色与肺相通。

【优质药材】五花龙骨以质脆、分层、有五色花纹、吸湿力强者为佳。白龙骨，以质硬、色白、吸湿力强者为佳。（《中药大辞典》）

2.闻

【气味】无臭。（《全国中草药汇编》）

3.问

【寒热属性】平。（《中药学》钟赣生主编）

【炮制】龙骨：刷净泥土，打碎。

煅龙骨：取刷净的龙骨，在无烟的炉火上或坩埚内煅红透，取出，放凉，碾碎。

【有效成分】主要含碳酸钙、磷酸钙氧化镁，另含铁、钾、钠、氯、铜、锰等多种无机元素、氨基酸等。

【药理作用】龙骨水煎剂有中枢抑制和骨骼肌松弛作用，能调节机体免疫功能，有利于消除溃疡和促进伤口的恢复，有镇静、催眠、抗惊厥、促进血液凝固、降低血管通透性等作用。

【个性应用】需要中枢抑制和骨骼肌松弛、调节机体免疫功能、消除溃疡、促进伤口的恢复、镇静、催眠、抗惊厥、促进血液凝固、降低血管通透性时，可以考虑龙骨的应用。

4.切

现有特点：质硬。（《中华本草》）思维发散：质硬走里，且不易散开。

5.尝

现有特点：吸湿力强（《中华本草》）。思维发散：具有收敛、除湿之功。无味（《中华本草》）。思维发散：淡者，能利窍、能渗泄。

6.药性

龙骨药性为平。

7.共性应用

（1）达病位　龙骨质硬达里，内服龙骨，更多是用来治疗里证。

（2）平病性　龙骨性平，不能调病性之寒热。

（3）修病态　龙骨无味，有渗湿之功，虽在"吸湿力强"的影响下，在下渗湿利尿之功不显，但是对于在上的有形之痰，却有清除之功，其原因是痰湿同类，龙骨祛湿，自然也就可以消痰。这点，《医学衷中参西录》上也谈到了。

龙骨色白入肺，能助肺排浊，在上的排浊可以治疗咳喘，在下的排浊可以通肠排毒。不过由于其吸湿性强，收敛之功很好，所以，临床上有人就忽略了龙骨的这个作用。

（4）除表象　龙骨吸湿力强，有收敛作用，内服可以治疗喘息、出血、多汗、遗溺等病证，外用更可以收湿敛疮。失眠多梦是由于不该外出的精外出，是神志活动异常增强所致，龙骨具有收敛之功，可以摄精外出，所以，龙骨有治疗失眠多梦的作用。当然，收敛之后也能安定神志，所以，对于心神不宁的病证，也可以考虑龙骨的应用。

（5）入五脏　无味之品，五脏均入。

（6）五行特点　龙骨色白属金，具金行的运动态势。龙骨吸湿力强性收敛，具水行的运动态势。

二、本草选摘

主咳逆，泄痢脓血，女子漏下，癥瘕坚结，小儿热气惊痫。（《神农本草经》）

疗心腹烦满，四肢痿枯，汗出，夜卧自惊，恚怒，伏气在心下不得喘息，肠痈内疽，阴蚀，止汗，缩小便，尿血，养精神，定魂魄，安五藏。（《名医别录》）

逐邪气，安心神，止冷痢及下脓血，女子崩中带下，止梦泄精，梦交，治尿血，虚而多梦纷纭加而用之。（《药性论》）

健脾，涩肠胃，止泻痢，渴疾，怀孕漏胎，肠风下血，崩中带下，鼻洪，吐血，止汗。（《日华子本草》）

固大肠脱。（《珍珠囊》）

益肾镇惊，止阴疟，收湿气，脱肛，生肌敛

疮。(《本草纲目》)

凡心神耗散，肠胃滑脱之疾，皆能已之。（《神农本草经百种录》）

摄敛收涩，无过此品，故能镇心涩精敛汗，收飞越孤阳。（《药笼小品》）

龙骨最黏涩，能收敛正气，凡心神耗散，肠胃滑脱之疾，皆能已之。且敛正气而不敛邪气，所以仲景于伤寒之邪气未尽者亦用之。（《神农本草经百种录》）

龙骨，质最黏涩，具有翕收之力，故能收敛元气，镇安精神，固涩滑脱。凡心中怔忡、多汗淋漓、吐血衄血、二便下血、遗精白浊、大便滑泄、小便不禁、女子崩带，皆能治之。其性尤善利痰，治肺中痰饮咳嗽，咳逆上气。其味微辛，收敛之中仍有开通之力，故《神农本草经》谓其主泻痢脓血，女子漏下，而又主癥瘕坚结也。龙骨若生用之，凡心中怔忡、虚汗淋漓、经脉滑脱、神魂浮荡诸疾，皆因元阳不能固摄，重用龙骨，借其所含之元阴以翕收此欲涣之元阳，则功效立见。若煅用之，其元阴之气因煅伤损，纵其质本黏涩，后其黏涩增加，而其翕收之力则顿失矣。用龙骨者用其黏涩，诚不如用其吸收也。明乎此理，则龙骨之不宜煅益明矣。（《医学衷中参西录》）

龙骨、牡蛎、铅丹，收敛神气而镇惊。（《注解伤寒论》）

龙骨可以疗阴阳乖离之病。如阴之不能守其阳，或为惊悸，为狂痫，为谵妄，为自汗盗汗。如阳之不能固其阴，或为久泄，为淋，为便数，为齿衄、溺血、便血，为赤白浊，为女子崩中带下，为脱肛。或阴不为阳守，阳亦不为阴固，为多梦泄精，为中风危笃，种种所患，如斯类者，咸得借此以为关揵子，而治以应证之剂。（《本草述》）

惊痫癫痉，皆肝气上逆，夹痰而归进入心，龙骨能敛火安神，逐痰降逆，故为惊痫癫痉之圣药。痰，水也，随火而生，龙骨能引逆上之火、泛滥之水，而归其宅，若与牡蛎同用，为治痰之神品。今人只知其涩以止脱，何其浅也。（《神农本草经读》）

涩肠益肾，安魂镇惊，辟邪解毒，治多梦纷纭，惊痫疟痢，吐衄崩带，滑精脱肛，大小肠利，固精止汗，定喘（气不归元则喘），敛疮，皆涩以止脱之义。（《本草从新》）

龙骨蛰藏闭涩之性，保摄精神，安惊悸而敛疏泄，凡带浊遗泄，崩漏吐衄，一切失精亡血之证皆医。（《长沙药解》）

祛肠毒（能引治毒之药黏滞于肠，以治患也）。得白石脂，治泄泻不止。得韭菜子，治睡即泄精。配桑螵蛸，治遗尿。合牡蛎粉，扑阴汗湿痒。（《得配本草》）

生肌敛疮，治鼻红。（《外科全生集》）

三、单验方

（1）遗尿淋沥　白龙骨、桑螵蛸等份。为末。每盐汤服二钱。（《梅师集验方》）

（2）产后虚汗不止　龙骨一两，麻黄根一两。上件药，捣细罗为散。不计时候，以粥饮调下二钱。（《太平圣惠方》）

（3）失精，暂睡即泄　白龙骨四分，韭子五合。上件为散子。空心，酒调方寸匕服。（《梅师集验方》）

（4）妇人无故尿血　龙骨五两。治下筛。酒服方寸匕，空腹服，日三。（《备急千金要方》）

（5）阴囊汗痒　龙骨、牡蛎粉扑之。（《医宗三法》）

（6）鼻衄出血多，眩冒欲死　龙骨研细，吹入鼻耳中，凡衄者并吹。（《梅师集验方》）

（7）龙骨散治血崩不止　龙骨（煅）、当归、香附（炒）各一两，棕毛灰五钱。上为细末。每服四钱，空心，米饮调下。忌油腻、鸡、鱼、炙煿物。（《景岳全书》）

（8）两耳湿烂，久不收敛　龙骨、赤石脂（俱火煅）、海螵蛸（水煮过）各三钱。共研细末。先用绵纸条拭干脓水，后吹末药。（《本草汇言》）

（9）烫火伤　龙骨、生石膏、大黄、儿茶各等份，共研极细末，冷茶水调稀糊状。敷患处，敷后用纱布盖好（面部可不盖），每隔1日换药1次。（《中医杂志》）

四、使用注意

龙骨水煎内服的常用剂量为15~30g，临床可以根据需要调整剂量。

龙骨有收湿之功，对于需要排湿治疗的病证，则不能用龙骨，因其碍邪外出。

龙骨，假的很多，建议到正规医药公司去购买。

五、医家经验

陈家骅

有一些药物不宜入散剂，临床需注意。笔者曾遇一遗精患者，自言服汤药后疗效甚好，遂以原方配蜜丸缓图之，不料服蜜丸后脘腹胀满，十分不舒。观其方，乃桂枝加龙骨牡蛎汤加味，方中煅龙牡各用30g。龙牡乃化石、贝壳类，煅后收涩力极强。煎汤服是弃其质而取其用；做蜜丸服则是食其质，其质坚硬难化而碍胃，故食后不舒。方药对证，用汤剂则效，改蜜丸则不效。所以辨证用药必须注意剂型的选择，以便取得更好的疗效。（《黄河医话》）

六、老姬杂谈

龙骨，假药较多，所以我很少用。这里，我根据陈家骅先生经验多说一点：就是膏丹丸散的药物取用，一定要注意，不能入散剂的却放到散剂中，结果会很糟糕。《中药学》上说龙骨的功效为"镇静安神，平肝潜阳，收敛固涩"，这些都能根据龙骨的特点推理而出。

滑石

一、药物特性

1.望

【药材】为硅酸盐类矿物滑石族滑石。（《中药学》）

【颜色】色白。（《中华本草》）

【优质药材】以整洁、色青白、滑润、无杂石者为佳。（《中华本草》）

2.闻

【气味】无臭。（《中华本草》）

3.问

【寒热属性】寒。（《中药学》钟赣生主编）

【有效成分】主要含硅酸镁、氧化铝、氧化镍等。

【药理作用】滑石有吸附和收敛作用，内服能保护肠壁。滑石粉撒布创面形成被膜，有保护创面、吸收分泌物、促进结痂的作用。在体外，10%滑石粉对伤寒杆菌、甲型副伤寒杆菌有抑制作用。

【个性应用】需要吸附、收敛、保护肠壁，保护创面、吸收分泌物、促进结痂，抑菌时，可以考虑滑石的应用。

4.切

现有特点：质软（《中国药典》）；质滑（《中药大辞典》）。思维发散：质软易散；质滑下行。

5.尝

味道：无味，具微凉感。（《中药大辞典》）思维发散：淡者，能利窍、能渗泄；感觉到的凉，能除感觉到的热。

6.药性

滑石的药性为寒。

7.共性应用

（1）达病位　滑石质滑下行，服用滑石治人体下部疾病为正治，治上部疾病为"釜底抽薪"之治法。

（2）平病性　滑石药性为寒，可治疗热性病证。

（3）修病态　滑石无味为淡，淡能渗湿利小便，加之质滑和色白入肺排浊，所以，滑石渗湿利小便之功很是不错。

（4）除表象　滑石口尝之后还具有微凉之感，所以可以消除人体有热之感觉，特别是对于小便感觉有热且不畅之人来说，应用滑石，很是对症。

（5）入五脏　无味之品，五脏均入。

（6）五行特点　滑石色白属金，具金行的运动态势。滑石质滑下行，具水行的运动态势。

二、本草选摘

主身热泄澼，女子乳难，癃闭，利小便，荡胃中积聚寒热，益精气。（《神农本草经》）

通九窍六腑津液，去留结，止渴，令人利中。（《名医别录》）

能疗五淋，主难产，除烦热心躁，偏主石淋。（《药性论》）

治乳痈，利津液。（《日华子本草》）

清火化痰，利湿消暑，通经活血，止泻痢呕吐，消水肿火毒。（《本草再新》）

滑石治渴，非实能治渴也，资其利窍，渗去湿热，则脾气中和，而渴自止尔。假如天令湿淫太过，人患小便不利而渴，正宜用此以渗泄之，渴自不生。若或无湿，小便自利而渴者，则知内有燥热，燥宜滋润，苟误服用，是愈亡其津液，而渴反盛矣。（《本草蒙筌》）

滑以利诸窍，通壅滞，下垢腻。甘以和胃气，寒以散积热，甘寒滑利，以合其用，是为祛暑散热，利水除湿，消积滞，利下窍之要药。《神农本草经》用以主身热、泄澼、女子乳难，荡胃中积聚寒热者，解足阳明胃家之热也。利小便癃闭者，通膀胱利阴窍也。《别录》通九窍津液，去留结，止渴，令人利中者，湿热解则胃气和而津液自生，下窍通则诸壅自泄也。丹溪用以燥湿，分水道，实大肠，化食毒，行积滞，逐瘀血，解燥渴，补脾胃，降心火，偏主石淋，皆此意耳。（《神农本草经疏》）

滑石体滑主利窍，味淡主渗热，能荡涤六腑而无克伐之弊。（《药品化义》）

因热小便不利者，滑石最为要药。（《医学衷中参西录》）

燥湿，分水道，实大肠，化食毒，行积滞，逐凝血，解燥渴，补脾胃，降心火之要药。（《本草衍义补遗》）

滑石利窍，不独小便也，上能利毛腠之窍，下能利精溺之窍。（《本草纲目》）

滑利窍，淡渗湿，甘益气，补脾胃，寒泻热，降心火。色白入肺，上开腠理而发表（肺主皮毛），下走膀胱而行水，通六腑九窍津液。（《本草备要》）

三、单验方

（1）滑石散治热淋，小便赤涩热痛　滑石四两，捣罗为散。每服二钱匕，煎木通汤调下，不拘时候。（《圣济总录》）

（2）小便不利，茎中疼痛，少腹急痛　滑石、蒲黄等份。上二味，治下筛。酒服方寸匕，日三服。（《备急千金要方》）

（3）热毒怪病，目赤鼻胀，大喘，浑身出斑，毛发如铁，乃因中热，毒气结于下焦　滑石、白矾各一两。为末，作一服，水三碗，煎减半，不住饮之。（《夏子益治奇疾方》）

（4）益元散治中暑等症　南滑石（六两），甘草（一两），为末。每服三钱，温水下，实热凉水下。治中暑身热尿涩，暑泻下迫，催生下乳，烦热泻泄，肠癖，赤白痢，蓄水，消渴，产后热甚，乳痛，诸淋石淋，身热呕吐，五劳七伤，胸腹闷痛，烦满短气，痰嗽，惊悸，健忘，一切虚损，阴痿等症。（《本草易读》）

（5）脚趾缝烂　滑石一两，石膏（煅）半两，枯白矾少许。研掺之，亦治阴下湿汗。（《濒湖集简方》）

（6）妇人过忍小便致胞转　滑石末，葱汤调下二钱匕。又方：治膈上烦热多渴，通利九窍。滑石二两捣碎，以水三大盏，煎取二盏，去滓，下粳米二合煮粥，温温食之效。外台秘要：疗妊娠不得小便，滑石末水和泥脐下二寸。广利方：治气壅，关格不通，小便淋结，脐下妨闷兼痛。以滑石八分研如面，以水五大合，和搅顿服。（《证类本草》）

四、使用注意

滑石水煎内服的常用剂量为10~20g，滑石块先煎，滑石粉包煎。临床可以根据病情需要而做适当的剂量调整。

《神农本草经疏》：病人因阴精不足、内热以致小水短少赤涩或不利，烦渴身热由于阴虚火炽水涸者，皆禁用。脾胃俱虚者，虽作泄勿服。

《药品化义》：渴而小便自利者，是内津液少也；小便不利而口不渴者，是热在下焦血分也，均不宜用。且体滑，胎前亦忌之。

《本经逢原》：元气下陷，小便清利及精滑者勿服。

《顾松园医镜》：阴虚内热小便不利者忌用。

五、医家经验

1.滑石治疗外感疾病

刘老在临床中，经常运用滑石治疗外感疾病。认为它能解肌发汗，发汗而不伤气阴，这一特点胜过羌活等药。治疗外感，如果滑石与生石膏伍用，相得益彰，疗效更为突出。滑石所以能够"上开腠理而发表"，主要是滑利柔润、利窍淡渗的作用。凡是外邪，首先侵袭皮毛腠理，促使肌腠郁闭，肺气被遏不宣，继而出现外感症状。而滑石的滑润之特性，轻抚皮毛，柔润肌肤，使肌腠疏密得当，肺气得以宣畅，俾令体内沁沁汗出，进而驱邪外散。近年来，无论治疗外感或是流感，方中我必用滑石，无不收效甚速。仔细玩味，无非外邪一从汗解，一从溲去使然。1984年4月初，我因外感发热，体温38.4℃，自拟一解表汤剂，方中重用滑石30g，仅服1剂而告病愈，次日照常上班。看来，古人认为滑石"上开腠理而发表"，实为经验之谈。（《名老中医医话》刘绍勋）

2.治疗痛风

痛风是由于血尿酸增高在组织内沉积而引起组织损伤的疾病。现代药理试验证实，滑石能增加尿量，促进尿素、氯化物、尿酸等的排泄。笔者在临床实践中，用单味滑石煎煮代茶饮，治疗痛风病，疗效显著。治疗方法：单味滑石40g（布包），加水500ml，浸泡30分钟后煮沸，频服代茶饮，每日1剂。用药期间逐渐停服秋水仙碱等药物。

李某，男，52岁。患痛风病2年。其症状表现为右足趾疼痛，常在夜间痛醒，伴发热，午后体温在37.3~37.8℃。10天前查血尿酸430μmol/L，24小时尿酸8.1mmol/L。服用秋水仙碱可缓解症状，但不能制止疼痛发作。形体较胖，舌苔腻微黄，脉弦滑。曾服中药多剂无明显效果。诊为痛风，证属湿热蕴结。以单味滑石40g（布包），水煎代茶饮，每日1剂。患者服药12天后，右足趾疼痛明显减轻。服20

余日后，诸症消失。复查血尿酸及24小时尿酸正常。随访3年未复发。其间停服秋水仙碱，仍间断服用滑石以巩固。（2000年《中医杂志》兰友明）

六、老姬杂谈

如何提高医术？其中一点就是要多思考和感悟。比如，对于久治不愈的病证，我们要思考是药力不够还是药劲没有在病变部位发挥功用。我们知道西医上有"屏障"一说，那么，中药，特别是气味很大的药物进入人体之后，是否也存在着"屏障"？有人喝一点中药（不管什么中药）就吐，严格来说，这也属于人体"屏障"的一种，所以，我们自认为中药进去后能"解决问题"，就如自认为用铁丝通管道一样可以去除里面的杂物，可没想到铁丝进入管道后就发生了弯曲，还是不能通开管道。所以，润物细无声，如果我们考虑用无味之品来捅破"屏障"，带领大部队药物进入，是否效果更好？久病入络，我们都知道用活血的药物来治疗，如果此时加用合适的无味的中药达病位以除"络病"，是否更好？答案是肯定的，效果更好！

这里，还有几个知识点：

《本草择要纲目》说"滑石上能发表，下利水道，为荡热燥湿之剂，发表是荡上中之热，利水道是利中下之热，发表是燥上中之湿，利水道是燥中下之湿，热散则三焦宁而表里和，湿去则阑门通而阴阳利。刘河间之用益元散，通治表里上下诸病，盖深明于此理也"，无味之品，因其质地不轻不重，所以无处不到也。

《神农本草经百种录》上说"通利之药，皆益胃气。胃气利，则其效如此。此以质为治，凡石性多燥，而滑石体最滑润，得石中阴和之性以成，故通利肠胃，去积除水，解热降气。石药中之最和平者也。凡积聚寒热由蓄饮垢腻成者，皆能除之"，胃以降为顺，能降胃中之物者，就是"护胃气"，这是"顾胃气"之另一种说法。

《本草求真》上说"汪昂云：凡走泄之剂。宜用甘草以佐"，临床用药，讲究补泻结合，同时，为了防止走泄太过，则需"缓"之。我们知道的六一散就是如此。

《中药学》滑石的功效为"利尿通淋，清热解暑，外用祛湿敛疮"，这些都能从滑石的特点推理而出。

磁石

一、药物特性

1.望

【药材】为氧化物类矿物尖晶石族磁铁矿。（《中药学》）

开采后，除去杂石，选择吸铁能力强者（称"活磁石"或"灵磁石"）入药，磁石采集后放置日久，发生氧化，其磁性便会减退，乃至失去吸铁能力（称"死磁石"或"呆磁石"），影响药效，故应经常用铁屑或泥土包埋之，以保持其磁性，如已失去磁性，则可与活磁石放在一起，磁性可逐渐恢复。（《中药大辞典》）

【颜色】铁黑色，条痕黑色。（《中华本草》）思维发散：黑色和肾相通。

【优质药材】以铁黑色、有光泽、吸铁能力强、杂质少者为佳。（《中药大辞典》）

2.闻

【气味】有土腥气。（《中国药典》）思维发散：土和脾相通。

3.问

【寒热属性】寒。（《中药学》钟赣生主编）

【炮制】磁石：拣去杂质，砸碎，过筛。《本草衍义》：磁石，入药须烧赤醋淬。

煅磁石：取刷净的磁石，砸碎，置坩埚内，在无烟的炉火中煅红透，取出，立即倒入醋盆内淬酥，捣碎，再煅淬一次，取出，晒干，研成细末。每磁石50kg，用醋2次，共25~30kg。

醋磁石（《太平圣惠方》）：陈醋浸七遍，捣碎细研。

【有效成分】主要含四氧化三铁，其中含铁不得少于50%，另含锰、镉、铬、钴、铜、铅、钛等。

【药理作用】磁石能抑制中枢神经，有镇静、催眠及抗惊厥作用，且炮制后作用显著增强。此外，有抗炎、镇痛、促凝血作用。

【个性应用】需要镇静、催眠、抗惊厥、抗炎、镇痛、促凝血时，可以考虑磁石的应用。

4.切

质地软硬：质地坚硬。（《中国药典》）思维发散：质硬走里，且不易散开。

【质地轻重】体重。（《中国药典》）思维发散：质重沉降。

5.尝

味道：无味。（《中国药典》）思维发散：淡者，能利窍、能渗泄。

6.药性

磁石药性为寒。思维发散：寒可制热。

7.共性应用

（1）达病位　磁石达里，更多用以治疗里证。对于表证或者属阳部位的病证来说，应用磁石也可以达"釜底抽薪"式的治疗。

（2）平病性　磁石药性为寒，可平病性之热。

（3）修病态　磁石色黑入肾，能增强肾的摄纳作用，在上可治疗肾虚的咳喘及瞳神之散大症，在下虽然可以治疗肾虚的遗溺、脱肛等症，但由于质地过于沉重，能降气而从二便出，所以，磁石在下的固摄之力更多表现为止遗精、止带下等。当然，入肾固摄也能敛汗止血。磁石入肾，肾主生殖，由于磁石味淡渗湿，所以，对于因于湿邪阻滞所致的阳痿，磁石有很好的治疗作用。磁石无味为淡，淡能渗湿，加之气味和脾相通，所以，磁石也有很好的渗湿之功；磁石能入肾，肾主骨，所以磁石能除骨中之湿。

（4）除表象　磁石有土腥气，能向下运动，加之质地沉重降气，所以，需要用降气法来治疗的病证，就可以应用磁石来在治疗。失眠多梦，从五脏层面上来说，一者肝的疏泄太过，二者肾虚不能固精。磁石入肾能增强固摄作用，所以对于因肾虚所致的失眠，应用磁石治疗效果很好。

《玉楸药解》：治阳痿，脱肛，金疮，肿毒，敛汗止血。

《本草从新》：治恐怯怔忡。

《本草求原》：治瞳神散大及内障。

《本草便读》：纳气平喘。

（5）入五脏　无味之品，五脏均入。

（6）五行特点　磁石色黑属水，具水行的运动态势。磁石有土腥气通脾属土，具土行的运动态势。

二、本草选摘

主周痹，风湿，肢节中痛，不可持物，洗洗酸痟，除大热烦满及耳聋。（《神农本草经》）

养肾脏，强骨气，益精除烦，通关节，消痈肿鼠瘘，颈核喉痛，小儿惊痫。（《名医别录》）

补男子肾虚风虚，身强、腰中不利，加而用之。（《药性论》）

肾虚耳聋目昏者皆用之。（《本草衍义》）

明目聪耳，止金疮血。（《本草纲目》）

磁石能治喉痛者，以喉乃足少阳、少阴二经之虚火上冲也。磁石咸以入肾，其性镇坠而下吸，则火易归原矣。火归于下，而上痛自失。夫肾乃至阴寒水之脏，磁石色黑而入水，故能益肾而坚骨，生精而开窍，闭气而固泄也。（《本草新编》）

诸石有毒，不宜久用。独磁石性禀冲和，常服亦可。（《得配本草》）

论磁石补肾平肝之功，薛宜生：肾为水脏，磁石色黑而法水，故能养肾而强骨益髓，镇重以象金，故能平肝而主风湿痛痹，善通肢节者也，如古方之治耳聋，明目昏，安惊痫，消鼠瘘痈肿，亦莫非肝肾虚火之为胜耳，此药色黑味咸，体重而降，有润下以制阳光之意。（《本草汇言》）

三、单验方

（1）阳不起　磁石五斤（研）。清酒三斗，渍二七日，·服三合，日夜一。（《备急千金要方》）

（2）小儿惊痫　磁石炼水饮。（《圣济总录》）

（3）金疮，止痛，断血　磁石末敷之。（《备急千金要方》）

（4）诸般肿毒　吸铁石三钱，金银藤四两，黄丹八两，香油一斤。如常熬膏贴之。（《乾坤生意秘韫》）

（5）疗肿　磁石捣为粉，碱、醋和封之，拔根出。（《古今录验方》）

四、使用注意

磁石水煎内服的常用剂量为9~30g，先煎。临床可以根据需要而选用合适的剂量。

磁石质地沉重，临床上需要用升提法治疗的病证，是不能用磁石的。

磁石也有假的，乳赤铁矿和褐铁矿混合的矿石等，不过这些没有磁性，不具有吸铁能力。

五、医家经验

1.治疗疑难病

张教授认为，一般金石药物皆质重而有毒，不可久服，唯磁石不同，其禀性中和，无猛悍之气，更有补肾益精之功。张教授认为，磁石补肾益精作用主要源于临床观察，据其应用体会，磁石确有补益作用，与其磁性密切相关，结合近年来磁疗保健品日益兴起和发展，他认为磁疗保健机制与磁石补益作用是一致的。临床上张教授善用磁石治疗疑难病，如高血压、失眠、耳鸣、耳聋、白内障、肾不纳气之虚喘、梅尼埃病、癫痫、癫狂、围绝经期综合征等。

动脉硬化、高血压临床常见肝肾阴虚，肝阳上亢，肝热血瘀证。症见头昏目眩，头胀头痛，烦躁不宁，腰膝酸软，兼高血脂、动脉硬化、血压升高，舌质红、舌下静脉瘀紫而胀，脉弦。常用方杞菊地黄丸虽为良方，但清肝活血之力不足；而天麻钩藤饮清肝平肝虽效优，但补肾之力不足。张教授综合两方之义拟新加杞菊地黄汤。即在原杞菊地黄汤基础上，加磁石（重用先煎）30g，取其质重入肾，既滋肾水而明目，又潜降肝阳而安神；酌加川牛膝、川芎以祛脑中瘀阻又引血下行；草决明降脂通大便；生山楂兼顾心、脑、血管。对于阴虚阳亢型高血压，用磁石功效胜于龙骨、牡蛎，肝阳上亢甚时则配伍生龙骨、生牡蛎。［邵文彬，朱丽红. 张学文教授应用磁石治疗疑难病经验介绍. 新中医，2006，38（8）：66］

2.磁石养肾脏，益精兴阳

磁石，咸、寒，为平肝潜阳、聪耳明目、镇惊安神、纳气平喘之药，常用于头晕目眩，视物昏花，耳鸣耳聋，惊悸失眠，肾虚气喘等，方如磁朱丸、耳聋左慈丸等。王琦教授认为，磁石用于男科，有"养肾脏，益精兴阳"之功。

他说，古人善用矿石兴阳，多受炼丹术影响，明代以后常用磁石以重镇潜阳，而磁石之用本有益精兴阳之效。如《名医别录》云"养肾脏，强骨气，益精除烦"。李时珍亦称"磁石入肾，镇养真精"。《备急千金要方》用"磁石5斤，清酒渍二七日"，治"阳事不起"。现代研究证明，磁石主要含四氧化三铁（Fe_3O_4）及其他20多种元素，其药理作用为强壮补血和镇静作用。他认为，铁是人体所必需的元素，古人称磁石益精，盖因对精血亏损确有补益作用，加之镇静，用于男科治疗阳痿、早泄、遗精诸症，亦能调节性神经功能。

他用磁石治阳痿、早泄、遗精等，常用磁石配丁香，以磁石镇益真精能守，丁香纯阳走窜善行，两者配伍，则精充气畅，阳兴神秘。但临床用之得效即可，不宜久服，因其碍胃，脾胃素虚者慎用。[王东坡，张凯麟.王琦男科用药经验撷粹.中医杂志，2003，44（5）：343]

3.磁石性寒重坠

阴阳互根，磁石质重潜降，张师临证每遇及阴寒、阳衰之证须用附桂等温热之品时，常佐以一味磁石，先煎入药。张师曾告吾辈"此乃先师王乐匋公所教"。阴阳水火，互根消长，阴阳之中复有互藏之道，阴中有阳，阳中藏阴。药物的配伍，也当与此理相谋，方可应"道"而愈。"治寒以热"，肾阳亏虚，沉寒痼冷之疾，非大温大热之剂不能举其功，于大队辛燥、温热、助阳药中独加磁石一味，磁石性寒质重，李时珍谓其"法水色黑入肾"，旨在取其性寒重坠之性。[陶国水.张炳秀主任医师临证用药特色拾粹.安徽中医学院学报，2006，25（6）：20]

六、老姬杂谈

磁石，古今之"味道"有所不同。

《本草求真》：磁味辛，辛主散，磁味咸，咸软坚。磁质重，重镇怯。故凡周痹风湿而见肢体酸痛、惊痫肿核，误吞针铁，金疮血出者，亦何莫不

用此以为调治。

《神农本草经百种录》：味辛寒。主周痹，风湿，肢节中痛，不可持物，洗洗酸痟，味辛则散风，石性燥则除湿，其治酸痛等疾者，以其能坚筋骨中之正气，则邪气自不能侵也。除大热，寒除热。烦满，重降逆。及耳聋。肾火炎上则耳聋，此能降火归肾。

《冯氏锦囊秘录》：味寒色黑，更有补肾益精之功。渍酒优于丸散，石性体重故耳。辛能散结，寒能泄热，黑而法水，咸而入肾，故为软坚清热润下补肾之用。

现在，我们知道，磁石为"无味"的，所以，对于现在磁石的功用，需借用古人的推理办法从"无味"来推理。临床上，对于病久的病证，基本都可以加用磁石来治疗，一者可以消除病久之人出现的水湿，二者可以让患者多休息，以使气血更好地恢复，三者补肾之后纳气功能增强，可使体内的气虚情况更快改善。

《中药学》磁石的功效为"镇静安神，平肝潜阳，聪耳明目，纳气平喘"，这些都可以从磁石的特点推理而出，比如其中的"平肝潜阳"为"质重降气"所致。

阳起石

一、药物特性

1.望

【药材】为硅酸盐类矿物焦闪石族透闪石。（《中药学》）

【优质药材】以针束状、色白、有光泽、无杂质者为佳。（《中药大辞典》）

2.闻

【气味】无。（《中药大辞典》）

3.问

【寒热属性】温。（《中药学》钟赣生主编）

【炮制】阳起石：洗净，砸碎。

煅阳起石：取洁净的阳起石块，置坩埚内，在无烟的炉火中煅红透，倒入黄酒内淬，取出，晾干，碾细。每阳起石50kg，用黄酒10kg。

【有效成分】主要成分是含水硅酸钙。

【药理作用】阳起石具有兴奋性功能的作用。

【个性应用】需要兴奋性功能的时候，可以考虑阳起石的应用。

4.切

现有特点：质松。（《中药大辞典》）思维发散：质松易散。

【质地轻重】体重。（《中药大辞典》）思维发散：质重沉降。

5.尝

味道：无味。（《中药大辞典》）思维发散：淡者，能利窍、能渗泄。

6.药性

阳起石药性为温。

7.共性应用

（1）达病位　阳起石体重沉降，更多用以治疗下部疾病和里证。当然，对于上部疾病和表证，也可以"釜底抽薪"。

（2）平病性　阳起石药性为温，可制病性之寒。

（3）修病态　阳起石质地较重，有降气之功，对于需要用降气法来治疗的热性病证，应用阳起石治疗，有效。阳起石无味为淡，淡能渗湿，加之阳起石质地沉重，所以阳起石有很好的消除下焦之湿的作用，可治疗带下、阴汗、水肿等。阳起石质松，易于散开，也就是说内服之后，取效很快。

（4）除表象　陈士铎先生在《本草新编》曰"尿窍开则精窍闭"，阳起石开尿窍，则精窍闭，精出则泄，精窍闭而不出，阳依然聚，这也许是阳起石兴阳的一个道理。

（5）入五脏　无味之品，五脏均入。

（6）五行特点　阳起石质重沉降，具水行的运动态势。

二、本草选摘

疗男子茎头寒，阴下湿痒，去臭汗，消水肿。（《别录》）

治带下。（《日华子本草》）

治阴痿精乏，子宫虚冷，腰膝冷痹，水肿痕

症。（《本草撮要》）

三、单验方

（1）阴痿、阴汗　阳起石（煅，为末），每服二钱，盐酒下。（《普济方》）

（2）阳痿　可用阳起石30g，熟地黄30g，水煎服。（《焦树德方药心得》）

（3）阳起石散治丹毒　阳起石（烧，研末），新水调涂肿处。（《儒门事亲》）

四、使用注意

阳起石水煎内服的常用剂量为3~6g。临床可根据需要而做适当的调整。

《神农本草经疏》：阴虚火旺者忌之。阳痿属于失志，以致火气闭密不得发越而然，及崩中带下由于火盛而非虚寒者，并不得服。

《本草汇言》：营虚血热者不宜服。

阳起石也有伪品，常见就是阴起石，它们最主要的鉴别点就是阳起石以火烧之变为红色而不熔化，不导热，手触之不烫手，离火后烧过的部分略变黑，而阴起石以火烧之不变红而易传热，用手摸之烫手。

五、医家经验

焦树德

《焦树德方药心得》上谈到：阳起石味咸、性微温，主要用为补肾阳药。可配熟地黄、山药、山茱萸、茯苓、泽泻、淫羊藿、巴戟天、附子等，用于男子肾阳虚而致的阳痿、阴部冷汗，女子子宫寒冷、腹痛、久不受孕等症。对阳痿也可用阳起石30g、熟地黄30g，水煎服。

用量一般为9~30g。

肾阳偏亢者不宜用。

六、老姬杂谈

阳起石，古今的"味道"也不一样。

《神农本草经百种录》：味咸微温。主崩中漏下，寒滑之病。破子脏中血，癥瘕结气，寒热腹痛，无子，凡寒凝血滞之病，皆能除之。阴痿不起，补不足。强肾补阳益气。

《雷公炮制药性解》：阳起石咸温之品，宜归水脏。崩漏癥结，皆肾虚所。故咸疗之。

另外，我们可以借鉴《本草崇原》：阳起石者，此山之石，乃阳气之所起也，故大雪遍境，而山无积白。有形之石，阳气所钟，故置之雪中，倏然没迹，扬之日下，自能飞举。主治崩中漏下者，崩漏为阴，今随阳气而上升也。破子脏中血，及癥瘕结气者，阳长阴消，阳气透发，则癥结破散矣。妇人月事不以时下，则寒热腹痛而无子。阳起石贞下启元，阴中有阳，阴阳和而寒热除，月事调而生息繁矣。男子精虚，则阴痿不起。阳起石助阴中之阳，故治阴痿不起，而补肾精之不足。

所以，对于现在的阳起石来说，我们就不能只看前人说的"功用"。

代赭石

一、药物特性

1.望

【药材】为氧化物类矿物刚玉族赤铁矿。(《中药学》)

【颜色】色红。(《中药大辞典》)思维发散：红色与心相通。

【优质药材】用手抚摸，则有红棕色粉末沾手，表面有圆形乳头状的突起，习称"钉头代赭"，以色棕红、断面显层叠状，每层均有钉头者为佳。

2.闻

【气味】无臭。(《中华本草》)

3.问

【寒热属性】寒。(《中药学》钟赣生主编)

【炮制】代赭石：除去杂质，砸碎，过筛。

煅代赭石：取刷净的代赭石，砸碎，入坩埚内，在无烟的炉火上煅红透，取出，立即倾入醋盆中淬酥，捣碎，再煅淬一次，取出，晒干，碾成粗末。每代赭石50kg，用醋2次，共25~30kg。

【有效成分】主要含三氧化二铁，并含镉、钴、铬、铜、锰、镁等多种微量元素，尚含对人体有害的铅、砷、钛。

【药理作用】代赭石对中枢神经系统有镇静作用。所含铁质能促进红细胞及血红蛋白的新生。内服能收敛胃肠壁，保护黏膜面，并可兴奋肠管，使肠蠕动亢进。

【个性应用】需要镇静、促进红细胞及血红蛋白的新生、保护黏膜面、兴奋肠管时，可以考虑代赭石的应用。

4.切

现有特点：质地坚硬。(《中药大辞典》)思维发散：内实者攻里，代赭石质坚硬，内服之后走里而在体内发挥作用；取类比象，坚硬者不易发散。

【质地轻重】体重。(《中华本草》)思维发散：质重沉降。

5.尝

味道：无味。(《中华本草》)思维发散：淡者，能利窍、能渗泄。

6.药性

代赭石药性为寒。

7.共性应用

（1）达病位 代赭石体重沉降，更多用以治疗下部疾病和里证。当然，对于上部疾病和表证，也可以"釜底抽薪"。

（2）平病性 代赭石药性为寒，可平病性之热。

（3）修病态 代赭石无味为淡，淡能渗湿，加之质重达下，所以对于下焦的小便不利、大便黏而不爽等病证，代赭石有很好的治疗作用。

（4）除表象 代赭石质地沉重，有降气之功，气降火消，对于需要用降气法治疗的热性病证，可以应用代赭石来治疗，比如，咳喘、呕吐、积食等病性属热者。代赭石色红入心，心主血脉，加之质重沉降，降气以降火，所以对于头部血热之证（排除外来之邪所致），应用代赭石治疗，效果很不错，极符合"阳盛阴衰者，下之即愈"之治法。

（5）入五脏 无味之品，五脏均入。

（6）五行特点 代赭石色红属火，具火行的运动态势。代赭石质重沉降，具水行的运动态势。

二、本草选摘

主带下百病，产难，胞衣不出，堕胎，养血

气，除五脏血脉中热，血痹，血瘀，大人小儿惊气入腹，及阴痿不起。(《名医别录》)

止吐血、鼻衄，肠风痔瘘，月经不止，小儿惊痫，疳疾，反胃，止泻痢脱精，尿血遗溺，金疮长肉，安胎健脾，又治夜多小便。(《日华子本草》)

下气降痰，清火。(《本草正》)

赭石之重，以镇逆气。(《本经逢原》)

治贼风，赤沃漏下，取其能收敛血气也。(《神农本草经》)

平肝降火，治血分去瘀生新，消肿化痰，治五淋崩带，安产堕胎。(《本草再新》)

治吐衄之证，当以降胃为主，而降胃之药，实以赭石力最效。然胃之所以不降，有因热者，宜降之以赭石，而以蒌仁、白芍诸药佐之；其热而兼虚者，可兼佐以人参；有因凉者，宜降以赭石，而以干姜、白芍诸药佐之（因凉犹用白芍者，防干姜之热，侵入肝胆也，然吐衄之证，由于胃气凉而不降者甚少）；其凉而兼虚者，可兼佐以白术；有因下焦虚损，冲气不摄上冲、胃气不降者，宜降以赭石，而以生山药、生芡实诸药佐之；有因胃气不降，致胃中血管破裂，其证久不愈者，宜降以赭石，而以龙骨、牡蛎、三七诸药佐之；无论吐衄之证，种种病因不同，疏方皆以赭石为主，而随证制宜，佐以相当之药品，吐衄未有不愈者。(《医学衷中参西录》)

其主治不过重以镇虚，寒能除热；色赤入营，为手足厥阴之药耳。(《本草便读》)

同旋覆治气逆，噫气频频。虚人须加补益。(《药笼小品》)

三、单验方

（1）哮喘，睡卧不得　用代赭石，研末，米醋调服。宜常服用。(《本草纲目》)

（2）赭遂攻结汤治宿食结于肠间，不能下行，大便多日不通　其证或因饮食过度，或因恣食生冷，或因寒火凝结，或因呕吐既久，胃气冲气皆上逆不下降。生赭石二两（轧细），朴硝五钱，干姜二钱，甘遂一钱半（轧细，药汁冲服）。热多者去

干姜，寒多者酌加干姜数钱。呕多者，可先用赭石一两、干姜半钱煎服，以止其呕吐。呕吐止后再按原方煎汤，送甘遂末服之。(《医学衷中参西录》)

（3）崩中淋沥不止　大赭石研为细末，醋汤调服。治喉痹肿痛：紫朱（代赭石）煮汁饮。(《普济方》)

（4）赤眼肿闭　土朱（代赭石）二分，石膏一分。为末，新汲水调敷眼头尾及太阳穴。(《仁斋直指方》)

（5）眼睛红肿，不能开视　用代赭石二分、石膏一分，研细，清水调匀，敷两眼角和太阳穴。(《本草纲目》)

（6）便秘　用代赭石30~60g，配伍芒硝等通下药，比单纯应用"三承气汤"效佳，治疗多例（包括肠梗阻、急性胆囊炎、习惯性便秘）均获良效。(1990年《中医杂志》)

（7）贫血或失血过多　用生赭石10~30g，研细末冲服，或配伍补血药，均有效。(1989年《中国中药杂志》)

四、使用注意

代赭石水煎内服的常用剂量为9~30g，先煎。临床可以根据需要而用合适的剂量。由于代赭石质地沉重，降气之功明显，恐对胎儿不利，所以孕妇慎用；由于含有微量的砷，所以不宜长期服用。

《神农本草经疏》：下部虚寒者，不宜用；阳虚阴痿者忌之。

《得配本草》：气不足、津液燥者禁用。

《顾松园医镜》：虚寒者勿用，阳虚阴痿者，惊痫因风邪者，均忌之。下坠堕胎，孕妇亦忌。

五、医家经验

1. 赭石有通便作用

俞师以赭石治疗胃气上逆之呕吐、呃逆、嗳气等症，亦受张氏影响。值得一提的是，赭石的通便作用颇佳，与瓜蒌等相伍，对于屡用各种泻药而不下者仍有作用。俞师经验是必须生用、久煎。

李某，男，40岁，2002年12月20日初诊。胃脘饱胀2周余，近几天饱胀明显，伴有恶心呕吐，

吐后脘舒，吃稀饭胀少，有反酸嘈杂，大便2天未解，舌苔白滑，脉弦滑。胃镜检查示幽门管溃疡伴幽门不全梗阻。药用：赭石50g（先煎），炒苍术、炙甘草、炒枳壳、苏木、车前子（包煎）各10g，赤芍15g，淡吴茱萸4g，干姜5g，肉桂（后下）3g。服2剂后脘腹饱胀及呕吐好转。再服7剂后呕吐已除，仍有嘈杂、反酸，大便质烂、日1次。前方加炙黄芪20g，改赭石为30g。继服14剂后胃脘饱胀已除，嘈杂反酸减轻。前方去赭石，治疗数周后复查胃镜示幽门管溃疡瘢痕形成。

按：重用赭石降逆，苍术善于消胃中停饮，赤芍、甘草活血止痛，吴茱萸、干姜、肉桂等健脾温阳益火生源，枳壳宽中下气，苏木通络行瘀。全方甘温健脾，辛热益火，活血解痉，降逆散结。方中赭石"降逆气而不伤正气，通燥结而毫无开破"，在症状消除之后即可停用。药理研究证实赭石有促进胃肠蠕动功能，但尚无剂量与疗效关系的研究。据临床观察，曾有数例有排便困难患者在治疗呕逆或嗳气等症时，加用赭石后大便偏溏、次数增加，减则正常。［邓建平，俞文武．俞尚德治疗脾胃病用药经验．实用中医药杂志，2006，22（1）：29］

2.降气

患者刘某年逾四十，素体瘦弱，因受严重精神刺激，遂昏仆不省人事，两目紧闭，面赤气粗，喉间痰鸣如拽锯，众医议其凶多吉少，并嘱准备后事。诊之脉洪大而滑，经云"血之与气，并走于上，则为大厥"。即属此证，遂参盐山张氏之法，用生赭石30g（轧细），煅礞石30g（碎），煎汤冲服西洋参6g，三七3g。次日目即能开，痰声已减，但欲言而不能，复以导痰汤加大剂石菖蒲、天竺黄与服，3剂后即能言语，后以疏肝健脾法调理而瘥。盖气血并走于上，乃血随气升，当先降其气，气降则血降，故经云气返则生，不返则死，即此意也。然患者体质素虚，故用洋参扶正以防降之太过；兼用三七止血而不留瘀，且可化瘀，与赭石相伍，则具重镇止血化瘀之效。此法施诸临床，屡获效验。（《黄河医话》谢立业）

六、老姬杂谈

代赭石，个性应用中可以补血，共性应用中

可以降气渗湿，所以对于血虚便秘之人来说，应用代赭石治疗，效果很好。如果需要快速取效，大量的赭石（120~150g）配伍大量生地（120~240g）及30g的神曲，见效特快。另外，对于需要缓泻的患者，则用生麦芽或者生甘草配伍赭石一起应用。

《中药学》代赭石的功效为"平肝潜阳，重镇降逆，凉血止血"，这些都可以从赭石的特点推理而出。

车前子

一、药物特性

1.望

【药材】为车前草科植物车前或平车前的干燥成熟种子。（《中药学》）思维发散：子性下垂；达里。

【颜色】大车前种子，黑色；平车前种子，棕黑色。（《中华本草》）思维发散：黑色与肾相通。

【优质药材】以粒大、色黑、饱满者为佳。（《中药大辞典》）

2.闻

【气味】气微。（《中华本草》）

3.问

【寒热属性】寒。

【采集时间】夏、秋。（《中药学》）思维发散：夏季，五行属火，夏季采收的药材，具有向上向外的运动态势。秋季，五行属金，秋季采收的药材，具有清除的运动态势。

【炮制】车前子：拣去杂质，筛去泥屑、空粒。

盐车前子：取净车前子，置锅内用文火炒至鼓起，喷淋盐水，再略炒取出，晾干。每车前子50kg，用盐1.4kg，加适量开水化开澄清。

【有效成分】主要含黏液质、琥珀酸、二氢黄酮苷、车前烯醇、腺嘌呤、胆碱、车前子碱、脂肪油、维生素A、维生素B等。

【药理作用】车前子有显著利尿作用，还能促进呼吸道黏液分泌，稀释痰液，故有祛痰作用。对各种杆菌和葡萄球菌均有抑制作用。车前子提取液有预防肾结石形成作用。

【个性应用】需要利尿、祛痰、抑制杆菌和葡萄球菌、预防肾结石形成时，可以考虑车前子的应用。

4.切

现有特点：质硬；嚼之带黏液性。（《中华本草》）思维发散：质硬走里，不易散开；黏液有滑腻之性。

5.尝

味道：无味。思维发散：淡者，能利窍、能渗泄。

6.药性

车前子药性为寒。

7.共性应用

（1）达病位　车前子达里，更多用以治疗里证。

（2）平病性　车前子药性为寒，可平病性之热。

（3）修病态　车前子无味为淡，淡能渗湿，所以，车前子的祛湿作用很不错，上可除痰，下可利尿。黏液性滑腻，水煎服用车前子后，取效迅速。

（4）除表象　车前子色黑入肾，肾主摄纳，对于在上的肾虚固摄力下降所致的病症，如咳喘、多汗、多泪、多涕、泄泻、遗精等就可以应用车前子来治疗。同磁石一样，车前子入肾的同时还味淡渗湿，所以，车前子也有壮阳作用，对于因湿热所致的阳器不举之证，车前子有很好的治疗作用。车前子能祛湿，且利小便可以实大便，加之入肾固摄，所以，对于泄泻之证，应用车前子治疗，效果也很好。

（5）入五脏　无味之品，五脏均入。

（6）五行特点　车前子色黑入肾属水，具水行的运动态势。车前子有黏性，具水行的运动态势。

二、本草选摘

主气癃、止痛，利水道小便，除湿痹。（《神农本草经》）

脑痛泪出，去心胸烦热。（《药性论》）

（车前）五月五日采人家及路边甚多，其叶捣取汁服，治泄精甚验。子性冷利。（《本草经集注》）

通小便淋涩，壮阳。治脱精，心烦，下气。（《日华子本草》）

主小便不通，导小肠中热。（《医学启源》）

消上焦火热，止水泻。（《滇南本草》）

主淋沥癃闭，阴茎肿痛，湿疮，泄泻，赤白带浊，血闭难产。（《雷公炮制药性解》）

车前子，子主下降，味淡入脾，渗热下行，主治痰泻、热泻，胸膈烦热，周身湿痹，盖水道利则清浊分，脾斯健矣。取其味淡性滑，滑可去暑，淡能渗热，用入肝经，又治暴赤眼痛，泪出脑疼，翳障障目及尿管涩痛，遗精溺血，癃闭淋沥，下痢便毒，女人阴癃作痛，或发肿痒，凡此俱属肝热，导热下行，则浊自清矣。（《药品化义》）

车前子，功用似泽泻，但彼专去肾之邪水，此则兼去脾之积湿；彼用根，专下部，此用子，兼润心肾。又甘能补，故古人谓其强阴益精。（《医林纂要》）

车前子甘寒滑利，性专降泄，故有去湿热利小便之功，且色黑能走血分，治一切血淋胎产等证，皆取其滑利之功。（《本草便读》）

三、单验方

（1）小便热秘不通　车前子一两，川黄柏五钱，白芍药二钱，甘草一钱。水煎徐徐服。（《普济方》）

（2）白浊　炒车前子四钱，白蒺藜三钱，水煎服。（《湖南药物志》）

（3）阴囊冷痛，肿满即成险症　用车前子研细，每服一匙，水送下，一天服2次。（《中药大辞典》）

（4）小便血淋作痛　车前子晒干为末，每服二钱，车前叶煎汤下。（《普济方》）

（5）阴痒痛　车前子以水三升，煮三沸，去滓洗痒痛处。（《外台秘要》）

（6）血淋作痛　用车前子晒干研细，每服6g，车前叶煎汤送下。（《中药大辞典》）

（7）老人淋病（身体发热）　用车前子五合，

煮汁，去渣，用汁煮米粥吃，有效。常服此方，亦可明目。（《中药大辞典》）

（8）泻 欧阳文忠公尝得暴下，国医不能愈。夫人云：市人有此药，三文一贴甚效。公曰：吾辈脏腑，与市人不同，不可服。夫人买之，以国医药杂进之，一服而瘥。后公知之，召卖药者，浓遗之，问其方，久之乃肯传。但用车前子一味为末，米饮下二钱匕。云此药利水道而不动气，水道利则清浊分，谷脏自止矣。（《证类本草》）

（9）小儿腹泻 用车前子30g，纱布包煎，加白糖适量饮服，每日1剂。（1987年《中西医结合杂志》黄冬度）

四、使用注意

车前子水煎内服的常用剂量为9~15g，由于车前子遇水发黏，不好过滤，所以水煎车前子时最好用纱布包起来后再同其他药一起煎煮。

内伤劳倦、阳气下陷之病，皆不当用，肾气虚脱者，忌与淡渗药同用。（《神农本草经疏》）

肾虚寒者尤宜忌之。（《本草汇言》）

阳气下陷，肾气虚脱者勿用。（《顾松园医镜》）

车前子药材有大粒车前、小粒车前和平车前之分，只要是真药就成，有发现以党参子来冒充车前子的，应用时需注意鉴别：党参子遇水没有黏液，口嚼后稍有苦味。

五、医家经验

1. 车前子治喘

1990年7月，笔者用车前子、白术治疗一泄泻患者，未料服药后病人原有的喘证也得以缓解。近年来，我们有意重用车前子治疗支气管炎、肺源性心脏病所致的喘证，颇有效验，兹举验案2则。

袁某，女，76岁，1992年12月9日初诊，慢性支气管炎30余年，肺源性心脏病3年，2个月来喘息咳嗽，胸闷憋气，曾用氨茶碱、红霉素、青霉素及定喘汤、苏子降气汤、生脉散等药，疗效欠佳。就诊时喘促胸闷，动则为甚，夜间不能平卧，咳嗽频作，痰白量多质黏，身体乏力，心悸气短，语声低怯，双下肢轻度浮肿。舌质暗红，苔白腻，脉细数。双肺散在哮鸣音，肺底闻及小水泡音。辨证属气阴两虚，痰浊阻肺。治宜利肺平喘，益气养阴。处方：车前子30g（包煎），人参（先煎）、当归、桃仁各12g，麦冬、神曲各15g，五味子、陈皮各9g。水煎分2次服，3剂后喘息、咳嗽、心悸均减轻，夜间已能平卧，下肢浮肿消失，继服上方加减27剂，诸症缓解。

徐某，女，57岁，1994年9月26日初诊。喘咳反复发作7年，加重10余天，就诊时喘促气粗，咳嗽咯白稠痰，胸闷加重，胃脘痞满，口中黏腻，身倦乏力，舌淡红，苔白腻，脉弦滑。证属痰浊阻肺。治宜燥湿祛痰，利肺平喘，处方：车前子30g（包煎），陈皮、半夏、厚朴各12g，茯苓30g，桔梗9g，炙甘草6g，生姜5片，大枣3枚。水煎分2次服，3剂后喘咳减轻，继服12剂，各症消失。

按：肺主宣降，通调水道，《神农本草经》云车前子"利水道"，丁甘仁先生在《药性辑要》中认为其"入于肺"。肺中之痰乃水湿干肺所为，车前子淡渗下行，能利颜面、四肢之水，亦能利肺中之水而助肺肃降。其性滑利通行兼去脾湿，可转输敷布，恢复治节，水湿行则痰自除，气道利而喘得平。故曰车前子利肺平喘，这与它扩张支气管、增加支气管黏液分泌、抗菌等药理作用相吻合。

车前子甘淡平和而不伤肺，功能利肺平喘，不但适用于痰湿内盛等实喘，也可用于脾胃不足之虚喘，是治疗喘证的有效药物。入煎剂一般用15~30g，为末冲服每次3~6g，每日2次。［秦东风，崔章信. 车前子治疗喘证一得. 实用中医药杂志，1997（4）：28］

2. 泄泻

笔者经验，用参苓白术散加车前子一味，制成散剂冲服，治疗水泻有卓效。曾治1周岁婴儿，腹泻20余日不止，予上述散剂1.5g，服后即愈。患儿父亲也是医林中人，再三追问散剂配方，得知是上方后大惑不解，云"该方我也用过，为何无效呢？"笔者答曰："奥妙就在于剂型不同。"昔日欧阳修暴泻不止，太医束手，其妻于市中购得车前子一味，兑入前药煎汁中，服下而愈。其重要原因之一就是车前子冲服。若改作煎汤服，其效必大减。关于这一点，古人早有认识，《先醒斋医学广笔记》中曾明确记载："车前子……利水、治泄泻药，炒为末用。"（《黄河医话》）

3.车前子治高血压

颜德馨曾以单味车前子临床观察50例，尚属满意。考车前子，《神农本草经》主"利小便，久服轻身耐老"，《本草纲目》云"除湿痹，明目，去肝风热毒，止脑痛泪出，除心胸烦热"，《名医别录》称车前子能治"鼻衄、止烦、小便赤、下气"。主治症状亦多符合高血压病的病理表现。服法为每日9g，1个月不效，则加至18g，水煎服。3个月为一疗程，经治后一般眩晕、头痛、目糊、失眠等症均有好转。治后收缩压降低到150mmHg以内的23人，占46%。舒张压降低到90mmHg以内者25人，占50%。特别是舒张压降低具有重要意义。

车前子性寒下气，故能愈肝风、除烦热。临床中未有不适反应。现代药理认为，钠的新陈代谢与高血压发病有关，车前子利尿的同时，亦排泄钠、钾；治疗前后观察比较，均有不同程度的降低，可证此说确有临床依据。日人高桥统间认为车前草素能兴奋副交感神经，阻抑交感神经，由此使末梢血管扩张导致血压下降。中药疗效奇妙之不可议者甚多，正有待发掘。单味车前子治疗高血压的报道尚未之见，颇堪研讨。（《中国名老中医经验集萃》）

六、老姬杂谈

我在临床上用车前子治疗咳嗽，收效很好。对于咳嗽时间较长的患者，处方中加用车前子30g（包煎），一般当天就能见效。车前子，是我常用之品，临床上见到内热之人，需要从小便泄热时，都可以加用车前子来治疗。

《中药学》上谈到车前子功效为"清热利尿通淋，渗湿止泻，明目，祛痰"，这些，都可以从车前子的特点推理而出。

通草

一、药物特性

1.望

【药材】为五加科植物通脱木的干燥茎髓。（《中药学》）思维发散：茎类药材有疏通作用，"髓"居内，取类比象，通草能达人体属阴部位。

【颜色】色白。（《中药大辞典》）思维发散：白色和肺相通。

现有特点：空心。（《中国药典》）思维发散：中空者发表，且有疏通之功。

【优质药材】以色洁白、心空、有弹性者为佳。（《中药大辞典》）

2.闻

【气味】无臭。（《中药大辞典》）

3.问

【寒热属性】微寒。（《中药学》钟赣生主编）

【采集时间】秋季。（《中药学》）思维发散：秋季，五行属金，秋季采收的药材，具有清除的运动态势。

【有效成分】主要含肌醇、多聚戊糖、葡萄糖、半乳糖醛酸及谷氨酸等15种氨基酸，尚含钙、镁、铁等21种微量元素。

【药理作用】通草有利尿作用，并能明显增加尿钾排出量，有促进乳汁分泌等作用。通草多糖具有一定调节免疫和抗氧化的作用。

【个性应用】需要利尿、增加尿钾排出量、促进乳汁分泌、调节免疫和抗氧化时，可以考虑通草的应用。

4.切

【质地轻重】体轻。（《中国药典》）思维发散：质轻升浮。

5.尝

味道：无味。（《中药大辞典》）思维发散：淡者，能利窍、能渗泄。

6.药性

通草药性微寒。

7.共性应用

（1）达病位　通草更多达里以治疗里证。

（2）平病性　通草药性微寒，能平病性之热。

（3）修病态　通草色白入肺，肺主排浊，加之秋季采收有清除作用，所以通草的排浊作用很好。通草无味为淡，淡能渗湿，加之"空心"的通利、入肺的排浊及秋季采收有清除之性，所以通草有很好的祛湿利尿之功。中空者发表，通草无味，质地轻清，加之色白入肺，所以，通草有很好的防治外感作用。

（4）除表象　通草质轻上浮，在上的通利排浊祛湿，能很好地祛痰；在外的通利排浊祛湿，可以很好地治疗多汗证。

（5）入五脏　无味之品，五脏均入。

（6）五行特点　通草色白属金，加之秋季采收有金行之性，通草具金行的运动态势。通草中空疏通，具木行的运动态势。通草体轻升浮，具火行的运动态势。

二、本草选摘

通草，味辛，平。主去恶虫，除脾胃寒热，通利九窍血脉关节，令人不忘。（《神农本草经》）

利小便，兼解诸药毒。（《本草图经》）

除水肿癃闭，治五淋。（《医学启源》）

能通气上达，通窍利肺。（《本草分经》）

通草，其气味则李东垣《用药法象》谓甘淡无毒。案此甘字，非大甜之谓，实即淡字，如泉水、食米皆谓味甘之例。此物无气无味，以淡用事，故能通行经络，清热利水，性与木通相似，但无其苦，则泄降之力缓而无峻厉之弊，虽能通利，不甚伤阴，湿热之不甚者宜之。若热甚闭结之症，必不能及木通之捷效，东垣谓利阴窍，治五淋，除水肿癃，亦唯轻症乃能有功耳。又谓泻肺利小便，与灯草同功，盖皆色白而气味轻清，所以亦能上行，泄肺之热闭，宣其上窍，则下窍自利，说亦可取。（《本草正义》）

通草、通脱木，经云行水专利小肠，且多他证之治。既为良药，当勿传讹。（《本草蒙荃》）

三、单验方

（1）洗头风痛　百一选方，治洗头风痛，新

通草瓦上烧存性，研末二钱，热酒下，牙关紧者，挖口灌之。（《本草从新》）

（2）通妇人血气　煮饮之，通妇人血气。浓煎三五盏，即便通。（《食疗本草》）

四、使用注意

通草水煎内服的常用剂量为3~5g，临床可以根据需要而选用合适的剂量。不过一定要注意通草体轻，10g就一大堆，曾见有人在处方中一剂药用通草50g者，想想看，即使按照陈士铎先生在《本草新编》上煎煮金银花的方法来煎煮通草，体积还是太大。

通草也有伪品，比如，西南绣球的茎髓，鉴别时的关键点在于通草空心，而西南绣球则实心。

五、医家经验

通草降肺气以治呃逆

临证之际，如能察其因而和降胃气，导降肺气，则呃逆应手可安。导降肺气以通草为优，李东垣云，通草"味甘而淡，气平味薄，降也。能助西方秋气下降，利小便，专泻气滞"。用治多人，效如桴鼓。

徐某，男，66岁。因急性阑尾炎穿孔，伴局限性腹膜炎，做外科手术后，次日呃逆频发，几无休时，经吸指甲烟、针灸、服阿托品等均无效。4天后服中药丁香柿蒂合旋覆代赭汤3剂亦无效。邀余会诊，见患者呃逆频频不已，发声响亮，进食后可使呃逆暂停约半小时，苔白滑，脉弦滑有力，治拟平肝和胃，导降肺气。处方：生石决明30g，赭石50g，通草6g，炒白术9g，炙甘草12g，赤芍10g，薤白头10g，全瓜蒌10g，紫苏梗12g，青皮、陈皮各6g。药后当晚呃逆明显减少，翌日24小时中，合计约有2小时发生呃逆，纳食增进。服药2剂后，呃逆已安。复诊：苔薄白糙，脉象弦势趋缓。处方：赭石、通草、沉香曲、全瓜蒌、炙甘草、赤芍、炒白术、青皮、陈皮。服药3剂。因手术后残余脓肿，再做手术，术后亦无呃逆复发。

按：此例得食后呃逆可暂安，故以苍术、甘

草和胃缓中。鉴于起病于手术创伤之后，故用赤芍通络和血，且芍药甘草汤可缓急迫之势。又以脉象弦滑有力，故以石决明、赭石平肝气之横逆。而通草导降肺气，实奏斡旋之功。（《南方医话》俞尚德）

六、老姬杂谈

通草，大家都知道其有利尿之功，但是，经过推理之后通草还有补肺排浊之功，因其体轻且药性微寒，我在临床上遇到风热感冒之人，不管有无咳嗽，加用或单用通草治疗，效果不错。因其无味，大人小孩都能能用。当然，加上生姜的辛散，效果更好。

第七章　辛味药

第一节　味辛的常用药物

生姜

一、药物特性

1.望

【药材】为姜科植物姜的新鲜根茎。(《中药学》)思维发散：取类比象，根茎类药材能达人体腰腹部位，也能达其他的阴阳相交之处。

【优质药材】以块大、丰满、质嫩者为佳。(《中药大辞典》)

2.闻

【气味】气味芳香而特殊。(《中药大辞典》)思维发散：气香走窜。

3.问

【寒热属性】微温。(《中药学》钟赣生主编)

【采集时间】秋、冬。(《中药学》)思维发散：秋季，五行属金，秋季采收的药材，具有清除的运动态势。冬季，五行属水，冬季采收的药材，具有向内向下的运动态势。

【炮制】生姜：拣去杂质，洗净泥土，用时切片。

鲜姜粉：取鲜生姜，洗净，捣烂，压榨取汁，静置，分取沉淀的粉质，晒干，或低温干燥。

煨姜：取净生姜，用纸六七层包裹，水中浸透，置火灰中煨至纸色焦黄，去纸用。

【有效成分】主要含挥发油，还含有天冬氨酸、谷氨酸、丝氨酸等氨基酸。(《中药学》)

【药理作用】生姜能促进消化液的分泌，保护胃黏膜，具有抗溃疡、保肝、利胆、抗炎、解热、抗菌、镇痛、镇吐作用。其醇提物能兴奋血管运动中枢、呼吸中枢、心脏。正常人咀嚼生姜，可升高血压。生姜水浸液对伤寒杆菌、霍乱弧菌、堇色毛癣菌、阴道滴虫均有不同程度的抑杀作用，并有防止血吸虫卵孵化及杀灭血吸虫作用。(《中药学》)

【个性应用】需要促进消化液分泌、保护胃黏膜、抗溃疡、保肝、利胆、抗炎、解热、抗菌、镇痛、镇吐、升高血压、抑菌、防止血吸虫卵孵化及杀灭血吸虫时，可以考虑生姜的应用。

4.切

【质地轻重】质地较重(用手一掂，重)。思维发散：质重降气。

5.尝

味道：味辛辣。(《中药大辞典》)思维发散：辛者，能散、能润、能横行；辛味入肺。

6.药性

生姜药性微温。

7.共性应用

(1)达病位　生姜能达人体阴阳相交之处。

(2)平病性　生姜药性微温，也可平病性之寒。

(3)修病态　生姜气味芳香，善于走窜，加之味辛能散，所以，对于凝滞之证来说，有很好的治疗效果。生姜药材气香走窜，味辛能散，所以生姜对于血瘀、痰湿水饮等病证，同样有很好的治疗作用。生姜质地较重，具有降气之功，加之气香走窜、味辛能散及入肺排浊，所以对于胸、胃中浊气过多所致的咳嗽、呕吐等病证，生姜均有很好的治疗作用。

(4)除表象　经验证实生姜能解鱼蟹及半夏、天南星之毒，所以，在吃鱼蟹时吃点生姜，可以防止食物中毒。当已经发生中毒现象时，更需用生姜来解毒，可以口嚼生姜，可以喝生姜汤等。当用药不注意而中生半夏、生南星之毒，在没有更好办法的时候，也需尽快用生姜来解毒。

(5)入五脏　生姜味辛入肺。

中药探秘
——中医原创思维下的中药解读

（6）五行特点　生姜辛散，具有火行的运动态势。生姜质地较重，具水行的运动态势。

二、本草选摘

止逆，开胃气，除壮热，散烦闷。（《食疗本草》）

去臭气。（《神农本草经》）

主伤寒头痛鼻塞，咳逆上气。（《名医别录》）

散风寒。（《珍珠囊》）

温中祛湿。（《医学启源》）

消水气，行血痹。姜汁，开痰，治噎膈反胃，救暴卒，疗狐臭，搽冻耳。煨姜，和中止呕。凡和中止呕，及与大枣并用，取其行脾胃之津液而和营卫，最为平妥。（《本草从新》）

治肠疝痛有效。（《现代实用中药》）

生姜去湿，只是温中益脾胃，脾胃之气温和健运，则湿气自去矣。其消痰者，取其味辛辣，有开豁冲散之功也。（《药性类明》）

生姜辛窜，药用善豁痰利窍，止寒呕，去秽气，通神明。助葱白头大散表邪一切风寒湿热之症；合黑枣、柴、甘，所谓辛甘发散为阳，治寒热往来及表虚发热；佐灯心通窍利肺气，宁咳嗽；入补脾药，开胃补脾，止泄泻。（《药品化义》）

功专散邪和中，得大枣和营卫，得附子温经散寒，得杏仁下胸膈冷气，得露水治暑疟，杀半夏南星菌蕈野禽毒，辟露雾山岚瘴气，叶捣汁饮，消食成癖。（《本草撮要》）

消浮肿腹胀。（《顾松园医镜》）

主伤寒头痛鼻塞，咳逆上气。（《名医别录》）

主痰水气满，下气。（《药性论》）

能消水气行血痹辟瘴气，姜汁辛温而润，开痰尤良。（《本草分经》）

凡外感鼻塞与噫气呕吐胸痹喉间凝痰结气皆主之。（《本草思辨录》）

东垣曰：夜不食姜者，夜主阖而姜主辟也；秋不食姜者，秋主收而姜主散也。（《本草备要》）

生姜，据书开载主治甚多，然总发表除寒，开郁散气，辟恶除邪，数端而已。（《本草求真》）

三、单验方

（1）呕吐，百药不瘥　生姜一两，切如绿豆大，以醋浆七合，于银器煎取四合，空腹和滓旋呷之。（《食医心镜》）

（2）牙齿疼痛，日夜呻吟　赴筵散，又名晋矾散，老生姜切片，安瓦上，用炭火，却将白矾掺姜上，候焦为末，擦疼处。（《海上方》）

（3）百虫入耳　姜汁少许滴之。（《易简方》）

（4）急性睾丸炎　取肥大的老生姜，用水洗净，横切成约0.2cm厚的均匀薄片，每次用6~10片外敷于患侧阴囊，并盖上纱布，兜起阴囊，每日或隔日更换1次，直到痊愈为止。据观察，敷药后患者都感阴囊表皮灼热刺疼、发麻发辣，少数发生红肿，个别发生红疹。共治24例，敷药第2天15例自觉坠胀疼痛及触痛减轻，睾丸肿胀显著消退；第3天有12例痊愈，自觉症消失，睾丸消肿，触痛消失；4天后4例痊愈；5例在敷药后5天痊愈。治愈天数平均为3.9天。对照组4例（兜起阴囊热敷，服磺胺类药及注射青霉素），平均治愈天数为8.5天。本法对阴囊局部皮肤有创口或因睾丸炎化脓穿溃者不能应用。（《中药大辞典》）

（5）解中药毒　用生姜汁可解。（《本草纲目》）

（6）闪扭手足　用生姜、葱白捣烂后和面炒热敷患处。（《本草纲目》）

（7）跌打损伤　用姜汁和酒调生面敷贴。（《本草纲目》）

（8）腋下狐臭　用姜汁涂搽，可断根。（《本草纲目》）

（9）寒热痰嗽　初起时烧姜一块含咽。（《本草纲目》）

（10）大便不通　把生姜削成二寸左右的小条，涂盐插入肛门内即可通便。（《本草纲目》）

（11）感冒风寒　生姜五片，紫苏叶一两。水煎服。（《本草汇言》）

（12）心胸胁下有邪气结实，硬痛胀满者　生姜一斤，捣渣，留汁，慢炒待润；以绢包，于患处款款熨之，冷，再以汁炒，再熨良久，豁然宽快

也。（《伤寒六书》）

（13）风湿痹痛　生姜汁和黄明胶熬贴。（《本草从新》）

（14）腹满不能服药　煨生姜，绵裹纳下部中，冷即易之。（《梅师集验方》）

（15）手脱皮　鲜姜30g，切片，用酒60g，浸24小时后，涂擦局部，一日2次。（《内蒙古中草药新医疗法资料选编》）

（16）秃头　生姜捣烂，加温，敷头上，约二三次。（《贵州中医验方》）

（17）脂溢性皮炎　生姜绞汁涂患处，每周1次，连用3次即愈。（《食物疗法》）

（18）痛经　生姜6g，大枣10枚，红糖60g，加水适量，煎汤饮。月经前，每天1次，连服3~5天。（《食物疗法》）

（19）妊娠呕吐　生姜、橘皮各15g，红糖20g，煎成糖水代茶饮；或生姜、红糖煮水服。（《食物疗法》）

（20）白癜风　用生姜1块，切去1片，在患处揩擦，姜汁擦干，再切去1片，连续擦至局部皮肤知热为度，每天3~4次。（《食物疗法》）

（21）缩阳　老姜1块，去皮烤热，塞入肛门，阳即伸出。（《食物疗法》）

（22）口舌生疮　生姜汁频频漱口；或生姜末擦患处。（《食物疗法》）

（23）呕吐不止　生姜50g水煎，加醋少许，频频含咽。（《食物疗法》）

（24）斑秃　将生姜切开，用带汁的一面涂擦患处，每日4~5次，半个月后即可生出黄细的头发，渐渐变粗变黑。一般1个月左右，头发即可恢复正常。［姜爱玲，王永强.生姜治疗斑秃40例.中国民间疗法，2004，12（9）：64］

（25）急性附睾炎　取肥大的老生姜，用清水洗净，横切成约0.2cm厚的均匀薄片，每次用6~10片外敷患侧阴囊，盖上纱布，兜起阴囊，每日更换1次，直至痊愈。［周迎宪，张智寿.生姜外敷阴囊治疗急性附睾炎28例.江西中医药，1990（2）：6］

（26）退热　生姜50g捣烂，敷于患儿一只脚的涌泉穴（男左女右），大约10分钟后患儿全身开始出汗，此时应多给患儿饮水，15分钟后取下，30分钟后测体温正常。此法已应用50余例，无1例失败者。家长们反映此法在实施中确实比药物有效，且患儿易接受，无不良反应。［张丽华，国培丽，邹淑琴.鲜姜用于小儿退热的体会.医学理论与实践，2005，18（12）：1407］

（27）慢性胃炎　用食醋泡生姜（生姜泡于食醋中，2周后取出，嚼食），每次服10~20g，每日3次。生姜可调节胃酸分泌平衡，增进食欲，止吐，保护胃黏膜，抗氧化，抗衰老，可用于各种慢性胃炎。本法食用方便，无明显禁忌证及不良反应，但根治较难。［张中旭.食用醋泡生姜治疗慢性胃炎.世界中西医结合大会论文摘要集，1997：135］

四、使用注意

阴虚内热者忌服。（《中药大辞典》）

《本草纲目》：食姜久，积热患目。凡病痔人多食兼酒，立发甚速。痈疮人多食则生恶肉。

《神农本草经疏》：久服损阴伤目，阴虚内热，阴虚咳嗽吐血，表虚有热汗出，自汗盗汗，脏毒下血，因热呕恶，火热腹痛，法并忌之。

《随息居饮食谱》：内热阴虚，目赤喉患，血证疮痛，呕泻有火，暑热时症，热哮大喘，胎产痧胀及时病后、痧痘后均忌之。

《本草便读》：辛散过盛，多食耗气血，助火邪，不可不慎，用湿纸包裹，煨熟则无发散之性。

《食物疗法》：腐烂的生姜会产生一种毒性很强的物质——黄樟素，它能使肝细胞变性，诱发肝癌和食道癌，所以不要食用已变质的生姜。

生姜，《中药学》上谈到水煎内服时的剂量为3~10g。由于量小属阳，量大属阴，所以，临床应用时候，需要发散治疗的，一次性用量要小；需要降气或温热中下焦的，则用量要大。

五、医家经验

1.桂枝汤中不可缺生姜

桂枝汤中五味药，即桂枝、白芍、炙甘草、生姜、大枣。严格分析，五味药有两味是血分药，即桂枝与白芍。因而，要说桂枝汤的功用是调和营卫，真正起到调和营卫作用的是生姜、大枣。所以说，用桂枝汤调和营卫，姜枣是缺一不可。

余曾经治疗一老教授，因终日畏寒，经常感冒，在某年夏天来诊，自称背部怕冷，既不能洗冷水，也不能睡凉席。据其脉症，拟用桂枝汤原方合玉屏风散，服5剂后身腹如热浴，和煦自如，嘱其再服上方。适逢生姜用完，遂煎无生姜的桂枝汤服。未料，吃了没有生姜的桂枝汤后，全身瘙痒难忍，且不得汗出，皮下郁郁不畅。十分不舒适。第二天又来咨询，问是否有何变故？诊脉察舌，仔细询其各部体征，均如常人。告之病情稳定，无碍，不必易方，可觅生姜再服。诸药备齐，服后身痒止，仍如前述，身暖如热浴，温煦自如。病者惊叹不已。生姜是一味家常药，居然如此重要，可见中医的奥秘。

诚然，这一偶然的发现也使我这个讲了一辈子《伤寒论》的教书人，豁然醒悟，进一步加深了对桂枝汤调和营卫的奥妙、真谛的理解。我想，这种巧合，如果有可能把这一现象搬进实验室，兴许有新的发现，无疑在分子结构式上会显示出来。真盼望这一天，到那时把方剂中的结构式都搞清楚，写在教科书里。既能使学者一听就懂，也免得老师舌敝唇焦。（《豫章医萃——名老中医临床经验精选》陈瑞春）

2. 生姜塞肛通二便

患儿杨某，男，7个月。因持续性发热、咳嗽伴高热时抽搐1个月，在当地卫生站治疗无效，于1992年5月16日入院。患儿入院前30天出麻疹，出疹后发热持续不退，伴咳嗽兼中高热时抽搐。入院时拍胸片报告为：支气管肺炎。中医诊断：温病，热动肝风；西医诊断：高热抽搐；麻疹后肺炎。经用羚角钩藤饮加减以清热镇肝息风，同时用抗感染、对症及支持疗法等中西医结合治疗，症状曾一度好转，体温下降，咳嗽减少，抽搐缓解。5月23日（入院第8天），发热复升高达39.3℃持续不退，间有抽搐，继后出现腹胀，无排气无大便，最后又发展到不排尿，肠鸣音消失，腹胀如鼓。经实验室检查，不支持为低血钾、低血钙引起，先后

用局部热敷、松节油外擦加按摩、新斯的明加生理盐水灌肠、肛门插管排气、补钾补钙等方法均无效。患儿已持续48小时不排大便，16小时不排尿，病情不断恶化，各种治疗措施均无效。后用生姜去皮削成圆柱状如小指样大，长约4cm，从肛门塞入后不停旋转刺激，约3分钟，肠鸣开始，继而排出大量溏便，同时排尿，腹胀逐渐减轻，发热逐渐下降，次晨腹胀消失，体温降至37.5℃，抽搐停止，二便通畅，肠鸣音正常，精神好转。后经中西医结合治疗，患儿好转出院。［朱肖群. 生姜塞肛通二便1例. 广东医学，1994，15（8）：574］

3. 生姜治急症

窦氏在几十年的临床实践中，屡用生姜治愈急症。

（1）**急腹痛** 2年前10月底，窦氏回乡下看望兄嫂，那时天气已凉，在河里洗澡之人已很少。半夜里突然被其嫂喊醒，说侄子突然腹痛不止，急去探视。只见小侄在床上辗转反侧，呻吟不止。急问昨晚吃了什么？答曰：未吃什么不净饮食，但临晚因干活出汗去河里洗了一次澡。检查：心肺未闻异常，腹部肌卫（±），未扪及包块，肠鸣音听不到。联想到昨晚洗冷水澡，乃诊之为寒邪内袭致腑气不通。在乡下深夜无办法，就地取材，用生姜2两，大蒜3枚共捣碎（先用猪油在脐及周围涂一层以保护皮肤）敷在脐部，上盖塑料袋加热水袋，约半小时，腹痛好转，至天明大泻一次，未用他药而愈。

（2）**中暑** 某男，25岁。因夏日中午在楼顶架设电视天线而突然腹痛剧烈，大汗不止。腹部肌卫（±），未扪及包块。系暑热内袭，腹痛剧烈，时欲呕吐，此属中医之"绞肠痧"。经用阿托品肌内注射及针灸治疗未效，急用鲜生姜2两锤碎敷脐，用热水袋外敷。5分钟后腹痛渐止，未用他药而愈。

（3）**蜂螫** 妻侄在学校暑期补课。一日上午被马蜂螫伤。原来他在上学路上被马蜂螫伤左眼部，一节课下来后，疼痛难忍。用生姜约1两许，锤碎，用纱布包上直接敷在左眼上，命其卧床休息。一觉醒来，其眼已恢复正常，疗效很好。

按：生姜虽平淡之物，其疗效不逊于任何药物。其功一归于通畅，二归于解毒。用之确当，效

如桴鼓。[窦伦平. 生姜外用治验急症三则. 中医外治杂志, 2003, 12 (2): 48]

六、老姬杂谈

生姜, 关于采集时间,《中药大辞典》上说夏季采收,《中国药典》《中药学》上都说是秋冬采收,《中华本草》上说采收时间"10~12月"。

生姜, 是厨房里的必备之物, 更多时候, 生姜被用于治疗风寒感冒。这里, 我说一下中药治疗风寒感冒的机制。

从西医来说, 感冒, 有的是细菌引起, 有的是病毒引起, 治疗, 就是抗菌抗病毒等。但中医对诊断及治疗的认识, 和西医截然不一样。生姜的药理作用, 有抗菌作用但没有抗病毒作用, 不过, 临床上还是照样可以治疗病毒性感冒, 原因就是生姜的"发散"能改变病毒的生存"温度"。一旦"温度"改变, 病毒的生存就会出现问题。中医之理就是生活之理, 我们还是用"温度"来讲理: 生活当中鲤鱼的适宜温度为5~30℃, 一旦温度过低或过高超过3℃, 鲤鱼就会生病; 超过10℃, 鲤鱼就会死亡。同样道理, 生姜进入人体之后, 能改变病毒生存的"温度", 从而使得病毒"生病、死亡", 这是治本。

另外, 生姜进入人体之后, 能消除病毒所致的人体不适。比如, 咳嗽有痰、怕冷、头痛等, 生姜都能消除, 这是治标。

看以前的本草书, 有些治疗方法很是不错, 很值得我们借鉴, 比如, 用姜纳下体治病, 就很独特, 从理论上来说很有效, 不管是通便还是展阳; 再比如, 用姜治疗跌打损伤, 利用其发散之性来治病就很好。这就是把中药用活了, 是思维的活跃所致。

《中药学》上谈生姜的药性微温, 功效为"解表散寒, 温中止呕, 化痰止咳, 解鱼蟹毒", 前面的"解表散寒, 温中止呕, 化痰止咳", 用生姜的气味、味道和质地都能解释得通, 大家推理一下就成。至于"解鱼蟹毒", 我想其机制是这样的: 有毒物质进入人体之后, 其"毒"会对有毒物质存在之地进行伤害, 为了减轻这种伤害, 最好的办法就是发散, 也就是说减少局部有毒物质的含量。由于

生姜气味芳香走窜加之味辛发散, 所以, 能让有毒物质散开, 然后, 在人体的防御作用下可以"各个击破"。这就是解毒的机制。

由此可知, 一旦毒物太多或者毒性太强, 此时万万不能用生姜, 从口进入的, 必须尽快"呕吐"外排。

也由此可知道生姜解生半夏、附子毒的机制: 半夏虽然味道也是辛辣, 且麻舌而刺喉, 但是, 其"嚼之发黏", 有收敛之性, 应用生姜之后, 能使其快速发散, 所以毒解; 附子, 体重质坚, 达阴位而不易散开, 而生姜发散之功甚好, 可以使"堆于局部"的附子快速发散, 这样毒得解。

《神农本草经百种录》上说"凡味浓之药主守, 气浓之药主散", 半夏、附子均是味浓之品, 所以主守, 作用于局部, 为了防止人体接受不了, 则需发散, 需用气浓之品, 生姜药源广且便宜, 所以, 应用生姜来发散, 可以防止半夏、附子对人体造成伤害, 这就是生姜解附子半夏之毒的机制。举个例子, 用艾条烤局部, 稍近距离, 不一会儿就会感觉温热, 再过一会儿, 就会感觉"烧得慌", 如果一直这么烤, 人体肯定会受不了。但是, 当我们把局部的热量分散之后, 机体不但不会受到伤害, 而且还会感觉到温热舒服。

干姜

一、药物特性

1.望

【药材】为姜科植物母姜的干燥根茎。(《中药学》)思维发散: 取类比象, 根茎类药材能达人体腰腹部位, 也能达人体其他的阴阳相交之处。

【优质药材】以质坚实, 外皮灰黄色、内灰白色、断面粉性足、少筋脉者为佳。(《中药大辞典》)

2.闻

【气味】气芳香。(《中药大辞典》)思维发散: 气香走窜。

3.问

【寒热属性】热。(《中药学》钟赣生主编)

【采集时间】冬季。(《中药学》)思维发散：冬季，五行属水，冬季采收的药材，具有向内向下的运动态势。

【炮制】干姜：拣净杂质，用水浸泡3~6小时，捞出，闷润后切片或切成小方块，晒干。

炮姜：取姜块，置锅内用武火急炒至发泡鼓起，外皮呈焦黄色，内呈黄色，喷淋清水少许，取出，晒干。

【有效成分】含挥发油，尚含树脂、淀粉及多种氨基酸。(《中药学》)

【药理作用】干姜甲醇或醚提取物有镇静、镇痛、抗炎、止呕及短暂升高血压的作用；水提物或挥发油能明显延长大鼠实验性血栓形成时间；干姜醇提物及其所含姜辣素和姜辣素烯酮有显著灭螺和抗血吸虫作用。干姜提取物能明显增加大鼠肝脏胆汁分泌量，维持长达3~4小时。(《中药学》)

【个性应用】需要镇静、镇痛、抗炎、止呕及短暂升高血压、灭螺和抗血吸虫、增加胆汁分泌量时，可以考虑干姜的应用。

4.切

质地软硬：质地坚实。(《中药大辞典》)思维发散：内实者攻里，干姜质坚实，内服之后走里；取类比象，坚实者不易发散。

【质地轻重】质地较重（用手一掂，较重）。思维发散：质重沉降。

5.尝

味道：味辛辣。(《中药大辞典》)思维发散：辛者，能散、能润、能横行；辛味入肺。

6.药性

干姜药性为热。

7.共性应用

（1）达病位　干姜能达阴阳相交之处。

（2）平病性　干姜药性为热，可平病性之寒。

（3）修病态　干姜气香走窜，为动药，加之味辛能散，所以治疗凝滞之病症效果很好。干姜药材为根茎，取象比类，能达人体腰腹部位，所以对腰腹部位的凝滞之证有很好的治疗作用。干姜质地较重，能降气，所以对于上逆病证如咳喘、呕吐等也有很好的治疗作用。

（4）除表象　干姜炮制之后，颜色变黑，味道变苦，由于"血见黑即止"和"苦味入心，心主血脉"，所以，炮姜有很好的止血作用。

（5）入五脏　干姜味辛入肺。

（6）五行特点　干姜辛散，具有火行的运动态势。干姜质地较重且冬季采收，具水行的运动态势。

二、本草选摘

逐风湿痹，主胸满，主咳逆上气，止血、出汗；温中。(《神农本草经》)

皮肤间结气；胀满，风邪诸毒；止唾血；治寒冷腹痛。(《名医别录》)

通四肢关节，治血闭；消胀满，治嗽；夜多小便；治腰肾中疼冷，冷气。(《药性论》)

宣诸络脉，治风，下气，止血。(《唐本草》)

刘禹锡《传信方》，李亚治一切嗽，及上气者，用干姜，须是合州至好者。(《本草图经》)

消痰下气，治转筋吐泻，腹脏冷，反胃干呕，瘀血，扑损，止鼻洪，解冷热毒，开胃，消宿食。(《日华子本草》)

逐寒邪而发表温经，燥脾湿而定呕消痰，同五味，利肺气而治寒嗽，开五脏六腑，通四肢关节，宣诸络脉，治冷痹寒痞，反胃下利，腹痛癥瘕积胀，开胃扶脾，消食去滞，母姜晒干为干姜，白净结实者良。(《本草从新》)

故凡因寒内入，而见脏腑痼蔽，关节不通，经络阻塞，冷痹寒痢，反胃膈绝者，无不借此以为拯救。除寒炒黑，其性更纯，味变苦咸，力主下走，黑又止血，辛热之性虽无，而辛凉之性尚在，故能去血中之郁热而不寒，止吐血之妄行而不滞，较之别药，徒以黑为能止血为事者，功胜十倍矣！血寒者可多用，血热者不过三四分为向导而已，白净结实者良，母姜晒干为干姜，炒炮为炮姜，炒黑为黑姜。(《本草求真》)

干姜以母姜去皮依法造之，色黄白而气味辛温，体质坚结，为温中土之专药，理中汤用之，正如其本量。其性散不如守，故能由胃达肺而无泄邪、出汗、止呕、行水之长。炮黑亦入肾，而无附

子乌头之大力。凡仲圣方用干姜，总不外乎温中，其故可玩索而得也。（《本草思辨录》）

盖干姜治表，而炮姜温中。其所以治表者，干姜走而不收，能散邪于外也；其所以温中者，炮姜止而不动，能固正于内也。虽然姜性大热而辛散，俱能散邪补正，安在炮制而异宜。干姜散邪之中，未尝无温中之益。炮姜固正之内，未尝无治表之功。但干姜散多于温，而炮姜固多于散耳。（《本草新编》）

母姜去皮晒干者为干姜，白净结实，又曰白姜。凡入药并宜炮用。入止泻药，煨用。入温中药，泡用。入止血药，炒炭用。（《得配本草》）

久服，去臭气，通神明。辛甚气烈，故能辟秽通阳。凡味浓之药主守，气浓之药主散。干姜气味俱浓，故散而能守。夫散不全散，守不全守，则旋转于经络脏腑之间，驱寒除湿，和血通气，所必然矣。故性虽猛峻，而不妨服食也。（《神农本草经百种录》）

能温经散寒邪。客寒犯胃作痛，厥阴浊阴上僭，必用之品。同五味子治寒嗽，通关节，宣脉络，为用甚广。（《药笼小品》）

下元虚冷，而为腹疼泻痢，专宜温补者，当以干姜炒黄用之。若产后虚热，虚火盛而唾血、痢血者，炒焦用之。若炒至黑炭，已失姜性矣。其亦用以止血者，用其黑涩之性已耳。若阴盛格阳、火不归元及阳虚不能摄血，而为吐血、衄血、下血者，但宜炒熟留性用之，最为止血之要药。（《本草正》）

干姜干久，体质收束，气则走泄，味则含蓄，比生姜辛热过之，所以止而不行，专散里寒。如腹痛身凉作泻，完谷不化，配以甘草，取辛甘合化为阳之义。（《药品化义》）

炮黑则辛少苦多，燥散之性已减，温守之力独优，能入血分，协助补药之力，故营血虚寒而欲温补者，非此不为功，即纯虚而无寒者，亦可用之，不温则虚不复也。（《本草便读》）

干姜，味辛，性热。为补助上焦、中焦阳分之要药。为其味至辛，且具有宣通之力，与厚朴同用，治寒饮杜塞胃脘，饮食不化；与桂枝同用，治

寒饮积于胸中，呼吸短气；与黄芪同用，治寒饮溃于肺中，肺痿咳嗽；与五味子同用，治感寒肺气不降，喘逆迫促；与赭石同用，治因寒胃气不降，吐血、衄血；与白术同用，治脾寒不能统血，二便下血，或脾胃虚寒，常作泄泻；与甘草同用，能调其辛辣之味，使不刺激，而其温补之力转能悠长。（《医学衷中参西录》）

三、单验方

（1）脾胃虚冷　近世方有主脾胃虚冷，不下食，积久羸弱成瘵者。以温州白干姜一物，浆水煮，令透心润湿，取出焙干，捣筛，陈廪米煮粥饮，丸如梧子。一服三五十枚，汤使任用，其效如神。（《证类本草》）

（2）中寒水泻　干姜（炮）研末，饮服二钱。（《备急千金要方》）

（3）干姜人参半夏丸治妊娠呕吐不止　干姜、人参各一两，半夏二两。上三味，末之，以生姜汁糊为丸，如梧子大。每服十丸，日三服。（《金匮要略》）

（4）卒心痛　干姜末，温酒服方寸匕，须臾，六七服，瘥。（《补缺肘后备急方》）

（5）暴赤眼　白姜末，水调，贴脚心。（《普济本事方》）

（6）脾胃虚弱，饮食减少，易伤难化，无力肌瘦　干姜（频研）四两，以白饧切块，水浴过，入铁铫溶化，和丸梧子大。每空心米饮下三十丸。（《十便良方》）

（7）咳嗽上气　用干姜（炮），皂荚（炮，去皮、子及有蛀部分），桂心（紫色，去皮），一起捣烂，筛过，取等份，加炼蜜同调成丸子，如梧子大。每服三丸，水送下。咳嗽发时即服，一天服三至五次。禁食葱面油腥，有特效。（《本草纲目》）

（8）咳嗽，冷气结胀　干姜为末，热酒调半钱服。兼治头旋眼眩，立效。（《证类本草》）

（9）脚汗　干姜15g，白矾15g，煎水洗，连洗数日汗即止。（《食物疗法》）

（10）胃痛　干姜3g研细末，水调温服。（《食物疗法》）

中药探秘
——中医原创思维下的中药解读

四、使用注意

《中药大辞典》：阴虚内热、血热妄行者忌服。孕妇慎服。

《神农本草经疏》：久服损阴伤目。阴虚内热，阴虚咳嗽吐血，表虚有热汗出，自汗盗汗，脏毒下血，因热呕恶，火热腹痛，法并忌之。

《顾松园医镜》：久服损阴伤目，病非寒冷，切戒误投。孕妇服之，令胎内消。

《本草崇原》：《神农本经》只有干姜、生姜，而无炮姜，后人以十姜炮黑，谓之炮姜。《金匮要略》治肺痿，用甘草干姜汤，其干姜亦炮，是炮姜之用，仲祖其先之矣。姜味本辛，炮过则辛味稍减，主治产后血虚身热，及里寒吐血、衄血、便血之证。若炮制太过，本质不存，谓之姜炭，其味微苦不辛，其质轻浮不实，又不及炮姜之功能矣。即用炮姜，亦必须三衢开化之母姜，始为有力。今药肆中多以伤水变味之生姜，晒干炮用，未免有名无实。

《本草从新》：如惧其（干姜）散，炒黄用或炒微焦，市医将干姜泡淡用之，殊属可笑。

李杲：多用之耗散元气。

干姜水煎服时，常用剂量为3~10g。

量小属阳，量大属阴，干姜治疗风寒表证，则需用小量，最好不水煎内服而是冲服干姜末；当治疗体内寒性病证的时候，则最好水煎内服，治疗下焦的寒性病证，则需加大剂量。

干姜气香走窜、味辛发散，均主动，为了保证胎儿的安全，所以，孕妇是不能用的；体内有因热邪而致的出血病证存在，为了防止更多的出血，此时也是不能用干姜的。

动药伤阴，临床应用干姜时一定要注意患者体内阴血是否充足。

五、医家经验

许公岩先生运用干姜经验

刘某某，女，60岁。患者1973年突发晕厥，虽移时自苏，唯气短神疲不能复，周身浮肿，尤以胸脘痞硬，不得坐卧为苦，不思纳，强食则必呕出。舌淡暗，苔湿薄腻，脉细滑沉伏不起。知其为心脾虚寒，仿仲景治胸痹缓急用薏苡附子散为例，合甘草干姜汤为方。方药：乌附子15g，干姜30g，生甘草30g，生薏苡仁12g。服上方药月余，自觉胸闷脘痞消，气机渐畅，纳复便爽；独肌肤之肿胀不退，遂于前方加麻黄3g，进服3剂浮肿全消。（《许公岩医生临证经验》）

六、老姬杂谈

《本草从新》上说为了防止干姜辛散太过，可以用甘草伍之，也可以微炒用。这一点特好，对临床很有帮助。如果用干姜来消除内寒，配伍甘草之后，在甘缓的作用下，可以使干姜之温热变得绵软且延续不断，不但可以防止"阴阳格拒"的局面出现，且热力延缓，除寒更彻底。

《神农本草经百种录》上谈的"凡味浓之药主守，气浓之药主散"这一点很有临床价值。需要发散治疗的，不管团聚太过还是发散不力，我们就要用"气浓之药"来治疗；需要团聚治疗的，不管是发散太过还是团聚不力，我们就要用"味浓之药"来治疗。当然，这是原则，在原则之下，由于气味有香臭，发散的方向不一样；味道有功用，发挥的作用不同，所以，应用时还需注意。

《食物疗法》上说治"脚汗：干姜15g，白矾15g，煎水洗，连洗数日汗即止"，这一个方子很有"味道"。出汗，直接诊断是气虚不固所致；气虚，是清气不足；清气不足，说明浊气有余；有余之气外排，带动津液外出，导致出汗；白矾有极涩之味，涩味有收缩之性，缩而外挤，排气外出；干姜气香走窜味辛发散，加之性热，能使局部过多之气散开，两药同用，局部之气减少，带动津液外出减少，所以，脚汗减少。

中寒水泻，我们更多中医人不但听过且遇见过。由于个人思维不同，所以治法有异。可以治疗"中寒"而不治疗"水泻"应用干姜，病得愈；也可以治疗"水泻"而不治疗"中寒"，可固涩，用补骨脂、赤石脂；也可利小便实大便，用车前子等，病也得愈。当然，更可以几法同用。这里，我说这一段话的目的，就是临床上需结合具体情况而用具体的法、方、药，比如，有没有治疗所需的药物、病人能否接受治疗所需药物的气味、病人体质如何、病人能否接受劲力大的治疗等，根据不同情况而使用不同的方法和药物。

最后，再说一下：听到有人说生姜晒干就是干姜，这种说法是错误的。《本草备要》曰"母姜晒干者为干姜，炮黑为黑姜"；《本草便读》曰"干姜即生姜之宿根老母姜，置流水中，浸三日，刮净皮，晒干为之，又名军姜"。由于干姜质硬主守，不易发散，所以，相对来说，生姜发散力强，干姜发散力弱。

大蒜

一、药物特性

1.望

【药材】为百合科植物大蒜的鳞茎。（《中药学》）思维发散：茎类药材，有疏通作用；达里。

【颜色】色白。（《中药大辞典》）思维发散：白色与肺相通。

【优质药材】以个大、肥厚、味辛辣者为佳。（《中药大辞典》）

2.闻

【气味】强烈蒜臭气。（《中药大辞典》）思维发散：有走窜之性，不过，此气与香气不同，更多具有向下向内的运动态势。

3.问

【寒热属性】温。（《中药学》钟赣生主编）

【采集时间】夏季。（《中药学》）思维发散：夏季，五行属火，夏季采收的药材，具有向上向外的运动态势。

【有效成分】主要含有大蒜油、大蒜素、硫化亚磺酸酯类，S-烷（烯）-L-半胱氨酸衍生物，γ-L-谷氨酸多肽，苷类，多糖，脂类及多种酶等。（《中药学》）

【药理作用】大蒜有较强的广谱抗菌作用，对多种球菌、杆菌、真菌和病毒等均有抑制和杀灭作用，对恙虫热立克次体、阴道滴虫、阿米巴原虫等，均有不同程度抑杀作用。抗菌作用紫皮蒜优于

白皮蒜，鲜品强于干品。又可降低胆固醇和甘油三酯，防治动脉粥样硬化。大蒜油能抑制血小板聚集，增加纤维蛋白的溶解活性。大蒜可抗肿瘤、抗突变和阻断亚硝酸铵合成。另外，还有抗炎、免疫增加、抗氧化、延缓衰老、降血压、护肝、降血糖、杀精子、兴奋子宫、排铅等作用。（《中药学》）

【个性应用】需要抗菌、降低胆固醇、防治动脉粥样硬化、抑制血小板聚集、抗肿瘤、抗突变和阻断亚硝酸铵合成、抗炎、免疫增加、抗氧化、延缓衰老、降血压、护肝、降血糖、杀精子、兴奋子宫、排铅时，可以考虑大蒜的应用。

4.切

【质地轻重】质地较重（用手一掂，较重）。

5.尝

味道：味辛辣。（《中药大辞典》）思维发散：辛者，能散、能润、能横行；辛味入肺。

6.药性

大蒜药性为温。

7.共性应用

（1）达病位　大蒜更多达里以治疗里证。大蒜，药用部位为鳞茎，能达腰腹偏上部位也就是胃脘部，而胃脘部位则是老百姓常说的心口部位；由于大蒜味道辛辣，所以生吃较多之后，民间就有"葱辣鼻子蒜辣心，只有辣椒辣的深"一说（辣椒味道特大，阴味出下窍，所以，食用辣椒很容易引起痔疮的发作）。当然，大蒜外用，则不限于部位。比如，敷脚心以治因热所致的上部出血病证，则是气味的"动"、味道的"散"，能特快"釜底抽薪"而降火，火去，热迫血行则止，出血现象也随之消失。

（2）平病性　大蒜药性为温，可平病性之寒。

（3）修病态　大蒜色白及辛味均入肺，能增强肺的排浊功能，因为其能达心口部位，所以，可排胃中浊气以止呕、止嗳气打嗝等。

（4）除表象　大蒜有蒜臭味，加之质较重降气，所以，对于胃中有积食者，有很好的消除作用；胃以降为顺，胃中之物下降，呕逆、嗳气、打嗝等也会明显好转。正是由于大蒜味道辛辣，有发

散之功，所以生吃大蒜之后，不说话则罢了，一说话则蒜臭味尽显。

（5）入五脏　大蒜味辛入肺。

（6）五行特点　大蒜辛散，具火行的运动态势。大蒜夏季采收，具火行的运动态势。大蒜色白属金，具金行的运动态势。大蒜质地较重，具水行的运动态势。

二、本草选摘

葫蒜，其气熏烈，能通五脏，达诸窍，去寒湿，辟邪恶，消痈肿，化癥积肉食，此其功也。捣膏敷脐，能达下焦，消水，利大小便；贴足心，能引热下行，治泄泻暴痢及干湿霍乱，止衄血；纳肛中，能通幽门，治关格不通。（《本草纲目》）

下气消谷，除风破冷。（《唐本草》）

除风，杀虫。（《食疗本草》）

张骞使西域，始得种入中国，故一名葫。敷脐能达下焦，消水，利大、小便。切片，灼艾，灸一切痈疽，恶疮肿核。独头者尤良。（《本草备要》）

大蒜辛热臭烈之性，盛于芦韭，故为五荤之首，有小毒，虽极臭而又能辟臭，故凡一切腥臭之物，用此同煮，均可解之。（《本草便读》）

去水恶瘴气，除风湿，破冷气，烂痃癖，伏邪恶；宣通温补，无以加之；疗疮癣。（《本草拾遗》）

脾胃之气最喜芳香，熏臭损神耗气，故久食则伤人。肝开窍于目，目得血而能视，辛温太过，则血耗而目损矣。总之，其功长于通达走窍，去寒湿，辟邪恶，散痈肿，化积聚，暖脾胃，行诸气。（《神农本草经疏》）

三、单验方

（1）脚转筋　急将大蒜磨脚心，令遍热。（《摄生众妙方》）

（2）鼻衄不止，服药不应　蒜一枚，去皮，研如泥，作钱大饼子，厚一豆许，左鼻血出，贴左足心，右鼻血出，贴右足心，两鼻俱出，俱贴之。（《简要济众方》）

（3）妇人阴肿作痒　蒜汤洗之，效乃止。（《永类钤方》）

（4）萎缩性鼻炎　用40％大蒜液或50％大蒜甘油涂布鼻腔，每日3次，3~4天后即见效果。或以50％大蒜甘油用消毒棉花制成大蒜油棉栓，均匀铺盖鼻腔各个部分。半小时后取出，6~12次为一疗程。须持续进行三个疗程。（《中药大辞典》）

（5）鼻渊不止　切片敷足心，取效止。（《本草易读》）

（6）关格　捣纳肛门，治关格不通。（《本草撮要》）

（7）背疽漫肿无头者（用湿纸贴肿处，但一点先干处，乃是疮头）　用大蒜十颗，淡豉半合，乳香钱许。研烂，置疮上，铺艾灸之，痛者灸令不痛，不痛者灸之令痛。（《外科精要》）

（8）一切肿毒　独头蒜三四颗，捣烂，入麻油和研，厚贴肿处，干再易之。（《食物本草会纂》）

四、使用注意

《中药大辞典》：阴虚火旺者，以及目疾、口齿、喉、舌诸患和时行病后均忌食。

《神农本草经疏》：凡肺胃有热，肝肾有火，气虚血弱之人，切勿沾唇。

《本经逢原》：脚气、风病及时行病后忌食。

《随息居饮食谱》：阴虚内热，胎产，瘀痘，时病，疮疟血证，目疾，口齿喉舌诸患，咸忌之。

大蒜局部应用有刺激性。

五、医家经验

任继学

《任继学用药心得十讲》上谈到：任老常用防治外感，提倡平日要多食用大蒜。临床上多用于治疗咳嗽、腹泻、虫积后期。任老还专门致力于研究大蒜油，常用于外科疾病，如痈疽。将大蒜捣碎后，用量5~10g，内服用于鼻渊、头痛、风湿痛。任老强调不能生用，要反复炮制。

六、老姬杂谈

民间俗话流传下来：饿死卖姜的，饿不死卖

蒜的。大致意思是说，人饥饿的时候，大蒜水煮后会变软，辣味不明显，可以果腹，而生姜却不可以。这里，我将大蒜写在这本中药书中，原因就是大蒜生熟味道的不同可以给我们相当重要的启示。《中药学》上大蒜的功效"解毒消肿，杀虫，止痢"，这些都可以从大蒜的颜色白、蒜臭味、味辛、质地重推理出。

丁香

一、药物特性

1.望

【药材】为桃金娘植物丁香的干燥花蕾。（《中药学》）思维发散：花性散；达表。

【优质药材】以个大，粗壮、鲜紫棕色、香气强烈、油多者为佳。（《中药大辞典》）

2.闻

【气味】气强烈芳香。（《中药大辞典》）思维发散：气香走窜。

3.问

【寒热属性】温。（《中药学》钟赣生主编）

【采集时间】通常在9月至次年3月间，花蕾由青转为鲜红色时采收。（《中药学》）

【有效成分】主要含挥发油。油中主要成分是丁香油酚、乙酰丁香油酚。（《中药学》）

【药理作用】丁香内服能促进胃液分泌，增强消化能力，减轻恶心呕吐，缓解腹部气胀，为芳香健胃剂；其水提物、醚提物均有镇痛抗炎作用；丁香酚有抗惊厥作用；其煎剂对葡萄球菌、链球菌及白喉、变形、绿脓、大肠、痢疾、伤寒等杆菌均有抑制作用，并有较好的杀螨作用；另有抗血小板聚集、抗凝、抗血栓形成、抗腹泻、利胆和抗缺氧等作用。（《中药学》）

【个性应用】需要促进胃液分泌、增强消化能力、减轻恶心呕吐、缓解腹部气胀、镇痛抗炎、抗惊厥抑菌、杀螨、抗血小板聚集、抗凝、抗血栓形成、抗腹泻、利胆和抗缺氧时，可以考虑丁香的应用。

4.切

现有特点：断面有油性，用指甲划之可见油质渗出。（《中药大辞典》）思维发散：一者润肠，二者质润滋阴。

【质地轻重】质坚实而重，入水即沉。（《中药大辞典》）思维发散：质坚实走里，且不易散开；质重沉降。

5.尝

味道：味辛。（《中药大辞典》）思维发散：辛者，能散、能润、能横行；辛味入肺。

6.药性

丁香药性为温。

7.共性应用

（1）达病位　丁香达表的同时，质坚实走里，也能治疗里证。

（2）平病性　丁香病性为温，可平病性之寒。

（3）修病态　丁香气味芳香强烈，有很好的走窜之功，加之味辛及药用部位为花蕾而性散，所以，对于凝滞之证，如血瘀、痰湿水饮、积滞等来说，应用丁香治疗，疗效很好。丁香有油性，也就说明其质润，有滋阴之功，不过由于丁香气味芳香、味道为辛，所以，滋阴作用不显，不过，由此可知，丁香在散凝的时候，不会过多地伤阴。

（4）除表象　丁香质地较重，有降气之功，加之味辛入肺，增强肺的排浊功能，可治疗呕逆、嗳气等证。

（5）入五脏　丁香味辛入肺。

（6）五行特点　丁香辛散，具有火行的运动态势。丁香质重下沉，具水行的运动态势。

二、本草选摘

治冷气腹痛。（《药性论》）

治口气，反胃，疗肾气，奔豚气，阴痛，壮阳，暖腰膝，杀酒毒，消痃癖，除冷劳。（《日华子本草》）

温脾胃，（治）壅胀，风毒诸肿。（《开宝本草》）

温中快气，治上焦呃逆，除胃寒泻痢，七情五郁。（《本草正》）

疗胸痹，阴痛，暖阴户。（《本草汇》）

开九窍，舒郁气，去风，行水。（《本草

再新》）

腹中肿毒，鼻中息肉，乳头裂破。（《外科全生集》）

凡胃逆呕吐者，健胃消痰药中加三五粒，甚效，不宜多用。（《本经逢原》）

凡使（丁香），有雌雄，雄颗小，雌颗大，似枣核。方中多使雌，力大，膏煎中用雄。（《雷公炮炙论》）

丁香，温中健胃，须于丸剂中同润药用乃佳。独用多用，易于僭上，损肺伤目。（《本草通玄》）

丁香，得五味子治奔豚，配甘蔗、姜汁治干呕。肉桂温能发表，丁香温能和胃。（《得配本草》）

能发诸香。（《本草乘雅半偈》）

妇人阴户常冷，纱囊盛纳阴内，旋使转温。（《本草蒙筌》）

丁香有公丁母丁两种，公丁是花，母丁是实，公小而母大。一云树有两种，性味皆同。母者即鸡舌香。古方多用之。今人所常用者，皆公丁香耳，辛温芳香，色紫而润，上温脾胃，宣中辟恶，治呕吐呃逆等证，下及肾肝，导气祛寒，凡下焦一切奔豚，癥瘕疝诸疾，如肾阳不足而有寒气者，均可用也。（《本草便读》）

张璐曰呃逆宜辨寒热。若寒热不辨，用药立毙。凡声之有力而连续者，虽有手足厥逆，大便必坚，定属大热，下之则愈，万举万全。若胃中无实火，何以激搏其声逆上而冲乎？（《本草求真》）

三、单验方

（1）胃寒呕逆　丁香3g，柿蒂6g。水煎服。（《全国中草药汇编》）

（2）治胃痛　丁香6g，肉桂、木香、乌药各12g。攻研细末，每服2g，每日3次。（《全国中草药汇编》）

（3）食蟹致伤　丁香末，姜汤服五分。（《证治要诀》）

（4）久心痛不止　丁香半两，桂心一两，捣细，罗为散，每于食前，以热酒调下一钱。（《太平圣惠方》）

（5）突然心气痛　用丁香末，酒送服一钱。（《本草纲目》）

（6）反胃，气噎不通　用丁香、木香各一两，每取四钱，水煎服。（《本草纲目》）

（7）妇女崩中　用丁香二两，加酒二升，煎成一升，分次服下。（《本草纲目》）

（8）乳痛　用丁香研末，水送服一匙。（《本草纲目》）

（9）阴冷　（丁香）为末，缝纱囊如小指，实末，纳阴中，主阴冷病，中病便已。（《本草衍义》）

（10）痛疽恶肉　丁香末敷之，外用膏药护之。（《怪证奇方》）

（11）鼻中息肉　丁香绵裹纳之。（《太平圣惠方》）

（12）癣　丁香16g，加入70％乙醇至100ml，浸48小时后去渣。每日外搽患处3次，观察31例病史在2年以上的体癣及足癣患者，一般在治疗1天后症状即见消退，2天后患处开始有皮屑脱落。病史较长或曾经其他癣药治疗而不能控制者，则于治疗后2~3天症状才开始消退，一般经3~5天亦能治愈。但有20％左右治愈后仍反复发作。一法用1：10的丁香煎液外涂，每日1~3次，治疗数种皮肤霉菌病共31例，结果8例临床痊愈，10例显效，8例有效，5例无效。有效病例通常在涂药后3~7日痒感减轻，炎症减退，落屑减少，以后局部症状逐渐好转。治疗期中如中断用药，效果多不明显或无效。疗效与病原苗未见明显关系，曾对6例治愈患者进行短期随访，1例于1个月后复发，6例经2~12月观察未见复发。（《中药大辞典》）

四、使用注意

丁香常用水煎内服剂量为1~3g，由于丁香基本属于无毒，所以，临床应用时可根据具体情况加大剂量。

在十九畏曰"丁香莫与郁金见"，为了避免这种情况出现，临床应用丁香时，最好不要同用郁金。

《雷公炮炙论》：不可见火。畏郁金。

李杲：气血胜者不可服，丁香益其气也。

《神农本草经疏》：一切有火热证者忌之，非属虚寒，概勿施用。

购买丁香时要注意真假鉴别，有人用肉桂子来冒充丁香。鉴别要点：肉桂子质地不如丁香坚实，入水不沉；用指甲划之无出油现象，闻之虽有香气，但远不如真品浓烈。

五、医家经验

焦树德先生谈道：丁香有公丁香、母丁香之分，性味功能大致相同。但公丁香药效迅速，母丁香药力持久，二药也常合用。（《焦树德方药心得》）

六、老姬杂谈

丁香，有公母之分，我们常用的为公丁香，《本草新编》上说：世人重母丁香，而轻公丁香，不知何故？谓母丁香能兴阳道也。夫丁香而曰母，其属阴，可知阴不能助阳，亦明矣。丁香公者易得，而母者难求，此世所以重母丁香也。舍易而求难，世人类如是夫。

丁香，气味芳香走窜、味辛能散、性温能畅，所以，临床上遇到寒凝之病症，应用丁香治疗，效果很不错。不过，由于部位的不同，需选用的剂量也不同。

治疗上焦病证，用小量；治疗中焦病证，用常量；治疗下焦病证，用大量。

我的经验是，为了保持丁香的气味，临床应用时最好研末让患者冲服，温水冲服也可以，用煎煮好的药液冲服也成，特别是对上中焦的病证来说，冲服丁香末比煎煮服用效果要好。

丁香，《中药学》上谈的功效为"温中降逆，补肾助阳"，因其性温质重，所以可以"温中降逆，补肾助阳"，不过，丁香的散凝排浊作用为正功。

花椒

一、药物特性

1.望

【药材】为芸香科植物花椒的干燥成熟果皮。（《中药学》）思维发散：以皮达皮。

【优质药材】以鲜红、光艳、皮细、均匀、无杂质者为佳。（《中药大辞典》）

2.闻

【气味】具有特殊的强烈香气。（《中药大辞典》）思维发散：气香走窜。

3.问

【寒热属性】温。（《中药学》钟赣生主编）

【采集时间】秋季。（《中药学》）思维发散：秋季，五行属金，秋季采收的药材，具有清除的运动态势。

【炮制】花椒取原药材，除去果柄及种子（椒目）。

炒花椒：取净花椒置锅内，用文火炒至有香气，取出放凉。

醋炒花椒：取花椒用微火炒热，陆续淋醋，炒至醋尽，迅速出锅，闷1小时，使其发汗，晒干，每花椒1kg，用黄醋120g。

盐炒花椒：取花椒用微火炒至有响声，喷淋盐水炒干即得。

【有效成分】果皮中挥发油的主要成分是柠檬烯。另外还含有香草木宁碱、菌芋碱等。（《中药学》）

【药理作用】花椒具有抗动物实验性胃溃疡形成的作用；对动物离体小肠有双向调节作用，小剂量时兴奋，大剂量时抑制；并有镇痛抗炎作用；其挥发油对11种皮肤癣菌和4种深部真菌均有一定的抑制和杀死作用，其中羊毛小孢子菌和红色癣菌最敏感，并能杀疥螨等。（《中药学》）

【个性应用】需要抗胃溃疡形成、镇痛抗炎、抑菌杀菌、杀疥螨时，可以考虑花椒的应用。

4.尝

味道：味麻辣而持久。（《中药大辞典》）思维发散：辛者，能散、能润、能横行；辛味入肺。

5.药性

花椒药性为温。

6.共性应用

（1）达病位　花椒以皮达皮，能达人体属阳部位。

（2）平病性　花椒药性为温，可平病性之寒。

（3）修病态　花椒芳香之气强烈，走窜之功甚好，加之秋季采收具有清除之性，所以，对于凝滞之寒证，如血瘀、痰湿水饮、积滞（食积、虫积、结石、肠滞）等病性属寒的，一定要考虑花椒的应用。花椒味道麻辣持久，有很好的发散之功，且此作用存在时间长，所以，需要用发散法治疗的寒性病证，就可以考虑花椒的应用。花椒味辛入肺，能增强肺的排浊功能，因其"以皮达皮"且气香走窜，加之秋季采收具有清除之性，所以，花椒善于治疗上焦及体表的浊气浊物不能畅排之证。

（4）除表象 《本草纲目》：解郁结，消宿食。《日华子本草》：破癥结。《神农本草经疏》：能破一切幽暗阴毒之物。

（5）入五脏 花椒味辛入肺。

（6）五行特点 花椒辛散，具有火行的运动态势。花椒秋季采收，具金行的运动态势。

二、本草选摘

主邪气咳逆，温中，逐骨节皮肤死肌，寒湿痹痛，下气。（《神农本草经》）

治恶风，遍身四肢顽痹，口齿浮肿摇动；主女人月闭不通，治产后恶血痢，多年痢，主生发，疗腹中冷痛。治头风下泪，腰脚不遂，虚损留结，破血，下诸石水，腹内冷而痛，除齿痛。（《药性论》）

灭瘢，下乳汁。（《食疗本草》）

破癥结，开胃，治天行时气温疾，产后宿血，治心腹气，壮阳，疗阴汗，暖腰膝，缩小便。（《日华子本草》）

散寒除湿，解郁结，消宿食，通三焦，温脾胃，补右肾命门，杀蛔虫，止泄泻。（《本草纲目》）

秦椒，味辛气烈，其温中去痹，除风邪气，治吐逆疝瘕，下肿湿气，皆取辛烈以散郁热，乃从治之法也。疮毒腹痛，冷水下一握效，其能通三焦，引正气，下恶气可知也。（《本经逢原》）

三、单验方

（1）呃噫不止 川椒四两。炒研，面糊丸，梧子大，每服十九，醋汤下。（《秘传经验方》）

（2）妇人阴痒不可忍，非以热汤抱洗有不能

已者 椒茱汤，花椒、吴萸、蛇床各一两，藜芦五钱，陈茶一撮，烧盐二两。水煎熏洗。（《医级》）

（3）头上白秃 花椒末，猪脂调敷。（《普济方》）

（4）手足皲裂 （花）椒四合，水煮之，去滓。渍之半食顷，出令燥，须臾复浸，干涂羊、猪髓脑。（《僧深集方》）

（5）回乳 花椒6~15g，加水400~500ml，浸泡后煎煮浓缩成250ml，然后加入红糖（白糖效果不佳）30~60g，于断奶当天趁热1次服下，日服1次，1~3次即可回乳。绝大多数于服药后6小时乳汁即显著减少，第2天乳胀消失或胀痛缓解。（《中药大辞典》）

（6）脚气 陈醋500g，浸泡花椒50g，每晚临睡前泡脚10分钟，可愈。（《食物疗法》）

（7）年老体弱 川椒、小茴香等份，微炒后研细末，炼蜜为丸，每日2次，每次3~6g。（《食物疗法》）

（8）皮肤瘙痒症 花椒15g，白矾15g，加水同煎，待温后，洗患部。每天1~2次，连用1周左右。（《食物疗法》）

四、使用注意

花椒水煎内服常用剂量为3~6g，外用则根据情况而选用剂量。

由于花椒的香气强烈且味麻辣持久，"动性十足"，所以，为保护胎儿安全，孕妇是禁用的；也正是因为花椒很能"动"，多用、久用则会伤血，所以，临床应用时需考虑这个"不良反应"。

花椒为热性之药，对于热性的病证来说，是不适合应用的，除非反佐使用或配合更多的寒性药一起应用。

《名医别录》：多食令人乏气，口闭者杀人。

《备急千金要方·食治》：久食令人乏气失明。

《神农本草经疏》：肺胃素有火热，或咳嗽生痰，或嘈杂醋心，呕吐酸水，或大肠积热下血，咸不宜用；凡泄泻由于火热暴注而非积寒虚冷者忌之；阴痿脚弱，由于精血耗竭而非命门火衰虚寒所致者，不宜入下焦药用；咳逆非风寒外邪壅塞者不

宜用；字乳余疾由于本气自病者不宜用；水肿黄疸因于脾虚而无风湿邪气者不宜用；一切阴虚阳盛，火热上冲，头目肿痛，齿浮，口疮，衄血，耳聋，咽痛，舌赤，消渴，肺痿，咳嗽，咯血，吐血等证，法所咸忌。

《随息居饮食谱》：多食动火堕胎。

花椒，质量不好和假的也很多，最便宜的和最贵的单价能相差3倍以上。鉴别真假，从以下几方面进行。

泡：假花椒能让水变色，真花椒泡水，水始终是清的。

擦：一般买花椒的时候都不能泡水，这时可以用随身带的纸来搓擦胡椒表面，或者把花椒在纸上进行搓擦，色不变者为真，变色则是假花椒

看：一般来说，假花椒主要是由麦秸壳、花椒籽等不值钱、看起来又和花椒非常相似的东西再掺杂进少量真花椒组成。如果发现花椒中存在很多杂质，则很可能就是掺了假的。

捏：真花椒用手抓一抓感觉粗糙、刺手，轻轻捏一捏就容易破碎。而假花椒用力捏也不会破碎。

闻：真花椒的香气比较突出，麻辣味道足且持久；假花椒的麻辣味道单薄许多。

称：真花椒的分量很轻。如果买花椒时发现花椒很"压秤"，就很可能掺假了。

五、医家经验

重用川椒治疗虫证

朱某，女，15岁，1997年10月13日初诊。阵发性脐周痛15小时，痛甚鼓包，腹中雷鸣，大便秘结，舌淡苔白，脉弦而紧。虫聚肠道，祛虫宽肠为治：川椒60g加醋400ml，煎开后再入鲜葱白20g，煎2~3分钟，滤渣取液顿服。半小时许疼痛缓解。第2、3天各服雷丸粉80g（入胶囊内，分早晚2次服），第4天复诊时诸症尽释。（《中华名老中医学验传承宝库》周玉朱）

六、老姬杂谈

花椒《中药学》写其是芸香科植物青椒或花

椒的干燥成熟果皮。由于青椒和花椒的气味有区别，所以它们的功用不大一样。花椒的气味在上面已经说过了，而青椒《中国药典》上说"气香，味微甜而辛"，《中华本草》上说"气清香，味辛微甜"。味道不同功用也就不同，所以，我在上面写道花椒药材的时候，就去掉了"青椒"。

和丁香一样，花椒研末内服的效果优于水煎服的效果，原因是水煎之后，气味挥发，走窜之力减弱，更多是靠味辛的发散功能来治病。

细辛

一、药物特性

1.望

【药材】为马兜铃科植物北细辛、汉城细辛或华细辛的干燥根和根茎。前两种常称为"辽细辛"。（《中药学》）思维发散：取类比象，根和根茎类药材能达人体属阴及阴阳相交之处。

【优质药材】以根灰黄色、叶绿色、味辛辣而麻舌者为佳。（《中药大辞典》）

2.闻

【气味】气甚芳香。（《中药大辞典》）思维发散：气香走窜。

3.问

【寒热属性】温。（《中药学》钟赣生主编）

【采集时间】夏季或初秋。（《中药学》）

【有效成分】主要含木脂类成分和挥发油等。（《中药学》）

【药理作用】细辛挥发油具有解热、镇静、镇痛、抗炎、表面麻醉及浸润麻醉作用。细辛水及醇提物可使速发型变态反应过敏介质释放量减少40%以上。细辛大剂量挥发油可使中枢神经系统先兴奋后抑制，显示一定毒副作用。体外实验显示细辛挥发油对革兰阳性菌、枯草杆菌、伤寒杆菌及多种真菌有一定的抑制作用。华细辛醇浸剂可对抗吗啡所致的呼吸抑制。此外，细辛有强心、扩张血管、松弛平滑肌、增强脂质代谢、升高血糖等作用，对细胞免疫、体液免疫均有抑制作用。（《中药学》）

【个性应用】需要解热、镇静、镇痛、抗炎

表面麻醉及浸润麻醉、抑菌、强心、扩张血管、松弛平滑肌、增强脂质代谢、升高血糖、抑制细胞免疫和体液免疫时，可以考虑细辛的应用。

4.尝

味道：味辛辣，后具麻木烧灼感。（《中药大辞典》）思维发散：辛者，能散、能润、能横行；辛味入肺。

5.药性

细辛药性为温。

6.共性应用

（1）达病位　细辛能达人体属阴或阴阳相交之处，由于细辛气味甚大属阳，所以，也能达人体属阳部位。

（2）平病性　细辛药性为温，可平病性之寒。

（3）修病态　细辛芳香之气强烈，走窜之功甚好，加之味辛发散，所以，对于凝滞之证，如血瘀、痰湿水饮、积滞等病性属热的，使用细辛治疗效果很好。火郁发之，细辛具强烈香气，用细辛散郁结之火，甚好。

（4）除表象　细辛味辛入肺，能强增肺的排浊功能，由于其性温且芳香之气强烈，所以，对于上焦及体表的浊气浊物不排之寒证，应用细辛来治疗，效果很好。

（5）入五脏　细辛味辛入肺。

（6）五行特点　细辛辛散，具有火行的运动态势。

二、本草选摘

主咳逆，头痛脑动，百节拘挛，风湿痹痛，死肌。明目，利九窍。（《神农本草经》）

温中下气，破痰，利水道，开胸中，除喉痹，齆鼻，风痫癫疾，下乳结。汗不出，血不行，安五脏，益肝胆，通精气。（《名医别录》）

治咳逆上气，恶风，风头，手足拘急，安五脏六腑，添胆气，去皮风湿痹，能止眼风泪下，明目，开胸中滞，除齿痛，主血闭，妇人血沥腰痛。（《药性论》）

治咳，消死肌疮肉，胸中结聚。（《日华子本草》）

治头面风痛，不可缺也。（《本草衍义》）

主痰结湿火，鼻塞不利。（《本经逢原》）

细辛，只可少用，而不可多用，亦只可共享，而不能独用。多用则气耗而痛增，独用则气尽而命丧。细辛阳药也，升而不沉，虽下而温肾中之火，而非温肾中之水也。火性炎上，细辛温火而即引火上升，此所以不可多用耳。或问：细辛散人真气，何以头痛反能取效？盖头为六阳之首，清气升而浊气降，则头目清爽；唯浊气升而清气降，头目沉沉欲痛矣。细辛气清而不浊，故善降浊气而升清气，所以治头痛如神也。但味辛而性散，必须佐之以补血之药，使气得血而不散也。（《本草新编》）

细辛，芳香最烈，故善开结气，宣泄郁滞，而能上达颠顶，通利耳目，旁达百骸，无微不至，内之宣络脉而疏通百节，外之行孔窍而直透肌肤。（《本草正义》）

人患口臭者，含之多效，最能除痰明目也。（《新修本草》）

细辛，凡风气寒气、依于精血津液便溺涕唾以为患者，并能曳而出之，使相离而不相附，则精血津液便溺涕唾各复其常，风气寒气，自无所容。如《神农本草经》所载主治咳逆者，风寒依于胸中之饮；头痛脑动者，风寒依于脑中之髓；百节拘挛者，风寒依于骨节屈伸泄泽之液；风湿痹痛死肌者，风寒依于肌肉中之津。推而广之，随地皆有津液，有津液处，风寒皆能依附焉。故在胸为痰为滞结，在喉为痹，在乳为结，在鼻为齆，在心为癫痫，在小肠为水，在气分为汗不出，在血分为血不行。此《别录》之与《神农本草经》一贯不异者也。（《本经疏证》）

三、单验方

（1）中风（突然倒下，不省人事）　用细辛末吹入鼻中。鼻中息肉，用细辛末时时吹入。（《本草纲目》）

（2）偏头痛　至灵散，雄黄（研）、细辛（去苗叶，为末）等份。上二味，再同研匀。每服一字，左边疼揩入右鼻，右边痛揩入左鼻。（《圣济总录》）

（3）**鼻塞不通** 细辛末少许，吹入鼻中。细辛散治风冷头痛，痛则如破，其脉微弦而紧：细辛一两（净），川芎一两，附子（炮）半两净，麻黄一分。上细切，入连根葱白、姜、枣。每服五钱，水一盏半，煎至一盏，连进三服。（《普济方》）

四、使用注意

细辛有毒，《本草别说》中说"细辛，若单用末，不可过半钱匕，多即气闷塞，不通者死"，一般有"细辛不过钱"之说，也就是说细辛的用量，一般不能超过3g，所以，《中药学》细辛的水煎内服剂量为1~3g。不过，如果煎煮时间超过30分钟（水开后开始算时间），其毒性成分黄樟醚的含量就大为减弱。

当然，如果没有煎煮或者煎煮时间不到，可千万不能使用较大剂量；如果是研末内服，剂量一定要小。

治疗外感病证，比如，风寒感冒时，药物的煎煮时间都较短，这时如果要用细辛，则需小量，一者量小属阳，能达人体属阳的体表部位；二者由于煎煮时间不够，怕有毒成分黄樟醚的含量过多，所以，也需小量应用。

细辛气香味辛，发散之力甚大，所以，不需要用发散法治疗的就尽量不要用，或者虽然需要用发散法治疗，但不能久用多用，以免耗伤气血。

细辛药性温热，对于热性病证的治疗是不宜使用的，除非需要其来反佐或者应用于寒包火之"火郁"证。

也正是由于细辛走窜之力很强，所以，细辛很容易伤阴，在应用细辛的时候，一定要考虑阴血是否充实，必要时可以配伍补血药物一同应用。

人体的衰老，不是因为新的不来，而是因为旧的不去。细辛排浊除旧，对于延缓衰老有很好的效果，所以，《神农本草经百种录》上就说细辛能"轻身长年"。现代药理实验也证实，细辛有很好的促使新陈代谢的作用。也许，人们叫辽细辛为"百病草"就有这个含义。

细辛的排散作用很强，所以对于有出血倾向者是禁用的。

细辛，有辽细辛和华细辛之别，辽细辛气浓味大，华细辛气味和味道较弱，不过，比假细辛的气味和味道要大多了。常用的细辛伪品为球果堇菜，又名毛果堇菜，其闻之气微、无真品的芳香气味、口尝味淡、无麻舌感，是鉴别要点。

《神农本草经疏》：凡病内热及火生炎上，上盛下虚，气虚有汗，血虚头痛，阴虚咳嗽，法皆禁用。

《得配本草》：风热阴虚禁用。

五、医家经验

1.治疗风湿性关节炎

杨某，女，40岁，工人。患者四肢关节疼痛半年，经某医院确诊为"风湿性关节炎"，并治疗2个月，效果不明显而求治于王师。患者恶寒肢冷、关节疼痛，下肢为著，痛剧时活动受限，行走不便，但关节未见红肿。舌淡胖、脉沉细。王师认为"风寒湿三气杂至，合而为痹"，此之谓也。治当祛风除湿，温通经络，用黄芪桂枝五物汤加附子、细辛、牛膝治之。方中细辛由15g渐加至30g，服药1个月，疼痛若失。此后虽有气候变化，除下肢微有酸困外，疼痛未再发作。

马某，女，34岁，干部。患者四肢关节疼痛5年，曾服多种中西药物，均无明显效果。每遇气候变化时，其周身关节疼痛难忍，伴有肢体麻木、恶寒，食纳可，二便调。舌淡、苔白、脉沉迟。经查抗"O"800，血沉36 mm/h，类风湿因子阳性。诊断为"类风湿关节炎"。王师辨证为风寒并重，留着经络；治以疏风散寒，宣痹通络；方以自拟羌防痛痹汤。羌活15g，防风6g，白术15g，细辛30g，川芎10g，牛膝15g，附子12g，豨莶草30g。方中细辛量自30g起逐渐加大，最后用至80g，患者服用2个月后，麻木基本消失，关节关疼痛明显减轻，复查抗"O"、血沉、类风湿因子均恢复正常，后又巩固治疗3个月。2年后随访，患者关节疼痛基本消失，恢复正常工作。

按：《本草正义》谓"细辛，芳香最烈，故善开结气，宣泄郁滞而能上达颠顶，通利耳目，旁达百骸，无微不至；内之宣络脉而疏通关节，外之行孔窍而直通肌肤"。因其香散温通，善祛脏腑、经络之风寒，故历来均视之为治痹要药。但其气盛味烈，临床应用时又素有"细辛不过钱"之说。据现代药理研究证明，细辛的毒性成分主要为其所含的挥发油，而在药物煎煮过程中，挥发油得以散逸，毒性反应即可降低。以此为据，王师数年来用大剂量细辛治疗痹证，剂量为15~40g，最大量达80g，祛风散寒，收到满意疗效，且未见明显毒副反应。[李永新. 重用细辛治疗痹证. 甘肃中医学院学报，2000，17（4）：49]

2.单味细辛治疗阳痿

细辛味辛性温，有祛风散寒、行水开窍之功。笔者在为一雷诺病患者的治疗过程中发现，其5年余的阳痿旧疾竟有好转，经对所用药物分析，可能与方中细辛一味有关，遂嘱患者每日单用细辛5g，泡茶口服，按此方治疗月余，阳痿竟得痊愈，后又用此方法治疗了25例阳痿患者皆获良效。

男，49岁，工人，1987年8月10日初诊。患者自1986年始，头晕，失眠多梦、腰痛遗精，继而阴茎不能勃起，经某医院检查，诊断为阳痿，服用中西药物治疗2个月余，其他症状基本痊愈，唯有阳痿至今未愈。诊治：每日用细辛5g，泡茶1杯口服，连泡3次服用，7天即见效果，阴茎已能勃起，但维持时间较短。继续服药1个月后，此病痊愈，随访半年未见复发。

男，42岁，干部，于1988年1月13日初诊。患阳痿已4年余，有时举而不坚，有时痿而不用，经多方治疗无效，求治于余，每日细辛5g，泡茶1杯口服，连泡3次服用，此药连用5天即见效果，阳事欣然，又继续服用25天，性功能恢复正常。[徐应坤，李日昌. 单味细辛治疗阳痿. 中国中药杂志，1989，14（7）：56]

3.重用细辛治痛痹

疼痛为顽痹的主症之一，常规辨证疗效不佳时，加入细辛9~30g，常可取得满意的疗效，古人有"细辛用不过钱"之说，常规量为3g，一般而言，顽痹用常规量往往无效，最低下限为9g才会有效，最高上限为60g。细辛辛烈窜透，功能为通

阳气、散寒结，对寒湿凝结或病久虚寒较重者，历来视为治顽痹要药。临床应用重剂细辛时，必须先煎煮30分钟后，才能纳入他药共煎，因细辛的有毒成分为黄樟醚，煎取30分钟后，其含量已大大下降，不足以引起毒性。[李玉和. 重剂治疗顽痹经验谈. 中医药学报，2000（5）：32]

4.细辛可通窍明目

近医谓："细辛不过钱，多则气闭而死。"殊不知辛香之药，岂能闭气，上品无毒之药，何不可多用。积五十余年验案，其通窍明目之功，实超越诸花各子之上。（《著名中医学家的学术经验》）

5.细辛敷脐预防感冒

应用细辛敷脐预防感冒发作，收到满意疗效。方法：用细辛8~10g，以沸水冲泡后沥去水分，待不烫手时敷在肚脐上（神阙穴），外用塑料纸覆盖，保持湿润，再用绷带包扎固定12小时后揭去。每周1次，可连用2~4次。治疗16例中，显效6例，有效8例，无效2例。总有效率达87%。未见明显不良反应。

感冒多为感受外邪所致。细辛气味辛温，有发散风寒作用，入心、肾、肺、肝四经。细辛敷脐（神阙为任脉重要穴位）可能是利用该药的穿透开滞作用，循经络运行至咽喉及面部，起到预防感冒的作用。该药敷脐简单方便，无不良反应，疗效满意。[黄星. 细辛敷脐预防感冒16例. 中医外治杂志，1999，8（3）：18]

6.细辛平咳喘，疗效胜麻黄

细辛入肺经，温肺而化饮，敛降冲逆而止咳；入肾经，散肾经之风寒，促肾之纳气。安徽芜湖承忠委先生积40年应用细辛的临床经验认为"细辛平咳喘，疗效胜麻黄"。用于治疗寒饮咳喘时多配伍干姜、五味子。细辛与干姜为伍，一走一守，一表一里，共具辛温之性而温化寒饮痰浊之邪；配伍功专收敛固涩的五味子，以细辛之辛散，制五味子之酸敛，以五味子之酸敛制细辛之辛散。二药参合，一散一收，相互制约，相互促进，攻补相宜，止咳平喘甚妙。三药为伍是治疗各种痰饮咳证的特效药组。[张朝辉. 浅论细辛之功用. 中国民间疗法，2002，10（12）：21]

六、老姬杂谈

细辛有毒，这点，临床使用时一定要注意。引起中毒的原因，一是直接吞服单方的散剂用量过大，二是较大剂量入汤剂煎煮的时间过短。所以，临床应用时，在《本草崇原》上谈到"凡药所以治病者也，有是病，服是药"的原则下，根据病之"度"而选药之"量"（这是在药量与药力成正比的情况下来谈的）。

这里，我说几点，一是《滇南本草》上谈的"治痈疽红肿咬痛。细辛，不拘等份，煎汤，点水酒服。有脓者溃，无脓者散"，其机制就是"散而除之"。二是细辛也能很好地治疗寒痹，原因是细辛性温平病性之寒的同时，气香走窜以散凝，味特辛以发散，双力同施，则痹消。

皂荚

一、药物特性

1. 望

【药材】皂荚为豆科植物皂荚的干燥成熟和不育果实，成熟果实为皂荚，不育果实为猪牙皂，又叫小皂荚。（《中药学》）思维发散：更多达里。

【优质药材】以肥厚、饱满、质坚者为佳。（《中药大辞典》）

2. 闻

【气味】气特异，有强烈刺激性，嗅粉末则打喷嚏。（《中华本草》）思维发散：走窜之性很是强大。

3. 问

【寒热属性】温。（《中药学》钟赣生主编）

【采集时间】秋季。（《中药学》）思维发散：秋季，五行属金，秋季采收的药材，具有清除的运动态势。

【有效成分】皂苷、纤维素、半纤维素、木质素、果胶等是其主要成分。尚含鞣质、聚糖、豆甾醇、甾醇等。（《中药学》）

【药理作用】皂角能刺激胃黏膜而反射性地促进呼吸道黏液的分泌，产生祛痰作用。对大肠埃希菌、伤寒、副伤寒杆菌、宋内痢疾杆菌、变形杆菌、铜绿假单胞菌、霍乱弧菌等均有抑制作用。对皮肤真菌、阴道滴虫亦有抑制作用。煎剂对离体大鼠子宫有兴奋作用。所含皂苷能增加冠状动脉血流量，减轻心肌缺血程度，缩小梗死面积，降低血清中AST、CK、LDH活性，并能增加血清中SOD活性及降低血清中MDA含量。皂苷物和正丁醇提取物有抗肿瘤作用。（《中药学》）

【个性应用】需要祛痰抑菌，抑制皮肤真菌、阴道滴虫，兴奋子宫，增加冠状动脉血流量，减轻心肌缺血程度，缩小梗死面积及抗肿瘤时，可以考虑皂荚的应用。

4. 切

现有特点：质硬。（《中华本草》）思维发散：质硬走里，且不易散开。

5. 尝

味道：味辛辣。思维发散：辛者，能散、能润、能横行；辛味入肺。

6. 药性

皂角药性为温。

7. 共性应用

（1）达病位　皂荚更多达里以治疗里证。

（2）平病性　皂荚性温，可平病性之寒。

（3）修病态　皂荚气特异，有很好的"动"性，加之味辛能散及秋季采收具有清除之性，所以，对于需要用发散法治疗的病证，就可以考虑皂荚的应用。

（4）除表象　皂荚秋季采收，具有金的清除之性，加之味辛能散及入肺排浊，所以，在上的"清除"可以治疗痰咳，在下的"清除"可以通利二便。《本草蒙筌》曰："搐鼻喷嚏立至，敷肿疼痛即除。"

（5）入五脏　皂荚味辛入肺。

（6）五行特点　皂荚辛散，具有火行的运动态势。皂荚秋季采收，具金行的运动态势。

二、本草选摘

治腹胀满，消谷，破咳嗽囊结，妇人胞不落。（《本草经集注》）

吹之导之，则通上下诸窍，服之则治风湿痰

喘肿满杀虫，涂之则散肿消毒，搜风治疮。(《本草择要纲目》)

以末搐鼻，立作喷嚏，治中风口噤，胸痹喉痹，济急颇有神效。(《药笼小品》)

通关节，除头风，消痰，开胃，(破坚癥，腹中痛，能堕胎)。(《日华子本草》)

暑中湿热时，或久雨，合苍术烧，辟温疫邪湿气。(《本草衍义》)

按大小二皂，所治稍有不同，用治风痰，牙皂最胜，若治湿痰，大皂力优。(《本经逢原》)

疏风气。(《本草图经》)

结实有三种：一种短小，形似猪牙；一种长大肥浓多脂而黏手；一种细长瘦薄，枯燥而不黏手。入药肥浓多脂者佳。但树多丛刺，难于采取，用竹篾箍树本，其荚过夜尽落，亦一异也。有不结实者，将树本凿一大孔，入生铁三五斤，遂用泥封孔口，次年即结实，且倍往昔。(《本草乘雅半偈》)

凡中风不醒人事，口噤不能进药，急提头发，手掐人中，用皂荚末或半夏末，吹入鼻中，有嚏者生，无嚏者为肺气已绝，死。(《本草从新》)

三、单验方

(1) 通闭　吹之、导之则通上下之窍。煎之、服之则治风痰喘满。涂之、擦之则散肿消毒，去面上风气。熏之、蒸之则通大便秘结。烧烟熏之则治疮、湿毒，即《神农本草经》治风痹死肌之意，用之无不效验。(《本经逢原》)

(2) 咳逆上气，时时唾浊，但坐不得眠　皂荚丸，皂荚六两。去皮，酥炙，蜜丸梧子大，枣膏和汤服三丸，日夜四服。(《长沙药解》)

(3) 二便因气秘不通者　烧烟熏之。性极尖利，无闭不开，无坚不破，为济急之神丹。(《顾松园医镜》)

(4) 食气遍身黄肿，气喘，食不得，心胸满闷　不蛀皂角(去皮及子，涂好醋炙令焦为末)一钱匕，巴豆七枚(去油、膜)，二件以淡醋及研好墨，为丸如麻子大，每服三丸，食后一日增一丸，以利为度。如常服，消酒食。(《证类本草》)

(5) 卒中风口歪　大皂荚一两(去皮、子，研末下筛)。以三年大酢和，左歪涂右，右歪涂左，干更涂之。(《备急千金要方》)

(6) 咽喉肿痛　用皂荚一挺，去皮，米醋浸、炙七次，勿令过焦，研为末。每次少放入咽，吐涎则痛止，病渐愈。(《备急千金要方》)

(7) 咳逆上气、唾浊，不能睡卧　用皂荚(炙，去皮、子)研为末，加蜜做成丸子，如梧子大。每服一丸，枣膏汤送下。白天服三次，夜间服一次。(《备急千金要方》)

(8) 腹部肿痛　用皂荚(去皮、子)炙黄为末，加酒一斗，煮开以后饮服。一天服三次。(《备急千金要方》)

(9) 二便不通　用皂荚烧过，研为末，稀饭送服三钱，立通。又方：用皂荚炙过，去皮、子，研为末，加酒、面糊成丸子。每服五十丸。酒送下。又方：用皂荚烧出烟，放在桶内人坐桶上受烟熏。亦有效。(《备急千金要方》)

(10) 身、面发肿　用皂荚去皮炙黄。锉取三升，放酒一斗中浸透后煮沸。每服一升，一天服三次。(《备急千金要方》)

(11) 脱肛　用无蛀的皂角五挺，捶碎，加水揉取汁浸患处，自收上。收后以热水烫腰肚上下，令皂角气行，好不再脱肛。另外还须用皂角去皮，酥乐为末，加枣肉和成丸子，米汤送服三十丸。(《备急千金要方》)

(12) 肾囊偏痛　用皂角连皮研末，调水敷涂痛处。(《备急千金要方》)

(13) 妇女吹乳　用皂角去皮，蜜炙，研细，酒送服一钱。又：妇人吹奶法如何？皂角烧灰蛤粉和。热酒一杯调八字(按：一字等于分五厘)，管教时刻笑呵呵。(《备急千金要方》)

(14) 牙病喘息、喉中有声　用肥皂荚两挺，酥炙取肉，研为末，加蜜做成丸子，如豆大。每服一丸，以微泻为度，不泻再服药。一天服一次。(《备急千金要方》)

(15) 积年疮　用皂角放猪肚内煮熟，去掉皂角，只吃猪肚。(《备急千金要方》)

(16) 鱼骨鲠咽　用皂角研末，吹鼻取嚏。

（《本草纲目》）

（17）一切肿毒，止痛　和酒煎膏，贴。（《医学入门》）

四、使用注意

有人说大皂角去湿痰，猪牙皂祛风痰，比如，《本经逢原》上说"按大小二皂，所治稍有不同，用治风痰，牙皂最胜，若治湿痰，大皂力优"，此说有偏。猪牙皂，味微苦而辛，苦能燥湿，虽然辛能胜湿，但猪牙皂也有辛味存在。所以，猪牙皂应该更能祛湿痰。《本草图经》上也说"今医家作疏风气丸、煎，多用长皂荚；治齿及取积药，多用猪牙皂荚"。

《中药学》皂荚的水煎内服剂量为1~1.5g，不过我在临床上常用剂量为10g，散凝效果很好。皂荚的排散作用很强，对于有出血倾向者来说是不能用的；孕妇更是不能用的。

五、老姬杂谈

皂角，我在临床常用，不管是有形之痰还是无形之痰，不管是痰在肺还是在心，加用10g皂荚，和其他药物同煎同服，效果很好。不过，临床一定要注意不能用生虫的。

皂角，《中药学》上谈的功效为"祛痰开窍，散结消肿"，这从皂角的气味可以推理出来。

半夏

一、药物特性

1.望

【药材】为天南星科植物半夏的干燥块根。（《中药学》）思维发散：取类比象，根类药材能达人体属阴部位。

【优质药材】以个大、皮净、色白、质坚实、粉性足者为佳。（《中药大辞典》）

2.闻

【气味】气微。（《中华本草》）

3.问

【寒热属性】温。（《中药学》钟赣生主编）

【采集时间】秋季。（《中药学》）思维发散：秋季，五行属金，秋季采收的药材，具有清除的运动态势。

【炮制】生半夏：拣去杂质，筛去灰屑。

法半夏：取净半夏，用凉水浸漂，避免日晒，根据其产地质量及其颗粒大小，斟酌调整浸泡日数。泡至10日后，如起白沫时，每半夏50kg加白矾1kg，泡1日后再进行换水，至口尝稍有麻辣感为度，取出略晾。另取甘草碾成粗块，加水煎汤，用甘草汤泡石灰块，再加水混合，除去石灰渣，倒入半夏缸中浸泡，每日搅拌，使其颜色均匀，至黄色已浸透，内无白心为度。捞出，阴干。每半夏50kg，用白矾1kg，甘草8kg，石灰块10kg。

姜半夏：取拣净的半夏，照上述法半夏项下的方法浸泡至口尝稍有麻辣感后，另取生姜切片煎汤，加白矾与半夏共煮透，取出，晾至六成干，闷润后切片，晾干。每半夏50kg，用生姜12.5kg，白矾6.4kg，夏季用7.4kg。

清半夏：取拣净的半夏，照上述法半夏项下的方法浸泡至口尝稍有麻辣感后，加白矾与水共煮透，取出，晾至六成干，闷润后切片，晾干。每半夏50kg，用白矾6.4kg，夏季用7.4kg。

思维发散：根据需要而选用不同的炮制方法。

【有效成分】含半夏淀粉、生物碱、半夏蛋白、挥发油、β-谷甾醇、葡萄糖苷、氨基酸、皂苷、胆碱、半夏胰蛋白酶抑制物、无机元素、胆碱等。其辛辣物质为原儿茶醛。（《中药学》）

【药理作用】半夏各种炮制品均有明显的止咳作用，与可待因相似但作用较弱，且有一定的祛痰作用。可抑制呕吐中枢而发挥镇吐作用，能显著抑制胃酸分泌，水煎醇沉液对多原因所致的胃溃疡有显著的预防和治疗作用。能升高肝脏内酪氨酸转氨酶的活性，还有促进胆汁分泌作用。稀醇、水浸液或其多糖组分、生物碱具有广泛抗肿瘤作用。水浸剂对实验性室性心律失常和室性期前收缩有明显对抗作用；煎剂可降低眼内压。此外，还有镇静催眠、降血脂作用。（《中药学》）

【个性应用】需要止咳、镇吐、抑制胃酸分泌、预防和治疗胃溃疡、促进胆汁分泌、抗肿瘤、抗室性心律失常和室性期前收缩、降低眼内压、镇静催眠、降血脂时，可以考虑半夏的应用。

4.切

现有特点：质坚实（《中华本草》）；半夏一沾水，即滋腻滑润（近代名医大家干祖望先生）；甚滑（张寿颐）。思维发散：质坚实走里，且不易散开；性滑。

5.尝

味道：味辛辣，嚼之发黏，麻舌而刺喉。（《中华本草》）思维发散：辛者，能散、能润、能横行；辛味入肺；发黏，有收敛之功。

6.药性

半夏药性为温。

7.共性应用

（1）达病位　半夏更多达里以治疗里证。

（2）平病性　半夏性温，可平病性之寒。

（3）修病态　半夏味辛辣发散，所以，需要用发散法治疗的病证，可以考虑半夏的应用；加之半夏秋季采收有清除之性，所以临床上见到血瘀、痰湿、积滞等证，就可以考虑半夏的应用。半夏遇水即滑，有滑肠之功，所以对于湿邪阻滞，大便不畅之人，可以考虑应用半夏来治疗。半夏味辛入肺，能增强肺的排浊功能，上可以治疗咳喘，下可以通利二便。

（4）除表象　半夏质坚实，走里；加之"甚滑"有速下之性，所以，半夏有很好的降气之功，临床上遇到需要用沉降法治疗的病证，可以考虑半夏的应用。

（5）入五脏　半夏味辛入肺。

（6）五行特点　半夏辛散，具火行的运动态势。半夏秋季采收，具金行的运动态势。半夏性滑下降，具水行的运动态势。

二、本草选摘

主伤寒寒热，心下坚，下气，喉咽肿痛，头眩胸胀，咳逆，肠鸣，止汗。（《神农本草经》）

消心腹胸膈痰热满结，咳嗽上气，心下急痛坚痞，时气呕逆；消痈肿，堕胎，疗萎黄，悦泽面目。生令人吐，熟令人下。（《名医别录》）

消痰涎，开胃健脾，止呕吐，去胸中痰满，下肺气，主咳结。新生者摩涂痈肿不消，能除瘤瘿。气虚而有痰气，加而用之。（《药性论》）

主胃冷，呕哕。（《本草图经》）

治腹胀，目不得瞑，白浊，梦遗，带下。脾无留湿不生痰，故脾为生痰之源，肺为贮痰之器。半夏能主痰饮及腹胀者，为其体滑而味辛性温也，涎滑能润，辛温能散亦能润，故行湿而通大便，利窍而泄小便。（《本草纲目》）

今人以半夏功专祛痰，概用白矾煮之，服者往往致吐，且致酸心少食，制法相沿之陋也。古人只用汤洗七次，去涎，今人畏其麻口，不敢从之。此药是太阴、阳明、少阳之大药，祛痰却非专长，故仲景诸方加减，俱云呕者加半夏，痰多者加茯苓，未闻以痰多加半夏也。张寿颐：半夏味辛，辛能泄散，而多涎甚滑，则又速降，《神农本草经》以主伤寒寒热，是取其辛散之义，又治心下坚满而下气者，亦辛以开泄其坚满，而滑能降达逆气也。咽喉肿痛，头眩咳逆，皆气逆上冲，多升少降使然，滑而善降，是以主之。胸胀即心下之坚满，肠鸣乃腹里之窒塞，固无一非泄降开通之效用。止汗者，汗出多属气火上逆为病，此能抑而平之，所以可止，固非肌腠空疏，卫气不固之虚汗可知。后人止知半夏为消痰主将，而《神农本草经》乃无一字及于痰饮，然后知此物之长，全在于开宣滑降四字，初非以治痰专长，其所以能荡涤痰浊者，盖即其开泄滑下之作用。《本经》主治，皆就其力量之所以然者而诠次之。（《本草经读》）

成无己说：辛者散也，半夏之辛以散逆气，以除烦呕，辛入肺而散气，辛以散结气，辛以发声音。张元素：半夏，热痰佐以黄芩，风痰佐以南星，寒痰佐以干姜，痰痞佐以陈皮、白术。多用则泻脾胃。

推之治心痞、治腹胀、治咳、治咽喉不利，一皆开结降逆之功。（《本草思辨录》）

三、单验方

（1）湿痰喘急，止心痛　半夏不拘多少，香油炒，为末，粥丸梧子大。每服三五十丸，姜汤

下。(《丹溪心法》)

（2）喉痹肿塞　生半夏末搐鼻内，涎出效。(《濒湖集简方》)

（3）不寐证　半夏10g，糯米30g，水煎服，日1剂，连服3剂，治疗不寐1例，药后顿觉心中畅快，不但能入寐，且无噩梦惊扰。(《江西中医药》)

（4）除积冷，暖元脏，温脾胃，进饮食，治心腹一切痃癖冷气及年高风秘、冷秘或泄泻　半硫丸，半夏（汤浸七次，焙干，为细末）、硫黄（明净好者，研令极细）。上等份，以生姜自然汁同熬，入干蒸饼末搅和匀，入臼内杵数百下，丸如梧桐子大。每服空心温酒或生姜汤下十五丸至二十丸，妇人醋汤下。(《太平惠民和剂局方》)

四、使用注意

生半夏有毒，所以更多时候需要炮制后才能应用，但在炮制过程中，有人滥用白矾，《神农本草经读》：今人以半夏功专祛痰，概用白矾煮之，服者往往致吐，且致酸心少食，制法相沿之陋也。古人只用汤洗七次，去涎，今人畏其麻口，不敢从之；俗本医书，皆谓半夏专治湿痰，贝母专治燥痰，此其说实自汪庵开之。究之古用半夏治痰，唯取其涎多而滑降，且兼取其味辛而开泄，本未有燥湿之意，唯其涎莶甚，激刺之力甚猛，故为有毒之品，多服者必有喉痛之患，而生姜则专解此毒。古无制药之法，凡方有半夏者，必合生姜用之，正取其克制之义。而六朝以降，始讲制药，且制法日以益密，而于此物之制造，则尤百出而不穷，于是浸之又浸，捣之又捣，药物本真，久已消灭，甚至重用白矾，罨之悠久，而辛开滑降之实，竟无丝毫留存，乃一变而为大燥之渣滓，则古人所称种种功用，皆不可恃，此所谓矫枉而过其正。

如果可以，临床水煎内服应用半夏时，最好用生半夏，虽然其有毒，但因为生半夏的有毒成分不耐热，且不溶或难溶于水，而有效成分却溶于水，所以，当生半夏水煎半个小时后则会安全无毒，更能防止白矾的滥用。

《中药大辞典》：曾有报道，4例误食生半夏0.1~0.2g、1.4g、1.8g、2.4g而引起中毒者，症状表现主要为口腔及咽喉部黏膜的烧灼感和麻辣味，胃部不适、恶心及胸前压迫感。4例中除1例因误食量甚少而自愈外，其余3例均经服生姜而痊愈。

《药性论》：忌羊血、海藻、饴糖。柴胡为之使。

张元素：诸血证及口渴者禁用。孕妇忌之，用生姜则无害。

《医学入门》：凡诸血证及自汗，渴者禁用。

五、医家经验

1.重用半夏、胆南星治疗骨关节疼痛

笔者学习天津中医学院王士福教授的经验，重用半夏、胆南星治疗骨关节疼痛，后又用于肿瘤的治疗，取效颇佳。

（1）类风湿关节炎　女，49岁，四肢关节疼痛肿胀2年，加重半月。约2年前突发双脚踝肿痛，后延及颈、肩、膝、腕、指关节，经化验确诊为类风湿关节炎，经中医治疗1年有余而好转，遗留双腕、膝轻度疼痛，停止治疗。今夏因受凉又发双腕、指关节肿胀疼痛，屈伸不利，不可触动，痛苦异常。化验血沉87mm/h，类风湿因子阳性。诊断明确，而求诊中医。除以上见症外，恶风寒，双腕部扪之发热，双肩双膝也有疼痛不适，眠差，饮食二便尚可，查舌质红，苔白腻微黄，脉沉滑。此风寒入里化热，痰浊瘀血阻于关节络道。处方：桂枝10g，赤芍12g，白芍12g，知母12g，制半夏60g，制胆南星60g，白芥子12g，独活12g，威灵仙12g，苏木20g，刘寄奴20g，全蝎8g，蕲蛇10g，桑枝15g，忍冬藤15g，7剂，药后疼痛肿胀均大减，加生地黄30g，继服10剂，各症减轻。继用上方3剂研末，每服6g，日2次以巩固，随访半年，已不肿不痛，只劳累后腕部稍有不适，嘱避风寒，勿劳累。

按：此案类风湿关节炎，属于中医痹证。王士福认为痹证关节肿痛者，多因湿邪流注关节，与顽痰死血相结，留滞不除。尤其在后期，常重用半夏、胆南星、白芥子配虫蚁搜剔络道，效果很好。此例顽疾不去，用药十几剂后即效果明显，可为

佐证。

（2）膝关节骨性关节炎　女，67岁，双膝关节肿痛3年，加重1个月。约3年前逐渐出现双膝关节疼痛，时轻时重，断续中西药物治疗，平地行走尚可，上下楼费力，并出现右膝外翻。1个月前加重，疼痛明显，影响生活。平时腰亦不适，胃纳尚可，二便调。查体见双膝均套护膝保暖，均肿胀，右膝为甚，关节周围压痛广泛，关节活动受限，左膝活动度10°~120°，右膝活动度25°~90°，舌质暗红苔白腻，脉沉滑。X线片示双膝增生明显，右膝关节间隙变窄。诊为膝关节骨性关节炎。此老年肝肾已衰，痰湿阻络，气血瘀滞。处方：熟地黄20g，鹿衔草30g，炒杜仲20g，骨碎补20g，山茱萸15g，桑寄生20g，制半夏30g，制胆南星30g，独活30g，薏苡仁30g，川牛膝15g，蜈蚣3条，苏木20g，刘寄奴20g，全蝎8g，伸筋草15g。10剂水煎服。另生川乌、生草乌、生胆南星、生半夏各30g，泡50%乙醇7天后外搽患处，日3次，10天后痛减大半，腿脚轻快，活动度好转，继服10剂，痛已轻微，肿胀已消。原方加鹿角胶12g（烊化），继服1个月以巩固。半年后随访，已无所苦，活动自如。

按：此案骨性关节炎，老年常见。老年人肝肾之气已衰，筋骨难免受损，加以脾运化水湿之功亦弱，故老年人多有肝肾气虚夹顽痰阻络之腰膝痛。王士福教授常于补肝肾之剂中加豁痰通络之品，自制益肾疗骨刺方，用之可使肝肾之气壮，骨刺可得控而消。西医学认为此疼痛与局部无菌性炎症刺激有关，其渗出似与中医痰证有关。其外用搽剂为朱良春老中医治肿痛之方，内也有半夏、胆南星之剂，笔者善用于老年膝关节肿痛，与内服之剂有相同之理。［赵建民．重用化痰药治验四则．山东中医杂志，2006，25（12）：850］

2. 治疗哮喘

生半夏化痰之力甚著，颜氏治哮喘习用之，一般用9g，加生姜2片，无副作用。水蛭粉能改进缺氧现象，每服1.5g，1日2次，其效亦著。哮喘剧作，多缘寒痰胶滞，气失升降，投麻黄附子细辛汤辄有立竿见影之效。附子温肾散寒，麻黄宣肺平喘，相得益彰，麻黄得附子止喘而不伤正，附子又能制麻黄之辛散。颜氏治哮喘之偏于寒盛者，最喜冠此两味，颇为应手。细辛通阳平喘，喘息甚时非此不克，量必重用，一般用4.5g，喘剧者可用至9g以上，临床曾见顽固性哮喘，用大量激素亦不为功，端坐喘息，夜以继日，投麻黄附子细辛汤（每味用量皆为9g）一剂而安。哮喘为沉痼之病，缠绵反复，正气溃散，精气内伤，症状错综出现，但毕竟寒痰阴凝于内者居多，用附子麻黄偕细辛，离照当空，阴霾自化，能使喘平痰减。即使舌质稍红，津液不足，但实质寒凝为本，经用麻附后阴气来复，津液上承，舌色反转润泽，故治哮喘时用药不可拘泥。宜用阴药凝固其痰，常见有些不明医理者，见其喘促，唯恐气脱，辄妄用人参、黄芪、枸杞子、熟地黄等，以至偾事者甚多，亦不可不引以为戒，又一般哮证与肾气失纳之气喘亦不同，亦不可用黑锡丹等一味镇坠。（《名中医治病绝招》颜德馨）

3. 失眠

半夏之治失眠，此一主治本草所不载也。《灵枢·邪客》篇治失眠用半夏，因厥气客于五脏六腑则卫气独行于阳，不得入于阴，行于阳则阳气盛，则阳跷满，不得入于阴，阴气虚故目不瞑。仲景用于呕吐、咳嗽，据药理研究，谓可镇静呕吐中枢、咳嗽中枢，故能止呕吐咳嗽，可知古今说理不同而事实则一也。

曾用半夏于镇咳及其他病中，无意中发现半夏有安眠作用，说明《内经》以半夏用于失眠乃半夏本有安眠作用也。（《名中医治病绝招》姜春华）

六、老姬杂谈

半夏，是一味好药，也是临床常用药，上面我们这些推理出的功效都是针对半夏生药来说的，一旦有其他药物和半夏一起进行炮制，由于味道的改变及他药的加入，则半夏的功效必然会发生变化。

《中药学》上谈的功效为"燥湿化痰，降逆止呕，消痞散结"，这些都可以从半夏的有关特点推理出来。

第二节 微辛的常用药物

薤白

一、药物特性

1.望

【药材】为百合科植物小根蒜或薤的干燥鳞茎。(《中药学》)思维发散：取类比象，茎有疏通之性；更多达里。

【优质药材】以个大、质坚、饱满、黄白色、半透明、不带花茎者为佳。(《中药大辞典》)

2.闻

【气味】有蒜臭。(《中国药典》)思维发散：有一定的走窜之性。

3.问

【寒热属性】温。(《中药学》钟赣生主编)

【采集时间】夏、秋。(《中药学》)思维发散：夏季，五行属火，夏季采收的药材，具有向上向外的运动态势。秋季，五行属金，秋季采收的药材，具有清除的运动态势。

【炮制】薤白：拣去杂质，簸筛去须毛。

炒薤白：将净薤白入锅内，文火炒至外表面呈现焦斑为度，取出放凉。

【有效成分】含挥发油、皂苷、含氮化合物、前列腺素PGA1和PGB1等。(《中药学》)

【药理作用】薤白乙醇浸膏能明显促进肠管炭末输送，有一定的抗泻下作用。还有抗血小板凝聚，降低血脂、抗动脉粥样硬化、抗氧化及镇痛、抑菌、抗炎等作用。(《中药学》)

【个性应用】需要止泻、抗血小板凝聚、降低血脂、抗动脉粥样硬化、抗氧化及镇痛、抑菌、抗炎时，可以考虑薤白的应用。

4.切

现有特点：质硬(《中国药典》)；性滑(《本草便读》)。思维发散：质硬走里，且不易散开；性滑，胃肠中运行速度快。

5.尝

味道：味微辣。(《中国药典》)思维发散：辛者，能散、能润、能横行；辛味入肺。

6.药性

薤白药性为温。

7.共性应用

（1）达病位 薤白更多达里以治疗里证。

（2）平病性 薤白药性为温，可平病性之寒。

（3）修病态 薤白味微辛，能入肺补肺，增强肺功能；由于性滑下行，所以，薤白从下排浊，可以治疗二便不畅、脘腹胀满等症。

（4）除表象 薤白微辛能散及有蒜臭味的动，所以，薤白有很好地从下排湿之功。临床上遇到患有大便发黏不爽、白带增多、痢疾之人，就可以应用薤白来治疗。

《药性切用》：为胸痹、滞下专药。

（5）入五脏 薤白味微辛入肺。

（6）五行特点 薤白味微辛也具发散之性，具有火行的运动态势。薤白性滑下行，具水行的运动态势。

二、本草选摘

治妇人赤白带下。(《食疗本草》)

久痢不瘥，大腹内常恶者。(《本草拾遗》)

治泄痢下重，下焦气滞。(《黄元御用药心法》)

治奔豚气痛，薤白捣汁饮之。(《肘后备急方》)

下重者，气滞也，四逆散加此(薤白)以泄气滞。(《汤液本草》)

药之辛温而滑泽者，唯薤白为然。最能通胸中之阳与散大肠之结。故仲圣治胸痹用薤白，治泄利下重亦用薤白。但胸痹为阳微，痢则有冷有热，第借以疏利壅滞，故外台于冷痢热痢，皆有治以薤白者。(《本草思辨录》)

开胸痹而降逆，除后重而升陷，最消瘀痛，善止滑泄。(《长沙药解》)

薤用在下之根，气味辛温，其性从下而上，主助生阳之气上升者也。(《本草崇原》)

利窍，治肺气喘急。(《本草备要》)

捣汁生饮，能吐胃中痰食虫积。(《本经逢原》)

三、单验方

（1）赤白痢疾　薤白60g，糯米60g，煮稀饭食。（《太平圣惠方》）

（2）赤白痢下　薤白一握。切，煮作粥食之。（《食医心镜》）

（3）奔豚气痛　薤白捣汁饮之。（《肘后备急方》）

四、使用注意

薤白的水煎内服剂量一般为5～10g，不过由于薤白无毒，所以临床应用时可以适当加量，15~30g，都可以。

《食疗本草》：发热病人不宜多食。

《本草汇言》：阴虚发热病不宜食。

《本草从新》：滑利之品，无滞勿用。

《随息居饮食谱》：多食发热，忌与韭同。

《药笼小品》：滑利之品，无滞勿用。

薤白和大蒜一样，较长时间水煎之后，微辛之味会变淡，也就是说其功用会发生变化，这点，需要注意。

五、医家经验

1.章次公先生经验

薤白头辛苦温，乃治胸痹心痛彻背之名品，有理气宽胸、通阳散结之功，尤能下气散血、健胃开膈，对脘胀具有显效，故凡溃疡病伴有胃胀者，次公悉用之。这是次公独具特色的用药经验。（1995年《承德医学院学报》李国霞）

2.一味薤白头饮治疗厥逆证

李某，女，28岁，1954年4月25日就诊。主诉：患感冒十余日，未在意。于3天前劳动后饮凉水一大碗，须臾自觉心胸板闷不适，欲咳不出。次日精神倦怠，卧睡难起，渐觉胸中闭闷，并烦热，但四肢冰冷。家人遂请洪老赴治。诊见：患者卧睡于床，呼吸深缓，时而哼气，四肢逆冷，胸脘温热，扪久热亦不减。舌红、苔中部白厚，边兼黄，脉沉有力。此乃误服寒凉，热郁于内，阳不外达之四逆证。治拟：通阳散结，热因热用之剂。药用薤白头

36g，取水300ml，煎取150ml，分3次温服。次日，患者自觉心胸开阔，肢温脉和。拟原药照服，并嘱暂禁肥甘。3日后，患者恢复如常。

按：患者于劳动后，急进冷饮，寒凉冰伏，与阳热胶结心胸，难舍难分，因之显见阴寒（湿）郁滞抑遏于内，阳热（气）胶恋不能布达于外，所以出现阴阳气不相顺接之寒热错杂症。药用薤白一味，虽为治胸痹之主药，但在此取其辛温以散寒郁，苦温以燥痰湿。洪师认为，本病虽为寒湿、郁热结滞于内，但必须取辛散、苦降、温通驱散之，此亦与"火郁发之"旨意近似。[舒忠民.洪竹书老中医运用单验方治疗杂症举隅.新中医，1989（11）：4]

六、老姬杂谈

历代本草书上，更多说薤白是辛味的，这样夸大了薤白的功能（当然，也许在以前，薤白就是辛味），比如，《本草求真》中说"薤，味辛则散，散则能使在上寒滞立消"；《本草求真》曰"薤，味辛则散，散则能使在上寒滞立消；味苦则降，降则能使在下寒滞立下；气温则散，散则能使在中寒滞立除；体滑则通，通则能使久痼寒滞立解。是以下痢可除，瘀血可散，喘急可止，水肿可敷，胸痹刺痛可愈，胎产可治，汤火及中恶卒死可救，实通气、滑窍、助阳佳品也。功用有类于韭，但韭则入血行气及补肾阳，此则专通寒滞及兼滑窍之为异耳"。

现在的薤白，味道微辛，且水煎煮之后，微辛之味会变得更淡。由此可知，认知现在薤白的功效，要从微辛谈起。

薤白，《中药学》上谈的功效为"通阳散结，行气导滞"，这些可以从薤白的气味及现有特点推理而出。

紫苏子

一、药物特性

1.望

【药材】为唇形科植物紫苏的干燥成熟果实。（《中药学》）思维发散：更多达里。

【优质药材】以颗粒饱满、均匀、灰棕色、无杂质者为佳。(《中药大辞典》)

2.闻

【气味】气清香。(《中药大辞典》)思维发散：气香走窜。

3.问

【寒热属性】温。(《中药学》钟赣生主编)

【采集时间】秋季。(《中药学》)思维发散：秋季，五行属金，秋季采收的药材，具有清除的运动态势。

【炮制】紫苏子：簸去灰屑，洗净，晒干。

炒紫苏子：取净苏子置锅内，用文火炒至有香气或起爆声为度，取出放凉。

【有效成分】主要含脂肪酸类成分、酚酸类成分，还含有氨基酸、维生素与微量元素等。(《中药学》)

【药理作用】紫苏子及其炮制品多种提取物有不同程度镇咳、祛痰、平喘作用，其镇咳成分较分散，平喘成分的水溶性大。炒紫苏子醇提物有抗炎、抗过敏、增强免疫作用。紫苏子的脂肪油提取物有降血脂作用。此外，紫苏子还有抗氧化、改善学习记忆作用；抗肝损伤、抗病原微生物和改善血液流变学的作用；紫苏子油具有抑制结肠癌、肾脏肿瘤的作用。(《中药学》)

【个性应用】需要镇咳、祛痰、平喘、抗炎、抗过敏、增强免疫、降血脂、抗氧化、改善学习记忆、抗肝损伤、抗病原微生物和改善血液流变学、抑制结肠癌及肾脏肿瘤时，可以考虑紫苏子的应用。

4.切

现有特点：富油质。(《中药大辞典》)思维发散：一者润肠，二者质润滋阴。

5.尝

味道：味微辛。(《中药大辞典》)思维发散：辛者，能散、能润、能横行；辛味入肺。

6.药性

紫苏子药性为温。

7.共性应用

(1)达病位 紫苏子更多达里以治疗里证。

(2)平病性 紫苏子药性为温，可平病性之寒。

(3)修病态 紫苏子富油性，也就是说其质润，由于质润滋阴，所以，紫苏子有很好的滋阴润燥之功，还有，人体口服紫苏子之后，也会出现"滑肠"现象。

紫苏子气清香，有走窜之功，因其性温及秋季采收具有金的清除之性，所以，临床遇到寒性凝滞之证，就可以考虑紫苏子的应用。

(4)除表象 紫苏子味微辛，能入肺补肺，肺主排浊，加之秋季采收具有金的清除之性。从上排浊，可以治疗痰咳之证；从下排浊，可以治疗二便不畅之证。

(5)入五脏 紫苏子味微辛入肺。

(6)五行特点 紫苏子味微辛也具发散之性，具有火行的运动态势。紫苏子秋季采收，具金行的运动态势。

二、本草选摘

主下气。(《名医别录》)

主上气咳逆。(《药性论》)

利大小便。(《日华子本草》)

治肺气喘急。(《本草衍义》)

苏子主降，味辛气香，降而且散，故专利郁痰。咳逆则气升，喘急则肺胀，以此下气定喘。膈热则痰壅，痰结则闷痛，以此豁痰散结。经云，膻中为上气海，如气郁不舒，及风寒客犯肺经，久遏不散，邪气与真气相待，致饮食不进，痰嗽发热，似弱非弱，以此清气开郁，大为有效。(《药品化义》)

苏子，散气甚捷，最能清利上下诸气，定喘痰有功，并能通二便，除风寒湿痹。(《本草汇》)

诸香皆燥，唯苏子独润，为虚劳咳嗽之专药。性能下气，故胸膈不利者宜之，橘红同为除喘定嗽、消痰顺气之良剂。(《本经逢原》)

三、单验方

(1)紫苏麻仁粥顺气、滑大便 紫苏子、麻子仁。上二味不拘多少，研烂，水滤取汁，煮粥食

之。（《济生方》）

（2）苏子散治小儿久咳嗽，喉内痰声如拉锯，老人咳嗽吼喘　苏子一钱，八达杏仁一两（去皮、尖），年老人加白蜜二钱。共为末，大人每服三钱，小儿服一钱，白滚水送下。（《滇南本草》）

（3）脚气及风寒湿痹，四肢挛急，脚踵不可践地　紫苏子二两，杵碎，水二升，研取汁，以苏子汁煮粳米二合作粥，和葱、豉、椒、姜食之。（《太平圣惠方》）

四、使用注意

《本草汇》：若气虚而胸满者，不可用也，或同补剂兼施亦可。

《本经逢原》：性主疏泄，气虚久嗽、阴虚喘逆、脾虚便滑者皆不可用。

紫苏子水煎内服的常用剂量为3~10g。

五、医家经验

治疗蛔虫病

紫苏子有驱虫滑肠、通便、下气、宽肠除腹胀作用。曾运用紫苏子治疗肠蛔虫病100例，其中4~15岁57例，16~42岁43例，服药后排出蛔虫者92例，排虫少者2条，最多147条。服药后无1例出现不良反应。方法：生紫苏子捣烂或咬碎嚼吃。用量：4~10岁，每次吃20~50g；成人每次为50~70g，1日2~3次，空腹服下，连服3日（多吃几天亦可）。若蛔虫引起胃痛、胆绞痛及呕吐者，用花椒3g，米醋250ml，熬水，稍温后1次顿服，待蛔安痛止，再吃紫苏子。

王某，男，6岁。消瘦，面黄有虫斑，易饥，嗜食黄土，不定时腹痛，痛时腹中有块，时聚时散，翻滚哭啼。粪检有蛔虫卵。给生紫苏子30g嚼吃，半天后大便排出蛔虫35条。次日服1次，又排出蛔虫24条。第三日排出蛔虫6条。从此腹痛止，能食渐胖。

火某，女，34岁，农民。1981年2月4日就诊。食多易饥，脐腹痛6年。半年来每发腹痛则狂奔呼闹，烦躁不安。在某院按"癔症""精神分裂症"治疗无效。诊见形容憔悴，巩膜色蓝有褐点，

舌上布满红点，下唇内白颗粒溃烂，腹部可触及条索状及绞结状块。按"虫得酸则伏"，先服花椒醋汤150ml，再进食紫苏子100g，每日2次。连服3天，共驱出蛔虫147条。从此，"精神分裂症""癔症"也痊愈。［刘天峰. 紫苏子治疗蛔虫病100例. 四川中医，1986（8）：47］

六、老姬杂谈

紫苏子，气香走窜，味微辛能散，同时，富油质，质润滑降还能滋阴，所以，理气而不伤阴，散气而不伤正，是一味很好的温柔之药。所以，《本经逢原》上说"诸香皆燥，唯苏子独润，为虚劳咳嗽之专药。性能下气，故胸膈不利者宜之，橘红同为除喘定嗽、消痰顺气之良剂"；《药品化义》中也谈到"苏子主降，味辛气香，降而且散，故专利郁痰"。

关于《中药学》上谈的紫苏子功效为"降气化痰，止咳平喘，润肠通便"，这些都可以从紫苏子的特点推理而出。

蔓荆子

一、药物特性

1.望

【药材】为马鞭草科植物单叶蔓荆或蔓荆的干燥成熟果实。（《中药学》）思维发散：更多达里。

【优质药材】以粒大、饱满、气芳香、无杂质者为佳。（《中药大辞典》）

2.闻

【气味】气特异而芳香。（《中国药典》）思维发散：气香走窜。

3.问

【寒热属性】微寒。（《中药学》钟赣生主编）

【采集时间】秋季。（《中药学》）思维发散：秋季，五行属金，秋季采收的药材，具有清除的运动态势。

【炮制】生蔓荆子：果实成熟时采收。晒干，去净杂质，贮干燥处。

炒蔓荆子：筛净灰屑，除去残存萼片，置锅

内用武火炒至焦黄色，略喷清水，放凉。

【有效成分】主要含黄酮类成分、脂肪酸内成分及挥发油等。（《中药学》）

【药理作用】蔓荆子有一定的镇静、止痛、退热作用。蔓荆子黄素有抗菌、抗病毒作用。（《中药学》）

【个性应用】需要镇静、止痛、退热、抗菌、抗病毒时，可以考虑蔓荆子的应用。

4.切

现有特点：有油性（《中药大辞典》）；质坚韧（《中国药典》）。思维发散：一者润肠，二者质润滋阴；质坚走里，不易散开。

【质地轻重】体轻。（《中国药典》）思维发散：质轻升浮。

5.尝

味道：味微辛。

蔓荆子的味道，《中药鉴定学》《中国药典》《中药大辞典》上说是"味淡、微辛"的，《中华本草》上说是"味微辛略苦"。由于蔓荆子有微辛之味，且少数服从多数，所以，这里我们就单从微辛之味来推理功效。思维发散：辛者，能散、能润、能横行；辛味入肺。

6.药性

蔓荆子药性微寒。

7.共性应用

（1）达病位　蔓荆达里的同时因其体轻升浮，故而也能达表以治病。

（2）平病性　蔓荆子药性微寒，也可平病性之热。

（3）修病态　蔓荆子气香走窜，秋季采收具金行的清除之性，因其体轻上达，所以，临床上遇到头面部凝滞之证，就可以大胆应用蔓荆子来治疗。

（4）除表象　味微辛入肺排浊，体轻上达，加之秋季采收具有金的清除之性，所以，蔓荆子更多是在上排浊。汗不出者，排汗；浊气不能顺畅外排者，排气以止咳、止呕、止嗳气等；痰不出者，排痰。

气有余便是火，蔓荆子气香走窜能发散，所以，也可以治疗"火郁"之证。

蔓荆子有油性，看似有滑肠之功，不过由于质地较轻、气味芳香，有向上的运动态势，所以，滑肠作用不明显。临床上也很少有人用蔓荆子来滑肠以治疗便秘之证。

（5）入五脏　蔓荆子味微辛入肺。

（6）五行特点　蔓荆子味微辛也具发散之性，具火行的运动态势。蔓荆子秋季采收，具金行的运动态势。蔓荆子体轻升浮，具火行的运动态势。

二、本草选摘

主筋骨间寒热，湿痹拘挛，明目，坚齿，利九窍，去白虫。（《神农本草经》）

利关节，治赤眼，痫疾。（《日华子本草》）

凉诸经血，止头痛，主目睛内痛。（《珍珠囊》）

散热，祛风，兼能燥湿。（《医林纂要》）

蔓荆子，主头面诸风疾之药也。前古主通利九窍，活利关节，明目坚齿，祛除风寒风热之邪。其辛温轻散，浮而上行，故所主头面虚风诸证。推其通九窍，利关节而言，故后世治湿痹拘挛，寒疝脚气，入汤散中，屡用奏效，又不拘于头面上部也。（《本草汇言》）

蔓荆子，能疏风、凉血、利窍，凡太阳头痛，及偏头风、脑鸣、目泪、目昏，皆血热风淫所致，以此凉之，取其气薄主升，佐神效黄芪汤，疏消障翳，使目复光，为肝经胜药。（《药品化义》）

得皂荚、蒺藜治皮痹不仁，得羌活、防风治风热头痛。（《本草撮要》）

搜头风，除湿痹。（《本草害利》）

蔓荆体轻而浮，故既可治筋骨间寒热，而令湿痹拘急斯去。气升而散，复能祛风除寒，而令头面虚风之症悉治。且使九窍皆利，白虫能杀，是亦风寒湿热俱除之一验耳。（《本草求真》）

蔓荆实，气轻味辛，体轻而浮，上行而散，故所主者皆头面风虚之症。（《本草纲目》）

主发秃落。（《本草经集注》）

治贼风，能长髭发。（《药性论》）

治黄疸腹胀，破癥瘕积聚，敷疮痈甚良。

（《本草易读》）

轻浮升散，搜风利窍。治头痛脑鸣，目痛齿痛诸症。（《药笼小品》）

三、单验方

治头风　蔓荆子二升（末），酒一斗。绢袋盛，浸七宿，温服三合，日三。（《备急千金要方》）

四、使用注意

《医学启源》：胃虚人不可服，恐生痰。

《神农本草经疏》：头目痛不因风邪，而由于血虚有火者忌之。

《本草汇言》：痿痹拘挛不由风湿之邪，而由于阳虚血涸筋衰者勿用也；寒疝脚气不由阴湿外感，而由于肝脾羸败者亦勿用也。

《本草从新》：头痛目痛，不因风邪而因血虚有火者，忌之。元素云，胃虚人不可食。

《本草求真》：但气虚血虚等症，用此祸必旋踵，不可不知。

《本经逢原》：瞳神散大尤忌。

蔓荆子水煎内服的常用剂量一般为 5~10g，由于蔓荆子基本属于无毒，所以，临床时可以根据需要而选择合适的剂量。

蔓荆子属动药，动药容易伤阴，所以，应用蔓荆子的时候需考虑体内阴血是否充足。

蔓荆子伪品也较多，比如，倒地铃、千金子、黄荆子、南烛子等，最简单的办法就是闻气味和尝味道。

五、老姬杂谈

张寿颐先生谈道：凡草木之子，多坚实沉重，性皆下行，蔓荆之实，虽不甚重，然其性必降，《神农本草经》谓主治筋骨间寒热，湿痹拘挛，明目、坚齿、利九窍，固皆清泄降火之功用。《别录》虽加以辛字，而主治风头痛，脑鸣、目泪出，仍是内风升腾之病，用以清降，断非疏散外风之品。《日华子》谓治赤目；张洁古谓治头沉昏闷，止目睛内痛；王海藏谓搜肝风；皆是息风降火，其义甚明。独甄权谓治贼风；洁古又谓治太阳头痛，散风邪；则误作疏散之药，绝非《神农本草经》《别录》真旨。盖内风、外风，治法含混，久为汉、魏以来通病，甄权等此说，实属误认，奈何濒湖《本草纲目》，亦谓其气清味辛，体轻而浮，上行而散，竟以甄权等之误说，反加附会而为之证实。近三百年，更无人能知蔓荆子之真实功用矣。然濒湖亦谓所主者皆头面风虚之证，则试问风而属虚，岂有再用浮散主治之理？《备急千金要方》以一味蔓荆子为末，浸酒服，治头风作痛，亦是内风，非祛散外风之法，其用酒者乃借酒力引之上行，使药力达于头脑之意。轻用一钱五分，重用可至三四钱。

《玉楸药解》上谈道：蔓荆子发散风湿，治麻痹拘挛、眼肿头痛之证。头目疼痛，乃胆胃逆升，浊气上壅所致，庸医以为头风，而用蔓荆子发散之药，不通极矣！诸家本草，皆出于下士之手，此等妄言，不胜其数。

蔓荆子，《中药学》上谈的功效为"疏散风热，清利头目"，这些从蔓荆子的气味和味道就可以推理出来。

第八章 咸味药

第一节 味咸的常用药物

芒硝

一、药物特性

1. 望

【药材】为硫酸盐类矿物芒硝族芒硝经加工精制而成的结晶体。(《中药学》)思维发散：遇见矿物类药物，首先想到的是质地轻重。

形状名称：取天然产的芒硝，经煮炼、过滤，冷却后，上层的结晶为芒硝，下层的结晶为朴硝。芒硝经风化失去结晶水而成白色粉末，称玄明粉(元明粉)。

2. 闻

【气味】无臭。(《中国药典》)

3. 问

【寒热属性】寒。(《中药学》钟赣生主编)

【药理作用】芒硝所含的主要成分硫酸钠，其硫酸根离子不易被肠壁吸收，存留肠内形成高渗溶液，阻止肠内水分的吸收，使肠内容积增大，引起机械刺激，促进肠蠕动而致泻。

【个性应用】需要致泻时，可以考虑芒硝的应用。

4. 切

【质地轻重】较重(用手一掂，较重)。思维发散：质重沉降。

5. 尝

味道：咸。(《中国药典》)思维发散：咸者，能软；咸能入肾。

6. 药性

芒硝的药性为寒。

7. 共性应用

(1) 达病位 芒硝达里以治疗里证。

(2) 平病性 芒硝药性为寒，能平病性之热。

(3) 修病态 芒硝味咸，具有泻下之性，肠滞之病性属热的，应用芒硝治疗，效果也不错；咸能软坚，癥瘕积聚之证，特别是病性属热的，应用芒硝治疗，不管是内服外用，效果都很好。

(4) 除表象 芒硝质地较重，有降气之功，临床上需要用降气法治疗的病证，就可以考虑芒硝的应用。由于芒硝药性为寒，且有降气之功，所以对于火热之证特别是头面部的火热之证，应用芒硝治疗，效果很好；胃以降为顺，对于食积日久有热之证，芒硝也有很好的消除作用。味咸入肾，肾主摄纳，由于芒硝质重降气，所以，此"摄纳"更多地表现为上部的"纳气"和体外的"摄表"。

(5) 入五脏 芒硝味咸入肾。

(6) 五行特点 芒硝质重沉降，具水行的运动态势。芒硝味咸属水，具水行的运动态势。

二、本草选摘

主五脏积聚，久热胃闭，除邪气，破留血，腹中痰实结搏，通经脉，利大小便及月水，破五淋，推陈致新。(《名医别录》)

通女子月闭癥瘕，下瘰疬，黄疸病，主堕胎；患漆疮，汁敷之；主时疾热壅，能散恶血。(《药性论》)

其直往无前之性，所谓无坚不破，无热不荡者也。病非热邪深固、闭结不通，不可轻投，恐误伐下焦真阴故也。(《本草备要》)

涤三焦肠胃湿热，推陈致新，伤寒疫痢，积聚结癖，停痰淋闭，瘰疬疮肿，目赤障翳，通经堕胎。(《本草再新》)

化七十二种石。(《增广和剂局方药剂总论》)

主软坚也，故能治心下痞坚，心下石硬，小腹急结，结胸，燥屎大便硬。而旁治宿食腹满，小

腹肿痞之等诸般难解之毒也。（《药征》）

除邪热（热淫于内，治以咸寒），通二便（咸味下泄为阴），破坚积而荡宿垢，逐瘀血而攻结痰（咸能软坚，咸能走血，咸能润下，故也）；其性勇往直前，故邪热深固，坚结不通者，用之如神。（《顾松园医镜》）

结热瘀蒸，非此不退；宿痰老血，非此不消；寒泻之力，诸药不及。（《长沙药解》）

荡涤三焦肠胃之实热，消除胸膈壅淤之痰痞。（《得配本草》）

三、单验方

（1）关格大小便不通，胀满欲死　芒硝三两，纸裹三四重，炭火烧之，令内一升汤中尽服，当先饮汤一升，已吐出，乃服之。（《肘后备急方》）

（2）食物过饱不消，遂成痞膈　马牙硝一两（碎之），吴茱萸半升（陈者）。煎取吴萸浓汁投硝，乘热服，良久未转，更进一服。（《经验方》）

（3）火丹毒　水调芒硝涂之。（《梅师集验方》）

（4）口舌疮红　口舌疮红，含之良。（《本草易读》）

（5）漆疮　芒硝五两，汤浸以洗之。（《备急千金要方》）

（6）乳腺炎　取芒硝30g，平铺于两层纱布的夹层中（中心处稍厚），将4周缝合后覆盖患处，绷带固定。每日敷药2次。适用于急性乳腺炎早期，开始化脓者无效。试治2例，均获效果。（《中药大辞典》）

（7）癃闭　取芒硝100g，开水500ml调匀，纱布浸湿后湿敷小腹部。如王某，64岁，3天前感到小便淋沥不畅，小腹胀满，经导尿不效，B超显示前列腺肥大，现心烦易怒，口干欲饮，大便5天未解，舌红苔黄干。用上法3小时后解小便300ml，8小时后又解500ml，10天后小便畅通出院。（《中医杂志》杨德明）

四、使用注意

芒硝常用剂量为6~12g，一般不入煎剂，待汤剂煎好后，溶入汤液中化开即可。临床可以根据需要而做适当的调整。

《中药学》：孕妇慎用。不宜与硫黄、三棱同用。

五、医家经验

1.足跟骨质增生

足跟骨质增生，属中医学"骨痹"范畴。好发于女性更年期，男性也多发于年逾五旬的患者。临床表现多见气血不足、肝肾虚亏等证。临床表现常以足跟痛，有麻胀感，且疼痛以初立、初走时明显，活动后反而减轻，久立久站后则又加重为特征。本病疼痛一般较局限。跟骨基底结节部骨刺，痛点多在跟骨下方，偏内侧。粗隆结节部骨刺，痛点多在跟骨后侧（即跟腱附着处），痛点可窜到足踝、足背等处。疼痛程度与骨刺的大小无明显关系，而与骨刺的方向有关。骨刺的方向与跟骨底面近乎平行时，疼痛较轻，而斜向下方时，疼痛较剧烈。余用芒硝适量压成细末装入布袋，铺平约半厘米厚，放在鞋后跟部，踏在足跟下，2~3日症减，不超5日疼痛消失。如有复发，反复使用仍有效。其机制与芒硝的软坚作用有关。药直接作用于患处，软坚止痛。（《黄河医话》张衍鹗）

2.邹学熹治验

（1）流痰　流痰，包括西医学的骨髓炎、骨结核之类疾患。以芒硝50g为主药，配入硼砂、白矾、朱砂、青盐各15g，研制成末，方名消痰换骨丹，一般连续服用3~6个月而愈。此用法是根据《神农本草经》治"结固留癖"和《本草纲目》治"骨蒸热病"之说而用之。

（2）湿疹　以芒硝为主药，配以苦参、雄黄、蛇床子、千里光等品，名芒硝浴疹汤，煎水外洗皮肤，既能清热消疹，又能解毒止痒。李时珍在《本草纲目》中说："芒硝生于盐卤之地，状似末盐，凡牛马诸皮，须此治熟。"本此性，人之皮肤痒疹亦能清而消之。

张某，男，35岁。1991年7月15日初诊。就诊时患者全身发湿疹已5日，奇痒难忍，曾服用西药无明显效果。此证属湿热血燥所致，因患者服药即感呕恶，故处以芒硝浴疹汤：芒硝60g（另包），黄柏30g，苦参30g，雄黄10g，蛇床子15g，千里光24g，花椒10g，煎水熏洗全身，每日2~3次。1日后瘙痒症减轻，3日显效，1周而痊愈。

（3）除内痔　用芒硝一味配制成20%~40%的溶液，从肛门灌入直肠，一般1周而愈。芒硝溶液，因其色白透明，故名水晶丹，既有泄热之功，又有软坚敛疮之效。

（4）化结石　用芒硝为主，配制成化石散治疗胆结石疗效可靠。具体用法：芒硝60g，明矾30g，共为细末，每次服1~3g，每日服2次，3个月为一疗程，一般服用1个疗程后胆结石即得以排解，正如《神农本草经》所言："芒硝能化七十二种石"。[余贤武.邹学熹运用芒硝治验.山东中医杂志，1993，12（6）：47]

3.消肿胀

温某，男，40岁，1992年7月20日就诊，患者素体健壮，嗜酒吸烟，3日前右臀下一火疖，晚间洗澡无意抓破，挤出目眵大一脓头后，须臾即感肿胀疼痛渐重，一夜后红肿如鹅蛋大。曾口服诺氟沙星、麦迪霉素，患处敷鱼石脂等无效，且加重。查血：白细胞19.4×10^9/L，中性粒细胞0.81。症见：右臀下鹅蛋大肿块，周边焮红，按之硬，中软应指，约有蚕豆大凹面，略暗红且呈蜂窝状，有黄色液体渗出，灼热疼痛如鸡啄，烦躁身热。舌红，苔黄腻，脉洪数。处理：芒硝500g，温水250g溶化，湿敷。嘱其敷巾一干则浸换，同时内服凉血清热解毒利湿之剂。次日，皮肤焮红、灼痛消除。嘱其每隔4小时，按前法湿敷。3天后，肿胀消除，分泌物净，诸症愈。唯余蚕豆大结痂面，并有肉芽生长之痒感，停敷，保持清洁，10天后痂脱。[四川中医，1993（4）：52]

4.消瘿瘤（甲状腺腺瘤）

家父在长期的临床实践中将芒硝用于瘿瘤瘰疬的治疗收效满意，他认为芒硝可以软化体内诸种癥积瘿瘤。据家父经验，芒硝用于瘿瘤瘰疬一般用量为5~10g，且辨证加用其他药物。此法用于各种癥积瘿瘤一般5~10剂即可见效，患者服用后大便微溏，但是不会引起剧烈腹泻，更无其他不良反应。

曾治一男患者，1年前发现颈部肿块如黄豆大小，有压痛，1年后增大为4cm×4cm，西医诊断为"甲状腺腺瘤"，因惧怕手术前来就诊。家父予：银柴胡20g，三棱15g，海藻15g，昆布15g，甘草10g，牡蛎25g，夏枯草25g，天花粉15g，浙贝母15g，杭白芍15g，40剂后瘿瘤缩小为3cm×4cm，后在原方中加入芒硝10g，2剂后肿块明显缩小，后在方中有意减去芒硝，药效大减，于是又加入芒硝，5剂后瘿瘤消失。（《中医杂志》向慧）

5.跌打损伤

本人取大黄、芒硝配伍治疗跌打损伤（软组织损伤）每能获效。芒硝5g，大黄30g，栀子30g，桂枝10g，研细末备用。用时取适量药末，水酒各半调敷患处。大黄、栀子疗伤民间常用之，本人在治疗外伤时加入芒硝，屡验。本人在治疗新伤过程中进行了30例对比，无芒硝的一般5~7天消肿止痛，有芒硝的一般3~5天痊愈，并且用药越早，效果越好。

李某，骑单车跌伤右外踝，无骨质损伤，经民间游医治疗外敷某种草药，至夜间患处疼痛难忍，彻夜不眠，次日余诊时外踝肿胀明显，已经看不清腓骨头外观标记，压痛明显，不能着地行走，外敷上药1日后复查，肿消八九，有瘀斑显露，疼痛大减，3日后痊愈。（《中医杂志》薛殿慈）

6.治癫狂

一少年女子，得疯疾癫狂甚剧，屡次用药皆未能灌下。后为设方，单用朴硝为盐，加于蔬菜中服之，病人不知，月余痊愈。（《医学衷中参西录》）

7.治痰证

奉天于姓妇，年近五旬，因心热生痰，痰火瘀滞，烦躁不安，五心潮热，其脉象洪实，遂用朴硝和炒熟麦面炼蜜为丸，三钱重，每丸中约有朴硝一钱，早晚各服一丸，半月痊愈。盖人多思虑则心热气结，其津液亦恒随气结于心下，经心火灼炼而为热痰。朴硝咸且寒，原为心经对宫之药，其咸也属水，力能降火，而又寒能胜热，且其性善消，又能开结，故以治心热有痰者最宜。（《医学衷中参西录》）

8.治目疾

余偶患睛赤肿痛，而素畏服药，及以朴硝一味泡茶，趁热熏洗，日数次，不日痊。夫硝善涤垢浊，乘热则风、火、湿、热诸邪皆可清散。（《归砚录》）

9.治口疾

李某，男，38岁，1948年12月出生，1985年7月15日诊。近3年来反复发作口腔炎或溃疡，每次需用庆大霉素等治疗1周，方能控制症状，此次舌下腺体肿胀，舌系带处有溃疡两处，约1cm×1.5cm大小，疼痛较剧，心烦易怒，大便干燥难解。此由郁火上炎所致。拟以咸寒清火。玄明粉10g开水冲服，3天即愈，后俩月又复发2次，均用此法治疗而迅速获效，此后随访未见复发。[四川中医，1998（8）：19]

10.治阳强

刘某，男，3岁，1983年4月10日就诊。家长代诉：患儿阵发性阴茎勃起5个月，加重2个月。日发20余次，每次持续数分钟，发作时痛苦哀号，且多于早晨醒后发作，晚上发作次数较少。患儿体质一向虚弱，自出生3个月始，便腹泻、呕吐反复发作。本病起自1982年11月，突然频繁呕吐，同时阴茎勃起，腹部痛楚难忍，哭闹不安，日发3~5次，每次数十秒钟，后经中医推拿，西医对症治疗，十几天后渐趋平复。1983年1月，因感冒发热，鼻衄，引起旧疾，发作频繁，且逐渐加重，竟日达20余次，每至发作，痛苦哀号，用手掐捏阴茎，要求家长将其割去。曾就诊于中医，服过知柏地黄汤加减40余剂，不见功效，遂又到某医院神经科治疗，该院以勃起待查的结论予维生素B_1，维生素B_6治疗，仍无寸效。后又求治于某院推拿科，治疗10天，不见好转，乃转诊于余。视诊小儿发育一般，面色憔悴，食欲不振，口干多饮，常有鼻衄，便秘，舌红苔少而燥，脉细。审其舌脉，度其病情，确诊为强中。考虑小儿长期服药，有厌药情绪，故暂不给药内服，拟外用玄明粉消息之。遂予玄明粉10g，以纱布包扎，每晚临睡前外敷两手心，连用1周。4月16日复诊，发作次数明显减少，纳食见好，再照方用了3次，病竟全瘥。后以滋阴潜阳，并清阳明，少佐肉桂引火归原服之。追访1年，未见复发。（《周凤梧医案》）

黄姓老翁年近七旬，求治于予，密语之曰：阴茎勃起，举而不复，时逾5日，神情不安，寝不能寐。细思良久，芒硝味苦性寒既能清热消肿，咸味又能软坚，不妨试用。遂以本品250g，嘱加凉水50ml，双手捧药围握阴茎，仰卧。待药逐渐化完为止，药液任其流下，以观其效。次日患者欣然告曰：药至病除。后遇本病5例，皆用本法治愈。[李贤凯.中医杂志，1993（10）：583]

孙某，28岁，1989年5月11日就诊。阴茎易举，久而不倒，早泄3年余。曾服中西药治疗，罔效。倍感苦恼。询其平素性情急躁，诊见面红目赤，口苦咽干，舌质红，苔薄黄，脉弦数，此乃肝经郁热，肝火亢盛之故，遂用皮硝一撮，置于两手劳宫穴处，伤风止痛膏固定（不用胶布代替），一次即愈，至今无复发。[四川中医，1991（8）：34]

张某，39岁，于中午下班时，不慎骑车撞倒，阴茎被挤压，当时除感轻度疼痛外，无其他不适。但至晚疼痛明显，阴茎肿胀挺举，自认为合房后可好转，然事后反剧，彻夜不眠。于翌日凌晨急诊入院。西医诊断为阴茎挫伤，经治4日无显效，而邀中医会诊。诊见阴茎坚挺，高度肿胀，龟头青紫，舌质红，苔黄腻，脉弦数有力。遂投龙胆泻肝汤加味，意以清热利湿，活血化瘀，连服3剂，症状无改善，而改用20%溶液（每100ml温开水加入20g玄明粉，并使之完全溶解即成），浸湿纱布，局部皮肤消毒后，包裹阴茎。1日后复诊，肿胀明显减轻，茎亦稍软。隔日再诊，茎软肿消。[李述文.中医杂志，1993（11）：647]

11.阴茎红肿

王某，男，4岁，3日前出现尿频尿黄，点滴而下，全身轻度发热，体温38.5℃，阴茎红肿，服呋喃坦啶后尿路刺激症状消失，但阴茎红肿仍不消。取大鸡蛋1个，开一直径2cm小孔，除去蛋黄留少许蛋清，加入芒硝2g，研细投入蛋壳内，将阴茎放入蛋壳内，2小时后取出，告愈。

按：本法属民间验方，在留有少量蛋清的蛋壳内加入冰片0.5g，症重加入芒硝2g或滑石2g，其效更显，此方能清热解毒，活血消肿，治疗小儿阴茎红肿，不论何原因均有效。应用时间以每次1~3小时为宜，不能过短，必要时可每日1次，连用2~3天。余以上法治疗小儿阴茎红肿13例，屡治屡验。［四川中医，1992（1）：17］

12.皮肤病

陈某，男，47岁，1988年7月14日就诊。患神经性皮炎2年，见左下肢小腿伸侧有一20cm×14cm的皮肤呈苔藓样改变，质坚如革，边缘清楚，用下述法治疗，30天后痊愈。芒硝100g、凡士林适量，调成膏状涂敷患部，日2~3次。［杨德明.中医杂志，1993（10）：587］

朱某，男，58岁。1987年7月2日就诊。左侧面部有一5cm×4cm肿块，高出皮肤，质硬，局部灼热，压痛明显，口腔科会诊诊断为面颊炎性肿块，芒硝50g加开水150ml，纱布浸蘸湿敷，5天后肿块缩小到1.2cm×1.0cm。7天后肿块全部消失而愈。［四川中医，1990（7）：52］

程某，女，67岁，患者苦于丹毒痼疾30多年，遍尝中西药不能缓解其发病之苦，无明显诱因，无一定规律可循。每发必突然高热、寒战，同时小腿内侧或外侧出现红晕一片，灼痛。有时伴有大小不等的水疱，纵然即时打针、吃药积极治疗，非十天半月不能向安。1988年春邀我诊治，发病时除常规给予清热解毒、化浊渗湿之药外，另外每天用芒硝500g装于纱布袋内裹敷患侧小腿，1日1换。结果情况大为改观，发病间隔时间大大延长，症状亦轻微得多，一般2~3天即痊愈。宿恙虽未能根治，患者仍不胜高兴，芒硝价廉，家中常备，病发之初就施用，达到了早治的目的。［窦金发.中医杂志，1993（9）：519］

李某，男，23岁，教师。1989年9月27日诊。自诉三天前因家具上油漆，双手指黏上土漆，即用汽油、肥皂将双手洗净。当时自觉手掌、手指发痒。自用皮炎平霜软膏外搽无效。次日双手红肿灼热，有小丘疹，瘙痒难忍。前往某医院治疗2日，只能缓解1~2小时，而后再发作，痛苦无比。余诊为接触性皮炎，嘱取芒硝10g兑入25~40℃热水中，待芒硝溶化后湿敷或浸泡患处，每日3次，每

次15~20分钟，继治2天痊愈。［王春斌.中医杂志，1993（10）：584］

13.治乳痛

1986年夏治黄某，26岁。产后8天，左侧乳痛4天，红肿剧痛，身热不退，曾静滴红霉素（2g/d）已3天而肿热未减，且胃口大伤，不思饮食，伴恶心呕吐，因而求治于中医药，此乃乳络不畅，气滞血凝，壅结化热而成。予芒硝500g分2次装于纱布（或薄布）袋内摊敷于患侧乳房上，同时内服上方，半日后痛势即觉松减，3日平复如常。［窦金发.中医杂志，1993（9）：519］

14.治肛周红肿

肖某，女，40天。1991年8月5日就诊。其母述，产后20天，小儿即阵哭不止，用喂乳等多种方法仍不能制止，每哭至大汗疲乏方停。喂乳时感小女口中灼热，经西医2次大便检查，诊断为消化不良伴肛周炎。用乳酶生、颠茄合剂、庆大霉素口服3天，未见好转。转诊于笔者，查小儿腹压无反应，但见肛周由内向外约一厘米呈鲜红欲破之红肿状。嘱其以芒硝50g加等量水溶化湿敷，敷巾一干即浸换，等2日再诊，其母述小儿已不再阵哭。查肛周其鲜红欲破之红肿状已去，唯有约半厘米淡红色状，且干燥。嘱其按前法每早晚各敷1次，1周后随诊，小儿诸症痊愈。［四川中医，1993（4）：52］

六、老姬杂谈

关于芒硝的味道，有的本草书上谈到的是"辛、苦、咸"，比如《本草便读》《本草分经》《本草思辨录》《本草新编》《本草易读》《长沙药解》《得配本草》《本草备要》等，有的本草书上说是"辛、苦"的，比如《千金翼方》《证类本草》《本草经集注》《本草择要纲目》《名医别录》《新修本草》等，有的本草书上说是"苦"的，如《本草经解》《增广和剂局方药性总论》，有的说是"辛、咸"的，如《医学入门》《本草害利》等，当然，也有说"咸"的，如《顾松园医镜》等。我们现在谈芒硝的功用，应该是从"咸味"来推理。

关于芒硝的药性，基本都是寒与大寒，这个

和现在的"凉"没有原则上的区别。

芒硝，是一味好药，为猛药之一，好似兵中之大将，人心要实，炉膛要空，人体的胃肠道，就如火炉子的炉膛，以空为好。我们中医上的腑，就是"传化物而不藏"，一旦腑中"藏"物，就如炉膛中塞的东西太多一样，火炉子中的火就会不旺，对人体而言，吸收消化就会出现问题，血之来源不足，血为气之母，气也就会不足，气血不足，人就会没有精神。所以，你看胃肠道不通畅之人，吃饭不多，但肚子却越来越大，且精气神不足。那些胃肠道通畅之人，吃饭很多，还不胖，且精神十足。

芒硝性凉，寒性体质的人是不能用的，病性属寒的人更是不能用的，否则，就需用更热之品伍之；芒硝通肠，容易伤人正气，体虚之人是不能用的。

临床上，我们要掌握芒硝的4个特点：性凉、降气、软坚、强肾。芒硝这个虎将进入人体之后，这几个特点都会发生作用，所以，利用的同时还需注意其不良反应。

精神异常属阳之患者，轻者心烦狂躁脾气大，重者登高而歌、弃衣而走，应用芒硝降气清热，很是对证，不过，有的患者根本就不配合你服药，由于芒硝味道是咸的，这时，我们可以把芒硝放到菜里给患者食用，掌握好用量，效果不错。

有一40多岁的妇女，每天白天都会出现几次心烦、头部烘热，久治未愈，甚是痛苦。问之大便，自述正常。观其舌，舌尖红苔薄白，脉稍弦不数。便嘱其在病症发作时用2g芒硝溶于少量温水之中而服之，遂愈。

有一50多岁的男子，精神失常，怒骂打人，不能服药。让我治疗，虽然不能看其舌、把其脉，但从"怒骂打人"就可以归为热证，所以，就用芒硝化于水中来蒸馒头给其吃。把握芒硝用量，一天不能超过30g。用后，下臭屎很多，精神稍安，继续服用，逐渐向愈。

其实，凡是临床上遇到的上焦有热之病症，都可以考虑芒硝的应用，"阳盛阴衰者，下之即愈，汗之即死"，这里的阳和阴，指的是属阳属阴部位。在没有外来因素的影响下，人体出现了阴阳的不平衡，为了达常，则需使多者少、少者多。如果上盛下虚，则需让上盛者虚，让下虚者盛，所以用下降之法治疗，上下都得以照顾。芒硝降气，使上盛者衰，下虚者实，所以效果很好。不过，需要注意的是用量和芒硝的凉性。因为上盛下虚，可以出现上热下寒。芒硝的用量过大，上者下的同时还因泻下而伤气，对人体不利；芒硝的凉寒，可以使上面不热，但有可能使下面更寒，所以，加用少量的肉桂，则效果更好。当然，也可以少量用芒硝的同时给以双脚部位、长强穴部位、腰腹部位等进行艾灸或用其他的温热法治疗。

《中药学》芒硝的功效是"泻下通便，润燥软坚，清火消肿"，其性寒，这些，都可以根据芒硝的特点推理而出。

昆布

一、药物特性

1.望

【药材】为海带科植物海带或翅藻科植物昆布的干燥叶状体。（《中药学》）思维发散：更多达里以治病。

【优质药材】以整齐、质厚、无杂质者为佳。（《中药大辞典》）

2.闻

【气味】气腥。（《中药大辞典》）思维发散：有一定的走窜之性。

3.问

【寒热属性】寒。（《中药学》钟赣生主编）

【采集时间】夏、秋。（《中药学》）思维发散：夏季，五行属火，夏季采收的药材，具有向上向外的运动态势。秋季，五行属金，秋季采收的药材，具有清除的运动态势。

【有效成分】海带主含藻胶素、海带聚糖、昆布素、褐藻糖及其硫酸酯、昆布氨酸及谷氨酸等、胡萝卜素、硫胺素、核黄素、烟酸、抗坏血酸、油酸、亚油酸、十八碳四烯酸等。尚含甘露醇半乳聚糖、L–古罗糖醛酸等。无机元素主含碘，另含有钙、铁、钠、钾、镁、铝等元素。昆布主要含有特征的二苯骈二氧化物、昆布醇的二聚体、昆布醇、呋喃昆布醇A、岩藻多聚糖硫酸酯及昆布岩藻多聚糖硫酸酯。

【药理作用】昆布内含有丰富的碘，可纠正因缺碘引起的甲状腺功能不足，同时可以暂时抑制甲状腺功能亢进患者的基础代谢率，使症状减轻。能温和、有效地降低高血压患者的收缩压和舒张压。昆布多糖具有明显的增强体液免疫功能，能提高外周细胞的数量。并有降血糖、镇咳、抗辐射、抗肿瘤等作用。

【个性应用】需要纠正因缺碘引起的甲状腺功能不足、降低高血压患者的收缩压和舒张压、增强体液免疫功能、降血糖、镇咳、抗辐射、抗肿瘤时，可以考虑昆布的应用。

4.切

现有特点：黏滑。（《中药大辞典》）

5.尝

味道：味咸。（《中药大辞典》）思维发散：咸者，能软；咸能入肾。

6.药性

昆布药性为寒。

7.共性应用

（1）达病位　昆布更多达里以治病。

（2）平病性　昆布药性为寒，能平病性之热。

（3）修病态　昆布味道为咸，能软坚，加之气腥主动，所以临床上遇见需要用软坚法治疗的瘿瘕积聚等病证，就可以考虑昆布的应用。

这里需要注意：昆布性滑利，滞留时间较短，所以，应用昆布软坚，要注意用药时间，也就是说隔半个小时或两三个小时用药一次，或者仿照退热法，四个小时一次。

味咸入肾，肾主摄纳，由于昆布的滑利特性明显，所以，此"摄纳"更多地表现为"纳气"和"摄表"。

（4）除表象　由于昆布性滑利，所以，对于需要通利二便以泄热的病证来说，应用昆布治疗很是对症，如果需要用发散法来泄热的话，应用昆布则极为不妥。

由于昆布之性滑利，降气迅速，所以对于需要用缓慢降气法来治疗的病证来说，不太合适，除非配用甘味药如甘草等以"缓"之。

（5）入五脏　昆布味咸入肾。

（6）五行特点　昆布黏滑性降，具水行的运动态势。昆布味咸属水，具水行的运动态势。

二、本草选摘

主十二种水肿，瘿瘤聚结气，瘘疮。（《名医别录》）

利水道，去面肿，去恶疮鼠瘘。（《药性论》）

裙带菜，主女人赤白带下，男子精泄梦遗。（《食物本草》）

泄水去湿，破积软坚。清热利水，治气臌水胀，瘰疬瘿瘤，癫疝恶疮，与海藻、海带同功。（《玉楸药解》）

性更雄于海藻，多服令人瘦削。（《本草从新》）

昆布下气，久服瘦人，大抵海中菜皆能损人，不可多食。（《本草择要纲目》）

海岛之人爱食，为无好菜，只食此物。服久，病亦不生。遂传说其功于北人。北人食之，病皆生，是水土不宜尔。（《食疗本草》）

主噎膈。（《本草通玄》）

噎证恒用之，盖取其祛老痰也。（《本草汇》）

瘿坚如石者，非此不除；老痰成噎者，用之可祛。（《顾松园医镜》）

昆布，咸能软坚，其性润下，寒能除热散结，故主十二种水肿、瘿瘤聚结气、瘘疮。东垣云：瘿坚如石者，非此不除，正咸能软坚之功也。详其气味性能治疗，与海藻大略相同。（《神农本草经疏》）

三、单验方

（1）瘿气结核，瘰瘰肿硬　昆布一两（洗去咸味）。捣罗为散。每用一钱，以绵裹于好醋中浸过，含咽津觉药味尽，即再含之。（《太平圣惠方》）

（2）颈下卒结囊，渐大欲成瘿　昆布、海藻等份。末之，蜜丸如杏核大，含，稍稍咽汁，日四五。（《肘后备急方》）

（3）膈噎　膈噎，含咽汁。（《本草易读》）

四、使用注意

昆布水煎内服的常用剂量为6~12g，临床可以根据需要而做适当的调整。昆布，有人用鹅肠菜或海白菜来冒充。

五、医家经验

王士相

根据余临床体会，用海藻、昆布等含碘药物治疗甲状腺功能亢进（简称甲亢），并不能取得稳定的效果。并据西医学，含碘药物不能根治"甲亢"，只是在甲状腺危象时，暂时用以控制病情。常见"甲亢"患者，长期、大量服用海藻、昆布等药，非但无效，反而使甲状腺变硬。依余之意见，重症甲亢患者，开始治疗时，于上述辨证论治诸法中，酌加海藻、昆布各6~9g，可提高疗效，服药10日左右，即应停用海藻、昆布等。（《名老中医医话》）

六、老姬杂谈

昆布，历代本草书上谈的都是"咸、寒"，这点和我们现在说的一样。

一方水土养一方人，南方人多食昆布、海带等，是由于当地气候湿热，而海里的海带、昆布等能清热下湿，所以适宜，但北方气候较冷，如果还多食海带、昆布等，则会出现《食疗本草》中说的"海岛之人爱食，为无好菜，只食此物。服久，病亦不生。遂传说其功于北人。北人食之，病皆生，是水土不宜尔"。

昆布，其性滑利，行动迅速，就如"急性子"之兵，应用于人体，速战速决，干脆利落，不会拖泥带水，好的一方面是见效快，不好的一方面是没有后劲，所以，在临床应用时要么连续应用以保持劲力，要么配合他药以发挥治疗作用。

中药药理证实昆布有治疗甲状腺功能不足、提高体液免疫功能、降压、抗肿瘤、降血糖、抗辐射等作用，我们在应用时一定要注意患者的病性是否属热，如果不是，坚决不能用。

《中药学》昆布的功效为"消痰软坚散结，利

水消肿"，这些都能从昆布的特点推理而出。

海藻

一、药物特性

1.望

【药材】为马尾科植物海蒿子或羊栖菜的干燥藻体。海蒿子的干燥藻体叫大叶海藻，羊栖菜的干燥藻体叫小叶海藻。（《中药学》）思维发散：海藻有两种；更多达里。

【颜色】黑褐色。（《中华本草》）思维发散：黑色与肾相通。

【优质药材】以色黑褐、盐霜少、枝嫩无砂石者为佳。（《中华本草》）

2.闻

【气味】气腥。（《中国药典》）思维发散：有一定的走窜之性。

3.问

【寒热属性】寒。（《中药学》钟赣生主编）

【采集时间】夏、秋。（《中药学》）思维发散：夏季，五行属火，夏季采收的药材，具有向上向外的运动态势。秋季，五行属金，秋季采收的药材，具有清除的运动态势。

【有效成分】羊栖菜含有丰富的蛋白质、多糖、氨基酸和矿物质（钙、铁、锌），多糖主要以褐藻酸、褐藻糖胶、褐藻藻酸双酯钠和褐藻淀粉的形式存在。还含有甘露醇、岩藻甾醇和大褐马尾藻甾醇。海蒿子含褐藻酸、甘露醇、钾、碘。另含有马尾藻多糖、抗坏血酸及多肽等。

【药理作用】海藻所含碘化物可预防和纠正缺碘引起的地方性甲状腺功能不足，并能抑制甲状腺功能亢进和基础代谢率增高，从而减轻症状。有抗凝血作用，提取物藻酸双酯钠具有抗凝血、降低血黏度及改善微循环的作用。羊栖菜多糖表现出显著的抗高血压和降低胆固醇的效果。褐藻糖胶对脊髓灰质炎病毒、柯萨奇病毒有明显的抑制作用。水浸剂及醇提取物对流感病毒有抑制作用，海藻多糖具有抗HP（幽门螺旋菌）作用。海藻水浸剂及醇提取物在体外，对人型结核杆菌及某些真菌有抗菌作用。多

种提取物表现抗肿瘤活性。

【个性应用】需要预防和纠正缺碘引起的地方性甲状腺功能不足时可以考虑海藻的应用；需要抗凝血作用、降低血黏度及改善微循环、抗高血压和降低胆固醇、抑制脊髓灰质炎病毒、柯萨奇病毒、流感病毒等病毒、抗菌、抗肿瘤活性时，可以考虑海藻的应用。

4.切

现有特点：浸软后黏滑。(《中药大辞典》)思维发散：性滑。

5.尝

味道：味咸。(《中药大辞典》)思维发散：咸者，能软；咸能入肾。

6.药性

海藻药性为寒。

7.共性应用

（1）达病位　海藻更多达里以治疗里证。

（2）平病性　海藻药性为寒，能平病性之热。

（3）修病态　海藻味咸，能软坚，对于需要用软坚法治疗的病证，如癥瘕积聚、皮下肿块等，就可以考虑海藻的应用。对于热证，直接用就是，对于寒证，则需配伍合适的热药或者选择其他的软坚散结之品来治疗。

味咸入肾，肾主摄纳，加之色黑入肾，所以海藻能增强肾的功能，不过由于咸味大的药物"下"之特性明显，所以，此"摄纳"更多地表现为"纳气"和"摄表"。

海藻性滑利，匆匆来，匆匆去，所以，要想疗效更好，则需多次不间断用药，半个小时一次或者一两个小时、四个小时一次等，根据需要来选择服药间隔时间。

（4）除表象　《名医别录》：疗皮间积聚，暴溃，留气，热结，利小便。

《海药本草》：主食不消，五膈痰壅，奔豚气。

海藻，海藻性滑且为寒，能将热和上面的气往下引，所以《名医别录》和《海药本草》上谈到海藻有治"留气，热结"、"利小便"以及治"奔豚气"的作用。由于咸能软坚，所以海藻可以"疗皮间积聚"；海藻软坚同时有滑下之性，由于胃以降为顺，所以《海药本草》上说海藻"主食不消"。不过此时需要注意，海藻药性为寒，对于热积效果好，不能用于寒积。

（5）入五脏　海藻味咸入肾。

（6）五行特点　海藻黏滑性降，具水行的运动态势。海藻味咸属水，具水行的运动态势。

二、本草选摘

主瘿瘤气，颈下核，破散结气，痈肿癥瘕坚气，腹中上下鸣，下十二水肿。(《神农本草经》)

主宿食不消，五膈痰壅，水气浮肿，脚气，奔豚气。(《海药本草》)

治项间瘰疬，消颈下瘿囊，利水道，通癃闭成淋，泻水气，除胀满作肿。(《本草蒙筌》)

海藻，咸能润下，寒能泄热引水，故能消瘿瘤、结核、阴溃之坚聚，而除浮肿、脚气、留饮、痰气之湿热，使邪气自小便出也。(《本草纲目》)

海藻，专能消坚硬之病，盖咸能软坚也，然而单用此一味，正未能取效，随所生之病，加入引经之品，则无坚不散矣。(《本草新编》)

南方人多食之，传于北人。北人食之，倍生诸病，更不宜矣。(《食疗本草》)

海带昆布同功。大都寒能劫热，苦能泄实，咸能软坚，兹三药气寒味咸苦，故凡荣气不从，外为痈肿坚硬不溃者，仗此可消。要各随引经药治之，则坚无不溃，肿无不消也。反甘草。(《药鉴》)

海藻咸寒润下之品，软坚行水，是其本功，故一切瘰疬瘿瘤顽痰胶结之证，皆可用之，然咸走血，多食咸则血脉凝涩，生气日削，致成废疾不起者多矣。(《本草便读》)

一切痈肿坚顽之病皆医。(《长沙药解》)

海藻其用有二，利水道，通闭结之便；泄水气，消遍身之肿。(《珍珠囊补遗药性赋》)

三、单验方

（1）瘿　余用海藻五钱，茯苓五钱，半夏一钱，白术五钱，甘草一钱，陈皮五分，白芥子二钱，桔梗一钱，水煎服，四剂而瘿减半，再服四剂

而瘿尽消，海藻治瘿之验如此，其他攻坚不因此而可信乎。(《本草新编》)

（2）颔下瘰疬如梅李　海藻一斤，酒二升。渍数日，稍稍饮之。(《肘后备急方》)

四、使用注意

海藻水煎内服的常用剂量为6~12g，临床可以根据需要而做适当的调整。

五、医家经验

海藻味苦咸，性寒。功用与昆布差不多，但海藻药力较和缓，兼有利水作用。多用于消瘰疬，可配连翘、陈皮、青皮、半夏、夏枯草、南星、黄芩、玄参、生牡蛎、牛蒡子同用。也用于消瘿瘤，常配合昆布、川芎、夏枯草、当归、白芷、细辛、官桂、生牡蛎、香附、胆南星等同用。(《焦树德方药心得》)

六、老姬杂谈

关于海藻的味道，更多的本草书上说是"苦、咸"的，比如《本草崇原》《本草从新》《本草分经》《本草经集注》《本草蒙筌》《证类本草》《珍珠囊补遗药性赋》等，《神农本草经》说是"苦"的，当然，也有说"咸"的，如《汤液本草》《本草易读》《长沙药解》《名医别录》《本草备要》《本草便读》等。现在，我们来谈海藻的功用，都应只从"咸味"来推理。

关于药性，基本都是"寒"。

《药鉴》上说"兹三药气寒味咸苦，故凡荣气不从，外为痈肿坚硬不溃者，仗此可消。要各随引经药治之，则坚无不溃，肿无不消也"，由于"治上宜缓，治下宜急"，同理，阳经之病宜缓治，阴经之病宜急治，所以，可以把海藻、昆布、海带这三者研成粉，生甘草单独研粉，遇到阴经部位的疮疡红肿者，直接把海藻、昆布和海带的研粉加水后外敷于局部，遇到阳经的疮疡肿毒者，少加甘草粉后加水外敷于局部。

再延伸一下，体表和体内相比较，体表属阳，体内属阴，体内之病需急治，体表之病可缓治。临床上遇到体内的肿瘤，则需急治，如捅马蜂窝，不动则已，动则需猛。遇到病情严重、发展速度快的，更须急治，用猛药。当然，照顾正气是前提。除非，病情较轻，发展缓慢，你有能力把握局势，此时，温水煮青蛙，慢慢治疗，改变肿瘤生存条件。不过，这种缓慢治疗，对没有一定"功力"的大夫来说，治疗效果不会很好，毕竟，肿瘤也有一定的"适应性"。

"藻戟遂芫俱战草"是由于甘草甘缓，而海藻、大戟、甘遂、芫花等药物作用迅猛，轰轰烈烈是其本性，甘草缓和了海藻的功能发挥，上面《本草新编》中的案例处方，就是海藻和甘草同用的。

寒则血涩，过热也会致血涩。这个就如我们喝的稀饭一样，放凉了会变稠，火大了也会熬稠。海藻改变血黏度，就是可以改变人体内因热导致的血液黏稠度。如果不辨证，不管青红皂白，只要是血黏度高就用海藻，如果遇到寒性患者，害人不浅。

海藻和昆布，就质地来说，昆布较重，所以，人体属阳部位的病证，多用海藻；属阴部位的病证，多用昆布。如果需要相伍为用，病位在全身者，可以等量应用；病位在上(表)者，海藻常量，昆布需用少量；病位在下(内)者，昆布用常量，海藻则需大量。这是因为"量大属阴，量小属阳"。

《中药学》海藻的功效为"消痰软坚散结，利水消肿"，其性为寒，这些都可以从海藻的特点推理而出。

第二节　微咸的常用药物

海螵蛸

一、药物特性

1.望

【药材】为乌贼科动物无针乌贼或金乌贼的干燥内壳。(《中药学》)思维发散：更多达里。

【颜色】色白。思维发散：白色和肺相通。

【优质药材】以身干、体大、色白、完整者为佳。(《中药大辞典》)

2. 闻

【气味】气微腥。(《中药大辞典》)思维发散：有轻微的向下向内运动态势。

3. 问

【寒热属性】温。(《中药学》钟赣生主编)

【炮制】海螵蛸：刷洗干净，晒干，砸成小块。

炒海螵蛸：将海螵蛸块，用文火炒至黄色为度。

煅海螵蛸：海螵蛸放入罐内，煅至焦黑色，取出放凉。

【有效成分】主要含碳酸钙、壳角质、黏液质。尚含多种微量元素，其中含大量的钙，少量的钠、锶、镁、铁以及微量硅、铝、钛、锰、钡、铜。

【药理作用】海螵蛸中所含的碳酸钙能中和胃酸，改变胃内容物pH值，降低胃蛋白酶活性，促进溃疡面愈合。另外，其所含胶质与胃中有机质和胃液作用后，可在溃疡面上形成保护膜，使出血趋于凝固。此外，海螵蛸有抗肿瘤、抗辐射及接骨作用。

【个性应用】需要中和胃酸、促进溃疡面愈合、抗肿瘤、抗辐射及接骨时，可以考虑海螵蛸的应用。

4. 切

现有特点：质松。(《中药大辞典》)思维发散：内服之后，易散。

【质地轻重】体轻。(《中药大辞典》)思维发散：质轻升浮。

5. 尝

味道：味微咸。(《中药大辞典》)思维发散：咸者，能软；咸能入肾。

6. 药性

海螵蛸药性为温。

7. 共性应用

（1）达病位 海螵蛸更多达里以治疗里证。

（2）平病性 海螵蛸热性为温，可平病性之寒。

（3）修病态 海螵蛸颜色发白，能助肺排浊，上可止咳，外可发汗，下可止带等。

海螵蛸气微腥主动，味微咸能软坚，也能增强肾功能以固摄无故外出之物，所以，临床上需要用软坚法治疗的病证，可以考虑海螵蛸的应用；需要用固摄法治疗的病证，在外的多汗、虚咳、遗精、遗尿、泄泻、带下、出血等病证，在内的胃酸增多等证，更需考虑海螵蛸的应用。

这里要说的是，无汗时，因海螵蛸能助肺排浊，所以可以治疗；当汗多时，因海螵蛸能补肾固摄，可以收敛，所以也可以治疗。也就是说，该外排而不排的，海螵蛸可以治疗，不该外排而外排的，海螵蛸同样可以治疗。

（4）除表象 海螵蛸虽然质地轻，但有气味和味道的向下之力制约，所以升提作用不明显。

对于带下之病，海螵蛸一者排浊气而止带，二者固摄以止带，所以效果很好。同样，海螵蛸治疗出血的机制也是如此，临床疗效很不错，单纯外用就能止血。

海螵蛸质松易散，内服之后能很快地发挥作用。

（5）入五脏 海螵蛸味微咸入肾。

（6）五行特点 海螵蛸色白属金，具金行的运动态势。海螵蛸体轻升浮，具火行的运动态势。海螵蛸味微咸属水，具水行的运动态势。

二、本草选摘

主女子漏下赤白经汁，血闭，阴蚀肿痛，寒热癥瘕，无子。(《神农本草经》)

惊气入腹，腹痛环脐，阴中寒肿(一作"丈夫阴中肿痛")，又止疮多脓汁不燥。(《名医别录》)

主妇人血瘕。(《本草拾遗》)

疗血崩。(《日华子本草》)

治哮证最为神效。(《本草新编》)

三、单验方

（1）跌破出血 乌贼鱼骨末敷之。(《仁斋直指方》)

（2）阴囊湿痒 乌贼骨、蒲黄扑之。(《医宗三法》)

（3）**制酸** 为制酸药，对胃酸过多、胃溃疡有效。（《现代实用中药》）

（4）**哮喘** 海螵蛸，焙干研成细末，每日3次，每次4.5g，温开水送服。（《徐州单验方新医疗法选编》）

（5）**小儿哮喘** 海螵蛸9g，炙麻黄6g，细辛1.5g。共研细末，分为3包，早、中、晚各服1包。如痰多加贝母6g同研。连服1个月。（《单验方》）

（6）**胃出血** 海螵蛸15g，白及18g。共研细末。每次服4.5g，日服3次。（《山东中草药手册》）

四、使用注意

海螵蛸水煎内服的常用剂量为5~10g，临床可以根据需要而做适当的调整。

五、医家经验

海螵蛸为降逆之良药

海螵蛸味咸涩性微温，主要用于收敛止血，止带固精，制酸止痛，燥湿生肌。遍查历代本草，未有言其能降逆者。唯《素问》血枯症中有"胸胁支满者，防于食"之句，治以四乌贼骨一芦茹（即茜草）方。叶天士《本草经解》中有海螵蛸气微温，禀天春和之木气，入足厥阴肝经之说，似与疏肝降逆之效有关，然终系附会。余意咸能润下，润下即可降逆除痞，如大承气汤之治痞满燥实是也。夫呃逆者，不论其为胃寒、胃火、脾肾阳虚，胃阴不足等不同病因，均为胃气上逆之症。海螵蛸既能润下，治呃逆理当有验。扩而充之，治一切气逆之症，亦必有效也。旋覆代赭汤之所以能降逆化痰者，因方中旋覆一味，辛苦咸微温，润下之故，故有诸花皆升，唯旋覆独降之说。

吉格某，男，69岁，于1988年元月5日就诊。患胆石症伴胆总管梗阻，于3天前手术治疗，手术经过良好，唯术后呃逆，昼夜不止，牵拉刀口疼痛难忍。曾用中西各法，未能制止。余投以海螵蛸60g，浓煎300ml，分2次服。下午4时服药后，呃逆次数减少，晚9时再服1次，一夜未呃，自此痊愈。

郭某，女，51岁。于1988年3月17日就诊。患梅核气2年，屡治不愈。近日又增胸满胁痛，便秘。余投以海螵蛸60g，佩兰叶30g，煎成450ml，每次用药汁150ml，送服十香止痛丸1粒，1日3次服药。服药3日止，8日已。

按：海螵蛸咸以入肾，有收敛之功用，能治吐血、鼻衄，足见具降逆之效。邱氏用于手术后呃逆和梅核气各1例收效，前证多虚，后证多实，表明海螵蛸治呃似乎起到补与泻的双向作用，有待验证。（《内蒙古名老中医临床经验选粹》邱德锦）

六、老姬杂谈

海螵蛸，很多本草书上谈的味道是"咸"的，和现在的"微咸"差不多。不过，药性却不一样，《本草备要》《本草从新》《本草撮要》《本草害利》《本草求真》《药性切用》等说的是"温"，《本草乘雅半偈》《本草新编》《得配本草》等上说"微温"。正是因为有"温"存在，所以，就如《本草求真》上说"服此咸能走血，温能除寒逐湿，则血脉通达，而无诸血障害之弊矣"。

临床上，我遇到不少反酸的患者，辨证论治用药的同时，一剂药（一天一剂）中，海螵蛸10~20g随其他药一起水煎内服，效果不错。临床上遇到西医之胃溃疡患者，在中医辨证论治的同时，加用海螵蛸和生黄芪，效果很好。

上面邱德锦先生经验——海螵蛸为降逆之良药，海螵蛸之降逆，实为味微咸入肾而增强摄纳之功。

《中药学》海螵蛸的功效为"收敛止血，涩精止带，制酸止痛，收湿敛疮"，其中的"收敛止血，涩精止带，收湿敛疮"，可以从共性应用推理而出"制酸止痛"可以从个性应用推理而出。

石决明

一、药物特性

1.望

【药材】为鲍科动物杂色鲍、皱纹盘鲍、羊鲍、澳洲鲍、耳鲍或白鲍的贝壳。（《中药学》）

【优质药材】以个大、壳厚、外表洁净、内表面有彩色光泽者为佳。(《中药大辞典》)

2.闻

【气味】无。(《中药大辞典》)

3.问

【寒热属性】寒。(《中药学》钟赣生主编)

【采集时间】夏、秋。(《中药学》)思维发散：夏季，五行属火，夏季采收的药材，具有向上向外的运动态势。秋季，五行属金，秋季采收的药材，具有清除的运动态势。

【炮制】石决明：洗净晾干，敲成碎块。

煅石决明：取刷净的石决明，置无烟的炉火上或坩埚内煅烧，内服的煅至灰白色，外用的煅至白色，取出放凉，碾碎。

盐石决明：将石决明煅至微红，取出，喷淋盐水，碾碎。每石决明50kg，用盐1.25kg加适量开水化开澄清。

【有效成分】主含碳酸钙、有机质等。尚含硅酸盐、磷酸盐、氯化物、镁、铁、锌、锰、铬等微量元素和极微量的碘。煅烧后碳酸钙分解，产生氧化钙，有机质则破坏。贝壳内层具有珍珠样光泽的角质蛋白，经盐酸水解后可得16种氨基酸。

【药理作用】石决明有镇静、解痉、降血压、止痛、止血、解热、消炎、抗菌、抗凝、保肝、降脂等作用。九孔鲍提取液对金黄色葡萄球菌、大肠埃希菌、铜绿假单胞菌等有抑菌作用，对实验性四氯化碳肝损伤有保护作用，其酸性提取液对家兔体内外凝血实验表明，有明显的抗凝作用。此外，所含大量钙盐，能中和胃酸。

【个性应用】需要镇静、解痉、降血压、止痛、止血、解热、消炎、抗菌、抗凝、保肝、降脂、抑菌、保肝、抗凝及中和胃酸时，可以考虑石决明的应用。

4.切

现有特点：质坚硬。(《中药大辞典》)思维发散：质硬走里，且不易散开。

【质地轻重】质地较重（用手一掂，较重）。思维发散：质重沉降。

5.尝

味道：味微咸。(《中药大辞典》)思维发散：咸者，能软；咸能入肾。

6.药性

石决明药性为寒。思维发散：寒能制热。

7.共性应用

（1）达病位 石决明达里可治疗里证。

（2）平病性 石决明药性为寒，可平病性之热。

（3）修病态 石决明味微咸，加上降气之功，所以，有很好的泻下作用，对于肠滞病性属热者，用石决明来治疗，效果很好。

咸能软坚，石决明味微咸，有软坚之功，加之药性为寒，所以对于热性的癥瘕积聚之证，应用石决明治疗，有效。

（4）除表象 石决明质地较重，有降气之功，对于需要用降气法来治疗的病症，比如，头胀痛、头沉重、眼胀目赤、咳嗽、呕吐、胃脘部积食、奔豚气等，就可以考虑石决明的应用，不过需注意病性的寒热，如果病性为热，直接应用就是，如果病性为寒，则需另用他药或配用热药以消除石决明的寒对人体造成的伤害。

石决明味微咸能入肾以增强肾功能，上可以敛汗，下可以止精，外可以止血，内可制酸。加上其降气之功，对于因肾不纳气而出现的哮喘，应用石决明，效果较好，不过需注意石决明药性为寒这个特点。对于因肾虚固摄力下降而出现的多汗，病性属热者，应用石决明来治疗，效果很是不错；对于因热而出现的遗精、遗尿、带下黄赤、月经量多等，应用石决明来治疗，效果也是很好。

（5）入五脏 石决明味微咸入肾。

（6）五行特点 石决明体重下降，具水行的运动态势。石决明味微咸属水，具水行的运动态势。

二、本草选摘

为其能凉肝，兼能镇肝，故善治脑中充血作疼作眩晕，因此证多系肝气、肝火夹血上冲也。是以愚治脑充血证，恒重用之至两许。(《医学衷中参西录》)

软坚，滋肾，治痔漏。（《本草求原》）

镇肝、明目，治眩晕。（《山东中草药手册》）

目得血而能视，血虚有热，则青盲赤痛障翳生焉。咸寒入血除热，所以能主诸目疾也。（《神农本草经疏》）

凡海物皆味咸性寒，咸能软坚，寒能清热。（《本草便读》）

三、单验方

治外伤出血　用石决明适量，煅制成疏松细粉，过筛，将伤口洗净，撒上药粉，紧紧压迫即可。（《内蒙古中草药新医疗法资料选编》）

四、使用注意

石决明水煎内服的常用剂量为6~20g，临床可以根据需要而做适当的调整。先煎。

脾胃虚寒，食少便溏者，慎用。

五、医家经验

1.张锡纯

愚治脑充血证，恒重用之（石决明）至两许。（《医学衷中参西录》）

2.焦树德

由于肝肾阴虚致肝阳上亢出现头痛、偏头痛、头晕、目眩、失眠、急躁、易怒、烘热（患者自感烘然而热，很快消失，阵阵发生）等症（包括高血压出现这些症状者），本品可养肝阴、潜肝阳。常配合生赭石、生地黄、生白芍、黄芩、香附、夏枯草、菊花、天麻、钩藤、桑寄生、牛膝、泽泻、白蒺藜等同用。对于神经衰弱出现上述症状者，我常用生石决明15~45g（先煎），生赭石25~45g（先煎），生地黄12g，生白芍12g，香附9g，黄芩9g，白蒺藜12g，菊花9g，远志9g，夜交藤15~30g（暂定名为"摄神汤"），以此为基础，随症加减，曾统计观察55例（痊愈者8例，基本痊愈者8例，显著有效者17例，有效19例，无效3例），有一定效果。可供参考。本方也常用于妇女经绝期证候群，请试用。（《焦树德方药心得》）

六、老姬杂谈

关于石决明的味道，很多的本草书上谈到的是"咸"，《医学衷中参西录》上说的是"微咸"。

关于石决明的药性，大致有四种说法：《本草备要》《本草经集注》《本经逢原》《得配本草》《雷公炮制药性解》《名医别录》《新修本草》等说的是"平"；《本草便读》《本草易读》《玉楸药解》等上说的是"寒"；《本草从新》《本草分经》《药性切用》等说的是"凉"；《医学衷中参西录》上说的是"微凉"。

临床上遇到热证，应用石决明治疗，很是合适。临床上遇到需要用降气法治疗的热性病证、肾虚不固的热性病证及癥瘕积聚病性属热者，直接应用石决明治疗就是。应用降气之品治疗时，一定要注意用量。如果短时间内用量太大，头部之气更多下行，人则头晕不适，甚者可出现晕厥，除非头部火热太甚（气有余便是火）。寒则血涩，石决明应用于人体，一定要注意气血流通情况。必要时加用活血之品。

《中药学》石决明的功效为"平肝潜阳，清肝明目"，其性为寒，这些都可以从石决明的特点推理而出。

牡蛎

一、药物特性

1.望

【药材】为牡蛎科动物长牡蛎、大连湾牡蛎或近江牡蛎的贝壳。（《中药学》）

【优质药材】以个大、整齐、里面光洁者为佳。（《中药大辞典》）

2.闻

【气味】无。（《中药大辞典》）

3.问

【寒热属性】微寒。（《中药学》钟赣生主编）

【采集时间】全年。（《中药大辞典》）

【炮制】生牡蛎：洗净、晒干，碾碎用。

煅牡蛎：将洗净的牡蛎，置无烟炉火上煅至

灰白色，取出放凉，碾碎。

【有效成分】主含碳酸钙、磷酸钙及硫酸钙。尚含铜、铁、锌、锰、锶、铬等微量元素及多种氨基酸。

【药理作用】牡蛎有镇静、抗惊厥、抗癫痫、镇痛、抗肝损伤、增强免疫、抗肿瘤、抗氧化、抗衰老、抗胃溃疡等作用。牡蛎多糖具有降血脂、抗凝血、抗血栓等作用。

【个性应用】需要镇静、抗惊厥、抗癫痫、镇痛、抗肝损伤、增强免疫、抗肿瘤、抗氧化、抗衰老、抗胃溃疡、降血脂、抗凝血、抗血栓时，可以考虑牡蛎的应用。

4.切

现有特点：质坚硬。(《中药大辞典》)思维发散：质硬走里，且不易散开。

【质地轻重】质地较重(用手一掂，较重)。思维发散：质重沉降。

5.尝

味道：味微咸。(《中药大辞典》)思维发散：咸者，能软；咸能入肾。

6.药性

牡蛎药性微寒。思维发散：微寒也能制热。

7.共性应用

（1）达病位　牡蛎达里可治疗里证。

（2）平病性　牡蛎微寒，也能平病性之热。

（3）修病态　牡蛎味微咸能下，加之质重沉降，对于肠滞等热性病证来说，就可以应用牡蛎来治疗。

咸能软坚，牡蛎微咸，也有软坚之功，因其药性微寒，所以，对于癥结积聚之病性属热者，应用牡蛎治疗，效果很好。

（4）除表象　牡蛎质重降气，需要用降气法来治疗的热性病证，比如，头胀痛、头沉重、目赤肿痛、咳嗽、呕吐、积食、奔豚等病性属热的，就可以用牡蛎来治疗。

牡蛎味微咸能补肾增强固摄功能，外可以止汗，内可以止酸，上可以止咳喘，下可以止遗，白带量多、月经量多属热的，均可以用牡蛎来治疗。

（5）入五脏　牡蛎味微咸入肾。

（6）五行特点　牡蛎体重沉降，具水行的运动态势。牡蛎味微咸属水，具水行的运动态势。

二、本草选摘

女子带下赤白。久服强骨节。(《神农本草经》)

除留热在关节荣卫，虚热去来不定，烦满；止汗，心痛气结，止渴，除老血。涩大小肠，止大小便，疗泄精，喉痹，咳嗽，心胁下痞热。(《名医别录》)

主治女子崩中。止盗汗，除风热，止痛。(《药性论》)

捣为粉，粉身，主大人小儿盗汗，和麻黄根、蛇床子、干姜为粉，去阴汗。(《本草拾遗》)

咸以软坚，化痰，消瘰疬结核，老血瘕疝；涩以收脱，治遗精崩带，止嗽敛汗，固大、小肠；微寒以清热补水，治虚劳烦热，温疟赤痢，利湿止渴。(《本草备要》)

入肾涩精固气化痰软坚。(《本草求真》)

牡蛎本是咸水结成，故专归肾部，软坚收敛之剂也。(《雷公炮制药性解》)

凡肝虚阳升于顶者，得此降之，而阳自归也。(《得配本草》)

固下焦。(《本草便读》)

软痞积。又治带下，温疟，疮肿，为软坚收涩之剂。(《珍珠囊补遗药性赋》)

三、单验方

（1）胃酸过多　牡蛎、海螵蛸各五钱，浙贝母四钱，共研细粉，每服三钱，每日三次。(《山东中草药手册》)

（2）崩中漏下赤白不止，气虚竭　牡蛎、鳖甲各三两。上二味，治下筛，酒服方寸匕，日三。(《备急千金要方》)

（3）一切瘰疬　牡蛎粉五钱，和鸡胆汁为膏贴之。(《脉因证治》)

（4）阴囊水肿　用牡蛎煅粉二两、干姜(炮)一两，共研为末，冷水调糊敷上。不久，囊热如火。药干即换，至小便通畅为愈。(《本草纲目》)

（5）金疮出血　牡蛎粉敷之。(《肘后备

（6）梦遗便溏　用牡蛎粉。加醋、糊做成丸子，如梧子大。每服三十丸，米汤送下。一天服二次。（《本草纲目》）

（7）月经不止　用牡蛎煅过研细。加米醋揉成团，再煅再研，加米醋调艾叶末熬膏，做成丸子，如梧子大。每服四五十丸，醋汤送下。（《本草纲目》）

（8）痈肿初起　用牡蛎粉末调水涂搽。药干即换。（《本草纲目》）

（9）瘰疬　用牡蛎煅过，研为末。取120g，加玄参末90g，和面糊做成丸子如梧子大。每服30丸，酒送下。一天服3次，服尽除根。（《中药大辞典》）

四、使用注意

牡蛎水煎内服的常用剂量为9~30g，临床可以根据需要而做适当的调整。先煎。

五、医家经验

1.单用牡蛎治亡阴证

某妪，年逾七旬，夏月伤暑，发热，便泻日20行，经用多种抗生素及补液治疗不效，而改服中药。首用芍药汤、左金丸、四君子汤多方，数更其医，终不见效。用"芍药汤"则便泻反剧，用"四君子汤"则烦躁不安，病家延我诊治，视其头汗不止，形体枯槁，舌光如镜，便泻日10余行，泻物少而稠，腥而不臭，余无所苦，脉小细数。此阴伤而下焦不固也，若用苦寒，则有化燥之势。而用阴柔，则阴为泻用。但用温补，必助其热。唯塞流固津乃当务之急。吾仿吴氏一甲煎法，令以生牡蛎120g煎服，家人疑之，曰"能愈？"答："姑妄试之。"翌日。病家喜来相告："吾母重病月余，所用药需用箩装，而病反剧，岌岌待毙，且寿木已备，今用药只5分钱，便泻即止，真菩萨也！"后嘱以糜粥自养而痊愈。（《南方医话》双安安）

2.聂惠民

（1）外感咳嗽　聂老师认为牡蛎第一个功效就是"主伤寒寒热"，故可以应用于外感表证。然而，牡蛎这一"主伤寒寒热""疗咳嗽"之功效，却鲜有人注意。聂老师认为，牡蛎虽味涩却不敛邪，不会造成关门留寇之弊，外感咳嗽可以放胆用之。外感咳嗽的病位主要在肺与咽。外邪袭表，肺失宣降，可以致咳；咽为肺胃之门户，又为三阴经所过，外邪侵袭，致其红肿，或痛或痒，也是致咳的原因。《名医别录》谓牡蛎"疗咳嗽"；《本草备要》谓其能"软坚化痰"，故与川贝母等相伍，可以增加其止咳化痰之功。另外，《汤液本草》言牡蛎"以柴胡为引能去胁下之硬；以茶引之能消结核；以大黄引之能除股间肿；以地黄引之能益精收涩，止小便"。《伤寒论》311条曰："少阴病，二三日，咽痛者，可与甘草汤。不瘥，与桔梗汤。"聂老师认为若以桔梗、甘草等引之，可以散咽喉之肿疗咽痛，可以消除因咽痛咽痒所致的咳嗽。故在治疗外感咳嗽时常常加入牡蛎。

（2）烦躁惊狂　在《伤寒论》中，仲景以桂枝甘草龙骨牡蛎汤治疗心阳虚之心悸、烦躁；以桂枝去芍药加蜀漆牡蛎龙骨救逆汤治疗心阳虚痰浊上扰的惊狂；以柴胡龙骨牡蛎汤治疗少阳不和兼表里三焦俱病的胸闷烦惊、谵语。故邹澍的《本经疏证》云："龙骨、牡蛎联用之证，曰烦狂、曰烦惊、曰烦躁，似二物多为惊与烦设。"其作用机制张锡纯在《医学衷中参西录》中说得很清楚："人身阳之精为魂，阴之精为魄。龙骨能安魂，牡蛎能强魄。魂魄安强，精神自足，虚弱自愈也。是龙骨、牡蛎，固为补魂魄精神之妙药也。"聂老师尊仲景意，治疗烦躁惊狂、心悸失眠时，常将牡蛎与龙骨相伍使用，疗效颇佳。

（3）带下泄利　《神农本草经》谓牡蛎除"女子带下赤白"。昔张锡纯治疗带下常将生龙骨、生牡蛎并用以固脱，如清带汤。聂老师治疗带下病，既有单用牡蛎时，亦有二药并用时，若病人兼有心中烦乱、眠差者，多二药并用，既能镇静安神，又可止带。

《名医别录》谓牡蛎"涩大小肠，止大小便"。吴鞠通在《温病条辨》云："下利后大便溏甚，周十二时三四行，脉仍数者，未可与复脉汤，一甲煎主之。"一甲煎即是牡蛎单味药，"既能存阴，又涩大便，且清在里之热，一物而三用之"（吴鞠通自注）。聂老师对于热在肠中的下利，也常常仿吴鞠通之意，在清热止利方中加上牡蛎，以增强疗效，缩短病程。

（4）颈腋瘰疬 《灵枢·邪气脏腑病形》篇云："鼠瘘，在颈肢腋之间。"《灵枢·寒热》篇云："寒热瘰疬在于颈腋者……此皆鼠瘘寒热之毒气也，留于脉而不去者也。"颈部、腋下淋巴结肿大即《黄帝内经》所说的"鼠瘘"。《神农本草经》谓牡蛎具有除"鼠瘘"的功效，历代医家多遵从之，如《医学心悟》消瘰丸中就含有牡蛎。聂老师在治疗颈部、腋下淋巴结肿大及乳腺增生等疾病时，也常常加入牡蛎以软坚散结，疗效甚佳。[郭华，李献平.聂惠民运用牡蛎的经验.中华中医药杂志，2005，20（4）：230]

3.龚士澄

近人龚士澄先生曾撰文盛赞龙牡治咳之效，读后非特有所感悟，且用之辄效，今且简要而介绍之。龙骨揆其功用，不外平肝潜阳、镇惊安神、收敛固涩三者，唯《神农本经》和《名医别录》言其亦治"咳逆，喘息"。陈修园谓："龙骨若与牡蛎同用，为治痰之神品。"张锡纯谓："其性又善利痰，治肺中痰饮咳嗽，咳逆上气。"是陈、张二氏均是禀《神农本草经》《名医别录》治咳逆喘息之义而阐发运用于临床耳。

牡蛎功用大致有二：一为潜阳固涩；二为软坚散结，而本草纲目言其化痰软坚，《本草备要》谓其"咸以软坚化痰……止嗽敛汗"，是牡蛎亦能化痰止嗽。综上，龚老认为二者合用，具有独特之镇咳化痰作用。起初只用于夜间及黎明时之咳嗽，认为平卧则痰涎易于上泛，咳嗽遂作，用生龙牡各15~20g于应服方内，结果不仅奇效，并睡眠亦自美焉。又用于内伤咳嗽，虚火上炎，咳痰带血，颧红面热，胶痰着于喉间，口干心烦，以生龙牡各20g加于所服方中，疗效亦如人意。更有一些外感咳嗽，表里寒热不清。睡眠饮食尚可，唯连连咳嗽，久久不愈，服常方总不见效，我们又欲用龙牡，然恐收住表邪，肺气益不得宣而咳甚，尝欲投又止，后思《伤寒论》柴胡加龙牡汤证，乃少阳之邪未解，热邪内陷热盛伤气之病机，复思徐灵胎

有"龙骨敛正气不敛邪气"一说，乃试用于外感咳嗽之难愈者。具体方法：止嗽散随证化裁，再加龙牡，居然心想事成，有效无损。余读此文不久，恰遇一病者，女性，年50余。患咳嗽吐痰，夜甚，痰色白，黏稠不利，舌淡脉弱，已多日不愈，遂用止嗽散加龙牡法。方用桔梗10g，前胡10g，荆芥6g，炙紫菀、款冬花各10g，陈皮9g，百部10g，杏仁10g，生龙牡各20g，2剂咳止。（《跛鳖斋医草》）

六、老姬杂谈

牡蛎，没有龙骨的吸湿性，其收敛之性来源于微咸入肾的固摄之力。《本草便读》《长沙药解》等上面说是"性涩"，也许就是指牡蛎具有的"固摄"之功。部分本草书如《神农本草经》《汤液本草》《雷公炮制药性解》等上说牡蛎味咸，更有部分本草书直接就说牡蛎味是"咸、涩"的，如《本草备要》《本草从新》《本草分经》《本草易读》《得配本草》《医学衷中参西录》等。

清代名医陈士铎先生说过"人不明理，不可以学医；医不明理，不可以用药"，更多本草书上也许看到牡蛎有收敛之性，就说其"味涩"，这有些想当然之嫌。如果不明理而遵从"涩"之说，第一外感咳嗽是不能用，就如《药笼小品》上说"生能补肝滋肾，敛精止汗。凡应表之症，用龙牡贻害非细"一样，但是，聂惠民先生"在治疗外感咳嗽时常常加入牡蛎"。

关于药性，《神农本草经》上说"平"，《本草乘雅半偈》《医学入门》等说"寒"，《本草崇原》《本草分经》《长沙药解》《雷公炮制药性解》等说"微寒"。

《中药学》牡蛎的功效为"潜阳补阴，重镇安神，软坚散结，收敛固涩，制酸止痛"，其中"制酸止痛"为个性应用外，其他都是共性应用。

墨旱莲

一、药物特性

1.望

【药材】为菊科植物鳢肠的干燥地上部分。

（《中药学》）思维发散：取类比象，墨旱莲能达人体腿脚以上及其他属阳部位。

【优质药材】以色绿、无杂质者为佳。（《中药大辞典》）

2.闻

【气味】气微。（《中药大辞典》）

3.问

【寒热属性】寒。（《中药学》钟赣生主编）

【采集时间】夏、秋。（《中药大辞典》）思维发散：夏季，五行属火，夏季采收的药材，具有向上向外的运动态势。秋季，五行属金，秋季采收的药材，具有清除的运动态势。

【有效成分】旱莲草主要含有黄酮类成分：槲皮素，木樨草素，芹菜素等；香豆素类成分：蟛蜞菊内酯，去甲蟛蜞菊内酯等；三萜类成分：刺囊酸，齐墩果酸，旱莲苷A、B、C等；还含有生物碱及含硫化合物。

【药理作用】墨旱莲能缩短凝血酶原时间、升高血小板和纤维蛋白原，提高机体非特异性免疫功能，消除氧自由基以抑制5-脂氧酶，保护染色体，保肝，促进肝细胞的再生，增加冠状动脉流量，并有抗炎、镇痛、促进毛发生长、乌发、止血、抗菌、抗阿米巴原虫、抗癌等作用。

【个性应用】需要缩短凝血酶原时间、升高血小板和纤维蛋白原、提高机体非特异性免疫功能、保护染色体、保肝、促进肝细胞的再生、增加冠状动脉流量、抗炎、镇痛、促进毛发生长、乌发、止血、抗菌、抗阿米巴原虫、抗癌时，可以考虑墨旱莲的应用。

4.尝

味道：味微咸。（《中药大辞典》）思维发散：咸者，能软；咸能入肾。

5.药性

墨旱莲药性为寒。思维发散：寒能制热。

6.共性应用

（1）达病位 墨旱莲能达人体腿脚以上及其他属阳部位。

（2）平病性 墨旱莲药性为寒，可平病性之热。

（3）修病态 墨旱莲味微咸，有软坚散结之功，对于需要用散结法治疗的癥瘕积聚等热证来说，可以考虑墨旱莲的应用。

（4）除表象 墨旱莲味微咸补肾，肾主摄纳，所以，对于因肾虚固摄功能下降而出现的出血、多汗、遗溺、遗精、白带过多、月经量多等病性属热的，应用墨旱莲来治疗，收效很好。当然，需注意用量问题（这里不谈墨旱莲的质量）。

（5）入五脏 墨旱莲味微咸入肾。

（6）五行特点 墨旱莲味微咸属水，具有水行的运动态势。

二、本草选摘

固齿，乌须，洗九种痔疮。（《滇南本草》）

乌须发，益肾阴。（《本草纲目》）

疗溺血及肾虚变为劳淋。（《本草述》）

止血，补肾，退火，消肿。治淋、崩。（《分类草药性》）

鳢肠（墨旱莲）善凉血。须发白者，血热也，齿不固者，肾虚有热也；凉血益血，则须发变黑，而齿亦因之而固矣。（《神农本草经疏》）

三、单验方

（1）热痢 旱莲草30g。水煎服。（《湖南药物志》）

（2）赤白带下 旱莲草30g。同鸡汤或肉汤煎服。（《江西民间草药验方》）

四、使用注意

墨旱莲药性为凉，对于寒证，不宜单独使用。

墨旱莲有收敛之性，对于需要发散治疗的病症，应用时需慎重。

墨旱莲水煎内服剂量为6~12g。量大属阴，当治疗人体下部病证时，因于没有毒性报道，所以，临床应用时可适当加大剂量以达属阴部位。

五、医家经验

旱莲草品种不一，以墨旱莲为正宗，补肝肾之阴，凉血而止血，能治急剧性须发变白，与女贞子合成之二至丸，已在社会上销售多年。老朽投向，第一用于阴虚蕴热，营养不良，头发、胡须色素脱失，同当归、女贞子、枸杞子、侧柏叶、熟地黄、山茱萸、白芍、菟丝子、阿胶、紫河车、龟甲胶、五味子配伍，持续应用，3个月为期，功效较好。第二对多种出血证，易见硕果，常和白及、仙鹤草、花蕊石、蒲黄、栀子、黄芩、三七、生地黄、牡丹皮、小蓟、茜草、槐米组方加减，药到即消。(《国医大师张志远用药手记》)

六、老姬杂谈

墨旱莲，《中华本草》上说"味淡、微咸涩"，《中药大辞典》上说"味淡微咸"，《中国药典》上说墨旱莲是"味微咸"的。

第九章　酸味兼有他味之药物

第一节　酸味兼苦的常用药物

川楝子

一、药物特性

1.望

【药材】为楝科植物川楝树的干燥成熟果实。（《中药学》）思维发散：更多达里。

现有特点：有油性。（《中药大辞典》）思维发散：一者润肠，二者质润滋阴。

【优质药材】以表面金黄色，肉黄白色，厚而松软者为佳。（《中药大辞典》）

2.闻

【气味】气特异。（《中药大辞典》）思维发散：有走窜之性。

3.问

【寒热属性】寒。（《中药学》钟赣生主编）

【采集时间】冬季。（《中药学》）思维发散：冬季，五行属水，冬季采收的药材，具有向内向下的运动态势。

【炮制】川楝子：拣去杂质，洗净，烘干，轧碎或劈成两半。

炒川楝子：将轧碎去核的川楝肉，用麸皮拌炒至深黄色为度，取出放凉。

【有效成分】含川楝素、黄酮、多糖、脂肪油等。

【药理作用】川楝子有松弛奥迪括约肌，收缩胆囊，促进胆汁排泄的作用；能兴奋肠管平滑肌，使其张力和收缩力增加；川楝素具有驱虫作用，作用缓慢而持久，对猪蛔虫、蚯蚓、水蛭等有明显的杀灭作用；川楝子对金黄色葡萄球菌，多种致病性真菌有抑制作用；此外，尚有抗炎、镇痛、抗氧化、抗生育、抗癌等作用。

【个性应用】需要促进胆汁排泄、兴奋肠管平滑肌、驱虫、抑菌、抗炎、镇痛、抗氧化、抗生育、抗癌时，可以考虑川楝子的应用。

4.切

现有特点：遇水湿润显黏性。（《中药大辞典》）思维发散：取类比象，川楝子有一定的收敛之功。

5.尝

味道：酸、苦。（《中药大辞典》）思维发散：酸者，能涩、能收；苦者，能泻、能燥、能坚；酸入肝，苦入心。

6.药性

川楝子药性为寒。思维发散：寒能制热。

7.共性应用

（1）达病位　川楝子达里可治疗里证。

（2）平病性　川楝子药性为寒，可平病性之热。

（3）修病态　川楝子味苦能下且有油性具滑肠作用，所以，川楝子有很好的通便作用。

酸入肝，肝主疏泄，川楝子具有调气之功，因其药性为寒，所以，临床上遇到气滞之热甚者，效果更好。

苦入心，心主血脉。川楝子味苦能入脉，因其药性为寒，寒则血涩，所以，川楝子有很好的止血作用，能治疗因热所致的血溢证。

苦能燥湿，加之川楝子药性为寒，所以，川楝子具有很好的清利湿热之功。

（4）除表象　虫得酸则静，得苦则下，川楝子味道酸苦，所以川楝子的驱虫作用很好。

（5）入五脏　川楝子味酸入肝，味苦入心。

（6）五行特点　川楝子味酸属木，具木行的运动态势。川楝子味苦属火，具火行的运动态势。川楝子冬季采收，具水行的运动态势。川楝子有黏性性收敛，具水行的运动态势。

二、本草选摘

主人中大热，狂，失心躁闷，作汤浴。(《药性论》)

主上下部腹痛，心暴痛。(《珍珠囊》)

治诸疝、虫、痔。(《本草纲目》)

治淋病茎痛引胁，遗精，积聚，诸逆冲上，溲下血，头痛，牙宣出血，杀虫。(《本草求原》)

酸者入肝，苦者善降，能引肝胆之热下行自小便出，故治肝气横恣，胆火炽盛，致胁下焮疼。并治胃脘气郁作疼，木能疏土也。(《医学衷中参西录》)

行气止痛力佳，善治脘腹胀痛。(《中药学》)

川楝，苦寒性降，能导湿热下走渗道，人但知其有治疝之功，而不知其荡热止痛之用。(《本经逢原》)

凡一切疝气虫痔等证，由于湿热所致者，皆可用之。(《本草便读》)

凡人冬时感冒寒邪，至春而发则为温，以致症见狂躁并疝瘕，热被寒束，症见囊肿茎强，掣引作痛，与夫寒热积聚(积由五脏所生，聚由六腑所成)、三虫内蚀者，俱宜用此调治。(《本草求真》)

导引湿热下行，为治疝专药研用。(《药性切用》)

三、单验方

(1)热厥心痛，或发或止，久不愈者　金铃子、玄胡索各一两。上为细末，每服二三钱，酒调下，温汤亦得。(《活法机要》)

(2)耳有恶疮　楝子，捣，以绵裹塞耳内。(《太平圣惠方》)

(3)急性乳腺炎　将苦楝子连皮和仁，捣碎晒干，炒微黄，研细末。每次以苦楝子末9g，红糖100g，用黄酒或开水100~200ml冲服，每日1~2次，连服2~5次。共治43例，其中初诊时未化脓者34例，服药2~4次，均在3天内治愈。(《中药大

辞典》)

(4)头癣　苦楝子烤黄研成细末，用熟猪油或凡士林调成50%油膏。先将患者头发剃光或剪短，用清水洗净疮痂，再以5%~10%明矾水洗1遍，擦干，涂油膏(厚2~3mm)，每日1次，连续10天为一疗程，一般2~3个疗程可愈。上法共治头癣患者4000余人，有效率98%以上。

四、使用注意

川楝子，一般水煎内服剂量为5~10g。由于川楝子有毒，且对胃肠道有刺激作用，所以临床应用时需注意用量，不能过量或长时间应用。

川楝子药性为寒，所以对于虚寒之人是不能用的，除非是应用更多的热药以消除川楝子的寒对人体造成的伤害。

临床上，有的地方还把苦楝子当药用，由于苦楝子味苦没有酸味，所以，功效也就于川楝子不同，这点需要注意。

又有人把鸡血藤的干燥种子当川楝子销售的，这点需特别注意，当闻之没味且口尝之后先淡后有带窜透性麻感的就是假药。

五、医家经验

张琪

现代中药学有谓川楝子有毒，成人一次服6~8g，即可出现头晕、呕吐、腹泻等，张老在临证中用川楝子15~20g与他药配伍治疗肝气犯胃作痛，凡胁肋胀痛属肝气郁逆者均有良效，未见有头晕呕吐等症。此药疏肝气而不燥，无耗伤阴液之弊，也可用于睾丸胀痛，妇女经行腹痛，应用范围较广。(《中国百年百名中医临床家丛书——张琪》)

六、老姬杂谈

川楝子，以前更多的本草书上谈到其为"苦寒"之品，《医学衷中参西录》上说其为"微酸味苦，性凉"。

《中药学》川楝子的功用为"疏肝泄热，行气止痛，杀虫"，这些都可以从川楝子的特点推理而出。

第二节　酸味兼微甘的常用药物

山楂

一、药物特性

1.望

【药材】蔷薇科植物山里红或山楂的干燥成熟果实。(《中药学》)商品山楂片称为"北山楂";野山楂称为"南山楂"。(《中药大辞典》)思维发散:更多走里。

【优质药材】山里红以片大、皮红、肉厚者为佳;山楂以个匀、色棕红、肉质者为佳。(《中华本草》)

2.闻

【气味】气微清香。(《中华本草》)思维发散:有轻微的走窜之功。

3.问

【寒热属性】微温。(《中药学》钟赣生主编)

【采集时间】秋季。(《中药学》)思维发散:秋季,五行属金,秋季采收的药材,具有清除的运动态势。

【炮制】山楂:拣净杂质,筛去核。

炒山楂:取拣净的山楂,置锅内用文火炒至外面呈淡黄色,取出,放凉。

焦山楂:取拣净的山楂,置锅内用武火炒至外面焦褐色,内部黄褐色为度,喷淋清水,取出,晒干。

山楂炭:取拣净的山楂,置锅内用武火炒至外面焦黑色,但须存性,喷淋清水,取出,晒干。

【有效成分】山楂含黄酮类、皂苷类鞣质、三萜皂苷类、脂肪酸、绿原酸、咖啡酸、维生素C、无机盐等。

【药理作用】山楂所含脂肪酶能促进脂肪消化,并增加胃消化酶的分泌,且对胃肠功能有一定的调整作用;山楂酸等可提高蛋白分解酶的活性;山楂中解脂酶可促进脂肪分解。其提取物能扩张冠状动脉,增加冠脉血流量,保护缺血缺氧的心肌,并可强心、降血压及抗心律失常;又降血脂,抗动脉粥样硬化,降低血清胆固醇及甘油三酯、

抗血小板聚集、抗氧化、增强免疫、收缩子宫、抑菌等。

【个性应用】需要促进脂肪分解消化、增加胃消化酶的分泌、提高蛋白分解酶的活性、扩张冠状动脉、增加冠脉血流量、保护缺血缺氧的心肌、强心、降血压、抗心律失常、抗动脉粥样硬化、降低血清胆固醇及甘油三酯、抗血小板聚集、抗氧化、增强免疫、收缩子宫、抑菌时,可以考虑山楂的应用。

4.尝

味道:味酸微甜。(《中国药典》)思维发散:酸者,能涩、能收;甘者,能补、能和、能缓;酸入肝,甜入脾。

5.药性

山楂药性微温。思维发散:微温也能制寒。

6.共性应用

(1)达病位　山楂更多达里以治疗里证。

(2)平病性　山楂药性微温,也可平病性之寒。

(3)修病态　山楂气微清香,有一定的走窜之力,属动药。山楂味酸,酸能入肝以增强疏泄功能,使气运行更畅,加之气微香走窜及秋季采收具有金的清除之性,所以山楂有很好的理气之功,可治疗气滞证。气能推血,山楂顺气,所以,山楂有一定的活血作用。山楂微甜入脾以增强运化功能,一是能更好地布散津液,加之山楂入肝调气,气能推动津液运行,所以,山楂有很好地消除痰湿水饮之功;二是能把胃里饮食物中的营养物质和水液进行运送而转化为血,所以,山楂有很好的消食作用。

(4)除表象　《滇南本草》:消肉积滞,下气;治吞酸,积块。

(5)入五脏　山楂味酸入肝,味微甘入脾。

(6)五行特点　山楂味酸属木,具木行的运动态势。山楂味微甘属土,具土行的运动态势。山楂秋季采收,具金行的运动态势。

二、本草选摘

化食积,行结气,健胃宽膈,消血痞气块。(《日用本草》)

化饮食,消肉积,癥瘕,痰饮痞满吞酸,滞血痛胀。(《本草纲目》)

汁服主利，洗头及身上疮痒。（《唐本草》）

治痢疾及腰疼。（《本草图经》）

行结气，疗癫疝。（《本草蒙筌》）

治脾虚湿热，消食磨积，利大小便。（《本草再新》）

化血块，气块，活血。（《食鉴本草》）

山楂，味中和，消油垢之积，故幼科用之最宜。若伤寒为重症，仲景于宿滞不化者，但用大、小承气，一百一十三方中并不用山楂，以其性缓不可为肩弘任大之品。核有功力，不可去也。（《本草通玄》）

山楂，若以甘药佐之，化瘀血而不伤新血，开郁气而不伤正气，其性尤和平也。（《医学衷中参西录》）

山楂乃肝脾血分一种消导药耳，故又能化肉积也。（《本草便读》）

凡用人参不宜者，服山楂即解，化肉积甚速。（《本草撮要》）

健脾行气，散瘀化痰。（《本草分经》）

能用山楂于补气、补血之中，不特善于消肉，而更且善于利气。是山楂之功过，全在用之有方与无方耳。（《本草新编》）

消食积，补脾健胃，行结气，消肉积滞血痛胀，化血块气块。（《本草择要纲目》）

消肉积滞、下气、吞酸、积块。（《滇南本草》）

予尝用平胃散同山楂煎汁浸晒乌药，治诸般气痛腹痛。（《药鉴》）

山楂消克磨化，一切宿肉停食、血癥气块皆除。（《玉楸药解》）

三、单验方

（1）一切食积　山楂四两，白术四两，神曲二两。上为末，蒸饼丸，梧子大，服七十丸，白汤下。（《丹溪心法》）

（2）女子至期，月信不来　用山楂两许煎汤，冲化红蔗糖七八钱服之即通，此方屡试屡效。若月信数月不通者，多服几次亦通下。（《医学衷中参西录》）

（3）腿痛及腰痛　用山楂、鹿茸（炙）等份为末，加蜜做成丸子，如梧子大，每服百丸，一天服两次。（《本草纲目》）

（4）诸滞腹痛　山楂一味，煎汤饮。（《方脉正宗》）

（5）肉积　凡煮老鸡硬肉，但投楂肉数枚，则易烂（其消肉积之功可推）。（《本草求真》）

（6）肉食不消　山楂四两，水煎食之，并饮其汁。（《简便单方》）

四、使用注意

山楂有酸味，所以，对胃酸过多的人来说，最好不要食用，也不要临床使用。

山楂水煎内服时，一般剂量为9~12g，由于山楂无毒，所以可以根据临床需要而适当加量应用。

山楂炒焦（需存性）使用，有很好的消食作用。

山楂，基本没有假药，不过，劣药不少，口尝有苦味的、手摸很软但掂起来很重的，就是不堪用的。

五、医家经验

1.消胬肉而散瘀血

1958年季秋，豫东某县发现白喉流行，因感时行疫毒而罹患此疾者甚多。临床以咽喉淡红干燥，吞咽痛剧，夜晚加重，舌嫩红少苔，脉细数，患处附生乳白色或淡灰色假膜，证属阴虚型者为主；而以发热，咽喉红肿干燥，灼热疼痛不已，舌鲜红、苔黄干，脉滑数，假膜淡黄或焦黄，证属阳热型者次之。阴虚者，投以滋阴清热、凉血解毒之养阴清肺汤；阳热者，予以清热解毒之清瘟败毒饮。外则皆用枯矾、壁钱、冰片等为散，吹敷患处，效果均较显著，然最棘手者，莫过于少数阴虚患者，虽经上法施治，其自觉症状基本消失，然其患处附生之白腐假膜，却缠绵不已，难以退化。细审证候，分析其因，盖患者多有夹瘀之征，如舌现紫色或有瘀血斑点，且中焦有腐浊之象，如苔白厚而黏腻等。经多次遣药，始发现山楂疗效最佳。遂于养阴清肺汤中加入山楂30g，其效立显。服药后一夜间，白腐假膜即可退化，屡用俱验。

中医学认为，山楂善消食积与散瘀血，多用于肉积、癥瘕、痰饮、泻痢等证。推而广之，其善退白腐假膜，亦属其长。白喉之白腐假膜，与患处黏膜相连，强剥则出血，其状如胬肉、如败絮，实属疫毒熏蒸，瘀腐凝聚。用山楂配主方，于滋阴清热解毒之外，具消胬肉而散瘀血之功，药证相投，自然获效。（《黄河医话》秦增寿）

2.山楂回缩肝脾，止泻

山楂性温味酸，功能消食健胃，活血化瘀。笔者临床利用山楂活血消积的功效用于治疗肝脾肿大，亦取得了较好的效果，一般用量需30g以上。山楂炒黑名黑山楂，除有消积作用外，并兼有收敛之性，可用于治疗慢性泄泻夹积滞而伴有腹痛下坠者。［郝现军，王冠民.临床用药心悟.上海中医药杂志，2005，39（11）：25］

自身患肝硬化，肝大胁下4.5cm，剑突下5cm，压痛明显，质偏硬。用遍各种护肝药，不见好转。乃停服西药，单用山楂粉内服，1日3次，每次6g，连服1年4个月。超声波检查：肝胁下1cm，剑突下1.5cm。肝质变软，无明显压痛，食欲大振，诸症明显改善。虞人荣还介绍治疗慢性胆囊炎：李某，男，73岁。患慢性胆囊炎已10多年，反复发作。1980年3月起用山楂治疗，1日3次，每次6g。服后不但胆囊炎未复发，且有2次从大便中排出结石。患者素有高血压、冠心病，长期服山楂前后达7年，不但胆囊炎未复发，而且高血压、冠心病亦完全被控制。（1986年《浙江中医杂志》）

六、老姬杂谈

山楂是药食两用之品，人们对山楂的论述比较多，其味道有太多不一样，比如，《本草纲目》《本草择要纲目》《冯氏锦囊秘录》上说山楂是"酸"味，《本草便读》《得配本草》《雷公炮制药性解》《玉楸药解》谈到山楂的味道是"酸甘（甘酸、甜酸）"，《医学衷中参西录》上说山楂味道是"至酸微甘"的，《本草乘雅半偈》上是"酸苦甘"的，《本草求真》上说是"甘酸咸"的，《本草新编》上说是"甘辛"的，《本经逢原》上说是"甘

苦微酸"的，《药鉴》上说是"味酸涩带甘辛"的。

味道不一样，就说明物质构成（含成分比例）不一样，物质构成不一样，功用自然也就有差异，现在，我们知道山楂的药材成品味道是"酸，微甘"的，所以，我们就以此为准，推理出山楂现在的功用。

关于药性，历代本草谈的也不一样，《本草便读》《本经逢原》上说山楂是"温"性的，《本草分经》《本草撮要》《得配本草》上说山楂是"微温"，《本草求真》《本草新编》《雷公炮制药性解》《药鉴》《玉楸药解》《冯氏锦囊秘录》《医学衷中参西录》上说山楂是"平"，《本草乘雅半偈》上说山楂是"微寒"，《本草纲目》《本草择要纲目》《滇南本草》上说山楂是"寒"。如果我们不加分辨，到底听谁的？

甘能缓，山楂有微甜之味，所以，山楂治病，一般取效较慢，对于需要用缓慢之法来治疗的病症，可以用山楂治疗。比如，体虚的食积病人，在积食不太重的情况下可以用山楂来消食。

山楂，我们更多人用其来保健养生，也是取其性缓，慢慢改变身体，在不知不觉中，除旧生新。如果要快速解决问题，这时就需要大剂量应用，或者配合其他药物一同应用。

《中药学》上谈的山楂功效为"消食健胃，行气散瘀，化浊降脂"，这是共性应用和个性应用的同时表述。

第三节　酸味兼涩微苦的常用药物

山茱萸

一、药物特性

1.望

【药材】为山茱萸科植物山茱萸的干燥成熟果肉。（《中药学》）思维发散：更多达里。

【颜色】新货表面紫红色，陈久者则多为紫黑色。（《中华本草》）

【优质药材】以肉厚、色紫红、质柔软、杂质少（果核、果梗等杂质不能过3%）者为佳。（《中药鉴定学》）

2.闻

【气味】气微。(《中药鉴定学》)

3.问

【寒热属性】微温。(《中药学》钟赣生主编)

【采集时间】秋末冬初。(《中药学》)思维发散：更多具有收藏之性。

【炮制】山萸肉：洗净，除去果核及杂质，晒干。

酒山萸：取净山萸肉，用黄酒拌匀，密封容器内，置水锅中，隔水加热，炖至酒吸尽，取出，晾干(山萸肉每50kg，用黄酒10~12.5kg)。

蒸山萸：取净山萸肉，置笼屉内加热蒸黑为度，取出，晒干。

【有效成分】果实含山茱萸苷、乌索酸、莫罗忍冬苷、7-O-甲基莫罗忍冬苷、獐牙菜苷、番木鳖苷、没食子酸、苹果酸、酒石酸、原维生素A，以及皂苷、鞣质等。

【药理作用】山茱萸对非特异性免疫功能有增强作用，体外实验能抑制腹水癌细胞。有抗实验性肝损害作用。对于因化疗及放射疗法引起的白细胞下降，有使其升高的作用。且有抗氧化作用。有较弱的兴奋副交感神经作用。所含鞣质有收敛作用。山茱萸注射液能强心、升压。并能抑制血小板聚集，抗血栓的形成。此外，山茱萸能抑菌、抗流感病毒、降血糖、利尿等。

【个性应用】需要增强非特异性免疫功能、抑制腹水癌细胞、抗肝损害、升高因化疗及放射疗法引起的白细胞下降、抗氧化、强心、升压、能抑制血小板聚集、抗血栓形成、抑菌、抗流感病毒、降血糖、利尿时，可以考虑山茱萸的应用。

4.切

现有特点：质润。(《中药大辞典》)思维发散：质润滋阴。

5.尝

味道：味酸、涩、微苦。(《中药鉴定学》)思维发散：酸者，能涩、能收；涩性收敛；苦者，能泻、能燥、能坚。酸入肝，苦入心。

6.药性

山茱萸药性微温。思维发散：微温也能制寒。

7.共性应用

(1)**达病位** 山茱萸更多达里以治疗里证。

(2)**平病性** 山茱萸药性微温，也可平药性之寒。

(3)**修病态** 山茱萸味道酸涩微苦，酸性收敛，加上涩味之涩性，所以收敛作用很好；且微苦入心，心主血脉，所以，山茱萸外可敛汗，内可止血；上可治咳喘，下可治遗精、泄泻、遗溺、带下过多、月经量多等病证。

酸能入肝，肝主疏泄而调气，所以，山茱萸还能补肝以增强调气理气之功。

山茱萸质润，有滋阴作用，因其药性为温，所以对于因寒所致的正常津液减少之证，应用山茱萸治疗，效果很好。

山茱萸微苦入心，心主血脉，加之山茱萸酸涩能敛，所以山茱萸有很好的止血之功；血得热则活，山茱萸药性微温，也具一定的活血通脉之功。

(4)**除表象** 《本草纲目》：除一切风，止月经过多，治老人尿频。

《中药学》：固带止血。

(5)**入五脏** 山茱萸味酸入肝，味微苦入心。

(6)**五行特点** 山茱萸味酸属木，具木行的运动态势。山茱萸味微苦属火，具火行的运动态势。山茱萸酸涩收敛，具水行的运动态势。

二、本草选摘

山茱萸能补骨髓者，取其核温涩能秘精气，精气不泄，乃所以补骨髓。(《渑水燕谈录》)

除一切风邪，却诸般气证。(《本草蒙筌》)

熟地得山茱萸，则功始大；山茱萸得熟地，则其益始弘。(《本草新编》)

山萸肉得熟地补肾虚；得五味摄精气，强阳不痿。(《本草撮要》)

止小便利。(《神农本草经》)

滋阴益血，主治目昏耳鸣，口苦舌干，面青色脱，汗出振寒，为补肝助胆良品。(《药品化义》)

止久泻，心虚发热汗出。(《本草求原》)

三、单验方

（1）五更泻　人有五更泄泻，用山茱萸二两为末，米饭为丸，临睡之时，一刻服尽，即用饭压之，戒饮酒行房，三日而泄泻自愈。盖五更泄泻，乃肾气之虚，山茱萸补肾水，而性又兼涩，一物二用而成功也。推之而精滑可止也，小便可缩也，三虫可杀也。（《本草新编》）

（2）五种腰痛，下焦风冷，腰脚无力　牛膝一两（去苗），山茱萸一两，桂心三分，上药捣细罗为散，每于食前，以温酒调下二钱。（《太平圣惠方》）

（3）老人小水不节，或自遗不禁　山茱萸肉二两，益智子一两，人参、白术各八钱，分作十剂，水煎服。（《方龙潭家秘》）

（4）出汗　自汗：山茱萸、党参各15g，五味子9g，水煎服。汗出不止：山茱萸、白术各15g，生龙骨、生牡蛎各30g（先煎），水煎服。（《全国中草药汇编》）

（5）遗尿　山茱萸、丹皮、茯苓、覆盆子（酒炒）、肉桂、附子（盐炒）、甘草各3g。水煎服。（《全国中草药汇编》）

（6）老人尿频失禁　山茱萸9g，五味子4.5g，益智仁6g，水煎服。（《全国中草药汇编》）

四、使用注意

山茱萸，收涩之性较强，和乌梅一样，对于需要用发散外排法治疗的病症，为了避免"闭门留寇"的情况发生，是不能用山茱萸的。

山茱萸，水煎内服的剂量一般为6~12g，如果用于急救固脱的时候，剂量可以用20~30g。

山茱萸的真假优劣鉴别，不能靠看颜色，因为新鲜的山茱萸，颜色紫红；陈久的山茱萸，颜色紫黑。只能靠看形态和闻气味、尝味道。比如，由樱桃皮做的或者掺有樱桃皮的"山茱萸"：内表面不光滑，有灰白色小斑点，闻之气微清香，口尝味酸、稍甜涩。泰山萸肉：完整果实呈椭圆形，果肉薄，红棕色，味极酸；破开后可见种仁为类白色，油质，味淡。野山楂：果肉薄，闻之气微，口尝味极酸。

另外，需注意，药用山茱萸为净萸肉，《中国药典》规定药用山茱萸所含果核不得超过5%，如山茱萸中所含果核太多，亦属不合格的劣质山茱萸。

五、医家经验

1.山茱萸擅治虚喘

昔治叶姓少年，素体羸弱，立春过后，暴喘汗出，声低息短，心悸动甚，口干唇燥，精神疲乏，四肢厥冷，面色泛红，额部扪之烘热，脉来浮散无力，知为虚喘，阳气欲脱。本欲进参附以救脱，但口唇干燥，有伤阴之象，附子大热，则非所宜；人参昂贵，而且难以骤得。细思本证，阳虚阴耗，肝肾两亏，选用山茱萸一药，既可两补肝肾，纳气平喘；又能涵阴敛阳，止汗固脱，有两全之妙。遂独用山茱萸60g去核浓煎顿服，须臾喘缓厥回，继以来复汤进之。山茱萸60g，生龙骨30g，生牡蛎30g，生杭白芍18g，潞党参12g，炙甘草6g。服3剂后，喘息尽已，依嘱常服山茱萸，调理半年，宿疾渐除。

又治陈姓老妇，患喘证30余年。此次暴发，适余养病在家，遂来邀诊，勉为同往。见患者气喘抬肩，喉闻痰鸣如锯，神志不清，唇干口裂，舌质紫黑，脉浮大无力，症情危笃。西医诊为肺源性心脏病，其时家属已在料理后事。审其脉症属肝肾两亏，阴阳欲离。急用山茱萸60g浓煎灌服，约半小时许喘息稍缓而气渐复，能睁眼辨人。继以来复汤加味。太子参6g，龙骨30g，白芍18g，炙甘草6g，山茱萸（去核）6g，紫苏子9g，麦冬10g，五味子3g，水煎，3剂。药后诸症均减，乃用参麦饮合泻白散调治，百日而愈，随访多年，未见复发。

用山茱萸以纳气固脱，这是近贤张锡纯独得之秘。此药善于涵阴敛阳，对于肝肾本虚，阴阳之气行将涣散的虚喘欲脱（以气短而不续，慌张里急，提之不升，吸之不下，常致长引一息为快为辨证要点）具有特效。《医学衷中参西录》说山茱萸"得木气最厚，酸敛之中，大具条畅之性，故善于救脱……"又曰"山茱萸之性不独补肝也，凡人身之阴阳气血将散者，皆能敛之……"（见《医学衷中参西录》第1卷）。书中多载实例，可资参考。以上2例，不过是效颦而已。但若用之得当，确能

得心应手，与参附固脱，有异曲同工之妙。（《南方医话》俞慎初）

2.山茱萸益阴又养阳

山茱萸味酸收敛，性温能补肝肾，为中医常用药物之一，其对遗精、阳痿、血崩皆有疗效，特别是对大气下陷诸症更为擅长。自《神农本草经》载入后，现存含有本品最早的处方属《金匮要略》崔氏八味丸，明末张介宾极其赏识它，在《新方八阵》左、右归丸中，均配加此药，既益阴又养阳，余临床常以之为君治疗四种疾患：①阅读书报不能持久，时间稍长则"目眩无所见"，将山茱萸同熟地黄、枸杞、甘菊花配伍，炼蜜为丸，疗效显著。②女50岁、男65岁左右，进入更年期，经常腰痛腿酸、头晕耳鸣，可和杜仲、女贞子、墨旱莲、十大功劳配伍。③女性不孕，月经周期延后，血下过多，冲任无损，宜与当归、茜草、紫石英、鹿角胶配伍，民间验方续嗣丹即由此五药组成。④大气下陷汗出不已、心中怔忡、呼吸微弱、手足厥冷、动则头眩，呈现虚脱之象，配以参、附急火煎服，用量45~75g，能收良效。（《张志远学术经验辑要》）

3.治疗脱证

近代名医张锡纯每用山茱萸救治脱证。《医学衷中参西录》说："愚临证数十年，于屡次实验中，得一救脱之圣药，其功效远过于参芪，而自古至今未有发明，其善治脱者其药非他，即山茱萸一味大剂煎服也。盖无论上脱、下脱、阴脱、阳脱、奄奄一息，危在目前者，急用生净萸肉三两，急火煎浓汁一大碗，连连温饮之，其脱即止。"笔者受其启发，试用山茱萸救治脱证，果有效验。

（1）汗脱案　王某某，男，61岁，农民，1989年8月13日初诊。素患痨证，经治2年未愈。间有咳嗽，动则气喘，体弱多汗，面色㿠白，倦怠嗜睡。时值初秋，流感盛行，患染此疾，症见恶寒发热，鼻塞流涕，口舌干燥，咳喘加重。当地医院胸透：肺部未见明显病变。一村医拟辛温解表之麻黄汤，用麻黄10g，桂枝15g。药后汗出连连不止，声短息微，精神疲惫，嗜睡，心悸眩晕，四末逆冷，面色㿠白，脉虚无力。测血压80/50mmHg。邀我诊治。急用山茱萸150g，急煎采汁一大碗，首服

1/3量，余药视病情分次频饮。5小时后，血压回升至正常，精神恢复，四肢转暖，汗出显减。递用辛凉解表之桑菊饮加甘寒之沙参、麦冬、玉竹，感冒在2日内好转。

按：《医学源流论·病不可轻汗论》曾告诫说："至于盛夏初秋，天时暑燥，卫气开而外泄，更加闭户重衾，复投发散之剂，必至大汗不止而亡阳矣。"诚为确论。乡医面对素体虚弱、染病风温之患者，辨治有误，过用汗法，致其心肾阳气虚衰，故心悸、肢冷、眩晕、脉虚、汗出如油。大剂山茱萸急煎频服，能收敛元气，固涩滑脱，振作精神。故效如桴鼓，救生命于垂危之间。

（2）精脱案　王某，男，27岁，工人，1987年1月3日初诊。患者素体虚弱，复加乍病初愈，即行房事，未毕，感心慌气促、头晕目眩、汗出淋漓、被褥皆湿。急邀余诊治。查：面色苍白，四肢不温，脉搏疾数。血压82.5/53mmHg。此属精脱。急拟山茱萸100g，武火煎浓汁约300ml，首服150ml，余药分2次间隔4小时饮完。半日许，精神好转，汗止脱回，血压恢复正常。

按：《类证治裁·厥证》篇曰："纵欲竭精，精脱于下，气脱于上。"终致精气双虚，而生以上诸症。山茱萸味酸善收，但敛正而不恋邪，性温得木气最厚，颇具开通之性。故大剂煎服后，脱证止，元气复，诸症消失。

（3）液脱案　陈某某，男，58岁，农民。1989年7月17日初诊。暑天饮冷，呕泻大作，3小时内腹泻10余次，呕吐3次。延余诊治时，呼吸急促，心悸眩晕，面色苍白，四肢冰冷，躯体后挺，脉搏细弱。血压78.8/48.8mmHg。病属脱液。急用山茱萸120g，浓煎分服。半日后，上症基本消失，血压升至正常，唯腹泻仍作，用藿香正气散调理而康。

按：山茱萸固涩滑脱，收敛元气，振作精神，验之临床，屡试皆效。本例由津液亏损，至阳气暴脱，山茱萸大剂煎服半日内收功。观今之医，抢救脱证每用参芪姜附，罕有用山茱萸者。笔者体会，山茱萸确是一救脱之良药。对于先由有形之津液、精亏损导致无形之气暴脱，大剂煎服，分多次饮用，多可获立竿见影之效。[安俊义.重用山萸肉

救脱举隅.浙江中医杂志，1992，（12）：23］

六、老姬杂谈

山茱萸，关于味道，更多的本草书上说是"酸"的，如《本草纲目》《本草乘雅半偈》《本经逢原》《神农本草经》《汤液本草》《新修本草》《增广和剂局方药性总论》等，有的书上说是"酸涩"的，如《本草便读》《本草从新》《本草蒙筌》《本草求真》《本草新编》《药鉴》《医学入门》等，而《本草备要》上说山茱萸是"辛酸涩"的。我们近现代编写的书，《中国药典》《中药鉴定学》《中国中药材真伪鉴别图典》上说山茱萸的味道是"酸涩微苦"，《中药大辞典》《中华本草》上说是"酸而涩苦"。

我们口尝一下，山茱萸的苦味不明显，所以就遵从"酸涩，微苦"的说法。

山茱萸，味道虽然有三，不过其功用总以收敛为主。因其药性微温，所以临床上遇到寒性的不该外出而外出的病证，就可以大胆应用山茱萸治疗。由于其毒性很低，所以，必要时用猛药也不会出错。

《中药学》山茱萸的功效为"补益肝肾，收涩固脱"，这也许是从肝肾同源或者肾主摄纳，而山茱萸有收敛之性来谈的。

第四节　酸味兼涩而后甜的常用药物

诃子

一、药物特性

1.望

【药材】为使君子科植物诃子或绒毛诃子的干燥成熟果实。（《中药学》）思维发散：内服之后，更多达里以治疗里证。

【优质药材】以黄棕色、有光泽，坚实者为佳。（《中药大辞典》）

2.闻

【气味】气微。（《中药大辞典》）

3.问

【寒热属性】平。（《中药学》钟赣生主编）

【采集时间】秋、冬。（《中药学》）思维发散：秋季，五行属金，秋季采收的药材，具有清除的运动态势。冬季，五行属水，冬季采收的药材，具有向内向下的运动态势。

【炮制】诃子肉：用锤打开诃子果皮，除去果核即得。

炒诃子：清水洗净，晒干，入锅内用武火炒至表面深黄色为度，取出放凉。

【有效成分】含大量鞣质，其主要成分为诃子酸、原诃子酸等。尚含诃子素、鞣酸酶、番泻苷A等。

【药理作用】诃子所含鞣质有收敛、止泻作用，除鞣质外，还含有致泻成分，故与大黄相似，先致泻而后收敛。诃子水煎剂（100%）具有抗菌作用。乙酸乙酯、丁酮、正丁醇和水的提取物、大剂量诃子苯和氯仿提取物有强心作用。用盐酸、乙醚提取的乙醇提取物具有更强的抗菌及抗真菌作用。从干果中用80%乙醇提得的诃子素，对平滑肌有罂粟碱样的解痉作用。

【个性应用】需要收敛、止泻（先致泻而后收敛）、抗菌、强心、解痉时，可以考虑诃子的应用。

4.切

现有特点：质坚实。（《中国药典》）思维发散：质坚走里，且不易散开。

5.尝

味道：味酸涩后甜。（《中国药典》）思维发散：酸者，能涩、能收；涩性收敛；甘者，能补、能和、能缓。酸味入肝，甘味入脾。

6.药性

诃子药性为平。

7.共性应用

（1）达病位　诃子更多达里以治疗里证。

（2）平病性　诃子药性为平，不能平病性之寒热。

（3）修病态　诃子味道酸涩而后甜，酸涩收敛，上可以治疗咳喘，下可以治疗泄泻、遗溺、遗精、带下及月经量多等病证。甘能缓，所以，对于需要缓慢收敛治疗以防"闭门留寇"的病证，应用诃子，效果较好。

（4）除表象 味酸入肝，肝主疏泄，调气调血；味甜入脾，脾主运化。诃子有酸甘之味（酸甘养阴），不但能生津且能理气化痰。《本草易读》上就明确谈到说诃子能"生津"，《日华子本草》上说诃子能"治水，调中"，《药笼小品》上说诃子"大能化痰"。《本草图经》上说：治痰嗽咽喉不利，含三数枚。

（5）入五脏 诃子味酸入肝，味甘入脾。

（6）五行特点 诃子味酸属木，具木行的运动态势。诃子味甘属土，具土行的运动态势。诃子酸涩收敛，具水行的运动态势。

二、本草选摘

诃子同乌梅、五倍子用，则收敛；同橘皮、厚朴用，则下气；同人参用，则能补肺治咳嗽。（《本草纲目》）

消痰下气，开胃化食，除烦，敛肺涩肠。消心腹胀满，破胸膈结气，止呕吐霍乱，除崩带泻痢。最利久嗽。（《本草易读》）

诃子能降能收。（《药品化义》）

降火、利咽。（《中药学》）

生用则能清金行气，煨用则能暖胃固肠。（《本草通玄》）

敛肺金而止咳喘，固大肠而已泄利，利咽喉而通津液，下食积而除满膨。（《本草害利》）

大能化痰，久咳久痢，略用可也。若早施之，为害不测。（《药笼小品》）

三、单验方

（1）下气消食 诃子一枚为末，水煎，入少盐，食之。（《本草易读》）

（2）气嗽日久 生诃子一枚，含之咽汁，病后不知味，并槟榔服之。（《本草易读》）

（3）一切滑痢 末服、汤服、丸服皆可。（《本草易读》）

（4）老人久泻不止 诃黎勒三分（煨，用皮），白矾一两（烧灰）。上药捣细罗为散。每服不计时候，以粥饮调下二钱。（《太平圣惠方》）

（5）老人气虚不能收摄，小水频行，缓放即自遗下，或涕泪频来，或口涎不收 诃黎勒，不用煨制，取肉，时时干嚼化，徐徐含咽。（《本草汇言》）

（6）嗽，气嗽久者亦主之 生诃黎一枚，含之咽汁。瘥后口爽不知食味，却煎槟榔汤一碗服之。（《经验方》）

四、使用注意

诃子属于酸涩后甜之品，收敛之性较大，对于需要用排散法治疗的病证，诃子为禁用药。

由于诃子有一定的毒性，所以水煎内服的一般剂量为3~10g。

诃子的假药很少，有一种是青果，种子油性大，闻之也没味，不过果肉味涩，嚼后渐甜，也就是说它没有诃子的酸味。虽然青果也可以入药，不过，由于没有诃子的功效，所以，不能当诃子来用。

五、医家经验

诃子治咳嗽

诃子一般多用于久泻，而我则时用于咳嗽，疗效十分明显。许多病例西医已用抗生素并且用麻醉药品，或者通过辨证论治而咳嗽仍旧顽固不解者，加用诃子以后，情况就大有不同，咳嗽由减少而到完全停止。

初时干咳频频不已，常伴咽干咽痒，这是风热外袭，肺失清宣所致，治宜宣化。我喜用前胡、紫菀、桔梗、蝉蜕、款冬花、冬瓜子、胖大海等，同时再加诃子。紫菀与款冬花同用，能增强治咳之效，而款冬花、冬瓜子、胖大海三药同用，亦有相互增益作用，加以诃子酸收，不致宣肺过甚。一开一收，相反相成。

后期干咳则多属于肺失清肃。法当清肺肃降，治宜桑白皮、枇杷叶、淡芩、川贝母、杏仁、旋覆花、款冬花、冬瓜子、胖大海等。这时应用诃子，更能相得益彰。属实顽固，可以用罂粟壳5~10g。

诃子治咳，用得适当，疗效明显；但是用得不当，反而有害，可使咳嗽迁延不愈。其关键在于有无痰沫：凡是咳痰不爽，或者痰液多者，都在禁忌之列。（《医海拾贝——江苏当代老中医经验选》袁自复）

六、老姬杂谈

关于诃子的味道，历代本草书也有不同的说法，《本草撮要》谓之"苦"，《本草分经》《本草害利》《本草求真》《本草易读》《药笼小品》《药性切用》等则说是"苦酸涩"，《中药大辞典》上说是"味酸涩"，《中国药典》《中华本草》《中药鉴定学》上说是"味酸涩而后甜"的。

关于诃子药性，更多本草书上谈的是"温"，不过，《中药鉴定学》上说的是"平"。

关于诃子的应用，有说是怕早用敛邪，有说是早用没事；有说是"诃子治咳，用得适当，疗效明显；但是用得不当，反而有害，可使咳嗽迁延不愈。其关键在于有无痰沫：凡是咳痰不爽，或者痰液多者，都在禁忌之列"，有说是"大能化痰"。

《中药学》诃子的功效为"敛肺降火，涩肠止泻，敛汗，固精止遗，止血，收湿敛疮"，这些，一个"酸涩"就能解释。

第五节　微酸兼甜的常用药物

瓜蒌

一、药物特性

1.望

【药材】为葫芦科植物栝楼或双边栝楼的干燥成熟果实。（《中药学》）思维发散：更多达里。

【优质药材】以个大、不破、色橙黄、糖味浓者为佳。（《中药大辞典》）

2.闻

【气味】气如焦糖。（《中药大辞典》）思维发散：有一定的走窜之功。

3.问

【寒热属性】寒。（《中药学》钟赣生主编）

【采集时间】秋季。（《中药学》）思维发散：秋季，五行属金，秋季采收的药材，具有清除的运动态势。

【有效成分】瓜蒌主含油脂类挥发油等成分。

【药理作用】从瓜蒌中分离得到的氨基酸具有良好的祛痰效果，所含天门冬氨酸能促进细胞免疫，有利于减轻炎症，减少分泌物并使痰液黏度下降而易于咳出。煎剂或浸剂对多种革兰阳性和阴性致病菌均有抑制作用，对某些皮肤真菌也有抑制作用。醇提物能明显降低胃酸分泌和胃酸浓度，抑制溃疡形成。瓜蒌能扩张冠状动脉，增加冠脉流量，较大剂量时，能抑制心脏，降低心肌收缩力，减慢心率，瓜蒌能延长缺氧动物生存时间，提高动物耐缺氧能力。所含瓜蒌酸能抑制血小板聚集，全瓜蒌有较强的抗癌作用。水提物可使血糖先上升后下降，最后复原，对肝糖原、肌糖原无影响。

【个性应用】需要祛痰、抑菌、降低胃酸分泌和胃酸浓度、抑制溃疡形成、扩张冠状动脉、增加冠脉流量、提高耐缺氧能力、抑制血小板聚集、抗癌时，可以考虑瓜蒌的应用。

4.切

现有特点：黏稠，与多数种子黏结成团（《中国药典》）思维发散：质润滋阴。

【质地轻重】质重。（《中药大辞典》）。思维发散：质重沉降。

5.尝

味道：味微酸而甜。（《中国药典》）思维发散：酸者，能涩、能收；甘者，能补、能和、能缓。酸味入肝，甜味入脾。

6.药性

瓜蒌药性为寒。

7.共性应用

（1）达病位　瓜蒌更多达里以治疗里证。

（2）平病性　瓜蒌药性为寒，能平病性之热。

（3）修病态　瓜蒌味道微酸，微酸入肝，肝主疏泄，具有调气之功。不过，由于其还有"甘"味，甘能缓，所以，瓜蒌的调气之功缓慢而不峻烈。另外，因瓜蒌质地较重有沉降之功，所以，瓜蒌的理气更多为降气。

甘入脾，脾主运化，布散津液，加之秋季采收具有金的清除之性，所以对于痰湿水饮停滞之热证，应用瓜蒌治疗，效果很好。

瓜蒌质润滋阴，药性为寒，所以对于阴虚发热之证，也可以考虑瓜蒌的应用。

（4）除表象　瓜蒌质地较重，有降气之功，且有一定的气味，气味属阳为动，所以，瓜蒌降气之功较好。临床上需要用降气法来治疗的热性病证，就可以考虑瓜蒌的应用。

（5）入五脏　瓜蒌味微酸入肝，味甘入脾。

（6）五行特点　瓜蒌味微酸属木，具木行的运动态势。瓜蒌味甘属土，具土行的运动态势。瓜蒌秋季采收，具金行的运动态势。瓜蒌质重沉降，具水行的运动态势。

二、本草选摘

主胸痹。（《名医别录》）

消结痰，散痈毒。（《本草品汇精要》）

瓜蒌实，润燥开结，荡热涤痰，夫人知之；而不知其舒肝郁，润肝燥，平肝逆，缓肝急之功有独擅也，（魏）玉璜先生言之最详。（《重庆堂随笔》）

瓜蒌，凡上焦郁热，垢腻痰火咳嗽等证，皆可用之。一切肺痈、肠痈、乳痈之属火者，尤为相宜。（《本草便读》）

瓜蒌实之长，在导痰浊下行，故结胸胸痹，非此不治。（《本草思辨录》）

瓜蒌，能开胸间及胃口热痰。（《医学衷中参西录》）

张仲景治胸痹痛引心背，咳唾喘息，及结胸满痛，皆用瓜蒌实，乃取其甘寒不犯胃气，能降上焦之火，使痰气下降也。成无己不知此意，乃云苦寒以泻热，盖不尝其味原不苦，而随文附会尔。（《本草纲目》）

蒌实入药，古人本无皮及子仁分用之例，仲景书以枚计，不以分量计，是其确证。（《本草正义》）

瓜蒌实，《本草》言治胸痹，以味甘性润，甘能补肺，润能降气。胸有痰者，以肺受火逼，失降下之令，今得甘缓润下之助，则痰自降，宜其为治嗽之要药也。又洗涤胸膈中垢腻，治消渴之神药也。（《本草衍义补遗》）

润肺。（《中药大辞典》）

三、单验方

（1）痰嗽　黄热瓜蒌一个。取出子若干枚，照还去皮杏仁于内，火烧存性，醋糊为丸，如梧子大。每服二十丸，临卧时，白萝卜汤送下。（《鲁府禁方》）

（2）喘　瓜蒌二个，明矾一块，如枣子大，入瓜蒌内，烧煅存性，为末。将萝卜煮烂，蘸药末服之，汁过口。（《普济方》）

（3）乳肿痛　瓜蒌（黄色老大者）一枚熟捣，以白酒一斗，煮取四升，去滓，温一升，日三服。（《子母秘录》）

（4）酒癖，痰吐不止，两胁胀痛，气喘上奔，不下食饮　栝楼瓤一两，神曲末半两（微炒）。上药捣细罗为散。每服，以葱白酒调下二钱。（《太平圣惠方》）

（5）小便不通，腹胀　用瓜蒌焙过，研为末。每服二钱，热酒送下。服至病愈为止。（《本草纲目》）

（6）咽喉肿痛，不能发声　用瓜蒌皮、白僵蚕（炒）、甘草（炒）各二钱半，共研为末。每服三钱半，姜汤送下。一天服二次。或以棉裹半钱含咽亦可。（《本草纲目》）

四、使用注意

瓜蒌毒性很小，一般常用剂量为9～15g，不过，临床上可以根据需要而增减剂量。

在十八反中有川乌、草乌、附子与瓜蒌相反一说，虽然临床依然有人同用，不过，我们在应用时需注意，尽量避免同用。

瓜蒌，虽然较好辨认，不过，混用品也很多，有王瓜、湖北瓜蒌、大子瓜蒌、南方瓜蒌等，其中，湖北瓜蒌有毒性。

瓜蒌子，假的很多，如果可以，最好买全瓜蒌，凡是和全瓜蒌里面瓜蒌子形状和味道等不一样的，都是假的。

五、医家经验

1.心绞痛

偶翻明代朱丹溪医案："某进士病恶寒，虽暑亦必以绵蒙其首，服附子数百，增剧。翁诊之脉滑而数，即谓此热甚而反寒也，乃以辛凉之剂、吐痰一升许而蒙首之绵减半。继用，愈。"掩卷长思，观其心绞痛病机以心肾阳虚为本，寒凝血瘀为标，察其病态，畏寒蜷卧多衣被。而何以常规温阳，而阳不升，祛寒而寒更甚，于是从翁案中得发启发，试从祛痰着手。重用瓜蒌、薤白，单方大剂量，中病即止，以缓剂善其后，收到良效。

程某，女，56岁，退休干部。因从要职退下，顿感失落，郁郁不乐，恶食，足不出户，原本肥胖之躯更甚，今以"胃疼"自服药无效而就诊。现面色虚浮，唇舌青紫而汗出，神情痛苦，以手捂胸，谓之憋闷疼痛，虽已三月阳春，但患仍以冬装裹身、羊毛围巾缠颈。诊得心率62次/分，心律不齐。心电图提示：缺血性ST段改变，舌胖大有齿痕，苔白腻，脉滑涩、结代。西医诊断：冠心病心绞痛。中医辨证：胸痹。证属气郁则水湿内停为痰，痰湿内阻阳气不能布达，心脉阻滞不通则痛发。急当涤痰除湿。用全瓜蒌60g，薤白6g，清半夏30g，煎汁150ml，加白酒30ml频服。痛即渐缓，连用3剂，病瘳。后又守方减量加炙甘草30g，连服10天，病告霍然。复查心电图：大致正常。又以心理疏导。半年后随访未见患者，家属告之，舞剑去了。[杨瑛.重用瓜蒌薤白半夏汤治疗心绞痛1例.陕西中医，1999，20（8）：362]

2.重用瓜蒌治疗脾胃病

（1）润燥涤痰除噎膈 瓜蒌治疗噎膈首见于《太平惠民和剂局方》，但其用量偏小，故疗效常常不如人意。据《本草正》记载："瓜蒌仁，性降而润，能降实热痰涎，开郁结气闭。"《药品化义》又谓"瓜蒌仁，体润能去燥，性滑能利窍""若郁痰浊，老痰胶……借其滑润之力，以涤膈间垢腻，则痰消气降"。据此，我们对噎膈初起以气郁痰阻为主者，及久治无效、反复迁延、郁热伤津、痰气未散者，常首选瓜蒌，每每应手。其量须在60~120g，才能发挥其凉润通降之力，同时佐以沙参、麦冬、射干、茯苓、桔梗、川贝母等协助其润燥化痰。经治疗食管炎、食管神经官能症、贲门痉挛多例，疗效满意，对食管癌、贲门癌疗效较差。

江某某，女，45岁，1990年10月就诊。近半

年来，因心情郁闷，逐渐出现吞咽哽噎不顺，胸膈痞满，胸骨后灼痛，呕吐痰涎等。纤维胃镜检查提示：重度食管中段炎。经半夏厚朴汤加减，治疗月余，诸症不减。近1周来，咽干口燥，大便秘结。舌质红、苔根腻，脉弦。证属痰气交结，津液耗伤。遂以启膈散加减：丹参10~20g，郁金、沙参、川贝母、射干、麦冬各10g，茯苓15g。连服10余剂，病情不见缓解。考虑到病重药轻，难以奏效，遂于原方中加入瓜蒌120g。5剂后，大便畅行，胸闷、胸痛、哽噎等症顿减。上方进退续服半月余，诸症悉除。纤维胃镜复查，食管无异常。

（2）活血涤痰愈胃痛 根据仲景以瓜蒌为主，治疗心下痞满、按之痛的经验，及张锡纯推测瓜蒌"能开胸间及胃口热痰"、刘渡舟认为其"寒润能下痰热之滞，又有活血消炎的功能"等论述，笔者常用瓜蒌治疗痰热蕴结，痰瘀化热所致的胃脘痞满疼痛，且病情缠绵、反复发作者，每有显效。其量须在60g以上，才能尽其开散之力，并常配射干、黄芩、法半夏、茯苓、檀香、郁金等，以加强清热化痰活血之功；同时佐以党参、白术、炙甘草等，以补益胃气。若属中阳亏损，寒痰凝聚，瓜蒌量可略减，并配伍附子、干姜、吴茱萸等，以振奋阳气。据临床观察，少数患者服药后大便夹杂黏液，乃痰浊外出之兆；部分患者矢气、排便量增多、亦为腑气畅通之征。笔者依法治疗慢性浅表性胃炎、慢性萎缩性胃炎几十例，均获满意疗效。

陶某某，女，36岁，1990年8月就诊。有慢性胃炎病史5年余，近4个月来，胃脘疼痛加重，痛如针刺，伴胸闷腹胀，口干口苦，纳差便秘。纤维胃镜检查提示：慢性充血增生性胃炎。病理切片示：（胃窦）慢性萎缩性胃炎伴活动性病变。经服用乐得胃、维酶素等药，病情无改善。舌质红、边有瘀点、苔黄腻，脉滑。证属痰热蕴结，胃络瘀滞。遂以小陷胸汤、丹参饮加减：瓜蒌60g，黄连、砂仁、炙甘草各6g，法半夏、党参、黄芩、檀香、栀子、射干、陈皮各10g，丹参20g。3剂后，大便畅通，量较多，胃脘疼痛已减。继续治疗40余天，临床症状及体征全部消失。纤维胃镜及病理切片复

查，均为慢性浅表性胃炎。

（3）降逆涤痰治呕胆 "呕胆"病名出自《内经》，其成因与肝失疏泄，胆气上犯，痰热内蕴，胃失和降有关。瓜蒌性善降胃涤痰，又能疏肝泄热，《医学衷中参西录》谓其"能降胃气胃火"，《重庆堂随笔》又谓其"舒肝郁，润肝燥，平肝逆，缓肝急之功独擅也"。对本病病程较长，气郁化火，灼伤胃阴者，用之更为合拍，但用量须重，才能建功。临证时，瓜蒌用量常在60g以上，郁热重者，其量尚可加大，以加强其疏利润降之力，并配以柴胡、川楝子、麦冬、白芍、黄芩、栀子、代赭石等，以疏肝泄热、养阴润燥。笔者用于治疗胆汁反流性胃炎、糜烂性胃炎、胃溃疡等表现肝胃不和、肝火上犯者，无不应验。

李某某，男，41岁，1987年4月就诊。近2个月来，自觉胃脘胀满嘈杂，烧灼样疼痛，嗳气口苦，恶心呕吐苦水，大便秘结。纤维胃镜检查提示：胆汁反流性胃炎。经服用硫糖铝、丙谷胺等药物，病情已减轻。舌质红、苔薄黄、脉弦。证属肝火犯胃，胃失和降。以化肝煎加减：瓜蒌60g，牡丹皮、栀子、川楝子、麦冬、黄芩各10g，白芍15g。治疗半月余，症状及体征消失。纤维胃镜复查，无明显异常。

（4）除垢涤痰疗久泻 《张伯臾医案》云："慢性泄泻而夹白冻或泻而不爽者，为脾胃虚寒而肠有垢滞。"对此证的治疗，笔者除选用补骨脂温肾涩肠外，还常配伍瓜蒌荡涤痰垢。《本草正义》谓瓜蒌仁"善涤痰垢黏腻"，实属经验之谈。同时补骨脂得瓜蒌之滑降而不致恋邪，瓜蒌得补骨脂之温涩则无需虑其滑利之弊，两药相配，相反相成。瓜蒌用量可在30g上下，垢滞重者，其量尚可略增；补骨脂用量可在10~20g。根据病机，灵活调整两药的用量比例，是取效之关键所在。服药后部分患者排便量及黏液暂时性增多，便次反而减少，为积滞痰垢外排之征。笔者对几十例慢性结肠炎、结肠激惹综合征患者进行治疗观察，屡获佳效，且均未发现不良反应。

杨某某，男，36岁，1988年4月就诊。患慢性腹泻6年余，大便日排2次或3次，夹有少许黏液。

2个月前因进食肥甘厚味，腹泻加重，日排大便7次或8次，稀便黏液较多，伴有神疲乏力，肢冷纳差。纤维结肠镜检查提示：慢性结肠炎伴黏膜糜烂。经服用健脾温肾涩肠之剂半月余，反而腹胀排便不爽，量少次频质溏。舌质淡、苔薄，脉细弱。证属脾肾虚寒，肠有垢滞。拟温肾健脾、荡垢化滞。处方：瓜蒌60g，补骨脂、茯苓、丹参各15g，肉豆蔻、党参、白术、陈皮各10g，炙甘草6g，连进5剂，腹胀大便艰涩消失。瓜蒌减至30g，续服半月，临床症状及体征消失。纤维结肠镜复查，结肠黏膜无异常。[蔡柳洲.重用瓜蒌治疗脾胃病的体会.浙江中医杂志，1992，27（7）：305]

六、老姬杂谈

瓜蒌，关于味道，近现代的书上也有不同的表述，比如，《中药大辞典》上说"味略甜"，《中华本草》《中国中药材真伪鉴别图典》上说"味微酸甜"，《中药鉴定学》上说"味微酸、甜"。

我在临床上经常用到瓜蒌，刚开始是仿照《金匮要略》里瓜蒌薤白白酒汤、瓜蒌薤白半夏汤、瓜蒌薤白桂枝汤等的治法而应用的，效果显著。

比如，2007年2月7日，我治疗了一例患有莫氏二型房室传导阻滞的26岁女性病人，心率37次/分，做完心电图后西医大夫当时就说要安装心脏起搏器，但病人未听，来我门诊用中药治疗。考虑其舌淡苔白腻，脉滑，于是用瓜蒌薤白白酒汤加减治疗：全瓜蒌30g，薤白30g，制半夏30g，桂枝30g，白芥子30g，红醋1瓶，再加适量的水煎服。2月12日，做心电图示不完全性右束支阻滞，心率58次/分；2月15日，心电图检查结果示不完全性右束支阻滞、异常心电图；又用三剂药，心电图示窦性心律、不完全性右束支传导阻滞、边缘心电图，心率60次/分。做心电图的医生都大为吃惊。后来，丸药调治一月余。两年后住院生小孩，体检时心电图显示为正常。

《中药学》瓜蒌的功效为"清热涤痰，宽胸散结，润燥滑肠"，这些都能从瓜蒌的特点来解释。

第六节 微酸兼苦的常用药物

栀子

一、药物特性

1.望

【药材】为茜草科植物栀子的干燥成熟果实。（《中药学》）思维发散：更多达里。

现有特点：浸入水中，可使水染成鲜黄色。（《中药大辞典》）思维发散：黄色与脾相通。

【优质药材】以个小、完整、仁饱满、内外色红者为佳。（《中药大辞典》）

2.闻

【气味】气微。（《中药大辞典》）

3.问

【寒热属性】寒。（《中药学》钟赣生主编）

【采集时间】9~11月。（《中药学》）思维发散：秋季，五行属金，秋季采收的药材，具有清除的运动态势。

【炮制】生栀子：筛去灰屑，拣去杂质，碾碎过筛；或剪去两端。

炒栀子：取碾碎的栀子，置锅内用文火炒至金黄色，取出，放凉。

焦栀子：取碾碎的栀子，置锅内用武火炒至焦糊色，取出，放凉。

栀子炭：取碾碎的栀子，置锅内用武火炒至黑褐色，但须存性，取出，放凉。

【有效成分】主含栀子苷，羟异栀子苷，栀子素，西红花素，西红花酸，栀子花甲酸，栀子花乙酸，绿原酸。还含挥发油、多糖、胆碱及多种微量元素。

【药理作用】栀子提取物在体外能明显抑制甲型流感病毒、PIVI、RSV、HSV、HSV1、HSV2等病毒的致细胞病变作用。有保肝利胆作用，能促进胆汁分泌及胆红素排泄、降低血中胆红素；其水煎液能降低胰淀粉酶、促进胰液分泌、增强胰腺炎胰腺腺细胞的抗病能力、显著增加正常肝血流量。此外，还具有解热、镇痛、抗菌、抗炎、镇静催眠、降血压等作用。

【个性应用】需要抑制病毒、保肝利胆、促进胰液分泌、增强胰腺炎胰腺腺细胞的抗病能力、增加正常肝血流量、解热、镇痛、抗菌、抗炎、镇静催眠、降血压时，可以考虑栀子的应用。

4.尝

味道：微酸而苦。（《中国药典》）思维发散：酸者，能涩、能收；苦者，能泻、能燥、能坚。酸味入肝，苦味入心。

5.药性

栀子药性为寒。思维发散：寒能制热。

6.共性应用

（1）达病位 栀子更多达里以治疗里证。

（2）平病性 栀子药性为寒，能平病性之热。

（3）修病态 栀子微酸入肝，增强疏泄功能，可治气郁。气有余便是火，栀子散气，故可除热。

栀子味苦，苦能燥湿，加之把水染黄可入脾能助脾布散津液，所以，栀子的祛湿作用很好。

（4）除表象 《本草择要纲目》：解热郁，行结气。

《珍珠囊补遗药性赋》：疗心中懊恼，颠倒不得眠。

（5）入五脏 栀子味微酸入肝，味苦入心。

（6）五行特点 诃子味酸属木，具木行的运动态势。诃子味甘属土，具土行的运动态势。诃子酸涩收敛，具水行的运动态势。

二、本草选摘

疗目热赤痛，胸心、大小肠大热，心中烦闷，胃中热气。（《名医别录》）

疗心经客热，除烦躁，去上焦虚热，治风。（《医学启源》）

治心烦懊恼而不得眠，心神颠倒欲绝，血滞而小便不利。（《药类法象》）

生用泻火，炒黑止血，姜汁炒治烦呕，内热用仁，表热用皮。（《本草备要》）

解三焦郁火，最清胃脘之血。（《本草分经》）

其气体清虚，走上而不走下，故不入大肠而入胃，胃在上焦故也。胃家之蕴热，唯此为能除之。（《神农本草经百种录》）

三、单验方

（1）鼻血 用山栀子烧灰吹入鼻中，屡试皆效。（《本草纲目》）

（2）胃脘火痛 大山栀子七枚或九枚，炒焦，水一盏，煎七分，入生姜汁饮之。（《丹溪纂要》）

（3）鼻中衄血 山栀子烧灰吹之。（《简易方论》）

（4）火丹毒 栀子，捣和水调敷之。（《梅师集验方》）

（5）扭挫伤 将山栀子捣碎，研成粗粉，以温水调成糊状，加入少许酒精，包敷伤处。一般3~5天更换1次，如肿胀明显可隔天更换1次。骨折者不宜使用，脱臼者应先整复后再用。如有肢体麻痹，应配合理疗及针灸治疗。（《中药大辞典》）

四、使用注意

栀子，常用水煎内服剂量为6~10g。栀子药性为凉，所以不宜用于虚寒性病证。栀子假药不多，常用的一种为水栀子，鼻闻和口尝都与栀子相似。水栀子不作内服用，外敷可以作伤科药，主要用作工业染料。它与栀子的主要区别：水栀子果大，长3~7cm，棱高，皮厚，质硬；而栀子则是果小，长1.5~3.5cm，棱低，皮薄。

五、医家经验

治顽固性痛经（子宫内膜异位症、膜样痛经）时，每于方中加栀子一味，多获良效。栀子既是清热利湿之佳品，又是解郁化瘀止痛之良药。如《伤寒论》中用栀子豉汤治"心中结痛"，丹栀逍遥散解肝经火郁，民间治跌打挫伤肿痛常用生栀子末调鸡蛋清外敷等。故发前人之意，移治痛经，多年应用。每随栀子用量增大而效果更佳。对寒凝血瘀者，与姜、桂配伍，恒用30~50g。如乔某，30岁，患痛经4年，进行性加剧，遇寒尤甚，近年来，每次行经须卧床休息，痛甚则恶心呕吐，汗出肢冷。月经周期正常，持续4天，量偏多，色紫黑，有血块。平时畏寒，少腹坠胀，大便质稀，苔薄白，脉沉弦。进行B型超声检查提示：左侧巧克力囊肿（5cm×5cm×5cm）。西医诊断为子宫内膜异位症。结婚3年未孕，其丈夫精液检查正常。余予以少腹逐瘀汤加栀子40g，令其每周服3~5剂，经期每日1剂。患者连服50余剂，痛经基本消失。后受孕，顺产一女婴。（《长江医话》赵荣胜）

六、老姬杂谈

关于栀子味道和药性，本草书上近乎出奇的一致，都说是"苦寒"的，如《神农本草经》《神农本草经百种录》《本草备要》《本草乘雅半偈》《本草崇原》《本草从新》《本草分经》《本草求真》《本草择要纲目》《本经逢原》《长沙药解》《证类本草》《增广和剂局方药性总论》《珍珠囊补遗药性赋》《饮膳正要》《医学入门》等。不过，近现代的本草书，味道的讲述却不大一样，《中国中药材真伪鉴别图典》上说正品栀子味酸而苦，《中药鉴定学》《中国药典》上说味微酸而苦，《中华本草》上说味微酸苦，《中药大辞典》上说味淡微酸。

尝尝现在药房里的栀子，味微酸而苦，所以，我们就以此为据来推理功效。由于栀子的毒性很小，所以可以根据临床需要而大剂量应用。

《中药学》上谈到栀子的功效为"泻火除烦，清热利湿，凉血解毒；外用消肿止痛"，这些都可以根据栀子的味道及药性推理而出。

第十章　涩味兼有他味之药物

第一节　涩味兼微苦的常用药物

麻黄

一、药物特性

1.望

【药材】为麻黄科植物草麻黄、中麻黄或木贼麻黄的干燥草质茎。(《中药学》)思维发散：茎枝藤类药物大多数具有疏通作用；达里。

【优质药材】均以色淡绿或黄绿、内心色红棕、手拉不脱节、味苦涩者为佳。(《中华本草》)

2.闻

【气味】气微香。(《中国药典》)思维发散：有轻微的走窜之性。

3.问

【寒热属性】温。(《中药学》钟赣生主编)

【采集时间】秋季。(《中药学》)思维发散：秋季，五行属金，秋季采收的药材，具有清除的运动态势。

【炮制】麻黄：拣去杂质，去尽木质茎及残根，用水洗净，微润后切段，干燥即得。

麻黄绒：取已经加工切碎的净麻黄放在碾槽里，研至纤维疏松成绒状。

蜜麻黄：取麻黄段，加炼熟的蜂蜜与开水少许，拌匀，稍闷，置锅内用文火炒至不黏手为度，取出，放凉。每麻黄段50kg，用炼熟蜂蜜5~7.5kg。(《中药大辞典》)

【有效成分】主要含生物碱类成分，还含鞣质、挥发油等。(《中药学》)

【药理作用】麻黄水煎剂、麻黄水溶性提取物、麻黄挥发油、麻黄碱、甲基麻黄碱等均有发汗作用；麻黄碱、伪麻黄碱、麻黄挥发油是其平喘的有效成分。麻黄的多种成分均具有利尿作用。麻黄挥发油对多种实验性发热模型动物有解热效应。麻黄的多种成分均有抗炎作用。麻黄挥发油对亚甲型流感病毒有明显抑制作用，对金黄色葡萄球菌、溶血性链球菌、流感嗜血杆菌、肺炎双球菌等均有不同程度的抑制作用。麻黄碱、麻黄水提取物有镇咳作用，麻黄挥发油有一定的祛痰作用。麻黄碱有兴奋中枢神经系统、强心、升高血压、抑制肠平滑肌作用。(《中药学》)

【个性应用】需要发汗、平喘、利尿、解热、抗炎、抑制亚甲型流感病毒、抑菌、镇咳、祛痰、兴奋中枢神经系统、强心、升高血压、抑制肠平滑肌时，可以考虑麻黄的应用。

4.切

现有特点：中空。(《本草求真》)思维发散：中空者发表；取类比象，中空，有疏通之功。

【质地轻重】体轻。(《中国药典》)思维发散：质轻升浮。

5.尝

味道：味涩、微苦。(《中国药典》)思维发散：涩性收敛；苦者，能泻、能燥、能坚。苦入心。

6.药性

麻黄药性为温。

7.共性应用

（1）达病位　麻黄达里的同时，体轻达表。

（2）平病性　麻黄药性为温，可平病性之寒。

（3）修病态　麻黄中空，"中空者发表"，麻黄有解表之功；中空者，疏通，麻黄有通经之功。

新麻黄气微香，有走窜之功，加之中空发表，所以发汗之力较强；陈麻黄无香气，所以，发汗之力弱。

麻黄质轻，有升浮之性；量小属阳，可达阳位，小量应用麻黄，达表之功更显，所以应用麻黄解表时，需小量应用（可以多次反复应用）。

麻黄味涩，有收缩之功，内服之后，收缩外挤，加之麻黄发表，及秋季采收具有金的清除之性，所以，麻黄有很好的发汗作用。

麻黄味微苦，能入心，心主血脉，新麻黄微有香气，有走窜之功，加之中空通脉、麻黄秋季采收具有金的清除之性，所以，新麻黄有很好的通脉作用。临床上遇到癥瘕积聚者，就可以考虑新麻黄的应用。当然，陈麻黄同样有微苦之味，同样能除癥瘕积聚，不过，没有香气，应用之后，效果没有新麻黄好。

苦能燥湿，麻黄有微苦之味，在外的燥湿可以消除风水，在内的燥湿可消除水饮。

（4）除表象　《现代实用中药》：对关节疼痛有效。《药性论》：治身上毒风顽痹，皮肉不仁。

（5）入五脏　麻黄味微苦入心。

（6）五行特点　麻黄味涩收敛，具水行的运动态势。麻黄味微苦属火，具火行的运动态势。麻黄秋季采收，具金行的运动态势。麻黄体轻升浮，具火行的运动态势。麻黄中空疏通，具木行的运动态势。

二、本草选摘

轻可去实，麻黄、葛根之属是也。六淫有余之邪，客于阳分皮毛之间，腠理闭拒，营卫气血不行，故谓之实，二药轻清，故可去之。（李杲）

通九窍，调血脉。（《日华子本草》）

调血脉，通九窍，开毛孔。（《本草备要》）

发汗解表，去营中寒邪，疏通气血。（《本草分经》）

麻黄，中空而浮。（《本草求真》）

凡利小便之药，其中空者多兼能发汗，木通、萹蓄之类是也。发汗之药，其中空者多兼能利小便，麻黄、柴胡之类是也。伤寒太阳经病，恒兼入太阳之腑（膀胱），致留连多日不解，麻黄治在经之邪，而在腑之邪亦兼能治之。盖在经之邪由汗而解，而在腑之邪亦可由小便而解，彼后世用他药以代麻黄者，于此义盖未之审也。（《医学衷中参西录》）

治鼻窍闭塞不通、香臭不闻，肺寒咳嗽。（《滇南本草》）

麻黄轻清上浮，专疏肺郁，宣泄气机，是为治感第一要药，虽曰解表，实为开肺，虽曰散寒，实为泄邪，风寒固得之而外散，即温热亦无不赖之以宣通。观于《本草经》主中风伤寒，去邪热气，除寒热之说，及后人并治风热斑疹，热痹不仁，温疟岚瘴，其旨可见。且仲景麻黄汤之专主太阳病寒伤营者，以麻黄与桂枝并行，乃为散寒之用，若不与桂枝同行，即不专主散寒发汗矣。（《本草正义》）

仲景治寒伤营用麻黄汤者，以内有桂枝领之入营也，宣肺发表，麻黄之能足以尽之，故一切咳嗽宿哮等疾，凡属肺中有风寒痰饮者，皆可用之，不必拘拘乎麻黄之但能出汗也。（《本草便读》）

或问麻黄性寒，而善治风邪，殊不可解矣。伤寒初入于卫，原是寒邪。因入于卫，得卫气之热，而寒变为热矣。邪既变为热，倘仍用桂枝汤，欲以热散热，安得而不变为更热乎。故仲景夫子不用桂枝之热，改用麻黄之寒，祛邪从营中出也，从来治风之药，未尝不寒者，以寒药散寒邪，似乎可疑，今以寒散热，又何疑乎。（《本草新编》）

或问麻黄气温，而吾子曰气寒，缪仲醇又曰味大辛，气大热，何者为是乎？曰：麻黄气寒，而曰微温犹可，曰热则非也。盖麻黄轻扬发散，虽是阳药，其实气寒。若是大热，与桂枝之性相同，用桂枝散太阳寒邪，不必又用麻黄散太阳热邪矣。唯其与桂枝寒热之不同，虽同入太阳之中，而善散热邪，与桂枝善散寒邪迥别。故桂枝祛卫中之寒，而麻黄解营中之热。不可因桂枝之热，以散太阳之邪，而亦信麻黄为大热也。（《本草新编》）

麻黄发表出汗，其力甚大，冬月伤寒，皮毛闭塞，非此不能透发。一切水湿痰饮，淫溢于经络关节之内，得之霍然汗散，宿病立失。但走泻真气，不宜虚家。（《长沙药解》）

开腠理凝滞闭塞。（《外科全生集》）

三、单验方

（1）麻黄醇酒汤治伤寒热出表，发黄疸　麻

黄三两，以醇酒五升，煮取一升半，尽服之，温服汗出即愈。冬月寒时用清酒，春月宜用水。（《备急千金要方》）

（2）中风　用麻黄（去根）在慢火上煎熬，逐步加水，最后熬成膏，收存备用。每服一二匙，热汤送下。（《本草纲目》）

（3）风痹荣卫不行，四肢疼痛　麻黄五两（去根节了，秤），桂心二两。上捣细罗为散，以酒二升，慢火煎如饧。每服不计时候，以热酒调下一茶匙，频服，以汗出为度。（《太平圣惠方》）

（4）风痹冷痛　用麻黄（去根）五两、桂心二两，共研为末，加酒二升，以慢火熬成糖稀。每服一匙，热酒调下，汗出见效。注意避风。（《本草纲目》）

四、使用注意

麻黄水煎内服的常用剂量为2~10g，临床可以根据需要而做适当的调整。

不可多服，令人虚。（《名医别录》）

伤风有汗及阴虚伤食者禁用。（《医学入门》）

表虚自汗，阴虚盗汗；肺虚有热，多痰咳嗽以致鼻塞；疮疱热甚，不因寒邪所郁而自倒靥；虚人伤风，气虚发喘；阴虚火炎，以致眩晕头痛；南方中风瘫痪，及平日阳虚腠理不密之人皆禁用。（《神农本草经疏》）

麻黄，为发表散邪之药也。但元气虚及劳力感寒或表虚者，断不可用。若误用之，自汗不止，筋惕肉瞤，为亡阳证。（《药品化义》）

关于麻黄的用法，还需注意的问题总结如下。

麻黄用于煎汤内服时，用量一般为3~10g；用于水肿时用量较大，可用到15~25g。根据焦树德老先生经验，治疗水肿时要配用生石膏25~45g（生石膏和麻黄的比例约为3∶1），以减少麻黄的发汗作用而达到宣肺利尿作用。因麻黄气微香，煎煮之后，有效成分易于挥发，所以，煎煮时应后下。

古方中用麻黄，皆先将麻黄煮沸吹去浮沫，然后纳他药，而近代研究，麻黄的医疗效用部分尚在沫里，所以，只要是对证用麻黄，就不必去沫。

夏季能否用麻黄？有人谓麻黄发散之力强大，夏月不能用麻黄，这里，我支持《本草正》中的一段话："又有谓夏月不宜用麻黄者，皆不达。虽在李氏有云，若过发汗则多亡阳，若自汗表虚之人，用之则脱人元气，是皆过用而误用而然，若阴邪深入，则无论冬夏，皆所最宜，又何过之有。"

麻黄散气之力强大，凡素体虚弱而自汗、盗汗、由肾不纳气导致的虚喘者，均应忌用。

五、医家经验

1.雷仕卓

曾亲见一处方，方中麻黄生用量达50g，询其曰该方为祖上所传，专治风寒湿痹，麻黄一药用量曾达100g之多，闻者咋舌，然其方确乎神效。

患者，魏某，男，52岁。主诉下肢痿软，无力行走，多拄杖勉而行之，时感疼痛，尤以阴雨天为甚，病程缠绵达2年之久。该医者遂拟一方：麻黄50g，桂枝50g，血竭5g，白芷10g，制川乌、草乌各10g，川牛膝10g，熟地黄10g，制乳没各10g，黄芩10g，当归10g，威灵仙10g。每日1剂，早、晚各1次，服药10余剂后，患者即愈，现随访近1年，行走如常，疼痛全无，且工作多月。

按：麻黄生用发汗力强，医家一向慎之，然本方中麻黄不具发表的作用。《外科证治全生集》有"麻黄得熟地则通络而无发表之功"之论，《金匮要略》中也载"风湿相搏，一身尽痛"，其诸多方中也常入麻黄，对于风寒湿痹所致疼痛，可明显提高止痛作用。

总之，方中不拘古法，大胆新奇，用麻黄50g，合用熟地黄10g，使麻黄失去发表之功，独奏活血通络、祛风除湿之效。诸药合用，直达病所，共建奇效。（1995年《上海中医药杂志》）

2.郑惠伯

麻黄的三大功用为发汗、平喘、利水，在临床上疗效是可靠的。据笔者的临床经验，麻黄的功用远远不止上述三种，其用途甚广。麻黄除用于治风寒表证、外感喘咳、风水浮肿等证之外，对重症肌无力、颜面神经麻痹、多发性神经根炎后遗症、遗尿及子宫脱垂等病，也都有很好的疗效。笔者并非单用麻黄治之，而是在辨证立法的基础上，于方中加入麻黄，即见奇效。

重症肌无力属于中医痿证范畴。1959年曾治1例。患者系女教师，30余岁。其咀嚼肌、吞咽肌、眼肌都麻痹，每日饭前必须注射新斯的明，才能咀嚼吞咽。中药曾用温补脾肾之类，如黄芪、附子、党参、白术、仙茅、淫羊藿、当归、川芎及人参再造丸，疗效不明显。后于方中加入麻黄，剂量由6g增至15g，患者病情大有好转，最后不用新斯的明，亦能自己进食。

颜面神经麻痹，中医谓风中经络，多以牵正散为主，辅以针灸治疗，有一定疗效，但收效缓慢。曾治何某，已用牵正散加味及针灸治疗1周无效。便在原方（白附子、全蝎、僵蚕、蝉蜕、防风、荆芥、当归、川芎、桂枝、白芍、白芷）中加入麻黄、葛根，服3剂患者颜面即牵正。此后，凡遇此病，开始就加入麻黄，疗效明显提高。

治疗多发性神经根炎后遗症，将麻黄加入补阳还五汤中，经对多例的临床观察，均获较好的疗效。

遗尿是小儿常见病，多为肾气不足，膀胱虚寒。常用方如缩泉丸、桑螵蛸散，有一定的效果，但很难速效。如加入麻黄，收效即快。

用麻黄治子宫脱垂的来历，源于四川忠县黄天星医师用加味乌头汤治风湿痹，于无意中治愈老年妇女多年不愈的子宫脱垂（三度下垂），后在我区推广，曾治愈近百例二至三度子宫下垂。其方中有麻黄24g。笔者曾将麻黄减量，则效果较慢；若去麻黄，则基本无效。其方如下：黄芪24g，麻黄24g，川乌、草乌共15g，川芎12g，白芍12g，黄芩12g，生地黄15g，甘草6g，蜂蜜60g。（《长江医话》）

3. 范中明

痹证一般分风寒湿痹和热痹两大类。然部分痹痛患者，或因体质偏胜，或因感邪先后，表现为寒热杂陈者亦复不少。观其外症，局部不甚红肿，亦喜温熨，痛势甚剧，似属风寒湿痹，但又兼见口苦舌燥、溲黄便干、脉象有力等内热蕴伏之象。揣其机制，当是外寒里热，搏结气血使然，故很难以

上述两纲统治之。范老对此类病人常采用寒温并用之麻黄、苍术、生石膏，屡收卓效。

考麻黄一药，自古即为治痹要药。防风汤、乌头汤、薏苡仁汤三方均伍麻黄。临证体验：发表宜小量，恐过汗伤正；治痹则非大剂无以为功。常用量为20~30g，而断无汗出如水淋漓之弊。其功类乌附，又无燥烈之偏性。配伍等量之苍术、生石膏，一则祛湿散风润燥，一则清宣里热，兼以监制麻黄过于发散走表。三药合用，以寒温并用之法，除寒热互结之机，合具散寒祛风、除湿清热之功。师法越婢方意，别开治痹门径。

余某，女，63岁，农民。患关节炎十数载，辗转求治于中西医，皆初服药有效，继服则罔效，甚以为苦。刻诊全身关节肿痛麻木，尤以两膝为甚，喜取暖物温熨。伴形寒微热，口苦心烦，大便不畅，舌暗红，脉弦涩。通观此证，患病经年，寒热互结，气血痹阻，交结难解。疏方：麻黄20g，苍术20g，生石膏20g，白芥子10g，当归12g，鸡血藤30g，鹿衔草30g，木瓜12g，蜂房12g，生地黄30g。另以全蝎、蜈蚣各3g，研吞，出入30余剂告愈。（1986年《上海中医药杂志》）

4. 姜春华

哮喘汗出不忌麻黄：江南过去某些医生倡言"南方不比北方，夏月不可用麻黄"，于是夏天哮喘发作当用麻黄而不用。又有些人说仲景明训"有汗用桂枝，无汗用麻黄"，认为凡汗出者均忌用麻黄，于是哮喘发作时汗出者又不用麻黄。临床上很多患者在哮喘大发时常大汗出，如果喘平下来则汗亦少出。当以平喘为主，不平喘则汗不得止，为了有汗避开麻黄，则喘不得止，汗亦不得止。前人有鉴及此者，如王旭高麻杏石甘汤注"喘病肺气内闭者，往往反自汗出""用麻黄是开达肺气，不是发汗之谓""且病喘者虽服麻黄而不作汗。麻黄乃治喘之要药，寒则佐桂枝以温之，热则加石膏以清之，正不必执有汗无汗也"。诚有识之见。可以推论，凡对某病证有良好作用的药物，不必因有某种不良反应而避开不用，也不必受非主要症状的牵制而不敢用。当然用量应斟酌，中病即止。（《百家名医临证经验》）

5.朱进忠

麻黄发汗新陈不同：诸家都云麻黄辛苦而温，宣肺气、开腠理，透毛窍、散风寒，具有发汗解表之功，是发汗作用最强的一个药物。若与桂枝配伍则发汗的作用更强，虚人用之不慎，可使汗漏不止。然新陈不同。曾记得在北洋军阀混战初期，当时遇伤寒病，开麻黄汤后没有1例发汗者，初开麻黄6g，后开9g，最后开至18g，服法遵仲景法，1例也未发汗。反复诊视均为"太阳病，头痛发热，身疼腰痛，骨节疼痛，恶风无汗而喘者"或"太阳病，或已发热，或未发热，必恶寒，体痛呕逆，脉阴阳俱紧者"的典型证候，久久不得其解。急到数个药铺一看，才稍有所悟。药铺所存者均为数年至十几年的陈货，陈久者辛温发散之功已减，甚至已消失殆尽，所以前开之麻黄汤均无发汗之功。乃嘱患者一律改为新鲜麻黄9g（干品），果然服后效如桴鼓，汗后病愈。自此以后，凡用麻黄汤、大青龙汤发汗解表者，一律应用麻黄采后1年之内者。（《黄河医话》）

六、老姬杂谈

《本草崇原》"植麻黄之地，冬不积雪"，由此推理出"能从至阴而达阳气于上。至阴者，盛水也，阳气者，太阳也。太阳之气，本膀胱寒水，而气行于头，周遍于通体之毛窍。主治中风伤寒头痛者，谓风寒之邪，病太阳高表之气，而麻黄能治之也"，这点，我们姑且看之，不必认真。不过，有人就根据这个来推理药性，比如，《本草害利》上就谈到"中牟产麻黄，地冬不积雪，其性热可知"。现在，我们知道麻黄的生长特性是"喜凉爽较干燥气候，耐严寒"（《中华本草》）

虽然《伤寒论》上有很多误汗后之治疗，但是，这里，我们还是只说误用麻黄的治疗。麻黄发汗，误用之后，出汗太多，汗出伤津，所以，《本草害利》上就说"误用者，熟地解之，一两解一钱"。虽然补津之药很多，但是，熟地黄补津的同时还很黏滞，可以防止麻黄功力的后续发挥；气有固摄作用，出汗太多，容易导致气虚，所以，《本草新编》上就说"或问麻黄误汗，以致亡阳，用何药以救之乎？曰：舍人参无他药也"。

《神农本草经百种录》："麻黄，轻扬上达，无气无味，乃气味之最清者，故能透出皮肤毛孔之外，又能深入积痰凝血之中。凡药力所不到之处，此能无微不至，较之气雄力浓者，其力更大。盖出入于空虚之地，则有形之气血，不得而御之也。"

在看本草书的时候，我发现《药鉴》上说了这样一段话："盖风至柔也，而善藏，麻黄性至轻也，而善驱，内用气血药以托之，外用浮剂以散之，此以善藏始者，不得以善藏终矣。"对我很有启发，不管是外风还是内风，都是至柔之邪，柔能克刚，刚亦能克柔，此时的治疗，可以以刚制柔，如用作用猛烈的蜈蚣、全蝎等来祛风，更可以以柔制柔：气味清淡为柔，质地轻清为柔，所以在祛风时可以用气味清淡、质地轻清之品。当然，养血祛风是常法。

麻黄为茎类药物，气微香、中空、体轻，且味涩微苦，《中药学》上谈到麻黄的功效——"发汗解表，宣肺平喘，利水消肿"。由于麻黄还有微苦之味，所以，我们知道麻黄还有很好的消癥瘕之功。

槟榔

一、药物特性

1.望

【药材】为棕榈科植物槟榔的干燥成熟种子。（《中药学》）思维发散：子性下垂；达里。

【优质药材】以个大、体重、质坚、无破裂者为佳。（《中药大辞典》）

2.闻

【气味】无。（《中药大辞典》）

3.问

【寒热属性】温。（《中药学》钟赣生主编）

【采集时间】春末至秋初。（《中药学》）

【有效成分】主要含生物碱、脂肪油、鞣质、槟榔红色素等。（《中药学》）

【药理作用】槟榔能使绦虫虫体弛缓性麻痹，触之则虫体伸长而不易断，故能把全虫驱出；槟榔对蛲虫、蛔虫、钩虫、肝吸虫、血吸虫均有麻痹或驱杀作用；对皮肤真菌、流感病毒、幽门螺杆菌均有抑制作用；槟榔碱能促进唾液及汗腺分泌，增加肠蠕动，减慢心率，降低血压，滴眼可使瞳孔缩小。(《中药学》)

【个性应用】需要驱虫、杀虫、抑制皮肤真菌、流感病毒、幽门螺杆菌、促进唾液及汗腺分泌、增加肠蠕动、减慢心率、降低血压、滴眼以使瞳孔缩小时，可以考虑槟榔的应用。

4.切

现有特点：质极坚硬。(《中华本草》)思维发散：质硬走里，其不易散开。

【质地轻重】以"体重"为佳。(《中药大辞典》《中华本草》)思维发散：质重沉降。

5.尝

味道：味涩、微苦。(《中药大辞典》)思维发散：涩者性收敛；苦者，能泻、能燥、能坚。苦入心。

6.药性

槟榔药性为温。

7.共性应用

（1）达病位　槟榔达里可治疗里证。

（2）平病性　槟榔药性为温，可平病性之寒。

（3）修病态　槟榔味涩，有收缩之功，因其性如铁石之降，更多是作用于胃肠道，所以，槟榔更多是在胃肠道中发挥收缩作用：收缩，可减少胃肠道中之物的外散，可使胃肠道中的水液滞留；由于水液增多，且在质重降气的作用下，水液从下外排，所以，槟榔有通肠导滞之功。

槟榔味微苦入心，心主血脉，药性为温，血得热则活，所以槟榔有很好的活血之功。

微苦燥湿，由于其质地沉重，所以，槟榔对痰湿水饮的消除，基本是从下外排的。

更多的本草书，是从"苦、辛"味来谈功效的，包括驱虫：虫得辛则伏，得苦则下，槟榔苦辛，所以有驱虫之功。虽然误打误撞，但现代药理研究证实槟榔确实有驱虫作用，所以，临床需要驱虫时，可以考虑槟榔的应用。

现在考虑，槟榔味涩可使虫缩，味微苦也有

下之功，在质地沉重及子性下垂的作用下，虫体得以外排，这也许就是槟榔驱虫的真实作用机制。

（4）除表象　槟榔质极坚硬，走里的同时不容易散开，加之体重，有很强的通肠之功，还有子性下垂，所以，人们常说，槟榔性如铁石之降，也就是说槟榔质坚硬如铁石，有沉降之能。

槟榔质地较重，有降气之功，由于其药性为热，所以遇到需要用降气法治疗的寒性病证，就可以考虑槟榔的应用。

（5）入五脏　槟榔味微苦入心。

（6）五行特点　槟榔涩性收敛，具水行的运动态势。槟榔味微苦属火，具火行的运动态势。槟榔质重沉降，具水行的运动态势。

二、本草选摘

主消谷逐水，除痰癖；杀三虫，疗寸白。(《别录》)

宣利五脏六腑壅滞，破坚满气，下水肿。治心痛，风血积聚。(《药性论》)

主奔豚诸气，五膈气，风冷气，宿食不消。(《海药本草》)

主腹胀，生捣末服，利水谷。(《唐本草》)

宣滞破坚，定痛和中，通肠逐水，制肥甘之毒且能坚齿，解口气。(《随息居饮食谱》)

入胸腹破滞气而不停，入肠胃逐痰癖而直下，能调诸药下行，逐水攻脚气。治利取其坠也，非取其破气也，故兼木香用之，然后可耳。一云能杀寸白虫，非杀虫也，以其性下坠，能逐虫下行也。(《本草约言》)

槟榔有两种，一种形尖长，谓之尖槟榔，又名鸡心槟榔，一种形圆扁，谓之大腹槟榔，即大腹子也，性味主治虽同，而尖者为胜，其性苦辛而温，其质坚刚而峻，降一切气，破一切滞，气降则痰行水消，滞破则积除食化，由是推之，则疝气香港脚均可愈，胸膈可宽，虫患瘴毒尽除耳，此物专主降气，凡一身脏腑之气，凝滞不宣者，皆可用之，不必拘拘乎入肠与胃也。(《本草便读》)

泻胸中至高之气，使之下行，性如铁石，能坠诸药，至于下极。(《本草从新》)

消食积。(《本草害利》)

善消瘴气，两粤人至今噬之如饴。古人疑其耗损真气，劝人调胃，而戒食槟榔。此亦有见之言，然而非通论也。岭南烟瘴之地，其蛇虫毒瓦斯，借炎蒸势氛，吞吐于山巅水溪，而山岚水瘴之气，合而侵人，有立时而饱闷晕眩者。非槟榔口噬，又何以迅解乎。天地之道，有一毒，必生一物以相救。槟榔感天地至正之气，即生于两粤之间，原所以救两粤之人也。(《本草新编》)

况此物降而不升，虽能散气，亦不甚升，但散邪而不散正，此两粤之人所以长服而无伤。至身离粤地，即不宜长服，无邪可散，自必损伤正气矣。

二书所说甚详，今人又取尖长者入药，言其快锐速效，屡尝试之，果如其说。(《本草衍义》)

槟榔泄胸中至高之气，使之下行；性如铁石之沉重，能坠诸药至于下极。故治冲脉为病，逆气里急，及治诸气壅腹胀后重如神。胸腹虫食积滞作痛，同木香为必用之药。其功专于下气消胀，逐水除痰，杀虫治痢，攻食破积，止疟疗疝，香港脚瘴疠。若气虚下陷人及膈上有稠痰结气者得之，其痞满昏塞愈甚。(《本经逢原》)

凡使，须别槟与榔。头圆、身形矮毗者是榔；身形尖、紫文粗者是槟。槟力小，榔力大。(《雷公炮炙论》)

其用有二；坠诸药，性若铁石；治后重，验如奔马。(《珍珠囊补遗药性赋》)

槟榔，男子之称，故向阳者为槟榔，向阴者为大腹子。无毒。降也，阴也。又云阴中阳也。调中健脾，散滞气，泻胸中至高之气，止呕吐醋心，逐出寸白虫，消谷逐水，除痰癖，祛瘴疟。治痢里急后重如神，香港脚冲心。治诸风、诸积、诸气。以其性沉，有若铁石之重，故能坠降诸药下行。(《医学入门》)

泻胸中至高之气，使之下行。性如铁石，能坠诸药至于极下。攻坚去胀，消食行痰，下水除风，杀虫醒酒。(《本草备要》)

治后重如神。性如铁石之沉重，能坠诸药至于下极。杵细用。(《汤液本草》)

坠诸药下行，故治里急后重如神，取其坠也，必兼木香用之。补遗谓破滞气，泄胸中至高之气，由其性沉重，坠气下行，则怫郁之气散，至高之气下矣。又曰能杀寸白虫者，非能杀虫也，以其性下坠，故能逐虫下行也。(《药鉴》)

三、单验方

（1）诸虫在脏腑久不瘥者　槟榔半两（炮）为末。每服二钱，以葱蜜煎汤调服一钱。(《太平圣惠方》)

（2）痰涎　槟榔为末。白汤点（服）一钱。(《御药院方》)

（3）耳出脓　用槟榔末吹耳内。(《本草纲目》)

（4）脾胃两虚，水谷不能以时消化，腹中为胀满痛者　槟榔二两，白术三两，麦芽二两，砂仁一两。俱炒燥为末。每早服三钱，白汤调服。(《方脉正宗》)

（5）脚气累发，渐成水肿不消　大腹子。滚汤磨汁半盏，食前服，日二次。服二月。(《本草汇言》)

（6）阴毛生虱　槟榔煎水洗。(《本草备要》)

（7）痰涎为害　用槟榔为末，每服一钱，开水送下。

（8）口吐酸水　用槟榔四两，橘皮一两，共研为末，每服一匙，空心服，生蜜汤调下。心气痛，用槟榔、高良姜各一钱半，陈米百粒，水煎服。腰痛用槟榔为末，酒送服一钱。脚气用槟榔十二枚，研为末，分二次服，以姜汁温酒调下。大小便秘用槟榔为末，蜜汤调服二钱。或以童便、葱白同煎服亦可。(《本草纲目》)

（9）膀胱诸气　秦医云：槟榔二枚，一生一熟捣末，酒煎服之，善治膀胱诸气也。(《海药本草》)

（10）乳糜尿　用槟榔、海藻各60g，并随症加减，水煎服，日1剂。(1986年《江西中医药》)

四、使用注意

槟榔水煎内服的常用剂量为3~10g，驱绦虫、姜片虫时为30～60g。临床可以根据需要而做适当的调整。孕妇慎用。

《食疗本草》：多食发热。

《神农本草经疏》：病属气虚者忌之。脾胃虚，虽有积滞者不宜用；心腹痛无留结及非虫攻咬者不宜用；症非山岚瘴气者不宜用。凡病属阴阳两虚、中气不足，而非肠胃壅滞、宿食胀满者，悉在所忌。

《本经逢原》：凡泻后、疟后虚痢，切不可用也。

《本草蒙筌》：槟榔，久服则损真气，多服则泻至高之气，较诸枳壳、青皮，此尤甚也。

《本草分经》：凡气虚下陷者宜慎用。

五、医家经验

人皆知槟榔用于下痢，而不知湿重之病，无不可用。余见舌苔白腻，腹满溲短者，加入二三钱（6～10g）于剂内，辄奏捷效。固知御药院方以槟榔末治痰涎；《备急千金要方》：以槟榔、橘皮治呕吐痰水；《宣明方》以槟榔、枳实治痞满；庞安时以槟榔酒煎治伤寒结胸，俱能熟悉药性，善于偕使。盖痰涎之生，由于湿盛凝聚；呕吐之来，由于湿阻不化；痞满结胸之成，亦由湿邪水停，而阳气痹闭。槟榔能祛湿，湿去则三焦宣利，诸恙痊愈矣。仲景于胸满恒用厚朴，腹满常用枳实，取其辛苦而温，化浊利气，窃谓槟榔同其功，而无其烈，允推上品。（《医林漫笔》秦伯未）

六、老姬杂谈

槟榔，因其质地坚硬且体重，所以，其性如铁石之降，应用槟榔，其结果：上可泄热（气有余便是火，降气之后，有余之气减少，火热减缓消失），下可通便。所以，临床上遇到头部发胀、沉重和下部便秘之人，就可以考虑槟榔的应用。

不过，使用槟榔在治疗头部病症的时候，最好加用葛根，让头与胸中间的连接处更加通畅，这样，头部之物更好的得以下降。

槟榔降气迅速，这一点得到了很多中医大夫的认可，也得到了临床验证，但是，有人还是提出

了质疑，比如，《本草正》上就谈到"槟榔，本草言其破气极速，较枳壳、青皮尤甚。若然，则广南之人朝夕笑噬而无伤，又岂破气极速者"。

《黄元御用药心法》曰："槟榔，苦以破滞，辛以散邪，专破滞气下行。"《医林纂要》曰："槟榔全无辛味，唯合浮留藤叶及蜃灰嚼之，则有辛味，本草言味辛，误也。又入口甚涩，涩与酸同，实有补肺敛气之功，人第知其下气破气，而不知其顺气敛气，逐邪乃以安正也。又回味甚甘，则亦能和能补矣。"想想看，这两本书的作者在一起谈论槟榔的功效，会出现什么情况？

《中药学》槟榔的功效为"杀虫，消积，行气，利水，截疟"（其性温），其中的"消积，利水"是通肠胃肠道所致："行气"实为"下气"；杀虫和截疟，都是槟榔收缩并外排所致。通胃肠道，我最喜欢用的药物就是槟榔，有时处方写作玉片。这是因为槟榔在通利胃肠道的时候，还能使肠道中有较多的水分，能防止"无水行舟"情况的出现，虽然芒硝也有此作用，但是，一者芒硝作用太猛，怕一般人接受不了，二者是芒硝能把肠道外的水液吸收回肠，而不是像槟榔一样的留住肠道水分，对人体有一定的伤害，所以，情非得已，不用芒硝。

《医林纂要》：槟榔全无辛味，唯合浮留藤叶及蜃灰嚼之，则有辛味，本草言味辛，误也。又入口甚涩，涩与酸同，实有补肺敛气之功，人第知其下气破气，而不知其顺气敛气，逐邪乃以安正也。又回味甚甘，则亦能和能补矣。

第二节　微涩兼微苦的常用药物

王不留行

一、药物特性

1.望

【药材】为石竹科植物麦蓝菜的干燥成熟种子。（《中药学》）思维发散：子性下垂；达里。

【优质药材】以干燥、籽粒均匀、充实饱满、色乌黑、无杂质者为佳。（《中药大辞典》）

2.闻

【气味】无臭。(《全国中草药汇编》)

3.问

【寒热属性】平。(《中药学》钟赣生主编)

【采集时间】夏季。(《中药学》)思维发散:夏季,五行属火,夏季采收的药材,具有向上向外的运动态势。

【有效成分】主要含三萜皂苷、黄酮苷、环肽、类脂和脂肪酸、单糖等。(《中药学》)

【药理作用】水煎剂能收缩血管平滑肌,对小鼠有抗着床、抗早孕作用,对子宫有兴奋作用,并能促进乳汁分泌。王不留行的水提液和乙醚萃取液具有抗肿瘤作用。(《中药学》)

【个性应用】需要抗着床、抗早孕、兴奋子宫、促进乳汁分泌、抗肿瘤时,可以考虑王不留行的应用。

4.切

现有特点:质硬。(《全国中草药汇编》)思维发散:质硬走里,且不易散开。

5.尝

味道:味微涩苦。(《全国中草药汇编》)思维发散:涩性收敛;苦者,能泻、能燥、能坚。苦入心。

6.药性

王不留行药性为平。

7.共性应用

(1)达病位 王不留行达里可治疗里证。

(2)平病性 王不留行药性为平,不能平病性之寒热。

(3)修病态 王不留行味微涩,具收缩之性;微苦入心,心主血脉,故而王不留行有一定的止血之功。

王不留行味微苦入心,心主血脉,加之质硬走里及夏季采收具有火行的运动态势,所以,王不留行有很好的活血通脉之功;苦能燥湿,王不留味微苦,也有一定的消除痰湿水饮之功。

(4)除表象 通乳;治疗带状疱疹。

(5)入五脏 王不留行味微苦入心。

(6)五行特点 王不留行味微涩收敛,具水行的运动态势。王不留行味微苦属火,具火行的运动态势。王不留行夏季采收,具火行的运动态势。

二、本草选摘

除风痹内寒。(《神农本草经》)

痈疽恶疮,瘘乳,妇人难产。(《名医别录》)

治风毒,通血脉。(《药性论》)

治游风,风疹,妇人月经不匀。(《日华子本草》)

王不留行以善于行血知名,"虽有王命不能留其行",所以叫"王不留行",但流血不止者,它又可以止血。在妇科,王不留行又是发乳的良药,常与穿山甲同用,俗谚有"穿山甲、王不留,妇人服了乳长流"的说法,可见本品通乳汁的作用是很显著的。(《中药大辞典》)

三、单验方

治疗带状疱疹 将王不留行用文火炒黄直至少数开花,研碎,过筛,取细末。如患处疹未破溃,用麻油将药末调成糊状外涂;如疱疹已溃破,可将药末直接撒布于溃烂处。每日2~3次。治疗16例,一般用药后10~20分钟即可止痛,2~5天痊愈;局部未见不良反应。(《中药大辞典》)

四、使用注意

王不留行水煎内服的常用剂量为5~10g,临床可以根据需要而做适当的调整。

王不留行也有假的,有用小巢菜的种子来冒充王不留行者。

五、医家经验

重用王不留行治疗乳房增大

病历摘要:张某,女,14岁,2010年2月3日初诊。因乳房快速增长4个月余就诊。患者2009年10月无明显诱因出现乳房过快增长,于北京医院、301医院、协和医院检查,未查出病因。患者为求进一步中医诊疗就诊于我科。刻下症见:智力差,表达能力差,纳眠可,二便调,舌淡,苔白,脉偏沉略数。既往:2009年6月甲亢研究所诊断为甲亢,现已愈。乳腺病理诊断：右乳腺形态符合乳腺发育，伴假血管瘤样间质增生（标本碎小，不能代表全貌，不能满足诊断要求）。2009年12月15日头部血管造影：垂体MRI增强扫描垂体右侧低信号（因患者配合欠佳，伪影较重），T1WI双侧基底节区小片状高信号。2009年12月28日乳腺B超示：双侧乳腺未见占位病变，双侧腋下淋巴结肿大。2010年1月5日乳腺MR：双侧乳腺多发病灶伴腋下淋巴结肿大，不除外炎性改变，建议抗炎后短期复查除外其他。

西医诊断：乳房增大原因待查，乳腺炎？乳房假血管？

中医诊断：乳疠。

中医辨证：肝郁气滞。

治法：疏肝解郁，活血通经消肿。

处方：王不留行散加减。

王不留行90g（包煎），枯矾9g，郁金15g，炮甲珠9g，黄柏30g，知母30g，生地黄30g，败酱草30g。

二诊：2010年2月24日。服上方21剂，无明显变化，仍智力差，表达力差，纳可，二便调。舌质红，少苔，脉细弦数。处方：上方加夏枯草60g，浙贝母30g，去败酱草。

三诊：2010年4月21日。服上方28剂，觉右侧乳房变软，臀部疖肿减轻，膝关节疼痛偶发，纳可，眠可，二便调，口不干，苔黄腻。处方：上方枯矾增为30g，五倍子增为30g，王不留行增为120g。

四诊：2010年5月26日。服上方1个月，双侧乳房变软，周长减少3cm，自觉无不适。

按：本案为肝郁气滞，经络瘀阻引起的乳疠。王不留行，入肝、胃经，具有活血通经、下乳消痈、利尿通淋的功效，主治血瘀经闭，痛经，难产，产后乳汁不下及乳痈肿痛等，与夏枯草、浙贝母配伍能清热消乳痈而散结。此用量90~120g为君药，取其活血通经消痈之功。《本草纲目》王不留行能走血分，乃阳明冲任之药，俗有"穿山甲，王不留，妇人服了乳长流"之语，可见其性行而不住也。（《重剂起沉疴》）

六、老姬杂谈

王不留行，也是临床一味常用药，当年上大学时老师教给我们一句话"穿山甲、王不留，妇人服了乳常流"，说明其通乳之效很好。工作之后，给产后乳汁减少的患者应用，有效者高兴，不效者困惑，多年以后才明白，是不知其所以然而致也。

《黄帝内经》"人之所有者，血与气耳"，人体只有气血充足，乳道通畅，乳汁才"如泉"。

王不留行，出血时止血，没有出血时活血，且有很好的祛湿作用，也就是说王不留行能通畅乳道，但是，不能补充气血。所以，对于气血不足之人，可以参考应用《医学集成》催乳汤（黄芪、熟地黄各八钱，人参、当归各五钱，川芎、枸杞、通草、王不留行各二钱），炖猪蹄吃，气血双补的同时通畅乳道，效果才好。

说到味道，现代书上也有不同的表述，比如，《中药鉴定学》上说其"味涩、苦"的，《中药大辞典》《中华本草》上又说是"味淡"的。到药房的药柜中抓一把尝一下，确实有点微涩微苦之味。

在看本草书时发现，《本草便读》上说"总之此药皆以滑利见长也"，想了好久，也没有想出来王不留行的"滑"性是从什么地方来的。抓一把王不留行，生的，没炒过的，放于水中，用手摸搓，也没有滑感；加水搓揉，也没有滑感。当然，我们不能因为《本草便读》上谈的这一点不妥而否定书中其他的东西。

第三节　微涩兼辛凉的常用药物

荆芥

一、药物特性

1.望

【药材】为唇形科植物荆芥的干燥地上部分。（《中药学》）秋季花开穗绿时割取地上部分，晒干。亦有先单独摘取花穗，再割取茎枝，分别晒干，前者称"荆芥穗"，后者称"荆芥"。（《中药大辞典》）思维发散：取类比象，荆芥能达腿脚以上及其他属阳部位。

【优质药材】以色淡黄绿、穗密而长、香气浓者为佳。（《中药大辞典》）

2.闻

【气味】气芳香。（《中药大辞典》）思维发散：气香走窜。

3.问

【寒热属性】微温。（《中药学》钟赣生主编）

【采集时间】夏、秋。（《中药学》）思维发散：夏季，五行属火，夏季采收的药材，具有向上向外的运动态势。秋季，五行属金，秋季采收的药材，具有清除的运动态势。

【有效成分】主要含挥发油，还含黄酮类等。（《中药学》）

【药理作用】荆芥水煎剂可增强皮肤血液循环，增加汗腺分泌，有微弱解热作用。荆芥对金黄色葡萄球菌、白喉杆菌有较强的抑制作用，对伤感杆菌、痢疾杆菌、铜绿假单胞菌和人型结核杆菌均有一定的抑制作用。荆芥生品不能明显缩短出血时间，而荆芥炭则能使出血时间缩短。荆芥甲醇及醋酸乙酯均有一定的镇痛作用，荆芥对醋酸引起的炎症有明显的抗炎作用，荆芥穗有明显的抗补体作用。（《中药学》）

【个性应用】需要增强皮肤血液循环、增加汗腺分泌、抑菌、镇痛、抗炎、抗补体时，可以考虑荆芥的应用。

4.切

【质地轻重】体轻。（《中国药典》）思维发散：质轻升浮。

5.尝

味道：味微涩而辛凉。（《中药大辞典》）思维发散：涩性收敛；辛者，能散、能润、能横行；凉能制热。辛味入肺。

6.药性

荆芥药性微温。

7.共性应用

（1）达病位　荆芥能达人体属阳部位。

（2）平病性　荆芥药性微温，也能平病性之寒。

（3）修病态　荆芥味微涩，具有收缩之性，

在脉中可止血，在脉外可止汗。

荆芥味辛发散，加之气香走窜、药性微温，所以对于凝滞之寒证有很好的祛除作用。

（4）除表象　荆芥味辛发散，加之质轻上浮、药性微温，所以对于表寒之证有很好的治疗作用，特别是有热感的表寒证，应用荆芥治疗，更是对证。

（5）入五脏　荆芥味辛入肺。

（6）五行特点　荆芥味微涩收敛，具水行的运动态势。荆芥味辛属金，具金行的运动态势。荆芥体轻升浮，具火行的运动态势。

二、本草选摘

主寒热，鼠瘘，瘰疬生疮，破结聚气，下瘀血，除湿痹。（《神农本草经》）

荆芥，轻扬之剂，散风清血之药也……凡一切风毒之证，已出未出，欲散不散之际，以荆芥之生用，可以清之……凡一切失血之证，已止未止，欲行不行之势，以荆芥之炒黑，可以止之。大抵辛香可以散风，苦温可以清血，为血中风药也。（《本草汇言》）

荆芥，功本治风，又兼治血者，以其入风木之脏，即是藏血之地也。李士材曰：风在皮里膜外，荆芥主之，非若防风能入骨肉也。其性升浮能发汗（又云：止冷汗、虚汗），散风湿，清头目，利咽喉。（《本草备要》）

芳香而散，气味轻扬，故能入肝经气分，驱散风邪。凡风在于皮里膜外，而见肌肤灼热，头目昏眩，咽喉不利，身背疼痛者，用此治无不效。（《本草求真》）

其臭芳香，故破结聚之气。破结聚，则瘀血自下矣。（《本草崇原》）

今人但遇风证，概用荆防，此流气散之相沿耳，不知唯风在皮里膜外者宜之，若风入骨肉者，须防风，不得混用，连穗用（穗在于巅、故善升发）。治血，炒黑用（凡血药、用山栀干姜地榆棕榈五灵脂等、皆应炒黑者、以黑胜红也）。反鱼、蟹、河豚、驴肉。（《本草从新》）

风在皮里膜外者，荆芥主之。风在骨肉者，

防风主之。（《得配本草》）

与羌活同用，能除血湿。与蝉蜕同用，能散风邪。与红花同用，能行恶血。与苏子同用，能下诸气。唯其气温而轻，故能开腠理。和醋捣烂，敷肿毒立瘥。又治产后血晕如神。大都中病即已，不可过服。（《药鉴》）

入疏散药宜生用，入止血及血分药宜用穗炒黑。（《冯氏锦囊秘录》）

三、单验方

（1）头目诸疾，血劳，风气头痛，头旋目眩　荆芥穗为末。每酒服三钱。（《秘传眼科龙木论》）

（2）痔漏肿痛　荆芥煮汤，日日洗之。（《简便单方》）

（3）皮肤瘙痒症　取净荆芥穗一两，碾为细面，过筛后装入纱布袋内，均匀地撒布患处（如范围广，可分片进行），然后用手掌来回反复地揉搓，摩擦至手掌与患部发生热感为度。治疗急慢性荨麻疹及一切皮肤瘙痒病，轻者1~2次，重者2~4次即奏效。（《中药大辞典》）

（4）风热头痛　荆芥穗、石膏等份。为末。每服二钱，茶调下。（《永类钤方》）

（5）一切风，口眼偏斜　青荆芥一斤，青薄荷一斤。一处砂盆内研，生绢绞汁于瓷器内，煎成膏；余滓三分，去一分，将二分滓日干为末，以膏和为丸，如梧桐子大。每服二十丸，早至暮可三服。忌动风物。（《经验后方》）

（6）大便下血　荆芥，炒，为末。每米饮服二钱，妇人用酒下。亦可拌面作馄饨食之。（《经验方》）

（7）痔漏肿痛　荆芥煮汤，日日洗之。（《简便单方》）

（8）头旋目晕　荆芥穗微炒三钱，酒煎服神效，若用酒洗元参一钱，荆芥穗一钱，泡汤常饮亦可。（《本草撮要》）

（9）疔肿　荆芥一把，水五升，煮取二升，冷，分二服。（《食疗本草》）

（10）小儿感冒　将荆芥用布包好，放于胸

前约6小时。用量1周岁以内5~9g，1周岁以上酌减。一般用药1次见效。必要时隔6小时再用1次。如朱某，女，4个月，鼻塞，睡眠不宁。曾用中西药治疗未效，经用本法治疗1次，诸症消失病愈。（1990年《浙江中医杂志》柯群智）

四、使用注意

荆芥水煎内服的常用剂量为5~10g，临床可以根据需要而做适当的调整。

荆芥含有挥发油，所以不宜久煎。《祁振华临床经验集》曰：经密闭提炼实验证明，荆芥穗含薄荷挥发油量相当于等量薄荷的8倍，如煎沸15分钟以上，挥发油将全部逸出，失去其效能。所以，凡是含挥发油的解表药的煎法可以先用沸水浸泡15分钟，然后置火上煮沸3~5分钟即可。温服后，令全身微微汗出为度，应避风寒，以防止感冒。切忌重盖复裹，迫使汗出淋漓如洗。否则，气阴两伤。

《药性论》：荆芥久服动渴疾。

《苇航纪谈》：凡服荆芥风药，忌食鱼。

《神农本草经疏》：痛人表虚有汗者忌之；血虚寒热而不因于风湿风寒者勿用；阴虚火炎面赤，因而头痛者，慎勿误入。

《本草便读》：但辛香解散之品，阴虚无表邪者忌之。

五、医家经验

1. 荆芥妙用止清涕

吾曾治一老翁，每于受凉即清涕长流，伴轻微寒热，咳吐黄色黏痰。他医诊为风热犯邪，予桑菊饮治之，药后寒热及咳嗽减轻，唯清涕竟生。其脉浮，舌边尖红，苔薄。乃于桑菊饮中加荆芥一味，清涕竟止。又诊一6岁女孩，其母曰："小女自幼流清涕，致使双鼻孔皮肤都被清涕浸蚀发红。"查其小女孩，除双鼻孔下被清涕浸蚀成两道红沟外，无鼻阻流浊涕，舌边尖红，苔薄，双额窦、鼻窦均无压痛，予疏风清热之桑菊饮加荆芥2剂。药后清涕大减。仍拟上方2剂，1周后，清涕已止，鼻孔下仅留干燥红色痕迹。（《南方医话》陈幼珊）

中药探秘
——中医原创思维下的**中药解读**

2.荆芥除血虚发痉

荆芥穗一药，体轻性扬，辛温发散，解表退热，又走血分，可除血虚发痉，发散而不伤气，入血而不伤阴。虽其属平庸之味，然临床对证施之，确能获神奇之效。

中华人民共和国成立前，高某之妻，产后发热，住入教会医院，欲求病速去，保母子平安。外国医生予以大量西药退热之品，并敷冰袋，图降其热，然其热不退反增，以致壮热神烦，病情日渐危重。乃延余求治。吾详询病情，细究病机，其证由产后受风，属血虚表实，遂取荆芥穗9g，红糖30g，嘱以荆芥穗煎汤冲化红糖，趁热顿服。约1时许，汗出热退，身凉神安，家中调养数日而尽愈，洋医奇而不解。

中医治病，绝非头痛医头，脚痛医脚，而是据证施治，详辨证候，明立治法，精当选药。高氏之妻，时值产后，产后之人血虚多夹滞，血虚于内，寒闭于外，外国医生不明此理，用发汗则更伤气阴，施冰袋更增外寒，则病不愈反剧。吾虽以芥穗平庸之味，但发散适中，避麻、桂发汗太过之弊，又以红糖为引，趁热顿服，走气入血，祛瘀化滞，去腐生新，甘温益气，补血散寒，二药谐和，一表一里，气阴复而寒邪却，经脉畅而郁热解，所以药到病除。(《黄河医话》连介一)

3.荆芥穗、蝉蜕入血搜风

荆芥穗有入血搜风之功效。曾遇一新生儿(5天)患脐风，口噤不开，项背强直，家长相求治之，以期死里求生。当时因偏僻乡村别无他药可施，见其家中悬荆芥1捆，嘱以荆芥穗半两(15g)，蝉蜕1两(30g)，煎水少少与之频服。事隔3载又重逢，不期此儿活泼天真地给来客搬凳。家长告云，此儿当年服药后，口噤、背强直顿消而愈。嗣后余又治3例"四六风"，均以此法获生。由此可

知《本草纲目》云芥穗"入足厥阴"，《食性本草》称谓"主血劳风气""祛风理血"不假。余佐蝉蜕，入血搜风之力捷妙。(《黄河医话》周文川)

4.荆芥治口眼歪斜

荆芥有疏散风邪而能解除痉挛功效，与薄荷等份应用，粉碎为细末，炼蜜为丸，每次服用10g，每日3次，可用治感受风邪所致之口眼歪斜(面神经麻痹)。(《谢海洲临床经验辑要》)

5.荆芥软坚散结

荆芥味辛性温，功能祛风解表，可治风寒感冒、风疹、麻疹等病证。临床发现荆芥具有良好的软坚散结作用，特别是治疗皮肤表层的硬结肿块时，在大剂活血化瘀药中配用荆芥，可引药力走表以奏软坚散结之功。中医学认为，荆芥、羌活、川芎等气味深长之药俱能散结、辟恶，并能通达经络，透肌肤，促进血液循环。此外，荆芥配夏枯草对头部肿瘤效好。[郝现军，王冠民.临床用药心悟.上海中医药杂志，2005，39(11)：25]

六、老姬杂谈

必须注意的是：口尝荆芥感知的凉和药性之寒凉不一样！人体感知的热，有时和病性相同，有时候却截然相反，同样道理，口尝感知的凉和药性有时一样，有时也是截然相反的，所以，不能把感知到的凉和药性之寒凉混为一谈。

前人说的荆芥止血，因为血见黑即止，所以，需要把荆芥炒炭用，这一点，《本草便读》上也谈到了："疏风邪清头目，风寒初客于表者可用以解散之，炒黑能入血分故又能宣血中之风，凡产后痃溃血虚感风之证最宜。"《中药学》荆芥功效为"解表散风，透疹，消疮(其性微温)"，从荆芥气味芳香、"生前"喜温暖气候、体轻、味微涩而辛凉等都可以推理出来。

第十一章　苦味兼有他味之药物

第一节　苦味兼辛的常用药物

独活

一、药物特性

1.望

【药材】为伞形科植物重齿毛当归的干燥根。（《中药学》）思维发散：取类比象，根类药物达人体属阴部位。

【优质药材】以条粗壮、油润、香气浓者为佳。（《中华本草》）

2.闻

【气味】有特异香气。（《中国药典》）思维发散：气香走窜。

3.问

【寒热属性】微温。（《中药学》钟赣生主编）

【采集时间】春初或秋末。（《中药学》）

【有效成分】主要含蛇床子素、香柑内酯、花椒毒素、二氢山芹醇、当归酸酯等。（《中药学》）

【药理作用】独活有抗炎、镇痛及镇静作用；对血小板聚集有抑制作用；并有降压作用，但不持久；所含香柑内酯、花椒毒素等有光敏及抗肿瘤作用。（《中药学》）

【个性应用】需要抗炎、镇痛、镇静、抑制血小板聚集、降压、抗肿瘤时，可以考虑独活的应用。

4.切

现有特点：质坚硬；有油点。（《中华本草》）思维发散：质硬走里，且不易散开；有油点，说明一者润肠，二者质润滋阴。

5.尝

味道：味苦、辛，微麻舌。（《中国药典》）思维发散：苦者，能泻、能燥、能坚；辛者，能散、能润、能横行。苦入心，辛入肺。

6.药性

独活药性微温。思维发散：微温也可制寒。

7.共性应用

（1）达病位　独活达里可治疗里证。

（2）平病性　独活药性微温，也能平病性之寒。

（3）修病态　独活有油点，一者可润肠通便，二能滋阴润燥。

独活气香走窜，加之味辛能散，能达人体属阴部位，所以遇到属阴部位的凝滞之证，就可以考虑应用独活来治疗。

独活味苦入心，心主血脉，加之气香走窜，所以，独活有通脉之功。

独活味辛，辛能散，加之气香走窜、苦能燥湿、苦味入心心主血脉，所以，独活有很好的活血通脉、消除痰湿水饮之功。

（4）除表象　张元素：散痈疽败血。

《现代实用中药》：发汗，利尿，消浮肿。

（5）入五脏　独活味苦入心，味辛入肺。

（6）五行特点　独活味苦属火，具火行的运动态势。独活味辛属金，具金行的运动态势。

二、本草选摘

治诸风，百节痛风无久新者。（《名医别录》）

主治秘要云：能燥湿，苦头眩目运，非此不能除。（《医学启源》）

治风寒湿痹，酸痛不仁，诸风掉眩，头项难伸。（李杲）

理下焦风湿，两足痛痹，湿痒拘挛。（《本草正》）

独活，善行血分，祛风行湿散寒之药也。凡

中药探秘
——中医原创思维下的中药解读

病风之证，如头项不能俯仰，腰膝不能屈伸，或痹痛难行，麻木不用，皆风与寒之所致，暑与湿之所伤也；必用独活之苦辛而温，活动气血，祛散寒邪，故《本草》言能散脚气，化奔豚，疗疝瘕，消痈肿，治贼风百节攻痛，定少阴寒郁头疼，意在此矣。(《本草汇言》)

独活，能宣通气道，自顶至膝，以散肾经伏风，凡颈项难舒，臀腿疼痛，两足痿痹，不能动移，非此莫能效也……能治风，风则胜湿，专疏湿气，若腰背酸重，四肢挛痿，肌黄作块，称为良剂。又佐血药，活血舒筋，殊为神妙。(《药品化义》)

独活为祛风通络之主药。(《本草正义》)

两足湿痹不能动履，非此莫痊。(《本草求真》)

疗诸贼风百节痛，诸风湿冷，皮肌苦痒，手足挛痛，得细辛治头痛如神，两足寒痹不能动履，偕牛膝木瓜燥湿立效。(《本草择要纲目》)

治女子疝瘕，寒湿足痹，非此不治。头眩目晕，非此不除。诸风中之要药也。(《药鉴》)

三、单验方

慢性气管炎　取独活9g，红糖15g，加水煎成100ml，分3~4次服，疗程1周。治疗422例，显效29例（6.9%），有效282例（66.8%）。有效病例均显示一定的镇咳、平喘作用。不良反应有头昏、头痛、舌发麻、恶心、呕吐、胃部不适等，一般不必停药。(《中药大辞典》)

四、使用注意

独活水煎内服的常用剂量为3~10g，临床可以根据需要而做适当调整。

五、医家经验

焦树德

独活也有辛温发散的作用，可用于治疗风寒感冒所引起的头痛、恶寒、发热、身体疼痛、腰腿酸痛等症。但由于独活祛风胜湿的作用较为明显，故临床上，常把它作为祛风湿、治痹痛的药。可与威灵仙、防风、秦艽、豨莶草、松节、透骨草等同用。我常用它配合桑寄生、川续断、补骨脂、威灵仙、牛膝、泽兰、红花、附子等，治疗风湿性关节炎偏于虚寒性者效果较好，尤其是对腰痛、腿痛，效果更为明显。一般用法是：上半身疼痛明显者用羌活，下半身疼痛明显者用独活，全身疼痛者，羌活、独活同用。独活发散解表的力量不如羌活。

独活配细辛能治疗少阴头痛（头痛、目眩、痛连齿颊部，或见风即痛）；配牛膝、木瓜、苍术、地龙、五加皮、川续断，可治两脚风湿疼痛、软弱、难于行走。独活配黄柏炭、川断炭、桑寄生，还可用于子宫出血。

一般用量为二三钱；个别体壮而病重者，可用至四钱，外用为风湿痛、骨节痛的熏洗剂时，可用到五钱至一两。外用为熏洗剂时，常与桂枝、透骨草、乌头、当归、红花、防风、生艾叶等配合使用。(《焦树德方药心得》)

六、老姬杂谈

一些书上说人体上面的病证，用羌活，人体下面的病证，用独活，其实，根据独活的特点及《中药大辞典》上治疗慢性支气管炎来看，独活也能治疗人体上部病证。《现代实用中药》上还谈到独活有"发汗"的作用，所以，当需要散凝通脉除湿的时候，就可以考虑独活的应用，不必分病位的上下内外，这是因为独活为根且质坚硬，能达人体属阴部位，但其有特异香气，有向上向外的运动态势，如果小量应用（量小属阳），独活也能从阴达阳而治疗人体属阳部位的病证。

《中药学》独活的功效为"祛风除湿，通痹止痛，解表"，这些都能从独活的特点推理而出。

姜黄

一、药物特性

1.望

【药材】为姜科植物姜黄的干燥根茎。(《中药学》)思维发散：取类比象，根茎类药物能达腰腹及人体其他的阴阳相交部位。

【颜色】表面深黄色。(《中国药典》)思维发散：黄色与脾相通。

【优质药材】以质坚实、断面金黄、香气浓厚者为佳。(《中华本草》)

2.闻

【气味】气香特异。(《中国药典》)思维发散：气香走窜。

3.问

【寒热属性】温。(《中药学》钟赣生主编)思维发散：姜黄药性为温。

【采集时间】冬季。(《中药学》)思维发散：冬季，五行属水，冬季采收的药材，具有向内向下的运动态势。

【有效成分】主要含挥发油及姜黄素等。(《中药学》)

【药理作用】姜黄素能抑制血小板聚集，降低血浆黏度和全血黏度；能抗炎、抗氧化、降血脂、降压；保护胃黏膜，保护肝细胞，并有神经保护作用。姜黄提取物、姜黄素、挥发油等能利胆。此外，姜黄粉及提取物有抗早孕、抗肿瘤等作用。(《中药学》)

【个性应用】需要抑制血小板聚集、降低血浆黏度和全血黏度、抗炎、抗氧化、降血脂、降压、保护胃黏膜、保护肝细胞及神经、利胆、抗早孕、抗肿瘤时，可以考虑姜黄的应用。

4.切

现有特点：质坚实。(《中国药典》)思维发散：质坚实走里，且不易散开。

5.尝

味道：味苦、辛。(《中国药典》)思维发散：苦者，能泻、能燥、能坚；辛者，能散、能润、能横行。苦入心，辛入肺。

6.药性

姜黄药性为温。

7.共性应用

（1）达病位　姜黄能达腰腹及人体其他的阴阳相交之处。

（2）平病性　姜黄药性为温，可平病性之寒。

（3）修病态　姜黄气香走窜，味辛能散，质坚实走里且药性为温，所以对于体内凝滞之证，应用姜黄治疗，效果不错。

姜黄冬季采收，具有向下向内的运动态势，所以，其味虽辛且性温，但很少有人用其来治疗表寒证。

姜黄味苦入心，心主血脉，加之气香走窜药性为温，所以，姜黄的活血通脉之功甚好。临床上遇到体内血瘀之证，就可以应用姜黄来治疗。

姜黄味辛，辛能散，加之气香走窜、苦能燥湿、色黄通脾，脾主运化布散津液，所以，姜黄的消除痰湿水饮之功甚好。

（4）除表象　《医林纂要》：治四肢之风寒湿痹。

《本草正》：除心腹气结气胀，冷气食积疼痛。

（5）入五脏　姜黄味苦入心，味辛入肺。

（6）五行特点　姜黄味苦属火，具火行的运动态势。姜黄味辛属金，具金行的运动态势。姜黄冬季采收，具有水行的运动态势。

二、本草选摘

主心腹结积，下气，破血，除风热，消痈肿。功力烈于郁金。(《唐本草》)

治癥瘕血块，痈肿，通月经，治跌扑瘀血，消肿毒；止暴风痛冷气，下食。(《日华子本草》)

治风痹臂痛。(《本草纲目》)

治气证痞证，胀满喘噎，胃脘痛，腹胁肩及臂痛，痹，疝。(《本草述》)

姜黄，性热不冷，《神农本草经》云寒，误也。(《本草拾遗》)

陈藏器曰：此药辛少苦多，性气过于郁金，破血立通，下气最速，凡一切结气积气，癥瘕瘀血，血闭痈疽，并皆有效，以其气血兼理耳。(《本草求真》)

姜黄色黄气香，血病药也，能宣通血中之气，使气行而血无壅滞，而后知其治风痹等证，皆出于行血理气之功耳，如风痹等证由于虚者忌之。(《本草便读》)

苦辛温，性烈入脾肝，理血中之气，专于破血散结通经，片子者能入手臂，治痹痛。(《本草分经》)

姜黄辛苦温而色黄，故入脾治腹胀，片子姜黄兼治臂痛，是为脾家血中之气药。(《本草思辨录》)

苦能泄热，辛能散结，故为破血下气，血分气分之要药。姜黄，性烈过郁金，入心治血，姜黄兼入脾，兼治气破血，立通下气最捷。一切结气积气，癥瘕瘀血，血闭痈疽并治。辛温能散，专理气中之血，内调心腹胀满，外疗手臂疼痛。若血虚腹痛臂疼，而非瘀血凝滞者，用之反剧。(《冯氏锦囊秘录》)

治气为最，冷气宿食，心腹结积胀痛用之。破恶血、血块、癥瘕，通月经，产后败血冲心尤验。兼除风热，暴风疼痛；消痈肿，治扑损瘀血。(《医学入门》)

三、单验方

（1）心痛难忍　用姜黄一两、桂三两，共研为末，每服一钱，醋汤送下。(《本草纲目》)

（2）疮癣初发　用姜黄研末擦上，甚效。(《本草纲目》)

四、使用注意

姜黄水煎内服的常用剂量为3~10g，临床可以根据需要而做适当调整。

姜黄质重走窜，对有出血倾向及血溢患者尽量不要用，孕妇慎用。

五、医家经验

焦树德

姜黄破血兼理血中气滞，入肝脾二经，善破肝脾二经的血瘀气结。功能活血化瘀、行气止痛。因血瘀气滞而引致的胸胁疼痛，可配合枳壳、苏梗、桔梗、川楝子、香附、延胡索、桂心等同用；胃脘痛，腹痛，可配合高良姜、香附、砂仁、木香、干姜、乌药、延胡索等同用；月经痛，可配合当归、白芍、艾叶、香附、五灵脂等同用。我常用

姜黄或片姜黄配合枳壳、白蒺藜、川楝子，加入应证汤中，治疗肝炎患者肝区痛表现明显者，对除疼痛恢复肝功能，均有一定帮助。仅供参考。据近代研究报道，姜黄对肝炎病毒有抑制作用，有改善肝脏实质病损的作用。选大块纵切生晒者，名片姜黄。片姜黄，有入肩背手臂等处活血祛风而治风湿痹痛的特点，常配合桂枝、羌活、归尾、红花、防风、秦艽等，用于治疗风寒湿痹疼痛表现在上肢及肩关节者。(《焦树德方药心得》)

六、老姬杂谈

不通则痛，姜黄的祛湿通脉止痛作用很好，由于性温，所以，对于寒痛者，姜黄的治疗作用很好。

《现代实用中药》：姜黄"为芳香健胃药，有利胆道及肝脏之消毒作用，用于黄疸，胸满痞闷疼痛。又为止血剂，治吐血、衄血、尿血，并治痔疾，外用于脓肿创伤"。其中"芳香健胃药"，腑传化物而不藏，腑要好，就要常空，胃为六腑之一，也不能有物常堵，姜黄气香特异，走窜之功甚好加之辛散苦降且冬季采收具有向下的运动态势，所以，能很好地护胃。"有利胆道及肝脏之消毒作用"，这是根据个性应用来谈的。"用于黄疸，胸满痞闷疼痛"，这是散凝除湿的结果。"又为止血剂，治吐血、衄血、尿血，并治痔疾，外用于脓肿创伤"，出血，虽然直接诊断是气虚不固所致，但是，如果是整体的气虚不固，则全身所有孔窍都会出血，如果是局部出血，则根本原因是有物堵塞导致出血局部气虚，治病求本，所以，疏通堵塞之物为致病之本，姜黄散凝通脉除湿，所以，姜黄为局部出血的治本药物。

《中药学》上谈到姜黄的功效为"破血行气，通络止痛"，这些都可从气味和味道推理出来。

川芎

一、药物特性

1.望

【药材】为伞形科植物川芎的干燥根茎。(《中药学》)思维发散：取类比象，根茎类药物能达腰

腹及人体其他的阴阳相交之处。

【优质药材】以个大饱满、质坚实、断面色黄白、油性大、香气浓者为佳。(《中华本草》)

2.闻

【气味】气浓香。(《全国中草药汇编》)思维发散：气香走窜。

3.问

【寒热属性】温。(《中药学》钟赣生主编)

【采集时间】夏季。(《中药学》)思维发散：夏季，五行属火，夏季采收的药材，具有向上向外的运动态势。

【有效成分】主要含挥发油、生物碱、酚类、有机酸类成分、苯酞内酯类成分。(《中药学》)

【药理作用】川芎嗪能扩张冠状动脉，增加冠脉血流量；扩张脑血管，降低血管阻力，显著增加脑及肢体血流量，改善微循环；能降低血小板表面活性，抑制血小板凝集，预防血栓的形成。川芎总生物碱、川芎嗪能降低麻醉犬的外周血管阻力，有显著而持久的降压作用；能显著增加肾血流，延缓慢性肾损害；扩张支气管平滑肌。阿魏酸大剂量能抑制子宫平滑肌。挥发油、水煎剂有镇静作用。川芎哚有镇痛效应。(《中药学》)

【个性应用】需要扩张冠状动脉、增加冠脉血流量、增加脑及肢体血流量，改善微循环、预防血栓形成、降压、增加肾血流、延缓慢性肾损害、扩张支气管平滑肌、镇静、镇痛时，可以考虑川芎的应用。

4.切

现有特点：质坚实；有油点。(《中华本草》)思维发散：质坚实走里，且不易散开；有油点，一则润肠，二则质润滋阴。

5.尝

味道：味苦、辛，味微回甜，稍有麻舌感。(《中华本草》)思维发散：苦者，能泻、能燥、能坚；辛者，能散、能润、能横行。苦入心，辛入肺。微回甜，能入脾。

6.药性

川芎药性为温。

7.共性应用

(1)**达病位** 川芎能达腰腹及人体其他的阴阳相交之处。

(2)**平病性** 川芎药性为温，可平病性之寒。

(3)**修病态** 川芎香气浓郁，有很好的走窜之功，因其药性为温且质坚实走里，所以对于体内寒凝之证，就可以考虑应用川芎来治疗。

川芎味苦燥湿，加之气香走窜、药性为温及回味微甜，甘味入脾，脾主运化，布散津液，所以，川芎能很好地治疗寒性的痰湿水饮之证。

川芎味苦入心，心主血脉，加之药性为温(血得热则行)和气香走窜，味辛能散，所以，川芎通脉之功甚好。临床上遇到血瘀之属寒者，应用川芎治疗，效果很不错。

川芎有油点，能滋阴，所以在活血通脉时没有伤阴之弊；由于气香走窜及辛散苦燥，所以，川芎的润肠之功不显。

(4)**除表象** 《本草新编》：治头痛有神。

《药性论》：治腰脚软弱，半身不遂，主胞衣不出，治腹内冷痛。

(5)**入五脏** 川芎味苦入心，味辛入肺。

(6)**五行特点** 川芎味苦属火，具火行的运动态势。川芎味辛属金，具金行的运动态势。川芎夏季采收，具火行的运动态势。

川芎味微回甜，具土行的运动态势。

二、本草选摘

主中风入脑头痛，寒痹，筋挛缓急，金创，妇人血闭无子。(《神农本草经》)

除脑中冷动，面上游风去来，目泪出，多涕唾，忽忽如醉，诸寒冷气，心腹坚痛，中恶，卒急肿痛，胁风痛，温中内寒。(《名医别录》)

治一切风，一切气，一切劳损，一切血，补五劳，壮筋骨，调众脉，破癥结宿血，养新血，长肉，鼻洪，吐血及溺血，痔瘘，脑痈发背，瘰疬瘿赘，疮疥，及排脓消瘀血。(《日华子本草》)

燥湿，止泻痢，行气开郁。(《本草纲目》)

古方单用芎藭含嘴，以主口齿疾，近世或蜜和作指大丸，欲寝服之，治风疾殊佳。(《本草图经》)

芎藭，今人所用最多，头面风不可阙也，然

须以他药佐之。(《本草衍义》)

苍术、抚芎，总解诸郁，随证加入诸药，凡郁皆在中焦，以苍术、抚芎开提其气以升之。(《丹溪心法》)

上行头目下行血海，和血行气搜风，散瘀调经疗疮，治一切风木为病。(《本草分经》)

治头痛有神，行血海，通肝经之脏，破癥结宿血，产后去旧生新，凡吐血、衄血、溺血、便血、崩血，俱能治之。血闭者能通，外感者能散，疗头风甚神，止金疮疼痛。此药可君可臣，又可为佐使，但不可单用，必须以补气、补血之药佐之，则利大而功倍。倘单用一味以补血，则血动，反有散失之忧；单用一味以止痛，则痛止，转有暴亡之虑。若与人参、黄芪、白术、茯苓同用以补气，未必不补气以生血也；若与当归、熟地、山茱、麦冬、白芍以补血，未必不生血以生精也。所虑者，同风药并用耳，可暂而不可常，中病则已，又何必久任哉。(《本草新编》)

三、单验方

（1）偏头痛　京芎细锉，酒浸服之。(《斗门方》)

（2）风寒湿痹　取川芎500g，研极细末备用。用时取川芎末少许，以温水或醋调成糊状，涂在纱布上敷患处，然后以纱布固定，2天1换。(1990年《湖北中医杂志》陈兰)

（3）脚跟骨刺　川芎45g，研成细面，分装在用薄布缝成的布袋里，每袋装药面15g左右，将药袋放在鞋里，直接与痛处接触，每次用药1袋，每天换药1次，3个药袋交替使用，换下的药袋晒干后仍可再用。一般用药7天后疼痛减轻，20天后疼痛消失，75例患者用药全部有效。体会：脚跟骨刺突出表现为脚跟刺痛，固定不移，乃瘀血阻络所致。川芎味辛性温，有行气活血、搜风开郁、化瘀止痛之功，为血中气药，辛温走窜，走而不守。本法更使药力直达病所，瘀化络通，则疼痛自然消失。此法简便效佳，值得推广。[齐彦文，陈兆洋. 川芎外治脚跟骨刺. 四川中医，1989（3）：40]

四、使用注意

川芎水煎内服的常用剂量为3~10g，临床可以根据需要而做适当调整。

川芎有特好的走窜之功，所以，有出血倾向及血溢患者尽量不要用。孕妇慎用。

1982年《上海中医药杂志》上有用川芎后引起过敏性唇炎的报道，1986年《江苏中医杂志》上有引起过敏性皮炎的报道。

川芎也有假药，比如，有用藁本来冒充川芎者，临床使用时一定要注意鉴别。藁本断面无油点，闻之没有川芎的特异香气。

五、医家经验

治头痛、偏头痛

西宁市第一医院强爱萍介绍：治疗头痛症，体验最深的是以大剂量川芎、白芷为主，并将其加入辨证施治的基础方中会收到良效。川芎可用到50g，白芷可用到30g，而无不良反应。其最小用量，川芎不得少于20g，白芷不得少于15g，认为量少效果欠佳。[强爱萍. 大剂量川芎、白芷治疗头痛有高效. 青海医药杂志，1988（6）：18]

偏头痛一证，其痛多在颞部或头角，或左或右，甚或连及耳目；痛势剧烈，亦有引起恶心呕吐者。究其病因病理，多属肝风上扰，湿痰遏阻清阳，或阴虚血亏所致。杨氏治疗偏头痛百余例，常用"左芎右白散"加减治之，疗效颇为满意。用药：川芎、白芷。左偏头痛者，川芎18g，白芷9g；右偏头痛者，白芷18g，川芎9g。加减法：属肝风上扰者，加当归、白芍；有湿痰者，加苍术、半夏；阴虚血亏所致者，加熟地黄、枸杞子；有瘀血者，加红花、桃仁等。

牛某，男，41岁，干部。1974年9月27日就诊。主诉头左侧疼痛8年，时发时止。曾在某医院诊断为神经性头痛，服中西药物，屡医而不能根治。近1周来，疼痛发作频繁，痛时左侧颞部及左眉棱骨处胀痛难忍。且其性情急躁易怒，胸胁胀满，口干、口苦，渴欲饮水，夜寐多梦，舌质红、苔黄，脉象弦而稍数。此乃肝郁化火之证，治用清肝解郁之法，方用左芎右白散加减。川芎18g，白芷9g，当归

12g，白芍18g，山栀子6g，甘草3g。服药3剂，疼痛已解，诸症悉平。续用方去山栀子，服12剂，病告痊愈。1981年1月12号随访，偏头痛至今已6年多未再复发。［杨世兴. 左芎右白散治疗偏头痛. 湖北中医杂志，1981（6）：24］

六、老姬杂谈

川芎，毒性很小，必要时可以大剂量应用，比如，1989年《中医药研究》曰：近年来有人治疗血管神经性头痛时，在辨证用药的基础上加用川芎50g，若疗效不显著，可加大量至75g，不但效果好，且未发现不良反应。

不过应用川芎时还需注意：《药品化义》载"川芎单服或久服，可走散胆中真气"，朱丹溪谓"久服能致暴亡"。现代药理证实：川芎不但有中枢镇静作用，而且能扩张血管，降低血压。小量能兴奋心脏，大量能使心脏抑制。故王氏认为川芎大剂量应用时，应注意3点：一是要严格辨证；二是注意药物的配伍；三是服药后密切注意病情变化。

当然，有人主张量小，比如，1982年《中医杂志》上张了然主张用川芎治疗外感头痛，必须剂量轻微，一般用2~3g即可，最多不超过4g。即"上焦如羽，非轻不举"，若重用川芎，则药过病所，不仅头痛难除，反能使人昏。若用川芎治疗阳亢头痛时，则应大剂量，一般习用9~12g，并常配合石决明、珍珠母等潜阳药。秦伯未在《谦斋医学讲稿》中也谈道：川芎治头痛的用量应以3g为宜，若用至9g，服后反增头晕欲吐。

由于来看中医的患者，相当多的都是久病或在其他地方没有治好的，所以，我一般的用量就是30g，必要时用到45g甚至更多，不但没有出现什么不良反应且疗效很好。

第二节　苦味兼微辛的常用药物

远志

一、药物特性

1.望

【药材】为远志科植物远志或卵叶远志的干燥根。（《中药学》）抽去木心，即为"远志筒"；较细的根用棒捶裂，除去木心，称"远志肉"；最细小的根不去木心，名"远志棍"。（《中药大辞典》）思维发散：取类比象，根类药物能达人体属阴部位。

【优质药材】以条粗、皮厚、去净木心者为佳。（《中药鉴定学》）

2.闻

【气味】气微。（《中国药典》）

3.问

【寒热属性】温。（《中药学》钟赣生主编）

【采集时间】春、秋。（《中药学》）思维发散：春季，五行属木，春季采收的药材，具有顺畅的运动态势。秋季，五行属金，秋季采收的药材，具有清除的运动态势。

【有效成分】主要含皂苷类化合物、口山酮类化合物、寡糖酯类化合物，另含生物碱类、3，4，5-三甲氧基桂皮酸、远志醇、细叶远志定碱、脂肪油、树脂、四氢非洲防己胺等成分。（《中药学》）

【药理作用】全远志有镇静、催眠及抗惊厥作用。远志皂苷有祛痰、镇咳、降压作用。远志醇有止痛作用。远志水煎剂有抗氧化、抗衰老作用。远志水浸膏对脑有保护作用。远志根水提物具有预防各种炎性脑病作用。远志皂苷有增强免疫、降低心肌收缩力、减慢心率、抗菌、抗病毒、溶血作用。远志的甲醇提取物有降血糖、降血脂作用。远志粗提物有利胆、利尿、消肿作用。远志煎剂及水溶性提取物分别具有抗衰老、抗突变、抗癌等作用。（《中药学》）

【个性应用】需要镇静、催眠、抗惊厥、祛痰、镇咳、降压、止痛、抗氧化、抗衰老保护脑、预防各种炎性脑病、增强免疫、降低心肌收缩力、减慢心率、抗菌、抗病毒、溶血、降血糖、降血脂、利胆、利尿、消肿、抗衰老、抗突变、抗癌时，可以考虑远志的应用。

4.切

现有特点：质硬。（《中国药典》）思维发散：质硬走里，且不易散开。

5.尝

味道：味苦、微辛，嚼之有刺喉感。(《中国药典》)思维发散：苦者，能泻、能燥、能坚；辛者，能散、能润、能横行。苦入心，辛入肺。

6.药性

远志药性为温。

7.共性应用

（1）达病位　远志达里可治疗里证。

（2）平病性　远志药性为温，可平病性之寒。

（3）修病态　远志味苦燥湿，所以，临床遇到痰湿水饮之证，就可以考虑远志的应用。

远志味苦入心，心主血脉，加之微辛能散，所以，远志有一定的通脉之功。

（4）除表象　远志味微辛，微辛入肺，肺主排浊，所以，远志在上可以治疗咳喘，在下可以利尿除湿。

（5）入五脏　远志味苦入心，味微辛入肺。

（6）五行特点　远志味苦属火，具火行的运动态势。远志味微辛属金，具金行的运动态势。

二、本草选摘

散痰涎。疗五痫角弓反张，惊搐，口吐痰涎，手足战摇，不省人事。(《滇南本草》)

行气散郁，并善豁痰。(《本草再新》)

三、单验方

（1）神经衰弱，健忘心悸，多梦失眠　远志（研粉），每服3g，每日2次，米汤冲服。(《陕西中草药》)

（2）远志汤治久心痛　远志（去心），菖蒲（细切）各一两。上二味，粗捣筛，每服三钱匕，水一盏，煎至七分，去滓，不拘时温服。(《圣济总录》)

（3）喉痹作痛　远志肉为末，吹之，涎出为度。(《仁斋直指方》)

（4）气郁成臌胀，诸药不效者　远志肉四两（麸拌炒）。每日取五钱，加生姜三片煎服。(《本草汇言》)

（5）善忘症　取远志为末，冲服。(《本草纲目》)

四、使用注意

远志水煎内服的常用剂量为3~10g，临床可以根据需要而做适当调整。

《中药学》提示"有胃溃疡及胃炎患者慎用"。

五、医家经验

王琦

古人治疗阳痿虽多从补肾入手，但亦未丢弃安神定志、从心论治之法。王老师曾统计《男科病实用方》阳痿病方118首，发现兼用安神之药者，超越半数，远志更是众中之选，多达80%。又西医学认为阳痿多为精神心理性，故认识到安神定志实乃阳痿一大治法，远志更是安神定志、兴阳起痿之要品。《伤寒瘟疫条辨·本草类辨》谓："远志，镇心安神、壮阳益精、强志助力。"《雷公炮制药性解》直言："定惊悸、壮阳道、益精气。"所以远志安神定志、兴阳起痿之功不容忽视。临床常与蛇床子、肉苁蓉、五味子、菟丝子配伍，组成秃鸡散（洞玄子方）合四逆散用治功能性阳痿，常用量10g。［廖敦，骆庆峰. 王琦教授男科用药心得. 北京中医药大学学报，2004，27（1）：57］

六、老姬杂谈

由于远志在除湿通脉的同时还能排浊，所以，《本草纲目》上就说远志"治一切痈疽"，《本草汇言》上也说远志"独一味煎膏能治心下膈气，心气不舒。独一味酿酒，能治痈疽肿毒，年久疮痍，从七情郁怒而得者，服之渐愈"。

不过，仁者见仁智者见智，陈士铎老先生在《本草新编》上说，"或问陈言《三因方》用远志酒，治一切痈疽、发背、阴毒有效，子何略而不言？非不言也。陈言单举远志一味以示奇，其实酒中不止远志也。单藉远志以治痈，未有不败者。盖痈毒至于发背，其势最横、最大，岂区区远志酒汁传之，即能奏功乎，此不必辨而知其非也。或用金银花为君，佐之远志则可，然亦蛇足之说。不若竟用金银花半斤，加当归一二两，甘草四五钱，治之之为神。或疑远志不可治痈，前人何故载之书册，以误后人，想亦有功于痈，吾子未识耳。嗟乎。远志治痈，余先未尝不信，每用之而不效，今奉岐夫子之教，不觉爽然自失，悔从前误信耳"。

由于没有病案的讲述，所以，我不能对"每用之而不效"多说什么。

石菖蒲

一、药物特性

1.望

【药材】为天南星科植物石菖蒲的干燥根茎。（《中药学》）思维发散：取类比象，根茎类药物能达腰腹及人体其他的阴阳相交之处。

【优质药材】以条长、粗肥、断面类白色、纤维性弱者为佳。（《中药大辞典》）

2.闻

【气味】气芳香。（《中国药典》）思维发散：气香走窜。

3.问

【寒热属性】温。（《中药学》钟赣生主编）思维发散：石菖蒲药性为温。

【采集时间】秋、冬。（《中药学》）思维发散：秋季，五行属金，秋季采收的药材，具有清除的运动态势。冬季，五行属水，冬季采收的药材，具有向内向下的运动态势。

【有效成分】主要含挥发油和黄酮类成分。（《中药学》）

【药理作用】石菖蒲水提液、挥发油等均有镇静、抗惊厥、抗抑郁、改善学习记忆和抗脑损伤作用，并能调节胃肠运动；石菖蒲总挥发油对豚鼠气管平滑肌具有解痉作用；β-细辛醚能增加小鼠腹腔注射酚红后离体器官段酚红排除量，并延长二氧化硫致小鼠咳嗽的发作潜伏期，减少咳嗽次数，呈现较好的平喘、祛痰和镇咳作用；石菖蒲还有改善血液流变性、抗血栓、抗心肌缺血损伤等作用。（《中药学》）

【个性应用】需要镇静、抗惊厥、抗抑郁、改善学习记忆、抗脑损伤、调节胃肠运动、解痉、平喘、祛痰、镇咳、改善血液流变性、抗血栓、抗心肌缺血损伤时，可以考虑石菖蒲的应用。

4.切

现有特点：质硬。（《中国药典》）思维发散：质硬走里，且不易散开。

5.尝

味道：味苦、微辛。（《中国药典》）思维发散：苦者，能泻、能燥、能坚；辛者，能散、能润、能横行。苦入心，辛入肺。

6.药性

石菖蒲药性为温。

7.共性应用

（1）达病位　石菖蒲能达腰腹及人体其他的阴阳相交之处。当然，少量应用也可以达表而治疗表证。

（2）平病性　石菖蒲药性为温，可平病性之寒。

（3）修病态　石菖蒲气味芳香，有走窜之功，所以，临床上遇到人体凝滞之证，就可以考虑石菖蒲的应用。

味苦燥湿，石菖蒲味苦，有很好的燥湿之功，临床上遇到痰湿水饮之证，就可考虑石菖蒲的应用。

石菖蒲味苦入心，心主血脉，加之气香走窜、微辛能散，所以，石菖蒲的通脉作用很好，临床上遇到血瘀之证，就可以应用石菖蒲来治疗。

（4）除表象　石菖蒲味微辛，微辛入肺，肺主排浊，下面的排浊可以通利二便；上面的排浊可以止咳平喘和止吐除呃逆；在表排浊可以发汗。

（5）入五脏　石菖蒲味苦入心，味微辛入肺。

（6）五行特点　石菖蒲味苦属火，具火行的运动态势。石菖蒲味微辛属金，具金行的运动态势。

二、本草选摘

治风湿顽痹，耳鸣，头风，泪下，杀诸虫，治恶疮疥瘙。（《药性论》）

治心积伏梁。（王好古）

治癫狂，惊痫，痰厥昏迷，胸腹胀闷或疼痛。（《广西中草药》）

石菖蒲，舒心气、畅心神、怡心情、益心志，妙药也。清解药用之，赖以祛痰秽之浊而卫宫城，滋养药用之，借以宣心思之结而通神明。(《重庆堂随笔》)

能治善忘。(《本草新编》)

治风湿性关节炎，腰腿痛，消化不良，胃炎，热病神昏，精神病。(《常用中草药手册》)

三、单验方

（1）痰迷心窍　石菖蒲、生姜。共捣汁灌下。(《梅氏验方新编》)

（2）赤白带下　石菖蒲、破故纸，等份。炒为末，每服二钱，更以菖蒲浸酒调服，日一服。(《妇人大全良方》)

（3）小便一日一夜数十行　菖蒲、黄连，二物等份。治筛，酒服方寸匕。(《范汪方》)

（4）阴汗湿痒　石菖蒲、蛇床子等份，为末。日搽二三次。(《济急仙方》)

四、使用注意

石菖蒲水煎内服的常用剂量为3~10g，鲜品加倍。临床可以根据需要而做适当调整。

石菖蒲也有假药，比如，用虎耳草科植物岩白菜的干燥根茎来冒充，不过其没有芳香气味，口尝味苦涩。

五、医家经验

1.王必舜

王必舜教授在临床上惯用菖蒲治病，每见卓效。王教授取菖蒲补五脏之功。其一用在脾胃，可助阳化湿。对脾胃虚寒而引起的胃脘胀满疼痛、纳差、舌苔白滑或腻、脉濡等，无论王教授用何方化裁治疗，菖蒲必不可少。因其辛温，散寒除湿，助脾阳而启运化，脾之转化正常，阳气流通，疼痛即去。中焦属土，土旺则生万物，万物生，人可健康长寿。其二，用在心可安神定志。心主血，主神明，又为君主之官，其生理作用范围广大，受病后见症也复杂而广。王教授用本品既治心血心阳不足所引起的惊悸怔忡，失眠不寐，又疗痰气所致的胸

痹心痛及神志昏乱。菖蒲入心，为治心气不足的要药。王老多用归脾汤、苓桂术甘汤、柴胡加龙骨牡蛎汤及瓜蒌薤白桂枝汤化裁加菖蒲治疗以上病证。其三，用在肾则疗眩晕耳鸣。凡肾气不足，下焦阳虚，本元亏损者，都可致脑海空虚无所奉养，症见头晕眼花、耳鸣耳聋、恍惚健忘、小便不禁等。肾开窍于耳，肾虚则耳聋不聪。菖蒲能温肾助阳，使下焦生气充盈，上通于脑，则耳聪目明，眩晕皆平。其四，用于肝则行气止痛。肝主疏泄，调畅情志，若肝失疏泄，病人症见脘胁胀满疼痛，情绪不宁，纳差等，故用菖蒲配伍小柴胡汤加减疏肝理脾和胃、行气止痛而收效显著。

王教授治疗风湿痹痛也常常运用菖蒲以辛温行气散寒，化湿行痹。阳主温煦，寒得温而散，湿得温而气化，寒去痹除，疼痛自消。[易竞雄. 王必舜教授临床运用菖蒲的经验. 甘肃中医学院学报，1999，16（4）：16]

2.汤宗明

语言謇涩，甚不能言，用石菖蒲、竹茹、天竺黄宣窍豁痰；若因肾虚精不上承者，加巴戟天、仙茅补肾填精。尤石菖蒲最需重用，用量25~30g，鲜者更妙。《神农本草经》谓石菖蒲有"开心孔、通九窍、明耳目、出声音"之功。足见用之治失语，恰当不过。(《南方医话》)

3.徐福松

石菖蒲化痰开窍，化湿和中。徐师在其基本功效的基础上灵活应用治疗男科病，用其清热化湿、引药归经治疗前列腺疾病；开通精道、疏畅精液治疗射精障碍；宁心安神、疏肝解郁治疗阳痿等，均取得满意疗效。

（1）清热化湿，引药归处　徐师自拟治疗前列腺疾病著名方剂之一草萆汤。方药组成：石菖蒲3g，草薢、菟丝子、五味子、益智仁、宣木瓜、生薏苡仁、车前子（包煎）、台乌药各10g等。在此石菖蒲作用有三：①现代药理学证实，石菖蒲对细菌性前列腺炎有杀菌抑菌作用；②前列腺疾病多以湿热为标，肾虚为本，石菖蒲有清热化湿之功效；③由于石菖蒲芳香而散，利九窍，香窜疏达，可作为引经药使药力归至患处。《本草纲目·卷十九·

菖蒲》载石菖蒲归手少阴、足厥阴经，男性诸多脏器均分布于少阴、厥阴经之上，所以徐师在治疗男科病中善用石菖蒲亦为此意。临床上男科病中大凡因湿热下注而引起的病变，如早泄、逆行射精、性功能障碍等，均可采用石菖蒲治疗，疗效显著。

（2）开通精道，疏畅精液　徐师运用石菖蒲治疗男子射精障碍症，每收佳效。射精障碍主要有不射精、射精不畅、无快感、射精量少等症状。其病机多为心火亢盛，引动相火，下扰精室，精关不利；湿热内蕴，客于宗筋，精窍痹阻；或长期过度忧郁，气滞于肝，肝气郁结，疏泄失职，精窍不利。可见精窍痹阻为其主要病机。徐师自拟射精Ⅰ号。方药：麻黄6g，石菖蒲、急性子、紫石英、枸杞子、延胡索、当归、白芍药、柴胡各10g，路路通20g等。石菖蒲为芳香之品，用量过大刺激胃肠道而影响脾胃功能，在一般情况下用3g，疏肝解郁治阳痿时用6g。本方中石菖蒲用量达10g，增强开通精道、疏畅精液之作用，这也是徐师用石菖蒲的一大特点，即注重不同病证石菖蒲剂量的变化。

（3）宁心安神，疏肝解郁　石菖蒲具有宁心安神、疏肝解郁的功效。石菖蒲有弛缓肌肉痉挛的作用，可改善局部血液循环。徐师根据石菖蒲这一功效治疗男子精神性阳痿，效果较佳。此类患者多处于不同程度的紧张、恐惧、抑郁、焦虑、苦恼等精神状态中，徐师根据心神不宁和肝气不疏病机而分别自拟起痿Ⅲ号和起痿Ⅰ号。起痿Ⅲ号：茯神、炙远志、酸枣仁各10g，丁香6g，小茴香6g，续断10g，山药30g，山茱萸10g，石菖蒲6g等。功效为宁心安神起痿。起痿Ⅰ号：石菖蒲6g，青皮、陈皮、柴胡、当归、沙苑子、韭菜子、淫羊藿、枸杞子各10g等。功效为疏肝解郁起痿。［孙建明.徐福松妙用石菖蒲治疗男科病经验.河北中医，1999，21（5）：305］

4.菖蒲是健体强身去疲劳之圣药

菖蒲味辛微温，能开窍豁痰，理气活血，散风祛湿。笔者多年来，运用菖蒲强身健体，治疗大病后虚弱、疲劳倦怠、围绝经期综合征、神经官能症等多种脏腑功能低下功能衰弱患者，均收到良好的效果。多数病人在未见明显的器质性病变的前提下，表现为疲劳困倦，精神萎靡，易激易怒，胸闷纳呆以及自汗瘦削等，运用菖蒲为君，辅以他药治之，无不随手奏效。

如陈某某，男，25岁，学生。自觉全身不适，体倦乏力，自汗消瘦，胸闷纳呆，经各方面检查均未发现器质性病变。综观患者体力不支，精神不振，面色㿠白，脉象沉弦细，舌质胖嫩无苔，曾服多种药物罔效，查其所服药物，均为一派滋补气血药。余诊为疲劳性神经官能症。拟方如下：菖蒲25g，黄芪20g，仙鹤草15g，白术15g，柴胡10g，枸杞子20g，薄荷8g，苍术15g，五加皮15g，五味子15g，龙骨15g。每日煎服1剂。服药1周后，患者精神好转，自汗已止，饮食大增，机体逐渐有力。原方增损，复服3剂，遂愈。笔者运用菖蒲治疗上述各症，辅以他药，随证化裁，共治疗64例，其中围绝经期综合征6例，疲劳综合征20例，神经官能症11例，老年体弱病人16例，眩晕9例，重症肌无力2例。治愈23例，好转37例，无效4例。

李时珍谓："菖蒲者，水草之精英，神仙之灵药也……其药以五德配五行：叶青、花赤、节白、心黄、根黑。能治一切诸风，手足顽痹，瘫痪不遂，五劳七伤，填血补脑，坚骨髓，长精神。"《重庆堂随笔》亦云："石菖蒲舒心气，畅心神，怡心情，益心志，妙药也。"苏东坡称："凡草生石上，必须微土以附其根。唯石菖蒲濯去泥土，渍以清水，置盆中，可数年不枯。"可见该药具有较强的生命力，诚为补虚治疲劳之圣药也。本品药源广泛，经济实用。可复方配用，亦可单味煎服。配方用量20~40g，单味煎服可用50g左右。不少患者，尤其是神经官能症、围绝经期综合征等病人，常以单味煎服，亦获良效。［徐胜修，徐有全.菖蒲是健体强身去疲劳之圣药.中医杂志，1996（10）：582］

5.菖蒲治疗心痹嗜睡

菖蒲辛温入心胃，有宣气除痰、开通心窍之功。常用于治疗神志昏乱、健忘、耳鸣、胸闷纳呆等病证。然治疗心痹、嗜睡病亦颇有成效。

1991年底，吾遇一患者刘某某，男，55岁。2年前曾患心肌梗死病。出院后经常服用复方丹参片、异山梨酯、冠心苏合丸等中西药物。近日自觉心悸、气短、心胸憋闷胀痛、偶发刺痛，加重，频发。服上类药物不见好转，且又出现头部昏沉嗜睡，呼之能醒，醒后复睡等表现。舌质淡白胖嫩，舌尖边部有瘀点、瘀斑，舌苔白腻，脉沉无力。心电图诊断：陈旧性心肌梗死。本病因痰湿内盛，阻闭心神所致。心主血脉，心脉痹阻，心失濡养且气机不畅故心悸，心胸憋闷胀痛或刺痛，气短；痰浊蒙蔽清窍，故头昏沉而嗜睡，重则神志昏乱。舌象、脉象亦为痰湿内盛之征象。治疗宜祛痰开窍，通阳活血止痛。方药：丹参20g，陈皮10g，郁金10g，半夏10g，瓜蒌10g，茯苓10g，三七粉3g，人参5g（单煎兑服），桂枝10g，薤白10g。每日1剂，2次分服。服药3剂后不见明显改善。故在原方基础上加入石菖蒲15g，远志10g，意在引药入心，增强豁痰化湿、芳香开窍之力。服法同前。3剂后临床症状减轻。又5剂后，心前区疼痛、嗜睡等诸恙悉除。可见石菖蒲确有"舒心气，畅心神，怡心情，益心志"之妙也。

又治一女性张某某，45岁。自觉周身困倦乏力，头晕昏沉，睡意浓浓，不分昼夜，时时欲睡，脘腹痞满，食少纳呆，泛恶欲吐，形体肥胖，舌质胖大，舌苔白腻略滑，脉沉缓。诊为嗜睡。证属痰湿中阻。治疗：燥湿运脾，行气和胃。方药：石菖蒲12g，天麻10g，陈皮10g，姜半夏9g，苍术12g，厚朴10g，甘草5g，大枣3枚。每日1剂，水煎分2次服用。服第3剂后症状缓解。又服3剂后，嗜睡、胸闷、恶心等症消失。患者自觉精神振作，身体轻松。石菖蒲芳香有祛湿化痰开胃之功。配伍天麻、苍术、厚朴、半夏等燥湿化痰之药，使之湿去痰化脾运，嗜睡等病证自然迎刃而解。［王其方.菖蒲治疗心痹嗜睡.中医杂志，1996（10）：582-583］

6.菖蒲善治小儿久咳不愈

笔者近10年来，单用菖蒲或在辨证的基础上加其他药物治疗小儿久咳不愈78例，取得了满意的疗效，报道如下。

临床资料：78例中男性47例，女性31例。年龄1~5.5岁，病程1~5个月，其中2~3个月56例；症状以白天活动后及晨起时为甚，咳嗽连声而重浊，喉中痰鸣如曳锯，甚则呕吐白色黏痰，痰出嗽止。发病后患儿皆用过抗生素及中西药物化痰止咳，效果不佳。脉象濡滑或左关上滑，指纹色滞而沉，伴有不同程度的纳差。78例中确诊为支气管炎57例，慢性肺炎16例，慢性扁桃体炎3例，慢性咽炎2例。

治疗方法：取菖蒲6~9g，加水约250ml，武火煮沸后改文火煎20分钟，取汁100ml，二煎加水约200ml，取汁约100ml，两煎混合，分数次频服，日1剂。咳嗽较甚，哭闹不安者加蝉蜕；痰多清稀者酌加白前。一般服药6~10剂后进行疗效评定。

治疗结果：痊愈：症状消失，半月内不复发，共32例（41.0%）；有效：症状明显减轻，活动后或晨起时偶尔咳痰者38例（48.7%）；无效：治疗前后症状无变化者8例（10.3%）。总有效率为89.7%。

典型病例：单某某，女，3岁，咳嗽痰多2个月余。患儿于2个月前外感后出现发热、咳嗽、吐痰，经用抗生素及止咳化痰药物，发热已解，咳嗽症状虽有减轻，但未治愈，时轻时重，以活动后及清晨为甚，喉中痰声辘辘，咳痰白黏而量多，伴纳差，夜卧不安，察其舌淡苔白腻，脉濡，证属寒湿蕴于肺胃。取菖蒲9g，如法服用。6剂后咳嗽止，纳食亦好，能安然入睡。随访3个月，未再复发。

按：咳嗽一症，病因颇多。《素问》云："五脏六腑皆令人咳，非独肺也""秋伤于湿，冬生咳嗽"。夏秋时节，小儿喜饮冷食寒，冷饮之邪内困于脾，并循胃口上膈，从肺系上干于肺；脾失健运，酿湿生痰，上渍于肺，皆影响气机出入而发为咳嗽。正如沈金鳌所说："肺不伤不咳，脾不伤不久咳。"故久咳当从脾论治。菖蒲功擅化湿和胃、开窍宁神，一般用治湿阻中焦之胸腹胀满诸证，然《本草正义》称："菖蒲味辛气温……治咳逆上气者，以寒饮、湿痰之壅塞膈上，气室不通者言之。辛能开泄，温胜湿寒，凡停痰积饮，湿浊蒙蔽……非此芬芳利窍，不能疏通。"用之豁痰疏壅以宣肺，温化寒湿以健脾，痰湿去则咳嗽止。故凡内伤寒湿之久咳，皆可用之，多获良效。正如《本经逢原》中称其"治咳逆上气者，痰湿壅滞之喘咳……善通心脾痰湿可知"。《神农本草经》亦有菖蒲"主风寒湿痹，咳逆上气……通九窍"的记载，今用之于小儿久咳效著，足证《神农本草经》所言可信。现代应用报道，用菖蒲压片，治疗慢性支气管炎及支气管哮喘，疗效满意。据现代药理研究，菖蒲含有挥发油、细辛醛等，对神经系统有镇静、抗惊厥作用，并能解痉，促进食欲和胃液分泌及抑菌、祛痰止咳。但其性燥散，中病即止，不宜久服，凡阴亏血虚及多汗者，均不宜用。［董月奎.菖蒲善治小儿久咳不愈.中医杂志，1996（10）：583］

六、老姬杂谈

石菖蒲，芳香散凝，内可通脉除湿，外可排浊，也就是说，石菖蒲不但可以将体内之"垃圾"运到体表，更可以把体表之"垃圾"排出体外。所以，石菖蒲是一种很好的人体"清理"药物。就如《本草正义》上说："菖蒲味辛气温，故主风寒湿邪之痹着。治咳逆上气者，以寒饮湿痰之壅塞膈上，气窒不通者言之。辛能开泄，温胜湿寒，凡停痰积饮，湿浊蒙蔽，胸痹气滞，舌苔白腻垢秽或黄厚者，非此芬芳利窍，不能疏通。"

我常用的剂量为30g，其中一部分"量"在于体内的通脉除湿，另外一部分"量"在于将"垃圾"扔出体外。

牛蒡子

一、药物特性

1.望

【药材】为菊科植物牛蒡的干燥成熟果实。（《中药学》）思维发散：更多达里。

【优质药材】以粒大、饱满、色灰褐者为佳。（《中华本草》）

2.闻

【气味】无臭。（《中国药典》）

3.问

【寒热属性】寒。（《中药学》钟赣生主编）思维发散：牛蒡子药性为寒。

【采集时间】秋季。（《中药学》）思维发散：

秋季，五行属金，秋季采收的药材，具有清除的运动态势。

【炮制】净制：拣去杂质，筛去泥屑。

炒制：取净牛蒡子，置锅内，用文火炒至微鼓起，外面呈微黄色并略有香气，取出，放凉。（《中华本草》）

【有效成分】主要含木脂素类成分、脂肪酸类成分和挥发油等。（《中药学》）

【药理作用】牛蒡子煎剂对肺炎双球菌有显著抗菌作用，水浸剂对多种致病性皮肤真菌有不同程度的抑制作用。牛蒡子有解热、利尿、降低血糖、抗肿瘤作用。牛蒡子苷有抗肾病变作用，对实验性肾病大鼠可抑制尿蛋白排泄增加，并能改善血清生化指标。（《中药学》）

【个性应用】需要抗菌、解热、利尿、降低血糖、抗肿瘤、抗肾病变、抑制尿蛋白排泄增加、改善血清生化指标时，可以考虑牛蒡子的应用。

4.切

现有特点：质硬（《中华本草》）；富油性（《中国药典》）。思维发散：质硬走里，且不易散开。富油性，一则润肠，二则质润滋阴。

5.尝

味道：味苦后微辛而稍麻舌。（《中国药典》）思维发散：苦者，能泻、能燥、能坚；辛者，能散、能润、能横行。苦入心，辛入肺。

6.药性

牛蒡子药性为寒。思维发散：寒能制热。

7.共性应用

（1）达病位　牛蒡子更多达里以治疗里证。

（2）平病性　牛蒡子药性为寒，可平病性之热。

（3）修病态　牛蒡子富油性，有滑肠之功，加之秋季采收具金行的清除之性，可通便；质硬，不易散，必要时可配伍"动药"以达快速取效之目的。

牛蒡子味苦燥湿，因其药性为寒，加之秋季采收具金行的清除之性，所以，临床遇到痰湿之证属热者，就可以考虑应用牛蒡子来治疗。

牛蒡子味苦入心，心主血脉，加之药性为寒，寒则血涩，所以，牛蒡子的通脉作用不是很好，但有止血之功。

（4）除表象　牛蒡子味微辛，微辛入肺，肺主排浊，加之秋季采收具金行的清除之性，下面的排浊可以通利二便，上面的排浊可以止咳平喘和止吐除呃逆。因其药性为寒，所以对于病性属热的，应用牛蒡子治疗更为对证。

（5）入五脏　牛蒡子味苦入心，味微辛入肺。

（6）五行特点　牛蒡子味苦属火，具火行的运动态势。牛蒡子味微辛属金，具金行的运动态势。牛蒡子秋季采收，具金行的运动态势。

二、本草选摘

除诸风，利腰脚，又散诸结节筋骨烦热毒。（《药性论》）

炒过末之，如茶煎三匕，通利小便。（《食疗本草》）

消利咽膈。（《医学启源》）

治风湿瘾疹，咽喉风热，散诸肿疮疡之毒，利凝滞腰膝之气。（李杲）

善通大便。（《本草正义》）

利二便。（《本草备要》）

三、单验方

（1）浮肿咽塞　酒下末。（《本草易读》）

（2）水肿腹大　炒末丸服。（《本草易读》）

（3）手脂肿疼麻木，或连肩膝　同羌活末服。（《本草易读》）

四、使用注意

牛蒡子水煎内服的常用剂量为6~12g，临床可以根据需要而做适当调整。

牛蒡子也有假药，比如，用同科植物大鳍蓟的果实冒充正品牛蒡子，不过其没有油性，且口尝味苦，没有麻舌感。

五、医家经验

1.利气通络

牛蒡子性寒，味辛、苦，入肺胃二经。唐代

甄权言牛蒡子"除诸风气，去丹石毒，利腰脚。又食前熟挼三枚吞之，散诸结节筋骨烦热毒"。金代李杲也认为其能"利凝滞腰膝之气"，可见牛蒡子有利气行经通络的作用。元代忽思慧《饮膳正要》中有"恶实菜（即牛蒡子，又名鼠黏子）治中风、燥热、口干、手足不遂及皮肤热疮"的记载。宋代许叔微《普济本事方》载牛蒡子散（牛蒡子、新豆豉、羌活、生地黄、黄芪）"治风热或历节、攻手指，作赤肿麻木，甚则攻肩背两膝，遇暑热或大便秘即作"。笔者临证以"牛蒡子散"为基础，用治痹证。特别是以该方加忍冬藤、连翘、当归、知母、黄芩、海桐皮、桑寄生、怀牛膝之属，治疗热痹阴虚证，效果尤为显著。如治疗一王姓女青年，患痹证反复发作已2年，四肢关节肿胀疼痛，且有灼热感，伴低热、形体消瘦、口干咽痛、大便秘结、小便短少。舌红苔微黄，脉细数。即以上述方药增损，连服20剂，关节疼痛肿胀消失，诸症均减。后以原方加益气和血之品以善后而痊。临床所见热痹阴虚证，多兼咽痛、便秘，用牛蒡子既可利气通络，又能利咽止痛，通利大便，一举而三益。另外，因本品质地坚硬，炮制时宜炒香捣碎用之，才可以较好地发挥作用，否则药性难以发挥，效用不宏。［张芙蓉，周益新.牛蒡子善利气通络.浙江中医杂志，1995（11）：496］

2.治头痛

（1）治疗颅内肿瘤，出现颅内高压伴头痛时，常加牛蒡子，药量用至20~30g。曾治一患者，颅内蝶鞍部位占位，初以化痰散结、通络定痛不应，二诊在原方基础上加用牛蒡子，头痛明显缓解，服2周后疼痛止。周教授谓此药能升能降、疏风散邪，主治上部风痰。［周仲瑛教授治疗疑难杂病用药经验.新中医，2007，39（3）：72］

（2）笔者在临床经常用牛蒡子为主治疗头痛收到满意效果。经临床观察，初步掌握了应用牛蒡子治疗头痛的一般规律。头痛不论新久，只要具有下列特点之一的，便是牛蒡子的适用范围：①头痛兼有发胀感觉；②头痛牵引眼珠作痛；③头痛发作时，精神困顿嗜睡；④偏头痛兼有胀感。凡具有上述特点的头痛又兼有便秘者尤为适宜。

临床应用牛蒡子治疗头痛，多单独使用，或根据病情配伍一二味药物，牛蒡子的用量极为重要，一般须用15~21g始效。用量小时，效果多不明显。用时需将牛蒡子炒、捣碎，水煎服。牛蒡子有滑肠通便作用，故对头痛脾寒便溏患者忌用。

张某，女，成人。主诉：头胀痛多年，痛时嗜睡，且牵引双眼作痛，记忆力减退，影响工作，经用中药和西药治疗均不见效。就诊时，神志正常，脉沉弦。根据病情分析系肝经郁热所致，治宜宜疏肝经郁热，用牛蒡子21g，水煎服。服2剂后，头痛明显减轻，眼亦不痛，服第3剂时因睡眠不好，头部又感觉疼痛。继续服药治疗，随访效果良好，基本治愈。

孙某，男，36岁。主诉：2年前脑震荡后，头胀痛，肩臂麻木，两眼视物不清，耳鸣，耳聋，恶心，有时呕吐，西医诊断为脑震荡后遗症。就诊时，神色正常，营养中等，西医检查神经系统无异常，脉沉滑而稍数，根据病情分析为肝热夹痰浊上扰所致，治宜清肝化痰。用牛蒡子24g，水煎服。复诊自述，全部症状消失，两眼视物尤为清楚，但出现腹泻稀便日三四次。又用牛蒡子12g，菊花9g，蔓荆子6g，水煎服，以巩固疗效。

按：本例患者病系肝热夹痰浊上扰，治宜清肝化痰，方中只用牛蒡子一味而达到治疗目的。因据《本草备要》记载"牛蒡子，理痰嗽"，《本草述钩元》记载"牛蒡子主风热痰壅"，所以独用牛蒡子一味收清肝化痰之效。

丹东市第二医院用牛蒡子一味治愈数例脑疝，从中总结出牛蒡子对降颅内压有显著作用。曾用牛蒡子配合温胆汤治愈一例头风，西医诊断为蛛网膜下隙出血。法库县孤家子医院眼科治疗青光眼的方剂中亦重用牛蒡子，收到良好效果。[姜际生. 牛蒡子治头痛的一点体会. 辽宁中医杂志，1975（2）：33]

（3）李某，男，37岁。1994年3月12日初诊。头痛4年，曾求治多家医院，服中西药如"氟桂利嗪、镇脑宁"等症状改善不显，故来就诊。症见头双侧及额部胀痛，烦躁失眠，脉微数。属风热上扰，治宜疏风清热、止痛。药用牛蒡子每日30g，煎汁代茶，每日饮4~6次。服药1周后头痛明显好转，每日仅偶有头微痛。原方又服2周，痊愈。

刘某，女，42岁。1996年6月10日就诊。已患头痛10年。每遇环境吵闹、噪声，或遇热发作，头胀痛、眩晕，两目视物模糊。曾做脑电图、脑血流及眼底检查均无异常。平素性情急躁，尿赤便秘。舌红苔黄，脉弦。诊为风热上扰。治宜疏风通络止痛。处方：牛蒡子60g，白僵蚕15g，当归10g，栀子10g。3剂。二诊：患者诉症状减轻，效不更方，原方加减再进8剂，痊愈。

何氏还曾用牛蒡子，白酒浸泡1周后，选穴：神门、交感、皮质下等，橡皮膏固定，每日按压3~4次，每次3~5分钟，治疗顽固性头痛亦获满意疗效。

按：现代药理研究，牛蒡子有扩张血管、营养神经及镇痛作用，试用于治疗偏风热型顽固性头痛多例，已取得满意疗效。[何炳刚. 重用牛蒡子治疗顽固性头痛验案举要. 实用中医内科杂志，1999，13（1）：36]

3.通鼻窍

牛蒡子属辛凉解表药，具有疏散风热、解毒透疹、利咽消肿之功。4年前，牛氏用偏方（单味牛蒡子20g，水煎含漱频服）治疗急性扁桃体炎时，患者自觉多年鼻炎，亦得缓解，认为牛蒡子有通鼻窍之功。几年来用牛蒡子治疗各类鼻炎、鼻窦炎32例均获满意疗效。

张某，男，32岁。患慢性单纯性鼻炎6年余，每遇寒冷或劳累后加重，嗅觉消失多年，头痛且有沉重感，检查发现下鼻甲黏膜肿胀、光滑、柔软有弹性，呈暗红色，鼻道有黏性分泌物。遂予牛蒡子20g，单煎频服，每日1剂。3日后患者喜报嗅觉重现，头胀痛及鼻塞均明显减轻，再服4剂，诸症尽除，检查下鼻甲黏膜肿胀消失，鼻道无黏性分泌物。

徐某，男，40岁。患急性鼻窦炎2天，鼻塞、流脓浊涕，头胀明显，嗅觉消失。检查发现中鼻道积脓，鼻腔有脓性分泌物，下鼻甲黏膜肿胀。给予牛蒡子20g，黄连10g，加水300ml，煎取100ml，滴鼻5~10滴，余一次口服，每日1剂，当夜患者即觉鼻塞减轻，头胀亦减轻，脓浊涕渐减，3日痊愈。

按：历代治鼻疾医方中，非辛夷即苍耳。牛氏临床体会，无论在辨证处方中加用或单方运用，无论口服或水煎滴鼻，牛蒡子对鼻腔黏膜充血肿胀，都有良好的治疗作用，实为通鼻窍、治鼻病之要药。[牛效清．牛蒡子通鼻窍有殊功．中医杂志，1997，38（11）：646]

4.降逆平喘

牛蒡子除具有疏散风热、解毒透疹、利咽消肿等功效外，尚有降逆平喘之作用。近代名医张锡纯著《医学衷中参西录》的资生汤方后曰："牛蒡子体滑气香，能润肺又能利肺，与山药、玄参并用，大能止嗽定喘。"在参麦汤方后又曰："能降肺气之逆……平其逆气，则喘与嗽不治自愈矣。"特别是在治疗温病的犹龙汤方后曰："喘者，倍牛蒡子。"因此，他不仅在喘息方中用牛蒡子，且在治疗伤寒、温病、阴虚劳热、吐衄、淋浊等证而兼喘咳的方剂中，均加入牛蒡子。笔者继承其经验，在近30年的临床工作中，不论患者以喘咳为主症或兼症，也不分表里寒热虚实，每于辨证施治基础上加用牛蒡子，获得了降逆平喘的显著效果。尤其风热犯肺、表寒里热、痰热郁肺、肺肾阴虚等原因而喘咳者，常为必用之品。因本药性味辛苦寒，唯对阳虚水泛之喘证宜慎用或炒用。[张光复．牛蒡子有降逆平喘作用．中医杂志，1997，38（11）：647]

5.治便秘

牛蒡子辛苦冷滑，能降气下行，滑肠通下作用较强，治疗便秘，效果良好，这是王氏学习王渭川教授妇科用药经验（载于《新中医》1983年）并用之临床多年的体会。王教授于便秘患者舍大黄、芒硝、麻仁之属，而单独重用牛蒡子24g，显寓深意。牛蒡子以疏散风热、解毒透疹、利咽消肿为人所熟知习用，其通便之功竟被埋没遮蔽。4版教材《中药学》介绍牛蒡子时，在"使用注意"条内云"因有滑肠作用，便溏者慎用"。现代药理研究表明，牛蒡子主要成分为牛蒡苷和脂肪油。业已证实，牛蒡苷有通便之效，所富含之油脂具有润燥滑肠之功。故牛蒡子功效于发散风热之外，善缓下通便，为治疗大便秘结之良药。王氏十余年来，学习王教授妇科用药的这一经验，并扩大范围，于年老津枯、产后血亏、病后津液未复、亡血患者的肠燥津枯便秘和咽喉肿痛、痈肿疮疡、风热痒疹诸症表现为热盛、大便干结者，以及因肛门疾病手术后的大便干燥所致疼痛、出血，每重用或伍用牛蒡子，药后大便变软，易于排出，疗效满意。

按：牛蒡子治疗便秘，应注意3点：①宜捣碎生用。②用量一般15~30g为宜。应用此量，未发现明显不良反应。如用教科书规定用量3~10g，则通便之功不著。但也不宜过量或久用，因牛蒡子性寒滑利，恐有损于中气也。③可根据不同病情选用适当药物配伍，以助其功。热盛津伤便秘，可加生地黄、玄参、麦冬以养阴生津。血虚者，宜加当归、熟地黄、何首乌之属以滋阴养血。兼气滞者，须伍用枳实、木香、槟榔、乌药等以顺气行滞。咽喉肿痛、痈肿疮疡、风热痒疹诸症而大便干结者，可与连翘、浮萍等伍用，其功益彰。[王希初．牛蒡子治疗便秘．中医杂志，1997，38（11）：646]

6.消积滞止流涎

邹氏常将牛蒡子按胃肠动力药用于临床，发现其在儿科消积滞、止流涎的作用不容忽视。曾治一3岁男童，因厌食、拒食就诊。查见其形体肥胖，腹部胀满柔软，脐周切痛，口角流涎。舌质红、苔白腻少津，指纹青紫在风关以下。家长已在家喂服过成药"保和丸""山楂丸"，未效。遂予单味牛蒡子10g，嘱炒至表皮焦黄后加水300ml，煎至150ml后吞服前药，其余代茶饮。1天后复诊时称腹胀解除，主动索食，并且持续半年之久的口角流涎亦告解除。随访2个月有余，腹胀及流涎均未见复发。

当今多数小儿生活条件较为优越，饮食以高脂高糖高蛋白类食物为主，较少或甚至拒绝进食蔬菜等粗纤维食物。因其"脾常不足"而易造成食滞不化，腹胀厌食。脾失健运、津液敷布失常可致流涎。此为儿科临床上的常见证候。治疗上常选保和、六君类配合焦三仙化裁，结合饮食调整亦有效果。但于应证方剂中酌加牛蒡子或单用，往往可收到事半功倍之效。牛蒡子辛、苦、寒，归肺胃经。

其归胃经的功效易为医家忽略。《药品化义》载牛蒡子"能升能降"，《本草正义》称其"辛泻苦降，下行之力为多"。由此可见牛蒡子具有胃肠动力药作用，因此其消积滞、止流涎的功效也就显而易见了。

在前例患儿治疗取效的启发下，又治一4岁小儿，以断续口角流涎2年就诊。前已多处求治未效，所用方剂不详。刻诊：体型中等，面色红润，双侧口角流涎，以至口角及下颌部皮肤表面潮红糜烂。舌质红、苔薄黄，脉滑。证属脾不运湿，津液失于转输所致。处方：牛蒡子10g，白术10g，茯苓10g，甘草5g。仍将牛蒡子炒焦后诸药共煎代茶饮。2剂告痊。

需要注意，牛蒡子有滑肠作用，在用于前症时应将其外皮炒至焦黄。这样对脾虚便溏者亦可放胆使用。剂量一般以10g左右为宜。[邹永祥.牛蒡子善消积滞止流涎.中医杂志，1997，38（12）：710]

六、老姬杂谈

《中药学》牛蒡子的功效为"疏散风热，宣肺透疹，解毒利咽"，其性为寒。牛蒡子虽微辛有入肺排浊之功，但是因其质硬走里且富有油性有滑肠之功，所以，其"疏散风热，宣肺"的作用并不显。我常用其清热降气通便祛湿止血，效果还可以，单用就能取效。

没药

一、药物特性

1.望

【药材】为橄榄科植物地丁树或哈地丁树的干燥树脂。（《中药学》）思维发散：更多达里。

【优质药材】以块大、棕红色、香气浓、杂质少者为佳。（《中药大辞典》）

2.闻

【气味】气香而特异。（《中药鉴定学》）思维发散：气香走窜。

3.问

【寒热属性】平。（《中药学》钟赣生主编）

【采集时间】11月至次年2月。（《中药学》）

【炮制】没药：拣去杂质，打成碎块。

制没药：取拣净的没药置锅内用文火炒至表面稍见熔化点，取出放凉；或炒至表面稍见熔化时，喷洒米醋，继续炒至外层明亮光透，取出放凉。

【有效成分】主要含没药树脂、树胶、没药酸、甲酸、乙酸及氧化酶；挥发油含丁香酚、间甲基酚、蒎烯、柠檬烯、桂皮醛等。

【药理作用】没药油脂部分具有降脂、防止动脉内膜粥样斑块形成的作用；没药提取物有显著的镇痛作用；没药挥发油和树脂能抗肿瘤；没药水煎剂和挥发油有抗菌和消炎作用；没药挥发油能抑制子宫平滑肌收缩；没药提取物有保肝作用。

【个性应用】需要降脂、防止动脉内膜粥样斑块形成、镇痛、抗肿瘤、抗菌、消炎、抑制子宫平滑肌收缩、保肝时，可以考虑没药的应用。

4.切

现有特点：质坚，有油样光泽。（《中华本草》）思维发散：质坚走里且不易散开；有油，一则润肠，二则质润滋阴。

5.尝

味道：味苦、微辛。（《中药鉴定学》）思维发散：苦者，能泻、能燥、能坚；辛者，能散、能润、能横行。苦入心，辛入肺。

6.药性

没药药性为平。思维发散：我们只管用没药调虚实，不调寒热。

7.共性应用

（1）达病位　没药更多达里以治疗里证。

（2）平病性　没药性平，不能平病性之寒热。

（3）修病态　没药气香走窜，所以，临床遇到凝滞之证，就可以考虑应用没药来治疗。

没药味苦燥湿，加之气香走窜，所以，没药能很好地治疗痰湿水饮之证。

没药味苦入心，心主血脉，加之气香走窜，所以，没药有通脉之功。

（4）除表象　没药味微辛，辛能散，加之气香走窜、苦能燥湿、苦味入心，心主血脉，所以，没药有很好的消除痰湿水饮、活血通脉之功；微辛入肺，肺主排浊，所以，《医学入门》就说没药能"推陈致新"。

（5）入五脏　没药味苦入心，味微辛入肺。

（6）五行特点　没药味苦属火，具火行的运动态势。没药味微辛属金，具金行的运动态势。

二、本草选摘

主打扑损，心腹血瘀，伤折跌跌，筋骨瘀痛，金刃所损，痛不可忍，皆以酒投饮之。（《药性论》）

破癥结宿血，消肿毒。（《日华子本草》）

散血消肿，定痛生肌。（《本草纲目》）

久服舒筋膜，通血脉，固齿牙，长须发。（《本草述》）

东垣云：没药在治疮散血之科。此药推陈致新，故能破宿血，消肿止痛，为疮家奇药也。（《医学入门》）

大概通滞血，打扑损疼痛，皆以酒化服。血滞则气壅瘀，气壅瘀则经络满急，经络满急，故痛且肿。（《本草衍义》）

主坠堕跌打损伤，疗痈疽疮瘘溃腐。破血立效，止痛如神。（《本草蒙筌》）

三、单验方

（1）筋骨损伤　米粉四两（炒黄），入没药、乳香末各半两。酒调成膏，摊贴之。（《御药院方》）

（2）消血块　滑石二钱，没药一钱，麒麟竭一钱。为末，醋糊为丸。（《金匮钩玄》）

四、使用注意

没药水煎内服的常用剂量为3~5g，临床可以根据需要而做适当调整。

炮制去油，多入丸散用。

应用没药有时会出现过敏反应，如1990年《中医药信息》上就谈到"应用'三黄膏'外敷出现皮肤过敏6例，轻者局部丘疹水疱，重者遍布全身。经观察发现是由于乳香、没药引起，加适量冰片可对抗其过敏反应"；1987年《重要通报》上

说"煎服少腹逐瘀汤治疗痛经及用身痛逐瘀汤治疗外伤痛发生过敏反应各1例。表现为全身红色皮疹，状如图币，胸腹及四肢伸侧多见，奇痒难忍。后经用西药抗过敏治疗而愈。后去没药再服，未再出现皮疹，但再加入再现，故认为皮疹是由没药引起"。

五、医家经验

没银煎液：取没药50g，金银花50g，加水1000ml，煎至500~700ml备用。用时以5~8层纱布浸取药液，外敷患处，每次30分钟，日3次。治疗皮肤病192例，其中急性湿疹67例，慢性湿疹急性发作42例，接触性皮炎52例，脚癣合并感染26例。结果：192例全部治愈。其中184例用药1~2天，仅8例用药5天，皮损即渗出减少，创面干燥、结痂。（1990年《中西医结合杂志》杨桂仙）

六、老姬杂谈

没药水煎煮之后服用比较难喝，但效果很好，我的常用量一般为10g，且用生的。为了能好喝点，常配伍其他合适的药物一起应用。

《中药学》没药的功效为"消瘀定痛，消肿生肌"，这些都可以从没药的特点推理而出。

第三节　苦味兼微甜的常用药物

三七

一、药物特性

1.望

【药材】为五茄科植物三七的干燥根和根茎。支根，又叫筋条；根茎又叫剪口。（《中药学》）思维发散：取类比象，三七能达人体属阴部位及阴阳相交之处。

【优质药材】以个大坚实、体重皮细、断面棕黑色、无裂痕者为佳。（《中药大辞典》）

2.闻

【气味】气微。（《中国药典》）

3.问

【寒热属性】温。(《中药学》钟赣生主编)

【采集时间】秋季。思维发散：秋季，五行属金，秋季采收的药材，具有清除的运动态势。

【有效成分】主要含人参皂苷、三七皂苷，还含有三七素、槲皮素及多糖等。

【药理作用】三七能缩短出血和凝血时间，具有抗血小板聚集和溶栓作用；促进多功能造血干细胞的增殖，具有造血作用；降低血压，减慢心率，对各种药物诱发的心律失常均有保护作用；降低心肌耗氧量和氧利用率，扩张脑血管，增加脑血管流量；提高体液免疫功能。此外，还具有镇痛、抗炎、改善学习记忆力、抗疲劳、抗衰老、抗肿瘤作用。

【个性应用】需要缩短出血和凝血时间、抗血小板聚集和溶栓、造血、降低血压、减慢心率、保护因各种药物诱发的心律失常、降低心肌耗氧量和氧利用率、扩张脑血管、增加脑血管流量、提高体液免疫功能、镇痛、抗炎、改善学习记忆力、抗疲劳、抗衰老、抗肿瘤时，可以考虑三七的应用。

4.切

现有特点：质坚实。(《中国药典》)思维发散：质坚实走里，且不易散开。

【质地轻重】体重。(《中国药典》)思维发散：质重沉降。

5.尝

味道：味先苦而微甜。(《中国药典》)思维发散：苦者，能泻、能燥、能坚；甘者，能补、能和、能缓。苦入心，甜入脾。

6.药性

三七药性为温。

7.共性应用

（1）达病位　因三七质地沉重达阴，所以，三七更多地用于治疗属阴部位的病证。

（2）平病性　三七药性为温，可制病性之寒。

（3）修病态　三七味苦入心，心主血脉，所以，三七是血溢能止，血瘀能通；因三七气微不动、质坚实不易散开，所以，三七的止血作用占优。虽然，三七秋季采收具有金的清除之性，有一定的祛瘀之功，但相比止血功用来说，祛瘀作用较弱。

苦能燥湿，三七味苦能除湿，由于其达属阴部位、微甜入脾助津液布散、秋季采收具有金的清除之性，所以，遇到属阴部位的痰湿水饮病证，应用三七治疗，收效很好。

三七微甜入脾，脾统血，苦入心、心主血脉，所以，三七有一定的补血作用，现代药理研究证实三七具有造血作用。

（4）除表象　三七质地沉重有降气之功，不过由于价格较高，所以，很少有人用三七来降气（便宜的、能降气的药很多）。

《本草新编》：三七根，止血之神药也。

（5）入五脏　三七味苦入心，味微甜入脾。

（6）五行特点　三七味苦属火，具火行的运动态势。三七味微甜属土，具土行的运动态势。三七秋季采收，具金行的运动态势。三七质重沉降，具水行的运动态势。

二、本草选摘

止血，散血，定痛。金刃箭伤，跌扑杖疮，血出不止者，嚼烂涂，或为末掺之，其血即止。亦主吐血，衄血，下血，血痢，崩中，经水不止，产后恶血不下，血运，血痛，赤目，痈肿，虎咬，蛇伤诸病。(《本草纲目》)

三七根，止血之神药也。无论上、中、下之血，凡有外越者，一味独用亦效，加入于补血补气药中则更神。盖此药得补而无沸腾之患，补药得此而有安静之休也。(《本草新编》)

三、单验方

（1）吐血、咳血不止　用三七一钱，口嚼烂，米汤送下。(《本草纲目》)

（2）赤痢血痢　用三七三钱，研细，淘米水调服。(《本草纲目》)

（3）大肠下血　用三七研细，淡白酒调一至二钱服。三服可愈。(《本草纲目》)

四、使用注意

三七水煎内服的常用剂量为3~9g，临床可以根据需要而做适当调整。研末吞服的剂量为1次1~3g。孕妇慎用。

三七价格较高，假的很多，有人用水三七、藤三七、莪术甚至树脂经压膜仿造而混之，使用时需更多鉴别。如果不想费神，直接到正规医药公司购买就成。

五、医家经验

1.李玉林

糖尿病合并脑血栓而有偏瘫者，李老常用补阳还五汤加三七，重用黄芪，逐渐加量可达120g。李老治糖尿病最常用的药是三七。三七可补虚而治本，它所含人参皂苷远比人参多，且能活血祛瘀，对防治脑血栓、冠心病疗效均佳，对阳痿亦有良效，由于三七能增强免疫功能，对频发感染及感冒者均有防治作用，是一味能标本兼治的良药。[李建飞．李玉林治疗糖尿病的经验．中医杂志，1996，37（11）：651]

2.袁家玑

加味乌贝及甘散是自拟的治疗胃及十二指肠溃疡病的常服散药。由三七粉30g、海螵蛸（海蟏蛸）30g、川贝母30g、白及30g、甘草30g、黄连30g、砂仁15g、延胡索30g、川楝子30g、佛手30g、广木香15g、生白芍45g组成，将其研为极细末，每日早、中、晚饭后各吞3g，常服，可获较满意的疗效。

本方以三七粉为主药，《本草纲目》谓三七能"止血、散血、定痛……亦主吐血、衄血、下血"。海螵蛸收敛治酸、止痛、止血；川贝母化痰、散结消肿，与海螵蛸配伍，有很好的制酸止痛作用；白及收敛止血，消肿生肌；芍药、甘草酸甘化阴，柔肝缓急止痛；黄连清热燥湿；川楝子、延胡索行气活血止痛；佛手、广木香行气止痛；砂仁理气健胃，合而既能柔肝和胃、理气活血，又能制酸止痛、止血生肌。用后，症状能较快得到缓解，但溃疡未必能愈合。如不继续服药治疗，促进溃疡愈合，则多有复发，所以应连续服用本散3个月或半年以上，疗效才能巩固。多年来，使用本散治愈的病例不少，兹举2例介绍如下。

某女，18岁，脘痛2年余。1973年7月10日来诊。自述脘痛阵作，入夜加重，辗转难眠，上腹及两胁胀满，时有反酸，嗳气频频，苔薄白，脉弦，经贵州省人民医院X线钡剂透视检查，诊断为十二指肠球部溃疡。嘱其服用加味乌贝及甘散加制香附18g，每日早、中晚饭后服3g，坚持服用3个月，诸症好转，X线钡剂复查，十二指肠球部龛影消失而痊愈，至今已12年未复发。

宋某，女，43岁。1978年10月23日来诊。述胃痛11年，隐隐作痛，以夜间尤甚，嗳气反酸，食少便溏，短气乏力，怕冷汗多，头晕心慌，面色不华，脉细弱，舌淡紫，边有齿痕，据X线钡剂透视检查，诊断为胃及十二指肠溃疡，于加味乌贝及甘散中加入肉桂6g，潞党参30g，服法如前，连续服用半年，诸症痊愈。

按：例1属肝胃不和，气滞较甚，故于本散中加入制香附，以增强疏肝理气、和胃止痛之力。例2主要是脾胃虚寒，肝胃不和，故于本散中加入肉桂、潞党参，以增强温阳益气、健脾和胃之力，针对患者不同情况，适当加减，久服，取得了稳定的疗效。（《南方医话》）

3.周信有

三七除化瘀止血、活血消肿止痛功能外，又是一味补血、益气的补虚强壮佳品。近年来，我在临床上，根据久病必虚、久病必瘀的病理特点，凡治疗一些久病不愈、虚实夹杂、气虚血瘀的慢性疾患，多使用三七，均收到满意效果。如治疗各种病毒性慢性肝炎、肝硬化腹水，胃、十二指肠溃疡出血，萎缩性胃炎，冠心病，心绞痛，高脂血症等。我使用三七，一般是晒干研粉，每次2~3g，日服2次。根据我的临床经验，三七与有扶正培本作用的党参、白术、黄芪及活血化瘀之丹参、赤芍、莪术等相伍为用，一补一散，相互制约，相互为用，补而不滞，散而不耗，共奏益气活血、通补兼施、相得益彰之效。清代《本草新编》提出三七能补虚，通过临床应用，又据现代药理研究表明，三七含有大量人参皂苷，具有类似人参样药理效应。能增强巨噬细胞的吞噬能力，增强人体的新陈代谢和免疫功能。其作用主要表现在补血益气两个方面。可见

对三七的功能认识，在传统的基础上，应另有新义和补充。（《周信有临床经验辑要》）

六、老姬杂谈

《中药学》对药物进行了分类，有活血化瘀药和止血药两类，三七虽有活血化瘀的作用，但其属于止血药，也就是说，三七是以止血为主活血化瘀为次的。遇到体内出血情况，中医大夫更多会考虑应用三七来治疗。所以，这里多说一句，真正需要活血化瘀时可以选择以活血化瘀作用为主的药物，比如，丹参，不但便宜而且还有效；需要增强体质时，可以选用补气血为主的药物，效果更好。

《中药学》三七的功效为"散瘀止血，消肿定痛"，这些也都能从三七的特点推理出来。

第四节　苦味兼微甜而后涩的常用药物

续断

一、药物特性

1.望

【药材】为川续断科植物川续断的干燥根。（《中药学》）思维发散：取类比象，根类药物达人体属阴部位。

【优质药材】以粗肥、质坚、易折断、外色黄褐、内色灰绿者为佳。（《中药炮制学》）

2.闻

【气味】气微香。（《中华本草》）思维发散：微有走窜之功。

3.问

【寒热属性】微温。（《中药学》钟赣生主编）

【采集时间】秋季。（《中药学》）思维发散：秋季，五行属金，秋季采收的药材，具有清除的运动态势。

【炮制】续断：洗净泥沙，除去残留根头，润透后切片晒干，筛去屑。

炒续断：取续断片入锅内以文火炒至微焦为度。

盐续断：取续断片入锅内，加入盐水拌炒至干透为度。每续断片50kg，用食盐1kg，加开水适量化开。

酒续断：取续断片用酒拌匀吸干，入锅内以文火炒干为度。每续断片50kg，用黄酒10kg。（《中药大辞典》）

【有效成分】主要含三萜皂苷类、挥发油等。（《中药学》）

【药理作用】川续断浸膏、总生物碱及挥发油对未孕或妊娠小鼠子宫皆有显著的抑制作用；水煎液能提高小鼠耐缺氧能力和耐寒能力，延长小鼠负重游泳持续时间，促进小鼠巨噬细胞吞噬能力；醇提液能明显促进成骨细胞的增殖，具有抗骨质疏松作用。此外，续断还具有抗炎、抗衰老、抗氧化、抗维生素E缺乏症等作用。（《中药学》）

【个性应用】需要抑制未孕或妊娠子宫、提高耐缺氧能力和耐寒能力、促进巨噬细胞吞噬能力、促进成骨细胞的增殖、抗骨质疏松、抗炎、抗衰老、抗氧化、抗维生素E缺乏症时，可以考虑续断的应用。

4.尝

味道：味苦，微甜而后涩。（《中华本草》）思维发散：苦者，能泻、能燥、能坚；甘者，能补、能和、能缓；涩性收敛。苦入心，甜入脾。

5.药性

续断药性微温。思维发散：微温也能制寒。

6.共性应用

（1）达病位　续断能达人体属阴部位而发挥作用。

（2）平病性　续断药性微温，也能平病性之寒。

（3）修病态　续断味苦，苦能燥湿，加之秋季采收具有金的清除之性，所以续断有很好的祛湿作用，临床上遇到湿凝之证，就可以考虑应用续断来治疗。

味微甜入脾，脾主运化，布散津液，加之苦能燥湿，所以，续断消除痰湿水饮的作用很好，临床上遇到痰湿水饮证，就可以考虑应用续断来治疗。

续断气微香，等药材到药房中，微香之气基本跑得差不多了，所以，我们就不谈这个信息带来的有关作用了。

（4）除表象　苦味入心，心主血脉，加之味涩收敛，所以，续断也有很好的止血之功，临床上遇到血溢证，就可以考虑应用续断来治疗。

涩能收敛，加之苦能燥湿，所以续断能很好地治疗带下、遗精、泄泻等病证。

（5）入五脏　续断味苦入心，味微甜入脾。

（6）五行特点　续断味苦属火，具火行的运动态势。续断味微甜属土，具土行的运动态势。续断味涩有收敛之性，具水行的运动态势。续断秋季采收，具金行的运动态势。

二、本草选摘

主崩中漏血，金疮血内漏，止痛，生肌肉，腕伤，恶血，腰痛，关节缓急。（《别录》）

治一切无名肿毒，杨梅，天疱诸疮。（《滇南本草图说》）

三、单验方

（1）乳痈初起可消，久患可愈　川续断八两（酒浸，炒），蒲公英四两（晒干，炒）。俱为末，每早晚，各服三钱，白汤调下。（《本草汇言》）

（2）水肿　续断根，炖猪腰子食。（《湖南药物志》）

四、使用注意

续断水煎内服的常用剂量为9~15g，临床可以根据需要而做适当调整。

续断也有假药，有人用糙苏的干燥块根冒充续断用，不过口尝甜无苦涩之味。

五、医家经验

焦树德

胎动、胎漏：妊娠二三个月，胎动欲堕者，常以本品配桑寄生、杜仲、白术、当归等同用，可固肾安胎。胎漏（又叫胞漏，是妊娠后，阴道时有血样液体排出而腹不痛的症状）也可致胎动不安，常以续断炒炭配合当归、白芍、生地黄、杜仲炭、阿胶、艾炭等同用，有止血安胎的作用。杜仲入肾经气分，偏治腰膝酸痛。续断入肾经血分，偏治腰膝关节不利，行起艰难。二药常同用。（《焦树德方药心得》）

六、老姬杂谈

《药品化义》上说："续断，苦养血脉，辛养皮毛，善理血脉伤损，接续筋骨断折，故名续断。外消乳痈、瘰疬，内清痔漏、肠红，以其气和味清，胎产调经，最为稳当。且苦能坚肾，辛能润肾，可疗小便频数，精滑梦遗，腰背酸疼，足膝无力，此皆肾经症也。"由于现在续断的味道是"苦微甜而后涩"的，所以，根据此所谈的功效来应用，必然会有所偏差。不过，我们却可以借鉴其推理功效的办法用于现在的中药身上。

第五节　苦味兼微涩的常用药物

大黄

一、药物特性

1.望

【药材】为蓼科植物掌叶大黄、唐古特大黄或药用大黄的干燥根和根茎。掌叶大黄和唐古特大黄药材称北大黄，主产于青海、甘肃。药用大黄药材称为南大黄。（《中药学》）思维发散：取类比象，大黄能达人体属阴部位及阴阳相交之处。

【优质药材】以外表黄棕色、锦纹及星点明显、体重、质坚实、有油性、气清香、味苦而不涩、嚼之发黏者为佳。

2.闻

【气味】气清香。（《中国药典》）思维发散：气香走窜。

3.问

【寒热属性】寒。（《中药学》钟赣生主编）

【采集时间】秋末或次春。（《中药学》）

【炮制】生大黄：原药拣净杂质，大小分档，闷润至内外湿度均匀，切片或切成小块，晒干。

酒大黄：取大黄片用黄酒均匀喷淋，微闷，置锅内用文火微炒，取出晾干（每大黄片50kg用黄酒7kg）。

熟大黄：取切成小块的生大黄，用黄酒拌匀，放蒸笼内蒸制，或置罐内密封，坐水锅中，隔水蒸透，取出晒干（每大黄50kg用黄酒15~25kg）。亦有按上法反复蒸制2~3次者。

大黄炭：取大黄片置锅内，用武火炒至外面呈焦褐色（存性），略喷清水，取出晒干。（《中药大辞典》）

【有效成分】主要为蒽醌衍生物，另含鞣质类物质、有机酸和刺激素样物质。（《中药学》）

【药理作用】大黄能增加肠蠕动，抑制肠内水分的吸收，促进排便；大黄有抗感染作用，对多种革兰阳性和阴性细菌均有抑制作用，其中最敏感的为葡萄球菌和链球菌，其次为白喉杆菌、伤寒和副伤寒杆菌、肺炎双球菌、痢疾杆菌等；对流感病毒也有抑制作用；由于鞣质所致，故泻后又有便秘现象；有利胆和健胃作用；此外，还有止血、保肝、降压、降低血清胆固醇等作用。（《中药学》）

【个性应用】需要增加肠蠕动、促进排便、抗感染、抑菌、抑流感病毒、利胆、健胃、止血、保肝、降压、降低血清胆固醇时，可以考虑大黄的应用。

4.尝

味道：味苦而微涩，嚼之黏牙。（《中国药典》）思维发散：苦者，能泻、能燥、能坚；涩性收敛。苦入心。嚼之黏牙有收敛之功。

5.药性

大黄药性为寒。思维发散：寒能制热。

6.共性应用

（1）达病位　大黄能达人体属阴或阴阳相交部位。

（2）平病性　大黄药性为寒，可平病性之热。

（3）修病态　大黄气清香，有走窜之功，由于药性为寒，所以，对于热性的凝滞之证，有较好的治疗作用。

大黄味苦入心，心主血脉，加之气清香、药性为寒，所以，不但可以治疗热性的血瘀证，也可以治疗热性的血溢证。

苦能燥湿，大黄味苦且药性为寒，所以，对于腰腹部位的湿热之证，应用大黄治疗，效果很好。

（4）除表象　微涩、嚼之黏牙均能收敛，加之苦能燥湿、药性为寒，所以对于热性的带下、泄泻、遗精等病证，应用大黄来治疗，效果不错。

（5）入五脏　大黄味苦入心。

（6）五行特点　大黄味苦属火，具火行的运动态势。大黄味微涩收敛，嚼之黏牙，具水行的运动态势。

二、本草选摘

下瘀血，血闭，寒热，破癥瘕积聚，留饮宿食，荡涤肠胃，推陈致新，通利水谷（"水谷"一作"水谷道"），调中化食，安和五脏。（《神农本草经》）

平胃，下气，除痰实，肠间结热，心腹胀满，女子寒血闭胀，小腹痛，诸老血留结。（《名医别录》）

主寒热，消食，炼五脏，通女子经候，利水肿，破痰实，冷热积聚，宿食，利大小肠，贴热毒肿，主小儿寒热时疾，烦热，蚀脓，破留血。（《药性论》）

通宣一切气，调血脉，利关节，泄壅滞、水气，四肢冷热不调，温瘴热痰，利大小便，并敷一切疮疖痈毒。（《日华子本草》）

大苦大寒，其性沉而不浮，其用走而不守，用以荡涤肠胃，下燥结而除瘀热，能推陈致新，治一切实热血中伏火，峻利猛烈，非六脉沉实者，勿用，病在气分而用之，为诛伐无过。制熟稍缓，酒浸亦能上行除邪热。（《本草分经》）

味苦寒。主下瘀血，血闭除血中热结之滞。寒热，血中积滞之寒热。破癥瘕积聚，凡腹中邪气之积，无不除之。留饮宿食，荡涤肠胃，推陈致新，凡腹中饮食之积，无不除之。通利水谷，调中化食，助肠胃运化之力。安和五脏。邪积既去，则

正气自和。(《神农本草经百种录》)

三、单验方

（1）大黄牵牛丸治大便秘结　大黄二两，牵牛头末五钱。上为细末，每服三钱。有厥冷，用酒调三钱，无厥冷而手足烦热者，蜜汤调下，食后微利为度。(《素问病机气宜保命集》)

（2）神明度命丸治久患腹内积聚，大小便不通，气上抢心，腹中胀满，逆害饮食　大黄、芍药各二两。上二味末之，蜜丸，服如梧桐子四丸，日三，不知，可加至六七丸，以知为度。(《备急千金要方》)

（3）泻心汤治心气不足，吐血衄血　大黄二两，黄连、黄芩各一两。上三味，以水三升，煮取一升，顿服之。(《金匮要略》)

（4）打仆伤痕，瘀血滚注，或作潮热者　大黄末、姜汁调涂。一夜，黑者紫，二夜，紫者白也。(《濒湖集简方》)

（5）小儿蛔虫性肠梗阻　用大黄粉蜜合剂（生大黄粉15g，炒至微黄的米粉9g，蜂蜜60g，加适量温开水调匀），每小时服1次，每次约1汤匙，全剂分12次服完；至排出蛔虫为止。经治6例均排出蛔虫，症状解除而愈。排虫最多者达60余条。排虫后均无持续腹泻现象。(《中药大辞典》)

（6）肠胀气　用大黄30g研成细末，加适量醋调成糊状，敷于两侧涌泉穴上，每次2小时，必要时可敷2~3次。临床观察6例，一般敷药后1小时即出现肠腔蠕动感和肛门排气现象，自觉腹胀减轻，有肠鸣音。(《中药大辞典》)

（7）腰扭伤　用大黄粉、生姜各适量，先将生姜搅汁于干净容器中，然后加入大黄粉，调成软膏状，平摊于扭伤处，覆盖以纱布，用胶布固定，12~24小时未愈者可再敷。（1984年《中医杂志》郭锡康）

四、使用注意

大黄水煎内服的常用剂量为3~15g。临床可以根据需要而做适当调整。用于泻下不宜久煎。

大黄品种很多，大体可分为北大黄和南大黄两大类，北大黄为掌叶大黄和唐古特大黄干燥的根茎，主要有西宁大黄和铨水大黄；南大黄又叫四川大黄、马蹄大黄，为药用大黄的干燥根茎，这两大类均载入《中国药典》。市场上伪品很多，都是同科植物，如藏边大黄、河套大黄、华北大黄、天山大黄、信州大黄、土大黄等，这些没有入《中国药典》，不能作为大黄药用。它们没有正品大黄的气味，其味道也不一样，不是苦而微涩的。

五、医家经验

1.陈昆山

余临床30多年一直视大黄是一味难得的好药。它应用广泛，长于逐邪除病，不仅内科，而且外、妇、儿、五官、口腔、骨伤等科也常用，尤其在抢救许多危重症的关键时刻，用之及时得当，疗效卓著，能力挽狂澜。一名中医，人参固然要会用，但大黄更不能不会用，否则，就如一名战士不会使用手中一种威力强大的歼敌武器，岂不遗憾!

归纳大黄主治实、热、瘀、疸四大病证。其治疗许多危重症，只要见到四个病证之一时，常以大黄为主药，收到满意疗效。如治疗各种急腹症，常用大承气汤、大柴胡汤加减；治疗内科多种大出血，常用泻心汤加味；各种严重感染，常用清瘟败毒饮加大黄等；慢性肾衰、尿毒症常用温脾汤加减；各种瘀热互结的病证常用桃仁承气汤加减；黄疸常用茵陈蒿汤加减，等等。此外，大黄配番泻叶，睡前泡服，代替清洁灌肠效果确切。

应用大黄的指征是里实、热甚、瘀血、黄疸确切的病证。这些病证如大便秘结，腑气不通时尤为适用。常用剂量数克至30g不等。为了泄实热，必后下，同时配伍芒硝；为了清热解毒、消瘀、退黄，应同煎。用大黄总以大便通畅，便前无腹痛为最佳剂量。有人报道，单味大黄每日用500g也未见不良反应，足见此药安全性好。

应用大黄可为多种剂型，如汤、粉、片、丸等，有条件还可制成针剂，用于止血以粉剂效果更佳。其给药途径有口服、胃管灌注、直肠点滴、保留灌肠、局部外用及肌内注射等。(《豫章医萃——名老中医临床经验精选》)

2. 张静荣

行医伊始，遇一便秘病人。根据病人苔黄燥、脉沉实有力等，诊为燥屎内结，投调胃承气汤下其燥屎。病人急欲解除3天不便之苦，返家后及时煎药内服。服药2小时后未见大便，派家属来问缘由。我考虑是药不胜病，嘱服黄连上清丸1粒，以增强泻下之力。3小时后，病人又派家属来，诉说仍未大便，且腹胀、腹痛难忍，再三恳求，火速解除痛苦。我沉思良久，踌躇难决，前剂中已用大黄15g，后又加服黄连上清丸1粒，论药力，已不算小，为何服药3小时后仍未大便？迫于病人家属的急切心情，我又嘱其再服半粒黄连上清丸。病人家属走后，翻书数部，不得其解，殊觉惘然。此时，患者家属又登门告急，极言病人痛苦之状，要求再加药下其腹中燥屎。我迫于无奈，又嘱其加服黄连上清丸半粒。自此，直至晚饭后未见病人家属再来。我因病人安危所系，遂到患者家中走访。刚一进门，正遇病人从厕所出来，问其病苦，他却啼笑皆非，说服药5小时后大便，1小时内已泻4次，虽便秘之苦已除，而腹泻之病又难支矣！面对病人，我心中惭愧万分。返回途中，始悟出大黄服药5~6小时后才产生泻下作用的道理。由于忽略了药物发挥作用的时间，致使病人燥屎虽下，而腹泻难收。自此，我对药物的作用时间特别留心，方知其中大有学问。如麝香、冰片，服药后1~2分钟便可发挥作用；叶、花类药物，服药2~4小时后可起作用；根茎类药物，服药4~6小时才起作用。以上仅为一般规律，随着剂型改革，药物发挥作用的时间也会改变。（《黄河医话》）

3. 姜春华

姜氏用大黄治咯血的指导思想是肺部有瘀血。大黄，邹润安说："实斡旋虚实，通和气血之良剂。"樱宁生在《厄言》中说，他开始常用桃仁、大黄治血溢之证，但不知所以然，后听一老朋友说："吾乡有善医者，每治失血蓄妄，必先以快药下之。或问失血复下，虚何以当？则曰：血即妄行，违失故道，不去蓄利瘀，则以妄为常，曷以御之，且去者自去，生者自生，何虚之有？遂始知大黄治血，除故布新也。"

姜氏对大黄一味，确信邹、樱之言，多年用大黄治血证（大多数是支气管扩张咯血）常有立竿见影之效，无一偾事。（《名中医治病绝招》）

4. 李春和

我家祖传五代，临证以大剂量运用大黄著称乡里。本人行医40年来，对狂证、跌损、痈疽、瘟毒、妇女不孕、痛经、月经不调及小儿惊风、胎毒等症，多以重剂大黄为主，常取得快速而良好疗效。现将用药经验介绍于后。

（1）狂症1 郭某，男，40岁，农民。平素健康，初因卖鱼被人打伤，8个月前复因邻里纠纷，被人欺辱。肝郁气愤交加，猝然发狂，呼号怒骂，亲疏不辞，打人毁物，不思食眠，面红目赤，声宏气粗，脉滑数大，舌质绛，苔黄燥。诊为肝郁气滞，痰火交争，上闭清窍。方用：大黄240g（另包后入），枳实、厚朴、石菖蒲各12g，加水600ml，先煎后3味1小时，最后20分钟下大黄。家人强其连服两剂，服后腹痛便泻十数次，泻下黏液及黄褐色大便。泻后乏力蜷卧，无力狂奔，神志间有清时，脉趋和缓。上方减大黄为150g，继服2剂后，觉腹空欲食，每次进流质碗许，神志渐趋正常，病情逐日康复，至今10年未复发。

按："诸躁狂越，皆属于火"，痰火并走于上，蒙闭清窍，发为斯症。泄肝热、清痰火，非重剂大黄不足为治。《本经疏证》云："烦惊、胸满、谵语，非大黄不为功。"或即此意。

（2）狂症2 赵某，女，26岁，纺织工人。婚姻坎坷，家庭失睦，郁闷已久，半年前生气后神志异常，性情暴躁，继而呼叫怒骂，登高而歌，弃衣而走。曾在省内外精神病医院施冬眠、镇静及激素疗法，未根治。其脉弦滑，舌质红，苔黄腻。诊为肝郁气结、痰火上闭清窍。方用大黄150g（另包后入），枳实、厚朴各12g，后二味加水600ml，煎1小时，后20分钟加入大黄。服后腹痛作泻，呕恶难受，折腾一夜，至黎明病势已缓，困倦乏力，闭目而卧，鼾睡达10小时，醒后神志转清，给服稀粥。如此4剂，不再发狂，症见蜷卧乏力，短言少语，嘱家人好生调护，1周后下床，至今15年未再复发。

按：青壮年肝郁及脾、痰火闭塞清窍者，以重剂大黄调理肝气、清热祛瘀、强下痰火，其势如破竹，一过不留，这是其他疏肝清热祛瘀方药，如逍遥散、越鞠丸、安宫牛黄丸等力所不及的。以上2例狂证，均仅服4剂药即愈，都已超过10年未复发。

（3）不孕症　郑某，女，26岁，农民。无器质性疾病，婚后4年未孕，月经40~50天一行，经前及经期腹痛、腰酸沉，经色紫暗，夹带血块，平时白带多，腥臭，烦躁，耳鸣，口苦，眠差多梦，脉弦数，舌质红暗，苔黄而腻。诊为气血郁滞，痰热瘀阻。方用：大黄140g（另包后入），牡丹皮12g，生桃仁、生五灵脂、生蒲黄、血竭各10g，木香、黄芩各12g，黄酒、米醋各60ml为引。加水800ml，先煎诸药1小时，最后20分钟加入大黄，滤出药液400ml；二煎加水300ml，煎半小时滤出两煎药液合并共600ml。先服药引各40ml，再服药液400ml，待2小时后，服尽余药引和药液。服药后腹痛、下坠，呕恶欲吐，泻下黏浓便20余次。如是连服5剂（隔天1剂），心烦眠差、口苦等症悉减，脉缓和，舌质舌苔渐转正常。但仍不见经来，2个月后，出现嗜酸、呕恶等妊娠反应，足月生一健康男婴。

按：婚久不孕，畏于社会流言，肝脾不和，气滞及血，胞宫瘀阻，冲任失调，经乱失孕。取重剂大黄，急行快下，破瘀血血闭、除肝郁痰阻，酒醋二引，辛酸散敛，促气血畅行，气血既通，青壮男女，焉有不孕之理。

（4）痛经　冯某，女，36岁，农民。婚后连生二女，因无男孩，家庭不和，常忧郁不解，渐致月信后延，经色紫暗，经量殊少。经前腹痛身困，眩晕体重，胸胁胀满，脉弦而滑，舌质紫暗，诊为肝郁气滞、瘀阻胞宫。方用：大黄90g（另包后入），柴胡15g，当归20g，川芎、木香、延胡索、牡丹皮、桃仁各12g，先煎余药，后加大黄，一二煎合并共取汁600ml，第一次服400ml，第二次服完余药。服后有腹痛、欲吐、腹泻反应，给热米粥以养胃，连服6剂，痛经消失，经期正常，经色亦佳。

按：由气滞而血瘀，由瘀而胞宫痹阻，致痛经、经期后延。重剂大黄破除瘀血，散癥痕、积聚，疏理肝气，瘀散气行，其病必除。

（5）跌损　李某，男，40岁，农民。建房时不慎跌下，胸腹满闷，周身刺痛，伤处青紫，呼吸气短，呕恶欲吐，舌质暗，脉细涩，诊为跌仆损伤，瘀血内阻。方用：大黄150g，当归尾30g，桃仁、红花、大白木香、茜草各12g。加水500ml，大黄后入，取汁250ml，童便50ml为引，一并服下，服后泻下黑褐色便数次，诸症渐消，无须余药。

按：跌仆损伤治用活血化瘀之剂，乃医家常识。但何种方药最优？则大有探讨必要。大黄既下瘀血、血闭，又善清热解毒，还能理气散结，促进气血运行，推陈致新，恰合跌损之血瘀、热闭、气滞之病机，故一剂而愈。

当代的药书、药典及中药学教材，多将大黄列为首位泻下剂，世人囿于其"泻下伤气"而不敢放胆使用，其实大黄是祛瘀清热理气剂，通过泻去痰浊实邪，而达化瘀理气清热之目的。《神农本草经》首先肯定大黄"下瘀血、血闭、寒热、破癥瘕积聚"，其次才云"荡涤胃肠"之泻下作用。需要特别指出的是：大黄的疏理肝气、解郁散结作用常被忽视，张锡纯云大黄"其气香……能调气"。我的体会：化瘀血、疏肝郁、清火热、解毒邪，唯大黄之效最捷，凡阳、实、热证，重剂大黄，用之勿虞。

重剂大黄是速效药，特别对气滞血瘀所致狂证、气血瘀闭胞宫致不孕症，痛经、月经不调症、毒热炽盛之痈肿、疥疮、瘟毒症以及跌损、小儿惊风、衄血等，用重剂大黄，最多五7剂即可治愈，这是其他方药所不及的。《本草正义》云："迅速善走，直达下焦，无坚不破，有犁庭扫穴之功……迅如走丸，一过不留"，给大黄的速效作了恰切比喻。

根据祖传和个人经验，治疗年青力盛的狂证，每剂用且150g以上，多者达240g，对青壮年妇女不孕、痛经、月经不调和跌仆损伤症，每剂用90~150g，痈疮、疥肿、瘟毒每剂用50~100g，小儿惊风、胎毒、衄血等每剂用5~15g。虽然我的用量高于常规用量2~10倍，但从我临证40年来，尚未见1例因重用大黄而致病情加重或致伤残事故，反而屡收良效。张锡纯《医学衷中参西录》载：有人治一少妇"赤身卧帐中，其背肿热，若一缕着身，即觉热不能忍""用大黄十斤，煎汤十碗，放量饮之，数日饮尽，竟霍然痊愈"。如此用量，较我量大几倍，并无严重后果，反而治愈奇症。我的体会：凡中青年病人，属实、热证，是大黄适应证，可放胆用之。

大剂量大黄，服药后约2小时，即开始腹痛，继而腹泻，泻下黏液及褐黑色便，伴有恶心、呕吐。初服此药反应较剧，服三四剂后则反应逐渐减弱至消失。吐、泻、腹痛后，大多数患者呈虚弱蜷卧状，对此反应，无需特殊处理，宜向病家说明，以米粥或流质饮食饮之，卧床静养。若病人服后吐药，可将下次药提前服用。

年轻而体弱患者，若无心肝肾等慢性病，可酌情减量，对素体阳虚、体弱、老人、心肝肾肺慢性病者忌用。阴证、虚寒证禁用。我家祖传认为：大黄不加芒硝，泻而不伤，于病有益。加芒硝则泻而伤人，因此，大黄禁与芒硝为伍。[李春和.大剂量运用大黄的临证经验.中医研究，1988，1（1）：21]

5.王灵台

慢性乙型肝炎热盛阳明腑结或湿热两盛胃肠积滞之实证，遣用大黄以治，为医者周知。然该病证候概属虚实互见，鲜有纯实者。经验之见，本病无论虚实，如临床出现谷丙转氨酶、谷草转氨酶和总胆红素三项中一项、两项或全部升高，都是湿热之邪较盛的表现，皆于适应病机方药内加入大黄通降，使湿热又开一出路，从大便而去。由于生大黄性较峻猛，用量稍多则便数频频，不易掌握，且该病素多正虚，加之湿热邪气非指日可除，而需较长时间服用，故多用性缓之制大黄，以更合病情。制大黄用量一般在15~30g，总以大便泄泻如泥如糊，每日2次为佳。即使脾虚便溏，若仅每日1次，也宜加用制大黄，使排便达到每日2次，以促肃清湿热。当谷丙转氨酶等指标降至正常后，为防止病情反复，宜续服含制大黄之药数周。（《授业传薪集：曙光名医临证经验荟萃》）

6.朱宗元

在急腹症的治疗中，通便为常用之法，大黄

为常用之药。为了达到攻下的目的，有的医生用大黄达30g或更多。我在治疗急腹症中体会到，大黄的攻下作用主要在于煎法和其配伍，不一定增加其用量。对于一般性的攻下，只需在攻下剂中加入大黄10g左右即可，若需猛攻必配芒硝。

大黄的攻下作用与其煎法很有关系，一般而言，待汤药煎成后再入大黄，大黄入煎时间不宜超过5分钟，久煎则攻下作用递减。大黄的泻下作用有时很猛烈，这常可引起医生和病人的恐惧。对此《伤寒论》尝以服冷粥止泻，我在临床中以冷开水代冷粥亦可达止泻目的。服药前事先准备一杯冷开水，待泻下次数达到预定数，即饮冷开水，其泻即止。用冷开水止药物引起的泻下，不仅适用于大黄，而且对甘遂、芫花等药所致泻下均可达止泻目的。（《黄河医话》）

六、老姬杂谈

大黄，我们把其归为泻下药"四虎"之一，认为其泻下作用很猛，其实不然，单用者，四五个小时以上才出现腹泻，特大量应用者，两三个小时后才出现腹泻。根据别人经验，一剂药240g的应用，且是后下，其他配伍之品没有升提止泻药，也没事，由此可知，大黄的应用很是安全，除非"配伍芒硝"，才伤人。

往最坏的地方想，往最好的地方做。用药，在治病的时候，一定要想到其毒副作用。大剂量应用大黄，更是如此。服用后可能会出现腹痛的情况；久用大黄会出现便秘现象。这些，都需要我们注意且更好地做好配伍工作。

《中药学》大黄的功效为"泻下攻积，清热泻火，凉血解毒，逐瘀通经，利湿退黄"，其性为寒。这些都可以从其特点中推理而出。

秦艽

一、药物特性

1.望

【药材】为龙胆科植物秦艽、麻花秦艽、粗茎秦艽或小秦艽的干燥根。（《中药学》）思维发散：

取类比象，根类药物达人体属阴部位。

【优质药材】以质实、色棕黄、气味浓厚者为佳。（《中华本草》）

2. 闻

【气味】气特异。（《中国药典》）思维发散：有走窜之功。

3. 问

【寒热属性】平。（《中药学》钟赣生主编）

【采集时间】春、秋。（《中药学》）思维发散：春季，五行属木，春季采收的药材，具有顺畅的运动态势。秋季，五行属金，秋季采收的药材，具有清除的运动态势。

【有效成分】主要含秦艽甲、乙、丙，龙胆苦苷、当药苦苷、马钱苷酸等。（《中药学》）

【药理作用】秦艽具有镇静、镇痛、解热、抗炎作用；能抑制反射性肠液的分泌；能明显降低胸腺指数，有抗组胺作用；对病毒、细菌、真菌皆有一定的抑制作用。秦艽碱甲能降低血压、升高血糖；龙胆苦苷能抑制CCL_4所SSS致的转氨酶升高，具有抗肝炎作用。（《中药学》）

【个性应用】需要镇静、镇痛、解热、抗炎、降低胸腺指数、抗组胺、抑病毒、抑细菌、抑真菌、降低血压、升高血糖、抗肝炎时，可以考虑秦艽的应用。

4. 尝

味道：味苦微涩。（《中国药典》）思维发散：苦者，能泻、能燥、能坚；涩性敛。苦入心。

5. 药性

秦艽药性为平。

6. 共性应用

（1）达病位　秦艽能达人体属阴部位。

（2）平病性　秦艽药性为平，不能平病性之寒热。

（3）修病态　秦艽味苦，有燥湿之功，其为动药，所以，秦艽有很好的祛湿之功。

味苦入心，心主血脉，加之微涩收敛，所以，秦艽也有很好的止血之功，可以治疗血溢证。

（4）除表象　秦艽气特异，也是动药，有走窜之性，能散凝。

秦艽味微涩收敛，所以，对于带下、泄泻、遗精等，也有很好的治疗作用。

（5）入五脏　秦艽味苦入心。

（6）五行特点　秦艽味苦属火，具火行的运动态势。秦艽味微涩收敛，具水行的运动态势。

二、本草选摘

治胃热，虚劳发热。（《本草纲目》）

三、单验方

（1）黄　秦艽一大两。细锉，作两贴子，以上好酒一升，每贴半升，酒绞取汁，去滓。空腹分两服，或利便止。（《海上集验方》）

（2）小便艰难，胀满闷　秦艽一两（去苗）。以水一大盏，煎取七分，去滓，食前分作二服。（《太平圣惠方》）

（3）疮口不合　秦艽为末掺之。（《仁斋直指方》）

四、使用注意

秦艽水煎内服的常用剂量为3~10g，临床可以根据需要而做适当调整。

秦艽也有假药，比如，用黑大艽冒充等。

五、医家经验

1. 王琦

秦艽，临床以其祛风利湿、舒筋活络、清热除蒸为长，多用治痹证、虚热证、黄疸等。如常用之身痛逐瘀汤、秦艽鳖甲散、《太平圣惠方》之秦艽散。然其又为活血祛湿、利小便佳品。王教授临证常用其治疗慢性前列腺炎、前列腺增生症之小便不利。

《医学启源》谓："秦艽……下水，利小便，疗骨蒸，治口噤及肠风泻血。"《药性论》曰："利大小便，瘥五种黄病，解酒毒，去头风。"《本草纲目》载："小便艰难或转胞，腹满闷，不急疗，杀人。用秦艽一两，水一盏，煎六分，分作二服。"可见，其活血祛湿、利小便之功，颇为显著。王教授谓：秦艽，功擅走窜搜络利窍，入治表之剂，则引伏热外透；合逐痹之剂则祛风利湿、舒筋活络疗痹痛；配利湿之品，则导邪从下窍泄。况其味辛气平降肺，肺气行则水道通，水道通则小便自利。前列腺疾患多为湿热瘀阻下焦，秦艽功擅活血祛湿，利小便，投之多效。常用量15g以上。（2004年《北京中医药大学学报》廖敦先）

2.周仲瑛

周教授遵《本草纲目》"手足不遂，黄疸，烦渴之病需之，取其去阳明之湿热也"，以秦艽利湿退黄，治疗胆汁淤积性肝炎，收效甚佳。曾治一患者，男，43岁，患慢性乙肝伴胆汁淤积，以清化湿热瘀毒、清热利湿等法治疗后黄疸明显下降，谷丙转氨酶亦恢复正常，但黄疸指数仍难控制，遂在原方基础上加秦艽，2周后黄疸消退，恢复正常。[霍介格，朱佳.周仲瑛教授治疗疑难杂病用药经验.新中医，2007，39（3）：72]

3.陈慈煦

类中风偏瘫或肝阳上亢的病人，有时肌肉抽动跳痛，甚则颈部及头项掣痛，此乃血虚生风，养血药中佐秦艽、地龙极佳。[陈继婷，万盛全，杨毅.陈慈煦用药经验举隅.浙江中医杂志，2007，42（11）：681]

六、老姬杂谈

《神农本草经疏》："秦艽，苦能泄，辛能散，微温能通利，故主寒热邪气，寒湿风痹，肢节痛，下水，利小便。性能祛风除湿，故《别录》疗风无问久新，及通身挛急。能燥湿散热结，故《日华子》治骨蒸及疳热；甄权治酒疸解酒毒；元素除阳明风湿，及手足不遂，肠风泻血，养血荣筋；好古泄热，益胆气。咸以其除湿散结，清肠胃之功也"，由于现在秦艽味道为"苦而微涩"，所以，这里说的很多功效是不存在的。由此也可以知道，尽信书不如无书。

秦艽的味道和大黄差不多，且都有一定的气味，所以，其共性应用都差不多，《中药学》上把其归为祛风湿药，也许是因为秦艽的祛湿作用比大黄强的缘故。

《中药学》上谈的秦艽的功效为"祛风湿，清湿热，止痹痛，退虚热"，这些都可以从秦艽的特点和药性推理而出。

第六节　苦味兼涩微辛的常用药物

侧柏叶

一、药物特性

1.望

【药材】为柏科植物侧柏的干燥枝梢及叶。（《中药学》）思维发散：枝叶，主宣发，故性散；能达人体属阳部位。

【优质药材】以叶嫩、青绿色，无碎末者为佳。（《中药大辞典》）

2.闻

【气味】气清香。（《中国药典》）思维发散：气香走窜。

3.问

【寒热属性】寒。（《中药学》钟赣生主编）

【采集时间】夏、秋。（《中药学》）思维发散：夏季，五行属火，夏季采收的药材，具有向上向外的运动态势。秋季，五行属金，秋季采收的药材，具有清除的运动态势。

【有效成分】主要含斛皮苷、槲皮素、山奈酚和柏木脑、乙酸松油酯以及鞣质等。（《中药学》）

【药理作用】侧柏叶煎剂能明显缩短小鼠出血时间及凝血时间，其止血有效成分为斛皮苷和鞣质。此外，尚有抗炎、抗菌、祛痰、平喘等作用。（《中药学》）

【个性应用】需要止血、抗炎、抗菌、祛痰、平喘时，可以考虑侧柏叶的应用。

4.尝

味道：味苦涩、微辛。（《中国药典》）思维发散：苦者，能泻、能燥、能坚；涩性收敛；辛者，能散、能润、能横行。苦入心，辛入肺。

5.药性

侧柏叶药性为寒。思维发散：寒可制热。

6.共性应用

（1）达病位　侧柏叶能达人体属阳部位。

（2）平病性 侧柏叶性寒能平病性之热。

（3）修病态 侧柏叶气清香，有走窜之功，加之侧柏叶药用部位为枝梢和叶，其性散及味辛发散，所以侧柏叶有很好的散凝之功。

侧柏叶味苦入心，心主血脉，气香走窜，所以侧柏叶有通脉之功；涩性收敛，侧柏叶还有涩味，所以，侧柏叶还有止血之能。

苦能燥湿，侧柏叶味苦，有燥湿之性，所以，见到湿邪致病，就可以考虑侧柏叶的应用。

侧柏叶味微辛，微辛入肺，肺主排浊，加之气香、性散，侧柏叶还能排散人体需要外排的浊气浊物。

（4）除表象 苦能燥湿，涩能收敛，所以，对于泄泻、遗精、带下等有湿且不固的病证，应用侧柏叶治疗，效果不错。

止血。

（5）入五脏 侧柏叶味苦入心，味微辛入肺。

（6）五行特点 侧柏叶味苦属火，具火行的运动态势。侧柏叶味涩收敛，具水行的运动态势。侧柏叶味微辛属金，具金行的运动态势。

二、本草选摘

主吐血、衄血、痢血、崩中赤白。轻身益气，令人耐寒暑，去湿痹，生肌。（《名医别录》）

止尿血，能治冷风历节疼痛。（《药性论》）

善清血凉血，去湿热湿痹，骨节疼痛。捣烂可敷火丹，散痄腮肿痛热毒。（《本草正》）

散血敷疮，同片糖捶敷。亦治跌打。（《生草药性备要》）

泄肺逆，泻心火，平肝热，清血分之热。（《医林纂要》）

凉血行气，祛风，利小便，散瘀。（《岭南采药录》）

侧柏叶，止流血，去风湿之药也。凡吐血、衄血、崩血、便血，血热流溢于经络者，捣汁服之立止；凡历节风痹周身走注，痛极不能转动者，煮汁饮之即定。唯热伤血分与风湿伤筋脉者，两病专司其用。但性味苦寒多燥，如血病系热极妄行者可用，如阴虚肺燥，因咳动血者勿用也。如痹病系风

湿闭滞者可用，如肝肾两亏，血枯髓败者勿用也。（《本草汇言》）

侧柏叶，味苦滋阴，带涩敛血，专清上部逆血。又得阴气最厚，如遗精、白浊、尿管涩痛属阴脱者，同牛膝治之甚效。（《药品化义》）

侧柏叶，《别录》称为补益，似属未是，但涂汤火伤损、生肌杀虫，炙罨冻疮最佳。（《本草求真》）

润鬓发而黑头。头发不生，柏叶为末，香油合敷。（《本草易读》）

《汤液本草》云：侧柏叶苦辛，性涩，治冷风历节疼痛，止尿血，与酒相宜。

三、单验方

（1）柏叶酒治风痹历节作痛 侧柏叶煮汁，同曲米酿酒饮。（《本草纲目》）

（2）高血压 侧柏叶五钱。切碎，水煎代茶饮，至血压正常为止。（《江苏省中草药新医疗法展览资料选编》）

（3）鹅掌风 鲜侧柏叶，放锅内水煮二三沸，先熏后洗，一日二三次。（《河北中医药集锦》）

（4）脱发 用鲜侧柏叶浸泡于60%酒精中，7天后滤取药液，涂擦毛发脱落部位，每日3次。观察13例（均为前额、头顶至后枕部脱发，斑秃不在此列），治后全部均见毛发生长，如能坚持连续涂擦并酌量增加药物浓度，则毛发生长可较密，同时也不易脱落。（《中药大辞典》）

四、使用注意

侧柏叶水煎内服的常用剂量为6~12g，临床可以根据需要而做适当调整。

五、医家经验

吴光烈

治百日咳遵《内经》之旨："五脏之久咳……此皆聚于胃关于肺。"关者宜开，聚者宜散（散非发散，乃疏通之意），及注意生克关系，用鲜侧柏叶、大枣、冰糖治之，无不奏效。据清代黄宫绣《本草求真》载鲜侧柏叶有养阴润肺燥土的作用，

大枣补脾益气、润肺止咳，冰糖味甘色白，补脾益肺。肺清则肃有主，肺气开宣，气不上呛，而阵咳可止，自无关于肺之患；补脾益气和中，则脾健运，纳食增进，湿不内聚，生痰无源，而无聚于胃之害。且脾健则土能生金，子得母气，母子相得益彰。关于肺聚于胃可解，而痉咳可止。

一年春，诊一名3岁小儿，咳嗽顿作，连声不绝，咳时面赤耳红，最后须咳至有回缩音及吐出痰涎，咳始渐平，近来伴有咯血和鼻衄，屡经治疗未见好转。我嘱用鲜侧柏叶15g，大枣6枚，冰糖适量，水煎代茶顿服。1剂后略有见效，连服6剂，痉咳止，纳食增进，活泼如常。（《南方医话》）

六、老姬杂谈

侧柏叶，《中药学》载其药性为寒，所以能"凉血止血"，味道苦涩，有收敛之性，所以侧柏叶的止血之功甚好。由于侧柏叶气香走窜、味微辛发散及苦能燥湿，所以，《中药学》上说侧柏叶能"化痰止咳"及"生发乌发"。

第七节 微苦兼酸的常用药物

白芍

一、药物特性

1.望

【药材】为毛茛科植物芍药的干燥根。（《中药学》）思维发散：取类比象，根类药物达人体属阴部位。

【优质药材】以根粗长、匀直、质坚实、粉性足、表面洁净者为佳。（《中药大辞典》）

2.闻

【气味】气微。（《中国药典》）

3.问

【寒热属性】微寒。（《中药学》钟赣生主编）

【采集时间】夏、秋。（《中药学》）思维发散：夏季，五行属火，夏季采收的药材，具有向上向外的运动态势。秋季，五行属金，秋季采收的药材，具有清除的运动态势。

【有效成分】主要含芍药苷、牡丹酚、苯甲酰芍药苷，还含有芍药内酯苷、苯甲酸等。此外，还有挥发油、脂肪油、树脂糖、淀粉、黏液质、蛋白质和三萜类成分等。（《中药学》）

【药理作用】白芍水煎剂能增强巨噬细胞的吞噬能力，对大鼠蛋清性急性炎症水肿有明显抑制作用，对棉球肉芽肿有抑制增生作用，可使处于低下状态的细胞免疫功能恢复正常，对醋酸引起的扭体反应有明显的镇痛作用。芍药苷具有较好的解痉作用。此外，还有保肝、增强应激能力、抑菌、抑制胰淀粉酶活性等作用。（《中药学》）

【个性应用】需要抑制急性炎症水肿和棉球肉芽肿、镇痛、解痉、保肝、增强应激能力、抑菌、抑制胰淀粉酶活性时，可以考虑白芍的应用。

4.切

现有特点：质坚实。（《中国药典》）思维发散：质坚实走里，且不易散开。

【质地轻重】重。（《中药大辞典》）思维发散：质重沉降。

5.尝

味道：味微苦、酸。（《中国药典》）思维发散：苦者，能泻、能燥、能坚；酸者，能涩、能收。苦入心，酸入肝。

6.药性

白芍药性微寒。思维发散：微寒也能制热。

7.共性应用

（1）达病位 白芍能达人体属阴部位。

（2）平病性 白芍药性微寒，可平病性之热。

（3）修病态 苦能燥湿，白芍有微苦之味，也能燥湿，加之药性微寒，所以，对于湿热之证，应用白芍治疗，效果也不错。

白芍味酸入肝，肝主疏泄，调气调血，因其药性微寒，所以，白芍可治热性的血瘀和气滞之证。

（4）除表象 质重沉降，白芍有降气之功，由于其药性微寒，所以临床上遇到热性的需要用降气法来治疗的病症，就可以应用白芍来治疗。

白芍味微苦入心，心主血脉，由于药性微寒，加之味酸收敛，所以，白芍有凉血止血之功。临床上遇到血热、热性血溢之证，应用白芍治疗，效果很好。

白芍味酸，有收敛之功，对血的收敛可以止血，对痰湿水饮的收敛则可以止带、止泻、止遗精等。

（5）入五脏　白芍味微苦入心，味酸入肝。

（6）五行特点　白芍味微苦属火，具火行的运动态势。白芍味酸属木，具木行的运动态势。白芍质重沉降，具水行的运动态势。

二、本草选摘

利小便。（《神农本草经》）

消痈肿。（《名医别录》）

止泻痢。（《医学启源》）

止水泻。（《滇南本草》）

三、单验方

（1）痛经　白芍二两，干姜八钱。共为细末，分成八包，月经来时，每日服一包，黄酒为引，连服三个星期。（《内蒙古中草药新医疗法资料选编》）

（2）妇女赤白下，年月深久不瘥者　白芍药三大两，干姜半大两。细锉，熬令黄，捣下筛，空肚，和饮汁服二钱匕，日再。（《广利方》）

（3）金创血不止，痛　白芍药一两，熬令黄，杵令细为散。酒或米饮下二钱，并得。初三服，渐加。（《广利方》）

（4）脚气肿痛　白芍药六两，甘草一两。为末，白汤点服。（《岁时广记》）

四、使用注意

芍药水煎内服的常用剂量为6~15g，临床可以根据需要而做适当调整。

《中药学》：芍药不宜与藜芦同用。

五、医家经验

1.樊新珍

陈某，男，60岁，1991年7月20日初诊。双侧膝关节及手指间断性疼痛肿胀3年，间断服用泼

尼松、双氯芬酸、风痛宁等药。近3天旧病复发，两侧膝关节疼痛，活动后加重，晨间有僵硬感。查体：两侧膝关节压痛，轻度肿胀。化验：类风湿因子阳性。X线检查：膝关节周围软组织肿胀，关节附近轻度骨质疏松。中医诊断为痹证，治以桂枝芍药知母汤加减。药用：桂枝7g，杭白芍60g，知母12g，防风15g，苍术9g，甘草15g，川牛膝20g，独活9g，木瓜15g，千年健12g，海风藤12g，柴胡12g，防己12g，萆薢12g。每日1剂，水煎服。二诊：7月23日，2剂后，关节痛大减，再予3剂，无明显疼痛，肿胀明显减轻，又予2剂，诸症除，化验类风湿因子转阴。［樊新珍．大剂白芍治疗痹证举隅．山西中医，2000，16（4）：7］

2.何任

历代对芍药之探讨评议甚多：有谓其酸苦微寒，破阳散结；有谓所治下利，能从里和；有谓芍药治汗后反恶寒者，为敛其外散之气；有谓芍药为血中之气药，为破而不泄；有谓芍药是补剂……诸说虽难尽同，但亦可见芍药功用之广。用得恰当，确能药到病除。

有人认为《伤寒论》用芍药，具体应用广泛，虽有不同方剂的配伍，但都是在芍药具有"通"的主导功用下发挥其不同药效的。"通畅营气"，如芍药在桂枝汤中的应用等。"通调肝气"，如芍药在四逆散中的应用等。"通便泄下"，如芍药入麻子仁丸中等。"通利水道"，如芍药在真武汤中的应用等。"通络行滞"，如当归四逆散中之用芍药等。此种归纳芍药为"通"字，虽未言中芍药之性能，但作为一家之言，是颇可参考的。

用芍药最多最广者，首为张仲景。后人亦无非在张氏经验上再加以分析探索。张氏当时所用芍药，经推考，当是赤芍。芍药至六朝始有赤、白之分。古人说：白芍能补，赤芍能泄。而实际上用白芍，是以其柔肝止痛、养血敛阴、平肝阳为主；用赤芍，是以其凉血活血、消痈散肿为主。

表邪用芍药，例如太阳中风，用经方桂枝汤时，其芍药多用白芍。此时白芍是配桂枝而用。《医宗金鉴》谓："桂枝君芍药，是于发汗中寓敛汗之旨；芍药臣桂枝，是于和营中有调卫之功。"又

如用小青龙汤解表散寒，温肺化饮。方中芍药虽不是主要的，但却起益阴养血，特别能起和胃之用。又如表邪实证颈项脊强痛之葛根汤，其芍药有酸甘化阴、缓急止痛、濡润经脉之作用。

里证用芍药，肝气郁结，脘痛腹胀，肝脾不和诸证，常用四逆散、当归芍药散等。例如脘腹疼痛或大便泄下、四肢逆冷的四逆散证，用透解郁热、疏肝理脾。方中芍药是辅助柴胡养肝和营止痛之用。用本方加减以后治神志病，为运用经方得心应手之佳剂。又如治腹痛便脓血的湿热痢下，用芍药汤以行血调气，清热解毒时，方中芍药是和血止痛的主药，用量亦较他药为重。我常用赤白芍各15g，效果满意。再如当归四逆汤，量亦较他药为重。我常用赤白芍各为温经散寒、养血通脉的要方。曾以之治每冬四肢冻疮不已患者，见效迅速。此方中芍药是辅桂枝养血和营的。又如当归芍药散治妇科腹痛，有健脾渗湿之功。

至于治历节关节疼痛的桂枝芍药知母汤。对风、寒、湿侵注关节的其他痹证，芍药当是主药之一。如以白芍、生甘草再加豨莶草、威灵仙、木瓜等都有明显治效。

芍药用作补法亦甚多，如建中汤、四物汤等，均以白芍为主。

总之，本人临诊用芍药甚多。表方用之，里方用之，寒方用之，热方用之，补方用之，泻方用之，和方用之，清方用之。几无方不用之。但总在诊断明细，认证确切，当用则用。

古有"减芍药以避中寒"之说，寇宗奭亦以为气虚者禁用。朱丹溪曾说："产后不可用白芍，以其酸寒伐生发之气也。"可见对芍药的应用，古人可能亦有过教训，所以告诫后人，应加注意。但清黄宫绣说："然用之得宜，又有何忌。"关键是诊断明确，辨证确实，用得恰当。我曾看到过一则报道"白芍过敏一例"。为山东枣庄市齐村区人民医院中医科王君所写。大意：某女，喘憋，荨麻疹半天，腹痛泻，便脓血，寒热，去医院检查诊治，给芍药汤二剂，半小时后，呼吸困难，喘闷，瘙痒，身热烦躁。考虑过敏，给氯苯那敏等好转。次日，腹痛便脓血，再予芍药汤加味，半小时后又出

现上述过敏反应。经对照方药、筛选、拣出全部白芍。试服之，腹痛泻好转，且无过敏反应。后又试给患者加入小剂量白芍3g，则又喘憋，荨麻疹。给抗过敏药后痊愈。（详见《山东中医学院学报》：1980年第2期第68页）虽只一例，亦足为用药者参考。（《何任医学经验集》）

3.吴立文

白芍性微寒，味苦酸，入肝脾二经，具有敛阴补血、养肝柔肝、缓急止痛等作用。从临床实践来看，其不仅可用以敛汗、止血、止咳，而且还表现出与收敛相反的通利作用。早在《神农本草经》就有芍药"利小便"之载。

张锡纯《医学衷中参西录》指出白芍"为阴虚有热、小便不利者之要药"。张氏用白芍利水，有两个特点：一是用量大，二是生用。书中载验案两则：一妇人因阴虚小便不利，积成水肿甚剧，大便旬日不通，投八正散不效，而用生白芍180g，配阿胶，1剂即二便通利，肿亦顿消。另载：治一六旬老人，水肿，二便皆不通利，用生白芍90g，配橘红、柴胡，亦起到二便通利之效。2例皆未用利水药物，可以说明白芍确有利水作用，但用量宜大。

白芍炒用，可加强收敛及补养作用，故欲其利水，当以生用为宜。

予曾治谢某，因腹痛服用阿托品2片后出现小便点滴不通。西医诊为前列腺肥大，当即给予导尿，并保留导尿管，过2日，仍不能自行排尿，乃邀中医治疗。患者自感少腹不适，口干。查舌质偏红，舌苔薄黄，脉弦稍细。辨为阴虚内热，气化无力而致癃闭。议用滋阴、清热利水之法，以导赤散加牛膝治之。处方：生地黄20g，木通10g，竹叶10g，生甘草梢6g，川牛膝30g。服2剂，未见效果，因思张锡纯重用生白芍善利小便之说，遂于上方加生白芍60g，服2剂，小便通利而愈。后又治李某，因小便点滴难出，仍处以前方，用量亦斯，嘱速取药煎服。患者药后不到3小时，二便俱出，其病缓解。益知重用生白芍确有通利之用，不仅善利小便，且可通润大便，亦证张氏之说，确属经验之谈。

白芍所以能表现出利水作用，可能是多种原因的综合。古人认为阴虚则火旺，水随火浮而为肿，谓之"相火溢水"。白芍复阴敛液，其性微寒，可复阴以降虚火，故适用于阴虚性水肿。白芍养肝柔肝，"除血痹，破坚积"，即可起到调肝疏肝之用，有利于水道畅通，故能通利小便。(《黄河医话》)

4.于伟臣

白芍常用量5~15g。强调大量要算清代名医陈士铎，自制"平怒汤"中白芍用三两，"世人不知其功效，不敢多用，孰知白芍必多用，而后能取胜，用至二两则其力倍于寻常"。胆识兼到，一时独步。李某，男，30岁。1982年春患胁痛，西医诊为慢性胆囊炎。胁痛悠悠，不时剧作，赖止痛针缓解。偶劳役疲惫，胁痛大发，剧烈倍昔，便干舌红，处大柴胡汤1剂，其中白芍100g，越日信告"昨天药服第一次痛就轻了，晚服第二次，夜睡很好，早起上班一直没痛"。[于伟臣.大剂量用药举隅.四川中医，1990（6）：10]

六、老姬杂谈

《中药学》上谈到白芍的功效为"养血调经，敛阴止汗，柔肝止痛，平抑肝阳"。关于"养血调经"我就不多说了；因酸性收敛及微苦燥湿，所以白芍能"敛阴止汗"；味酸入肝，寒则收引，白芍能除"横逆之气"，所以有"柔肝"之功；肝阳上亢，是因肝阴不足，血不藏气，气属阳而达上，从而出现上热的一种病证，白芍药性微寒，且质重降气，所以能平抑肝阳。

第八节　微苦兼辛的常用药物

前胡

一、药物特性

1.望

【药材】为伞形科植物白花前胡或紫花前胡的干燥根。(《中药学》)思维发散：取类比象，根类药物达人体属阴部位。

【优质药材】白花前胡以条整齐、身长、断面黄白色、香气浓者为佳。紫花前胡以条整齐、身长、质坚实、断面黄白色、香气浓者为佳。(《中药大辞典》)

2.闻

【气味】气芳香。(《中国药典》)思维发散：气香走窜。

3.问

【寒热属性】微寒。(《中药学》钟赣生主编)

【采集时间】冬春（白花前胡）或秋冬（紫花前胡）。(《中药学》)

【炮制】前胡：拣净杂质，去芦，洗净泥土，稍浸泡，捞出，润透，切片晒干。

蜜前胡：取前胡片，用炼熟的蜂蜜和适量开水拌匀，稍闷，置锅内用文火炒至不黏手为度，取出放凉。每前胡片50kg，用炼熟蜂蜜10kg。(《中药大辞典》)

【有效成分】主要含香豆素类化合物，此外还含有挥发油、黄酮、聚炔、木脂素、简单苯丙素衍生物等。(《中药学》)

【药理作用】前胡煎剂可显著增加呼吸道黏液分泌，且持续时间较长，显示有祛痰作用。并能扩张血管，抗血小板聚集，增加冠状动脉血流量，减少心肌耗氧量，降低心肌收缩力，抗心衰，降血压；还有抗菌、镇静、解痉、抗过敏、抗溃疡等作用。(《中药学》)

【个性应用】需要祛痰、扩张血管、抗心衰、降血压、抗菌、镇静、解痉、抗过敏、抗溃疡时，可以考虑前胡的应用。

4.切

5.尝

味道：味微苦、辛。(《中国药典》)思维发散：苦者，能泻、能燥、能坚；辛者，能散、能润、能横行。苦入心，辛入肺。

6.药性

前胡药性微寒。思维发散：微寒也可制热。

7.共性应用

（1）达病位　前胡能达人体属阴部位。

（2）平病性　前胡药性微寒，可平病性之热。

（3）修病态　前胡味微苦入心，加之气香，所以前胡有通脉之功，因其药性微寒，所以对于瘀久有热的病证来说，应用前胡治疗，很是对症；苦能燥湿，前胡微苦，也有燥湿之性，加之气香走窜，所以前胡也有很好的消除痰湿水饮的作用。

（4）除表象　前胡味辛，一者辛散，加之气香，所以，前胡有很好的散凝滞之功；二者辛入肺，肺主排浊，下面的排浊可以通利二便，上面的排浊可以止咳平喘和止吐除呃逆等。

（5）入五脏　前胡味微苦入心，味辛入肺。

（6）五行特点　前胡味微苦属火，具火行的运动态势。前胡味辛属金，具金行的运动态势。

二、本草选摘

主疗痰满胸胁中痞，心腹结气，风头痛，去痰实，下气。治伤寒寒热，推陈致新，明目益精。（《名医别录》）

去热实，下气，主时气内外俱热，单煮服佳。（《药性论》）

治一切劳，下一切气，止嗽，破癥结，开胃下食，通五脏，主霍乱转筋，骨节烦闷，反胃，呕逆，气喘，安胎，小儿一切疳气。（《日华子本草》）

解散伤风伤寒，发汗要药，止咳嗽，升降肝气，明目退翳，出内外之痰。（《滇南本草》）

前胡，肺肝药也。散风驱热，消痰下气，开胃化食，止呕定喘，除嗽安胎，止小儿夜啼。柴胡、前胡，均为风药，但柴胡主升，前胡主降为不同耳。种种功力，皆是搜风下气之效，肝胆经风痰为患者，舍此莫能疗。忌火。（《本草通玄》）

其功长于下气，故能治痰热、喘嗽、痞膈、呕逆诸疾。气下则火降，痰亦降矣。所以有推陈致新之绩，为痰气要药。（《本草纲目》）

以半夏为使，去痰实如神。胸胁中痞满立除，心腹内结气即逐。治伤寒寒热，又推陈致新。（《本草蒙筌》）

有推旧致新之绩，降痰下气之功。（《本草择要纲目》）

解热疏风，为风邪咳嗽之专药。（《药性切用》）

三、单验方

治肺热咳嗽，痰壅，气喘不安　前胡（去芦头）一两半，贝母（去心）、白前各一两；麦门冬（去心，焙）一两半，枳壳（去瓤、麸炒）一两，芍药（赤者）、麻黄（去根节）各一两半，大黄（蒸）一两。上八味，细切，如麻豆。每服三钱匕，以水一盏，煎取七分，去滓，食后温服，日二。（《圣济总录》前胡饮）

四、使用注意

前胡水煎内服的常用剂量为3~10g，临床可以根据需要而做适当调整。

前胡也有假药，比如，用石防风来冒充正品前胡，不过石防风没有香气。

五、医家经验

王新午

前胡，《神农本草经》云：主痰满，胸胁中痞，心腹结气，推陈致新，其效能与贝母仿佛。余治痰嗽结气，每以之代贝母，取其廉也。30余年前上海报纸载：当时贝母缺货，经名中医师会商发表，用前胡代替，药商大哗。盖彼时有资本家屯集贝母居奇，正在得意，不虞受中医界之打击也。现资本主义制度一去不复返矣，而在学术研究上，前胡实有代贝母之价值也。（《黄河医话》）

六、老姬杂谈

前胡的散凝排浊之功很不错，单用就能取效。不过，临床应用时需注意其药性为寒。

《中药学》上谈到前胡的功效为"降气化痰，疏风清热"，这些都能从前胡的特点推理出来。

乌药

一、药物特性

1. 望

【药材】为樟科植物乌药的干燥块根。（《中学》）思维发散：取类比象，根类药物达人体属阴部位。

【优质药材】乌药个，以连珠状、质嫩、粉性大、横断面浅棕色者为佳；乌药片，以平整不卷、色淡、无黑斑、不破碎者为佳。（《中药大辞典》）

2.闻

【气味】气香。（《中国药典》）思维发散：气香走窜。

3.问

【寒热属性】温。（《中药学》钟赣生主编）

【采集时间】全年可采。（《中药学》）

【有效成分】含挥发油，其中主要含龙脑、柠檬烯、β−草烯等。还含有异喹啉生物碱、呋喃倍半萜及其内酯、黄酮类等。（《中药学》）

【药理作用】乌药对胃肠道平滑肌有兴奋及抑制的双向调节作用，能促进消化液的分泌；还具有抗病毒、抑菌、抗肿瘤、兴奋心肌、改善中枢神经系统功能、抗炎镇痛、防治糖尿病肾病、保护肝脏、调节凝血功能等药理作用。（《中药学》）

【个性应用】需要促进消化液的分泌、抗病毒、抑菌、抗肿瘤、兴奋心肌、改善中枢神经系统功能、抗炎镇痛、防治糖尿病肾病、保护肝脏、调节凝血功能时，可以考虑乌药的应用。

4.切

现有特点：质坚硬。思维发散：质坚硬走里，且不易散开。

5.尝

味道：味微苦、辛，有清凉感。（《中国药典》）思维发散：苦者，能泻、能燥、能坚；辛者，能散、能润、能横行。苦入心，辛入肺。有清凉感能消除人体可感知到的热。

6.药性

乌药药性为温。

7.共性应用

（1）达病位　乌药能达人体属阴部位而发挥作用。

（2）平病性　乌药药性为温，可平病性之寒。

（3）修病态　乌药气香走窜，可治疗凝滞之证。乌药味道有清凉感，所以对于凝滞较久有热感之人来说，应用乌药治疗，效果更好。

乌药味微苦入心，心主血脉，加之气香走窜和辛散，所以乌药有很好的通脉之功；苦能燥湿，乌药微苦，也有一定的消除痰湿水饮之功。

（4）除表象　乌药味辛，辛入肺，肺主排浊，在上可以止咳平喘，在外可发汗，在下可通利二便。

（5）入五脏　乌药味微苦入心，味辛入肺。

（6）五行特点　乌药味微苦属火，具火行的运动态势。乌药味辛属金，具金行的运动态势。

二、本草选摘

主中恶心腹痛，宿食不消，天行疫瘴，膀胱肾间冷气攻冲背膂，妇人血气，小儿腹中诸虫。（《本草拾遗》）

治一切气，除一切冷，霍乱及反胃吐食，泻痢，痈疖疥癞，并解冷热。（《日华子本草》）

破瘀泄满，止痛消胀。（《玉楸药解》）

乌药，产妇虚而胎气不顺者，切不可用，用则胎立堕。人以为顺气用之，谁知乌药能顺胎气之实，而不顺胎气之虚乎？不独胎气，凡气虚者，俱不能顺，唯血虚而带郁滞者宜之耳。（《本草新编》）

乌药，功与木香、香附同为一类，但木香苦温，入脾爽滞，每于食积则宜；香附辛苦，入肝、胆二经，开郁散结，每于忧郁则妙；此则逆邪横胸，无处不达，故用以为胸腹逆邪要药耳。（《本草求真》）

一切病之属气者均可治。（《本草备要》）

三、单验方

（1）心腹气痛　乌药，水磨浓汁一盏，入橘皮一片，苏一叶，煎服。（《濒湖集简方》）

（2）香附散治浑身胀痛，气血凝滞者　香附（盐、酒、便、醋四分制之）、乌药，共细末，酒下四五分。（《慎斋遗书》）

（3）跌打损伤（背部伤尤宜）　乌药30g，威灵仙15g。水煎服。（《江西草药》）

四、使用注意

乌药水煎内服的常用剂量为6~10g，临床可以根据需要而做适当调整。

乌药药材为块根，有人用乌药地上的茎切片后掺入混用，有的掺杂量可达30%~70%。掺杂的乌药茎片外表面粗糙，棕红色或棕黑色，中心有髓部，圆形，切面多数具裂痕，质硬而脆。临床应用需注意鉴别。

五、医家经验

1.李智

近10年来笔者将乌药用之临床具有良好的治疗遗尿、较强的治疝之功，以及良好的消胀、镇痛之功。

止遗尿：陈某，男，11岁，学生。于1989年至今经常遗尿，甚者一夜几次，舌淡、苔薄，脉沉弱。诊为遗尿症。治以温肾缩泉，方用乌药30~50g，醋调成糊状，敷于神阙穴，治疗1周后，症状好转；2周后，症状全部消失。

消腹胀：朱某，女，57岁，腹胀如鼓，气短乏力，生气加重，肿痛难忍，舌淡、苔薄，脉沉弱。经多方治疗效果不佳，西医诊断为胃神经功能紊乱。笔者采用乌药、槟榔各等份，每天15g，冲服，1周为1个疗程。治疗2周，症状全部消失。（1994年《江西中医药》）

2.朱良春

朱老指出："乌药性温气雄，对于客寒冷痛，气滞血瘀，胸腹胀满，或四肢胀麻，或肾经虚寒、小便滑数者，用之最为合拍。若属气虚或阴虚内热者，均不宜用。本品有顺气之功，但对孕妇体虚而胎气不顺者，亦在禁用之列，否则祸不旋踵，切切不可孟浪。由于它'上入脾肺，下通膀胱与肾'（《本草从新》）。"朱老用此治疗肾及膀胱结石所致之绞痛，取乌药30g，金钱草90g煎服，有解痉排石之功，屡收显效。乌药常用量为10g左右，但治肾绞痛需用至30g始佳，轻则无效。此乃朱老经验之谈。

徐某，男，38岁，干部。1年前突发肾绞痛，经检查为右侧输尿管结石引起，对症治疗而缓解。因工作较忙，未作根治，顷又发作，右侧腰腹部绞痛甚剧，汗出肢冷，尿赤不爽，苔白腻，脉细弦。此输尿管结石引发之肾绞痛也。急予乌药30g，金钱草90g煎服，药后半小时腰腹部绞痛即渐缓，4小时后又续服二煎，绞痛即定。次日排出如绿豆大的结石2枚。继以金钱草60g，海金沙20g，芒硝4g（分冲），鸡内金9g，甘草梢5g，服20剂，又排出结石3枚，经B超复查，已无结石。如湿热偏盛，则需加用生地榆、生槐角、小蓟、萆薢等品始妥。（《朱良春用药经验集》）

六、老姬杂谈

《中药大辞典》上"一切气痛：用乌药（酒浸一夜后炒）、茴香（炒）、青橘皮（去白，炒）、良姜（炒），等份为末，以温酒加童便调下"，这里，给我一个启示：热胀冷缩，局部"热"了之后，可以使"气郁"更快得到缓解，所以，上面的方子中就用了一味良姜来治疗。

《中药学》乌药的功效为"行气止痛，温肾散寒"，由于乌药药性为温，加之气香走窜及味辛发散，所以，乌药可以"行气止痛，温肾散寒"。

最后，再说一下：乌药味道中还有"清凉感"，这是能感知的"凉"，所以，乌药可以治疗能感知的"热"，比如，气郁日久有感知的"热"出现，此时应用乌药，很是对症。

莪术

一、药物特性

1.望

【药材】为姜科植物蓬莪术的干燥根茎。（《中药学》）思维发散：取类比象，根茎能达腰腹及人体其他的阴阳相交部位。

【优质药材】以个均匀、质坚实、断面灰褐色者为佳。（《中药大辞典》）

2.闻

【气味】稍有香气。（《中药大辞典》）思维发散：气香走窜。

3.问

【寒热属性】温。(《中药学》钟赣生主编)生于山谷、溪旁及林边等的阴湿处。(《中药大辞典》)。

【采集时间】冬季。(《中药学》)思维发散：冬季，五行属水，冬季采收的药材，具有向内向下的运动态势。

【有效成分】主要含挥发油类成分。油中主成分为倍半萜烯类。(《中药学》)

【药理作用】莪术挥发油有抗癌作用。有抗炎、抗胃溃疡、保肝和抗早孕等作用。莪术水提液可抑制血小板聚集，促进微动脉血流恢复，促进局部微循环恢复。莪术水提醇沉液对体内血栓形成有抑制作用。此外，莪术对呼吸道合胞病毒有直接灭活作用。(《中药学》)

【个性应用】需要抗癌、抗炎、抗胃溃疡、保肝和抗早孕、促进局部微循环恢复、抑制血栓形成、灭活呼吸道合胞病毒时，可以考虑莪术的应用。

4.切

现有特点：质坚实。(《中药大辞典》)思维发散：质坚实走里，且不易发散。

【质地轻重】重。(《中药大辞典》)思维发散：质重沉降。

5.尝

味道：味微苦、辛。(《中药大辞典》)思维发散：苦者，能泻、能燥、能坚；辛者，能散、能润、能横行。苦入心，辛入肺。

6.药性

蓬莪术药性为温。

7.共性应用

（1）达病位 莪术能达人体阴阳相交之处，因为质坚实走里且质重，所以，莪术更多用于治疗里证。

（2）平病性 莪术药性为温，可平病性之寒。

（3）修病态 莪术味微苦入心，心主血脉，加之气稍香走窜及辛散，莪术有很好的通脉之功；苦能燥湿，莪术微苦燥湿，也有一定的消除痰湿水饮之功。

莪术味辛，一者辛散，加之气稍香，所以，临床遇到凝滞之证，就可以考虑应用莪术来治疗；二者辛入肺，肺主排浊，加之质地沉重及冬季采收具有向下的运动态势，所以莪术还有通利二便之功。

莪术质坚实，不易散开，因其稍有香气，所以，可以不配伍"动药"也能快速取效。

（4）除表象 莪术质重沉降，有降气之功，加之冬季采收具有向下的运动态势，临床上需要用降气法治疗的病证，就可以考虑蓬莪术的应用。

（5）入五脏 莪术味微苦入心，味辛入肺。

（6）五行特点 莪术味微苦属火，具火行的运动态势。莪术味辛属金，具金行的运动态势。莪术质重沉降，具水行的运动态势。

二、本草选摘

治女子血气心痛，破痃癖冷气，以酒醋摩服。(《药性论》)

治一切气，开胃消食，通月经，消瘀血，止扑损痛，下血及内损恶血等。(《日华子本草》)

主心腹痛，中恶，疰忤，霍乱，冷气吐酸水，解毒，食饮不消，酒研服之。又疗妇人血气，丈夫奔豚。(《开宝本草》)

破积聚。(《品汇精要》)

能逐水，治心痹病，破气痞。(《医学入门》)

治气滞膨胀，气肿，水肿。(《会约医镜》)

破积聚恶血，疏痰食作痛。(《本草通玄》)

古方不见用者，今医家治积聚诸气，为最要之药。与京三棱同用之良，妇人药中亦多使。(《本草图经》)

广茂即莪术。凡行气破血，消积散结，皆用之。(《医家心法》)

莪术香烈，行气通窍，同三棱用，治积聚诸气良。(《本草备要》)

蓬莪术诚为磨积之药，但虚人得之，积不去，而真已竭，更可虞也。须得参、术健运、补中寓泻，乃得力耳。(《本经逢原》)

凡气血凝结作痛者俱效。(《得配本草》)

三、单验方

（1）奔豚疝瘕 蓬莪术、肉桂、小茴香各等

份。为末服。(《本草汇言》)

（2）吞酸吐酸　蓬莪术一两，川黄连五钱（吴茱萸五钱，同煮，去吴茱萸）。水煎服。(《丹溪心法》)

四、使用注意

蓬莪术水煎内服的常用剂量为6~9g，临床可以根据需要而做适当调整。

醋制后可加强止痛效果。

五、医家经验

1. 朱良春

黄芪配莪术治慢性胃疾，消癥瘕积聚　慢性胃疾和癥瘕积聚有其共性：由于久病耗气损精，而致气衰无力，血必因之瘀阻，因之常呈气虚血瘀之候。朱老认为此类病症应选益气活血、化瘀生新之品，方能奏养正消积之功。《本草汇言》谓："黄芪补肺健脾、实卫敛汗、祛风运毒之药也。"王执中《资生经》曾载："执中久患心脾疼，服醒脾药反胀。用蓬莪术面裹、炮熟研末，以水与酒醋煎服立愈。"张锡纯《医学衷中参西录》治女科方又有理冲汤用黄芪、党参配三棱、莪术之例，彼指出"参、芪能补气，得三棱、莪术以流通之，则补而不滞，而元气愈旺。元气既旺，愈能鼓舞三棱、莪术之力以消癥瘕，此其所以效也"。朱老对此颇为赞赏，并加发挥，他常用生黄芪20~30g、莪术6~10g为主，治疗慢性萎缩性胃炎、消化性溃疡、肝脾大及肝或胰癌肿患者，颇能改善病灶的血液循环和新陈代谢，使某些溃疡、炎性病灶消失，肝脾缩小，甚至使癌症患者病情好转，延长存活期。朱老临床具体运用这两味药物时，根据辨证施治原则，灵活掌握其剂量、配伍，如以益气为主，黄芪可用30~60g，再佐以潞党参或太子参；如以化瘀为主，莪术可用至15g，亦可加入当归、桃仁、红花、土鳖虫等；解毒消癥常伍三七、虎杖、白花蛇舌草、蜈蚣。临床实践证实，凡胃气虚衰、瘀阻作痛者，以二味为主，随症制宜，胃痛多趋缓解或消失，食欲显著增进，病理变化随之改善或恢复正常，可见其大有健脾开胃、扶正祛邪之功。朱老指

出："黄芪能补五脏之虚，莪术善于行气、破瘀、消积。莪术与黄芪同用，可奏益气化瘀之功，病变往往可以消弭于无形。因为黄芪得莪术补气而不壅中，攻破并不伤正，两药相伍，行中有补，补中有行，相得益彰。再细深究，《神农本草经》首言生黄芪善医痈疽久败，能排脓止痛；次言大风癞疾，五痔鼠瘘，皆可用之。性虽温补，而能疏调血脉，通行经络，祛风运毒，生肌长肉，以其伍蓬莪术，恒收祛瘀生新之功。故临床运用可使器质性病变之病理性变化获得逆转。"

高某，女，60岁，退休工人。胃疾二十余载，经治而愈。去年因连续食用党参煨桂圆而致口干咽燥，乃致胃疾又作。近5个月来，食欲显减，胃脘胀痛不适，形体消瘦，便干如栗，三日一行。苔白腻，边有白涎，质衬紫，脉细小弦。证属气血亏虚、痰瘀互阻、中运失健，姑予益气血，化痰瘀，运中土，徐图效机（1981年10月胃镜检查：浅表萎缩性胃炎、胃溃疡）。处方：生黄芪20g，太子参、全当归、桃仁、杏仁各10g，制半夏2g（分2次冲），蓬莪术、鸡内金各6g，生麦芽15g，绿萼梅8g。进药5剂，食欲增进，脘痛已缓。仍以上方出入加减，共服药62剂，诸恙均除，胃镜复查未见任何异常。

姚某，女，53岁，工人。右上腹疼痛已数月，全身乏力，口干欲饮，纳可。苔薄白，质淡红。脉细（某医院检查：巩膜无黄染，眼球血管弯曲显著。心肺正常，腹部稍隆起，肝肋下8cm，质Ⅱ度，脾未触及。肝功能异常。超声波：肝大8cm，肝区波型异常）。肝经疫毒已久，气血凝聚，结而为癥；但恙延既久，正气亏虚，宜软坚扶正并进。处方：生黄芪、虎杖、生麦芽各20g，莪术6g，太子参、紫丹参各15g，三七末（分吞）2g，鸡内金8g，川石斛10g，甘草5g。进药6剂，腹胀已除，唯夜寐不实。苔薄，脉细弦。今日复查：肝大明显缩小，肝下界于右肋下5cm处扪及，超声波波型明显改善，此佳象也。效不更方，原方继进之。又服中药10剂，肝肋下3cm处可扪及，自觉已无所苦，嘱服原方20剂。目前，病情稳定，精神颇爽，调理善后之。(《朱良春用药经验集》)

2.刘绍勋

我认为，治疗肝胃之病，如果经过准确辨证，因人、因病而异，方中适量加入莪术，无论缓解症状，还是调节脏腑功能，疗效甚为可观。一般地说我应用莪术的基本剂量是7.5g，中等剂量是10g，有时也用到15g或20g，或者剂量更大一些，这要根据病情的轻重缓急和患者的体质强弱来决定。我用莪术治疗肝炎、溃疡病，也用于治疗癌症。莪术的一个主要特点是通肝经聚血，解毒止痛。我通过临床实践，认为莪术对胃癌疗效较好。胃癌早期用莪术，会增进饮食，增强体质，促使病情稳定，胃癌晚期用莪术，能够明显减轻疼痛，改善机体"中毒"症状。(《名老中医医话》)

六、老姬杂谈

莪术加大剂量应用之后，止痛效果不错，特别是癌症患者的疼痛。当然，配伍黄芪一起应用后效果更好。

高手应用中药，都是有章法、有层次的，比如，要尽快止痛，此时就不能用过多的滋阴药物，甚至一点都不能用，专事疏通，以使"通者不痛"。通开之后，再解决"疏通"药物的不良反应。这就是"两害相权取其轻"在中医上的应用之一。

羌活

一、药物特性

1.望

【药材】为伞形科植物羌活或宽叶羌活的干燥根及根茎。(《中药学》)思维发散：取类比象，羌活能达人体属阴及阴阳相交部位。

【优质药材】以条粗壮、外皮棕褐色、断面朱砂点多、香气浓郁者为佳。(《中药大辞典》)

2.闻

【气味】气香。(《中国药典》)思维发散：气香走窜。

3.问

【寒热属性】温。(《中药学》钟赣生主编)思维发散：羌活药性为温。

【采集时间】春、秋。(《中药学》)思维发散：春季，五行属木，春季采收的药材，具有顺畅的运动态势。秋季，五行属金，秋季采收的药材，具有清除的运动态势。

【有效成分】主要含挥发油、香豆素类、酚性成分，还含脂肪酸、氨基酸、糖类。(《中药学》)

【药理作用】羌活有抗炎、镇痛、解热作用，并对皮肤真菌、布氏杆菌有抑制作用。羌活挥发油能对抗垂体后叶素引起的心肌缺血和增加心肌营养性血流量。羌活水溶部分有抗实验性心律失常作用。羌活对小鼠迟发型过敏反应有抑制作用。(《中药学》)

【个性应用】需要抗炎、镇痛、解热、抑制真菌、抑制布氏杆菌、增加心肌营养性血流量、抗心律失常、抑制过敏反应时，可以考虑羌活的应用。

4.切

现有特点：油润。(《中国药典》)思维发散：一者润肠，二者质润滋阴。

【质地轻重】体轻。(《中国药典》)思维发散：质轻升浮。

5.尝

味道：味微苦而辛。(《中国药典》)思维发散：苦者，能泻、能燥、能坚；辛者，能散、能润、能横行。苦入心，辛入肺。

6.药性

羌活药性为温。

7.共性应用

（1）达病位　羌活能达人体属阴和阴阳相交之处；因其质轻升浮，所以羌活也能达人体属阳部位。

（2）平病性　羌活药性为温，可平病性之寒。

（3）修病态　羌活气香走窜，可治疗凝滞之证。

羌活味微苦入心，加之气香，所以羌活有很好的通脉之功；苦能燥湿，羌活微苦，也有燥湿之性，加之气香走窜，所以，羌活也能很好地消除痰湿水饮。

羌活油润，虽可润肠，但因其体轻升浮，所以，润肠之功不显，不过，其有滋阴之功，通脉散凝而不伤阴血。

（4）除表象　羌活味辛，一者辛散，加之气香，所以，羌活有很好的散凝之功；二者味辛入肺，肺主排浊，下面的排浊可以通利二便，上面的排浊可以止咳平喘和止吐除呃逆。

（5）入五脏　羌活味微苦入心，味辛入肺。

（6）五行特点　羌活味微苦属火，具火行的运动态势。羌活味辛属金，具金行的运动态势。羌活质轻升浮，具火行的运动态势。

二、本草选摘

治贼风、失音不语，多痒血癞，手足不遂，口面㖞邪，遍身顽痹。（《药性论》）

治一切风并气，筋骨拳挛，四肢羸劣，头旋眼目赤疼及伏梁水气，五劳七伤，虚损冷气，骨节酸疼，通利五脏。（《日华子本草》）

主遍身百节疼痛，肌表八风贼邪，除新旧风湿，排腐肉疽疮。（《本草品汇精要》）

治邪闭憎寒，壮热无汗。（《罗氏会约医镜》）

疗风宜用独活，兼水宜用羌活。（《唐本草》）

羌活功能条达肢体，通畅血脉，攻彻邪气，发散风寒风湿。（《本草汇言》）

三、单验方

太阳头痛，同防风末吹入鼻。（《本草易读》）

四、使用注意

羌活水煎内服的常用剂量为3~10g，临床可以根据需要而做适当调整。

羌活也有假药，比如，用地榆来冒充等，不过地榆没有香气且味微苦涩。

五、医家经验

1.羌活善治胸痹心痛

羌活，性味辛温，升发向上，味薄气雄，能宣痹通阳、畅通血脉。临床用羌活治胸痹心痛，常获显效。杜氏对寒凝血脉者，以羌活为主药，以达宣痹通阳、散寒行瘀、通络止痛之功效。对气滞、血瘀、痰阻者，酌情用之为辅佐，借其辛行宣达之性，以加强主药行气血、通经络、化痰湿之功效。羌活可宣通气机，振奋气化功能，无论气血阴阳补益之剂，皆可用之为佐。阳气虚弱者，用之助阳化气；阴血亏虚者，用之可制约滋阴补血药之凝滞。即使热盛者，在大量寒凉药中佐用羌活，可防血寒则凝之弊。故临床用羌活治胸痹心痛，甚得其益。关于用量，宜酌情应用。如无明显热象，羌活用量宜大，一般15~30g，寒甚者用至30g以上。若拘泥于常规剂量，药力不及，则难以取得显效。为防量大耗气伤阴之弊，羌活常与当归、葛根等配伍。当归苦辛甘温而润，既善活血止痛，又养血润燥，羌活与之相须为用，活血化瘀，助宣痹散寒，辛香温通而不燥血伤阴。葛根升脾阳、鼓胃气、濡润经脉，羌活与之相伍，疏达升散、疏通气机、畅血脉之效益增，并制药温燥之过。［杜廷海．羌活善治胸痹心痛．中医杂志，1999，40（10）：581］

2.羌活治疗失声

《药性本草》载羌活"治贼风失音不语"，周氏临床常用其治疗音哑失声之症，效果颇佳。失声一症，有虚实两端，周氏每在辨证施治的处方内加用羌活，借该药苦辛通降之性，以开痹祛郁，从而增强失声症的治疗效果。举例如下。

王某，女，44岁。外感后咽喉不适，继之发音嘶哑，五官科检查，见声带水肿，含服多种治喉片及服用消炎药不效，服中药桑菊饮加胖大海、桔梗、射干、玄参等亦不效。迁延20余日，于1997年5月16日就诊于周氏。闻其音出嘶哑，望其咽后壁暗红，舌苔薄白略腻，脉浮缓。证属风邪夹湿，郁滞肺系为患，属金实不鸣。投以羌活15g，蝉蜕5g，加冰糖少许，煎水当茶频饮。2剂后音出略畅，5剂复音。［周陶冶．羌活治疗失音．中医杂志，1999，40（10）：583］

六、老姬杂谈

《中药学》上羌活的功效为"解表散寒，祛风除湿，止痛"，这些根据羌活的气味、质地及味道都可推理出来。

款冬花

一、药物特性

1.望

【药材】为菊科植物款冬的干燥花蕾。（《中药学》）思维发散：花性散，可达人体属阳部位。

【优质药材】以朵大、色紫红、无花梗者为佳。（《中药大辞典》）

2.闻

【气味】气香。（《中国药典》）思维发散：气香走窜。

3.问

【寒热属性】温。（《中药学》钟赣生主编）

【采集时间】12月或地冻前（冬季）。（《中药学》）思维发散：冬季，五行属水，冬季采收的药材，具有向内向下的运动态势。

【有效成分】主要含黄酮类成分、萜类成分、生物碱类成分、还含有机酸和挥发油等。

【药理作用】款冬花水煎液、醇提物和水提液均有镇咳、祛痰作用，其中水煎液还有平喘作用；款冬花醇提物和水提液及款冬素还有抗炎作用。款冬花醇提物及其所含款冬酮、款冬花素具有升高血压和兴奋呼吸的作用。此外，款冬花尚有抗溃疡、抗腹泻、利胆、抗血栓、抗血小板凝聚、抗肿瘤等作用。

【个性应用】需要镇咳、祛痰、平喘、抗炎、升高血压和兴奋呼吸、抗溃疡、抗腹泻、利胆、抗血栓、抗血小板凝聚、抗肿瘤时，可以考虑款冬花的应用。

4.切

【质地轻重】体轻。（《中国药典》）思维发散：质轻升浮。

5.尝

味道：味微苦而辛。（《中国药典》）思维发散：苦者，能泻、能燥、能坚；辛者，能散、能润、能横行。苦入心，辛入肺。

6.药性

款冬花药性为温。

7.共性应用

（1）达病位　款冬花能达人体属阳部位。

（2）平病性　款冬花药性为温，可平病性之寒。

（3）修病态　款冬花气香，有走窜之功，所以对于上焦及体表凝滞之证，应用款冬花来治疗，效果很好。

款冬花味微苦入心，心主血脉，加之气香走窜及辛散，款冬花有很好的通脉之功；苦能燥湿，款冬花微苦，也有燥湿之性，加之气香走窜、辛散之功，所以款冬花消除痰湿水饮之功也不错。

（4）除表象　款冬花味辛，一者辛散，加之气香，所以，临床遇到上焦及体表部位的凝滞之证，就可以考虑应用款冬花来治疗；二者味辛入肺，肺主排浊，款冬花能排散上焦及体表部位的浊气浊物。

款冬花冬季采收，具向下向内的运动态势，所以，有防止走窜及发散太过的作用。

（5）入五脏　款冬花味微苦入心，味辛入肺。

（6）五行特点　款冬花味微苦属火，具火行的运动态势。款冬花味辛属金，具金行的运动态势。款冬花质轻升浮，具火行的运动态势。款冬花冬季采收，具水行的运动态势。

二、本草选摘

主咳逆上气善喘，喉痹，诸惊痫，寒热邪气。（《神农本草经》）

治痰饮，喑证亦用之。（《本草述》）

有人病咳多日，或教以燃款冬花三两枚，于无风处，以笔管吸其烟，满口则咽之。数日效。（《本草衍义》）

冬花，味苦主降，气香主散，一物而两用兼备。故用入肺部，顺肺中之气，又清肺中之血。专治咳逆上气，烦热喘促，痰涎稠黏，涕唾腥臭，为诸证之要剂，如久嗽肺虚，尤不可缺。（《药品化义》）

为治嗽要药。（《顾松园医镜》）

三、单验方

（1）紫菀散治久嗽不止　紫菀三两，款冬花三两。上药粗捣罗为散，每服三钱，以水一中盏，入生姜半分，煎至六分，去滓温服，日三四服。

（《太平圣惠方》）

（2）百花膏治喘嗽不已，或痰中有血　款冬花、百合（蒸，焙）。上等份为细末，炼蜜为丸，如龙眼大。每服一丸，食后临卧细嚼，姜汤咽下，噙化尤佳。（《济生方》）

（3）久咳不愈　用早晨取款冬花一小团，拌蜜少许，放在瓦罐内烧烟，缺罐留一孔，让烟出，以口吸烟咽下。如此五日，至第六日，吃一餐羊肉包子，从此病愈。（《本草纲目》）

四、使用注意

款冬花水煎内服的常用剂量为5~10g，临床可以根据需要而做适当调整。

五、医家经验

大剂量款冬花解毒

吴孚先治王夏无故四肢厥冷，神昏不语，问之曾食瘟猪。乃令以款冬花二两煎汤灌之而痊，盖所食乃瘟猪肺也。（《冷庐医话》）

六、老姬杂谈

《本草便读》："款冬花，此花发于冬令，虽雪积冰坚，其花独艳，阴中含阳，故性温""凡花皆轻扬上达，故入肺，有邪可散，无邪可润，故一切咳嗽，皆可取用"。

《中药学》上谈到款冬花的功效为"润肺下气，止咳化痰"，其中，"止咳化痰"是可以的，不过，"润肺下气"却不好说。

第九节　微苦兼微辛的常用药物

柴胡

一、药物特性

1.望

【药材】为伞形科植物柴胡或狭叶柴胡的干燥根。按形状不同，分别习称"北柴胡"和"南柴胡"。（《中药学》）思维发散：取类比象，根类药物达人体属阴部位。

【优质药材】北柴胡以根条粗长、皮细、支根少者为佳；南柴胡以根条粗长、无须根者为佳。（《中药大辞典》）

2.闻

【气味】气微香。（《中国药典》）思维发散：气香走窜。

3.问

【寒热属性】微寒。（《中药学》钟赣生主编）

【采集时间】春、秋。（《中药学》）思维发散：春季，五行属木，春季采收的药材，具有顺畅的运动态势。秋季，五行属金，秋季采收的药材，具有清除的运动态势。

【有效成分】主要含苷类成分、挥发油，还含有多糖、有机酸、植物甾醇及黄酮类等。（《中药学》）

【药理作用】柴胡煎剂、注射液、醇浸膏、挥发油及粗皂苷等对多种原因引起的动物实验性发热，均有明显的解热作用，并且可使正常动物的体温降低。柴胡及其有效成分柴胡皂苷有抗炎作用，其抗炎作用与促进肾上腺皮质系统功能等有关。柴胡具有镇静、安定、镇痛、镇咳、降血脂、保肝、利胆、兴奋肠平滑肌、抑制胃酸分泌、抗溃疡抑制胰蛋白酶、抗病原微生物、兴奋子宫、影响物质代谢、抗肿瘤、抗癫痫、抗辐射及促进免疫功能等作用。（《中药学》）

【个性应用】需要解热、抗炎、镇静、安定、镇痛、镇咳、降血脂、保肝、利胆、兴奋肠平滑肌、抑制胃酸分泌、抗溃疡抑制胰蛋白酶、抗病原微生物、兴奋子宫、抗肿瘤、抗癫痫、抗辐射及促进免疫功能时，可以考虑柴胡的应用。

4.切

现有特点：质坚硬。（《中华本草》）思维发散：质硬走里，且不易散开。

5.尝

味道：味微苦辛。（《中华本草》）思维发散：苦者，能泻、能燥、能坚；辛者，能散、能润、能横行。苦入心，辛入肺。

6.药性

柴胡药性微寒。思维发散：微寒也可制热。

7.共性应用

（1）达病位　柴胡可达人体属阴部位。

（2）平病性　柴胡药性微寒，可平病性之热。

（3）修病态　柴胡气微香，有轻微的走窜之功。不过，可能从采收地到医药公司再到药房，微香之气也许就跑得差不多了。

柴胡味微苦入心，心主血脉，加之辛散，所以，柴胡有通脉之功。因柴胡药性微寒，所以临床遇见因热所致的血瘀证，应用柴胡治疗，效果不错。

苦能燥湿，柴胡味微苦，也有燥湿之功，柴胡药性微寒，临床上遇到湿热之证，也可以考虑柴胡的应用。

（4）除表象　柴胡味微辛入肺，肺主排浊，及辛能散，所以柴胡有排除浊气浊物之功。

（5）入五脏　柴胡味微苦入心，味微辛入肺。

（6）五行特点　柴胡味微苦属火，具火行的运动态势。柴胡味微辛属金，具金行的运动态势。

二、本草选摘

主心腹肠胃中结气，饮食积聚，寒热邪气，推陈致新。（《神农本草经》）

除伤寒心下烦热，诸痰热结实，胸中邪逆，五脏间游气，大肠停积，水胀，及湿痹拘挛。亦可作浴汤。（《名医别录》）

三、单验方

（1）柴胡散　柴胡四两（洗，去苗），甘草一两（炙），上细末。每服二钱，食后热服。治邪入经络，体瘦肌热，推陈致新；解利伤寒、时疾、中暍、伏暑。（《本事方》）

（2）正柴胡饮　柴胡一至三钱，防风一钱，陈皮一钱半，芍药二钱，甘草一钱，生姜三五片。水一钟半，煎七八分，热服。治外感风寒，发热恶寒，头疼身痛；疟疾初起。（《景岳全书》）

四、使用注意

柴胡水煎内服的常用剂量为3~10g，临床可以根据需要而做适当调整。

柴胡假药特别多，掺假的更多，需要警惕。

五、医家经验

1.退热剂量

对柴胡的退热剂量历来是有争议的，有说轻可去实，有说重用才有效果。仲景《伤寒论》中用柴胡半斤以退热，根据柯雪帆副教授的考证，汉制半斤相当于今之125g，由此可见，欲使柴胡起退热效果，剂量宜重。我们经临床实践，每日用柴胡30~120g，退热作用明显，且无汗出淋漓，也无升火烦躁等所谓升阳劫肝阴的不良反应。另外，对柴胡退热的服用方法也有讨论的必要。一般常用的服法是1剂药分头煎或煎2次服用。就其所起的作用来讲，这是不够理想的。仲景用小柴胡汤和解退热，并强调每日3次的服法以加强退热效果。我们临床用柴胡治肺炎高热的病人，开始用常规每日2煎的服法。效果不佳。后来改用柴胡每日120g分4次服用，退热作用明显提高。经临床反复实践，我认为重用柴胡120g分4次的服法，至少对以下两种类型的疾病用之有明显的作用。其一是对病毒性感冒出现高热，应用中药发汗退热，效果比单纯用西药明显。风寒者，用荆防败毒散加减；风热者，用普济消毒饮加减。其二是对大叶性肺炎出现高热起伏，伴胸闷泛恶等症的病人，用小柴胡汤加减，对消退高热、消散肺部炎症是有一定效果的。另外，柴胡在方剂配伍中的作用不同，也有以轻取实的作用。如用大柴胡汤加减治疗胆囊炎、胆结石、急性胰腺炎等，以通下清理湿热为主，用少量柴胡疏肝利胆即退热的，也有用柴胡配合甘温补益以退虚热的，甘温除热方剂补中益气汤即是轻可去实的例证。（《长江医话》彭培初）

2.柴胡是一味疏调气机的要药

小柴胡汤中的柴胡能清热，其实柴胡是一味疏调气机的要药。四逆散、逍遥散是小柴胡汤的变方，均使用柴胡。有人说柴胡疏肝气，我看它可以通调一身气机。感冒咳嗽可以用它，有人怕它"升"，不利治咳。我意柴胡主升清，清升则浊降，还是调理气机。治疗泌尿系统感染，见症发热、尿频、尿急、尿不畅、尿痛，属湿热下注，膀胱气化不利，一般用八正散之类。我习惯用小柴胡汤加减，柴胡用到24g~30g，就是用柴胡通调气机，可使小便通畅，湿热随小便而去。慢性泌尿系感染，久而不愈者，我也使用此方。（《名老中医经验集》王大经）

3.柴胡劫肝阴

柴胡慢性病用量过重，能劫肝阴，因本品性能生发，真阴亏损，肝阳上升之证忌用。内伤病用柴胡，常需配以当归、白芍等养阴顾液之品。曾遇一老年女患者王某，头痛如掣，面红目赤，眩晕欲仆，泛泛欲呕，肢麻震颤，言语不利，苔黄燥，脉弦劲有力，证属肝阳亢极化风，中风先兆，宜加防范。夜班接诊后，索取患者所服前医之方观看，乃大队辛温风燥之品，其中柴胡一味用量达21g。即予羚羊角汤加牡蛎、代赭石以镇肝息风，并收住院救治。患者素为肝肾阴亏，水不涵木，以致肝阳上越，再用一派刚燥之味，尤其是大量的柴胡升散劫阴，阴愈亏则更不能涵木潜阳，以致阳化风动，血随气逆。[朱鸿铭.略谈临证用药之偏.山东中医杂志，1987（4）：4]

4.柴胡治疗心动过缓

心动过缓属中医学的胸痹范围，即痹遏胸阳、阻滞心脉，故治疗时多采用疏肝理气，活血化瘀，振通心阳，处以柴胡合丹参饮化裁，因此，柴胡是治疗心动过缓的要药。如治于某，女，50岁。患心动过缓七八年，病情时轻时重，发病时，患者胸闷气急，心率在55次/分左右。近几天来，与人发生口角，病情加重前来就诊，症见嗳气叹息，自感稍有活动即胸闷，两胁胀痛牵引至背，行走稍有受限。心电图示：窦性心动过缓。舌淡红、苔黄腻，脉沉细弦。诊断：胸痹。证属：肝气不疏，气血郁滞，阻滞心脉，心阳不振。治以疏肝解郁，活血化瘀，以通心阳。方选柴胡合丹参饮加减。药用：柴胡18g，枳实10g，黄芪24g，当归12g，郁金20g，丹参24g，川芎12g，陈皮10g，炙甘草6g。水煎服，每日1剂。患者服用10剂后，胸闷、心悸基本消除。舌暗苔白、脉弦细，效不更方。又服10剂，患者自觉症状基本消失，心电图复查：窦性心律，65次/分。又服10剂，以巩固

疗效。

临证体会，在辨证用药的基础上加用柴胡治疗心动过缓可明显缩短疗程。[王恩梅.柴胡治疗心动过缓.中医杂志，2000，41（11）：650]

六、老姬杂谈

柴胡，前人更多谈到能"劫阴"，所以，在应用柴胡的时候一定要注意体内阴血是否充足，否则，就如朱鸿铭先生说的那样，可以引起"中风"。

其实，不只是柴胡劫阴，更多的药物都有劫阴的不良反应，比如，理气药、发散药等，这是因为理气药能"风干"血和津液、发散药能排散津液，所以，临床应用中药的时候，想到应用之品好的一方面的时候，还需注意坏的一方面，也就是说一定要注意毒副作用。除非一种情况，那就是在病情危急之时，此时，可以不考虑（能考虑则更好）毒副作用，救人之后，再用药物消除救人之品带来的不良反应。就如一个人痰堵气道，不能呼吸，此时，可以从咽喉部位切开一道口子，插上笔管或者其他管子，等救人之后，然后再治疗这个"伤口"。

《中药学》上谈到柴胡的功效为"疏散退热，疏肝解郁，升举阳气"：柴胡有排浊作用，所以可以"疏散风热"；气微香走窜，加之微辛发散，可使气的运行畅通，由于肝主疏泄，主宰气的运行，所以，可以说柴胡能"疏肝解郁"，不过，这个作用比较弱；属阳部位的浊气畅排，则清气产生，结果就是属阳部位的清气多了，这就是"升举阳气"，其实，这个作用也是较弱的。

临床用药，要知其真正的功用，就需单味药应用，且能重复应用才成。

第十节　微苦兼微涩的常用药物

地榆

一、药物特性

1.望

【药材】为蔷薇种植物地榆或长叶地榆的干燥

根。长叶地榆习称"绵地榆"。(《中药学》)思维发散：取类比象，根类药物达人体属阴部位。

【优质药材】以条粗、质坚、断面粉红色者为佳。(《中药大辞典》)

2.闻

【气味】无臭。(《中国药典》)思维发散：不能从气味方面来谈地榆的功用。

3.问

【寒热属性】微寒。(《中药学》钟赣生主编)

【采集时间】春、秋。(《中药学》)思维发散：春季，五行属木，春季采收的药材，具有顺畅的运动态势。秋季，五行属金，秋季采收的药材，具有清除的运动态势。

【有效成分】主要含鞣质。止血主要成分为鞣质。(《中药学》)

【药理作用】地榆有止血、抗烫伤、抗菌、抗炎、促进造血等作用。地榆煎剂可明显缩短出血和凝血时间，生地榆止血作用明显优于地榆炭。炒地榆粉外用，对兔及狗的二度三度实验性烫伤面有显著收敛作用，能减少渗出，降低感染及死亡率。地榆水煎剂对伤寒杆菌、霍乱弧菌及人型结核杆菌均有不同程度的抑制作用。(《中药学》)

【个性应用】需要止血、抗烫伤、抗菌、抗炎、促进造血及抑制伤寒杆菌、霍乱弧菌及人型结核杆菌时，可以考虑地榆的应用。

4.切

现有特点：质硬。(《中国药典》)思维发散：质硬走里，不易散开。

5.尝

味道：味微苦涩。(《中国药典》)思维发散：苦者，能泻、能燥、能坚；涩性收敛。苦入心。

6.药性

地榆药性微寒。思维发散：微寒能制热。

7.共性应用

（1）达病位　地榆能达人体属阴部位。

（2）平病性　地榆药性微寒，能平病性之热。

（3）修病态　苦能燥湿，地榆微苦，也有燥湿之功，对于地榆能达之地的湿热之证，就可以找地榆来治疗。

（4）除表象　地榆味微苦入心，心主血脉，微涩能敛，地榆药性微寒，血得寒则涩，所以，地榆有止血作用。

涩能收敛，苦能燥湿，地榆虽然微苦涩，但也有收敛除湿之功，因其药性微寒，所以，对于因热所致的遗精、泄泻、白带增多等病证来说，地榆也能治疗。

（5）入五脏　地榆味微苦入心。

（6）五行特点　地榆味微苦属火，具火行的运动态势。地榆味微涩性收敛，具水行的运动态势。

二、本草选摘

止脓血，诸瘘，恶疮，消酒，除消渴，补绝伤，产后内塞，可作金疮膏。主内漏不止，血不足。(《名医别录》)

止血痢蚀脓。(《药性论》)

主带下十二病。(《唐本草》)

解诸热毒痈。(《药品化义》)

调敷汤火伤，痔疮溃烂。(《药物图考》)

治胃痛，胃肠出血。(《昆明民间常用草药》)

地榆，除下焦热，治大小便血证。(《本草纲目》)

地榆，诸书皆言因其苦寒，则能入于下焦血分除热，俾热悉从下解。又言性沉而涩，凡人症患吐衄崩中肠风血痢等症，得此则能涩血不解。按此不无两歧，讵知其热不除，则血不止，其热既清，则血自安，且其性主收敛，既能清降，又能收涩，则清不虑其过泄，涩亦不虑其或滞，实力解热止血药也。(《本草求真》)

地榆苦寒，为凉血之专剂。(《本草正义》)

三、单验方

（1）湿疹　地榆一两，加水两碗，煎成半碗，用纱布沾药液湿敷。(《全展选编·皮肤科》)

（2）原发性血小板减少性紫癜　生地榆、太子参各30g，或加怀牛膝30g，水煎服，连服2个月。(《内蒙古中草药新医疗法资料选编》)

（3）妇人漏下赤色不止，令人黄瘦虚渴　地榆二两（细锉），以醋一升，煮十余沸，去渣，食

前稍热服一合。亦治呕血。(《太平圣惠方》)

四、使用注意

地榆水煎内服的常用剂量为9~15g,临床可以根据需要而做适当调整。

对于大面积烧烫伤病人,不宜使用地榆制剂外涂,以防其所含鞣质被大量吸收而引起中毒性肝炎。

地榆也有假药,真品不易折断,断面粉红色或淡黄色,有排成环状的小白点,伪品容易折断,木部和皮部常分离,木部颜色较深,显粉性,且口尝之后味苦而不涩。

五、医家经验

1.地榆护胃抗痨、蠲痹通淋

地榆性微寒,因味苦酸涩,又名酸赭或涩地榆,具解毒医疮之功,故俗呼之为"流注草",入肺、肝、肾、手足阳明经,是一味常用的凉血止血、清热解毒良品。擅治诸般血证及痔漏、痈肿、湿疹、金疮等,为外敷治疗烧烫伤的著名单方。现代研究证明,本品有较强的收敛止血作用和广谱抗菌作用,故其实际医疗作用,远非上述数点。朱老对本品研究精深,别具匠心,在应用上,治病范围广泛,疗效历历可稽;在炮制上,发现该药生用止血作用较炒炭为优,主张一概生用,不必炒炭;在剂量上,突破常规,一般用10~20g,大量用至30~60g,未见不良反应。而建功尤捷。兹择数端,略述于下。

(1)护膜治胃 地榆外用治水火烫伤效果卓著,为众所皆知,它能控制创面渗出,起到预防和控制感染,消除疼痛,促进新皮生长、创面迅速愈合等作用。朱老于斯触类旁通,巧将本品移用于内科消化性溃疡之胃痛及上消化道出血之呕血黑便。谓地榆不但长于清热凉血、收敛止血。而且对溃疡病的壁龛有护膜疗疮之功,非仅出血时服,尚可作为溃疡病常规治疗药物。治溃疡病他常以之与温中补虚或疏肝和胃之剂并用;治上消化道出血,每随症加入温运脾阳、养血摄血之黄土汤中,或用本品单味即单方地榆汤清泄郁热、凉血止血,屡获佳效。

赵某,男,42岁,干部。胃脘痛已8年余,经常胃痛吞酸,食后2小时许痛作,冬春较剧,便难不爽,3年前经钡剂检查确诊为胃小弯溃疡,去年曾吐血,今又发作,量多盈盂,色紫成块,口干欲饮,苔黄质红,脉弦。证属胃有郁热,迫血妄行,予地榆汤以凉血止血:生地榆45g,水煎服,2剂。二诊:药后胃部颇适,吐血渐止,苔黄稍化,质红略淡,脉小弦。前法既合,继进2剂,并用生地榆60g,延胡索、海螵蛸各30g,共研细末,每服3g,每日3次,食前服,以善其后。4个月后钡剂检查,壁龛已愈合。

(2)抗痨散结 痨乃结核病之通称,发于肺者称肺痨,生于颈部为瘰疬,此两者临床最为常见,概因体质虚弱,痨虫传染所致,皆有阴虚火旺之潮热、盗汗征象,前者尚见咳嗽、咯血等肺失清肃,阳络灼伤之症;后者恒呈颈部坚块,破溃成瘘等肝经郁火,痰瘀互结之征。朱老习以生地榆抗痨散结治疗肺痨、瘰疬。乃取其清热解毒、疗疮除瘘之功。他认为本品对上述证候具有较好疗效,《神农本草经》"止汗""除恶肉",《名医别录》"除消渴、补绝伤""止脓血,诸瘘、恶疮",《药品化义》"解诸热毒痈",《大明本草》"吐血鼻衄"等记载,均是有力佐证。现代实验亦证明,本品煎剂对人型结核杆菌有完全抑制作用。朱老在实践中体会到,该药味苦性寒对结核潮热,尤具卓效。

一陈姓肺痨患者,连续发热4个月,迭治未愈,经用生地榆30g,青蒿子、葎草各20g,百部15g,甘草5g,一药而热挫,再药而平。

对于浸润型或空洞型肺结核,朱老常采用以地榆为主药的"愈肺丸"(生地榆150g,小蓟、石韦、制黄精各90g,研极细末,另取生地榆300g煎取浓汁泛丸如绿豆大,每服6g。1日2次),可取得一定疗效。对于颈淋巴结结核,亦每以地榆为主,配合疏肝理气、化痰软坚、散瘀解凝之品组成的"消瘰汤"[生地榆20g,柴胡4g,赤芍、白芍、炙僵蚕、紫背天葵各12g,小青皮6g,炙蜈蚣(研吞)2g,生牡蛎30g,甘草5g],收效较为满意。

(3)蠲痹清热 地榆治痹,医林鲜见,其实

《神农本草经》早有"止痛"、《本草纲目》亦有浸酒"治风痹"之记载。朱老擅治痹证，对痹痛化热或湿热之痹，因瘀热内阻而见发热缠绵、关节热痛者，恒投生地榆于辨证施治方药中，多配伍萆草、知母、青蒿子、秦艽、虎杖等清热除蒸、蠲痹通络之品，每可应手，并能使血沉、抗"O"得到较快下降。乃用其敛戢邪热、除痹止痛之功也。或有虑曰地榆性寒味涩，恐于痹无益？殊不知本品微寒而不凝，性涩而不滞。止血尚能行血，敛热又可化瘀，《本草选旨》有"以之行血""以之治血中之痛"之说，况临床治痹每加入大队活血祛风、蠲痹通络剂中，何弊之有？

周某，女，23岁，教师。低热缠绵，两腿酸楚，关节疼痛，五心烦热，腰腿怕冷，已5个月，抗"O"833U，血沉40mm/h，诊为风湿性关节炎。曾用青霉素治疗罔效，血沉、抗"O"仍未下降，遂来就诊。苔薄腻，质微红，脉细弦。乃湿热流注经隧，痹闭不利，治宜化湿热，通痹着。生地榆30g，生地黄、萆草、寒水石、徐长卿、生石膏（先煎）各15g，全当归12g，酒炒桑枝30g，肥知母、淫羊藿各10g，桂枝（后下）6g，甘草5g。5剂。二诊：药后症情好转，腿已温，药既奏效，原方续服10剂。三诊：精神渐复，低热已平，手心仍烘热，复查血沉18mm/h，抗"O"500U。舌苔微腻，脉细弦。病情逐步缓解，湿热亦趋泄化，痹闭已获疏通，阴损尚未悉复，原方损益，以善其后。上方加银柴胡12g，连服25剂而获痊愈。

（4）清利通淋　淋证乃湿热毒邪，注于下焦，膀胱不利使然，依临床表现之不同，主要有热淋、血淋及劳淋之分，与西医学的泌尿系感染相似。朱老治淋常用生地榆，并视为常规要品，他将这味善治下焦血分湿热之药，扩用于治疗下焦气分淋证，实为一大创获。生地榆所以能治淋者，盖缘其能解毒抗菌消炎，一也；擅入下焦除疾，二也；性涩可缓尿频，三也。本品通中寓涩，祛邪而无伤肾耗阴之弊，诚非其他淡渗清利之品所可比拟。凡遇急性泌尿系感染或慢性泌尿系感染急性发作，皆相适宜。热淋者，可配合八正散；血淋者，可配合小蓟饮子；劳淋者，可配合知柏地黄汤等，随症活

用。朱老通过长期实践，以本品为主制订的"清淋合剂"（生地榆、生槐角、半枝莲、白花蛇舌草、大青叶各30g，白槿花、飞滑石各15g，生甘草6g。上为1日量，煎成合剂100ml，1次50ml，日服2次），疗效明显，具有抑制多种杆菌、球菌的广谱抗菌作用，对常用抗生素治疗无效的病例仍然有效，无任何不良反应。

沈某，女，39岁。旬前突发小溲频数刺痛。口干腰酸，尿检：红细胞（+++），白细胞（++），蛋白（+），脓球（+）。尿培养：大肠埃希菌>10万，苔中黄、边尖红，脉滑数。此湿热蕴注下焦，而肾阴有耗损之征者。径予清淋汤治之。生地榆、生地黄、生槐角、白花蛇舌草各30g，白槿花12g，甘草5g。4剂。二诊：药后尿频急、刺痛已缓，尿检亦好转，药既奏效，守方不变，原方6剂。三诊：症情稳定，上方地榆、白花蛇舌草、生槐角、生地黄用量减为15g，继进8剂以巩固之。四诊：尿培养已转阴，以知柏地黄丸善后之。

以上仅举大概，朱老应用远不止此。总之，地榆是一味很有前途的止血、清热、抗菌、消炎的药物，值得探索，以尽其用。（《朱良春用药经验集》）

2.尿崩症

壬申夏日，探亲欢聚乡里。同乡杨某，述及他患尿崩症，经各大医院治疗，花了很多钱，却终未治愈。后偶遇一老妪，授验方。即地榆不拘量，洗净煎水，渴即饮此药水，不拘量。如此经4~5天，小便次数减少，渴也减轻。继续饮用5天，口不渴，小便亦正常。乡间满地地榆，没花1分钱病愈。

地榆是一凉血止血药。《雷公炮制药性赋》记载"地榆疗崩漏，止血止痢"，阅各家本草，均未见治消渴、缩尿崩的记载。此实践说明广大群众中有丰富的用药经验，应当发掘。辨证分析此例，也颇有医理。地榆味苦、性微寒，能清热凉血。因此对火热怫郁的尿崩症，用渴而即饮、频频给药的方法，取其力专而持续，不断以解怫郁的火热之邪，药性缓而持久，与仲景大剂量用药浓煎分次服、治重证的方法同理。这种以柔克刚的给药方法，临床多建奇功。（《黄河医话》张奎选）

3.地榆苦酒治崩漏

崩漏病按常规治疗，一般均能获效，但也有少数"顽固"者，久久难愈。这些患者多数属于无明显寒热偏颇、气滞血瘀征象的功能性子宫出血。常因气虚不摄，血不循经所致。此时若将单味地榆用米醋煎服，常能获得较好效果。此方出自《太平圣惠方》，后人常用以治疗下焦血热型崩漏。我认为不论何种崩漏，只要没有明显瘀阻表现，即可遵"散者收之"之旨而用之。其中对于病程延久、气血耗散者，效果尤著。兹叙一例，略示本方效应。

一陈姓学生，年方十六，迎考前适值经水来潮，量多如注，心慌头晕。曾送入某医院住院治疗十多天，病势虽见缓解，但仍时有漏下，且稍劳作即显著增多，遂来我处求治。症见精神委顿，面色无华，心悸怔忡，纳谷不馨，脉沉细，舌淡红，苔薄白。证属气血两虚。即以八珍汤加止血药治之。二诊因服前方效果不著，遂改用归脾汤调养心脾，摄血归经，先后共服6剂，患者血转淡红，仍不干净。思之：此证同与心脾两虚关系密切，然亦因血亏气耗所致，故当从"散者收之"着手，于是用地榆30g，水醋各半煎服。患者仅服2剂，血即干净。原方令用醋煎，因虑其伤胃而改为水醋各半煎，同样受益。

地榆味苦涩，性微寒。据《精校本草纲目》记载"地榆除下焦热"，可治"血证"，治"妇人漏下"。现代药理研究提示，本品能缩短出血时间，且有广谱抗菌作用。因此，对血热性出血，有清热解毒、凉血止血作用。炒炭后，非但微寒之性已趋平和，而且增强了固涩作用。合米醋之酸敛，可以收摄经血，同时米醋还略有祛瘀之力，使血止而不留瘀。

本方性味平和，药专力雄，收敛迅速，诚为治崩漏之良方。（《长江医话》王珍珠）

六、老姬杂谈

地榆味微苦涩，加之药性微寒，寒则血涩，所以，地榆有很好的止血之功，虽然血见黑即止，炒黑可以止血，但是，地榆生用，止血之功甚好，

这一点，国医大师朱良春先生已经谈得很明白。

还有，张奎选先生经验——"阅各家本草，均未见治消渴、尿崩的记载。此实践说明广大群众中有丰富的用药经验，应当发掘"，由于地榆除湿、收涩，所以，可以治疗尿崩症。凡是有"果"就有"因"，这个"因"就是药物本身具有的功效，而此功效，却是由药物具有的特点发挥出来的。所以，要知道一种药物的功效，就需知道其更多特点，不能盲目地"乱猜、乱用"。

简言之，要想发现药物的新功效，就要从药物的"特点"出发。

《中药学》地榆的功效为"凉血止血，解毒敛疮"，这些都能从地榆的特点推理出来。

白头翁

一、药物特性

1.望

【药材】为毛茛科植物白头翁的干燥根。（《中药学》）思维发散：取类比象，根类药物达人体属阴部位。

【优质药材】以条粗长、整齐、外表灰黄色、根头部有白色毛茸者为佳。（《中药大辞典》）

2.闻

【气味】气微。（《中国药典》）

3.问

【寒热属性】寒。（《中药学》钟赣生主编）

【采集时间】春、秋。（《中药学》）思维发散：春季，五行属木，春季采收的药材，具有顺畅的运动态势。秋季，五行属金，秋季采收的药材，具有清除的运动态势。由于我们不知道临床上使用的白头翁采集时间，所以，这部分信息带来的功用，就不谈了。

【有效成分】主要含三萜皂苷、白头翁素、2，3-羟基白桦酸、胡萝卜素等。（《中药学》）

【药理作用】白头翁鲜汁、煎剂、乙醇提取物在体外对金黄色葡萄球菌、铜绿假单胞菌、痢疾杆菌、伤寒杆菌、沙门杆菌以及一些皮肤真菌等，均有显著的抑制作用。有显著的抗阿米巴原虫、杀灭

阴道滴虫作用。(《中药学》)

【个性应用】需要抑菌杀虫时，可以考虑白头翁的应用。

4.切

现有特点：质硬。(《中国药典》)思维发散：质硬走里，不易散开。

5.尝

味道：味微苦涩。(《中国药典》《中华本草》)思维发散：苦者，能泻、能燥、能坚；涩性收敛。苦入心。

6.药性

白头翁药性为寒。思维发散：寒能制热。

7.共性应用

（1）达病位　白头翁能达人体属阴部位。

（2）平病性　白头翁药性为寒，能平病性之热。

（3）修病态　苦能燥湿，白头翁微苦，也能燥湿，加之微涩收敛，所以对于津液异常外出的病证，如多汗、泄泻、遗精等，有很好的治疗作用。

不过要注意，白头翁药性为寒，对于病性属热者，为正治。

（4）除表象　白头翁味微苦入心，心主血脉，加之微涩收敛、药性为寒，所以白头翁有止血之功。

（5）入五脏　白头翁味微苦入心。

（6）五行特点　白头翁味微苦属火，具火行的运动态势。白头翁味微涩性收敛，具水行的运动态势。

二、本草选摘

（主）鼻衄。(《名医别录》)

止腹痛及赤毒痢，治齿痛，主项下瘰疬。(《药性论》)

凉血，消瘀，解湿毒。(《本草汇言》)

疗咽肿。(《现代实用中药》)

白头翁味微苦而淡，气清质轻，《本经》虽谓苦温，然以主治温疟狂易，而仲景且以专治热利下重，则必非温药可知。石顽《本经逢原》改作微寒，盖从阅历中体验得来，其说较为可信。今以通治实热毒火之滞下赤白，日数十次者，颇见奇效。

向来说者皆谓苦泄导滞，专以下行为天职，且有苦能坚骨、寒能凉骨之语。(《本草正义》)

三、单验方

（1）外痔肿痛　白头翁草以根捣涂之。(《卫生易简方》)

（2）疖痈　白头翁60g，水煎服，连服数天。仍结合常规局部治疗。白头翁服后无不良反应，少数病人服后有缓泻作用，对实热便秘患者，极为合适。(《中药大辞典》)

（3）瘰疬　用白头翁30g，水煎分4次服，治疗瘰疬30余例，效果良好。(1987年《四川中医》谢自成)

（4）颈淋巴结核　用白头翁30g，水煎服；或60g水煎服，可治化脓性疾患。(1966年《中医杂志》)

（5）腮腺炎　取白头翁20g，鸡蛋3枚。先煎白头翁数沸后，再将鸡蛋打入药中，勿搅动，以免鸡蛋散碎。待鸡蛋熟后，捞出鸡蛋，撇出药汁，吃蛋喝汤，使患者微微汗出。一般1剂愈。病重者，翌日可再服1剂。(1986年《山东中医杂志》吕广振)

（6）背疮　取白头翁干品15g或鲜品30g，清水煎服，日1剂。此法治愈背疮患者甚多。(《新中医》)

（7）痢疾　取白头翁干品15g或鲜品30g，水煎调冰糖服，治热痢，小儿酌减，以愈为度，治愈甚多。(《新中医》)

（8）白带　白头翁性凉，能清热解毒，为治白带之良药，每用白头翁干品30g，或鲜品60g，同猪肾煮服3次或4次即愈。(《新中医》)

四、使用注意

白头翁水煎内服的常用剂量为9~15g，临床可以根据需要而做适当调整。

白头翁煎剂及其皂苷的毒性很低。

白头翁也有假药，有人用野棉花混之，不过口尝野棉花则味微酸。

五、医家经验

1.白头翁善治过敏性紫癜

杨德明主任医师用白头翁治疗过敏性紫癜，一般用药3~7天，皮肤紫癜即可消失。其方法是取白头翁100g，加水600ml，煎至200ml，每次服50ml，每日4次。如王某，男，15岁，2002年6月2日初诊。患者昨日晚进食虾若干，2小时后，双下肢出现紫红色出血点，1~2mm大小，今晨开始弥漫至臀部。检查：局部呈紫红色，3~4mm大小的荨麻疹样斑片，伴有下肢胀痛，关节痛，体温37.8℃，舌红、苔黄，脉弦数。此为过敏性紫癜。用上法治疗1天后明显好转，4天后皮肤紫癜消失。［杨媛.白头翁善治过敏性紫癜.中医杂志，2006，47（11）：812］

2.白头翁地榆炭治疗崩漏

曹氏循古人"塞流"（止血）、"澄源"（清热）、"复旧"（补血）之大法，采用白头翁地榆炭煎剂，效果显著。方法：白头翁60g，地榆炭60g，水煎沸约15分钟，过滤去渣，加入红糖60g，文火煎3~5分钟，以糖全部熔化为度。分2次口服。接受本方治疗时，停用其他止血药。18例中，服2剂血止者10例，3剂血止者6例，6剂血止者1例，6剂血未止者1例。

寿某，女，46岁，干部。每次行经持续10余日，量多，用纸3~4卷，已3年。1977年曾因疑患子宫肌瘤而住院月余，后确诊为子宫功能性出血，用甲睾酮治疗，效不佳。出院后经多方治疗仍不效。本次行经第4天，用纸2卷。现面色苍白，乏力头昏，心悸，两目干涩，口干欲饮，手足心热，舌质淡而尖红，脉弱。投上方2剂血止，后以他药调理，1年后随访未发。［曹国文.白头翁地榆炭治疗崩漏.上海中医药杂志，1982（11）：33］

六、老姬杂谈

记得1997年春天，有一个12岁的男孩感冒发热，经他医治疗后独留下颌淋巴结肿大，刚好遇见我走亲戚，找我治疗，处方的第一味药就是白头翁，剂量为60g，后面的药物就是根据辨证而开的。

小孩的父亲拿着药方很高兴地去药铺抓药。20分钟不到，又回来了，他说："中药铺里的人问我，是治疗痢疾的吗，用这么大的剂量？我回答说没有人得痢疾。那人又问，那是用来治什么病的？我说我的小孩感冒后脖子有几个硬块，找了一个大夫给开了个处方。这时，那人就说后面的药还行，就是前面的一味药有问题，他是正儿八经的中医大夫吗？我听完这个后就赶快回来让你再看看第一味药。"我笑了说："你先抓一付药，吃吃看。"小孩一付药吃完后，这个结块就缩小了近2/3，又取一付药煎服后，淋巴结恢复正常。

白头翁治疗小孩感冒后淋巴结肿大，是陕西中医药大学附属医院雷根平院长的经验，我用治多人，效果很不错。不过应用时需注意的是，白头翁药性为寒，对于热性病证，直接用就是，对于寒性病证，则需更多配伍平病性和平白头翁之寒性的药物。

《中药学》白头翁的功效为"清热解毒，凉血止痢"，这些都能从白头翁的特点推理而出。

丹参

一、药物特性

1.望

【药材】为唇形科植物丹参的干燥根及根茎。（《中药学》）思维发散：取类比象，丹参能达人体属阴部位及阴阳相交之处。

【颜色】砖红色或红棕色。（《中华本草》）思维发散：红色和心相通。

【优质药材】以条粗、内紫黑色、有菊花状白点者为佳。（《中药大辞典》）

2.闻

【气味】气微。（《中药鉴定学》）

3.问

【寒热属性】微寒。（《中药学》钟赣生主编）

【采集时间】春、秋。（《中药学》）思维发散：春季，五行属木，春季采收的药材，具有顺畅的运动态势。秋季，五行属金，秋季采收的药材，具有清除的运动态势。

【有效成分】主要含丹参酮、丹参醇、丹参

酚、丹参醛等脂溶性成分以及水溶丹参素、原儿茶酸、原儿茶醛等水溶性成分。(《中药学》)

【药理作用】丹参能抗心律失常，扩张冠脉，增加冠脉血流量，调节血脂，抗动脉粥样硬化；能改善微循环，提高耐缺氧能力，保护心肌；可扩张血管，降低血压；能降低血液黏稠度，抑制血小板聚集，对抗血栓形成；能保护肝细胞损伤，促进肝细胞再生，有抗肝纤维化作用；能改善肾功能、保护缺血性肾损伤。此外，丹参还有一定的镇静、镇痛、抗炎、抗过敏作用。脂溶性丹参酮类物质有抗肿瘤作用，丹参总提取物有一定的抗疲劳作用。(《中药学》)

【个性应用】需要抗心律失常、增加冠脉血流量、调节血脂、抗动脉粥样硬化、改善微循环、耐缺氧能力、保护心肌、降低血压、降低血液黏稠度、对抗血栓形成、保护肝细胞损伤、促进肝细胞再生、抗肝纤维化、改善肾功能、保护缺血性肾损伤、镇静、镇痛、抗炎、抗过敏、抗肿瘤、抗疲劳时，可以考虑丹参的应用。

4.切

现有特点：质坚硬。(《中华本草》)思维发散：质坚硬走里，且不易散开。

5.尝

味道：味微苦涩。(《中药鉴定学》)思维发散：苦者，能泻、能燥、能坚；涩性收敛。苦入心。

6.药性

丹参药性微寒。思维发散：微寒也能制热。

7.共性应用

（1）达病位　丹参能达人体属阴部位和阴阳相交之处。

（2）平病性　丹参药性微寒，也可平病性之热。

（3）修病态　丹参味微苦及色红均入心，心主血脉，加之药性微寒，所以对于血瘀之病性属热者，应用丹参治疗，效果很好。

苦能燥湿，丹参味微苦，也可燥湿，因药性微寒，所以丹参有一定的除湿热之功。

（4）除表象　丹参味微苦入心，心主血脉，加之微涩收敛，所以，丹参的止血作用很好。因其药性微寒，所以，临床上遇到热性出血病证，应用丹参治疗，效果很好。

丹参除湿热，加之微涩收敛，所以，丹参可以治疗因热所致的出汗、遗精、泄泻、白带增多等病证。

（5）入五脏　丹参味微苦入心。

（6）五行特点　丹参色红属火，具火行的运动态势。丹参味微苦属火，具火行的运动态势。丹参味微涩性收敛，具水行的运动态势。

二、本草选摘

主心腹邪气，肠鸣幽幽如走水，寒热积聚；破癥除瘕，止烦满。(《神农本草经》)

治心腹痛。(《吴普本草》)

养血，去心腹痼疾结气，腰脊强，脚痹；除风邪留热，久服利人。(《名医别录》)

补心定志，安神宁心。治健忘怔忡，惊悸不寐。(《滇南本草》)

活血散瘀，镇静止痛。治月经不调，痛经，风湿痹痛，子宫出血，吐血，乳腺炎，痈肿。(《云南中草药选》)

丹参，善治血分，去滞生新，调经顺脉之药也。(《本草汇言》)

三、单验方

（1）调经丸治经水不调　紫丹参一斤，切薄片，于烈日中晒脆，为细末，用好酒泛为丸。每服三钱，清晨开水送下。(《集验拔萃良方》)

（2）腹中包块　丹参、三棱、莪术各9g，皂角刺3g。水煎服。(《陕甘宁青中草药选》)

（3）神经衰弱　丹参15g，五味子30g。水煎服。(《陕甘宁青中草药选》)

四、使用注意

丹参水煎内服的常用剂量为10~15g，临床可以根据需要而做适当调整。

1990年《中西医结合杂志》上说应用丹参有时会引起不良反应和过敏反应，"少数病例有口干、恶心、呕吐、心慌、乏力、肠道反应等。停药后片刻即可自行缓解""据载，用丹参注射液滴注引起过敏反应8例，其中过敏性休克3例，皮疹4例，死亡1例。用复方丹参注射液静脉注射也出现1例过敏性休克"。

五、医家经验

单味丹参治闭经

徐某之女，三十九岁。患闭经四月，体质中等，面色微黄，胸腹满闷，烦躁，食眠稍差，二便尚正常，舌质略淡，苔薄白，脉沉弱。诊为肝郁气滞，胞络闭阻，宜疏肝理气，活血通络，但患者日内要到外地出差，数月后才能返昆，因工作较忙，不便配药，要求介绍成药治疗。窃思紫丹参一味，《妇人明理论》有"功同四物"之说，能调经活血，通络止痛，癥瘕破积，昆明郊区农村，常用此药调经，俗名"沙槟榔"，乃嘱其购生药二市斤，切碎晒干，每日用至二两，加红糖少许，煎水服用，数月后返昆，因感冒来诊，言所带紫丹参服完大半，月经即来潮，色量尚可，经期仅觉腰酸，轻微胀疼，余无不适。（《李继昌医案》）

桑叶

一、药物特性

1.望

【药材】为桑科植物桑的干燥叶。（《中药学》）习惯应用以经霜者为好，称"霜桑叶"或"冬桑叶"。（《中药大辞典》）思维发散：枝叶，主宣发，故性散；可达人体属阳部位。

【优质药材】以叶片完整、大而厚、色黄绿、质脆、无杂质者为佳。（《中药大辞典》）

2.闻

【气味】气微。（《中国药典》）

3.问

【寒热属性】寒。（《中药学》钟赣生主编）

【采集时间】初霜后。（《中药学》）思维发散：冬季，五行属水，冬季采收的药材，具有向内向下的运动态势。

【有效成分】主要含黄酮类成分、甾体类成分、香豆素类成分，还含有挥发油、生物碱、萜类等。

【药理作用】鲜桑叶煎剂体外实验对金黄色葡萄球菌、乙型溶血性链球菌等多种致病菌有抑制作用，煎剂有抑制钩端螺旋体的作用。对多种原因引起的动物高血糖症均有降糖作用，所含脱皮固酮能促进葡萄糖转化为糖原，但不影响正常动物的血糖水平，脱皮激素还能降低血脂水平。对人体能促进蛋白质合成，排出体内胆固醇，降低血脂。

【个性应用】需要抑菌、降糖、降低血脂时，可以考虑桑叶的应用。

4.尝

味道：味微苦涩。（《中国药典》上谈的是味淡，微苦涩）。思维发散：苦者，能泻、能燥、能坚；涩性收敛。苦入心。

5.药性

桑叶药性为寒。思维发散：寒能制热。

6.共性应用

（1）达病位　桑叶能达人体属阳部位。

（2）平病性　桑叶药性为寒，可平病性之热。

（3）修病态　苦能燥湿，桑叶微苦，加之微涩收敛、药性为寒，所以，桑叶有一定的祛湿热作用。

（4）除表象　桑叶药用部位为叶，性发散，因其药性为寒，所以，桑叶有散热之功。

桑叶味微苦入心，心主血脉，加之微涩收敛、药性为寒，所以，桑叶有很好的止血之功。

（5）入五脏　桑叶味微苦入心。

（6）五行特点　桑叶性散，具火行的运动态势。桑叶味微苦属火，具火行的运动态势。桑叶味微涩性收敛，具水行的运动态势。桑叶冬季采收，具水行的运动态势。

二、本草选摘

除寒热，出汗。（《神农本草经》）

水煎取浓汁，除脚气、水肿，利大小肠。（《唐本草》）

焙干为末，空心米饮调服，止盗汗。（《丹溪心法》）

治劳热咳嗽，明目，长发。(《本草纲目》)

滋燥，凉血，止血。(《本草从新》)

清肺泻胃，凉血燥湿。(《本草求真》)

止吐血、金疮出血。(《本草求原》)

治喉痛，牙龈肿痛，头面浮肿。(《山东中药》)

三、单验方

(1)风眼下泪　腊月不落桑叶，煎汤日日温洗，或入芒硝。(《濒湖集简方》)

(2)独圣散治吐血　晚桑叶，微焙，不计多少，捣罗为细散。每服三钱匕，冷腊茶调如膏，入麝香少许，夜卧含化咽津。只一服止，后用补肺药。(《圣济总录》)

(3)大肠脱肛　黄皮桑树叶三升，水煎过，带温罨纳之。(《仁斋直指方》)

(4)痛口不敛　经霜黄桑叶，为末敷之。(《仁斋直指方》)

(5)火烧及汤泡疮　经霜桑叶，焙干，烧存性，为细末，香油调敷或干敷。(《医学正传》)

(6)咽喉红肿，牙痛　桑叶9~15g，煎服。(《上海常用中草药》)

(7)摇头风(舌伸出，流清水，连续摇头)　桑叶3~6g，水煎服。(《江西草药手册》)

四、使用注意

桑叶水煎内服的常用剂量为5~10g，临床可以根据需要而做适当调整。

五、医家经验

1.桑叶止夜汗

(1)1973年冬，患者陈某，男性，年35岁。因夜汗长达1年之久，来我院中医科就诊。自述每夜12时左右，即汗出如洗，衣被尽湿，夜夜如此，症已经年，医治无效。其特点：夜尿时，必如冷风袭人，皮肤粟起，内则若有热流上冲，旋即头眩欲仆，摇摇不能自持，并见口苦、音嘶、小便短赤等症，脉细微而数，舌质淡红。

从症而论，颇似《金匮要略》之百合病，时

人颇多此类神经官能症。并有营卫失和使然。病之所苦在夜汗，求愈之迫者在此，故医者务在止汗，方可偿其所愿。《伤寒论》曰："病人，脏无他病，时发热，自汗出而不愈者……宜桂枝汤主之。"病人脏无他病，其非形体实质之病变可知，盖所指亦即神经官能症也。依证立方，乃投桂枝汤。是方兼具平冲逆、障风袭、止汗出三症之用。复以百合滑石代赭汤。百合滋而润之，滑石清而利之，赭石重而镇之，以其有口苦、音嘶、小便短赤、头眩上逆诸症故也。汤药之外，嘱病人每日吞干桑叶末9g，米汤下之。上方进3剂，夜汗顿止，续服5剂，虚热上冲、渐然恶风、头眩欲仆诸症悉除。后以益气养阴、清轻调理之味以善其后。

盖余用桑叶止汗，乃从偶阅小说中得到启示。书中言，一僧，每就枕则汗出遍身，衣被皆透，20年不愈，监寺教以霜桑叶焙末，米汤下二钱，数日遂愈。今适遇此症，不妨一试，果真有验。然转思本例与桂枝汤合用，取效是否乃桂枝汤调和营卫之结果，而非桑叶之功？不久，又连遇夜汗者数例，不杂他药，独取桑叶一味治之，多能应手取效。于是，桑叶有止夜汗之功，确信无疑矣。(《名老中医医话》魏龙骧)

(2)民间常用桑叶焙干为末，空腹温米饮调下治盗汗。我曾用于小儿体弱，睡后汗出，头面如洗，选桑叶60g焙干研细末，每晚睡前米汤送服5~10g，不及1周，盗汗竟除。实践证明桑叶辛凉宣透，为小儿盗汗首选药物。(《名老中医医话》谢海洲)

(3)桑叶配龙骨用于各种汗证。桑叶苦甘寒，归肺肝经。《神农本草经疏》："桑叶，甘所以益血，寒所以凉血，甘寒相合，故下气而益阴，足以能主阴虚寒热及因内热出汗。"龙骨甘涩平，归心肝肾大肠经，可镇惊安神，敛汗固精。二者相合，可治一身之汗证，屡试不爽。但需要注意的是，桑叶用量需大，一般在15~30g，或更多，桑叶量小发汗，量大才能止汗。(《王新陆文集》)

2.桑叶治斑秃

《串雅外编》曾用桑叶7片，每日洗之，治眉毛脱落，胡须脱落。《串雅内编》之"黑发仙丹"

则用熟地黄、万年青、桑椹、黑芝麻、山药、南烛皮、川椒、白果、薏苡仁、白术、生何首乌、五味子、乌头皮、胡桃仁配伍，以桑叶为君治脱发白发。《寿世保元》引胡僧方之扶桑至宝丹用桑叶、白蜜各500g，黑芝麻120g。治白发、头眩目花、迎风流泪、皮肤粗糙、便秘等症。《石室秘录》《备急千金要方》也有用桑叶治头发不长之记载。文献报道桑叶和桑枝对家兔及绵羊毛有显著的养毛效果，且有杀菌作用。可能桑叶对某些原因引起的眉毛脱落有促进其再生作用，现代医者曾在《中医药信息报》提供了桑叶治脱发之验方。[郭付钰.斑秃方药析.实用医技杂志，2000（3）：182]

3.张珍玉

张老认为外感咳嗽主要由风寒外袭，主要用药宗旨是宣散祛邪。轻宣为主，勿伤稚阴。主药桑叶、薄荷。既然是风寒为患，依理当辛温解表，何以桑叶、薄荷轻清宣透？张老认为今之患儿与古往不同，往往饮食肥甘有余，衣着温厚太过；肥甘有余则易积痰内生，温厚太过则易郁闭生热，故体质多偏于阳盛，所以风寒外袭，虽为阴邪，却易从热化，内闭肺气，引发伏痰，这种病机变化决定小儿咳嗽初发多伴有发热症状或先发热而后咳嗽发作。此时若再行辛温发散，必致稚阴倍伤，阳无根舍，终为阴阳两虚，这正是临床上经常出现的用其药无其效，或初用有效，继则重感邪气，病情加剧又添盗汗的病机所在。因此张老一般不用辛温，而采用桑叶、薄荷轻清宣透，达邪外出而不伤阴。再配以宣肺止咳祛痰之杏仁、桔梗，共理肺气，使之宣降调和，邪去咳止。[孟令军.张珍玉治小儿咳嗽的用药特点.辽宁中医杂志，1989（8）：2]

4.孙朝宗（平肝风重用桑叶）

桑叶一药，苦甘而寒，入肝肺二经，功可祛风清热，凉血明目。《重庆堂随笔》："桑叶……息内风而除头痛，止风行肠胃之泄泻，已肝热妄行之崩漏，胎前诸病，由于肝热者尤为要药"。孙师认为"桑叶少用则清肺，多用则平肝泻肝，因桑得其星之精，其主风，风气通于肝，故桑叶善平肝风、泄肝热"。临证中每每重用桑叶30~60g，治疗肝热风旋之目昏脑胀、耳鸣头摇、项强抽搐，及木火刑

金之咳嗽、咯血等症。

付某某，女，43岁，2001年10月21日来诊。患者16年前汗出受风致四肢关节隐痛，紧束不利，甚则半身沉重，心率于65次/分时则胸闷心烦，头昏头痛，脘满纳呆，平日怕惊易恐，常逢风雾天气加重或诱发，舌暗红体胖、苔白，脉弦细。多年来以"神经官能症"多方治疗，效差。师谓："经曰'风气通于肝'，今患者内有肝风脾湿，故相随之而作，风雾来则肝风起，脾湿升，故病重；天气晴，外风息，则体内风湿也消而病轻，病如风云遮日，时晴时阴。"治取周慎斋之和中饮意，以平肝疏风，健脾和中。处方：桑叶50g，酸枣仁30g，当归10g，白芍10g，柴胡10g，防风15g，陈皮20g，法半夏20g，茯苓20g，上药水煮2遍，共取汁500ml，和合再煮，取汁400ml，日分2次温服。上方连服10剂，诸症减半。续以上方加减调治，断续服药月余，告愈。[刘政，孙松生.孙朝宗临床用药经验.中医杂志，2004，45（4）：260]

六、老姬杂谈

桑叶，物美价廉，实乃一味好药，可单用取效也可以配伍他药以收功。止血时炒黑则效果更好。

《中药学》桑叶的功效为"疏散风热，清肺润燥，平抑肝阳，清肝明目"，这些都可以从桑叶的特点推理而出。

第十一节　微苦而涩的常用药物

升麻

一、药物特性

1.望

【药材】为毛茛科植物大三叶升麻、兴安升麻或升麻的干燥根茎。（《中药学》）思维发散：取类比象，根茎能达人体腰腹部位及其他的阴阳相交之处。

【优质药材】以个大、质坚、外皮黑褐色、断面黄绿色、无须根者为佳。（《中药鉴定学》）

2.闻

【气味】气微。(《中国药典》)

3.问

【寒热属性】微寒。(《中药学》钟赣生主编)

【采集时间】秋季。(《中药学》)思维发散：秋季，五行属金，秋季采收的药材，具有清除的运动态势。

【有效成分】主要含酚酸类成分、三萜及苷类成分和色酮类成分等。(《中药学》)

【药理作用】北升麻提取物具有解热、抗炎、镇痛、抗惊厥、升高白细胞、抑制血小板聚集及释放等作用。升麻对结核杆菌、金黄色葡萄球菌和卡他球菌有中度抗菌作用。升麻对氯乙酰胆碱、组胺和氯化钡所致的肠管痉挛有一定的抑制作用，还具有抑制心脏、减慢心率、降低血压、抑制肠管和妊娠子宫痉挛等作用。其生药与炭药均能缩短凝血时间。(《中药学》)

【个性应用】需要解热、抗炎、镇痛、抗惊厥、升高白细胞、抑制血小板聚集及释放、抗菌、抑制肠管痉挛、抑制心脏、减慢心率、降低血压、抑制肠管和妊娠子宫痉挛、缩短凝血时间时，可以考虑升麻的应用。

4.切

现有特点：质坚硬。(《中国药典》)思维发散：质硬走里，且不易散开。

【质地轻重】体轻。(《中国药典》)思维发散：质轻升浮。

5.尝

味道：味微苦而涩。(《中国药典》)思维发散：苦者，能泻、能燥、能坚；涩性收敛。苦入心。

6.药性

升麻药性微寒。思维发散：微寒也能制热。

7.共性应用

（1）达病位 升麻能达人体阴阳相交之处，因其体轻升浮，所以也能达人体属阳部位。

（2）平病性 升麻药性微寒，也可平病性之热。

（3）修病态 苦能燥湿，升麻微苦，也有一定的燥湿之功，加之秋季采收具有金的清除之性，所

以，对于湿热之证，应用升麻治疗，也能取得较好疗效。

（4）除表象 升麻质轻升浮，临床上需要用升提法治病的时候，可以考虑升麻的应用。

升麻味微苦入心，心主血脉，加之味涩收敛，所以，升麻有很好的止血之功。因其性微寒，所以对于热性的血溢证，应用升麻来治疗，效果很好。

升麻味涩，有很好的收敛之性，加之其性升浮及能消除湿热之功，所以，对于人体下部因热所致的遗精、泄泻、白带增多、月经量多、崩漏等病证来说，升麻有很好的治疗作用。

（5）入五脏 升麻味微苦入心。

（6）五行特点 升麻味微苦属火，具火行的运动态势。升麻味涩性收敛，具水行的运动态势。升麻质轻，具火行的运动态势。升麻秋季采收，具金行的运动态势。

二、本草选摘

主中恶腹痛，时气毒疠，头痛寒热，风肿诸毒，喉痛，口疮。(《名医别录》)

《诀》云：主肺痿咳唾脓血，能发浮汗。(《汤液本草》)

消斑疹，行瘀血，治阳陷眩运，胸胁虚痛，久泄下痢后重，遗浊，带下，崩中，血淋，下血，阴痿足寒。(《本草纲目》)

升麻，善提清气，少用佐参、芪升补中气。(《药品化义》)

三、单验方

（1）喉痹作痛 升麻片含咽，或以半两煎服取吐。(《仁斋直指方》)

（2）胃热齿痛 升麻煎汤，热漱咽之。(《仁斋直指方》)

（3）血崩 升麻五分，柴胡五分，川芎一钱，白芷一钱，荆芥穗六钱，当归六钱。水二碗，煎一碗，食远服，即止，多不过五六服。(《墨宝斋集验方》)

（4）卒毒肿起，急痛 升麻苦酒磨，敷上良。

（《补缺肘后备急方》）

（5）热痱瘙痒　升麻煎汤饮，并洗之。（《备急千金要方》）

四、使用注意

升麻水煎内服的常用剂量为3~10g，临床可以根据需要而做适当调整。

五、医家经验

1.升麻治疗伏邪

张学华先生善用升麻治疗伏邪所致临床常见病，如经久难愈肺系感染性慢性气管炎、支气管炎、肺炎，消化系病毒性慢性肝炎，以及泌尿系感染性慢性炎症。他认为，此类病证之所以迁延反复，缠绵难愈，究其证因，与外邪内伏、伏邪蕴结未解关系至密。升麻味甘性平，微苦，归肺、脾、胃三经。本药之甘入阳明、太阴经，升清阳，降浊气，善解表邪而实卫气。《神农本草经》云又能"主解百毒，辟温疾，瘴邪"。《本草汇言》更明确指出升麻为"升解之药，凡风可散，热可清，疮疹可解，下陷可举，内伏可托，诸毒可拔"。张氏临床常以升麻为主药，或在辨证论治方药中，加用一味升麻，均可收到托邪外透，消炎解毒，升清降浊，协调脏腑，调和阴阳，通和气血之佳效，有同工异曲之妙用。［张群.张学华应用升麻治疗伏邪经验.亚太传统医药，2006（10）：74-76］

2.升麻用治热毒

陶氏从临床实践中体会到，升麻当以清热解毒见长，因其归胃经，故尤治阳明经热毒诸证。古今医家对升麻的解毒作用都很重视，如《神农本草经》谓"主解百毒，避瘟疫瘴气"；《肘后备急方》用治卒肿毒起；《外台秘要》用其解药毒；宋·朱肱论述犀角地黄汤的运用时指出"若无犀角，以升麻代之"。近代名老中医蒲辅周等先辈在临床验案中所用升麻，主要也是用其清热解毒作用。陶氏对此药的运用体会是：热毒诸证，只要辨证准确，配伍得当，均有很好疗效。头面丹毒（大头瘟）恶寒发热，头面焮红肿痛，升麻配黄连、黄芩、板蓝根等同用，如普济消毒饮；胃有积热上冲，上下牙痛，或牙龈红肿溃烂，牙宣出血，或口气热臭，或腮腺肿痛，常配石膏、黄连、生地黄等，如清胃散；热毒上壅，咽喉肿痛，则配玄参、甘草同用，如玄参升麻汤；温毒时疫发斑，则配牡丹皮、赤芍、生地黄等以凉血解毒消斑；热毒疮疡，配金银花、连翘等以清热解毒消痈；热毒泻痢，配白头翁、黄连、金银花等以解毒止痢；其他如遗传性梅毒、流行性感冒、麻疹热毒炽盛及病毒性肝炎等，在辨证施治的基础上重用升麻，均可获得较好疗效。关于升麻的用量，临床常用3~10g，但治疗热毒证必须量大，陶氏常用量为10~30g，热毒盛者可用至45g，没有发现不良反应。［陶渭.谈升麻在中医热毒中的应用.中国农村医学，1996，24（1）：50］

六、老姬杂谈

升麻，我们《中药学》教材上谈到其功效为"发表透疹，清热解毒，升举阳气"，这些，都能从升麻的特点推理而出，不过，这些说法还是缩小了升麻的功用，比如，临床上见到因热所致的月经量多之证，单用升麻或配伍应用升麻来治疗，效果很好。

虎杖

一、药物特性

1.望

【药材】为蓼科植物虎杖的干燥根和根茎。（《中药学》）思维发散：取类比象，虎杖能达人体属阴部位及阴阳相交之处。

【优质药材】以根条粗壮、内心不枯朽者为佳。（《中药大辞典》）

2.闻

【气味】气微弱。（《中国药典》）

3.问

【寒热属性】微寒。（《中药学》钟赣生主编）

【采集时间】春、秋。（《中药学》）思维发散：春季，五行属木，春季采收的药材，具有顺畅的运动态势。秋季，五行属金，秋季采收的药材，具有清除的运动态势。

【有效成分】含虎杖苷、黄酮类、大黄素、大黄素甲醚、白藜芦醇、多糖。（《中药学》）

【药理作用】虎杖有泻下、祛痰止咳、降压、止血、镇痛作用。煎液对金黄色葡萄球菌、铜绿假单胞菌等多种细菌均有抑制作用，对某些病毒亦有抑制作用。（《中药学》）

【个性应用】需要泻下、祛痰止咳、降压、止血、镇痛及抑菌、抑病毒时，可以考虑虎杖的应用。

4.切

现有特点：质坚硬。（《中国药典》）思维发散：质坚硬走里，且不易散开。

5.尝

味道：味微苦、涩。（《中国药典》）思维发散：苦者，能泻、能燥、能坚；涩性收敛。苦入心。

6.药性

虎杖药性微寒。思维发散：微寒也能制热。

7.共性应用

（1）达病位　虎杖更多达里以治疗里证。

（2）平病性　虎杖药性微寒，也能平病性之热。

（3）修病态　苦能燥湿，虎杖微苦，也有燥湿之功，由于其药性微寒，所以虎杖有一定的清利湿热之功。

（4）除表象　虎杖味微苦入心，心主血脉，加之味涩收敛及药性微寒（血得寒则涩），所以，虎杖有止血之功。

涩能收敛，虎杖味涩，有收敛之功，加之其清利湿热作用，所以，临床上遇到带下、泄泻、遗精等病性属热者，就可以考虑应用虎杖来治疗。

（5）入五脏　虎杖味微苦入心。

（6）五行特点　虎杖味微苦属火，具火行的运动态势。虎杖味涩性收敛，具水行的运动态势。

二、本草选摘

治五淋白浊，痔漏，疮痈，妇人赤白带下。（《滇南本草》）

三、单验方

（1）毒攻手足肿，疼痛欲断　虎杖根，锉，煮，适寒温以渍足。（《补缺肘后备急方》）

（2）胆囊结石　虎杖30g，煎服；如兼黄疸可配合连钱草等煎服。（《上海常用中草药》）

（3）诸恶疮　虎杖根，烧灰贴。（《本草图经》）

（4）烧伤　虎杖外用能促使创面迅速愈合，且具有抗绿脓杆菌的作用。据34例烧伤面积在18%~40%之间患者的治疗观察，一般用药6~7天即可治愈，深Ⅱ度及Ⅲ度烧伤治疗时间略长。（《中药大辞典》）

（5）关节炎　取虎杖根250g，洗净切碎，投入白酒0.75kg内浸泡半个月。成人日服2次，每次1小杯（约25g）。妇女行经期停服。观察208例，90%以上患者获得不同程度疗效。（《中药大辞典》）

（6）霉菌性阴道炎　取虎杖100g，加水1500ml，煎取1000ml，过滤，待温，坐浴10~15分钟，每日1次，7天为一疗程。（1986年《四川中医》李武忠）

四、使用注意

虎杖水煎内服的常用剂量为9~15g。临床可以根据需要而做适当调整。

孕妇慎用。（《中药学》）

五、医家经验

1.傅再希先生经验（虎杖为治肝胆病要药）

虎杖入药，远在1200年前中医学即有过记载，诸家本草，皆盛赞其治暴癥之功。曰："腹中暴癥，坚硬如石，痛刺，不治百日内死。"治法只用虎杖一味，酒浸服。并云："此方治癥，大胜诸药。"1970年10月，余在南昌"6·26"医疗服务站工作时，患者林某，男，40余岁，右上腹部肿块如鹅蛋大小，按之作痛，自诉起病不到2个月，某院疑为慢性胆囊炎、胆囊肿大。建议手术治疗。患者因惧怕开刀，改服中药。余想此当属中医所谓暴癥，遂处方用虎杖100g，锉碎浸烧酒500g。密封1

周后，开瓶取服，每次大约50g，日2次。药酒服完后又来我处复诊，肿块已较软，按之亦不甚作痛，嘱原方再服1剂，肿块竟已全消，随访至今，未见复发。自后余治肝胆疾患，常在辨证的基础上加入虎杖，每获良效。（《豫章医萃——名老中医临床经验精选》）

2.颜德馨（平衡周围血常规白细胞之升降的作用）

虎杖一味，近年颇为医者赏识，不仅以其具有广谱的抑菌作用，且用于降血脂，通络止痛，以及排石、止血等，文献中提到"虎杖苷"可引起白细胞总数减少，而笔者临床观察，虎杖还具有平衡周围血常规白细胞之升降的作用。初在感染性疾病的治疗中加虎杖，如治肺炎、胆囊炎等疾患，确能使白细胞总数下降。后即在血液病的治疗中做临床检测，屡有所得，如用治白细胞减少症、嗜酸性粒细胞增多症、血常规明显左移、血小板减少症等，调节作用令人满意。如治蔡某，女，44岁，因左眼手术后用硫唑嘌呤抗免疫，引致粒细胞缺乏症，经投虎杖、西洋参、升麻等，白细胞由 1.05×10^9/L 逐渐升至 7.1×10^9/L，获效迅速。

用治多例非感染性之白细胞升高皆有效果。包括血小板、红细胞不正常，皆用虎杖作为调节药物，伍以活血之味，尚属应手，殆从经旨"谨守病机……疏其血气，令其条达而致和平"之义也。虎杖用量，感染性疾病，投15g；非感染性疾病，久病不愈者，用30g。（《中国名老中医经验集萃》）

六、老姬杂谈

虎杖，治暴癥，我有验过，效果不错。比如，治疗肝癌、胰腺癌及乳腺癌，在辨证论治的基础上加用虎杖治疗，很不错。当然，剂量要大，一般都是60g向上。

《中药学》上谈到虎杖的功效为"利湿退黄，清热解毒，散瘀止痛，止咳化痰"，其中的"利湿退黄，清热解毒，止咳化痰"都可以从虎杖的特点推理而出，不过"散瘀止痛"就不好说了。

牡丹皮

一、药物特性

1.望

【药材】为毛茛科植物牡丹的干燥根皮。（《中药学》）思维发散：取类比象，从"根"而言，牡丹皮能达人体属阴部位；从"皮"来说，以皮达皮。

将根挖起，去泥、须根，趁鲜抽出木心，晒干，即为原丹皮（连丹皮）。刮去丹皮后，去除木心者，称刮丹皮。（《中华本草》）思维发散：形状不大一样，但均为真品。

【优质药材】以条粗长、皮厚、粉性足、香气浓、结晶状物多者为佳。（《中药大辞典》）

2.闻

【气味】气芳香。（《中国药典》）思维发散：气香走窜。

3.问

【寒热属性】微寒。（《中药学》钟赣生主编）

【采集时间】秋季。（《中药学》）思维发散：秋季，五行属金，秋季采收的药材，具有清除的运动态势。

【炮制】牡丹皮：拣去杂质，除去木心，洗净，润透，切片，晾干。

炒丹皮：将丹皮片入热锅内，不断翻炒至略有黄色焦斑时，取出，凉透。

丹皮炭：取牡丹皮片入锅内，以武火炒至焦黑色，存性为度，喷淋清水，取出，凉透。

【有效成分】主要含丹皮酚、丹皮酚苷、丹皮酚原苷、丹皮酚新苷、芍药苷、氧化芍药苷、苯甲酰芍药苷、苯甲酰氧化芍药苷等，还含有没食子酸、挥发油等。（《中药学》）

【药理作用】丹皮酚对多种实验性动物炎症有显著的抑制作用，对霍乱、伤寒、副伤寒三联菌引起的发热有解热作用，并具有镇静作用；丹皮总苷还具有显著的抗惊厥作用。丹皮水浸剂对痢疾杆菌、伤寒杆菌、小芽孢杆菌等致病细菌及多种皮肤真菌均有抑制作用，牡丹皮提取物、丹皮酚、芍药苷、苯甲酰芍药苷、苯甲酰氧化芍药苷能抑制血小板聚集，具有抗血栓作用。此外，还有镇痛、抗过敏、抗心脑缺血、抗动脉粥样硬化、抗心律失常、降压、调节免疫、保肝等作用。(《中药学》)

【个性应用】需要抗炎、解热、镇静、抗惊厥、抑菌、抑制血小板聚集、抗血栓、镇痛、抗过敏、抗心脑缺血、抗动脉粥样硬化、抗心律失常、降压、调节免疫、保肝时，可以考虑牡丹皮的应用。

4.切

现有特点：质硬。(《中国药典》)思维发散：质硬走里，且不易散开。

5.尝

味道：味微苦而涩。(《中国药典》《中药大辞典》)思维发散：苦者，能泻、能燥、能坚；涩性收敛。苦入心。

6.药性

牡丹皮药性微寒。思维发散：微寒也能制热。

7.共性应用

(1)达病位　结合"质硬"这个特点，牡丹皮更多走里以治疗里证。

(2)平病性　牡丹皮药性微寒，也可平病性之热。

(3)修病态　牡丹皮气味芳香，有走窜之功。其药性微寒，加之秋季采收具有金行的清除之性，所以对于病性为热的凝滞之证来说，应用牡丹皮治疗，效果很好。

牡丹皮味微苦入心，心主血脉，加之气香走窜、药性微寒，所以牡丹皮能很好地治疗热性血瘀证；微苦燥湿，加之气香走窜、药性微寒，所以牡丹皮能很好治疗热性的痰湿之证。

(4)除表象　临床上遇到热性的癥瘕积聚之证，就可以考虑牡丹皮的治疗。

涩能收敛，牡丹皮药性微寒，所以牡丹皮可以治疗热性的血溢证；也可以治疗热性之泄泻、带下、遗精等病证。

(5)入五脏　牡丹皮味微苦入心。

(6)五行特点　牡丹皮味微苦属火，具火行的运动态势。牡丹皮味涩性收敛，具水行的运动态势。牡丹皮秋季采收，具金行的运动态势。

二、本草选摘

治肠胃积血、衄血、吐血，无汗骨蒸。(《珍珠囊》)

破血，行血，消癥瘕之疾，除血分之热。(《滇南本草》)

泻伏火，养真血气，破结蓄。(《医学入门》)

和血，生血，凉血。治血中伏火，除烦热。(《本草纲目》)

其味苦而微辛，其气寒而无毒，辛以散结聚，苦寒除血热，入血分，凉血热之要药也。(《神农本草经疏》)

三、单验方

(1)下部生疮，已决洞者　牡丹方寸匕，日三服。(《补缺肘后备急方》)

(2)金疮内漏，血不出　牡丹皮为散，水服三指撮，立尿出血。(《备急千金要方》)

(3)腕折瘀血　虻虫二十枚，牡丹一两。上二味治下筛，酒服方寸匕。(《备急千金要方》)

(4)疝气(觉气胀不能动)　用牡丹皮、防风，等份为末，每服二钱，酒送下。(《备急千金要方》)

(5)妇女恶血(血往上冲，脸红易怒)　用牡丹皮半两、干漆(烧至烟尽)半两，加水二杯，煎成一杯服下。(《备急千金要方》)

(6)伤损瘀血　用牡丹皮二两、虻虫二十一个(熬过)，同捣碎。每天早晨服一匙，温酒送下。

(7)刀伤后内出血　用牡丹皮研细，水冲服少许。瘀血自尿中排出。(《备急千金要方》)

(8)下部生疮(已破口)　取牡丹末一匙煎服。一天三次。(《备急千金要方》)

四、使用注意

牡丹皮水煎内服的常用剂量为6~12g，临床可以根据需要而做适当调整。

五、医家经验

1.血小板减少症、血液病之发热，皮肤病等

李文瑞先生重用牡丹皮的经验：一般用量

6~12g，重用25~60g，最大用至90g。牡丹皮凉血、散瘀、止痒，与解热、抑菌、降低血管通透性等现代药理作用相合。血热所致之病症，重用方可获佳效。常在二至丸、归参丸、犀角地黄汤等方中重用。临床主要用于血小板减少症、血液病之发热，皮肤病等。服后无腹痛腹泻等不良反应。

如治一男性35岁患者。全身皮肤发疹，色红有环状，身热痒甚，遇冷则缓，口干苦，纳食尚可，大便秘结。舌淡红，苔白黄，脉细滑。证属邪客血分，迫于肌肤。投予归参丸加牡丹皮45g、升麻10g、土茯苓25g、甘草3g等。服7剂后皮疹减轻。再进7剂后，痊愈。（1994年《辽宁中医杂志》李秋贵）

2.川牛膝配牡丹皮治疗顽固性高血压持续不降

川牛膝配牡丹皮治疗顽固性高血压持续不降者，疗效满意。李某，男，45岁，干部。2000年1月20日初诊。自述头晕目眩，不敢睁眼，阵阵欲倒，面色红润光泽，白睛充血，如醉酒状，头昏胀痛，烦躁易怒，耳鸣口苦，舌红苔黄，脉弦。测血压180/120mmHg。家属诉患高血压10余年，常年服西药降压药，近半个月血压常在160~190/100~125mmHg之间，每于急骤升高时加硝苯地平5~10mg，初服效捷，近3日少显灵验，故来中医就诊。

辨证为肝阳上亢，上扰清宫，急取川牛膝50g，牡丹皮30g，水煎顿服。药后入寐，服药4小时后测血压1次，为150/95mmHg，患者自觉诸症轻减，次日续服1剂，药后4小时血压140/90mmHg，后以镇肝息风汤及六味地黄汤变通善后，计服30余剂。随访2年，血压未超过160/100mmHg。亦未出现上述诸症，仍坚持常服西药降压。

该法对一般高血压患者（收缩压在150mmHg左右者）降压作用并不明显，而对急骤增高者收效尤捷，川牛膝可用至60g。（2004年《中医杂志》刘同珍）

六、老姬杂谈

前面谈了虎杖可以治疗"暴癥"，为什么牡丹皮不能治疗？

虽然牡丹皮可以治疗癥瘕积聚，但不是"暴癥"，原因就是针对突然出现的肿块，我们的治疗就是"敛"，即收敛，可以用味道特酸的乌梅，也可以用味涩的虎杖。牡丹皮虽然也有涩味，但其气味芳香，气香走窜，有发散的运动态势，与我们想要的"收敛"——向内的运动态势相反，所以，不能应用。

所以，治疗肿瘤，需要因时因地制宜，初期，需要收敛；当发现肿瘤压迫血管或者食管、气管等时，也需要收敛治疗。不能一见到肿块，就活血化瘀，就破血除湿，就软坚散结。

第十二节　微苦兼甘涩的常用药物

何首乌

一、药物特性

1.望

【药材】为蓼科植物何首乌的干燥块根。（《中药学》）思维发散：取类比象，根类药物能达人体属阴部位。

【优质药材】以质重、坚实、显粉性者为佳。（《中药大辞典》）

2.闻

【气味】气微。（《中国药典》）

3.问

【寒热属性】微温。（《中药学》钟赣生主编）

【采集时间】秋、冬。（《中药学》）思维发散：秋季，五行属金，秋季采收的药材，具有清除的运动态势。冬季，五行属水，冬季采收的药材，具有向内向下的运动态势。

【有效成分】生何首乌主要含二苯乙烯苷类、蒽醌类化合物，还含有卵磷脂、粗脂肪等。（《中药学》）

【药理作用】生何首乌有促进肠管运动和轻度泻下作用，此外还有抗氧化、抗炎、抗菌、抗病毒、抗癌、抗诱变、保肝、调节血脂、抑制血小板聚集、舒张血管等作用。制何首乌能增加老年小鼠和青年小鼠脑和肝中蛋白质含量，抑制脑和肝组织中的B型单胺氧化酶活性；抑制老年小鼠的胸腺萎缩，提高老年机体胸腺依赖的免疫功能，对抗环磷酰胺的免疫抑制作用；降低急性高脂血症模型家兔的高胆固醇，使之恢复正常水平。(《中药学》)

【个性应用】需要泻下、抗氧化、抗炎、抗菌、抗病毒、抗癌、抗诱变、保肝、调节血脂、抑制血小板聚集、舒张血管时，可以考虑何首乌的应用。

4.切

现有特点：质坚实。(《中国药典》)思维发散：质坚实走里，不易散开。

【质地轻重】体重。(《中国药典》)思维发散：质重沉降。

5.尝

味道：味微苦而甘涩。(《中国药典》)思维发散：苦者，能泻、能燥、能坚；甘者，能补、能和、能缓；涩性收敛。苦入心，甘入脾。

6.药性

何首乌微温。思维发散：微温也能制寒。

7.共性应用

（1）达病位　何首乌能达人体属阴部位。

（2）平病性　何首乌药性微温，也可平病性之寒。

（3）修病态　何首乌微苦燥湿、味甘入脾布散津液，加之药性微温，所以，何首乌也有较好的祛除寒湿之功。

味甘健脾，脾主运化，有充血之功（这点，在《三个月学懂中医》上已经谈过了），所以，何首乌也有补血之能。

何首乌微苦入心，心主血脉，血得热则活，何首乌性微温，所以有一定的活血通脉之功。

（4）除表象　何首乌质地沉重，有降气之功，因其药性微温，所以，临床上需要用降气法治疗的寒性病证，就可以用何首乌来治疗。

何首乌微苦入心，心主血脉，因其味涩收敛，所以，何首乌有很好的止血作用；血得热则活，何首乌性温，也有一定的活血通脉之功。

味涩能敛，何首乌能达属阴部位，可以收敛以止带、止泻、止遗精等。因其药性为温，所以，何首乌适用于病性为寒者。

（5）入五脏　何首乌味微苦入心。

（6）五行特点　何首乌味微苦属火，具火行的运动态势。何首乌味甘属土，具土行的运动态势。何首乌味涩性收敛，具水行的运动态势。何首乌体重沉降，具水行的运动态势。

二、本草选摘

涩精，坚肾气，止赤白便浊，缩小便，入血分，消痰毒。(《滇南本草》)

敛血，滋阴。治腰膝软弱，筋骨酸痛，止肾泻，除崩漏，解带下。(《药品化义》)

止吐血。(《本草再新》)

何首乌，前人称为补精益血，种嗣延年，又不可尽信其说。但观《开宝》方所云，治瘰疬，消痈肿，灭五痔，去头面热疮，苏腿足软风，其作用非补益可知矣。唯其性善收涩，其精滑者可用，痢泄者可止，久疟虚气散漫者可截，此亦莫非意拟之辞耳。倘属元阳不固而精遗，中气衰陷而泄痢，脾元困疲而疟发不已，此三证，自当以甘温培养之剂治之，又不必假此苦涩腥劣，寒毒损胃之物所取效也。(《本草汇言》)

三、单验方

（1）自汗不止　何首乌末，水调。封脐中。(《濒湖集简方》)

（2）破伤血出　何首乌末敷之即止。(《卫生杂兴》)

四、使用注意

水煎内服的常用剂量：生何首乌为3~6g、制何首乌为6~12g。临床可以根据需要而做适当调整。

何首乌假药很多，特别是丁状的，所以强烈建议到正规的医药公司去购买。

五、医家经验

俞长荣、许仕纳

（1）**心痛** 《开宝本草》首载何首乌"止心痛"。我们受此启发，对"心痛"患者症见胸闷痰黏，心烦口干，苔黄腻，脉滑数等痰浊闭阻兼见气阴不足，多在辨证方药的基础上加用何首乌，常可收到效果。业师俞长荣教授运用炙甘草汤，若痰浊偏重，常以何首乌易生地黄，经临床验证，不仅无滞邪之嫌，还能提高强心安神的效果。

（2）**眩晕、头痛** 古人用何首乌治头痛见于《本草述》，王好古也有用本品"泻肝风"之说。我们常用本药选择性地治疗因痰浊所致的内伤性眩晕、头痛症。如许仕纳曾治一陈姓女患者，49岁，头痛月余，势如刀劈，夜不能寐，伴眩晕、口干、腰酸、疲乏，经脑CT检查未见异常，血检胆固醇偏高，经中西药治疗无效。诊其脉细弦带涩，舌红苔根腻浊，拟为肝肾阴虚，痰浊上扰，瘀阻脑络。处方：制首乌30g，土茯苓、牡蛎、丹参、地龙、泽泻各15g，水煎服。连服7剂，疼痛解除。

（3）**腰膝酸痛** 《药品化义》指出何首乌能"益肾""通经络""治腰腿软弱、筋骨酸痛"。我们常用本药治疗老年体弱、肝肾虚损所引起的腰痛。若阳气虚，经脉失却温煦而疼痛者，多用七宝美髯丹；若阴血不足，筋燥强急者，则以何首乌伍以桑寄生、杜仲、枸杞子、牛膝、牡蛎等补养肝肾、滋阴通络，经临床观察有良好的强腰止痛效果。

（4）**肢体麻木** 据西医学研究何首乌有降血脂作用。我们治疗肢体麻木属血脂偏高者，常重用何首乌并根据病症分别加入渗湿导滞、祛瘀化痰、通经散结之品，对解除肢体麻木、降低血脂具有良好效果。

（5）**失眠** 失眠是神经衰弱的主症之一，俞师通过临床观察，发现本病偏于肝肾阴虚者多见，遂针对此一病证研制出神舒胶囊，方中以何首乌为主药，能起到滋阴养血、调补肝肾、镇静安神的功用。我们近几年通过临床观察，证实该药对肝肾阴虚型患者疗效很好。

（6）**脱发** 俞师根据"发为血之余""肾之华在发"的理论，拟有"脱发再生汤"方，以何首乌为主药，配以熟地黄、当归、大枣、侧柏叶等，经过实践有一定效果。

（7）**瘾疹、瘙痒症** 俞师对皮肤病很重视内治方法，如治疗瘾疹（荨麻疹），提出着重调治气血的见解。如治疗一位患瘾疹8~9年的患者，曾经多方治疗，近1年来，每隔数天便发作一次，每次持续10余天，俞师主以养血和营、疏风通络，方中重用何首乌30g，连服15剂，病情完全控制。治疗皮肤瘙痒，俞师亦以何首乌为主药配合生地黄、当归、白芍、蝉蜕、蒺藜、白鲜皮、金银花、红花等养血解毒，祛风透疹。我们通过临床验证，确实可收良效。［许仕纳，俞宜年.临证用药话首乌.中医杂志，1997，38（6）：377］

六、老姬杂谈

《中药学》何首乌的功效为"制何首乌：补肝肾，益精血，乌须发，强筋骨，化浊降脂。生何首乌：解毒，消痈，截疟，润肠通便"，由于何首乌的味道较多，所以，功用也就比较多。总之，临床应用何首乌时，物尽全功则最好，不能应用全功的，用其一部分也可以。不过，还需注意没有用上的那部分功用给人体带来的不良反应。

临床上遇到上热下寒的病证，就可以考虑何首乌的应用：体重降气以除上热；药性微温可平下寒。

第十二章 甘味兼有他味之药物

第一节 甘味兼苦的常用药物

百部

一、药物特性

1. 望

【药材】为百部科植物蔓生百部、直立百部或对叶百部的干燥块根。(《中药学》)思维发散：取类比象，根类药物达人体属阴部位。

【优质药材】蔓生百部和直立百部的块根，以粗壮、肥润、坚实、色白者为佳。对叶百部的根，以肥壮、色黄白者为佳。(《中药大辞典》)

2. 闻

【气味】气微。(《中国药典》)

3. 问

【寒热属性】微温。(《中药学》钟赣生主编)

【采集时间】春、秋。(《中药学》)思维发散：春季，五行属木，春季采收的药材，具有顺畅的运动态势。秋季，五行属金，秋季采收的药材，具有清除的运动态势。

【炮制】百部：拣净杂质，除去须根，洗净，润透后切段，晒干。

蜜制：取百部段，用炼蜜(百部段50kg用蜜6.4kg)加入适量开水烊化，拌匀，稍闷，俟蜜水吸收，置锅内文火炒至微黄色不黏手为度，取出，放凉。

甘草制：取甘草加水煎汤，加入百部片浸泡后捞出晒干，每百部片100kg，用甘草8kg。

炒制：取百部用火炒至微黄色。(《中华本草》)

【有效成分】主要含百部碱、原百部碱、对叶百部碱等多种生物碱类成分及芝麻素等。(《中药学》)

【药理作用】百部所含的对叶百部碱有显著镇咳作用。100%百部生物碱提取液也能抑制咳嗽反射。百部乙醇提取液对肺炎杆菌、金黄色葡萄球菌、乙型溶血性链球菌、铜绿假单胞菌、大肠埃希菌、枯草杆菌、白色念珠菌等都有不同的抑制作用。对多种皮肤真菌也有抑制作用。5%~50%百部醇浸液及水浸液对头虱、体虱、阴虱均有一定的杀灭作用，醇浸液较水浸液强。百部对头虱的杀灭作用最强。百部碱尚有一定的镇静、镇痛作用。(《中药学》)

【个性应用】需要镇咳、抑菌、杀虱、镇静、镇痛时，可以考虑百部的应用。

4. 切

5. 尝

味道：味甘、苦。(《中国药典》)思维发散：甘者，能补、能和、能缓；苦者，能泻、能燥、能坚。甘入脾，苦入心。

6. 药性

百部药性微温。思维发散：微温也能制寒。

7. 共性应用

(1)达病位　百部能达人体属阴部位以治病。

(2)平病性　百部药性微温，也能平病性之寒。

(3)修病态　百部味甘入脾，有健脾助运化之功，加之味苦，苦能燥湿，所以百部治疗痰湿水饮之证，效果很好。

(4)除表象　百部有一定的杀虫作用。

(5)入五脏　百部味甘入脾，味苦入心。

(6)五行特点　百部味甘属土，具土行的运动态势。百部味苦属火，具火行的运动态势。

二、本草选摘

主咳嗽上气。(《名医别录》)

治肺家热，上气，咳嗽。（《药性论》）

东垣曰：治肺热而咳嗽立止是也。（《医学入门》）

百部根，《蜀本》云微寒，《日华子》言苦，《神农本草经》言微温者误也。苦而下泄，故善降，肺气升则喘嗽，故善治咳嗽上气。能散肺热，故《药性论》主润肺。（《神农本草经疏》）

百部，乃先哲多谓其能治久嗽，损庵所云，治久嗽用以保肺者也。以此治暴嗽者，宜于肺气素虚之人，而随分寒热，有以佐之，如寒则生姜，热则和蜜，如治久嗽者加蜜，固为其虚而定有热也，岂浸无区别乎哉！（《本草述》）

凡嗽无不宜之，而尤为久嗽虚嗽必需良药。程钟龄《医学心悟》止嗽散，颇有捷效，功力实在紫菀、百部二味，宣通肺气；《备急千金要方》谓一味取汁浓煎，可愈三十年嗽，有自来矣。（《本草正义》）

或问百部，杀虫之药未有不耗气血者，而百部何以独异乎？夫百部原非补剂，不补则攻，然而，百部非攻药也，乃和解之药，而性亦杀虫，能入于虫之内，而虫不知其能杀也。杀虫之药，必与虫相斗，百部不特不斗，而并使虫之相忘其杀也，又何至有气血之耗哉？或疑百部杀虫，何能使虫之不知？夫百部味甘，虫性喜甘，投其所好，妄甘味之能杀身也。故食之而不知耳，及至已食百部，而虫之肠胃尽化为水，欲作祟而不能，有不知其何以死而死者矣。（《本草新编》）

三、单验方

（1）**遍身黄肿**　取鲜百部，捣窨脐上，以糯米饭半升，拌酒半合，盖在药上，以帛包住，一二日后口内有酒气，则水从小便出，肿自消矣。（《杨氏经验方》）

（2）**滴虫性阴道炎**　用百部60g，加水1000ml，煎成600ml，冲洗阴道，而后用雄黄粉均匀地喷入阴道皱襞。每日1次，5日为一疗程。观察60例，多数为1个疗程，少数经过2~3个疗程治愈。平均用药3~5日，阴道分泌物显著减少，外阴部瘙痒等自觉症状消失。少数病例复发（多于月经

后或流产后），再次治疗仍可获愈。远期效果尚待观察。（《中药大辞典》）

（3）**急慢性支气管炎**　用单味百部20g，水煎治疗慢性支气管炎10例，总有效率87.27%。［郑祥光，陕西中医，1986（10）：439］

（4）**湿疹**　用百部、蛇床子、益母草各40g，苦参60g，白矾、硫黄各30g，前4味先煎再加入后2味，外洗患处，每日2~3次。治疗58例，均获痊愈，一般疗程不超过20天。［夏俊杰.内蒙古中医药，1990（3）：12］

四、使用注意

百部水煎内服的常用剂量为3~9g。久咳宜蜜炙用，杀虫灭虱宜生用。

《中国药典》：服用过量中毒，会引起呼吸中枢麻痹。

百部，也有伪品，如肥厚石刁柏，气味和味道都和百部很像，不好鉴别，建议到正规医药公司去购买。

五、医家经验

1.郑祥光

用单味百部20g，水煎服，治疗慢性支气管炎110例，总有效率87.27%。［陕西中医，1986（10）：439］

2.何国兴介绍

用生百部、黄柏、川椒、地肤子、木槿皮各15g，龙胆草20g，苦参、蛇床子各30g，加水2000~3000ml，水煎30~45分钟，然后用消毒纱布滤去药渣，名"参百蛇洗剂"。治疗霉菌性、滴虫性阴道炎100例，总有效率96%。用法：取上液（热）熏洗坐浴，每次20~30分钟，每日1~2次。另将带线纱布球（每个重1.5g）用药液浸透后，于坐浴完毕时塞1个于阴道后穹隆部。10天为1个疗程，一般1~2个疗程即愈。［河北中医，1986（1）：18］

六、老姬杂谈

《当代中药临床应用》："百部甘润苦降，性平而无寒热之偏，专入肺经，为润肺止咳之良药。临

床上无论外感内伤、寒热虚实、新久咳嗽，皆宜配用，尤为治疗久咳虚嗽、百日咳、肺痨咳嗽之要药"，确实，用百部配伍应用，有效，但是，百部不是治疗咳嗽的"万能药"，只是对痰咳有很好的治疗效果，这点，需注意。

第二节　甘味兼微苦的常用药物

白果

一、药物特性

1.望

【药材】为银杏科植物银杏的干燥成熟种子。（《中药学》）思维发散：更多达里。

【颜色】白色或灰白色。（《中药大辞典》）思维发散：白色与肺相通。

【优质药材】以外壳白色、种仁饱满、里面色白者佳。（《中药大辞典》）

2.闻

【气味】无臭。（《中国药典》）

3.问

【寒热属性】平。（《中药学》钟赣生主编）

【采集时间】秋季。（《中药学》）思维发散：秋季，五行属金，秋季采收的药材，具有清除的运动态势。

【炮制】白果仁：拣净杂质，除去硬壳。

熟白果：取拣净的白果，蒸熟、炒熟或煨熟，去壳。

【有效成分】主要含黄酮类成分、银杏萜内酯类成分、酚酸类成分等。（《中药学》）

【药理作用】白果注射液有平喘作用，白果乙醇提取物有祛痰作用。白果外种皮水溶性成分有抗过敏和一定的抗衰老作用。白果对葡萄球菌、链球菌、白喉杆菌、炭疽杆菌、枯草杆菌、大肠埃希菌、伤寒杆菌等有不同程度抑制作用。白果提取物对实验动物脑缺血有一定的治疗作用。白果有抗寄生虫、抗炎、抗肿瘤等作用。（《中药学》）

【个性应用】需要平喘、祛痰、抗过敏、抗衰老、抑菌、抗寄生虫、抗炎、抗肿瘤时，可以考虑白果的应用。

4.切

现有特点：质坚。（《中国药典》）思维发散：质坚走里，且不易散开。

5.尝

味道：味甘微苦。（《中国药典》《中国中药材鉴别图典》）思维发散：甘者，能补、能和、能缓；苦者，能泻、能燥、能坚。甘入脾，苦入心。

6.药性

白果药性为平。思维发散：平性，不能制寒热。

7.共性应用

（1）达病位　白果达里可治疗里证。

（2）平病性　白果药性为平，不能平病性之寒热。

（3）修病态　白果味甘，甘入脾，能增强脾的运化从而更好地布散津液，加之其色白入肺以助肺排浊、微苦燥湿之功及秋季采收具有清除之性，所以，白果对于津液布散失常所致的痰湿之证，有很好的清除作用。

白果味微苦，微苦入心，心主血脉，加之秋季采收具有清除之性，所以白果也可以治疗血瘀证。

（4）除表象　白果色白入肺，能助肺排浊，加之秋季采收，具有金行的清除之功，所以，白果的排浊之功比较好。

（5）入五脏　白果味甘入脾，味微苦入心。

（6）五行特点　白果味甘属土，具土行的运动态势。白果味微苦属火，具火行的运动态势。

二、本草选摘

清肺胃浊气，化痰定喘，止咳。（《医学入门》）

上敛肺金除咳逆，下行湿浊化痰涎。（《本草便读》）

补气养心，止咳除烦，生肌长肉，排脓拔毒，消疮疥疽瘤。（《本草再新》）

治白浊，清心，性不能乌须发，然乌须发必须用之，引乌黑之汁至于唇口之间以变白也。此从

来《本经》之所未言。(《本草新编》)

三、单验方

（1）**哮喘痰嗽** 白果一个，麻黄二钱，炙草二钱，水煎卧时服。(《本草易读》)

（2）**小儿腹泻** 白果2个，鸡蛋1个。将白果去皮研末，鸡蛋打破一孔，装入白果末，烧熟食。(《内蒙古中草药新医疗法资料选编》)

（3）**头面癣疮** 生白果仁切断，频擦取效。(《秘传经验方》)

（4）**下部疳疮** 生白果，杵，涂之。(《济急仙方》)

（5）**乳痈溃烂** 银杏半斤。以四两研酒服之，以四两研敷之。(《救急易方》)

四、使用注意

白果水煎内服的常用剂量为5~10g。生白果有毒，不可多用，特别是小孩，一定要注意。

五、医家经验

白果能治白带及梦遗

（1）白果1个（研末），另取鸡蛋1个，打个小孔，将白果末投入蛋内，饭上蒸熟吃，治白带。用白果3个，酒蒸吃，每日1次，连服4~5天，治梦遗。白果不宜多食，以防中毒。白果中毒时会出现头痛、发热、抽搐、烦躁不安、呕吐、呼吸困难等现象，急用甘草60g，或白果壳30g，煎服解之。(《医林漫笔》欧阳勋)

（2）白果（银杏）适量，炒熟透（未炒有毒）。每晚服7粒，治7岁左右小儿夜尿床。白果形似膀胱，入肺经，中医学认为形似而相通，如核桃仁似脑即补脑，白果能补膀胱。肺为水之上源，主通调水道，下输膀胱，入肺经即能调节膀胱气化功能。故可治遗尿。尚可治妇女带下。我在临床中，单用或在方中配伍应用，皆获满意效果。(祝谌予)

六、老姬杂谈

白果，我们中药学课本上谈到白果的功用为"敛肺定喘，止带缩尿"，从其"敛"和"缩"来看，就是从涩味来谈的。如《本草备要》中就说

"性涩而收"，可"敛喘嗽，缩小便，止带浊"。虽然《中药大辞典》上也谈到白果有"微涩（微苦涩）"之味，不过，由于涩味较微，收敛之功不甚，所以，希望临床应用时多加注意。

玄参

一、药物特性

1.望

【药材】为玄参科植物玄参的干燥根。(《中药学》)思维发散：取类比象，根类药物达人体属阴部位。

【颜色】乌黑色。(《中华本草》)思维发散：黑色与肾相通。

【优质药材】以枝条肥大、皮细、质坚、芦头修净、肉色乌黑者为佳。(《中药大辞典》)

2.闻

【气味】有焦糖气。(《中华本草》)思维发散：有走窜之性。

3.问

【寒热属性】微寒。(《中药学》钟赣生主编)

【采集时间】冬季。(《中药学》)思维发散：冬季，五行属水，冬季采收的药材，具有向内向下的运动态势

【有效成分】主要含环烯醚萜类化合物及苯丙素苷类，尚含生物碱、植物甾醇、挥发油等。(《中药学》)

【药理作用】玄参对金黄色葡萄球菌、白喉杆菌、伤寒杆菌、乙型溶血性链球菌、铜绿假单胞菌、福氏痢疾杆菌、大肠埃希菌、须疮癣菌、絮状表皮癣菌、羊毛状小芽孢菌和星形奴卡菌均有一定抑制作用。玄参对多种炎症反应均有抑制作用。此外，还具有扩张冠状动脉、降压、保肝、增强免疫、抗氧化等作用。(《中药学》)

【个性应用】需要抑菌、抗炎、扩张冠状动脉、降压、保肝、增强免疫、抗氧化、抗炎时可以考虑玄参的应用。

4.切

现有特点：质坚实。(《中华本草》)思维发

散：质坚实走里，不易散开。

5.尝

味道：味甘微苦。思维发散：甘者，能补、能和、能缓；苦者，能泻、能燥、能坚。甘入脾，苦入心。

6.药性

玄参药性微寒。思维发散：微寒也能制热。

7.共性应用

（1）达病位　玄参能达人体属阴部位。

（2）平病性　玄参药性微寒，也可平病性之热。

（3）修病态　玄参味甘入脾，脾统血，所以，玄参有很好的补血作用，因玄参药性微寒，所以对于血虚有热的病证，尤为适宜。

玄参味微苦入心，心主血脉，由于其药性微寒，血得寒则涩，加之冬季采收具有水行向内的运动态势，所以，玄参有很好的止血之功。因玄参具有焦糖气，有走窜之功，所以，临床遇到血瘀之热证者，也可以用玄参来治疗。

（4）除表象　玄参色黑入肾，味甘能补，所以，玄参有很好的补肾作用。

（5）入五脏　玄参味甘入脾，味微苦入心。

（6）五行特点　玄参味甘属土，具土行的运动态势。玄参味微苦属火，具火行的运动态势。玄参色黑属水，具水行的运动态势。玄参冬季采收，具水行的运动态势。

二、本草选摘

主腹中寒热积聚，女子产乳余疾，补肾气，令人明目。（《神农本草经》）

能治暴结热，主热风头痛，散瘤瘿瘰疬。（《药性论》）

治头风热毒游风，补虚劳损，心惊烦躁，劣乏骨蒸，止健忘，消肿毒。（《日华子本草》）

治心懊侬烦而不得眠，心神颠倒欲绝，血滞小便不利。（《医学启源》）

消咽喉之肿，泻无根之火。（《本草品汇精要》）

肾水受伤，真阴失守，孤阳无根，发为火病，法宜壮水以制火，故玄参与地黄同功。其消瘰疬亦是散火，刘守真言结核是火病。（《本草纲目》）

疗胸膈心肺热邪，清膀胱肝肾热结。疗风热之咽痛，泄肝阳之目赤，止自汗盗汗，治吐血衄血。（《本草正义》）

玄参，味甘微苦，性凉多液，原为清补肾经之药。又能入肺以清肺家烁热，解毒消火，最宜于肺病结核，肺热咳嗽。《神农本草经》谓其治产乳余疾，因其性凉而不寒，又善滋阴，且兼有补性，故产后血虚生热及产后寒温诸症，热入阳明者，用之最宜。（《医学衷中参西录》）

真阴失守，孤阳无根，发为火病，得此色黑性润，微寒以为节制则阳得阴归，而咽喉不致肿痛而莫已也。（《本草求真》）

玄参色黑属肾而性寒，故能除肾家浮游上升之火。（《神农本草经百种录》）

三、单验方

（1）三焦积热　玄参、黄连、大黄各一两。为末，炼蜜丸梧子大。每服三四十丸，白汤下。小儿丸粟米大。（《丹溪心法》）

（2）年久瘰疬　用生玄参捣烂敷患处。一天换药二次。（《本草纲目》）

四、使用注意

玄参，水煎内服的常用剂量为10~15g，临床可以根据需要而做相应的调整。玄参，假药很少，一般靠闻、看和尝就能鉴别。

五、医家经验

1.玄参治风热头痛

（1）卢氏从1990年始用《名中医治病绝招》中彭静山老师的玄参治风热头痛一方，在临床中试用治疗50例均获良效。

蒋某，女，35岁，1990年3月20日诊。患者3月15日头痛、鼻衄、小便黄、大便结来我所就诊，以阿尼利定肌内注射，口服复方乙酰水杨酸、穿心莲等药效果不佳。3月20日上午8点又来就诊。患者觉头痛如裂、发热、口渴、欲饮凉水，舌尖红、苔黄，脉浮数。用玄参60g，煎浓汁500ml，温饮，日3次，晚上患者前来告症状基本消失。

王某，男，30岁，干部，于1990年7月发病。症见头痛发热，咳嗽，咽喉痛就诊，经对症治疗症状减轻，但一月多来头痛时作。近期头痛加重，夜做噩梦、失眠，口苦口干并口腔溃疡、小便黄。于1990年9月3日来就诊。舌苔黄，脉细数有力。玄参60g，煎汁500ml，温饮，2天而愈。

玄参性寒，入心、胃、肺、肾经，既可祛外感之风，亦可去内脏之热，寒而能补。《品汇精要》认为玄参"消咽喉之肿，泻无根之火"。《日华子本草》："治头风热毒游风，补虚劳损，心惊烦躁。"《医学启源》认为能"治心懊憹烦而不得眠，心神颠倒欲绝，血滞小便不利。"总之玄参是一味能补能清之良药。［卢长洎. 单味玄参治风热头痛有良效. 新中医，1992（2）：6］

（2）玄参既可祛外感之风，亦可去内脏之热，寒而能补。张氏等用单味中药玄参50~60g，水煎浓汁500~600ml温饮，一次内服，治疗风热头痛多例，屡用皆效。

李某，女，32岁，2002年2月25日初诊。患者自述2日前突然出现头部胀痛，发热，体温最高38.5℃，时有头部烧灼感，口干喜饮，舌质红、苔黄，脉浮数。曾在家中口服脑清片、退热片治疗，效果不明显。诊为风热头痛，予以玄参60g，嘱水煎3次，取浓汁600ml，趁热1次内服。2月26日诊述头痛、发热已明显减轻，再予以玄参50g，2剂。分2天水煎内服，2天后患者症状消除。［张瑞海，孙亚利. 玄参治疗风热头痛. 中医杂志，2009，50（6）：535］

2.玄参治疗眼底出血

罗氏重用玄参治疗眼底出血取得较好疗效。

刘某，男，32岁，2005年3月初诊。左眼视力丧失半年，右眼视力明显下降，感觉眼前有多个小黑点游动，某医院诊断为视网膜静脉周围炎，眼底出血。住院治疗1个月，视力有所恢复，后发生眼底第2次出血，出血后，双眼视力全部丧失，经过治疗视力又有所好转，能在1m左右距离内看清人或物的形状、位置。第3次出血后，双眼失明，经

多方治疗，视力未能恢复。眼前近距离能看到人影。查其两眼外观无异常改变，头微痛，别无所苦，舌质红、苔白，脉沉弦。综合脉症，证属肝肾俱虚，络脉瘀滞，伏风于内，治宜培补肝肾，疏散伏风。处方：独活15g，骨碎补10g，玄参60g，服药3剂后，视力明显改善，在1m的距离内可以看出物品，守方继服20剂之后，视力恢复。［罗新南. 玄参治疗眼底出血. 中医杂志，2009，50（6）：535］

六、老姬杂谈

玄参，《中药学》上谈的功效是"清热凉血，滋阴降火，解毒散结"，这些都能从其特点推理而出。

麦冬

一、药物特性

1.望

【药材】本品为百合科植物麦冬的干燥块根。（《中药学》）思维发散：取类比象，根类药物达人体属阴部位。

【优质药材】以个大、色黄白、半透明、质柔、嚼之发黏者为佳。（《中药大辞典》）

2.闻

【气味】气微香。（《中国药典》）思维发散：有轻微的走窜之性。

3.问

【寒热属性】微寒。（《中药学》钟赣生主编）

【采集时间】夏季。（《中药学》）思维发散：夏季，五行属火，夏季采收的药材，具有向上向外的运动态势。

【有效成分】主要含皂苷类成分、高异黄酮类成分及多种氨基酸、微量元素、维生素A样物质、多糖等成分。（《中药学》）

【药理作用】麦冬能增强网状内皮系统吞噬能力，升高外周白细胞；麦冬多糖可以促进体液免疫和细胞免疫，并诱生多种细胞因子，通过增强免疫功能发挥抗癌作用；麦冬多糖对脑缺血损伤有抗缺氧保护作用；麦冬能增强垂体肾上腺皮质系统

作用，提高机体适应性；麦冬总皂苷抗心律失常作用，能改善心肌收缩力，改善左心室功能与抗休克作用；麦冬多糖和总皂苷有降血糖作用，麦冬皂苷具有明显的抗炎活性；麦冬水煎液有镇静、催眠、改善血液流变和抗凝血的作用。(《中药学》)

【个性应用】需要升高外周白细胞、促进体液免疫和细胞免疫、抗癌、保护脑缺血损伤、抗缺氧、提高机体适应性、抗心律失常、改善心肌收缩力、抗休克、降血糖、抗炎、镇静、催眠、改善血液流变和抗凝血时，可以考虑麦冬的应用。

4.尝

味道：味甘微苦。思维发散：甘者，能补、能和、能缓；苦者，能泻、能燥、能坚。甘入脾，苦入心。

5.药性

麦冬药性微寒。思维发散：微寒也可制热。

6.共性应用

（1）达病位　麦冬能达人体属阴部位。

（2）平病性　麦冬药性微寒，也可平病性之热。

（3）修病态　麦冬味甘，甘入脾，脾统血，所以，麦冬有很好的补血作用；脾主运化，布散津液，加之麦冬还具有微香之气属动，所以，麦冬也有一定的消除痰湿水饮之作用。

麦冬味微苦，微苦入心，心主血脉，因麦冬具微香之气主动及夏季采收具有火行的运动态势，所以，麦冬还有一定的活血作用。这一点，现代药理研究也得到了证实。因其药性微寒，所以，对于血瘀之热证，应用麦冬治疗，有效。

（4）除表象　麦冬味微苦，微苦入心，心主血脉，因麦冬药性微为寒，寒则血涩，故而麦冬可止血。

（5）入五脏　麦冬味甘入脾，味微苦入心。

（6）五行特点　麦冬味甘属土，具土行的运动态势。麦冬味微苦属火，具火行的运动态势。麦冬夏季采收，具火行的运动态势。

二、本草选摘

疗身重目黄，心下支满，虚劳客热，口干燥渴，止呕吐，愈痿蹶，强阴益精，消谷调中，保神，定肺气，安五脏，令人肥健。(《名医别录》)

治寒热体劳，下痰饮。(《本草拾遗》)

治妇女湿淋。(《南京民间药草》)

治咽喉肿痛。(《安徽药材》)

治经枯乳汁不下。(《医学启源》)

但世人未知麦冬之妙用，往往少用之而不能成功为可惜也。不知麦冬必须多用，力量始大。(《本草新编》)

麦冬之功，在润燥，非在滋阴。盖肺热而喜润，故曰清金保肺。肺与大肠相表里。故曰滑肠、泄泻者忌用。(《本草害利》)

三、单验方

热汤滚水泡烂皮肉，疼痛呼号者，用麦冬半斤，煮汁二碗，用鹅翎扫之，随扫随干，随干随扫，少顷即止痛生肌，神效之极。(《本草新编》)

四、使用注意

麦冬水煎内服的常用剂量为6~12g，临床上可以根据需要而用合适的剂量。

五、医家经验

重用麦冬治疗各种心力衰竭

胡某，男，76岁。反复咳喘20余年，加重伴双下肢水肿10天。既往有慢性支气管炎病史。诊时呼吸困难，口唇发绀，胸闷憋气，咳喘，咳黄痰，口干，肝大，双下肢凹陷性水肿，不能平卧。舌红、苔黄腻，脉弱。中医诊断为喘证、水肿。证属心肺气虚，血瘀水泛，痰热蕴肺。治宜补气益心，泻肺化痰。太子参、葶苈子、瓜蒌、蒲公英各30g，麦冬60g，五味子9g，车前子（包煎）24g，大腹皮、苏子各20g，厚朴15g，3剂。二诊：呼吸困难改善，咳喘减轻，下肢水肿亦轻，已能平卧。舌脉同前。上方改葶苈子45g，3剂。三诊：休息时无呼吸困难，水肿已消，唯体力差，心衰已纠正，上方去大腹皮、厚朴、紫苏子，加黄芪30g，继服4剂，以资巩固。

按：《灵枢·经脉》曰"手少阴气绝，则脉不通……脉不通则血不流"，血瘀于肺，肺失宣肃，不能通调水道则水停而成本病。卢师补心气不以参类为主，而重用麦冬。以麦冬疗心衰，旨意深远。麦冬甘寒，不仅可养阴益胃，还可补心肺气，利水消肿，具有滋而不腻、补而不滞之特点。古人对此多有论述，如《本草汇言》称"麦门冬……主心气不足"；《本草分经》认为麦冬能"泄热生津，化痰止呕，治嗽行水"。本品可治疗各种心力衰竭，即使痰涎壅盛，舌苔厚腻，均宜重用之，用量为30~90g，常效如桴鼓。与《本草新编》所言"但世人未知麦冬之妙用，往往少用之而不能成功为可惜也"，不谋而合。世人多视五味子为固涩药，卢师常言其为补五脏气虚之良药，在此用之，取其补益心肺之意。患者痰热壅盛，故选用紫苏子、瓜蒌、车前子、葶苈子等泻肺化痰。其中葶苈子长于泻肺行水，又能通利小便，用量一般为30~45g。卢师强调，心衰之血瘀是由于心气亏虚，推动无力所致。故治疗必须补益心气以治本，心气充沛，瘀血自消。《名医别录》称人参可"通血脉，破坚积"，便是补气可化瘀之明证。诚然，补气的同时，辅以活血通络之品，方不失辨证论治之真谛。[杨洪军，孟繁蕴．卢尚岭治疗心脑病急重症经验举隅．浙江中医杂志，1998（11）：496]

六、老姬杂谈

麦冬，我们《中药学》教材上谈到药性"微寒"，其功效为"养阴润肺，益胃生津，清心除烦"。这些都可以从麦冬的特点推理而出。临床应用麦冬时，一定要注意配伍。

紫菀

一、药物特性

1.望

【药材】为菊科植物紫菀的干燥根及根茎。（《中药学》）思维发散：取类比象，紫菀能达属阴部位和阴阳相交之处。

【优质药材】以根长、色紫、质柔韧、去净茎苗者为佳。（《中药大辞典》）

2.闻

【气味】气微香。（《中国药典》）思维发散：有一定的走窜之功。

3.问

【寒热属性】温。（《中药学》钟赣生主编）

【采集时间】春、秋。（《中药学》）思维发散：春季，五行属木，春季采收的药材，具有顺畅的运动态势。秋季，五行属金，秋季采收的药材，具有清除的运动态势。

【炮制】紫菀：拣去杂质，除去残茎，洗净，稍闷润，切成小段晒干。

蜜紫菀：取紫菀段加炼蜜（和以适量开水）拌匀，稍焖，用文火炒至不黏手为度，取出放凉。每紫菀50kg，用炼蜜12.5kg。

【有效成分】主要含萜类成分、黄酮类成分、香豆素类成分、蒽醌类成分，还含有甾醇、肽类等。（《中药学》）

【药理作用】紫菀及其多种成分均有祛痰作用；紫菀水煎剂、水提醇沉物、生紫菀与蜜炙紫菀水提取物及紫菀酮、表木栓醇均有镇咳作用；紫菀水提醇沉液还有平喘作用。紫菀煎剂对7种革兰阴性肠内致病菌及某些致病性皮肤真菌有不同程度的抑制作用；对流感病毒在鸡胚尿囊中有明显的抑制其生长作用。此外，紫菀还有抗肿瘤、抗氧化及利尿等作用。（《中药学》）

【个性应用】需要祛痰、镇咳、平喘、抑菌、抑流感病毒、抗肿瘤、抗氧化及利尿时，可以考虑紫菀的应用。

4.切

现有特点：质坚硬；显油性。（《中华本草》）思维发散：质坚硬走里，且不易散开；显油性，一者润肠，二者质润滋阴。

5.尝

味道：味甜、微苦。（《中国药典》）思维发散：甘者，能补、能和、能缓；苦者，能泻、能燥、能坚。甘入脾，苦入心。

6.药性

紫菀药性为温。

7.共性应用

（1）达病位　紫菀达里可治疗里证。

（2）平病性　紫菀药性为温，可平病性之寒。

（3）修病态　紫菀气微香主动，味甘入脾，增强运化，布散津液，所以，紫菀能很好地治疗痰湿水饮之证；脾统血，加之显油性质润滋阴，所以，紫菀也有补血之功，对于血虚病证，就可以应用紫菀来治疗。

紫菀味微苦入心，心主血脉，加之有微香之气具走窜之功，所以，紫菀能治疗血瘀之证。

紫菀显油性，有润肠通便之功。所以，紫菀也能治疗便秘之证。

（4）除表象　紫菀有止咳作用。

（5）入五脏　紫菀味甘入脾，味微苦入心。

（6）五行特点　紫菀味甘属土，具土行的运动态势。紫菀味微苦属火，具火行的运动态势。

二、本草选摘

主咳逆上气，胸中寒热结气。（《神农本草经》）

五劳体虚，补不足。（《名医别录》）

补虚下气，治胸胁逆气，劳气虚热。（《药性论》）

治气喘，阴痿。（《唐本草》）

专治血痰，为血劳圣药。又能通利小肠。（《本草从新》）

三、单验方

（1）久咳不瘥　紫菀（去芦头）、款冬花各一两，百部半两。三物捣罗为散，每服三钱匕，生姜三片，乌梅一个，同煎汤调下，食后、欲卧各一服。（《本草图经》）

（2）妇人卒不得小便　紫菀末，井华水服三指撮。（《备急千金要方》）

四、使用注意

紫菀水煎内服的常用剂量为5~10g，临床上可以根据需要而做适当的调整。紫菀也有伪品，比如，滇紫菀，不过通过闻和尝就可鉴别出来：滇紫菀闻之气味特异，口尝微苦而发凉。

五、医家经验

1.重用紫菀治尿血

郭某，男，60岁，因尿血反复发作1年余来诊。患者1年来间断尿血，色鲜，有时呈全血尿，无疼痛，时腰酸，精神尚好，饮食可。曾在北京等地医院反复检查，血尿原因始终未明。刻下见舌质淡，苔白，脉略沉细，结合病史，辨证为肺肾不足，宣降失职，气虚固摄无权。拟治以补肺肾益气之剂，并重用紫菀。处方：黄芪15g，当归、山药、菟丝子各12g，山药20g，杜仲、甘草各10g，紫菀30g。连服5剂后尿血消失，腰酸亦除，疗效巩固。

按：血尿治用紫菀者，鲜见报道。考《本草通玄》："紫菀，辛而不燥，润而不寒，补而不滞。然非独用多用不能速效，小便不利及溺血者，服一两立效。"笔者根据古人论述选用紫菀治尿血每获佳效。本例患者在调理肺肾基础上加入紫菀，更使方药润而不寒，补而不滞，直达肺肾血分，使之宣通有力，固摄正常，尿血自愈。［黄明．重用紫菀治尿血．山西中医，1980（1）：26］

2.便秘

（1）叶天士《临证指南医案·肠痹门》列医案凡八则十三诊。其中八诊使用杏仁、枇杷叶、瓜蒌皮、紫菀诸味。先生曰："丹溪每治肠痹必开肺气，谓表里相应治法。"又曰："《内经》谓肺主一身气化，天气降斯云雾清而诸窍皆为通利。"肺与大肠相表里，肺气主降，大肠主传导亦赖气机之通降；肺又主一身之气，故降肺气亦通肠痹之证。《书录题解》曾记史堪医案一则：蔡元长苦大便秘，医不能通。堪诊已曰：请求20钱。元长曰：何为？曰：欲市紫菀。末紫菀以进，须臾遂通。元长大惊，堪曰：大肠，肺之传送。今之秘，无他，紫菀清肺气，此所以通也。

史堪，字载之，北宋蜀人。因治愈蔡元长便秘而名噪一时。天士治肠痹私淑丹溪，实史堪之有降肺通便之法于前。经言："肺合大肠，大肠者，传导之腑。"然善用者寡。如史堪、丹溪、天士皆可谓灵机活泼、聪明善思之士。前人曾曰："人苟读古人之书，通古人之意，以洞究乎今人之病；无不可读之书，无不可治之病。诚哉斯言。"

现代苏州名医黄一峰亦善用宣肺气以振脾胃之法。黄老认为诸气愤郁，皆属于肺。故宣泄肺气，伸其治节，是调升降、运枢机的一个方面。人身气贵流行，百病皆由愆滞，设明此义，则平易之药、清淡之方亦可每愈重病。故其治疗脾胃病常用紫菀、桔梗等宣泄肺气之品。

天士治肠痹，取降肺通肠之法，故所用药如紫菀、杏仁、枇杷叶、瓜蒌皮之辈皆有降无升。

黄老治脾胃则重在调理气机。脾胃为气机升降之枢机，升降息则气立孤危。故以桔梗之升开提肺气以助脾气之升；紫菀之通降肺气以助胃气之降，脾胃升降得宜，诸症皆可因之而愈。脾、胃、大肠同为仓廪之本，营之居。调理太阴肺气，既助大肠传化，又助脾升胃降。先贤后哲，其揆一者，以理本同一，触类引申故也。(《黄河医话》赵川荣)

（2）紫菀润肺下气，治便秘属虚者有效，盖肺与大肠相表里，肺气不降，则大便不利，便秘而治肺，即所谓腑病取脏，下病取上之意，叶天士善用此，常用紫菀配杏仁、瓜蒌皮，以肃降肺气、润肠通便。我院有一老医生，凡遇消化性溃疡伴便秘不通者，常以四逆散为主，加紫菀15g，每收捷效。但不能用于胃肠实热之承气汤证，以病重药轻，失之以缓。紫菀单用亦可，但量宜大，15~30g。(《百家名医临证经验》施莫邦先生经验)

六、老姬杂谈

《中药学》紫菀的功效为"润肺下气，化痰止咳"，在名家经验中，我们看到了用紫菀来止血、通便，而这些功效都可根据紫菀的特点推理而出。

第三节　甘味兼微涩的常用药物

巴戟天

一、药物特性

1.望

【药材】为茜草科植物巴戟天的干燥根。(《中药学》)思维发散：取类比象，根类药物能达人体属阴部位。

【优质药材】以条大、肥壮、连珠状、肉厚、色紫者为佳。(《中药大辞典》)

2.闻

【气味】无臭。(《中国药典》)

3.问

【寒热属性】微温。(《中药学》钟赣生主编)

【采集时间】全年。(《中药学》)

【炮制】巴戟天：拣去杂质，用热水泡透后，趁热抽去木心，切段，晒干。

炙巴戟：取甘草，捣碎，置锅内加水煎汤，捞去甘草渣，加入拣净的巴戟天，煮至松软能抽出木心时(此时余汤不宜多)，取出，趁热抽去木心，晒干。每巴戟天50kg，用甘草3.2kg。

盐巴戟：取拣净的巴戟天，用盐水拌匀，入笼蒸透，抽去木心，晒干。每巴戟天50kg，用盐1kg，加适量开水化开澄清。

【有效成分】主要含糖类、黄酮、氨基酸，尚含有小量的蒽醌类和维生素C。(《中药学》)

【药理作用】巴戟天对精子的膜结构和功能具有明显的保护作用，并改善精子的运动功能和穿透功能；巴戟天水提物、醇提物能诱导骨髓基质细胞向成骨细胞分化；巴戟多糖能增加幼年小鼠胸腺重量，能明显提高巨噬细胞吞噬百分率，并能明显促进小鼠免疫特异玫瑰花结形成细胞的形成，水溶性提取物具有抗抑郁活性；此外，巴戟天还具有延缓衰老、抗肿瘤等作用。(《中药学》)

【个性应用】需要促使男性生殖、提高巨噬细胞吞噬百分率、抗抑郁、延缓衰老、抗肿瘤时，可以考虑巴戟天的应用。

5.尝

味道：味甘而微涩。(《中国药典》)思维发散：甘者，能补、能和、能缓；涩性收敛。甘味入脾。

6.药性

巴戟天药性微温。思维发散：微温也可制寒。

7.共性应用

（1）达病位　巴戟天可达人体属阴部位。

（2）平病性　巴戟天药性微温，也可平病性之寒。

（3）修病态　巴戟天味甘入脾，脾主运化，布散津液，所以，对于痰湿水饮所致的病症，巴戟天能治。另外，脾主统血，巴戟天还能治疗血虚之证。

（4）除表象　巴戟天味微涩，在布散津液的同时还能收敛，所以，对于白带增多、泄泻等病证，应用巴戟天治疗也不错。

巴戟天微涩，有收敛之功，在属阴部位收敛，可以涩精，延长射精时间，这就是我们常说的"壮阳"。

（5）入五脏　巴戟天味甘入脾。

（6）五行特点　巴戟天味甘属土，具土行的运动态势。巴戟天味微涩性收敛，具水行的运动态势。

二、本草选摘

主大风邪气，阴痿不起，强筋骨，安五脏，补中增志益气。（《神农本草经》）

治男子梦交泄精，强阴，除头面中风，主下气，大风血癞。（《药性论》）

疗水肿。（《日华子本草》）

治脚气，去风疾，补血海。（《本草纲目》）

化痰，治嗽喘、眩晕、泄泻、食少。（《本草求原》）

凡一切风寒湿痹于下焦腰膝诸证皆可治之。（《本草便读》）

世人谓其能使痿阳重起，故云只利男子。不知阳事之痿者，由于命门火衰，妇人命门与男子相同，安在不可同补乎？单用一味为丸，更能补精种子，世人未知也。（《本草新编》）

三、单验方

虚赢阳道不举，五劳七伤百病。能食，下气　巴戟天、生牛膝各三斤。以酒五斗浸之，去滓温服，常令酒气相及，勿至醉吐。（《备急千金要方》）

四、使用注意

巴戟天水煎内服的常用剂量为3~10g，临床可根据需要而使用合适的剂量。

巴戟天，形如鸡肠，所以又叫鸡肠风。巴戟天是四大南药之一，假冒者较多，常见的有假巴戟、羊角藤、铁箍散、虎刺等，不好鉴别时，直接到正规的医药公司购买就是。

五、医家经验

焦树德

凡由于肾阳虚而致的性功能不好，如阳痿、早泄等，可用本品配熟地黄、山药、淫羊藿、枸杞子等治疗。由于肝肾虚寒而引起的少腹部冷痛、寒疝、腰骶部酸痛等，可与乌药、吴茱萸、胡芦巴、补骨脂、小茴香、川续断等同用。本品兼有强筋骨、祛风湿的作用，因风寒湿痹引起的腰膝疼痛或腿部肌肉日渐软弱、消瘦等症，也可用本品配桑寄生、独活、肉桂、附子、牛膝、续断、木瓜、当归、党参等治疗。（《焦树德方药心得》）

六、老姬杂谈

通常，我们把能增强性功能的作用就叫作"补肾阳"，由于巴戟天涩精致精不出则阳强，所以，人们就说巴戟天有"补肾阳"的作用；由于肝肾同源，肾主骨、肝主筋，巴戟天补肾故能补肝，所以能强筋骨。巴戟天祛湿《中药学》巴戟天功效为"补肾阳，强筋骨，祛风湿"。

金樱子

一、药物特性

1.望

【药材】为蔷薇科植物金樱子的干燥成熟果实。（《中药学》）思维发散：更多达里。

【优质药材】以个大、色红黄、去净毛刺者为佳。（《中药大辞典》）

2.闻

【气味】无臭。（《中国药典》）

3.问

【寒热属性】平。(《中药学》钟赣生主编)思维发散：金樱子药性为平。

【采集时间】冬季。(《中药学》)思维发散：冬季，五行属水，冬季采收的药材，具有向内向下的运动态势。

【有效成分】主要含苹果酸、枸橼酸、鞣酸及树脂，还含有皂苷、维生素C，另含丰富的糖类以及少量淀粉。(《中药学》)

【药理作用】金樱子所含鞣质具有收敛、止泻作用。煎剂对金黄色葡萄球菌、大肠埃希菌、铜绿假单胞菌、破伤风杆菌、钩端螺旋体及流感病毒均有抑制作用；金樱子煎剂具有抗动脉粥样硬化作用。(《中药学》)

【个性应用】需要收敛、止泻、抑菌、抑制流感病毒及抗动脉粥样硬化时，可以考虑金樱子的应用。

4.切

现有特点：质硬。(《中国药典》)思维发散：质硬走里，且不易散开。

5.尝

味道：味甘微涩。思维发散：甘者，能补、能和、能缓；涩性收敛。甘味入脾。

6.药性

金樱子药性为平。思维发散：平性药不能制寒热。

7.共性应用

（1）达病位　金樱子能达人体属阴部位。

（2）平病性　金樱子药性为平，不能平病性之寒热。

（3）修病态　金樱子味甘入脾，脾主运化，布散津液，所以，遇到痰湿水饮证，就可以考虑金樱子的应用；脾能充血（这点在《三个月学懂中医》上谈的很明确），所以，金樱子还能治疗血虚证。

（4）除表象　金樱子微涩，有收敛之功，和巴戟天一样，在属阴部位收敛，可以涩精，延长射精时间。

金樱子布散津液的同时还能收敛，所以，对

于白带增多、泄泻等病证，应用巴戟天治疗，效果不错。

（5）入五脏　金樱子味甘入脾。

（6）五行特点　金樱子味甘属土，具土行的运动态势。金樱子味微涩性收敛，具水行的运动态势。

二、本草选摘

止遗泄。(《名医别录》)

治脾泄下痢，止小便利，涩精气。(《蜀本草》)

治日久下痢，血崩带下，涩精遗泄。(《滇南本草》)

止吐血，衄血，生津液，收虚汗，敛虚火，益精髓，壮筋骨，补五脏，养血气，平咳嗽，定喘急，疗怔忡惊悸，止脾泄血痢及小水不禁。(《本草正》)

金樱子，无故而服之，以取快欲，则不可；若精气不固者服之，何咎之有。(《本草纲目》)

金樱子，世人竞采以涩精，谁知精滑非止涩之药可止也。遗精梦遗之症，皆尿窍闭而精窍开，不兼用利水之药以开尿窍，而仅用涩精之味以固门，故愈涩而愈遗也。所以用金樱子，必须兼用芡实、山药、莲子、薏仁之类，不单止遗精而精滑反涩，用涩于利之中，用补于遗之内，此用药之秘，而实知药之深也。金樱子内多毛及子，必去之净，方能补肾涩精。其腹中之子，偏能滑精，煎膏不去其子，全无功效。(《本草新编》)

去刺核用，熬膏亦良。《笔谈》曰：熬膏则甘，全失涩味。(《本草备要》)

金樱子(专入肾脾肺，形如黄罂)，生者酸涩，熟者甘涩，用当用其将熟之际，得微酸甘涩之妙，取其涩可止脱，甘可补中，酸可收阴，故能善理梦遗崩带遗尿，且能安魂定魄、补精益气、壮筋健骨。(《本草求真》)

三、单验方

（1）梦遗，精不固　金樱子十斤，剖开去子毛，于木臼内杵碎。水二升，煎成膏子服。(《明医

指掌》）

（2）小便频数，多尿小便不禁　金樱子（去净外刺和内瓤）和猪小肚一个。水煮服。（《泉州本草》）

（3）男子下消、滑精，女子白带　金樱子去毛、核一两。水煎服，或和猪膀胱，或和冰糖炖服。（《闽东本草》）

（4）久痢不止　用罂粟壳（醋炒）、金樱子等份为末，加蜜做成丸子，如芡子大。每服五至七丸，陈皮煎汤化下。（《本草纲目》）

四、使用注意

金樱子水煎内服的常用剂量为6~12g，临床可以根据需要而选用合适的量。金樱子也有伪品，比如，美蔷薇的果实。鉴别要点主要是金樱子有突起的刺状小点，为毛刺脱落后的残痕，触之刺手，而美蔷薇的果实则是无刺，有明显的皱纹，外形酷似胖大海。

五、医家经验

重用金樱子治疗尿崩症、遗尿、遗精

一般用量6~20g，重用25~45g，最大用至60g。李师认为金樱子具有较强固精缩尿之功效。重剂应用则收涩作用显著。常加入缩泉丸、桂枝加龙骨牡蛎汤、锁阳固精丸等方中重用。临床主要用于尿崩症、遗尿、遗精等。

如治一女性65岁患者，患尿崩症半年。症见口干欲饮，尿频不痛，腰膝酸软，少腹冷胀，大便调。舌淡红，苔薄白，脉细弦。证属肾气不足，气化无权。遂予缩泉丸加金樱子45g。服10剂后，诸症大减，遵原方10倍量，研为极细末。每服3~5g，日2次或3次。服用月余，病告痊愈。之后随访，未见复发。［李秋贵.李文瑞教授重用单味药的临床经验.辽宁中医杂志，1994，21（10）：446］

六、老姬杂谈

《中药学》金樱子功效为"固精缩尿，固崩止带，涩肠止泻"，这些更多是根据"涩"味来谈金樱子功效的。由于现在的金樱子味道是甘而微涩

的，所以，收敛之功有些夸大，也正因此，在名家经验中李文瑞先生就加大剂量应用金樱子来固精缩尿。

第四节　甘味兼辛的常用药物

肉桂

一、药物特性

1.望

【药材】肉桂为樟科植物肉桂的干燥树皮。（《中药学》）思维发散：以皮达皮。

官桂：剥取栽培5~6年的幼树干皮和粗枝皮，晒1~2天后，卷成圆筒状，阴干。

企边桂：剥取十余年生的干皮，两端削齐，夹在木制的凸凹板内，晒干。

板桂：剥取老年桂树的干皮，在离地30cm处作环状割口，将皮剥离，夹在桂夹内晒至九成干时取出，纵横堆叠，加压，约1个月后即完全干燥。

桂心，即肉桂加工过程中检下的边条，除去栓皮者。（《中药大辞典》）

【优质药材】均以皮细肉厚、断面紫红色、油性大、香气浓、味甜微辛、嚼之无渣者为佳。（《中药大辞典》）

2.闻

【气味】气香浓烈。（《中国药典》）思维发散：气香走窜。

3.问

【寒热属性】大热。（《中药学》钟赣生主编）

【采集时间】秋季。（《中药学》）思维发散：秋季，五行属金，秋季采收的药材，具有清除的运动态势。

【有效成分】主要含桂皮油，还含有肉桂醇、肉桂醇醋酸酯、肉桂酸、醋酸苯丙酯、香豆素等。（《中药学》）

【药理作用】肉桂有增强冠脉及脑血流量的作用；其甲醇提取物及桂皮醛有抗血小板聚集、抗凝血酶作用；桂皮油、桂皮醛、肉桂酸钠具有镇静、

镇痛、解热、抗惊厥等作用；桂皮油能缓解胃肠痉挛性疼痛，并可引起子宫充血；其肉桂水提物、醚提物对实验性胃溃疡的形成有抑制作用。肇庆产肉桂降糖作用明显。桂皮油对革兰阴性菌及阳性菌有抑制作用。桂皮的乙醚、醇及水提液对多种致病性真菌有一定的抑制作用。(《中药学》)

【个性应用】需要增强冠脉及脑血流量、抗血小板聚集、抗凝血酶作用、镇静、镇痛、解热、抗惊厥、缓解胃肠痉挛性疼痛、抑制胃溃疡形成、降糖、抑菌时，可以考虑肉桂的应用。

4. 切

现有特点：质硬；划之显油痕。(《中国药典》)思维发散：质硬走里，且不易散开；显油痕，说明一者润肠，二者质润滋阴。

5. 尝

味道：味甘、辛。思维发散：甘者，能补、能和、能缓；辛者，能散、能润、能横行。甘入脾，辛入肺。

6. 药性

肉桂药性为大热。思维发散：大热能制寒。

7. 共性应用

（1）达病位　肉桂为皮类药材，可达属阳部位，因质硬走里，所以，肉桂更多达里以治疗里证。

（2）平病性　肉桂药性为大热，可平病性之寒。

（3）修病态　肉桂香气浓烈，有很好的走窜之功，加之味辛发散及秋季采收具有清除之功，所以，肉桂有很好的散凝作用。凡是遇到人体凝滞病证，就可以应用肉桂来治疗，不管是血瘀还是痰湿水饮等。

肉桂味甜入脾，脾统血，加之质润滋阴，所以肉桂有充血之功；脾主运化，布散津液，加之气香走窜，所以，对于痰湿水饮之证来说，应用肉桂治疗，效果很好。

肉桂有油性，能润肠，不过在"气香走窜"的作用下，润肠作用不显。

（4）除表象　《医学启源》：补下焦不足，治沉寒肩冷及表虚自汗。

《医学入门》：一切沉寒痼冷，中下腹冷痛。

（5）入五脏　肉桂味甘入脾，味辛入肺。

（6）五行特点　肉桂味甘属土，具土行的运动态势。肉桂味辛属金，具金行的运动态势。

肉桂秋季采收，具金行的运动态势。

二、本草选摘

主上气咳逆，结气喉痹吐吸，利关节，补中益气。(《神农本草经》)

主温中，利肝肺气，心腹寒热、冷疾，霍乱转筋，头痛，腰痛，止唾，咳嗽，鼻衄；能堕胎，坚骨节，通血脉，理疏不足；宣导百药，无所畏。(《名医别录》)

治一切风气，补五劳七伤，通九窍，利关节，益精，明目，暖腰膝，破痃癖癥瘕，消瘀血，治风痹骨节挛缩，续筋骨，生肌肉。(《日华子本草》)

去卫中风邪，秋冬下部腹痛。(《珍珠囊》)

《医学启源》补下焦不足，治沉寒肩冷及表虚自汗。

渗泄，止渴。(《主治秘要》)

敌寒邪，治奔豚。(《黄元御用药心法》)

味厚甘辛大热，而下行走里，故肉桂、桂心治命门真火不足，阳虚寒动于中，及一切里虚阴寒，寒邪客里之为病。盖以肉桂、桂心甘辛而大热，所以益阳；甘入血分，辛能横走，热则通行，合斯三者，故善行血。(《神农本草经疏》)

肉桂，治沉寒痼冷之药也。凡元虚不足而亡阳厥逆，或心腹腰痛而吐呕泄泻，或心肾久虚而痼冷怯寒，或奔豚寒疝而攻冲欲死，或胃寒蛔出而心膈满胀，或气血冷凝而经脉阻遏，假此味厚甘辛大热，下行走里之物，壮命门之阳，植心肾之气，宣导百药，无所畏避，使阳长则阴自消，而前诸证自退矣。(《本草汇言》)

肉桂，散寒邪而利气，下行而补肾，能导火归原以通其气，达子宫而破血堕胎，其性剽悍，能走能守之剂也。若客寒犯肾经，亦能冲达而和血气，脉迟在所必用。其逐瘀、治疝、消痈有功者，盖血虽阴类，用之者必借此阳和耳。(《本草汇》)

温中扶脾胃，通血脉，下焦腹痛能除，奔豚

疝瘕立效。(《本草害利》)

凡经络埋瘀、脏腑癥结、关节闭塞、心腹疼痛等证，无非温气微弱，血分寒沍之故。以至上下脱泄，九窍不守，紫黑成块，腐败不鲜者，皆其证也。女子月期产后，种种诸病，总不出此。悉用肉桂，余药不能。(《玉楸药解》)

气之薄者桂枝也，气薄则发泄，故桂枝上行而发表。气之浓者肉桂也，气浓则发热，故肉桂下行而补肾，此大地亲上亲下之道也。甘辛大热，所以益阳，甘入血分，辛能横走热则通行，所以添血脉，补命门，理心腹之疾，受寒霍乱转筋，补气脉之虚，劳倦内伤不足，暖腰膝，强筋破瘀止痛，祛风痹骨节掣疼，阴腹内沉寒痼疾，逐营卫风寒，疗九种心痛。(《冯氏锦囊秘录》)

三、单验方

（1）九种心痛，妨闷　桂心半两。末，以酒一盏，煎至半盏，去滓，稍热服。(《太平圣惠方》)

（2）口疮　用肉桂10g（1次量）研细末，醋调成糊状，于睡前敷双侧涌泉穴，胶布固定，次晨取下。治疗6例，均3~5次治愈。(1983年《中医杂志》兰茂璞)或用单味肉桂研末敷脐，治疗口疮多例，效果显著。(1988年《四川中医》陈虞滨)

（3）支气管哮喘　取肉桂粉1g，加入无水酒精10ml，静置10小时后取上清液0.15~0.3ml加2%普鲁卡因至2ml混匀，注入两侧肺俞穴，每穴1ml。治疗21例，除1例无效、1例症状减轻外，其余均收到控制哮喘发作的效果。其中有1例只注射2次，哮喘即未发作。1个月后随访5例，均未再发。对合并气管炎而咳嗽咯痰者曾给予一些祛痰剂，如桔梗、川贝、紫菀、百部、白前根等。治程中未见严重反应，一般注射后只感到肺俞处及胸廓有熏热感或喉部发干，偶诉呼吸有肉桂味，或有轻微酸痛向背部放射，个别注射局部有雀蛋大小微隆起的结块，有轻微压痛，一般经1周左右即消失。为慎重起见，凡哮喘合并进展期肺结核，或心脏功能代偿不全及高度衰弱者，均忌用。(《中药大辞典》)

（4）心腹胀痛气短　肉桂二两，水煎分服。(《本草易读》)

四、使用注意

肉桂水煎内服的常用剂量为1~5g，临床可以根据需要而做适当的调整。由于肉桂香气浓烈，走窜之力甚强，所以，对于出血倾向者和孕妇一定要慎用。肉桂药性为热，对于热证，一般是不能用的。

肉桂有小毒，《中药大辞典》上曾有报道，顿服肉桂末30~60g后，发生头晕、眼花、眼胀、眼涩、咳嗽、尿少、干渴、脉数大等毒性反应，经换服寒凉药后1~2周才逐渐消除。

肉桂也有伪品，比如，阴香，闻味也有肉桂的香气，但不浓郁，口尝之味辛涩微甜，也就是比肉桂多了个涩味，且甜味不甚，且划之基本没有油性（真品肉桂，用利器划之，油性很大）。

五、医家经验

1.大量治水肿

附子与肉桂均为温阳主药，前者性刚，后者性柔；附子入气分，肉桂入血分；回阳救逆用附子，引火归原用肉桂；凡滋补药中可少佐肉桂，所谓少火生气者也。曾会诊一重症尿毒症患者，浮肿、呕逆、尿量仅200ml/d左右，用西药呋塞米等不应。忆及《吴鞠通医案》有以肉桂、人参配伍五苓散治肿胀案，遂用五苓加入黄芪合吴茱萸汤，肉桂用至15g，服后小便增多，水肿渐退，尿素氮下降。凡此，肉桂须选用上品，用量不宜小，否则不易收效。(《百家名医临证经验》施奠邦)

2.治下痢

肉桂不仅用以温中止腹痛，而且有治痢作用。《药性论》《本草纲目》均载肉桂治下痢，《千金翼方》之桂心汤治下痢，但脓血赤白，日数十行，腹痛，《普济方》之桂连丸治小儿下痢赤白等。肉桂治痢并非漫无法度，使用的标准是久痢下元火衰出现面色㿠白，神疲肢冷，舌质淡嫩，脉沉迟等虚寒见症，或因过服苦寒药所酿成之寒湿不化局面。使用的方法是：①常伍以健脾的白术、怀山药，清热调气的黄连、木香，可收温化之功，无增热之弊。②以肉桂末拌饭粒吞食，既有益胃之功，又取其直

达下焦病所，发挥其温化作用。(《名中医治病绝招》江心镜)

3.治疗低血压

常将肉桂末与桂枝合用，温阳气，鼓舞气血，治疗低血压病证，收到了良好的效果。如治患者沈某，男，33岁，1995年2月15初诊。某院诊为急性泛自主神经感染所致的直立性低血压。直立时经常要晕倒，测血压：卧位120/79mmHg、坐位79/49mmHg、站位49/10mmHg。病人神情委顿，苔薄白，脉濡软。处方在参、芪补气血药物基础上，加桂枝9g，肉桂末3g（分2次，每次1.5g吞服）。前后坚持服药5个月左右，直立时晕倒症状已消失，日常生活能自理，测血压：卧位128/75mmHg、坐位98/64mmHg、站位75/53mmHg，并能和健康人一样骑自行车或步行外出。至今诸症稳好，已恢复上班。(《何任临床经验辑要》)

4.肉桂治疗复发性口疮

一患者，长久以来，体弱无力，食少腹胀，大便稀溏，近五六年，经常口舌生疮，几乎每月必发。初起，常服用牛黄上清丸、牛黄解毒丸之类，后来口疮越发越频，药越吃越不灵了。余曾予以补中益气汤加减，去升麻、柴胡，加肉桂少许，连服6剂，病很快好了。最近2天，由于工作劳累，口疮再起，特来请我再开一方。问病人还有何不适，自述症状与前相仿，不过较前为轻。病人面黄少华，舌胖质淡，苔薄白，边有齿痕，舌尖有一米粒大溃疡，知为脾虚未复，相火浮越，嘱继用原方。3日后口疮收敛，改服人参健脾丸调治月余以资巩固。

数日后，一临床实习生遇一老妇，患口疮缠绵10年，时作时止。平日极易感冒，常常头晕倦怠，口燥咽干，腰膝酸软，察其舌质红苔薄，切其脉，沉细尺弱。欲给"苦药"泻火，但无实热之象，欲给"甜药"温补，又无气虚见症。我遂拟六味地黄丸改汤剂冲服肉桂粉少量。1周后，口疮渐平，为方便患者予六味地黄丸，以水冲服肉桂粉。3天后，改用六味地黄丸与人参健脾丸早晚交替服用，以善其后。

口疮久不愈，属中气不足者，用香砂六君

子丸或人参健脾丸，另冲服肉桂粉；属肝肾不足者，用六味地黄丸或麦味地黄丸，另冲服肉桂粉。(《燕山医话》商宪敏)

六、老姬杂谈

《中药学》肉桂的功效为"补火助阳，散寒止痛，温通经脉，引火归原"，其中的"引火归原"，我多说一下：在没有外来因素的影响下，人体中很多东西的总量是相对恒定的，如果能给人体的"寒和热"定量的话，正常情况下，体内的寒热总量是一定的，当一个地方寒多的时候，另外一个地方的热就多，就如给一个小屋子里面装空调，外机也放在屋子里，这样，一个地方寒，另外的地方就会热；由于寒为阴邪，同气相求，寒邪通常"居住"在属阴部位，比如，人体的下部，下焦部位；当人体下焦有寒的时候，上焦就有热；应用肉桂之后，首先能达人体属阳部位，然后质硬走里，将属阳部位的气可以导引至属阴部位；气有余便是火，属阳部位的气导引到属阴部位后，局部气的含量减少，火热减少或者消失，这就是我们常说的"引火归原"。

第五节 甘味兼辛微苦的常用药物

当归

一、药物特性

1.望

【药材】为伞形科植物当归的干燥根。(《中药学》)思维发散：取类比象，根类药物能达人体属阴部位。

干燥的根，可分为3部：根头部称"归头"，主根称"归身"，支根及支根梢部称"归尾"。(《中药大辞典》)思维发散：根升梢降。

【优质药材】以主根根粗长、油润、外皮色黄棕、肉质饱满、断面色黄白、气浓香者为佳。(《中药大辞典》)

2.闻

【气味】有浓郁的香气。(《中国药典》)思维发散：气香走窜。

3.问

【寒热属性】温。(《中药学》钟赣生主编)

【采集时间】秋末。(《中药学》)思维发散：秋季，五行属金，秋季采收的药材，具有清除的运动态势。

【炮制】酒当归：取当归片，用黄酒喷淋均匀，稍闷，置锅内用微火炒，取出，放凉。每当归片50kg，用黄酒5kg。

【有效成分】主要含中性油成分、酸性油成分、有机酸、糖类、维生素、氨基酸等。(《中药学》)

【药理作用】当归挥发油能对抗肾上腺素—垂体后叶素或组胺对子宫的兴奋作用；水或醇溶性非挥发性物质对离体子宫有兴奋作用，醇溶性物质比水溶性物质作用强；本品浸膏有扩张离体豚鼠冠脉，增加冠脉流量作用，其中性油对实验性心肌缺血有明显保护作用；水浸液能显著促进小鼠血红蛋白及红细胞的生成，当归及其阿魏酸钠有明显的抗血栓作用。有增强机体免疫、抑制炎症后期肉芽组织增生、抗脂质过氧化、抗肿瘤、抗菌、抗辐射等作用。(《中药学》)

【个性应用】需要兴奋子宫、增加冠脉流量、抗血栓、增强机体免疫、抑制炎症后期肉芽组织增生、抗脂质过氧化、抗肿瘤、抗菌、抗辐射时，可以考虑当归的应用。

4.切

现有特点：有多数棕色油点。(《中药大辞典》)思维发散：一者润肠，二者质润滋阴。

5.尝

味道：味甘、辛，微苦。思维发散：甘者，能补、能和、能缓；辛者，能散、能润、能横行；苦者，能泻、能燥、能坚。甘入脾，辛入肺，苦入心。

6.药性

当归药性为温。

7.共性应用

（1）达病位　当归能达人体属阴部位。

（2）平病性　当归药性为温，可平病性之寒。

（3）修病态　当归香气强烈，有很好的走窜之功，由于味辛发散，所以，用当归治疗凝滞之证，效果很好。

当归质地油润能滋阴，味甘入脾，脾统血，所以，当归有补血之功；滋阴润肠，当归有通便之功。

味甘入脾，脾主运化，布散津液，加之气香走窜，所以，当归有很好的消除痰湿水饮之功。

当归味微苦入心，心主血脉，加之气香走窜，所以，当归有很好的通脉作用。

（4）除表象　《日华子本草》：治一切风，一切血，补一切劳。

《本经逢原》：凡血受病，及诸病夜甚必须用之。

（5）入五脏　当归味甘入脾，味辛入肺，味微苦入心。

（6）五行特点　当归味甘属土，具土行的运动态势。当归味辛属金，具金行的运动态势。当归味微苦属火，具火行的运动态势。当归秋季采收，具金行的运动态势。

二、本草选摘

主咳逆上气，温疟寒热洗洗在皮肤中，妇人漏下绝子，诸恶疮疡金疮，煮饮之。(《神农本草经》)

止呕逆、虚劳寒热，破宿血，主女子崩中，下肠胃冷，补诸不足，止痢腹痛。单煮饮汁，治温疟，主女人沥血腰痛，疗齿疼痛不可忍。患人虚冷加而用之。(《药性论》)

治一切风，一切血，补一切劳，破恶血，养新血及主癥癖。(《日华子本草》)

逐跌打血凝，并热痢刮疼滞住肠胃内。(《本草蒙荃》)

治头痛，心腹诸痛，润肠胃筋骨皮肤。治痈疽，排脓止痛，和血补血。(《本草纲目》)

治浑身肿胀，血脉不和，阴分不足，安生胎，堕死胎。(《本草再新》)

当归，其用有三：心经本药一也，和血二也，治诸病夜甚三也。治上、治外，须以酒浸，可以溃坚，凡血受病须用之。眼痛不可忍者，以黄连、当归根酒浸煎服。又云：血壅而不流则痛，当归身辛温以散之，使气血各有所归。（《主治秘诀》）

李杲：当归头，止血而上行；身养血而中守；梢破血而下流；全活血而不走。

当归，其味甘而重，故专能补血，其气轻而辛，故又能行血，补中有动，行中有补，诚血中之气药，亦血中之圣药也。大约佐之以补则补，故能养营养血，补气生精，安五脏，强形体，益神志，凡有形虚损之病，无所不宜。（《本草正》）

为血中气药，血滞能通，血虚能补，血枯能润，血乱能抚，使气血各有所归，散内寒补不足，去瘀生新，润燥滑肠。（《本草分经》）

补女子诸不足。（《药性论》）

三、单验方

（1）大便不通　当归、白芷等份为末，每服二钱，米汤下。（《圣济总录》）

（2）带状疱疹　将当归研粉，依年龄大小每服0.5g或1g，4~6小时1次。治疗儿童带状疱疹54例，服药后1天止痛的22例；2天止痛的32例。带状疱疹一般在服药后第3天有部分枯萎，未再发生新疹，第4天结痂。又有用0.5g当归浸膏片内服，每次2~4片，4小时1次，治疗成人患者23例，亦取得相似效果。（《中药大辞典》）

（3）失血过多（伤胎、产后、崩中、金疮、拔牙等出血过多，心烦眩晕，不省人事）　用当归二两、芎一两，每用五钱，加水七分、酒三分，煎至七成。一天服两次。鼻血不止，用当归，焙干，研细。每服一钱，米汤调下。小便出血，用当归四两，锉碎，加酒三升，煮成一升，一次服下。头痛欲裂，用当归二两，加酒一升，煮成六合饮下。一天服两次。手臂疼痛，用当归三两，切细，酒浸三天后饮之。饮尽，再配药照饮，病好为止。（《本草纲目》）

四、使用注意

当归水煎内服的常用剂量为6~12g。临床可以根据需要而做适当的剂量调整。当归有润肠之功，大便溏泻者尽量不要用。

当归假药较多，常见的是用独活来冒充。它们外形相似，都有香气，不过当归的味道是甘、辛、微苦的，而独活的味道却是苦、辛、微麻舌的，这是其中一个鉴别点。

五、医家经验

1.当归主咳逆上气

医家常谓当归功用有三：补血调经、活血止痛、润肠通便。然而，当归还有止咳之功。当归味辛而入肺，可能有人会因其辛温而恐伤肺之阴津，其实当归质润，补血中却能滋肺之阴。《医学衷中参西录》曰：当归能润肺金之燥，故《神农本草经》谓其"主咳逆上气"。临床上则多用于上盛下虚或肺肾阴虚之咳嗽，如苏子降气汤、金水六君煎等方中均用有当归。

另外，当归尚可用于下利。有君疑之，当归质地柔润性温，用于血虚之肠枯便秘尚可，若湿热之下利，非但无功，还恐有恋邪之弊。殊不知下利又称"滞下"。即大肠气机郁滞，正气传导失司，气血运行受阻而致。当然，造成滞下的原因多是温热之邪，但既有气滞血行不畅，治疗时就应在清热利湿之基础上，适当加入行气活血之品。正如前人所言："行血则便脓自愈，调气则后重自除。"当归为血中气药，其性"动"，用之甚为恰当。临床上用于老人或体弱者下利便脓血，效果甚佳。当归以上两种功用，临床常有被忽视者，故特记于此。（《南方医话》王香石）

2.当归煎药时间不同，功效不同

当归，临床常用之药，既能补血，又能活血止痛，血分病用之，总该有益无损吧！事实并非如此，用之不当，亦能为病人造成不堪忍受之痛苦。关键在于煎药方法。一般说，用于活血止痛，宜短煎，不可久熬；用于补血、养血、通便，则当久煎。故有用当归剂治疗痛经者，服后反腹痛更甚，则多由煎熬太久之故。

曾见一痛经妇人，某医生处以温经散寒，活血止痛药方，方中以当归为主，药证相合，无可非议。当问及煎药方法时，才知病家以文火久煎，至

汁成糊状始服。听后，始悟药后痛甚的原因，是当归久煎，芳香止痛之力丧失，只剩补血收敛之效，因气血壅滞，故腹痛更甚。(《张子琳医疗经验选辑》)

3.崩漏不可用当归一说

有人认为治崩漏出血不用当归，吾不敢赞同。由于60年来所治崩漏，不论是需要四物化裁者，或适于补中加减者，或应投归脾以及当归补血者，其中当归一向是照用，并不影响疗效；尤其是傅青主治老年妇女血崩之方，用生黄芪、当归各30g，桑叶14片（约4.5g），三七粉10g（分2次冲），热象明显者加生地黄30g。历用甚效，可见治崩漏不用当归之说，不足信也。(《名老中医医话》马龙伯)

六、老姬杂谈

当归，是我们临床常用之品，只要我们抓住了当归的特点，就能灵活应用其来治病了。

《注解伤寒论》曰："脉者血之府，诸血皆属心，凡通脉者必先补心益血，故张仲景治手足厥寒，脉细欲绝者，用当归之苦温以助心血。"《本草汇言》说当归："诸病夜甚者，血病也，宜用之，诸病虚冷者，阳无所附也，宜用之。"气有温煦作用，人体能感觉到冷，则说明气虚。血为气之母，气虚，说明血虚，这就是"阳无所附"，当归补血，所以可以补气。由此可知，要补气，就要补血，这样气才能有所藏。

《中药学》当归功效为"补血活血，调经止痛，润肠通便"，这些都能从当归的特点推理而出。

第六节　甘味兼微辛的常用药物

桂枝

一、药物特性

1.望

【药材】为樟科植物肉桂的干燥嫩枝。(《中药学》)思维发散：取类比象，药之为枝者达手臂，也能达里；枝叶，主宣发，故性散。

【优质药材】以枝条嫩细均匀、色红棕、香气浓者为佳。(《中药大辞典》)

2.闻

【气味】有特异香气。(《中国药典》)思维发散：气香走窜。

3.问

【寒热属性】温。(《中药学》钟赣生主编)

【采集时间】春、夏。(《中药学》)

【有效成分】主要含挥发油，还含有酚类、有机酸、多糖、苷类、香豆精和鞣质等。(《中药学》)

【药理作用】桂枝中的桂皮油能扩张血管，改善血液循环，促使血液流向体表，从而有利于发汗和散热。桂枝煎剂、桂皮醛有解热降温作用。桂枝醇提取物对金黄色葡萄球菌、大肠埃希菌、肺炎球菌、炭疽杆菌、霍乱弧菌、流感病毒等均有抑制作用。桂皮油、桂皮醛对结核杆菌、变形杆菌有抑制作用。桂皮醛能促进胃肠平滑肌蠕动、增强消化功能，并有利胆作用。此外，桂枝还有镇痛、抗炎、抗过敏、增加冠脉血流量、改善心功能、镇静、抗惊厥、抗肿瘤等作用。(《中药学》)

【个性应用】需要扩张血管、改善血液循环、发汗和散热、抑菌、促进胃肠平滑肌蠕动、增强消化功能、利胆、镇痛、抗炎、抗过敏、增加冠脉血流量、改善心功能、镇静、抗惊厥、抗肿瘤时，可以考虑桂枝的应用。

4.尝

味道：味甜、微辛。(《中国药典》)思维发散：甘者，能补、能和、能缓；辛者，能散、能润、能横行。甘入脾，辛入肺。

5.药性

桂枝药性为温。

6.共性应用

（1）达病位　桂枝达里，也可以达手臂。

（2）平病性　桂枝药性为温，可平病性之寒。

（3）修病态　桂枝气清香，有走窜之功，由于药性为温，所以遇到寒凝之证，就可以考虑桂枝的应用。

桂枝味甘入脾，能健脾布散津液，加之桂枝气味清香有走窜之功及味微辛发散，所以，桂枝能很好地布散津液消除痰湿水饮。

（4）除表象　桂枝药材为枝类药，以枝达肢（上肢），所以，前人就说桂枝是上肢病的引导药。

桂枝味微辛入肺，肺主排浊，因药性为温，所以，临床遇到浊留之寒证，我们就可以考虑桂枝的应用；在上的排浊可以祛痰，在下的排浊可以通便。

量大属阴，桂枝大量应用能达人体属阴部位，比如，腹部。桂枝在腹部发挥作用，不但可以治疗寒湿之证，且由于其具有排浊之力，所以，桂枝也有通利二便作用，特别是湿从小便走的利尿之功。

（5）入五脏　桂枝味甘入脾，味微辛入肺。

（6）五行特点　桂枝味甘属土，具土行的运动态势。桂枝味微辛属金，具金行的运动态势。

二、本草选摘

桂枝性横，走手臂，发表。（《外科全生集》）

通血脉，达营卫，去风寒，发邪汗，为内热外寒之圣剂，治肩臂诸药之导引。（《得配本草》）

气之薄者桂枝也，气薄则发泄，故桂枝上行而发表。气之浓者肉桂也，气浓则发热，故肉桂下行而补肾，此大地亲上亲下之道也。甘辛大热，所以益阳，甘入血分，辛能横走热则通行，所以添血脉，补命门，理心腹之疾，受寒霍乱转筋，补气脉之虚，劳倦内伤不足，暖腰膝，强筋破瘀止痛，祛风痹骨节掣疼，阴腹内沉寒痼疾，逐营卫风寒，疗九种心痛。（《冯氏锦囊秘录》）

实表祛邪。主利肝肺气，头痛，风痹骨节挛痛。（《神农本草经疏》）

专行上部肩臂，能领药至痛处，以除肢节间痰凝血滞。（《药品化义》）

温经通脉，发汗解肌。（《本草备要》）

温中行血，健脾燥胃，消肿利湿。治手足发冷作麻、筋抽疼痛，并外感寒凉等症。（《本草再新》）

散风寒，逐表邪，发邪汗，止咳嗽，去肢节间风痛之药也，气味虽不离乎辛热，但体属枝条，仅可发散皮毛肌腠之间，游行臂膝肢节之处。（《本草汇言》）

用治风寒、咳嗽有奇功。肉桂在下，主治下焦，桂心在中，主治中焦，桂枝在上，主治上焦。（《本草害利》）

凡遇头痛身热之症，桂枝当速用以发汗，汗出则肌表和矣。（《本草新编》）

三、单验方

（1）诸肢节疼痛，身体尪羸，脚肿如脱，头眩短气，温温欲吐　桂枝四两，芍药三两，甘草二两，麻黄二两，生姜五两，白术五两，知母四两，防风四两，附子一枚（炮）。上九味，以水七升，煮取二升，温服七合，日三服。（《金匮要略》桂枝芍药知母汤）

（2）心中痞，诸逆，心悬痛　桂枝、生姜各三两，枳实五枚。上三味，以水六升，煮取三升，分温三服。（《金匮要略》桂枝生姜枳实汤）

（3）伤寒发汗后，其人脐下悸者，欲作奔豚　茯苓半斤，桂枝四两（去皮），甘草四两（炙），大枣十五枚（擘）。上四味，以甘澜水一斗，先煮茯苓，减二升；纳诸药，煮取三升，去滓，温服一升，日三服。（《伤寒论》茯苓桂枝甘草大枣汤）

（4）血痹阴阳俱微，寸口关上微，尺中小紧，外证身体不仁，如风痹状　黄芪三两，芍药三两，桂枝三两，生姜六两，大枣十二枚。上五味，以水六升，煮取二升，温服七合，日三服。（《金匮要略》黄芪桂枝五物汤）

（5）癥病　治妇人宿有癥病，经断未及三月而得漏下不止，胎动在脐上者，为癥痼害，妊娠六月动者，前三月经水利时，胎也。下血者，后断三月，衃也。所以血不止者，其癥不去故也，当下其癥：桂枝、茯苓、牡丹（去心）、桃仁（去皮、尖、熬）、芍药各等份。上五味，末之，炼蜜和丸如兔屎大。每日食前服一丸，不知，加至三丸。（《金匮要略》桂枝茯苓丸）

四、使用注意

桂枝水煎内服的常用剂量为3~10g。临床可以根据需要而做适当的剂量调整。

桂枝也有假药，有的用苹果枝来冒充，鉴别时首先闻，苹果枝没有清香气，然后是尝，苹果枝味淡味苦，没有桂枝的甘微辛之味。

五、医家经验

1.桂枝的性味和功能

（1）桂枝非发汗之品，亦非止汗之品，其宣通发散之力，旋转于表里之间，能和营卫、暖肌肉、活血脉，俾风寒自解，麻痹自开，因其味辛而且甘，辛者能散，甘者能补，其功用在于半散半补之间也。故服桂枝汤欲得汗者，必啜热粥，其不能发汗可知；若阳强阴虚者，误服之则汗即脱出，其不能止汗可知。（张锡纯）

（2）历代医籍对桂枝性味问题，认为桂枝味辛性温，有的说是辛、甘、温，都是以辛为主。但是，试把桂枝实物来尝一尝，就会发现桂枝味道，入口时先有甘味，后伴有辛香之味。桂枝性温是无疑的。中医学认为，凡以辛温为主的药，都具有辛散之性，因而有的方书论述桂枝的性能，说具有升散作用。如黄宫绣《本草求真》说："桂枝系肉桂枝梢，其体轻，其味辛，其色赤，有升无降。"叶天士《本草经解》说："桂枝气温，味辛无毒，气味俱升，阳也。"但是，在较早的本草医籍中，没有说桂枝具有升散之性，相反地说桂枝治冲逆之气。如中国最早一部药物学《神农本草经》论桂枝的功效是"主上气咳逆结气，喉痹，吐吸，利关节"。张仲景《伤寒论》第十五条："太阳病下之后，其气上冲者，可与桂枝汤方如前法，若不上冲者不可与之。"又如桂枝加桂汤证，治气自少腹上冲心。防己黄芪汤方后亦说"气上冲者加桂枝三分"。此外，如苓桂术甘汤治心下逆满，气上冲胸。苓桂甘枣汤证说"气从少腹上冲胸咽"。从上述方剂中可以看到仲景应用桂枝的法则是主降冲逆的。桂枝能平冲逆在临床上也是符合实践的，譬如碰到受寒而引起呕吐，以及虚寒性胃痛泛吐，应用桂枝配伍生姜、紫苏叶等，效果是较为显著的。那些记载着桂枝性味是"气味俱升""有升无降"的依据，都是从桂枝的味"辛"一点来推断，所谓"辛

必散""散必升"。这些记载给后人在临床应用上带来了不少顾忌，虽外感风寒不敢用桂枝以解表，而代之以紫苏叶、荆芥、防风、豆豉之属；内伤杂病不敢用桂枝以温通，对素有高血压和血证患者，需用桂枝时也避而不用，桂枝在临床应用上受到了很大局限性。正如章次公所说，"自苏派学说盛行以后，桂枝之价值遂无能发挥，病属外感，既不敢用以解肌，病属内伤，更不敢用以补中，不免有弃材之叹"。上面已经说过桂枝的性味是甘温为主，兼有辛香，如果真正阐明这一点，大家对桂枝"辛散而升"的看法也必然改观。清代邹澍所撰《本经疏证》把《神农本草经》《名医别录》所记述桂枝的功能和《伤寒论》《金匮》应用桂枝方剂的法则，概括归纳为和营、通阳、利水、下气、行瘀、补中六点，我认为很中肯。（王正公）

（3）我认为经方中排列最前面最常用的方子是桂枝汤。它确是以《素问》"辛甘发散为阳"的代表药桂枝和"酸苦涌泄为阴"的代表药芍药组成的一则十分有用的处方。所以治外证（太阳中风证）即以桂枝汤；治内证，凡内脏虚损，或阴阳失调所引起诸病，均可以此为主，加减使用。我常用桂枝配合各药用治多种疾病，除调和营卫外，如配炙甘草以治心脏病；配当归以治阴疽外症；曾治直立性低血压（体位性低血压）患者应手而愈（此例我女若苹曾有专文报道）。至于用苓桂术甘汤治痰饮；配龙骨、牡蛎以养心安神；配防己以温行水气消肿满；配桃仁以通瘀活血等，均在随证变化用之。

至于桂枝应用，亦有禁忌。如温热病症，更应注意，特别是温病化燥，绝不能误投桂枝。（《何任医学经验集》）

2.从肉桂与桂枝的效用来探讨桂枝的性能和功效

前人认为桂枝和肉桂二药的性能和效用是有区别的。认为肉桂性大热，功能强中补阳，散寒止痛，主命门火衰、下焦沉寒痼冷。能引火归原，治阳气不足而致的泄痢、腹痛、寒湿痹痛、阳痿尿频等症，每与温补命门、祛寒止痛、调气理血之药同用。如外感风寒，发热头痛和肢臂关节酸痛多

用桂枝。似乎肉桂能引火归原是降剂，而桂枝辛温而散是升剂。事实上桂枝与肉桂是同一科属，同一植物，一是菌桂的细枝，一是菌桂的树皮，而且桂枝所含药效，主要亦在皮部，中心的桂木，作用很少。肉桂与桂枝二者，无论性味与功效，是有其共性的，其所不同的是肉桂味厚力强，桂枝味薄力浅。那么，前人为什么认为肉桂和桂枝的性能和效用有较大的区分呢？我认为一方面前人在长期的实践中，认识到二者在药力上确有厚薄，外感发热，肌表之病，桂枝确已胜任，碰到阳气虚衰、沉寒痼冷之疾，则非肉桂不为功。另一方面受了唯心论影响，认为植物的枝干象征人的四肢，枝干是横行的，其性上升宣散，能宣通经络，上达肢臂。中草药类似说法很多，如头部之病用头，皮肤之病用皮，过去有的用黄芪皮、白术皮治浮肿，现在已经少了。

3.从桂枝和麻黄的发汗功能来探讨桂枝的性能

历代本草都记述麻黄的发汗功能远较桂枝为强，《伤寒论》各家注释也说"无汗用麻黄，有汗用桂枝"，使后之学者每从麻黄汤主发热无汗的表实证，桂枝汤主发热有汗的表虚证来推断麻黄和桂枝的发汗作用。我在临床实践中，体会到事实并不尽然。

中医药方剂的组成，大都是复方，其作用的发挥，一方面是在于某方主药的作用，二是在于配伍药物的协同作用。我们从仲景《伤寒论》应用麻黄和桂枝等的方剂来分析，就可以很明确地认识到这一问题。仲景立法制方是非常简要严谨的，他既肯定了某方主药的主导作用，又重视了配伍的协同作用，就麻黄、桂枝来说，他在不少的方剂中，"有汗不忌麻黄，无汗不忌桂枝"。例如，《伤寒论》第四十二条"当以汗解，宜桂枝汤"；五十四条"先其时发汗则愈，宜桂枝汤"；五十七条"可更发汗，宜桂枝汤"。又如麻杏甘石汤与麻黄汤比较，仅是桂枝易石膏的一味之差，但主症悬殊，可知麻黄汤之发汗解表主要在于桂枝的温经通阳起着主导作用。再以大青龙汤来说，大青龙汤就是麻杏甘石汤加了桂枝、生姜、大枣3味药，它的主症是发热、无汗、怕冷、身痛、烦躁、脉浮紧。也说明

了大青龙汤的发汗解表作用，在于加入了桂枝、生姜等药。如果说无汗不能用桂枝，那么麻黄汤中用桂枝又将作何解释呢？所谓麻黄发汗的功能远较桂枝为强的说法，这只能说是各家注释的见解，似乎不是《伤寒论》的原意吧！

再从现代药理来看，桂枝的发汗作用也远较麻黄为强。桂枝含有挥发油，油中主要成分为桂皮醛和桂皮油，能刺激汗腺分泌，扩张皮肤血管，有发汗解热的作用。而麻黄主要成分为麻黄碱，麻黄碱具有松弛支气管平滑肌，收缩血管，升高血压及兴奋中枢作用，麻黄虽亦含部分挥发油，但远较桂枝为少。我在临床上对外感时证需要解表发汗的，假如单用麻黄，不配伍其他解表药，很难达到预期的效果。因此，我认为桂枝的发汗解表作用，实较麻黄为强。

4."温经通阳"是桂枝的主要功效

桂枝是解表药，又是温里药。临床广泛地应用于外感时证和内伤疾病。它和常用的解表药如麻黄、羌活、紫苏叶、荆芥、防风等以及温里药如附子、川椒、吴茱萸、干姜等都有所不同。为什么桂枝既能解表，又能温里呢？我认为这是由于桂枝味甘而辛，功能温经通阳，而一般的解表、温里药就缺少这种独特的性能。

中医学认为，疾病的形成及其发展的机制，以外因来说不外乎病邪之入侵，其途径是从皮毛口鼻而入，渐及经络脏腑。一旦感邪之后，必然导致经络痹阻，阳气闭塞。内伤杂病也是如此。例如：水饮停留而致的痰饮、喘咳、浮肿；血瘀气滞而致的各种疼痛、癥瘕积聚，以及一切慢性病后期其病机都会导致阳气闭塞，经络痹阻，逐渐形成正不胜邪，邪盛正衰的局面。在治疗的时候，必须抓住解决阳气煦和与通调经络的机制。正由于桂枝具有"温经通阳"作用，因而与不同的药物配伍，可以推动其他药物的功效。例如配参、芪则补益；配白术、茯苓则利水；配附子、甘草则振奋阳气；配麻黄、杏仁则发汗定喘；配红花、桃仁则活血行瘀；配生姜、半夏则温中止吐；与柴胡、芍药同用则疏肝理气；与龙牡、甘草同用则治冲逆悸动；与当归、芍药配伍，可治虚寒性月经不调、经闭痛经。

多年来，我在临床上对外感时证和内伤疾病，如痰饮、哮喘、咳嗽、水肿、胃痛、风寒湿痹、惊悸怔忡、便泄下痢、月经不调、痛经、经闭等症，只要辨证病机系风寒外客、痰湿内痹、水饮停留、气滞血瘀、营卫不和、冲气上逆、阳虚气衰，都应用本品来配伍施治。最近在冠心病方面，应用更为广泛，不仅辨证系阳虚而见痰浊偏胜、血瘀气滞者，常应用本品配合温补肾阳、除痰化浊、活血理气一类药，即使辨证系阴虚而兼见血瘀气滞者，亦多用少量桂枝以反佐，减少阴药黏腻壅塞之弊，达到阳气通调、化瘀止痛的较好效果。即使素有血证及高血压患者，也不是一概忌用桂枝，如辨证上需用桂枝时，不必禁忌。唯阳盛的实热证，以及温病化燥，阴虚火旺及血热妄行者当忌用。[《上海市1977年度中医会论文汇编（二）》]

5.桂枝、白芥子治疗痰血阻络

临证体验，瘀血与痰浊为患，单用活血则瘀难去，若配以化瘀、行瘀之品，方能痰血并除。瘀血指血液停滞壅塞，瘀结体内组织而言，为病理产物，又常和其他病因，如寒邪痰浊等，共伤脏腑、经络而形成复杂之病变。痰浊瘀血用药必须活血化痰并用。如活血药中伍以僵蚕、白芥子之化痰散结、行痰通络，则可增强化瘀之功；又瘀血得寒则凝，遇温则行，因而行血药若与桂枝、白芥子合用，疗效更佳。

桂枝辛温，横行肢节，透达营卫，有温通经脉之效。白芥子辛温，功能利气豁痰、消肿散结，用于痰注肢体者有温通祛痰之功。故有能"治皮里膜外之痰"的称誉。实践证明，二药配伍合用，对于痰血瘀阻经络之病因病机所导致的肢体僵直屈伸不利有效，尤以症兼凉麻者效果更佳。一般用量为10~15g。

如一妇女"外伤性偏瘫"，初用益气化瘀之补阳还五汤，左侧肢体凉麻不用，肌肉萎缩之效甚微，后合入桂枝、白芥子各15g，连服1个月则渐收功效，患侧渐能活动而有力，手渐能提物，肌萎亦渐复。

又经治一气虚血瘀夹痰浊痹阻经络验案：患者男性，年近花甲突患中风。经某医院诊为"脑血栓"，住院治疗3周，病情较稳定后出院，但左半身凉麻，下肢僵硬，又经中西医药及针灸治疗3个月无效。现症为左半身凉麻，下肢僵硬不利，需人搀扶或扶拐杖方能慢行数步，语言不利，口涎多，头晕不能转侧，舌紫暗，苔白腻，脉象弦滑无力。给予益气活血、温经化痰法，方用补阳还五汤加减合入桂枝、白芥子。药用：生黄芪15g，当归10g，桂枝15g，白芥子15g，鸡血藤30g，赤芍15g，川芎10g，红花10g，地龙12g，牛膝10g，川续断15g，路路通15g。本方稍作加减，其中桂、芥不变，服药3个月，诸症明显好转，基本恢复正常。半年后复查，左半身凉麻消失，神爽，语言流利，头不晕，且能慢跑1km而无不适。

笔者从多年临床实践中体会，桂、芥合用，对痰血瘀阻络之病机病证，疗效显著。若对因虚致瘀而兼本病机者，二药伍以益气化瘀方中，亦多获良效。（《燕山医话》孙伯扬）

6.肢体麻木重用桂枝

顽痹中如出现肢体麻木不仁者，笔者常在治痹方中重用桂枝，其用量常为40g，并辅以白芍20g，其效甚捷，桂枝有横走四肢，散寒通痹，温通经脉，调和营血的功效，使气血调畅，营卫通达，经脉得以濡养则麻木自除，其伍以白芍之理，使辛散不致伤阴，且具敛阴和营之义。[李玉和.重剂治疗顽痹经验谈.中医药学报，2000（5）：32]

7.治疗心律失常

（1）窦性心动过速　患者，女，49岁，1996年12月21日就诊。患者自诉1个月来常感心悸不安、四肢欠温、乏力汗出，心悸明显时叉手自冒心，舌质淡，苔白滑，脉细数。查心率110次/分，律尚规整，心脏各瓣膜听诊区无明显病理性杂音。心电图示窦性心动过速。中医辨证为心阳虚，治以振奋心阳。处方：桂枝60g，甘草30g，水煎服，日1剂。服药1剂后，即感心悸明显减轻，再服3剂，心悸进一步减轻，不再叉手自冒心，因仍自汗出，遂加入生龙骨、生牡蛎各30g，再服6剂诸症消失。复查心率76次/分，随诊至今病症无复发。

（2）窦性心动过缓　患者，男，55岁，1996年10月7日就诊。患者有冠心病史多年，近2年来出现心动过缓，心率55次/分左右，曾服用活心丸、复方丹参片等药，心率仍一直在60次/分以下。近1周感胸闷气短、头晕、乏力，舌质暗淡，苔薄白、脉沉迟。查心率50次/分，律整，心脏各瓣膜听诊区无明显病理性杂音。心电图示窦性心动过缓、心肌供血不足。中医辨证为心阳气虚、寒凝心脉，治以益气温阳行脉。处方：桂枝30g，党参15g，茯苓15g，干姜10g，淫羊藿15g，甘草10g，日1剂，水煎服。服药3剂后，诸症减轻，心率增至58次/分，共服20剂后，心率达72次/分，随诊1年，心率均在60次/分以上。

（3）窦房传导阻滞　患者，女，69岁，因胸闷心悸、头晕乏力2个月，于1997年3月5日就诊。查舌质暗，苔白厚，舌边有少许瘀斑，脉沉涩。心率46~53次/分，律不齐，心脏各瓣膜听诊区无病理性杂音。心电图：窦性心律不齐，过缓，Ⅱ度窦房传导阻滞，QT间期延长。中医辨证为心阳不足、心血瘀阻，治以温补心阳、活血化瘀。处方：桂枝30g，党参20g，制附子10g（先煎），丹参30g，川芎15g，麦冬10g，五味子10g，日1剂，水煎服。服药15剂后诸症减轻，心率增至66次/分。守方继服1个月巩固疗效，随访1年无异常。

按：以上所举3例病案，虽患病不同，但究其中医病机关键均为心阳不足，而桂枝具有良好的温通心阳、助阳复脉之功效。《伤寒论》："……其人叉手自冒心，心下悸，欲得按者，桂枝甘草汤主之。"可看出张仲景治心阳虚之病症，药用以桂枝为主。清·陈修园在《金匮方歌括》中言："桂枝振心阳，如离照当空，则阴霾全消，而天日复明也。"我们临床体会到，桂枝在治疗心阳不足出现的心律失常方面，具有良好的调节心律作用，非其他的药物可比拟。临床应用，效如桴鼓，值得重视。[殷蓓蓓，郭玉宝．重用桂枝治疗心律失常的体会．青海医药杂志，1999，29（3）：9]

8.以阳行阴利小便

阴虚型肝硬化腹水临床以阳行阴利小便。按阴阳互根的机制，阴虚患者可在养阴柔滋淡渗的基础上，略佐通阳药物，借助膀胱的气化作用达到"以阳行阴"的目的。主要药物为桂枝，用量在3g

以内，加入煎剂中。正如近人曹炳章云："凡润肝养血之药，一得桂枝，化阴滞而阳和。"[《浙江名中医临床经验选辑（第一辑）》邹良材]

9.桂枝末外敷治遗尿、寒疝

华氏启蒙老师朱氏，年逾古稀，幼承家训，治学严谨，悬壶50余载，平素擅用药末外敷疗疾，往往获奇效。现举其运用桂枝末外敷疗疾之案例，以供同道参考。

（1）桂枝末醋调敷神阙愈遗尿　季某，8岁，自幼遗尿，多则每夜2~3次，求诊于朱师。朱师曰：有一法可治。取桂枝末若干，嘱用食醋调成饼状。临寐前先用温水熨脐10分钟，将其饼贴于脐部，然后用纱布盖上固定，晨起取下，每晚1次。1周后来诉，患儿于第4天停止遗尿。继以巩固，共用药10余次，半年后随访，未见复发。后用此法治疗32例，总有效率达90%以上，疗程短者仅3~4次即愈，长者必须连续外敷半月方能取效。

（2）桂枝末酒调敷疗寒疝　陈某，42岁。患疝气数载，每于劳累而作，曾劝其手术，因条件限制未行。一日因挑重担病发，先自热敷罔效，邀朱师出诊。诊见右侧腹股沟处有一肿物约拳头大小，反复揉托不能回缩。时值夜半，师曰：先以一法试之，无效即去医院手术。嘱取白酒调桂枝末呈糊状，摊于纱布之上，敷肿物处，然后固定。翌日早餐后患者来述，药后局部先有热感，约时许肿物骤然回缩，腹痛消失。后屡发用之皆效。[华乐柏．桂枝末外敷治遗尿、寒疝、头痛．中医杂志，1995，36（1）：7]

10.单味桂枝治疗心悸

单味桂枝治疗心悸系重庆游仲文老中医验方。郭氏证之临床，确有疗效。曾治黄某，女，46岁。体质素弱，有月经量多史。此次月经，经量如崩，心悸短气。投归脾汤加固涩之属，2剂无效。患者自述心悸惊恐，时觉气从胸中上冲咽喉，上下无时，时而症状消失，时而又发，痛苦难言，少腹下坠，伴尿频尿急，继而四肢瘫软无力，面白肢冷。诊其脉，左寸关微结，舌淡苔薄白。手书桂枝12g，嘱其煎水当茶饮，时吸一两口。亲朋中有知医者，见开独味桂枝，愕然，不禁喽嘻："此乃失血家，桂枝辛温，又无佐使，病人恐难抵挡。"殊知1剂尽，小便数行、少腹下坠、心悸惊恐、气上冲咽喉诸症尽除。继服归脾汤加味而愈。

按：本例虽属失血家，非阴虚火旺之证，系心脾阳气不振、肺气不降所致。心阳不振则心悸惊恐，面白肢冷；脾阳不振则水湿内停；膀胱气化不行而尿频尿急，少腹下坠；肺气不降则上冲咽喉。患者虽经血过多，但心悸惊恐、气冲咽喉、尿频尿急等心脾阳气不振诸症较急。急则治其标，故投桂枝一味，取其力专，以振心脾之阳，温化水湿，降上逆之肺气。《医学衷中参西录》："桂枝味辛微甘，性温，力善宣通，能升大气，降逆气，散邪气"。仲景有桂枝加桂汤治奔豚，旨在温通心阳，化气行水。不分证候，动辄畏桂枝者，殊不知桂枝有奇功。[郭剑华.独味桂枝疗心悸、生白术单用治口涎.辽宁中医杂志，1986（8）：42]

11.桂枝治疗截瘫、偏瘫、面瘫

桂枝辛温，其温通经络之力甚宏。王氏常用桂枝内服外敷，治疗截瘫、偏瘫、面瘫，疗效显著。方法：除重用桂枝内服外，另用桂枝50~100g水煎2次，每次煮沸后煎煮15分钟，去渣后将2次所煎的桂枝药液混合，日2次温擦于病灶区域或瘫痪患处，每次温擦时以局部皮肤潮红为度。其主要作用：扩张毛细血管，促进局部血液循环，有利于病灶吸收或缩小。瘫痪处温擦，能增强肌肉被动刺激。内外同治，促进瘫痪早日恢复。举例如下。

（1）外伤性下肢瘫痪　1989年冬王氏之嫂上山砍柴不慎跌倒，两下肢不能站立，小便失禁。急送某医院经X线片，诊为第11胸椎压缩性骨折。住院治疗32天，小便转为正常，两下肢瘫痪如前。遂重用桂枝30g，伍以补肾壮腰之品煎服，另用桂枝液温擦于胸腰椎和两下肢，以局部皮肤潮红为度。数日后下肢即有温热之感，活动日渐好转。用上法续治2周，已能起床扶着行走，半年后基本恢复正常。

（2）脑血管疾病偏瘫　吕某，男，62岁。半年前因患脑出血，遗留右侧肢体偏瘫，足不能行，手不能握，生活不能自理，血压一直正常。服补阳还五汤、华佗再造丸等无效。形寒肢冷，大便溏薄，舌胖淡苔白，脉细无力，审证并无火热之象，

投以自拟"脑偏汤"：桂枝20g，黄芪60g，生水蛭粉6g（分吞），同时用桂枝液温擦头部及右侧肢体，上法治疗半个月，能持杖室内行走，3个月后生活能基本自理。经临床10余例验证，自拟"脑偏汤"治疗脑血管性偏瘫，轻症2周内见效，重症4周开始恢复，其疗效远胜于补阳还五汤。[王仁尧.桂枝治疗瘫痪.中医杂志，1994，35（12）：710]

12.治疗妊娠恶阻，每于方中加桂枝

桂枝性辛、甘、温，入肺、心、膀胱经，有解表散寒、温经通阳之功。言老对《本经疏证》就本品之论，归纳为桂枝有和营、通阳、利水、下气、行瘀、补中之功。言老认为，恶阻一证，其要莫过于阻。实阻者宜下、宜通、宜行；虚阻者，宜补中、宜和营。无论虚实之阻，桂枝均能及，岂可不入汤煎乎？实则量宜重，虚者治宜缓。热宜轻取，寒宜重剂。此为入药之要诀也。（《名老中医医话》言庚孚）

六、老姬杂谈

关于《中药学》上桂枝的功效"发汗解肌，温通经脉，助阳化气，平冲降逆"，这些都可以根据桂枝的特点推理出来。

白术

一、药物特性

1.望

【药材】为菊科植物白术的干燥根茎。（《中药学》）烘干者称"烘术"；晒干者称"生晒术"，亦称"冬术"。思维发散：取类比象，根茎类药物能达人体腰腹部位及其他的阴阳相交之处。

【优质药材】以个大、质坚实、断面黄白色、香气浓者为佳。（《中药大辞典》）

2.闻

【气味】气清香。（《中国药典》）思维发散：气香走窜。

3.问

【寒热属性】温。（《中药学》钟赣生主编）

【采集时间】冬季。（《中药学》）思维发散：

冬季，五行属水，冬季采收的药材，具有向内向下的运动态势。

【炮制】生白术：拣净杂质，用水浸泡，捞出，润透，切片，晒干。

炒白术：先将麸皮撒于热锅内，候烟冒出时，将白术片倒入微炒至淡黄色，取出，筛去麸皮后放凉。每白术片50kg，用麸皮5kg。

焦白术：将白术片置锅内用武火炒至焦黄色，喷淋清水，取出晾干。

土炒白术：取伏龙肝细粉，置锅内炒热，加入白术片，炒至外面挂有土色时取出，筛去泥土，放凉。每白术片50kg，用伏龙肝粉10kg。

【有效成分】主要含挥发油、内酯类化合物及果糖、菊糖、白术多糖、多种氨基酸、白术三醇、维生素A等。（《中药学》）

【药理作用】白术水煎液能促进小鼠胃排空及小肠推进功能，能防治实验性胃溃疡；抗衰老。白术水煎液和流浸膏有明显而持久的利尿作用。白术多糖、白术挥发油能增强细胞免疫功能。白术内酯I具有增强唾液淀粉酶活性、促进营养物质吸收、调节胃肠道功能的作用。白术醇提取物与石油醚提取物能抑制实验性动物子宫平滑肌收缩。此外，白术有保肝、利胆、降血糖、抗肿瘤、镇静、镇咳、祛痰等作用。（《中药学》）

【个性应用】需要防治胃溃疡、抗衰老、利尿、增强细胞免疫、促进营养物质吸收、调节胃肠道功能、保肝、利胆、降血糖、抗肿瘤、镇静、镇咳、祛痰时，可以考虑白术的应用。

4.切

现有特点：质坚硬（《中国药典》）；有油点（《中药大辞典》）。思维发散：质坚硬走里，且不易散开；有油点，一则润肠，二则质润滋阴。

5.尝

味道：味甘、微辛，嚼之略带黏性。（《中国药典》）思维发散：甘者，能补、能和、能缓；辛者，能散、能润、能横行。甘入脾，辛入肺。嚼之略带黏性，有轻微的收敛之功。

6.药性

白术药性为温。

7.共性应用

（1）达病位 白术药用部位为根茎，能达人体属阴的腰腹部位及其他人体阴阳相交之处，所以陈士铎在《本草新编》中用白术治疗腰疼，收效甚好。

（2）平病性 白术药性为温，可平病性之寒。

（3）修病态 白术气香走窜，能治疗凝滞之病症。

白术质地坚硬走里，冬季采收具有向内向下的运动态势，加之有油性可润肠、"嚼之略有黏性"的收敛之功，可使肠道水液更多留存，微辛入肺可增强肺的排浊之功，所以，人体内服之后，特别是大量应用之后，有通便的作用。

白术味甘入脾，健脾运化，布散津液，所以对于痰湿水饮之证，有很好的消除作用；质润滋阴，加之脾统血，白术健脾，有补血之功，所以，白术也有补血作用。

（4）除表象 白术味微辛入肺，肺主排浊。在上的排浊可以祛痰，在下的排浊可以通便。

《日华子本草》：治一切风疾。

《本草衍义补遗》：有汗则止，无汗则发。能消虚痰。

（5）入五脏 白术味甘入脾，味微辛入肺。

（6）五行特点 白术味甘属土，具土行的运动态势。白术味微辛属金，具金行的运动态势。白术冬季采收，具水行的运动态势。白术"嚼之略有黏性"，具水行的运动态势。

二、本草选摘

止汗，除热消食。（《神农本草经》）

主大风顽痹，多年气痢，心腹胀痛，破消宿食，开胃，去痰涎，除寒热，止下泄，主面光悦，驻颜去䵟，治水肿胀满，止呕逆，腹内冷痛，吐泻不住，及胃气虚冷痢。（《药性论》）

治一切风疾，五劳七伤，冷气腹胀，补腰膝，消痰，治水气，利小便，止反胃呕逆，及筋骨弱软，痃癖气块，妇人冷癥瘕，温疾，山岚瘴气，除烦长肌。（《日华子本草》）

除湿益燥，和中益气，温中，去脾胃中湿，

除胃热，强脾胃，进饮食，和胃，生津液，主肌热，四肢困倦，目不欲开，怠惰嗜卧，不思饮食，止渴，安胎。（《医学启源》）

李杲：去诸经中湿而理脾胃。

术，其气芳烈，其味甘浓，其性纯阳，为除风痹之上药，安脾胃之神品。（《神农本草经疏》）

白术，补脾胃之药，更无出其右者。土旺则能健运，故不能食者，食停滞者，有痞积者，皆用之也。土旺则能胜湿，故患痰饮者，肿满者，湿痹者，皆赖之也。土旺则清气善升，而精微卜奉，浊气善降，而糟粕下输，故吐泻者，不可阙也。《别录》以为利腰脐间血者，因脾胃统摄一身之血，而腰脐乃其分野，借其养正之功，而瘀血不敢稽留矣。张元素谓其生津止渴者，湿去而气得周流，而津液生矣。谓其消痰者，脾无湿则痰自不生也。安胎者，除胃中热也。（《本草通玄》）

予治肺虚咳嗽，每用白术，因其补土生金，前人用异功散治肺疾，亦由此也。玉屏风用之，亦取其补土生金，以固皮毛。一人停食，用消导无效，一医令浓煎白术汤，服之而愈。谓胃虚则欠运，如磨齿平，不能屑物，此塞因塞用，亦颇有理。（《药笼小品》）

其用有四：利水道有除湿之功；强脾有进食之效；佐黄芩有安胎之能；君枳实有消痞之妙。（《珍珠囊补遗药性赋》）

三、单验方

（1）喘证　一人年二十二，喘逆甚剧，脉数至七至，投以滋阴兼纳气降气之剂，不效。后于方中加白术数钱，将药煎出，其喘促亦至极点，不能服药，将药重温三次，始强服下，一剂喘即见轻，连服数剂痊愈。后屡用其方以治喘证之剧者，多有效验。（《医学衷中参西录》）

（2）虚弱枯瘦，食而不化　於术（酒浸，九蒸九晒）一斤，菟丝子（酒煮吐丝，晒干）一斤，共为末，蜜丸，梧子大。每服二三钱。（《本草纲目拾遗》）

（3）宽中丸治脾虚胀满　白术二两，橘皮四两。为末，酒糊丸，梧子大。每食前木香汤送下

三十丸。（《全生指迷方》）

（4）自汗不止　白术末，饮服方寸匕，日二服。（《备急千金要方》）

（5）妇科术后便秘　生白术60g，生地黄30g，升麻3g，每日1剂，水煎服。治疗50例妇科术后便秘患者，其中36例服1~2剂后，开始肠鸣矢气，随后排便1~2次，仅7例无效。（1979年《新医药杂志》范华光等）

（6）肝病　重用白术30~60g治肝硬化腹水，迁延性肝炎用15~30g，原发性肝癌用60~100g。（1984年《安徽中医学院学报》曹可允）

（7）婴幼儿流涎　将生白术10g，切碎，放碗中加水适量，蒸汁，或再加食糖少许，分次灌服。治婴幼儿流涎，疗效良好。（1986年《辽宁中医杂志》郭剑华）

（8）腰疼　如人腰疼也，用白术二三两，水煎服，一剂而疼减半，再剂而痛如失矣。（《本草新编》）

四、使用注意

《本草经集注》：防风、地榆为之使。

《药品化义》：凡郁结气滞，胀闷积聚，吼喘壅塞，胃痛由火，痈疽多脓，黑瘦人气实作胀，皆宜忌用。

《中药大辞典》：阴虚燥渴，气滞胀闷者忌服。

五、医家经验

1.白术通便秘

（1）便秘者，非如常人之每日应时下也。此症恒3~5日、6~7日难得一便，大便干结坚如羊屎者，窘困肛门，支撑不下，甚则非假手导之不能出，亦有便不干结，间有状如笔管之细者，虽有便意，然临厕便不出。

便秘一症，医书所载，治方不少。然有效亦有不效者，轻则有效，重则无效；暂用有效，久则失效。孟浪者，但求一时之快，猛剂以攻之，以致洞泄不止，不但无益，反而有害。东垣所谓"治病必求其源，不可一概用牵牛巴豆之类下之"。源者何在？在脾胃。脾胃之药，首推白术，尤需重

用，始克有济。然后，分辨阴阳；佐之他药可也。或曰："便秘一症，理应以通幽润燥为正途，今重用燥脾止泻之白术，岂非背道而驰，愈燥愈秘乎！"余解之曰："叶氏有言，脾宜升则健，胃主降则和。又云，太阴湿土得阳始运，阳明阳土得阴自安，以脾喜刚燥，胃喜柔润也，仲景急下存津，其治在胃，东垣大升阳气，其治在脾。"便干结者，阴不足以濡之。然从事滋润，而脾不运化，脾亦不能为胃行其津液，终属治标。重用白术，运化脾阳，实为治本之图。故余治便秘，概以生白术为主，少则30~60g，重则120~150g，便干结者加生地黄以滋之，时或少佐升麻，乃升清降浊之意。若便难下而不干结，或稀软者，其苔多呈黑灰而质滑，脉亦多细弱，则属阴结脾约，又当增加肉桂、附子、厚朴、干姜等温化之味，不必通便而便自爽。

1977年6月，患者于某来诊。谓患便秘六七年。多年来，服汤药数百剂，滋阴如麦冬、沙参、玉竹、石斛、知母有之；润下如火麻仁、郁李仁、柏子仁、桃仁有之；泻下如大黄、芒硝、番泻叶有之；补益如党参、黄芪、太子参、怀山药、肉苁蓉、狗脊、巴戟天有之；丸药如牛黄解毒、牛黄上清、更衣丸、槐角丸、麻仁滋脾丸，他如开塞露、甘油栓等，且常年蜜不离口。然便秘之苦不解，颇为失望。余诊之，心烦易汗，寝食日减，脉细，舌苔薄滑。上症皆由便秘过久，脾胃功能失调所致。当授生白术90g，生地黄60g，升麻3g。患者半信半疑，以为仅仅三味又无一味通下药，默然持方而去，实则并未服药。终因便不自下，姑且试之。不期4小时后，一阵肠鸣，矢气频转，大便豁然而下，为数年之所未有如此之快者。此后，又继服20余剂，6~7年之便秘，竟获痊愈，患者喜出望外，称谢而去。

高龄患便秘者实为不少。一老人患偏枯，步履艰难，起坐不便，更兼便秘，查其舌质偏淡，苔灰黑而腻，脉见细弦。此乃命门火衰，脾失运转，阴结之象也。处方以生白术60g为主，加肉桂3g，佐以厚朴6g，大便遂能自通，灰苔亦退，减轻不少痛苦。（《名老中医医话》魏龙骧）

（2）白术为健脾利湿之要药，为脾胃虚弱或脾

虚泄泻之首选药物。《伤寒论》174条云："……若其人大便硬，小便自利者，去桂加白术汤主之。"（即桂枝附子汤去桂枝四两加白术四两）对便硬加白术，令人费解，历代医家也说法不一。近年来余在临床中，遵张仲景便硬加白术之训，用白术30~60g，加生地黄、当归等养血润燥之品，治疗脾失健运、胃肠功能失调的大便硬结的患者，每多取效，进一步证实了白术不但可以用于脾虚泄泻病人，而且也适用于大便硬结的病人。这种作用一般称之为"双相"作用。大量临床和实验证实，不但白术如此，而且很多中药都有"双相"作用。白术所以能止泻又能通便，其主要原因是通过白术的健脾作用，使胃腑的运化、升降传导功能得到了调节和恢复。人是一个有机的整体，机体内部经常处于一种动态平衡状态（西医学称之为"内稳态"），一旦这种平衡遭到破坏，就会产生疾病。所以治疗疾病就是通过抑盛扶衰，达到"调节阴阳，以平为期"，使机体达到正常的动态平衡。（《黄河医话》吕同杰）

2.白术功效7则

古人赞白术云："味重金浆，芳逾玉液，百邪外御，五脏内充。"盖言其功之广，好古则称："在气主气，在血主血，无汗则发，有汗则止，与黄芪同功。"张元素称其功有九："温中一也；去脾胃中湿二也；除胃中热三也；强脾胃进饮食四也；和胃生津液五也；止肌热六也；四肢困倦嗜卧，目不能开，不思饮食七也；止渴八也；安胎九也。"确属经验之谈。余临床探索亦有下列诸胜可供品味。

止血：曾治大咯血患者，气脱濒危，有形之血不能速生，无形之气所当急固，施以白术100g，米汤急火煎服1大碗，药后2小时血止神清，肢和脉起，竟未复发。亦以之治肺结核大咯血，居经不行，每晨晚各以米汁调服白术粉1匙，1个月后血止经行，体渐康复。血证当以胃药收功，土厚火敛，信而有证，可供玩味。

通便：人知白术止泻，殊不知白术既能燥湿实脾，复能缓脾生津，津润则便畅，凡老年人便秘，以白术30g煎汤服之，可治肠液枯燥，使大便通畅。

消肿：白术与赤豆煎服。在自然灾害时期，浮肿病比比皆是，投之多验。

治小儿单纯性泄泻：生白术、生扁豆同煮玉米粥，日服2次，颇效。

预防哮喘：夏令以白术煎服，日服2次，培土生金，冬病夏治，常服可控制哮喘病发作。

治耳源性眩晕：白术与茯苓各15g，煎服其汁，有治疗效果。

保健：《神农本草经》曰久服轻身。寇宗奭称："……饵术、黄精，令人久寿。"余则从"脾统四脏"之理论出发，嘱久病者服之，促进康复，收效颇捷。（《中国名老中医经验集萃》颜德馨）

3.白术功效5则

余用白术，认为按仲景诸方用之确当，多有显效。我治肝硬化腹水或妇科卵巢肿瘤等腹水者，病人服西药后，有四肢怠乏等不良反应出现，常以真武汤方加减，略得小便而腹水缓解，较极度利尿为妥。

（1）以玉屏风散治气虚自汗。黄芪30g，白术60g，防风30g为末。若不用全方，单以白术30g煎服亦往往可以得益气、固表、止汗之功。

（2）口腔溃疡，久治不愈。余除用补中益气汤全方之外，仅用黄芪、白术亦常能得减轻症状、减少复发之功。对脾虚中气不足者宜之。

（3）白术治脾虚久利比较易见效，而急迫的类湿热之新病泄泻，则宜用苍术10g、薏苡仁15g同煎服见效快，而用白术反不易见功。

（4）白术安胎，宜与枯黄芩、桑寄生合用，远较单味效佳。

（5）小儿流涎，余视其年龄长幼，以白术10~30g蒸水，缓缓饮之，每有捷效。（《何任医学经验集》）

4.重用白术治疗肝硬化腹水

顾师在肝硬化腹水治疗中最喜重用白术。轻则20~30g，重则50~60g。白术不仅具有益气健脾燥湿之功，更兼有利小便、退水肿、化血结的作用。白术有利水散血之长，却无刚燥劫阴之弊。水臌属脾虚者宜用，属肝肾虚者亦可用之。大剂投用，以补药之体，奏攻药之用，培中伐邪，两恰其宜。顾师使用白术讲究炮制，以便发挥一药多用。

生则刚燥化湿，炒用健脾利水，炙可滋润生津。如苔腻者湿盛用生白术，舌淡苔薄边有齿痕者脾虚用土炒白术，舌红苔少或剥者阴虚宜蜜炙白术。用量宜大，配地骷髅即《绛囊撮要方》之水臌方，临证屡试不爽。现代药理研究证明，白术具有较好的升高白蛋白，纠正白蛋白/球蛋白比例倒置的功能，并具有明显而持久的利尿作用，且能促进电解质，特别是钠的排泄，又有抗血凝作用。因而肝硬化腹水的形成机制与白术的药理作用不谋而合，故为要药。［张俊. 顾丕荣重用参术治肝硬化腹水的经验. 中医杂志，1996，37（7）：394］

5.治疗腰痛

白术补益脾气，化湿利水，常用量5~15g。清·王旭高《医学当言》腰痛门记载"陈修园治腰痛久不愈，用白术一两为主……据云神效"。陈士铎《辨证录》腰痛门自制12方，无一方不用白术，最小量5钱，最多1剂半斤，指出"白术善通腰脐之气""必须多用乃神"。笔者30年前，治28岁程姓妇，白带淋漓，日两换内裤尚湿漉难耐，食少体弱，自汗乏力，而腰痛益苦，俯仰艰难。投补中益气汤7剂，每剂总量100g，白术10g，诸症好转，唯腰痛如故。乃学步前人，原方增焦白术50g，仅4剂，淹缠半载之腰痛，霍然消失，且无任何不良反应。嗣后凭借此案之经验，获效屡屡。［于伟臣. 大剂量用药举隅.四川中医，1990（6）：10］

六、老姬杂谈

我在临床上有一单方，治疗胃下垂多人，效果很好，一般一次即愈，重者两三次。白术60~150g装在洗干净的猪肚中，加适量的水煎煮，不放任何其他东西。喝汤(顿服)，能吃猪肚则更好。

1993年秋天，我母亲患胃痛，在医院检查，B超提示中度胃下垂。当时，仿照书本上说的补中益气汤加减治疗，有效果，但进展缓慢。后又查阅资料，说是加用大量的益母草和枳壳，效果好，于是在补中益气汤的基础上加用益母草60g、枳壳60g，胃痛明显好转。

1个月后，因饮食不注意，胃痛又犯了，仿照前面的治法治疗，效果不明显。当时我就想，胃下垂，补气升提为第一；消食导滞之后，胃体负担减轻，升提更快为第二；活血之后，营养物质快速到达胃体，胃体强健为第三，于是，自制药方，补气升提、消食导滞、活血化瘀，用药1周，胃痛明显缓解，继用1周，胃痛消失。

1年过去了，感冒后吃了点凉东西，胃痛又做，刚准备用前法治疗，这时，无意间想到民间一方，就是白术猪肚煮汤服用，据说效果很好。随后，就决定先用这个方法试试，于是，买来一个猪肚子，用120g白术填充之后，凉水煮，水开后用小火煮1个小时左右，啥也不放，取汤给母亲饮用。没想到，一次就好。

以后，凡是遇到胃下垂的病人，我都用这个办法来治疗，不用辨证，只要是西医上检查出的胃下垂，都可以用。我遇到的重症病人，一般服用3次即愈。

2年前，我的岳母也患了胃下垂，我也是用这个办法治好的。

这里，有三点需要注意：一是由于饮食的原因，胃病容易复发，对于胃下垂的复发，这个方法照样可以应用而获效；二是在治病的时候，最好用生白术；三是白术的用量，一般是60~150g不等，视病情轻重而定。

还有，看到陈士铎在《本草新编》里谈到"如人腰疼也，用白术二三两，水煎服，一剂而疼减半，再剂而痛如失矣"。我在临床上对于因寒湿所致的腰腿疼，嘱病人用一瓶黄酒和一瓶水煎服90~180g的生白术，晚上顿服，效果很好；湿热所致的，直接水煎服就成。

《中药学》白术的功效为"健脾益气，燥湿利水，止汗，安胎"，其中"健脾益气，燥湿利水，止汗"都可以从白术的特点推理而出。

莱菔子

一、药物特性

1.望

【药材】为十字花科植物萝卜的干燥成熟种子。（《中药学》）思维发散：更多达里。

【优质药材】以粗大、饱满、油性大者为佳。（《中药大辞典》）

2.闻

【气味】无臭。（《中国药典》）

3.问

【寒热属性】平。（《中药学》钟赣生主编）

【采集时间】夏季。（《中药学》）思维发散：夏季，五行属火，夏季采收的药材，具有向上向外的运动态势。

【炮制】莱菔子：簸去杂质，漂净泥土，捞出，晒干，用时捣碎。

炒莱菔子：取净莱菔子，置锅内用文火炒至微鼓起，并有香气为度，取出，放凉。

【有效成分】含莱菔素、芥子碱、脂肪油、β–谷甾醇、糖类、多种氨基酸、维生素等。（《中药学》）

【药理作用】莱菔子能增强离体兔回肠节律性收缩和抑制小鼠胃排空，还有祛痰、镇咳、平喘、改善排尿功能及降低胆固醇、防止动脉硬化等作用。在体外对多种革兰阳性菌和阴性菌均有较强的抗菌活性，同时对皮肤真菌有不同程度的抑制作用。体外与细菌外毒素混合后有明显的解毒作用，能中和破伤风毒素与白喉毒素。莱菔子提取液有缓和而持久的降压作用。增大莱菔子剂量不能加大降压强度，只能延长降压时间。（《中药学》）

【个性应用】需要祛痰、镇咳、平喘、改善排尿功能及降低胆固醇、防止动脉硬化、抗菌、解毒、降压时，可以考虑莱菔子的应用。

4.切

现有特点：质硬（《中华本草》）；有油性（《中国药典》）。思维发散：质硬走里，且不易散开；有油性，一则润肠，二则质润滋阴。

5.尝

味道：味甘微辛。思维发散：甘者，能补、能和、能缓；辛者，能散、能润、能横行。甘入脾，辛入肺。

6.药性

莱菔子药性为平。思维发散：性平不能制

寒热。

7.共性应用

（1）达病位　莱菔子达里可治疗里证。

（2）平病性　莱菔子药性为平，不可平病性之寒热。

（3）修病态　莱菔子药材为种子，子性下垂，加之质硬走里、有油性可润肠及味微辛入肺排浊，所以，莱菔子有很好的润肠通便之功。

莱菔子味甘入脾，加之质润（有油性）滋阴，所以，莱菔子有很好的补血之功；脾主运化，布散津液，莱菔子有较好的消除痰湿水饮的功用。

（4）除表象　莱菔子味微辛入肺，肺主排浊：在上的排浊可以祛痰，在下的排浊可以通便。

莱菔子夏季采收，具火行的运动态势，可向上向外发散，加之味甘入脾助脾布散津液及味微辛入肺助肺排浊，所以莱菔子祛痰作用甚好。

《本草便读》：一切喘嗽因痰者，皆可用之，能消面积。

（5）入五脏　莱菔子味甘入脾，味微辛入肺。

（6）五行特点　莱菔子味甘属土，具土行的运动态势。莱菔子味微辛属金，具金行的运动态势。莱菔子夏季采收，具火行的运动态势。

二、本草选摘

下气宽中，消膨胀，降痰，定吼喘，攻肠胃积滞，治痞块、单腹疼。（《滇南本草》）

下气定喘，治痰，消食，除胀，利大小便，止气痛，下痢后重，发疮疹。（《本草纲目》）

生用，吐风痰，宽胸膈，托疮疹；熟用，下气消痰，攻坚积，疗后重。（《医林纂要》）

化痰除风，散邪发汗。（《本草再新》）

治痰嗽，齁喘，气鼓，头风，溺闭，及误服补剂。（《随息居饮食谱》）

莱菔子，无论或生或炒，皆能顺气开郁，消胀除满，此乃化气之品，非破气之品。盖凡理气之药，单服久服，未有不伤气者，而莱菔子炒熟为末，每饭后移时服钱许，借以消食顺气，转不伤气，因其能多进饮食，气分自得其养也。若用以除满开郁，而以参、芪、术诸药佐之，虽多服久服，

亦何至伤气分乎。（《医学衷中参西录》）

气味甚辛，生用研汁，能吐风痰，有倒墙推壁之功，迅利莫御。若醋研敷，则痈肿立消。（《本草求真》）

食物吞酸，莱菔生食大效。偏正头痛，莱菔取汁，仰卧，随左右注鼻中，神效。（《本草易读》）

服参作胀，非此不消。（《药性切用》）

三、单验方

（1）积年上气咳嗽，多痰喘促，唾脓血　莱菔子一合，研，煎汤，食上服之。（《食医心镜》）

（2）高年咳嗽，气逆痰痞　紫苏子、白芥子、萝卜子。上三味各洗净，微炒，击碎，用生绢小袋盛之，煮作汤饮。随甘旨，代茶水啜用，不宜煎熬大过。（《韩氏医通》）

（3）气胀气臌　莱菔子，研，以水滤汁，浸缩砂一两，一夜，炒干，又浸又炒，凡七次，为末。每米饮服一钱。（《朱氏集验医方》）

（4）跌打损伤，瘀血胀痛　莱菔子二两，生研烂，热酒调敷。（《方氏脉症正宗》）

四、使用注意

莱菔子水煎内服的常用剂量为5~12g。临床可以根据需要而做适当的调整。

有人说莱菔子不宜和人参同用。《本草新编》曰：或问萝卜子专解人参，用人参而一用萝卜子，则人参无益矣。此不知萝卜子，而并不知人参者也。人参得萝卜子，其功更补。盖人参补气，骤服气必难受，非止喘胀之症也，然得萝卜子，以行其补中之利气，则气平而易受。是萝卜子平气之有余，非损气之不足，实制人参以平其气，非制人参以伤其气也。世人动谓萝卜子解人参，误也。

五、医家经验

1.莱菔子治疗高血压病

马山教授临床用莱菔子治疗高血压病，常获较好疗效。单纯性高血压病，取菊花10g，泽泻30g，丹参30g，莱菔子30~40g，钩藤15g。水煎内

服，一般7~15剂即可见效。高血压合并冠心病患者，在辨治冠心病基础上加莱菔子30g。女性因病过早切除子宫或摘掉卵巢，内分泌失调，有部分病人可致高血压，重者可引起中风脑出血，预后不好。这类高血压病人，中西药降压效果均不理想。马老用调补肾阴肾阳法基础上加莱菔子治疗。

张某，女，42岁，患高血压病10年。头痛头晕，四肢无力，心烦急躁，睡眠不实，不能正常上班工作。血压24~26.7/13.3~14.7kPa，服用多种降压药效果不佳。病人12年前因子宫肌瘤、左侧卵巢囊肿行子宫全切、左侧卵巢摘除术，术后情况良好，2年后渐感头晕头痛，血压逐渐升高。近几年血压持续升高，服降压药不理想，改服中药。予：菊花10g，泽泻30g，茯苓15g，山药15g，牡丹皮10g，菟丝子15g，淫羊藿30g，仙茅15g，肉苁蓉30g，女贞子12g，墨旱莲15g，杜仲10g，枸杞子15g，生地黄15g，夏枯草15g，黄芩10g，莱菔子40g。连服20剂，血压正常，症状消失，10年未复发。

按：消化系统病、呼吸系统病伴有高血压者，莱菔子为必用之药。因本药除有降血压作用外，还可消积化食，除痞满，止咳化痰。如慢性浅表性胃炎或萎缩性胃炎，伴有高血压者，在辨证治疗时加莱菔子，可消食化积，理肠止泻，降血压；咳喘病伴高血压加莱菔子，降肺气理大肠，止咳平喘，降血压，均起到双重治疗作用。

马老认为高血压病患者，保持大便通畅很重要。便秘病人胸腔、腹腔压力升高，全身紧张，烦躁不安，加重血压升高，这时服降压药疗效甚微，常诱发冠心病、脑血管病发作。大便通畅，全身放松，适当配合降压药物治疗，常获较好效果。故用莱菔子调理肠胃功能，降气通便，同时有良好的降压作用。降血压常用量为30g，重者40~50g，未见不良反应。[马群.莱菔子降血压效佳.中医杂志，1998，39（8）：454]

2. 消五豆食积之猛将

莱菔子，性味辛温，宽中下气，善治胸膈风痰，消面类（五谷）食积。历代医药家如朱丹溪、黄宫绣等均认为其有"推墙倒壁之功"，降气消导宜炒用。生服性升，用量稍大或脾胃虚弱者每致涌吐，故生用捣碎冲服可吐膈上风痰。吾医案中有刘瑞征伤食胃脘痛1例，患者年轻体壮，劳动后食夹生大米饭过饱，以致胃脘满痛难以忍受。服予方数剂，平胃散、保和丸以及楂曲、麦芽、枳实、槟榔、香砂之类均无效，最后加入炒莱菔子则胀减痛已。可见此药为消五豆食积之猛将。

予治胸膈痰盛兼有气滞满痛以及气鼓胀满者均加入炒莱菔子，效果颇为满意。《本经逢原》莱菔子条下言"服地黄，何首乌人忌之"。是因为地黄、首乌乃滋补肝肾之品，若与莱菔子之下气消伐同用，势必抵消二药的功能。

炒莱菔子还有一特效作用，即用于人参误补酿成气滞脘胀之证，用单味莱菔子煎服即效。如兼有外邪者，可与解表药同用，膈中有热者，佐以黄连，亦可加入小陷胸汤内用之，痛甚者，佐以香附，临床用之多效。温病热痰停于胸膈，用生莱菔子擂汁凉开水冲服多效。（《成孚民医案医话》）

3. 朱良春三辨莱菔子的功用

（1）辨莱菔子非冲墙倒壁之品 莱菔子，即萝卜子。为下气、消痰、消食药。《韩氏医通》用莱菔子配伍苏子、白芥子组方，名三子养亲汤。治疗咳嗽多痰，气逆而喘；朱丹溪《丹溪心法》用莱菔子配伍山楂、神曲、半夏、茯苓、陈皮、连翘，名保和丸，治食积纳呆。二者皆为常用名方。可是朱丹溪却说："莱菔子治痰，有推墙倒壁之功。"朱师认为此说未免过甚其词，不可为训。盖莱菔子为寻常菜蔬，其子虽辛味过于根，只不过下气之功稍强而已，何得以"推墙倒壁"目之！附会者则气虚人不可用之。良药之功，几为其所泯，不亦冤哉！朱师指出，善识莱菔子者，当推张锡纯。他在《医学衷中参西录》中云："莱菔子乃化气之品，非破气之品""盖凡理气之药，单服久服，未有不伤气者，而莱菔子炒熟为末，每饭后移时服钱许，借以消食顺气，转不伤气。"回溯《韩氏医通》三子养亲汤之用法，亦是微炒，击碎，代茶水啜用。"推墙倒壁"云乎哉！

朱师治痰喘，如急慢性支气管炎、肺炎、百日咳等，常用本品，颇能应手。其一方面是依据传统之说，以其善行气，气顺则痰降，咳喘自安；另一方面是据现代药理研究，莱菔子含抗菌物质莱菔素，对肺炎球菌、葡萄球菌、大肠埃希菌、链球菌等均有一定抑制作用。尝谓吾师融新旧学理于一炉，此亦其例也。

（2）辨莱菔子生升熟降之不确　前人又谓莱菔子生用性升，炒用性降，朱师认为，此说又确又不确。生莱菔子味辛较甚，故生捣之水吞服后探吐，可吐风痰、毒物、饮食，此谓之升犹可。而治肺炎、气管炎、痢疾里急后重、腹胀、食积等，亦屡用生者入汤剂之中而效，岂可谓之升乎？至于何以用生者不用熟者？以莱菔素即含在莱菔子油中，经炒焙之后，其作用即削弱故也。

（3）辨人参与莱菔子并用无妨　又有谓人参补气，莱菔子破气，故服人参不宜同时服食萝卜及莱菔子者。朱师指出：此庸浅之见，不可从。人参补气，而补益药何止人参；莱菔子善消，而消伐药又何止此一味！即使同用，也无非补消兼施之理，仲景之枳术汤，就以枳实、白术同用；厚朴生姜半夏甘草人参汤，即以人参、甘草与厚朴、半夏同用，同一理也。《本草新编》说得好，"或问萝卜子专解人参，一用萝卜子则人参无益矣，此不知萝卜子而并不知人参者也。人参得萝卜子，其功更神，盖人参补气，骤服气必难受，非止喘胀之症为然，得萝卜子以行其补中之利气，则气平而易受，是萝卜子平气之有余，非损气之不足……"张锡纯也说服莱菔子"能多进饮食，气分自得其养"。若用以行气开郁，正需要"参、芪、术诸药佐之"。可见二者不能同用之说，不可为信。（何绍奇）

六、老姬杂谈

"莱菔子辛烈疏利，善化痰饮，最止喘嗽，破郁止痛，利气消谷。生研，吐老痰。"（《玉楸药解》）由于现在的莱菔子味道是"甘而微辛"，如果不明就里地套用这些功用来治病，有可能会出现"效不佳"的情况。

服莱菔子，有时可出现胃不适的情况，其和代赭石同用，就可以消除此不良反应。

《中药学》上谈到莱菔子的功效为"消食除胀，降气化痰"，这些都可以从莱菔子的特点推理而出。

第七节　微甘兼辛的常用药物

小茴香

一、药物特性

1.望

【药材】为伞形科植物茴香的干燥成熟果实。（《中药学》）思维发散：更多达里。

【优质药材】以粒大饱满、黄绿色、气味浓者为佳。（《中药大辞典》）

2.闻

【气味】有特异香气。（《中国药典》）思维发散：气香走窜。

3.问

【寒热属性】温。（《中药学》钟赣生主编）

【采集时间】秋季。（《中药学》）思维发散：秋季，五行属金，秋季采收的药材，具有清除的运动态势。

【有效成分】主要含挥发油，另外还含脂肪油等。（《中药学》）

【药理作用】小茴香对家兔在体肠蠕动有促进作用；十二指肠或口服给药对大鼠胃液分泌及幽门结扎引起的胃溃疡和应激性溃疡胃液分泌均有抑制作用；能促进胆汁分泌，并使胆汁固体成分增加；其挥发性油对豚鼠气管平滑肌有松弛作用，并能促进肝组织再生；另有镇痛及己烯雌酚样作用。（《中药学》）

【个性应用】需要促进肠蠕动、促进胆汁分泌、使胆汁固体成分增加、松弛平滑肌、促进肝组织再生、镇痛时，可以考虑小茴香的应用。

5.尝

味道：味微甜、辛。（《中国药典》）思维发散：甘者，能补、能和、能缓；辛者，能散、能润、能横行。甘入脾，辛入肺。

6.药性

小茴香药性为温。

7.共性应用

（1）达病位　小茴香达里可治疗里证。

（2）**平病性** 小茴香病性为温，可平病性之寒。

（3）**修病态** 小茴香味微甜入脾，脾主运化，布散津液，秋季采收具有清除之性，所以对于痰湿水饮之证来说，小茴香有很好的治疗作用。

小茴香味辛发散，加之气香及秋季采收有清除之性，所以对于凝滞之证来说，小茴香有很好的治疗作用。

（4）**除表象** 味辛入肺，肺主排浊，加之秋季采收具有的清除之功，所以小茴香有很好的排浊作用。

（5）**入五脏** 小茴香味微甘入脾，味辛入肺。

（6）**五行特点** 小茴香味微甘属土，具土行的运动态势。小茴香味辛属金，具金行的运动态势。小茴香秋季采收，具金行的运动态势。

二、本草选摘

运脾开胃，理气消食。治霍乱呕逆，腹冷气胀，闪挫腰疼。（《得配本草》）

辛平理气，入肾治腰痛，入肝治腹痛并疗阴疝。（《药笼小品》）

辛平，理气开胃，亦治寒疝，食料宜之。（《本草从新》）

三、单验方

（1）**胃寒痛** 小茴香、干姜各9g，甘草6g，水煎服。

（2）**疝痛** 小茴香、巴戟天各9g，橘核6g。水煎服。

（3）**早、中期血吸虫病** 小茴香研成细粉，制成水丸；亦可将小茴香部分用乙醇渗漉，部分研成细粉，制成浸膏片。日服3次，每次服用相当于生药4.5~13.4g的药丸或药片。儿童酌减，饭后温开水送下。15~20日为一个疗程。部分病人服药后有胃肠道反应，但能自行消失。孕妇忌服。（《全国中草药汇编》）

四、使用注意

小茴香水煎内服的常用剂量为3~6g。临床根据需要可以做适当调整。

由于小茴香气芳香且有辛味，走窜发散而伤阴，所以对于阴虚火旺之人，尽量不要用。

小茴香也有假药，特别是伞形科类植物的果实，比如莳萝，和小茴香很相似，建议到正规医药公司购买。

五、医家经验

焦树德

小茴香还能行气开胃，对胃中寒气疼痛，气逆呕吐等，可配半夏、生姜、吴茱萸、茯苓、木香等同用。如因胃寒导致消化不好，食欲不振，饭后胀饱迟消等症者，可配合麦芽、陈皮、香稻芽、炒神曲、砂仁、木香等同用。（《焦树德方药心得》）

六、老姬杂谈

小茴香，有特异香气，加之味辛能散，所以其散凝作用很好，但因其有"微甘"之味，甘能缓，所以，小茴香的散凝作用较缓，不伤正。所以，不管是体内还是体表之邪，均可以用小茴香来除之。

第八节 微甘兼苦的常用药物

桔梗

一、药物特性

1.望

【药材】为桔梗科植物桔梗的干燥根。（《中药学》）思维发散：取类比象，根类药物达人体属阴部位。

【优质药材】以条粗均匀、坚实、洁白、味苦者佳。（《中药大辞典》）

2.闻

【气味】无臭。（《中国药典》）

3.问

【寒热属性】平。（《中药学》钟赣生主编）

【采集时间】春、秋。（《中药学》）

【有效成分】主要含五环三萜多糖苷，还含有多聚糖、甾体及其糖苷、脂肪油、脂肪酸等。三萜皂苷是其主要的药理活性成分。根中含有大量的桔梗聚糖、菊糖、氨基酸、亚麻酸、硬脂酸、油酸、棕榈酸等。另含无机元素、微量元素，其中Cu、Zn、Mn含量均较高。尚含维生素。(《中药学》)

【药理作用】桔梗及其所含皂苷能增强呼吸道黏蛋白的释放，表现为较强的祛痰作用。煎剂、水提物均有良好的止咳作用。单用无明显平喘作用，但配伍成复方则作用明显。并有抗菌、抗炎、免疫增强作用；能抑制胃液分泌和抗溃疡，还有降低血压和胆固醇、镇静、镇痛、解热、抗过敏等作用。水提物有明显保肝作用，水与醇提物均有降血糖作用。石油醚提取物有抗癌、抗氧化作用。(《中药学》)

【个性应用】需要祛痰、止咳、抗菌、抗炎、免疫增强、抑制胃液分泌和抗溃疡、降低血压和胆固醇、镇静、镇痛、解热、抗过敏、保肝、降血糖、抗癌、抗氧化时，可以考虑桔梗的应用。

4.尝

味道：味微甜而后苦。(《中国药典》)思维发散：甘者，能补、能和、能缓；苦者，能泻、能燥、能坚。甘入脾，苦入心。

5.药性

桔梗药性为平。

6.共性应用

（1）达病位　桔梗能达人体属阴部位。

（2）平病性　桔梗药性为平，不可平病性之寒热。

（3）修病态　桔梗味道微甘，能入脾，布散津液，可治疗痰湿水饮之证。

桔梗味苦，苦能燥湿，加之微甘入脾助运化，所以，桔梗祛除痰湿水饮之功甚好。

（4）除表象　《珍珠囊》：疗咽喉痛。

（5）入五脏　桔梗味微甘入脾，味苦入心。

（6）五行特点　桔梗味微甘属土，具土行的运动态势。桔梗味苦属火，具火行的运动态势。

二、本草选摘

利五脏肠胃，补血气，除寒热、风痹，温中消谷，疗喉咽痛。(《名医别录》)

治肺痈。(《本草衍义》)

疗咽喉痛，利肺气，治鼻塞。(《珍珠囊》)

夫气味轻清之药，皆治上焦，载以舟楫，已觉多事。质重味厚之药，皆治下焦，载以上行，更属无谓。故不但下焦病不可用，即上焦病，亦唯邪痹于肺、气郁于心、结在阳分者，始可用之。如咽喉痰嗽等证，唯风寒外闭者宜之。不但阴虚内伤为禁药，即火毒上升之宜清降者，亦不可用也。(《重庆堂随笔》)

桔梗治少阳之胁痛，上焦之胸痹，中焦之肠鸣，下焦之腹满。又，惊则气上，恐则气下，悸则动中，是桔梗为气分之药，上中下皆可治也。张元素不参经义，谓桔梗乃舟楫之药，载诸药而不沉。今人熟念在口，终身不忘。夫以元素杜撰之言为是，则《神农本草经》几可废矣。医门豪杰之士，阐明神农之《神农本草经》，轩岐之《灵》《素》，仲祖之《论》《略》，则千百方书，皆为糟粕。设未能也，必为方书所囿，而蒙蔽一生矣，可畏哉。(《本草崇原》)

三、单验方

（1）痰嗽喘急不定　桔梗一两半。捣罗为散，用童子小便半升，煎取四合，去滓温服。(《简要济众方》)

（2）喉痹及毒气　桔梗二两。水三升，煮取一升，顿服之。(《备急千金要方》)

四、使用注意

桔梗水煎内服的常用剂量为3~10g，临床上可以根据需要而做适当的调整。

桔梗服后能刺激胃黏膜，剂量过大，可引起轻度恶心，甚至呕吐。胃及十二指肠溃疡慎用。

五、医家经验

1.治疗里急后重

痢疾以滞下脓血、里急后重为主要见症，多以清利湿热或清热解毒之方取效。我临床40余年中，对里急后重明显诸药不效者，用家传秘方，以桔梗为主药，合芍药汤方意取桔梗20~50g，白芍15~20g，槟榔、绵茵陈各12g，广木香3g（后下），川黄连9g，生莱菔子15g，金银花20g，甘草、枳壳各5g。发热加葛根10~20g，脓血甚加当归尾5g、生地黄15g，腹痛甚加延胡索9g，屡投屡效。我以此方为基础制订的治疗痢疾协定处方，治疗湿热型数百例，疗效甚佳。

本方以桔梗为主，重用取其升极必降之意。《日华子本草》说："桔梗，下一切气……"李杲认为桔梗有"破滞气及积块"之功。但一般认为桔梗为舟楫之品，载诸药而上行，为何反能起到降气止痢作用？我认为，桔梗入肺，肺与大肠相表里。重用桔梗，上窍开而下窍泄，有利于湿热之邪有去路，升为降用。若一味认为上升之剂不能下行，则是不明了升极必降的道理。（《南方医话》蒋日兴）

2.呕逆慎用桔梗

我初涉医林，即遇一头痛、身困痛、畏冷、轻微腹泻的患者，前医以藿香正气散治之，非但诸症未减，反见呕吐不止。余诊其脉沉细微紧，舌苔薄白而腻。实属夏月感受风寒，内伤生冷之藿香正气散证无疑。再审藿香正气散有桔梗一味，因忆我省著名老中医王慕康老师曾曰："呕逆上气，桔梗一定慎用！桔梗乃药之舟楫，其性上浮。"今呕逆不止，非桔梗之过乎？乃将原方中之桔梗全部捡出（约9g），力劝将余药以灶心土汤煎服之。服药少许后，果然呕吐大减，继进半碗药汤，病者安然入睡。

桔梗性平，味苦辛，入肺经。能开提肺气，利咽喉，畅胸膈。藿香正气散用桔梗意在利胸膈而散寒宣表，用量较少，如用量较大，则成欲治呕反致吐。王老之言确属经验之谈，验之临床，果不谬也，今以此案为例，以供同道借鉴。（《黄河医话》张书元）

3.利咽

桔梗一药，虽有化痰作用，可用于痰热咽痛之症，但其利咽之功较佳，应用极为广泛，无论风热初起、热毒炽盛以及阴虚火旺等证均可配合应用。（《张赞臣临床经验选编》）

六、老姬杂谈

不知从何时起，桔梗有"舟楫"之称，如

《本草从新》上说"为诸药舟楫，载之上浮"；《汤液本草》上说"阳中之阴，谓之舟楫，诸药有此一味，不能下沉。治鼻塞"；《本草择要纲目》上说"咽中痛，非此不能除；清利头目，破滞及积块，诸药有此不能下沉，谓之舟楫"，真是如此吗？

《本草崇原》上说"桔梗治少阳之胁痛，上焦之胸痹，中焦之肠鸣，下焦之腹满"，这里说桔梗能治中下焦之病，可见《本草从新》上说的"上浮"、《汤液本草》和《本草择要纲目》上说的"不能下沉"是不成立的。在名家经验中，蒋日兴先生谈到用桔梗治疗痢疾，这都是桔梗能"下沉"以之治病的实例。

另外，桔梗为根类药，取类比象能达人体属阴部位，其性寒，寒属阴，也能达人体属阴部位；其体不轻，其气味不大，何来"上浮"之性？

所以，尽信书不如无书，看古人之书，需会鉴别才成。比如，《本草便读》上说"桔梗味苦而辛，性平入肺，一切肺部风寒风热皆可用，此解散之从辛也，其降气下痰从苦也，肺喜清肃，以下行为顺，外邪固束，则肺气不降，肺不降则生痰，桔梗能治之，唯阴虚气升者不宜耳。桔梗色白，为肺之专药，凡一切肺痿肺痈寒热咳嗽皆可治耳"，由于现在的桔梗味道是"微甘而苦"的，所以，《本草便读》中谈的功效，部分是不能用的。

地骨皮

一、药物特性

1.望

【药材】为茄科植物枸杞或宁夏枸杞的干燥根皮。（《中药学》）思维发散：取类比象，根类药物达人体属阴部位，且"以皮达皮"。

【优质药材】以块大、肉厚、无木心与杂质者为佳。（《中药大辞典》）

2.闻

【气味】气微。（《中国药典》）

3.问

【寒热属性】寒。（《中药学》钟赣生主编）

【采集时间】春初或秋后。(《中药学》)

【有效成分】主要含生物碱、有机酸、酚类和甾醇。(《中药学》)

【药理作用】地骨皮乙醇提取物、水提物及乙醚残渣水提物等均有显著的解热作用。其煎剂、浸膏有降压、降血糖、降血脂作用。对多种细菌、真菌及病毒有抑制作用。尚有止痛作用。(《中药学》)

【个性应用】需要解热、降压、降血糖、降血脂,抑制细菌、真菌、病毒和止痛时,可以考虑地骨皮的应用。

4.切

【质地轻重】体轻。(《中国药典》)思维发散:质轻升浮。

5.尝

味道:味微甘而后苦。(《中国药典》)思维发散:甘者,能补、能和、能缓;苦者,能泻、能燥、能坚。甘入脾,苦入心。

6.药性

地骨皮药性为寒。

7.共性应用

(1)达病位 地骨皮,里表皆达。

(2)平病性 地骨皮药性为寒,可平病性之热。

(3)修病态 地骨皮味苦燥湿,加之味微甘入脾以增强布散津液的作用,所以,地骨皮消除痰湿水饮的作用很强。

(4)除表象 以皮达皮,地骨皮为皮类药物,且质轻升浮能在皮部外散,所以,地骨皮有很好的发散作用。气有余便是火,气散则火消,加之其性寒凉,所以,地骨皮有很好的除热作用。

(5)入五脏 地骨皮味微甘入脾,味苦入心。

(6)五行特点 地骨皮味微甘属土,具土行的运动态势。地骨皮味苦属火,具火行的运动态势。地骨皮体轻升浮,具火行的运动态势。

二、本草选摘

热中消渴,周痹。(《神农本草经》)

主风湿,下胸胁气,客热头痛,补内伤大劳嘘吸,坚筋,强阴,利大小肠,耐寒暑。(《名医别录》)

主治虚劳发热,往来寒热,诸见血证、鼻衄、咳嗽血、咳嗽、喘、消瘅、中风、眩晕、痉痫、腰痛、行痹、脚气、水肿、虚烦、悸、健忘、小便不通、赤白浊。(《本草述》)

善除内热亦退外潮,凡风寒散而未尽者用之最宜。(《本草分经》)

三、单验方

(1)血淋 地骨皮,酒煎服。若新地骨皮加水捣汁,每盏入酒少许,空心温服更妙。(《经验广集》)

(2)妇人阴肿或生疮 枸杞根煎水频洗。(《永类钤方》)

四、使用注意

地骨皮水煎内服的常用剂量为9~15g,临床可以根据需要而应用合适的剂量。

地骨皮也有假药,虽然通过看、研磨等能鉴别出来,不过,对我们临床工作者来说,最好用口尝来辨真伪。

五、医家经验

1.小儿外感发热

余自拟一方治疗小儿外感发热。其中主药采用地骨皮9g,薄荷4g,用意是一方面用地骨皮之甘寒,清热育阴;另一方面取薄荷之辛凉开泄,助邪外透而不伤阴。多年来治疗外感病儿屡获效验,且无留滞余邪之弊。(《燕山医话》裴学义)

2.肺结核

地骨皮是枸杞的根皮,甘淡而不腻,淡凉而不寒,滋肾阴而清肝火,走肌表而降肺热,故适用于一切阴虚火旺之证。我有两点体会:其一,临证应用地骨皮,与清热、养阴之品合理配伍,十分重要。例如,清肃肺热,须与生石膏、滑石配伍;退骨蒸痨热,应与青蒿、女贞子之类合用;补益正气,方中加入沙参、麦冬、五味子等,疗效尤其显著。其二,用足药量是取得良好疗效的关键。一般书上的常用量，是在15~30g，我认为地骨皮的基本用量不能少于50g，否则疗效较差。10年前，遇一女性患者，西医诊断为"肺结核进展期，有活动病灶"，长期低热不退，因对抗生素过敏，故找中医治疗。该患者系中学教师，略知医学常识，因又身体瘦弱，思想负担很重。我参其脉症，拟投秦艽扶羸汤，方中以地骨皮为君，每剂50g。经治3个月有余，低热完全消退，体质大见恢复，拍片见病变钙化吸收，心情愉快，上班工作。

以我之见，治疗肺痨，初期严格控制病情进展实属关键，而滋阴降火之法应为其基本治则。在滋阴降火的方药中，地骨皮是不可缺少之品。

我认为，凡是大病初愈或因外感传里化热未愈等，由于气阴两伤，造成低热缠绵者；凡经透视、化验等西医检查没有器质性病变，而午后或夜间必现潮热症状者；病因待查或被称为功能性低热者……都可以重用地骨皮，用滋阴降火之法进行治疗，效果还是比较理想的。（《名老中医医话》刘绍勋）

3.地骨皮治上消化道溃疡和口腔溃疡

地骨皮性甘味寒，功能凉血退热，清热止咳。用于治疗阴虚血热，潮热盗汗，烦热消渴，肺热咳嗽、咯血等症。地骨皮还能生肌疗疮，我国古代医家及民间常用地骨皮外用治疗疮疡，笔者受此启发，用地骨皮内服治疗胃、十二指肠溃疡，口腔溃疡，亦收到良好效果。上消化道溃疡辨证属肝火犯胃者，可用地骨皮、吴茱萸、黄连、海螵蛸、贝母等份，共研细末，每次6g，每日3次，开水冲服。治疗口腔溃疡可用地骨皮20g，五倍子20g，水煎漱口。［郝现军，王冠民.临床用药心悟.上海中医药杂志，2005，39（11）：25］

六、老姬杂谈

《中华本草》上谈到"地骨皮毒性较小"，所以，临床应用时，特别是单味应用时，则需较大剂量，这样才能达到较好疗效。

《中药学》地骨皮功效为"凉血清蒸，清肺降火"，这些都可以从地骨皮的特点推理而出。

第九节　微甘兼微苦的常用药物

知母

一、药物特性

1.望

【药材】为百合科植物知母的干燥根茎。（《中药学》）思维发散：取类比象，根茎类药材能达人体腰腹部位及其他阴阳相交之处。

挖出根茎，除去茎苗及须根，保留黄绒毛和浅黄色的叶痕及茎痕晒干者，为"毛知母"；鲜时剥去栓皮晒干者为"光知母"。（《中药大辞典》）

【优质药材】毛知母以肥大、质硬、表面被金黄色绒毛、断面黄白色者为佳。光知母以肥大、滋润、质硬、色黄白、嚼之发黏者为佳。（《中药大辞典》）

2.闻

【气味】气微。（《中国药典》）

3.问

【寒热属性】寒。（《中药学》钟赣生主编）

【采集时间】春、秋。（《中药学》）思维发散：春季，五行属木，春季采收的药材，具有顺畅的运动态势。秋季，五行属金，秋季采收的药材，具有清除的运动态势。

【炮制】知母：拣净杂质，用水撞洗，捞出，润软，切片晒干。

盐知母：取知母片置锅中用文火微炒，喷淋盐水，炒干取出，放凉。每知母片50kg，用盐1.4kg加适量开水化开澄清。

【有效成分】主要含皂苷，尚含有知母多糖、芒果苷、异芒果苷、生物碱及有机酸等。（《中药学》）

【药理作用】知母浸膏有解热作用，能防止大肠埃希菌所致家兔高热且作用持久。有抑制血小板聚集、降低血糖、抗炎、利尿、祛痰、抗菌、抗癌、抗溃疡作用。所含皂苷能明显降低甲状腺素造成的耗氧率增高，抑制Na^+-K^+-ATP酶活性。还能调整β-肾上腺受体及M-胆碱能受体的相互关系。（《中药学》）

【个性应用】需要解热、抑制血小板聚集、降低血糖、抗炎、利尿、祛痰、抗菌、抗癌、抗溃疡时，可以考虑知母的应用。

4.切

现有特点：质硬。（《中国药典》）思维发散：质硬走里，且不易散开。

5.尝

味道：味微甜微苦。（《中国药典》《中华本草》《中国中药材鉴别图典》）思维发散：甘者，能补、能和、能缓；苦者，能泻、能燥、能坚。甘入脾，苦入心。

6.药性

知母药性为寒。

7.共性应用

（1）达病位　知母达里可治疗里证。

（2）平病性　知母药性为寒，可平病性之热。

（3）修病态　知母味微甘健脾，能增强布散津液之功；味微苦燥湿，所以，知母有较好的消除痰湿水饮作用，由于其药性为寒，所以，对于热性之证来说，尤为适宜。

（4）除表象　知母味微苦入心，心主血脉，因其性寒，寒则血涩，所以，对于热性的血溢之证来说，知母也有很好的治疗作用。

（5）入五脏　知母味微甘入脾，味微苦入心。

（6）五行特点　知母味微甘属土，具土行的运动态势。知母味微苦属火，具火行的运动态势。

二、本草选摘

主消渴热中，除邪气肢体浮肿，下水，补不足，益气。（《神农本草经》）

甚疗热结，亦主疟热烦。（陶弘景）

通小肠，消痰止嗽，润心肺，补虚乏，安心止惊悸。（《日华子本草》）

知母原不甚寒，亦不甚苦，尝以之与黄芪等份并用，则分毫不觉凉热，其性非大寒可知。又以知母一两加甘草二钱煮饮之，即甘胜于苦，其味非大苦可知。寒、苦皆非甚大，而又多液，是以能滋阴也。有谓知母但能退热，不能滋阴者，犹浅之乎

视知母也。是以愚治热实脉数之证，必用知母，若用黄芪补气之方，恐共有热不受者，亦恒辅以知母。（《医学衷中参西录》）

三、单验方

（1）知柏补血汤　治火冲眩晕，暴发倒仆，昏不知人，甚则遗尿不觉，少顷汗出而轻，仍如平人，右关脉细数，脾阴不足者：知母、黄柏、黄芪、当归身。水煎服。（《症因脉治》）

（2）久嗽气急　用知母五钱（去毛切片，隔纸炒过），杏仁五钱（姜水泡，去皮尖，焙过），同煎服。另以萝卜子、杏仁，等份为末，加米糊做成丸子。每服五十丸，姜汤送下，以绝病根。（《本草纲目》）

（3）紫癜风疾　用醋磨知母涂搽。（《本草纲目》）

四、使用注意

知母，水煎内服的常用剂量为6~12g，临床上可以根据需要而做适当的调整。

知母，药性为凉，加上滋阴泻火，所以，寒性泄泻之人，尽量不要用。

五、医家经验

1.知母通便

辛酉岁冬，余族中有某氏者，患诸气膹郁，痰饮积于肺中。医有用易氏治郁法而郁不为之少舒，有用《局方》攻痰诸法而痰不为之便下。彼待余至，症已兼旬矣。余因其病在肺，肺气为之闭塞，于原方中重加知母。须臾便下，其病良已。［《宁夏中医药学术经验汇编（第一集）》时逸人］

2.知母治小便失禁

曾某，男性，年逾古稀，向来每食必用辛辣，虽饮汤亦必加入，方能快意。某年患小便不能制约，滴沥而下，脉浮洪数。经多医治疗，均认为高年肾虚，用附桂八味、知柏八味等药，无一收效。当初发病时，范氏曾为之诊脉，曰曾老脉象为火盛有类白虎证。范氏时未医，以其高年未敢为之处方。后经他医，治疗两月，仍未见效，行睡小便自

流出，以小铁罐藏之裤头，颇以为苦。后偶与某刘姓老医师研究此症，主用独味知母三钱予服，即夜小便通畅，二三服而愈。

田阳县一男病者，坐下方欲按脉，彼即云小便急，快步而行，回来始为之诊脉。据云小便点滴，行坐一急即出，医治已经3年，屡服补肾药未效。范氏诊其脉弦数，诊断为肾火亢盛。为之处方，独用知母五钱为剂，翌日来诊云，小便已正常，仍按前法，再服2剂痊愈。按：知母乃肺胃肾三经之药，功能泻肺滋肾，盖肺为水之上源，上源清则下流自洁，滋肾水而火亢自平矣。（《中医医案医话》范富权）

3.知母善疗水肿

凌某，女，52岁，于1972年因劳动过甚，引起腰痛、浮肿。至1975年2月出现尿频、尿急，逐渐发展到尿闭，呕恶不能进食，全身浮肿，经某医院检查，诊断为"慢性肾炎、尿毒症"。经用西药治疗未见好转，后转中医治疗。症见精神疲乏，神志不清，消瘦，面黄少华，全身有浮肿，以下肢为甚，舌尖红，苔略干，脉细数。辨证：肺肾阴亏热结，水道通调失常。治法：滋阴清热，化气行水。处以通关丸：肉桂3g，黄柏10g，知母10g，水煎服。服上方1剂后，排出小便1000ml，四肢浮肿明显消退，但眼睑仍浮肿，鼻唇沟消失。此后随症加味，诸症缓解，小便排泄正常，每天尿量达2500ml。［李根林，巴艳，周卫．知母善疗水肿．河南中医药学刊，1998，13（2）：53］

六、老姬杂谈

知母，我们《中药学》上谈到知母的功效是"清热泻火，滋阴润燥"，其中"清热泻火"是因知母"性寒"所致，但"滋阴润燥"是如何来的，却需要思考。因知母没有质润的特点，所以，直接滋阴润燥的作用是没有的；微甜补脾，布散津液，这是润燥的间接原因之一；苦能燥湿，湿去则正常之津液生，这是润燥的间接原因之二；寒能制热，热灼津液，知母除热，不再伤津液，这是润燥的间接原因之三。不过，如果这么推理的话，很多药物都有滋阴之功。

第十节　微甘兼涩的常用药物

白矾

一、药物特性

1.望

【药材】为硫酸盐类矿物明矾石经加工提炼而成。（《中药学》）

【颜色】无色或白色。（《中华本草》）思维发散：白色与肺相通。

【优质药材】以块大、无色、透明、无杂质者为佳。（《中药大辞典》）

2.闻

【气味】气微。（《中华本草》）

3.问

【寒热属性】寒。（《中药学》钟赣生主编）

【炮制】白矾：拣净杂质，用时捣碎。

煅白矾（又名枯矾）：取拣净的白矾，置砂锅内加热熔化并煅至枯干，取出，剁块。

【有效成分】主要含含水硫酸铝钾，枯矾为脱水白矾。（《中药学》）

【药理作用】白矾能强力凝固蛋白质，低浓度有收敛、消炎作用，临床可用作消炎、止血、止汗、止泻和硬化剂。可广谱抗菌，对多种革兰阳性球菌和阴性杆菌、某些厌氧菌、皮肤癣菌、白色念珠菌均有不同程度的抑制作用，对铜绿假单胞菌、大肠埃希菌、金黄色葡萄球菌抑制明显；高浓度明矾液对人型及牛型结合杆菌有抑制作用，体外可明显抗阴道滴虫。白矾经尿道灌注有止血作用。对麻醉大鼠十二指肠给药，明显增加胆汁流量。还能促进溃疡愈合，净化浑浊生水。（《中药学》）

【个性应用】需要消炎、止血、止汗、止泻、抗菌、增加胆汁流量、促进溃疡愈合、净化浑浊生水时，可以考虑白矾的应用。

4.切

现有特点：质硬。（《中华本草》）思维发散：质硬走里，且不易散开。

5.尝

味道：味微甘而极涩。（《中华本草》）思维发散；甘者，能补、能和、能缓；涩性收敛。甘入脾。

6.药性

白矾性寒。思维发散：可平病性之热。

7.共性应用

（1）达病位　白矾质硬走里。

（2）平病性　白矾性寒，能平病性之热。

（3）修病态　白矾味极涩，收敛之性明显，所以，上面的收敛可治疗咳嗽、呕吐、出血等病证；下面的收涩可治疗白带增多、月经量多、便血、尿血、遗精、小便频数等病证；外面的收敛可治疗多汗、疮不收口等病证。

（4）除表象　白矾味微甘入脾，脾主运化布散津液，加之味涩收敛，所以白矾治疗多汗、白带增多、遗精、小便频数、疮疡溃烂等人体无故流失之痰湿证，效果很好。

（5）入五脏　白矾味微甘入脾。

（6）五行特点　白矾味微甘属土，具土行的运动态势。白矾味涩收敛，具水行的运动态势。

二、本草选摘

主寒热泄痢，白沃，阴蚀恶疮，目痛，坚骨齿。（《神农本草经》）

除固热在骨髓，去鼻中息肉。（《名医别录》）

火枯为粉，贴嵌甲，牙缝中血出如衄者，贴之亦愈。（《本草衍义》）

禁便泻，塞齿疼，洗脱肛涩肠。（《本草蒙筌》）

性收涩燥湿，追涎化痰，坠浊，解毒杀虫。（《药笼小品》）

性能却水，去浊澄清。（《药性切用》）

唯化痰生用，治齿痛喉痹，绵裹，生含咽之。（《医学入门》）

三、单验方

（1）癫狂因忧郁而得，痰涎阻塞包络心窍者　白矾三两，川郁金七两。二药共为末，糊丸梧桐子大。每服五六十丸，温汤下。（《本事方》）

（2）风痰痫病　生白矾一两，细茶五钱，为末，炼蜜丸如梧子大。一岁十丸，茶汤下。大人五十九，久服痰自大便中出。（《卫生杂兴》）

（3）中风痰厥，四肢不收，气闭膈塞者　白矾一两，牙皂角五钱。为末，每服一钱，温水调下，吐痰为度。（《本草纲目》）

（4）慢性胃炎、胃及十二指肠溃疡　明矾9份，淀粉1份。用冷水做丸，如黄豆粒大小。每日服3次，每次6~9g。（《内蒙古中草药新医疗法资料选编》）

（5）推车丸治黄肿水肿　明矾二两，青矾一两，白面半斤。三味同炒令赤色，醋煮米糊丸，枣汤下三十丸。（《急救仙方》）

（6）肠炎　明矾研末，装入胶囊。每天服2次，每次2个胶囊，温开水送下。（《辽宁中草药新医疗法资料选编》）

（7）心气疼痛　醋一盏，加生白矾一小块，如皂子大，同煎至七分，温服。（《儒门事亲》）

（8）衄血不止　枯矾末吹之。（《圣济总录》）

（9）睾丸鞘膜水肿　根据明矾液可能刺激局部组织，引起无菌性炎症而产生粘连的设想，采用明矾液局部注射，试治5例睾丸鞘膜水肿，结果注射1次均告痊愈。唯注射后第2天局部稍有红肿，但可自行消退。方法：用明矾10g溶于1%普鲁卡因液100ml中，过滤消毒备用。注射时按无菌操作，以注射器抽尽鞘膜内之液体，针头不动，取下针筒，再接上装满明矾液的针筒，徐徐注入适量药液。（《中药大辞典》）

四、使用注意

岐伯：久服伤人骨。（《吴普本草》）

《本草衍义》：不可多服，损心肺，却水故也。

《神农本草经疏》：凡阴虚内热，火炽水涸，发为咽喉痛者，不宜含此。目痛由阴虚血热者，亦不宜用。

《本草汇言》：泄痢日久，由于脾胃气虚；妇人白沃，由于中气下陷；营血不足以致寒热者，不宜用。

五、医家经验

疗痰证、鼻衄，白矾效堪嘉

白矾亦名明矾，其性味酸寒，归肺、肝、脾、胃、大肠经。内服一般用1~3g，外用适量。有解毒杀虫、燥湿止痒、止血止泻、清热消痰等功效。《本草纲目》曰："矾石之用有四：吐利风热之痰涎，取其酸苦涌泄也；治诸血痛、脱肛、阴挺、疮疡，取其酸涩而收也；治痰饮、泄利、崩带、风眼，取其收而燥湿也；治喉痹阴疽、中蛊、蛇虫伤螫、取其解毒也。"笔者治疗急性黄疸型肝炎时，在辨证的基础上加入白矾1~3g，收到良好效果，一般服药10天左右能使黄疸退去，诸症好转。对慢性肝炎，在辨证论治的基础上佐入白矾，亦有较好效果。关幼波教授治慢性肝炎歌诀曰："慢肝病程长，重点要预防，久病体自虚，气血要注意，病情多复杂，辨证要详察，调理脾肾肝，中州要当先，活血再化痰，化痰要软坚，扶正须解毒，湿热要彻除。"其中痰字点破要害，因痰是津液失常而产生的病理产物，痰可能包括西医学所说的脂类代谢产物，如胆固醇等。因肝脏有病，气血瘀滞，脂类代谢产物就会发生障碍，故化痰是必要的，另白矾亦有解毒燥湿之功效，与肝炎病机合拍。哮证发作期，不管寒哮还是热哮，均可在辨证的基础上加入白矾，化其顽痰，效果亦佳。白矾收涩止血的效果很好，鼻衄患者，可将白矾炼成枯矾，研细末取消毒棉花一块，大小以塞住鼻孔为度，蘸温开水湿透，再蘸枯矾末少许塞入鼻孔出血点，鼻血即止。不明原因的皮肤肿块，若未溃破者，可取白矾一块，置铁勺中炼之熔化后，用毛巾粘而外敷，其肿自消。脑血管意外患者，属中风痰厥，四肢不收，昏迷不醒，痰声辘辘者，可用白矾1.5g，开水溶化滴喂，须臾即醒，醒后再辨证治疗。[常学义.临床用药点滴.新中医，1988（6）：49]

六、老姬杂谈

白矾，对转氨酶升高者，用之效果特好，我常在辨证论治用药的基础上加白矾5~10g。当然，单用白矾温水化开冲服，疗效亦佳。

《中药学》白矾的功效为"外用解毒杀虫，燥湿止痒；内服止血止泻，祛除风痰"，这些都可以根据白矾的特点推理出来。

第十一节　微甘兼苦涩的常用药物

板蓝根

一、药物特性

1.望

【药材】为十字花科植物菘篮的干燥根。（《中药学》）思维发散：取类比象，根类药物达人体属阴部位。

【优质药材】以条长、粗大、体实者为佳。（《中药大辞典》）

2.闻

【气味】气微。（《中国药典》）

3.问

【寒热属性】寒。（《中药学》钟赣生主编）

【采集时间】秋季。（《中药学》）思维发散：秋季，五行属金，秋季采收的药材，具有清除的运动态势。

【有效成分】主要含吲哚类生物碱、喹唑酮类化合物、喹啉类化合物、含硫类化合物、有机酸等。（《中药学》）

【药理作用】板蓝根所含吲哚类化合物有抗菌作用；抗流感病毒、肝炎病毒作用；有明显解热效果。靛玉红有显著的抗白血病作用；有抗肿瘤，破坏白血病细胞等作用。板蓝根多糖可显著促进小鼠免疫功能及增强抗体形成细胞功能，增强小鼠静脉注射碳粒廓清速率。有一定抑制血小板聚集作用。（《中药学》）

【个性应用】需要抗菌、抗流感病毒、抗肝炎病毒、解热、抗白血病、促进免疫功能、抗肿瘤、抑制血小板聚集时，可以考虑板蓝根的应用。

4.切

现有特点：体实。（《中国药典》）思维发散：质坚实走里，且不易散开。

5.尝

味道：味微甘而后苦涩。（《中国药典》《中药鉴定学》）思维发散：甘者，能补、能和、能缓；苦者，能泻、能燥、能坚；涩性收敛。甘入脾，苦入心。

6.药性

板蓝根药性为寒。

7.共性应用

（1）达病位　板蓝根能达人体属阴部位。

（2）平病性　板蓝根药性为寒，可平病性之热。

（3）修病态　板蓝根味微甘入脾，增强脾的运化功能，可以消除痰湿水饮，加之苦能燥湿，所以，板蓝根用于治疗病性属热的痰湿水饮之证，效果很好。

（4）除表象　板蓝根还有涩味，由于药材为根能达属阴部位，所以对于人体下部无故流失之物有收涩之功，加之还能消除痰湿，一涩一消，对于白带增多、泄泻、遗精等病性属热者，应用板蓝根来治疗，效果不错。

（5）入五脏　板蓝根味微甘入脾，味苦入心。

（6）五行特点　板蓝根味微甘属土，具土行的运动态势。板蓝根味苦属火，具火行的运动态势。板蓝根味涩收敛，具水行的运动态势。板蓝根秋季采收，具金行的运动态势。

二、本草选摘

治天行热毒。（《日华子本草》）

治天行大头热毒。（《本草述》）

清热解毒，辟疫，杀虫。（《本草便读》）

解诸毒恶疮，散毒去火，捣汁或服或涂。（《分类草药性》）

治肝炎，腮腺炎。（《辽宁常用中草药手册》）

治感冒发热。（《上海常用中草药》）

三、单验方

（1）肝炎　板蓝根30g，水煎服。（《辽宁常用中草药手册》）

（2）肝硬化　板蓝根30g，茵陈12g，郁金6g，薏苡仁9g。水煎服。（《辽宁常用中草药手册》）

（3）流行性感冒　板蓝根30g，羌活15g。煎汤，一日2次分服，连服2~3日。（《江苏验方草药选编》）

四、使用注意

板蓝根水煎内服的常用剂量为9~15g，临床可以根据需要而做适当的调整。板蓝根药性为寒，对于寒性病证，一般是不能用的，除非反佐等需要。板蓝根也有伪品，比如，路边青，口尝味淡无味的就是路边青。

五、医家经验

板蓝根善通大便，消斑

板蓝根性寒味苦，功能清热解毒，散结消痈，凉血利咽。临床发现板蓝根具有通大便作用，可用于治疗火毒炽盛所致的大便干结。用法：板蓝根30g，甘草10g，水煎服，每日2次。板蓝根还具有凉血透斑作用，可用于治疗肝病肝掌、蜘蛛痣。

［郝现军，王冠民.临床用药心悟.上海中医药杂志，2005，39（11）：25］

六、老姬杂谈

板蓝根是一味临床常用药，其毒性很小且还有解毒作用（《中华本草》"解毒"），要注意的是板蓝根还有涩味具收敛之性，应用时一定要想到是否会出现"闭门留寇"的情况。

《中药学》上谈到板蓝根功效为"清热解毒，凉血利咽"，这些，都可以从板蓝根的特点推理出来。

第十二节　微甘兼微苦涩的常用药物

牛膝

一、药物特性

1.望

【药材】为苋科植物牛膝的干燥根。（《中药学》）思维发散：取类比象，根类药物达人体属阴部位。

【优质药材】以根粗长、皮细坚实、色淡黄者

为佳。(《中药大辞典》)

2.闻

【气味】气微。(《中国药典》)

3.问

【寒热属性】平。(《中药学》钟赣生主编)

【采集时间】冬季。(《中药学》)思维发散：冬季，五行属水，冬季采收的药材，具有向内向下的运动态势。

【有效成分】含齐墩果酸、葡萄糖醛酸等三萜皂苷类化合物，蜕皮甾酮、牛膝甾酮等甾酮类成分，牛膝多糖和甜菜碱等。(《中药学》)

【药理作用】牛膝总皂苷对子宫平滑肌有明显的兴奋作用，怀牛膝苯提取物有明显的抗生育、抗着床及抗早孕作用；牛膝总皂苷可降低大鼠血压，改善大鼠脑卒中后的神经症状。齐墩果酸具有保肝、护肝、强心等作用；牛膝多糖能增强免疫、抑制肿瘤转移、升高白细胞和保护肝脏，并能提高记忆力和耐力。怀牛膝能降低大鼠全血黏度、血细胞比容、红细胞聚集指数，并有抗凝作用。蜕皮甾酮有降脂作用，并能明显降低血糖。(《中药学》)

【个性应用】需要兴奋子宫平滑肌、抗生育、抗着床及抗早孕、降血压、改善大鼠脑卒中后的神经症状、保肝、护肝、强心、增强免疫、抑制肿瘤转移、升高白细胞、保护肝脏、提高记忆力和耐力、降低全血黏度、血细胞比容、红细胞聚集指数、抗凝、降脂、降低血糖时，可以考虑牛膝的应用。

4.切

现有特点：质硬。(《中国药典》)思维发散：质硬走里，且不易散开。

5.尝

味道：味微甘而稍苦涩。(《中国药典》《中药鉴定学》)思维发散：甘者，能补、能和、能缓；苦者，能泻、能燥、能坚；涩性收敛。甘入脾，苦入心。

6.药性

牛膝药性为平。

7.共性应用

（1）达病位　牛膝能达人体属阴部位。

（2）平病性　牛膝药性为平，不可平病性之寒热。

（3）修病态　牛膝味微甘入脾，增强脾的运化功能，使津液正常布散，可以消除痰湿水饮。

牛膝味稍苦入心，心主血脉，牛膝有活血作用。

（4）除表象　牛膝味稍苦入心，心主血脉，由于牛膝味微涩收敛，所以，牛膝也有一定的止血之功。

牛膝稍涩，加之味微苦燥湿及味微甘入脾而助脾布散津液，所以牛膝可以治疗遗精、月经过多、白带过多、泄泻、小便频数等病证。

（5）入五脏　牛膝味微甘入脾，味微苦入心。

（6）五行特点　牛膝味微甘属土，具土行的运动态势。牛膝味微苦属火，具火行的运动态势。牛膝味稍涩收敛，具水行的运动态势。牛膝冬季采收，具水行的运动态势。

二、本草选摘

陶弘景云：其茎有节似膝，故以为名也。(《神农本草经》)

此乃以其形而知其性也。凡物之根皆横生，而牛膝独直下，其长细而韧，酷似人筋，所以能舒筋通脉，下血降气，为诸下达药之先导也。筋属肝，肝藏血，凡能舒筋之药，俱能治血，故又为通利血脉之品。(《神农本草经百种录》)

治阴痿，补肾填精，逐恶血流结，助十二经脉。(《药性论》)

治腰膝软怯冷弱，破癥结，排脓止痛，产后心腹痛并血运，落胎，壮阳。(《日华子本草》)

主手足血热痿痹，血燥拘挛，通膀胱涩秘，大肠干结，补髓填精，益阴活血。(《本草正》)

牛膝，疏利泄降，所主皆气血壅滞之病。(《本草正义》)

凡病在腰腿脚踝之间，必兼用之而勿缺也。(《本草蒙筌》)

或问牛膝乃下部之药，用之以补两膝，往往未见功效，岂牛膝非健步之药乎。夫牛膝治下部，前人言之未可尽非，但膝之坚实，非牛膝之可能独健也。膝之所以健者，由于骨中之髓满，髓空斯足弱矣。故欲膝之健者，必须补髓，然而髓之所以满者，又由于肾水之足，肾水不足，则骨中之髓何由满。故欲补骨中之髓者，又须补肾中之精也。虽牛膝亦补精之味，而终不能大补其精，则单用牛膝以治肾虚之膝，又何易奏效哉！或问牛膝健足之药，近人见下部之病辄用之，而取效甚少，得毋止可健膝而不可健足耶？不知健膝即所以健足，而健膝不可徒健夫膝也。凡足之所以能步者，气充之也。不补气以运足，而徒用牛膝以健膝，膝且不能健，又何以健足哉。（批：健足由于健膝，膝健由于气充，至论也。）（《本草新编》）

牛膝，味甘能补，带涩能敛，兼苦直下，用之入肾。盖肾主闭藏，涩精敛血，引诸药下行。生用则宣，主治癃闭管涩、白浊茎痛、瘀血阻滞、癥瘕凝结、妇人经闭、产后恶阻，取其活血下行之功也。酒制熟则补，主治四肢拘挛、腰膝腿痛、骨筋流痛、疟疾燥渴、湿热痿痹、老年失溺，取其补血滋阴之功也。（《药品化义》）

凡下焦气化不固，一切滑脱诸证皆忌之。（《医学衷中参西录》）

三、单验方

（1）小便不利，茎中痛欲死，兼治妇人血结腹坚痛　牛膝一大把并叶，不以多少，酒煮饮之。（《肘后备急方》）

（2）暴症，腹中有物如石，痛如刺，昼夜啼呼　牛膝二斤，以酒一斗，渍，密封，于热炭火中温令味出，服五合至一升，量力服之。（《补缺肘后备急方》）

（3）风瘙瘾疹、骨疽、癫病　牛膝为末，酒下方寸匕，日三。（《备急千金要方》）

四、使用注意

牛膝水煎内服的常用剂量为5~12g，临床可根据需要而增减剂量。

五、医家经验

1.治疗下肢痹痛

下肢痹痛，一般多用牛膝为引，但其并非除湿之品，笔者常合防己、薏苡仁用之。防己善走下行，长于除湿，汉防己偏于利水退肿，木防己长于祛风止痛。薏苡仁甘味入脾，淡渗利湿，与牛膝合用引而下行，更善除下肢湿浊。由于薏苡仁作用平和，欲取速效，药量当重，常用30~60g以上。

患者翟某，男，20岁，农民，膝关节肿痛5天来诊。两膝关节察之微红，触之痛剧，夜间痛重，舌苔黄腻，脉象滑数。证属湿热蕴聚，诊为热痹，方用四妙散加味施治。处方：苍术15g，黄柏10g，生薏苡60g，川牛膝12g，汉防己15g，土茯苓30g，地龙10g。药用3剂，肿痛明显减缓，6剂后肿消痛止。1年后复发，仍用上方治愈。[吴立文. 痹证用药管见. 甘肃中医学院学报，1992（20）：2]

2.治疗瘀滞腰痛

腰部疼痛，有虚实寒热之异，伤科亦然。由于闪失扭挫者，多属气滞血瘀，当以活血祛瘀。我常用红花、延胡索为主，配以牛膝，煎汤饮服。牛膝意在引经，用量不宜过大。且牛膝具有一定的补性，若用量过大，可使气血壅滞，反为不美。以此方为基础，随症加减，治疗瘀滞腰痛，皆获佳效。（《黄河医话》郭汉章）

3.善降逆火

经行吐衄应以"治肝为本""降逆为标"。故临床除抓住主要特征分型辨证、立法拟方外，于各方中必用二药，即怀牛膝、香附。怀牛膝善降逆火，引血下行。余曾重用达90g，配伍入方，甚效。香附长于疏肝调经，但嫌其辛燥，可嘱病家如法炮制，先用米泔水浸，以制其燥并借其谷气引入胃腑；再予童便浸泡后，炒黑存性，碾粉冲服。此二药性平，与他药配伍，寒热无妨，且可协力奏效，诚为佳品。（《黄河医话》丛春雨）

4.治疗尿血

牛膝有补肝益肾、活血化瘀之功效。陈老习用牛膝治疗尿血。陈老认为尿血多责之于肾，因为肾开窍于前后二阴。肾阴不足，阴虚火旺，热伤血络可致尿血，肾虚，封藏失职亦可导致尿血。牛膝能补肝肾、活血，并能引药入肾，是治尿血之良药。临证属阴虚火旺者可配白茅根、生地黄、知母、黄柏、小蓟、藕节。属肾虚者可配熟地黄、山

药、菟丝子、枸杞子、地榆、小蓟。[郭成林.陈玉峰教授用药经验举隅.吉林中医药，1987（1）：4]

六、老姬杂谈

随着年龄增长，感悟也在不断地增多。

年少学医，更多在于术，也就是说当年追求的就是什么方药治什么病平什么证除什么症比较好；行医多年以后，才慢慢明白，道更重要，也就是说治病的方法很关键。也许，这就是人的生理自然规律吧：年轻记忆好，多记知识点；年老健忘，多思考治病的方法。

治病，在诊断清楚的前提下，选择什么方法，是直接决定疗效的（当然，选择什么方法是与当时的条件有关系的）。比如一个积食患者，我们在三因制宜的情况下，是选择用火行（向上呕吐）的办法还是水行（向下导滞）的办法来治疗，是选择用木行（顺畅助吸收消化）的办法还是金行（清除）的办法来治疗，或者用继续饮食以新推陈的土行（生新）的办法来治疗，效果真不一样。

所以，用五行治病法，选用达病位之品，效果很是不错。

牛膝的临床应用，明白五行治病，把握剂量以达病位，收效甚捷！

第十三章 辛味兼有他味之药物

第一节 辛味兼苦的常用药物

橘皮

一、药物特性

1.望

【药材】为芸香科植物橘及其栽培变种茶枝柑、大红袍、温州蜜橘、福橘的干燥成熟果皮。(《中药学》)思维发散：取类比象，皮能达皮。

【优质药材】以皮薄、片大、色红、油润、香气浓者为佳。(《中药大辞典》)

2.闻

【气味】气芳香。(《中药大辞典》)思维发散：气香走窜。

3.问

【寒热属性】温。(《中药学》钟赣生主编)

【采集时间】秋、冬。(《中药学》)思维发散：秋季，五行属金，秋季采收的药材，具有清除的运动态势。冬季，五行属水，冬季采收的药材，具有向内向下的运动态势。

【有效成分】主要含挥发油、黄酮类化合物、有机胺和微量元素等。(《中药学》)

【药理作用】陈皮水煎液对唾液淀粉酶活性有明显促进作用，能抑制家兔离体十二指肠梗阻的自发活动，使收缩降低，紧张性下降；对离体、在体胃肠运动均有直接抑制作用。挥发油能松弛豚鼠离体支气管平滑肌，水提物和挥发油均能阻断氯乙酰胆碱、磷酸组胺引起的支气管平滑肌收缩痉挛。有平喘、镇咳作用。挥发油有刺激祛痰作用，主要有效成分为柠檬烯。橘皮还有升高血压、抗血小板聚集、抗氧化、抗衰老、强心、抗休克、抗过敏、抗肿瘤、抑菌、避孕、抗紫外线辐射、杀虫等作用。(《中药学》)

【个性应用】需要帮助消化、平喘、镇咳、祛痰、升高血压、抗血小板聚集、抗氧化、抗衰老、强心、抗休克、抗过敏、抗肿瘤、抑菌、避孕、抗紫外线辐射、杀虫等时，可以考虑橘皮的应用。

4.切

现有特点：质柔软。(《中药大辞典》)思维发散：内实者攻里，与其相对应的"柔软"则偏于外，且易散。

5.尝

味道：味辛苦。(《中药鉴定学》)思维发散：辛者，能散、能润、能横行；苦者，能泻、能燥、能坚。辛入肺，苦入心。

6.药性

橘皮药性为温。

7.共性应用

（1）达病位 橘皮药材为果实之皮，果实达里，皮达外，取类比象，橘皮可达属阴偏阳部位。

（2）平病性 橘皮药性为温，能平病性之寒。

（3）修病态 橘皮气芳香，有很好的散气之功，因其药性为温，所以临床上遇到寒凝之证，就可以考虑橘皮的应用。

味辛能散，味苦能燥，加之其气味芳香走窜和性温，所以对于寒湿之证，应用橘皮治疗，效果很好。

（4）除表象 苦能下，辛能散，量大属阴，大剂量应用橘皮能达人体属阴的下部，从下排浊，可以治疗便秘之证。当然，也可以借苦燥之性来治疗腹泻。

《本草正》：陈皮，气实痰滞必用。

《日华子本草》：消痰止嗽，破癥瘕痃癖。

（5）入五脏 橘皮味辛入肺，味苦入心。

（6）五行特点 橘皮味辛属金，具金行的运动态势。橘皮味苦属火，具火行的运动态势。

二、本草选摘

主胸中瘕热、逆气，利水谷，久服去臭。（《神农本草经》）

主脾不能消谷，气冲胸中，止泄。（《名医别录》）

治胸膈间气，开胃，消痰涎，治上气咳嗽。（《药性论》）

去气，调中。（《本草拾遗》）

去胸中寒邪，破滞气，益脾胃。（《医学启源》）

橘皮，能散能泻，能温能补，能消膈气，化痰涎，和脾止嗽，通五淋。中酒呕吐恶心，煎饮之效。（《日用本草》）

橘皮，主胸中瘕热逆气，气冲胸中呕咳者，以肺主气，气常则顺，气变则逆，逆则热聚于胸中而成瘕，瘕者假也，如痞满郁闷之类也，辛能散，苦能泄，温能通行，则逆气下，呕咳止，胸中瘕热消矣。脾为运动磨物之脏，气滞则不能消化水谷，为吐逆、霍乱、泄泻等证，苦温能燥脾家之湿，使滞气运行，诸证自瘳矣。肺为水之上源，源竭则下流不利，热结膀胱，肺得所养而津液贯输，气化运动，故膀胱留热，停水、五淋皆通也。去臭及寸白者，辛能散邪，苦能杀虫也。（《神农本草经疏》）

顾朽匏曰：橘皮总属理气之珍，若霍乱呕吐，气之逆也；泄泻下利，气之寒也；关格中满，气之闭也；食积痰涎，气之滞也；风寒暑湿，气之搏也；七情之郁，气之结也；橘皮统能治之。其去白开痰，留白和脾。盖味辛善散，故能开气；味苦善泄，故能行痰；其气温平，善于通达，故能止呕、止咳，健胃和脾者也。东垣曰：夫人以脾胃为主，而治病以调气为先，如欲调气健脾者，橘皮之功居其首焉。然君白术则益脾，单则利脾，佐甘草则和气，否则损气。同竹茹、芩、连治呃逆，因热也；同干姜、桂、附治呃逆，因寒也。补中用之以益气，二陈用之以除痰，干葛用之以清胃解醒，平胃用之以消食去湿。（《本草汇言》）

功专利气止呕，得白术补脾，得甘草补肺，得杏仁治大肠气闭，亦治香港脚冲心，得桃仁治大肠血闭，得生姜治呕哕厥冷，得神曲、生姜治经年气嗽，得麝香治妇人乳痈，得半夏治湿痰。童便浸治痰咳，姜汁炒治痰积寒痰，盐水炒入下焦，蜜炙入中焦。（《本草撮要》）

陈则烈气消散，故名陈皮。与半夏同用，名为二陈。（《本草求真》）

橘皮苦能泻能燥，辛能散能温，能补能和，化痰治嗽，顺气理中，调脾快膈，通五淋，疗酒病，其功当在诸药之上，皆是取其理气燥湿之功，同补药则补，同泻药则泻，同升药则升，同降药则降，脾乃元气之母，肺乃摄气之仓，故橘皮为二经气分之药，但随所配而补泻升降也，故洁古张氏云陈皮枳壳利其气而痰自下，盖此义也。同杏仁治大肠气，同桃仁治大肠血，皆取其通滞也。（《本草择要纲目》）

去气，调中。（《本草拾遗》）

顺气，去郁。（《医林纂要》）

三、单验方

（1）脾胃不调，冷气暴折，客乘于中，寒则气收聚，聚则壅遏不通，是以胀满，其脉弦迟　黄橘皮四两，白术二两。上为细末，酒糊和丸如桐子大，煎木香汤下三十丸，食前服。（《鸡峰普济方》宽中丸）

（2）胸痹，胸中气塞短气　橘皮一斤，枳实三两，生姜半斤。上三味，以水五升，煮取二升，分温再服。（《金匮要略》橘皮枳实生姜汤）

（3）干呕哕，手足厥者　橘皮四两，生姜半斤。上二味，以水七升，煮取三升，温服一升。（《圣济总录》橘皮汤）

（4）痰膈气胀　陈皮三钱，水煎热服。（《简便单方》）

（5）大便秘结　陈皮（不去白，酒浸）煮至软，焙干为末，复以温酒调服二钱。（《普济方》）

（6）卒食噎　橘皮一两（汤浸去瓤）。焙为末，以水一大盏，煎取半盏，热服。（《食医心镜》）

（7）噎食等　猝然噎食，炒末煎服。痰膈气胀，水煎服。积年气嗽，同神曲、生姜蒸饼丸服。宽中丸：陈皮四两、白术二两，酒丸服。治胀满壅

塞不通。(《本草易读》)

（8）急性乳腺炎　取陈皮30g，甘草6g，每日1剂，煎服2次；严重者可每日2剂，煎服4次。据临床观察，发病在1~2天内治疗者，大都获得良好效果，治愈率在70%以上，一般2~3天即愈。发病时间愈长，疗效愈差。已化脓者无效。(《中药大辞典》)

四、使用注意

橘皮，水煎内服的常用剂量为3~10g，由于其无毒，所以，临床可根据需要而选用合适的剂量。比较而言，如果需要以散气为主来治疗疾病的，我们最好选用橘皮。

《本草汇言》：亡液之证，自汗之证，元虚之人，吐血之证不可用。

《本草从新》：无滞勿用。

《顾松园医镜》：中气虚者，勿同耗气药用；胃热呕者，勿同辛温药用；阴虚痰嗽，勿同星、夏等药用。

《本草崇原》：夫橘皮从内达外，凡汗多里虚，阳气外浮者，宜禁用之。

服用橘皮也会出现不良反应，如1988年《中医药通报》："据载，治2例咳嗽患者，均用陈皮泡茶饮，服后当天即便血。停药后1~2天出血止。"1989年《河南中医》："一患者，因哮喘病服三拗汤和苏子降气汤加减，方中有陈皮，而患者平素有食橘子过敏史，服药当天下午即出现喷嚏不止、流涕、溢泪、喘满有增无减、辗转不安之症，后按原方再增陈皮1剂，上述症状又作，后按原方减去陈皮，服至病愈，未再出现过敏反应。"

五、医家经验

1.陈皮治便秘

程某，女，18岁。十几年来，一直便秘，便如羊屎而干，腹胀纳差，每次便秘均需用中、西药物治疗才能排便。在10多岁左右的时候，每次便秘一用西药缓泻剂即可顺利排出。到14岁以后逐渐发现西药不再有效，不得已，才改用灌肠法使其排便。这种方法开始应用起来非常有效，但1年

以后逐渐效果不够理想。尤其是使用起来非常不方便，后又改用中药缓泻丸剂。开始时尚有效，但不久又无明显效果。又改用大承气汤，3天1剂内服。开始有效，但最近2个多月以来，虽每次用大黄30g、芒硝30g、枳实15g、厚朴15g亦不见微效，即使加入玄参30g、麦冬30g，也没有明显效果。近十几天以来，因大便秘结，腹胀难忍，不但不能饮食，就是平卧睡眠亦痛苦难忍，有时连续几天不能入睡。细察其症，除大便秘结，已经四日不行，腹胀等症之外，并见纳呆食减，疲乏无力，舌苔薄白，脉沉弦缓。综合脉症，再结合前医所用药物效果进行考虑，此乃寒湿郁滞，肝脾失升，大肠失其传导之令所致耳。治拟理肝脾，化湿浊，散寒邪。宗润肠丸。处方：陈皮120g，甘草30g。服药1剂后，腹胀好转，食欲增加，大便得行。其后，每周1剂，大便转为1日1次。共服20剂，停药1年，大便一直正常。(《难病奇治》)

2.治疗小儿咳嗽

陈皮一药，俞老小儿治咳方中每用之，认为陈皮长于温化痰湿、调理肺气，与其他止咳药配用，效果很好。俞老治咳方中所用甘草，多以蜜炙，是取其温化之功。（1994年《四川中医》上刘德荣先生介绍俞慎初先生经验）

3.治疗乳腺疾病

（1）重剂陈皮汤，系我县名老中医吴启尧老师治疗乳腺增生病的经验方。我们从1986年至1994年10月，运用此方加味治疗120例，疗效满意。陈皮汤组成：陈皮80g，夏枯草、王不留行、丝瓜络各30g。随症加减：热重者加金银花30g，蒲公英30g；湿重者加半夏15g，茯苓30g；胁胀甚者加香附15g，青皮15g；疼痛重者加延胡索15g，川楝子15g；苔黄厚腻者加瓜蒌30g，川贝母15g；冲任不调者加鹿角胶10g，菟丝子20g；病程较长，久治不消加橘核30g，穿山甲15g，海藻30g，昆布15g。每日1剂，分早晚2次服。治疗组临床治愈81例，显效24例，好转9例，无效6例，总有效率95%。在治愈81例中，服药最少者18剂，最多者146剂。

本某，女，28岁，1992年3月24日初诊。患者2年前自觉乳房胀痛，按之有一肿块，经钼靶拍

片、病理切片检查，诊断为乳腺增生症，屡治效果不佳。刻诊：患者精神抑郁，胸胁疼痛，嗳气频作，纳呆乏力。究其因，婚后5年未孕，夫妻不和，忧郁过极所致。查体：右侧乳房外上方有一5cm×4cm×3.8cm肿块，表面光滑，推之可移，无红肿、灼热感，边缘清楚，压之疼痛，舌淡，苔白厚腻，脉弦。辨证属肝气郁结，痰阻血凝。治宜理气化痰、活血通络、软坚散结。药用：陈皮80g，夏枯草、海藻、橘核、王不留行各30g，丝瓜络20g，穿山甲、半夏、香附各15g，鹿角胶10g。患者服上药15剂，肿块明显缩小，疼痛大减，继出入加减60余剂，肿块全消。（1996年《北京中医》王启俊）

（2）每日以陈皮30g，甘草6g煎服，治疗88例急性乳腺炎患者，治愈85例。（1959年《中华外科杂志》韩绍明）

4.陈皮治感冒

周子序先生系桔乡黄岩已故名老中医，亦是日本《皇汉医学》译者。他因地制宜创造了"代阿司匹林方"，必配陈皮治感冒，深有体会。周老自述："前在杭时，杭人患感冒者，概知自服阿司匹林以汗之，于是以薄荷4.5g，桑叶9g，郁李仁9g，浙贝母9g，煎服，名为"杭阿司匹林"。但回家后用此方以治感冒，服3剂毫无影响，日夜思索，后悟杭州位于大陆而高燥，黄岩系海滨而潮湿，且滨海鱼盐之邦，食鱼较多，宜加陈皮3g，以解鱼毒而去脾湿，煎服始效。名为"代阿司匹林"，即"杭阿司匹林"加陈皮、甘草、莱菔子。同时，告诫人们，若阴虚内热之证不宜用陈皮。他说："唯感冒初起，不论伤寒、伤风、温热等症，若舌绛口渴便秘者则不宜用之。"周老自述："忆20年前亡儿杭生，生仅6个月，1日偶患热病，直卧床不啼不乳，高热神昏，用白虎加人参汤，生石膏30g，知母3g，竹叶1.5g，西洋参1.5g，甘草3g，水煎缓缓服，黄昏服起，至半夜服完，始能啼哭，天明汗出热退。下午又热再服，翌日又退。是日恐其下午复热，特请儿科诊治，用银翘散加味，药共18味，其中有陈皮1味，服后不满2小时，约当午时许，反高热，倾其药，再服白虎加人参汤，翌晨

又退。于是将白虎加人参汤上午服之，下午不发热。经此事后注意，热病之用陈皮者，无不高热神昏，唇齿焦燥。反之凡见此种热症，查其前方，概有陈皮在内也。由此观之，陈皮之于热病也可不审慎乎。

按：温热病"保一分津液，便有一分生机"。津液伤则舌绛，口渴，便秘。陈皮味辛能散，苦能泻，化燥伤阴，性温大伤津液，若阴虚内热者不用陈皮，以免火上加油，更伤人体津液。作者用之于临床30年，确实如此。[戴冬生.周子序用陈皮心得.浙江中医学院学报，1996，20（4）：34]

六、老姬杂谈

《本草新编》：或问世人竟尚法制陈皮，不知吾子亦有奇方否？曰：陈皮制之得法，实可消痰，兼生津液，更能顺气以化饮食。市上贸易者非佳，唯姑苏尤胜。然又过于多制，唯取生津，而不能顺气。余有方更妙，用陈皮一斤，切，不可去白，清水净洗，去其陈秽即取起。用生姜一两，煎汤一碗，拌陈皮晒干。又用白芥子一两，煮汤一碗，拌陈皮晒干，饭锅蒸熟，又晒干。又用甘草、薄荷一两三钱，煎汤，拌陈皮，又晒干，又蒸熟晒干。又用五味子三钱、百合一两，煎汤二碗，拌匀又蒸晒。又用青盐五钱、白矾二钱，滚水半碗拌匀，又蒸熟晒干。又用人参三钱，煎汤二碗，拌匀蒸熟晒干。又用麦门冬、橄榄各一两煎汤，照前晒干，收藏于磁器内。此方含在口中，津液自生，饮食自化，气自平而痰自消，咳嗽顿除矣。修合时，切忌行经妇人矣。

我另说一个小病案：有一长期低热患者，平素易感冒，找我治疗。考虑"邪之所凑，其气必虚"，这是肺气不足，排浊不力，浊气郁结，郁而发热，故用陈皮泡水代茶饮，1周之后，低热消失。另外，陈皮虽然为六陈药之一，但是，我常在临床让患者泡新鲜的橘子皮来喝，取其芳香之气明显走窜之功显著而收效。

橘皮，《中药学》上谈的功效为"理气健脾，燥湿化痰"，这些，都可以从橘皮的特点推理出来。

牵牛子

一、药物特性

1.望

【药材】为旋花科植物裂叶牵牛或圆叶牵牛的干燥成熟种子。(《中药学》)思维发散：更多达里。

【优质药材】表面灰黑色的叫黑丑，表面淡黄白色的叫白丑。不管哪一种，都是以成熟、饱满、无皮壳杂质、无黑白相杂者为佳。(《中药大辞典》)

2.闻

【气味】气无。(《中药大辞典》)

3.问

【寒热属性】寒。(《中药学》钟赣生主编)

【采集时间】秋末。(《中药学》)思维发散：秋季，五行属金，秋季采收的药材，具有清除的运动态势。

【有效成分】含牵牛子苷、牵牛子酸甲、没食子酸及生物碱麦角醇、裸麦角碱、喷尼棒麦角碱、异喷尼棒麦角碱、野麦碱。(《中药学》)

【药理作用】牵牛子苷在肠内遇胆汁及肠液分解出牵牛子素，刺激肠道，增进蠕动，导致强烈的泻下；其黑丑、白丑泻下作用无区别。体外实验表明黑丑、白丑对猪蛔虫有一定的驱虫作用。(《中药学》)

【个性应用】需要泻下及驱虫时，可以考虑牵牛子的应用。

4.切

现有特点：有显著黏液性(《中药大辞典》)；质硬，微显油性(《中国药典》)。思维发散：有黏液则滑，有滑肠之功；质硬走里；油性润肠且有一定的滋阴之功。

【质地轻重】较重(手抓之后，感觉较重)。思维发散：质重降气。

5.尝

味道：味辛苦，有麻辣感。(《中华本草》《中药鉴定学》)口尝之后，辛味大，苦味小。思维发散：辛者，能散、能润、能横行；苦者，能泻、能燥、能坚。辛入肺，苦入心。

6.药性

牵牛子药性为寒。

7.共性应用

（1）达病位　牵牛子达里可治疗里证。

（2）平病性　牵牛子药性为寒，可平病性之热。

（3）修病态　牵牛子味辛能散，由于其质硬走里，所以，临床遇到体内凝滞之证，就可以应用牵牛子来发散治疗。

牵牛子微有油性，散邪不伤阴。

牵牛子味苦燥湿，由于其质硬走里，所以，临床遇到体内的湿邪所致之证，就可以考虑应用牵牛子。

（4）除表象　牵牛子味辛能散、味苦能燥，加之有显著黏液性之滑、质重沉降及秋季采收有清除之功，牵牛子有很好的通利二便之功。

（5）入五脏　牵牛子味辛入肺，味苦入心。

（6）五行特点　牵牛子味辛属金，具金行的运动态势。牵牛子味苦属火，具火行的运动态势。牵牛子秋季采收，具金行的运动态势。牵牛子质重沉降，具水行的运动态势。

二、本草选摘

牵牛治水气在肺，喘满肿胀，下焦郁遏，腰背胀肿，及大肠风秘气秘，卓有殊功。(《本草纲目》)

治痃癖气块，利大小便，除水气，虚肿，落胎。(《药性论》)

取腰痛，下冷脓，并一切气壅滞。(《日华子本草》)

主下气，疗脚满水肿，除风毒，利小便。(《名医别录》)

有黑白二种，黑者力速名黑丑。(《本草分经》)

牵牛，味辛而苦，气寒，有毒。虽有黑、白二种，而功用则一。入脾与大小肠，兼通膀胱。除壅滞气急，及痃癖蛊毒，利大小便难，并脚满水肿，极验。但迅利之极，尤耗人元气，不可轻用。虽然不言其所以不可轻用之故，而概置不用，亦一偏之辞也。夫牵牛利下焦之湿，于血中泻水，极为相宜，不能泻上焦之湿。于气中泻水，未有不损元气者也。李东垣辨之至明，似无容再辨，但未论及中焦。中焦居于气血之中，牵牛既利血中之水，安在中焦不可半利其血中之水乎。嗟乎！水湿乃邪也，牵牛既能利水，岂分气血。但水从下受，凡湿邪从下受者，乃外来之水邪，非内伤之水邪也。牵牛只能泻外来之水，而不能消内伤之湿。上焦之水肿，乃气虚不能化水，故水入之而作胀，久则与水肿无异，故用牵牛，往往更甚。下焦之水肿，若是气虚，用牵牛迅逐，亦每无功，与上焦正相同。是真正水邪，用牵牛利之，始效验如响。可见，牵牛只可治外来之水，而不能治内伤之湿也明矣，非止治血中之水，而不治气中之水也。然则，外来之水与内伤之水，何以辨之？亦辨之于皮内而已。外邪之水，手按皮肉必然如泥。内伤之水，手按皮肉必随按随起，即或按之不起，必不如泥而可团捻也，按之或起或下。起者又有分别，按之即起者，气虚而犹有命门之火也；按之久而不起者，气虚极而并少命门之火矣。按之如泥者，必须用牵牛以泻水；按之不如泥，而或起或不起者，必须用补肾中先天之气，而又加健脾开胃，以益后天之气，始能奏功。倘亦用牵牛，岂特耗气而已，有随利水而随亡者矣，可不慎乎。予所以表牵牛之功，而并辨东垣论药之误也。牵牛治外来之水，而不治内伤之湿，余已明辨之矣。然而牵牛治外来之水，又各有异。夫外来之水，有从下而外入者，有从中而外入者。从下而外入者，乃从脚而入也；从中而外入者，乃从腰脐而入也。世人只知外邪之水，从脚而入，未知从腰脐入也。从脚入者，其脚先肿，人易识；从腰脐入者，其腰重而脐肿，人难识也。水肿不分脚与腰脐，而概以牵牛泻水之湿，毋怪其有不效也。然则用牵牛之法，又乌可不分别之乎。凡治水从脚入者，用牵牛、甘遂以消之。若水从腰脐入者，用牵牛于白术之中，一剂而腰重除而脐肿平，三剂而腰脐俱利矣。（《本草新编》）

三、单验方

（1）脚气胫已满，捏之没指者　牵牛子，捣，蜜丸，如小豆大五丸，吞之。（《补缺肘后备急方》）

（2）一切虫积　牵牛子二两（炒，研为束），槟榔一两，使君子肉五十个（微炒），俱为末，每服二钱。沙糖调下，小儿减半。（《永类钤方》）

（3）水肿　牵牛子末之，水服方寸匕，日一，以小便利为度。（《备急千金要方》）

（4）水气蛊胀满　白牵牛、黑牵牛各二钱。上为末，和大麦面四两，为烧饼，临卧用茶汤一杯下，降气为验。（《素问宣明论方》）

（5）脚肿　用牵牛子捣成末，加蜜做成丸子，如小豆大，每服五丸生姜汤送下。服药至小便通利为止。（《本草纲目》）

（6）一切痈疽，无名肿毒　用黑白牵牛各一合，布包捶碎，加好醋一碗，熬至八成，露一宿，次日五更温服。以大便出脓血为妙。此方名"济世散"。（《本草纲目》）

（7）水肿尿涩　用牵牛研末，每服一匙，以小便通利为度。（《本草纲目》）

（8）禹功散治停饮肿满　黑牵牛头末四两，茴香一两（炒），或加木香一两。上为细末，以生姜自然汁调一二钱，临卧服。（《儒门事亲》）

（9）四肢肿满　厚朴（去皮，姜汁制炒）半两，牵牛子五两（炒取末二两）。上细末。每服二钱，煎姜、枣汤调下。（《本事方》）

（10）面上雀斑　为末，鸡子白合敷，旦洗去。（《本草易读》）

（11）一切积气，宿食不化　头末四两，取莱菔剜孔，入药蒸熟，加白蔻末一钱，丸梧子大。（《本草易读》）

四、使用注意

牵牛子水煎内服时的常用剂量为3~6g，入丸散时，每次服用量多为1.5~3g。

现代研究证实牵牛子能引起肠黏膜充血而诱发子宫出血及月经过多，并易引发流产或早产。大剂量可刺激胃肠黏膜，引起呕吐、腹痛、腹泻及黏液血大便，还可刺激肾脏，出现血尿。严重者可损及中枢神经系统，发生语言障碍、昏迷等。所以，临床应用时需注意"有是证，用是药"，剂量不能过大。

孕妇禁用，不宜与巴豆、巴豆霜同用。(《中药学》)

妊娠不可服。(《本草品汇精要》)

若湿热在血分，胃弱气虚人禁用。(《本草备要》)

牵牛，古方多为散、丸，若用救急，亦可佐群药煎服，然大泄元气，凡虚弱之人须忌之。(《本草正》)

大泻元气，凡不胀满，不大便秘者，勿轻用之。(《冯氏锦囊秘录》)

五、医家经验

1.刘绍勋

刘氏认为，无论是中焦湿热积滞或水液潴留，皆可用牵牛子攻之、逐之、消之。治肾炎、尿毒症水肿、肝硬化腹水等危笃病人，牵牛子往往大显身手。牵牛子宜用熟牵牛子，此药经过炮制，一可减其毒性，二可缓其燥烈，三可去其辛辣刺激之味。基本剂量15g（每剂），体壮者可用至30g。刘先生这种剂量治所有实滞之象者，从未发生过意外。

1972年曾治八十高龄老母，因恣食肥甘，胃脘剧痛，嗳腐胀满，考虑再三，遂以消食和胃剂中加熟牵牛子20g，仅一剂，症即见轻。继进一剂，米粥调理而愈。另治一尿毒症水肿，气虽已衰，然肿势益甚，以益气扶正、清热利湿之中加入熟牵牛子30g，2小时后，排尿1小桶，约1000ml，诸症豁然而轻，后继调治，竟告痊愈。辨证准确，药证相符，胆大心细，药达病所，熟牵牛子之用，确见殊功。(《名中医治病绝招》)

2.岳美中

黑丑、白丑各等份上药炒熟，碾筛取末，治疗偏食。用时以一小撮药与糖少许喂服。此方为岳氏老友高聘卿所传，屡经投用，效如桴鼓。(《名中医治病绝招》)

六、老姬杂谈

牵牛子，《本草新编》上谈得很好。临床上，

我也常用牵牛子来治疗凝滞之证，特别是水湿凝滞，每剂应用10~30g，效果很好。牵牛子，《中药学》上谈的功效为"泻水通便，消痰涤饮，杀虫攻积"，这些都可以根据牵牛子的特点推理而出。

吴茱萸

一、药物特性

1.望

【药材】为芸香科植物吴茱萸、石虎或疏毛吴茱萸的干燥近成熟果实。(《中药学》)思维发散：达里。

【优质药材】以饱满、色绿、香气浓郁者为佳。(《中华本草》)

2.闻

【气味】香气浓烈。(《中药大辞典》)思维发散：气香走窜。

3.问

【寒热属性】热。(《中药学》钟赣生主编)

【采集时间】秋季。(《中药学》)思维发散：秋季，五行属金，秋季采收的药材，具有清除的运动态势。

【有效成分】含挥发油，还含有吴茱萸酸、吴茱萸碱、吴茱萸次碱、异吴茱萸碱、吴茱萸啶酮、吴茱萸精、吴茱萸苦素等。(《中药学》)

【药理作用】吴茱萸甲醇提取物、水煎剂有抗动物实验性胃溃疡作用；水煎剂对药物性导致动物胃肠痉挛有明显的镇静作用；其煎剂、蒸馏液和冲剂过滤后，分别给正常兔、犬和实验性肾型高血压犬进行静脉注射，均有明显降压作用；煎剂给犬灌胃，也呈明显降压作用；能抑制血小板聚集，抑制血小板血栓及纤维蛋白血栓形成；吴茱萸次碱和脱氢吴茱萸碱对家兔离体及在体子宫有兴奋作用；在猫心肌缺血后，吴茱萸及吴茱萸汤具有一定的保护心肌缺血的作用。(《中药学》)

【个性应用】对于胃溃疡、胃肠痉挛患者可以考虑吴茱萸的应用；需要降压、抑制血小板聚集、兴奋子宫、保护心肌缺血时，可以考虑吴茱萸的应用。

4.切

现有特点：富含油性，质坚。（《中药大辞典》）思维发散："油"有润肠作用；富有油性，说明质润，质润滋阴；质坚走里，且不易散开。

5.尝

味道：味辛苦。（《中华本草》《中药鉴定学》）思维发散：辛者，能散、能润、能横行；苦者，能泻、能燥、能坚。辛入肺，苦入心。

6.药性

吴茱萸药性为热。

7.共性应用

（1）**达病位** 吴茱萸达里可治疗里证。

（2）**平病性** 吴茱萸药性为热，可平病性之寒。

（3）**修病态** 吴茱萸香气强烈，有很好的走窜之功，加之其性为热，所以，治疗寒性的凝滞之证，效果很好。加之有辛味的发散、苦味的燥湿，秋季采收的清除之性，所以，对于痰湿的消除很是不错，当然，临床遇到其他的凝滞之证，如血瘀、气滞、积滞等，病性属寒的，效果也很好。

吴茱萸富含油性质润，质润滋阴，由于吴茱萸更多是温热散凝，所以，其滋阴之功不显，不过，和其他单一散凝之品不同的是，吴茱萸散凝而不伤阴。

（4）**除表象** 吴茱萸富含油性，按理来说，应有润肠之功，但因其香气强烈走窜、味辛发散、味苦燥湿，所以，润肠之功不是很明显。

《本草拾遗》：杀恶虫毒，牙齿虫䘌。

王好古：治痞满塞胸，咽膈不通。

（5）**入五脏** 吴茱萸味辛入肺，味苦入心。

（6）**五行特点** 吴茱萸味辛属金，具金行的运动态势。吴茱萸味苦属火，具火行的运动态势。吴茱萸秋季采收，具金行的运动态势。

二、本草选摘

主温中下气，止痛，咳逆寒热，除湿血痹，逐风邪，开腠理。（《神农本草经》）

主痰冷，腹内绞痛，诸冷实不消，中恶，心腹痛，逆气，利五脏。（《名医别录》）

健脾通关节。治腹痛，肾气，脚气，水肿，下产后余血。（《日华子本草》）

治痞满塞胸，咽膈不通，润肝燥脾。（王好古）

茱萸，辛热能散能温，苦热能燥能坚，故所治之证，皆取其散寒温中，燥湿解郁之功而已。咽喉口舌生疮者，以茱萸末醋调，贴两足心，移夜便愈。其性虽热，而能引热下行，盖亦从治之义，而谓茱萸之性上行不下行者，似不然也。有人治小儿痘疮口噤者，啮茱萸一二粒抹之即开，亦取其辛散耳。（《本草纲目》）

吴茱萸，开郁化滞，逐冷降气之药也。方龙潭曰：凡患小腹、少腹阴寒之病，或呕逆恶心而吞酸吐酸，或关格痰聚而隔食隔气，或脾胃停寒而泄泻自利，或肝脾郁结而胀满逆食，或疝瘕弦气而攻引小腹，或脚气冲心而呕哕酸苦，是皆肝脾肾经之证也，吴茱萸皆可治之。（《本草汇言》）

气味辛温，故开腠理。腠理开，则肺病之咳逆，皮肤之寒热皆治矣。（《本草崇原》）

吴茱萸辛燥之性，泻湿驱寒，温中行滞，降胃逆而止呕吐，升脾陷而除泄利，泻胸膈痞满，消脚膝肿痛，化寒痰冷饮，去嗳腐吞酸，逐经脉关节一切冷痹，平心腹胸首各种寒痛，熨胁腹诸癥，杀脏腑诸虫，医霍乱转筋，疗疝气痛坠。热水洗数次用。（《长沙药解》）

大哉茱萸，乃驱阴之捷方，回阳之妙药也。（《药鉴》）

一切阴寒并治。（《冯氏锦囊秘录》）

疗遍身顽痹，冷食不消，利大肠壅气。（《药性论》）

治吞吐酸水如神。（《本草新编》）

其用有四：咽嗌寒气噎塞而不通，胸中冷气闭塞而不利，脾胃停冷腹痛而不住，心气刺痛成阵而不止。（《珍珠囊补遗药性赋》）

三、单验方

（1）醋心，每醋气上攻如酽醋 茱萸一合，水三盏，煎七分，顿服。纵浓，亦须强服。（《兵部手集方》）

（2）食已吞酸，胃气虚冷者　吴茱萸（汤泡七次，焙）、干姜（炮）等份。为末，汤服一钱。（《太平圣惠方》）

（3）头风　吴茱萸三升。水五升，煮取三升，以绵拭发根。（《千金翼方》）

（4）痰饮头疼背寒，呕吐酸汁，数日伏枕不食，十日一发　吴茱萸（汤泡七次）、茯苓等份。为末，炼蜜丸梧子大。每热水下五十丸。（《朱氏集验方》）

（5）多年脾泄，老人多此，谓之水土同化　吴茱萸三钱。泡过，煎汁，入盐少许，通口服，盖茱萸能暖膀胱，水道既清，大肠自固，他药虽热，不能分解清浊也。（《仁存堂经验方》）

（6）湿疹　炒吴茱萸30g，乌贼骨21g，硫黄6g。共研细末备用。湿疹患处渗出液多者撒干粉；无渗出液者用蓖麻油或猪板油化开调抹，隔日1次，上药后用纱布包扎。（《常见病验方选编·皮肤科、五官科部分》）

（7）酸心上攻　水煎服或嚼数粒，大效。（《本草易读》）

（8）腹中癥块　捣末酒煮，布包熨之，更番，消乃止。（《本草易读》）

（9）小儿口疮　醋合敷足心。（《本草易读》）

（10）咽痛　醋合敷足心。（《本草易读》）

（11）阴下湿痒　水煎洗之。（《本草易读》）

（12）怪症　寒热不止，数日，四肢坚如石，击之似钟磬声，而形体日渐瘦削，此肝气结也。合木香等份。疏其肝气自愈。（《得配本草》）

（13）中风（口角偏斜，不能语言）　用茱萸1L、姜豉3L、清酒5L，合煎开数次，冷后每服半升。一天服3次。微汗即愈。（《中药大辞典》）

（14）全身发痒　用茱萸1L，加酒5L，煮成一升半，乘温擦洗，痒即停止。（《中药大辞典》）

（15）冬月感寒　用吴茱萸15g煎汤服，以出汗为度。（《中药大辞典》）

（16）妇女阴寒，久不受孕　用吴茱萸、川椒各1L，共研为末，加炼蜜做丸子，如弹子大。裹棉肉纳入阴道中，令子宫开即可受孕。（《中药大辞典》）

（17）高血压病　将吴茱萸研末，每次取18~30g，用醋调敷两足心（最好睡前敷，用布包裹）。一般敷12~24小时后血压即开始下降，自觉症状减轻。轻症敷1次，重症敷2~3次即显示降压效果。（《中药大辞典》）

（18）口腔溃疡　将吴茱萸捣碎，过筛，取细末加适量好醋调成糊状，涂在纱布上，敷于双侧涌泉穴，24小时后取下。用量：1岁以下用1.5~3g，1~5岁用6~9g，6~15岁用9~12g，15岁以上用12~15g。治疗256例，有247例治愈。一般敷药1次即有效。（《中药大辞典》）

四、使用注意

吴茱萸，《中药学》水煎内服的常用剂量为2~5g，不过，临床根据需要，可以适当加量应用。

吴茱萸含有多种生物碱，对中枢神经有兴奋作用，大量可导致神经错乱、视力障碍等。中毒后的主要表现：强烈的腹痛、腹泻、视力模糊、错觉、脱发、胸闷、头痛、眩晕或猩红热样药疹。吴茱萸中毒的主要原因是用量过大或使用生品。

《本草蒙筌》：气猛不宜多食，令人目瞪口开。若久服之，亦损元气。肠虚泄者尤忌。

《本草纲目》：走气，动火，昏目，发疮。

《神农本草经疏》：呕吐吞酸属胃火者不宜用；咳逆上气，非风寒外邪及冷痰宿水所致者不宜用；腹痛属血虚有火者不宜用；赤白下痢，因暑邪入于肠胃，而非酒食生冷、停滞积垢者不宜用；小肠疝气，非骤感寒邪及初发一二次者不宜用；霍乱转筋，由于脾胃虚弱冒暑所致，而非寒湿生冷干犯肠胃者不宜用；一切阴虚之证及五脏六腑有热无寒之人，法所咸忌。

《本草衍义》：吴茱萸下气最速，肠虚人服之愈甚。

《顾松园医镜》：凡病非寒滞者大忌。

《本草害利》：呕吐咳逆上气，非风寒外邪，及冷痰宿水所致者不宜用。腹痛属血虚有火者不宜用。

《药笼小品》：病非寒滞有湿者勿用。

吴茱萸，也有伪品，常用是云南吴茱萸，鉴

别要点是用水浸泡果实，边缘有黏液渗出的是真品吴茱萸，没有黏液渗出的是伪品云南吴茱萸。

五、医家经验

1.吴茱萸疗痹证

吴茱萸辛热，入肝、脾、胃经，一般认为有良好的止痛效果，临床擅治胃痛、腹痛、头痛、疝痛。现代药理研究也表明吴茱萸醇提物有镇痛作用。笔者受其启迪，将吴茱萸用于治疗痹证疼痛，收效满意。如患者王某，女，53岁，双手指关节疼痛10多年，时轻时重，发作时指关节肿胀，曾查类风湿因子阳性，右手食、中指关节已轻度变形，经中西药治疗，类风湿因子转阴，指关节肿消，但疼痛终不能满意控制，仍阵阵痛剧。余即在温经通络、搜风胜湿的原方基础上加入吴茱萸3g。5剂后复诊，疼痛明显减轻，又连续进服配有吴茱萸的汤药20余剂，疼痛缓解。

通过临床观察，吴茱萸不仅对风湿、类风湿一类痹证有较好止痛作用，对骨性关节炎、肩周炎等疼痛也同样有效。如杨某，女，45岁，双膝关节疼痛近3个月，左膝关节尤著，活动劳累后痛甚，外观关节无明显红肿，参考双膝关节X线片示骨质增生，临床诊断骨性关节炎。经多种西药及理疗、针灸、中药等治疗均罔效。疼痛持续不减，左膝关节功能活动受限，严重影响日常生活。遂予吴茱萸4g加入原活血通脉方中，服至第7剂痛势得减，继续调治月余，则疼痛全除，活动如常。

按：笔者在实践中体会到，吴茱萸对一些关节灼热红肿明显的热痹，止痛效果较差，这可能与吴茱萸疗痹痛的机制有关。此外，笔者大多是在原有方剂治疗痹痛效差的情况下，以原服用方为基础加入吴茱萸而收效，故吴茱萸疗痹痛的作用究竟是单味药物的发挥，还是与其他药相伍起到增效作用，尚待进一步探索。[陈维华.吴茱萸疗痹证.江西中医药，1995（增刊）：68]

2.杀蛔虫

1958年某日，余赴内科病房会诊，途经儿科病房，忽闻孩童呼痛不已，声彻四壁，余急往观之。见一男孩曲腹捧肚，辗转床笫，头汗如雨，颜面苍白，神色苦楚，询问其症。医师曰：原怀疑蛔虫，但化验大便并无虫卵，透视腹部未曾发现虫迹，服驱蛔剂亦未下虫，现诊断不明，外科会诊，意欲剖腹探查，家长不允。切其六脉沉细欲绝。断为阴寒内盛、格阳于外，须防大汗亡阳虚脱厥逆之变，急宜大剂辛热，以破阴凝。随拟四逆汤加吴茱萸急煎，待冷徐徐灌下。

翌晨前往，其父欢天喜地，谢吾不迭。告曰：药服后须臾痛减，半夜泄出蛔虫39条，缠结如绳，腹痛顿消，现正进粥。患儿对余含情微笑，与昨相比判若两人。

余用四逆回阳救逆，加吴茱萸意在散寒止痛，不料竟有若大驱蛔作用，细思忆《神农本草经》载有吴茱萸根杀三虫之说。且甄权亦云：吴萸主腹痛……杀三虫。但每为后世医家所忽略，经此一用也算又增见识。此后每遇脏寒蛔动，其症剧烈者，常以此法救治，每获效验。似较乌梅丸治蛔厥更有药简力专效宏之感，足证学无止境矣。（《黄河医话》姚兴华）

六、老姬杂谈

吴茱萸，也属猛药之一，用好了，效果是立竿见影。吴茱萸，《中药学》上谈的功效为"散寒止痛，降逆止呕，助阳止泻"，这些都可以根据吴茱萸的特点推理出来。

第二节　辛味兼微苦的常用药物

白芷

一、药物特性

1.望

【药材】为伞形科植物白芷或杭白芷的干燥根。（《中药学》）思维发散：取类比象，根类药物达人体属阴部位。

【颜色】断面白色或灰白色。（《中国药典》）思维发散：白色和肺相通。

【优质药材】以独支、条粗壮、质硬、体重、粉性足、香气浓者为佳。（《中药大辞典》）

2.闻

【气味】气芳香。(《中国药典》《中药鉴定学》)思维发散：气香走窜。

3.问

【寒热属性】温。(《中药学》钟赣生主编)

【采集时间】夏、秋。(《中药学》)思维发散：夏季，五行属火，夏季采收的药材，具有向上向外的运动态势。秋季，五行属金，秋季采收的药材，具有清除的运动态势。

【有效成分】主要含香豆素类成分，还含有挥发油等。(《中药学》)

【药理作用】小量白芷毒素有兴奋中枢神经、升高血压的作用，并能引起流涎呕吐；大量能引起强直性痉挛，继而全身麻痹。白芷能对抗蛇毒所致的中枢神经系统抑制。白芷水煎剂对大肠埃希菌、痢疾杆菌、伤寒杆菌、铜绿假单胞菌、变形杆菌有一定的抑制作用；有解热、抗炎、镇痛、解痉、抗癌作用。香豆素成分之异欧前胡素等成分有降血压作用。呋喃香豆素类化合物为"光活性物质"，可用以治疗白癜风及银屑病。水浸剂对奥杜盎小芽孢癣菌等致病真菌有一定的抑制作用。(《中药学》)

【个性应用】需要抑菌、解热、抗炎、镇痛、解痉、抗癌、降血压、治疗白癜风及银屑病时，可以考虑白芷的应用。

4.切

现有特点：质坚实。(《中国药典》)思维发散：质坚实走里，且不易散开。

【质地轻重】因《中药大辞典》上说"较轻"，《中华本草》上说"较重"，有矛盾之处，所以，我们就先不谈白芷的质地轻重了。

5.尝

味道：味辛微苦。(《中国药典》《中药鉴定学》)思维发散：辛者，能散、能润、能横行；苦者，能泻、能燥、能坚。辛入肺，苦入心。

6.药性

白芷药性为温。

7.共性应用

（1）达病位　白芷能达人体属阴部位。

（2）平病性　白芷病性为温，可平病性之寒。

（3）修病态　白芷气香走窜，可治疗凝滞之证。

白芷味辛发散，加之色白入肺助肺排浊，所以白芷有很好的排浊作用。

白芷有微苦之味，微苦入心，心主血脉，加之气香走窜，辛能发散，所以，白芷有很好的通脉祛瘀之功。

白芷微苦燥湿、辛能散湿，所以，白芷药材也有很好的祛湿作用，验之临床，确实如此。

（4）除表象　《神农本草经》：主女人漏下赤白。

《本草便读》：上清头目，下治崩带肠风。

（5）入五脏　白芷味辛入肺，味微苦入心。

（6）五行特点　白芷味辛属金，具金行的运动态势。白芷味微苦属火，具火行的运动态势。

二、本草选摘

主女人漏下赤白，血闭阴肿，寒热，风头（头风）侵目泪出，长肌肤，润泽。(《神农本草经》)

疗风邪久渴，呕吐，两胁满，风痛头眩，目痒。(《名医别录》)

治心腹血刺痛，除风邪，主女人血崩及呕逆，明目、止泪出，疗妇人沥血、腰腹痛；能蚀脓。(《药性论》)

治目赤胬肉，及补胎漏滑落，破宿血，补新血，乳痈、发背、瘰疬、肠风、痔瘘，排脓，疮痍、疥癣，止痛生肌，去面奸疵瘢。(《日华子本草》)

白芷辛温香窜，色白，入手足阳明手太阴三经，祛风胜湿，是其所长，故为三经之表药，以其上至肺而下至肠，故能上清头目，下治崩带肠风，至若排脓散肿乳痈等证，皆肌肉病，阳明主肌肉，故白芷又为阳明主药也。(《本草便读》)

色白气香者佳，名官白芷。不香者名水白芷，不堪用。微焙。(《本草从新》)

通窍发表，除湿热，散风热，治头面诸疾。(《本草分经》)

今人用治带下、肠有败脓、淋露不已，腥秽

殊甚，遂至脐腹更增冷痛。此盖为败脓血所致，卒无已期，须以此排脓。白芷一两，单叶红蜀葵根二两，芍药根白者、白矾各半两，矾烧枯别研，余为末，同以蜡丸，如梧子大。空肚及饭前米饮下十丸或十五丸。俟脓尽，仍别以他药补之。（《本草衍义》）

白芷，上行头目，下抵肠胃，中达肢体，遍通肌肤以至毛窍，而利泄邪气。（《本草汇言》）

凡驱风之药，未有不枯耗精液者，白芷极香，能驱风燥湿，其质又极滑润，能和利血脉，而不枯耗，用之则有利无害者也。盖古人用药，既知药性之所长，又度药性之所短，而后相人之气血，病之标本，参合研求，以定取舍，故能有显效而无隐害，此学者之所殚心也。（《神农本草经百种录》）

去头面皮肤之风，除皮肤燥痒之痹。（《珍珠囊补遗药性赋》）

白芷，气味辛温，芳香特甚，最能燥湿。（《本草正义》）

外散一切乳痈痈疽；内托肠风痔漏，排脓长肉。为祛风燥湿之要药。（《冯氏锦囊秘录》）

三、单验方

（1）鼻塞　与细辛、辛夷作料，治久患鼻塞如神。（《本草蒙筌》）

（2）口齿气臭　用白芷七钱，研细。每服一钱，饭后服，清水送下。伤风流涕。用白芷一两、荆芥穗一钱，研细。每服二钱，茶送下。（《本草纲目》）

（3）伤风流涕　用白芷一两、荆芥穗一钱，研细。每服二钱，茶送下。（《本草纲目》）

（4）乳痈等　白芷同黄芪、甘草、生地、麦冬、五味，能长肉；同辛夷、细辛，治鼻；同甘草、生姜、豆豉、大枣，名神白散，治一切伤寒；同贝母酒煎，治乳痈初起；同白芍、甘草、白茯焦米，治胃虚泄漏。（《本草经解》）

（5）痈疽发背　同大黄煎服，治痈疽发背。（《药笼小品》）

（6）小便出血　同当归末服。（《本草易读》）

（7）头面诸痛　以莱菔汁浸透，晒干为末，白

汤下或吹鼻。（《本草易读》）

（8）头风　偏正头风，百药不效，一服更好，天下第一方也。白芷两半，川芎、甘草、乌头各一钱，俱炒，末，细茶、薄荷汤下之。（《本草易读》）

（9）盗汗　白芷一两，辰砂五分，每酒下二钱末。（《本草易读》）

（10）头痛及目睛痛　白芷四钱，生乌头一钱。上为末，每服一字，茶调服。有人患眼睛痛者，先含水，次用此搐入鼻中，其效更速。（《朱氏集验医方》）

（11）诸风眩晕，妇人产前产后乍伤风邪，头目昏重及血风头痛，暴寒乍暖，神思不清，伤寒头目昏晕等证　香白芷（用沸汤泡洗四五遍）为末，炼蜜和丸如弹子大。每服一丸，多用荆芥点腊茶细嚼下。（《是斋百一选方》）

（12）半边头痛　白芷、细辛、石膏、乳香、没药（去油）。上各味等份，为细末，吹入鼻中，左痛右吹，右痛左吹。（《种福堂公选良方》）

（13）肠风　香白芷为细末，米饮调下。（《是斋百一选方》）

（14）大便风秘　香白芷炒为末，每服二钱，米饮入蜜少许，连进二服。（《十便良方》）

（15）肿毒热痛　醋调白芷末敷之。（《卫生易简方》）

（16）头痛、牙痛、三叉神经痛　取白芷60g，冰片0.6g，共研成末，以少许置于患者鼻前庭，嘱均匀吸入。治疗牙痛20例、三叉神经痛2例，显效时间最短1分钟，最长10分钟；治疗头痛21例，有效20例；神经衰弱头痛17例，有效14例，在2~7分钟内显效。（《中药大辞典》）

四、使用注意

白芷药材，有好几种，比如，产于河南长葛、禹县者，为"禹白芷"；产于河北安国者，为"祁白芷"；产于浙江者，为"杭白芷"；产于四川者，为"川白芷"等。

仔细要论的话，气味和味道还是有一定区别的，这点，《中药大辞典》上说的比较多，比如，川白芷，气微香、味苦辛；杭白芷，气芳香、味苦

辛；滇白芷，气芳香，味辛苦。不过，在《中国药典》《中药鉴定学》等上面谈到白芷的气味是芳香的、味道辛微苦的，所以，我们也就按照这个来推理功效，如果我们购买之后发现味道有异的，则需知它们功效也有不同。

白芷水煎内服的常用剂量为3~10g，不过，临床上可以根据需要而加减剂量。

白芷气味芳香，加之有辛味，发散走窜之力较强，所以，对于气血不足、阴虚火旺之人尽量不要用或者在用的时候一定要做好他药的配伍。

《神农本草经疏》：呕吐因于火者禁用。漏下赤白阴虚火炽血热所致者勿用。痈疽已溃，宜渐减去。

《本草汇言》：如头痛、麻痹、眼目、漏带、痈疡诸症，不因于风湿寒邪，而因于阴虚气弱及阴虚火炽者，俱禁用之。

《本草新编》：盖白芷辛散，多服恐耗散元阳也。

《本草易读》：血热有虚火忌之。

《得配本草》：其性燥烈而发散，血虚、气虚者，禁用。痈疽已溃者勿用。

白芷，假冒的不多，更多的是岩白芷，虽然味道也是芳香的，但口尝味道为淡而后甜，不难鉴别。

五、医家经验

1.治疗关节积液

用生白芷适量，研末，黄酒敷于局部，每天换药一次，一般7~10天关节积液即可吸收。如赵某，左膝关节外伤后2天，突然肿胀，行走受限，X线摄片未见骨折现象，浮髌实验（+），诊断为左膝关节积液，用本法治疗9天，肿胀全部消失。（1989年《浙江中医杂志》钱焕祥）

2.治疗痹证

对痹证患者遇风寒而疼痛加剧，伴周身酸楚、恶风无汗者，张老善用白芷温经散寒，祛风止痛。本品辛温芳香，能走善通，开腠理、透毛窍作用强，故缓解疼痛迅速。［杜冬梅，张健.张绪培治疗痹证

用药经验.山东中医杂志，2001，20（12）：751］

3.治疗头痛

（1）西宁市第一医院强爱萍介绍：治疗头痛，体验最深的是以大剂量川芎、白芷为主，并将其加入辨证施治的基础方中会收到良效。川芎可用到50g，而无不良反应。其最小用量，川芎不得少于20g，白芷不得少于15g，认为量少效果欠佳。［强爱萍.大剂量川芎、白芷治疗头痛有高效.青海医药杂志，1988（6）：18］

（2）偏头痛一证，其痛多在颞部或头角，或左或右，甚或连及耳目；痛势剧烈，亦有引起恶心呕吐者。究其病因病理，多属肝风上扰，湿痰阻遏清阳，或阴虚血亏所致。杨氏治疗偏头痛百余例，常用"左芎右白散"加减治之，疗效颇为满意。用药：川芎、白芷。左偏头痛者，川芎18g，白芷9g；右偏头痛者，白芷18g，川芎9g。加减法：属肝风上扰者，加当归、白芍；有湿痰者，加苍术、半夏；阴虚血亏所致者，加熟地黄、枸杞子；有瘀血者，加红花、桃仁等。

牛某，男，41岁，干部。1974年9月27日就诊。主诉头左侧疼痛8年，时发时止。曾在某医院诊断为神经性头痛，服中西药物，屡医而不能根治。近1周来，疼痛发作频繁，痛时左侧颞部及左眉棱骨处胀痛难忍。且其性情急躁易怒，胸胁胀满，口干，口苦，渴欲饮水，夜寐多梦，舌质红、苔黄，脉象弦而稍数。此乃肝郁化火之证，治用清肝解郁之法，方用左芎右白散加减。川芎18g，白芷9g，当归12g，白芍18g，山栀子6g，甘草3g。服药3剂，疼痛已解，诸症悉平。续用方去山栀子，服12剂，病告痊愈。1981年1月12号随访，偏头痛至今已6年多未再复发。［杨世兴.左芎右白散治疗偏头痛.湖北中医杂志，1981（6）：24］

（3）张氏等用自制的川芎白芷散鼻吸治疗头痛120例，取得良效。药物配制：川芎、白芷、冰片按10：10：1比例，研成细末，过筛、装瓶备用。用消毒棉球蘸少量川芎白芷散，离鼻孔约0.4cm处，即吸气，使药物吸入鼻内，每次1~2分钟，每日2次，7天为1个疗程，慢性鼻炎禁用。治疗120例，治愈102例，好转18例，治愈率85%，有效率

100%，其中吸药1次，症状消失者10例。以丛集性及紧张性头痛效果最好。

中医学认为，头痛多因感受风寒、湿热疫毒等外邪引起。风为六淫之首，风邪所致头痛最为多见。川芎辛温升散、祛风止痛，能上行头目，为治疗头痛要药；白芷辛温，能发散风寒，芳香通窍，善治头面诸痛；冰片芳香辛凉，善于宣窍醒脑，具有开窍、散瘀、清热止痛之功，三药合用起到了芳香开窍、祛风、散瘀止痛的效果。[张继龙，薛志遥．川芎白芷散鼻吸治疗头痛120例．人民军医，1996（5）：44]

4. 白芷善治腹痛

赵氏临床体会，白芷善治各种腹痛，如消化性溃疡、急慢性肠炎、阑尾炎及妇人月经不调、盆腔炎等所致的腹痛，疗效确切。

（1）白芷治疗消化性溃疡　中医学认为，消化性溃疡胃痛多属脾胃虚寒，且病程较长，久病多瘀。白芷辛温，归阳明经，具有生肌长肉、去腐生新、温中化瘀之功。临床各种证型，都可加入白芷10~15g。症状缓解后，用单味白芷10g，加水500ml，煎20分钟，代茶饮，日2~3次，服15~30天，可预防复发。

（2）白芷治疗急、慢性肠炎　白芷辛温芳香、温里化浊，对急性肠炎，在辨证用药基础上，各型均可加入白芷。

（3）白芷治疗月经不调、痛经　白芷还有"破宿血、补新血"作用。如治杨某，女，22岁，1996年9月4日初诊。自述从14岁月经初潮，即行经腹痛，疼痛较剧，汗出面苍，难以忍受，每次需请病假1~2天，曾饮红糖水、热水袋外熨，服止痛片、当归片等，疗效欠佳。予以白芷15g，当归15g，水煎服，每次月经前1周左右服，至月经来潮即停服。首次服后，即感经痛减轻，继续巩固半年停药，随访2年未复发。[赵州凤．白芷善治腹痛．中医杂志，2000，41（3）：136]

5. 白芷治疗关节囊积水

石氏用单味白芷内服外敷治疗关节囊积水，收效颇佳。共治疗4例关节囊积水患者均获痊愈。膝关节囊积水3例，踝关节囊积水1例。治疗方法：白芷研细末，内服每次6g，日2次，黄酒送服。外敷每次50g，根据患处可适当增减药量，用白酒调成糊状，摊纱布上，敷于患部，2日换药1次。

陈某，女，37岁。1年多前左膝关节疼痛红肿。经化验抗"O"、类风湿因子均为阴性。后红肿疼痛加重，按之凹陷，反复治疗效不明显。经B超检查为膝关节囊积水。采用本方法治疗，10天后红肿减退，疼痛明显减轻。继续治疗20天后，红肿完全消退，疼痛消失。经B超复查，关节囊无积水，自觉无不适感而愈。

按：患者起病原因不详，中医学认为积水与痰湿、瘀滞有关。白芷辛温，有散风、除湿、通窍、排脓、止痛五大功效。内服辛温发散、胜湿消毒、去腐生新、止痛消肿；外用能使药物直接作用于患处，并通过酒的活血通脉功效，更好地达到消肿、止痛的目的，促进积水的吸收。[石文清．白芷内服外用治疗关节囊积水．中医杂志，2000，41（3）：137]

6. 食醋调白芷治疗肌内注射硬结

方法：取白芷20g加食醋25~30ml调成糊状，以不流液为准，直接涂于硬结部位20~30分钟，每日2~3次。根据患者皮肤反应的程度决定时间长短和次数多少。结果：外敷食醋调白芷粉1周硬结消失者48例，占63%；2周硬结消失者24例，占31%，总有效率为94%。

患者，女，47岁。患结核性心包炎，给予链霉素每日2次肌内注射治疗4天后两臀部出现硬结，呈12cm×7cm，自述疼痛，见臀部注射皮肤略红。即给予食醋调白芷外敷局部，每日2次，每次30分钟，3天后硬结缩至4cm×2cm以下，自述无疼痛，7天基本痊愈。

按：白芷有解表祛风、消肿止痛之功能；食醋可抑菌，使血管扩张，与白芷调和有互补作用，可增加局部皮肤的血液循环，促进硬结吸收。[周海英，杜霞．食醋调白芷治疗肌内注射硬结76例．黑龙江中医药，2000（5）：40]

7. 白芷治带下

众所周知，白芷是发表散风、燥湿排脓之要药。一次偶然的机会，彭氏等发现白芷治带下有效。在20世纪60年代，农妇郭某患头痛，鼻流浊涕，求治索方。当时据都梁丸与金匮排脓汤意，予白芷、甘草、桔梗、青茶各10g为方。服药5剂，不仅头痛浊涕诸症大减，而素有带下过多之疾竟愈。彭氏因而后来在治带方药中，常加入白芷，每获良效。［彭景星，彭慕斌．白芷治带下．中医杂志，2000，41（7）：393］

六、老姬杂谈

清代名医陈士铎先生说过"人不明理，不可学医；医不明理，不可用药"，理是愈辩愈明的，我们看看《本草正义》上的这段话。

白芷，气味辛温，芳香特甚，最能燥湿。《神农本草经》所谓长肌肤而润泽颜色者，以温养为义，初非谓通治外疡，可以生肌长肉；乃《大明本草》竟以治乳痈、发背、瘰疬、痔瘘、疮痍、疥癣，谓为破宿血，生新血，排脓止痛云云。洁古亦谓治头面皮肤风痹燥痒。濒湖且谓色白味辛，性温气厚，阳明主药，痈疽为阳明湿热，湿热者温以除之，故排脓生肌止痛。颐谓辛温上升之品，可治寒湿，必不可治湿热，而溃疡为病，湿热者十之九而有余，寒湿者十之一而不及，胡可以统治痈疡，抱薪救火。《日华子》排脓止痛一句，实是无中生有，大乖医药原理。且洁古所谓皮肤燥痒者，明是火燥湿热，又安得投此辛燥之药。濒湖所谓湿热者温以除之一句，如何说得过去。总之诸公于疡科理法，未能体会，人云亦云。寇宗奭《衍义》谓治带下，肠有败脓，淋露不已，腥秽殊甚，脐腹冷痛，皆由败脓血所致，须此排脓，云云。颐谓此症，是带下之一，寒湿瘀垢，互结不通，脐腹冷痛四字，是其寒结确症，故宜用温升而兼泄瘀固涩为治，虽曰败脓，决非溃疡排泄之可以等视，何得妄为比附，竟认作排脓要药，则实热诸疡，必益张其焰而痛不可言。颐治疡廿余年，煎剂中唯湿盛无火之症，间或用之，余则不敢妄试。若消肿敷药之如意金黄散中有此，则取其辛以散结耳。大明又谓去面疵瘢，固即《本经》面脂之义，然又以为治目赤胬肉，则风火升腾之炽甚者，而亦以温辛升之。濒湖谓治鼻渊，盖鼻渊一症，本有风寒、风热及肺热郁蒸三者之别。风寒郁其肺气，而鼻塞多涕，则白芷升阳可也，若风热鼻渊浊涕，及肺热而黄脓腥臭之鼻渊，胡可一概而论。又谓治鼻衄、齿痛、眉棱骨痛，则皆阳明热炽上攻为痛，古法偶用白芷，本以加入清泄剂中，以引经为义，而乃列为专条，等于主要之君药，岂非大谬耶！白芷辛温，芳香燥烈，疏风散寒，上行头目清窍，亦能燥湿升阳，外达肌肤，内提清气，功用正与川芎、藁本近似。《神农本草经》治女人漏下赤白，血闭阴肿，皆其清阳下陷，寒湿伤于中下之症，温升燥湿始为合宜。若阴虚不摄，或湿热浸淫，而为此诸症，非可概治。头风目泪，亦唯阳气素虚，而风寒风热乘之者，庶能合辙，如阳盛而袭风热，已难概用，亦有阴虚肝木上乘，疏泄太过，而迎风泪流者，更非所宜。长肌肤，作面脂，皆与藁本同。《别录》疗风邪，即以风寒外侵言之。久渴，仲醇谓当作久泻，甚是。燥湿升清，振动阳明之气，固治久泻之良剂，必非渴症所宜。且古今各家，皆未闻以此疗渴也。其治呕吐者，胃阳不振，食入反出者宜之，而胃火炽盛，冲激逆上，不可误用。胁满乃木郁土中，过抑少阳之气，不得条达者宜之，而肝胆火炎，气撑横逆者，又在所禁。治风痛头眩，亦唯阳和之气，不司布护，而外风袭之者，始为合辙。《百一选方》都梁丸，是为阳虚风眩之实验，若阴虚气火上浮而为风眩，则又不可同日语矣。

不过，由于知识、能力及思维认知的不同，有时候的辩论是没有结果的，只能是对旁观者而言，仁者见仁，智者见智。

白芷，《中药学》上谈的功效为"解表散寒，祛风止痛，宣通鼻窍，燥湿止带，消肿排脓"，这些都可以从白芷的特点推理出来。

厚朴

一、药物特性

1.望

【药材】为木兰科植物厚朴或凹叶厚朴的干燥干皮、根皮及枝皮。（《中药学》）思维发散：以皮达皮。

【优质药材】以皮厚、肉细、油性大，断面紫棕色、有小亮星、气味浓厚者为佳。(《中药大辞典》)

2.闻

【气味】气香。(《中国药典》)思维发散：气香走窜。

3.问

【寒热属性】温。(《中药学》钟赣生主编)

【采集时间】夏季。(《中药学》)思维发散：夏季，五行属火，夏季采收的药材，具有向上向外的运动态势。

【炮制】厚朴：用水浸泡捞出，润透后刮去粗皮，洗净，切丝，晾干。

姜厚朴：取生姜切片煎汤，加净厚朴，与姜汤共煮透，待汤吸尽，取出，及时切片，晾干。每厚朴50kg，用生姜5kg。

《中药炮制》：取药温中和胃，用生姜汁炒(药0.5kg，生姜50g榨汁)，将药投入锅内，随炒随洒入姜汁，炒至淡黄色为度。

【有效成分】含挥发油，还含有少量的木兰剑毒碱、厚朴碱及鞣质等。(《中药学》)

【药理作用】厚朴煎剂对肺炎球菌、白喉杆菌、溶血性链球菌、枯草球菌、志贺及施氏痢疾杆菌、金黄色葡萄球菌、炭疽杆菌及若干皮肤真菌均有抑制作用。厚朴碱、异厚朴酚有明显的中枢性肌肉松弛作用。厚朴碱、木兰剑毒碱能松弛横纹肌。对肠管，小剂量出现兴奋，大剂量则为抑制。厚朴酚对实验性胃溃疡有防治作用。厚朴有降压作用，降压时反射性地引起呼吸兴奋，心率增加。(《中药学》)

【个性应用】需要抑菌、松弛中枢性肌肉、松弛横纹肌、防治胃溃疡、降压时，可以考虑厚朴的应用。

4.切

现有特点：质坚硬，有油性。(《中国药典》)思维发散：质坚硬走里，且不易散开；有油性，说明一者润肠，二者质润滋阴。

5.尝

味道：味辛微苦。(《中国药典》《中药鉴定学》)思维发散：辛者，能散、能润、能横行；苦者，能泻、能燥、能坚。辛入肺，苦入心。

6.药性

厚朴药性为温。

7.共性应用

(1)达病位　因厚朴还"质硬走里"，所以，厚朴是表里皆达。

(2)平病性　厚朴药性为温，能平病性之寒。

(3)修病态　厚朴气香走窜，味辛能散及夏季采收具有火行的运动态势，所以，遇到凝滞之证，就可以考虑厚朴的应用。

厚朴有油性，质较润，由于质润滋阴，所以，厚朴也有一定的滋阴之功，不过由于气香走窜味辛发散，所以，厚朴的滋阴之功不显。另外，单纯性的气香走窜之品和味辛发散之药会伤阴，由于厚朴还有一定的滋阴之功，所以，利用厚朴的走窜发散之功治病时，基本不会出现伤阴之弊。

厚朴微苦入心，心主血脉，加之气香走窜、味辛能散，所以，厚朴能除血瘀。

厚朴味辛能散，微苦能燥，所以，遇到痰湿水饮之证，也可以考虑厚朴的应用。

(4)除表象　厚朴为皮类药，以皮达皮，厚朴能到达人体皮部而发挥作用。由于厚朴有油性，且质坚硬走里，所以，作用于胃肠道之表有润滑作用，可使胃肠道中之物向下运行更加顺畅。

王好古：主肺气胀满，膨而喘咳。

朱震亨：厚朴能治腹胀，因其味辛以提其气。

(5)入五脏　厚朴味辛入肺，味微苦入心。

(6)五行特点　厚朴味辛属金，具金行的运动态势。厚朴味微苦属火，具火行的运动态势。厚朴夏季采收，具火行的运动态势。

二、本草选摘

主中风伤寒，头痛，寒热惊悸，气血痹，死肌。(《神农本草经》)

主疗积年冷气，腹内雷鸣，虚吼，宿食不消，除痰饮，去结水，破宿血，消化水谷，止痛。大温胃气，呕吐酸水。主心腹满，病人虚而尿白。(《药性论》)

厚朴，宽中化滞，平胃气之药也，凡气滞于中，郁而不散，食积于胃，羁而不行，或湿郁积而不去，湿痰聚而不清，用厚朴之温可以燥湿，辛可以清痰，苦可以下气也。故前古主中风、伤寒头痛寒热，呕逆泻利，虫积痞积，或肺气胀满，痰涎喘嗽，或胃气壅滞，水谷不行，用此消食化痰，去湿散胀，平土、金二脏，以致于中和也。（《本草汇言》）

三、单验方

（1）久患气胀心闷，饮食不得，因食不调。冷热相击，致令心腹胀满　厚朴火上炙令干，又蘸姜汁炙，直待焦黑为度，捣筛如面。以陈米饮调下二钱匕，日三服。亦治反胃，止泻。（《斗门方》）

（2）虫积　厚朴、槟榔各二钱，乌梅二个。水煎服。（《保赤全书》）

（3）痰呕逆，饮食不下　用厚朴一两、姜汁炙黄，研为末，每服二匙，米汤调下。（《本草纲目》）

（4）气胀心闷，饮食不下，久患不愈　用厚朴以姜汁炙焦后研为末。每服二匙，陈米汤调下，一天服三次。（《本草纲目》）

（5）尿浑浊　用厚朴（姜汁炙）一两、白茯苓一钱，加水、酒各一碗，煎成一碗，温服。（《本草纲目》）

（6）月经不通　厚朴三两（炙过，切细），加水三升，煎成一升，分二次空心服下。三四剂之后，即见特效。方中如桃仁、红花亦可。（《本草纲目》）

（7）顽固性咳喘证　以厚朴、麻黄为主随症加减，水煎服，日1剂，治疗顽固性咳喘证2例，效果显著。（1989年《四川中医》何厚夫）

四、使用注意

厚朴水煎内服的常用剂量为3~10g，当然，可以根据临床需要而选用合适的剂量。厚朴气香味辛有走窜之功，微苦也能燥湿，所以，对于阴虚火旺、气血不足之人，尽量不要用，非用不可时必须配用合适的药物同用。

《本草品汇精要》：妊娠不可服。

《神农本草经疏》：凡呕吐不因寒痰冷积，而由于胃虚火气炎上；腹痛因于血虚脾阴不足，而非停滞所致；泄泻因于火热暴注，而非积寒伤冷；腹满因于中气不足、气不归元，而非气实壅滞；中风由于阴虚火炎、猝致僵仆，而非西北真中寒邪；伤寒发热头疼，而无痞塞胀满之候；小儿吐泻乳食，将成慢惊；大人气虚血槁，见发膈证；老人脾虚不能运化，偶有停积；妊妇恶阻，水谷不入；娠妇胎升眩晕；娠妇伤食停冷；娠妇腹痛泻利；娠妇伤寒伤风；产后血虚腹痛；产后中满作喘；产后泄泻反胃，以上诸证，法所咸忌。

《药笼小品》：已虚者勿用，损胎元。

厚朴的伪品不少，有五加科植物白背鹅掌柴的干燥树皮，俗称"大泡通"，划之没有油痕，没有厚朴的香气和辛辣味。另外，厚朴的相似品也较多，如腾冲厚朴、川姜朴等，临床应用时也需注意。

五、医家经验

李文瑞

厚朴一般用量3~10g，重用25~50g，最大用至80g。李师认为厚朴具有理气除胀、增强肠蠕动之功，与兴奋肠管的现代药理作用相符。重剂用于腹胀较甚者，方可获效。常在厚朴三物汤、枳术丸、厚朴七物汤等方中重用。临床主要用于帕金森病、腹部手术后、胃肠功能紊乱等。服药期间未见明显不良反应。

如治一男性80岁患者，患帕金森病住院，经西药治疗肢体抖动等症状明显减轻，唯腹胀便难如故，遂邀师会诊。症见腹胀如鼓，便软而难解，纳呆食少。舌淡红，苔薄白，脉弦细。证属气运失司，浊气不降。遂拟厚朴三物合枳术丸，重用厚朴至80g，加莱菔子10~15g。服3剂后略减，治疗月余症状缓解。［李秋贵.李文瑞教授重用单味药的临床经验.辽宁中医杂志，1994，21（10）：446］

六、老姬杂谈

筒朴：为主干的干皮，经加工后卷成双卷筒

状，形似"如意"，故又称为"如意卷厚朴"或"如意朴"。

靴角朴：为靠近根部的干皮，经加工后其形如靴，故名。

根朴：为根皮经加工后卷成单或双卷，多劈破，形弯曲如鸡肠，故又名"鸡肠朴"。

枝朴：为粗枝上剥下的皮，呈单卷状。

《本草汇言》上谈到"但气之盛者，用无不验，气之弱者，宜少用之"，这个点拨，真不错。临床上只要见到气滞、血瘀、痰湿水饮等证病性属热的，大胆应用就是。我的常用剂量为30g，效果很好。

厚朴，《中药学》上谈的功效为"燥湿消痰，下气除满"，这些，都可以根据厚朴的特点推理出来。

补骨脂

一、药物特性

1.望

【药材】为豆科植物补骨脂的干燥成熟果实。（《中药学》）思维发散：达里。

【颜色】表面黑色、黑褐色或灰褐色。（《中国药典》）思维发散：黑色和肾相通。

【优质药材】以粒大、色黑、饱满、坚实、无杂质者为佳。（《中药大辞典》）

2.闻

【气味】气香。（《中国药典》）思维发散：气香走窜。

3.问

【寒热属性】温。（《中药学》钟赣生主编）

【采集时间】秋季。（《中药学》）思维发散：秋季，五行属金，秋季采收的药材，具有清除的运动态势。

【炮制】补骨脂：簸净杂质，洗净，晒干。

盐补骨脂：取净补骨脂用盐水拌匀，微润，置锅内用文火炒至微鼓起，取出，晾干。每补骨脂50kg，用盐1.4kg，加适量开水化开澄清。

【有效成分】主要含香豆素类、黄酮类及单萜酚类。

【药理作用】补骨脂有雌性激素样作用，能增强阴道角化，增强子宫重量。能扩张冠状动脉，兴奋心脏，提高心脏功率。能收缩子宫及缩短出血时间，减少出血量。有致光敏作用，内服或外涂皮肤，经日光或紫外线照射，可使局部皮肤色素沉着。

【个性应用】需要增强子宫重量、扩张冠状动脉、兴奋心脏、提高心脏功率、收缩子宫及缩短出血时间、减少出血量、使局部皮肤色素沉着时，可以考虑补骨脂的应用。

4.切

现有特点：有油性。（《中国药典》）思维发散：一者润肠，二者质润滋阴。

5.尝

味道：味辛微苦。（《中国药典》）思维发散：辛者，能散、能润、能横行；苦者，能泻、能燥、能坚。辛入肺，苦入心。

6.药性

补骨脂药性为温。

7.共性应用

（1）达病位　补骨脂更多达里而治疗里证。

（2）平病性　补骨脂药性为温，可平病性之寒。

（3）修病态　补骨脂气香走窜，味辛能散，药性为温，加之秋季采收有清除之功，所以对于寒性的凝滞之证，有很好的治疗作用。

微苦入心，心主血脉，加之气香走窜、味辛能散、药性为温及秋季采收有清除之功，所以补骨脂有很好的活血通脉作用。

补骨脂味辛能散、微苦能燥及药性为温，所以，临床上遇到寒湿内滞之证，应用补骨脂治疗，效果很好。

补骨脂富含油质，质润能滋阴，所以，补骨脂有滋阴之功，临床上遇到阴虚之证，就可以考虑补骨脂的应用。

补骨脂富含油质，油质性滑，所以，补骨脂有润肠通便之功。临床上遇到肠道津液不足之便秘，就可以考虑补骨脂的应用。

（4）除表象　补骨脂色黑入肾，由于药性为温，所以，更多书上就说补骨脂有温肾阳的作用；肾主摄纳，所以补骨脂有很好的纳气及固精等作用。

（5）入五脏　补骨脂味辛入肺，味微苦入心。

（6）五行特点　补骨脂味辛属金，具金行的运动态势。补骨脂味微苦属火，具火行的运动态势。补骨脂秋季采收，具金行的运动态势。

二、本草选摘

主男子腰疼，膝冷囊湿，逐诸冷痹顽，止小便利，腹中冷。（《药性论》）

兴阳事，治冷劳，明耳目。（《日华子本草》）

固精气。（《本草品汇精要》）

治虚寒喘嗽。（《医林纂要》）

腰膝酸疼神效，骨髓伤败殊功。（《本草蒙筌》）

收小儿遗溺，兴丈夫痿阳，除阴囊之湿，愈关节之凉。（《玉楸药解》）

古人用破故纸，必用胡桃者，正因其性过于燥，恐动相火，所以制之使润，非故纸必须胡桃也。补骨脂尤能定喘，肾中虚寒，而关元真气上冲于咽喉，用降气之药不效者，投之补骨脂，则气自归原，正藉其温补命门，以回阳而定喘也。是补骨脂，全在审其命门之寒与不寒而用之耳，余非不教人之久服也。（《本草新编》）

三、单验方

（1）脾肾虚弱，全不进食　破故纸四两（炒香），肉豆蔻二两（生）。上为细末，用大肥枣四十九个，生姜四两，切片同煮，枣烂去姜，取枣剥去皮核用肉，研为膏，入药和杵，丸如梧桐子大。每服三十丸，盐汤下。（《本事方》）

（2）男子女人五劳七伤，下元久冷，乌髭鬓，一切风病，四肢疼痛，驻颜壮气　补骨脂一斤，酒浸一宿，放干，却用乌油麻一升和炒，令麻子声绝即簸去，只取补骨脂为末，醋煮面糊丸如梧子大。早晨温酒、盐汤下二十丸。（《经验后方》）

（3）腰疼　破故纸为末，温酒下三钱匕。（《经验后方》）

（4）妊娠腰痛，状不可忍　破故纸不以多少，瓦上炒香熟，为末，嚼胡桃肉一个，空心温酒调下三钱。（《伤寒保命集》）

（5）肾漏（阴茎不痿，精常流出，痛如针刺）　用破故纸、韭子各一两，共研为末，每取三钱，加水二碗，煎至六成服下。一天服三次，直至病愈。（《本草纲目》）

（6）破故纸散治小儿遗尿　破故纸一两（炒）。为末，每服一钱，热汤调下。（《补要袖珍小儿方论》）

（7）破故纸丸治肾气虚冷，小便无度　破故纸（大者盐炒），茴香（盐炒）。上等份为细末，酒糊为丸如梧桐子大。每服五十丸或百丸，空心温酒、盐汤下。（《魏氏家藏方》）

（8）打坠腰痛，瘀血凝滞　破故纸（炒）、茴香（炒）、辣桂等份。为末，每热酒服二钱。（《仁斋直指方》）

（9）怪症　玉茎不痿，精滑不止，时时如针刺，捏之则脆，名肾漏。配韭子各一两，每三钱，水煎，日服三次，至愈而止。（《得配本草》）

四、使用注意

补骨脂水煎内服常用剂量为6~10g，不过，可以根据临床需要而做相应的剂量调整。

补骨脂气香味辛走窜发散，微苦还能燥湿，所以，阴虚火旺、气血不足之人尽量不要用。

《得配本草》：阴虚下陷，内热烦渴，眩晕气虚，怀孕心胞热，二便结者禁用。

补骨脂也有伪品，毛曼陀罗子外观略呈扁肾形，大小个与正品差不多，表面黄棕色，也具细微的网状纹理，但边缘有明显不规则的弯曲沟纹，背侧呈弓形隆起，腹侧具黑色的种柄，种脐呈深缝状；闻之无香气，口尝味苦微辛。

五、医家经验

1.慢性泄泻

治慢性腹泻，常用补骨脂9g，炒神曲9g，炒泽泻9g。水煎，趁热顿服，1日1剂。另嘱患者自备苹果大者1枚，炉火烧熟，顿服，效果很好。补骨脂温肾涩肠；炒神曲健脾助消化；泽泻气寒味甘而淡，炒用则祛其寒性，专用其利水技能，以达水陆分消之目的。苹果烧用，养胃阴而不滑肠，滋肠胃而不增加消化负担。（《黄河医话》刘惠民）

2.平喘

补骨脂系辛苦大温之品，具有补肾壮阳、温肾纳气之功。对肾不纳气之虚喘患者，它本不是一味治本之药，常与胡桃肉等温补肾阳之品合用。邵长荣认为，八纲辨证中的"阴阳""寒热""虚实""表里"这四对矛盾是既对立又统一的，"标证"和"本证"也是如此，只是不同疾病在不同阶段有所偏重而已。所以本药不但可以用于治本，也可用于治标，即使不是肾虚的哮喘患者，只要热象不太明显，且无咯血等表现者，即可应用，以加强去痰平喘之效。（《邵长荣肺科经验集》）

六、老姬杂谈

补骨脂，富含油质，有滑肠之功，可以治疗脾约证，但很多书上也谈到说补骨脂能止泻，而《本草新编》中说"或问补骨脂治泻有神，何以脾泻有宜有不宜乎？不知补骨脂，非治泻之药，不治泻而治泻者，非治脾泄，治肾泄也。肾中命门之火寒，是脾气不固，至五更痛泻者，必须用补骨脂，以温补其命门之火，而泻者不泻矣。若命门不寒而脾自泻者，是有火之泻，用补骨脂正其所恶，又安能相宜哉"。

其实，很多中药都有双向调节作用，比如黄芪，高血压、低血压均可治疗；比如白术，便秘和泄泻也能都治疗。由于补骨脂有油性，能滑肠，所以，可以治疗便秘；因其味辛能散味微苦能燥湿，所以，对于因肠道湿多所致的泄泻来说，补骨脂可以除湿止泻。

水能载舟亦能覆舟，关键在于条件，不同的条件会有不同的结果。同理，使用补骨脂后，肠道内无水行舟的，补骨脂可以"滑肠"；肠道内水湿过多的，补骨脂可以除湿。当然，杯水车薪是不成的，如果肠道内严重缺水，此时单靠补骨脂的一点"油性"是不成的，还需加用更多的滋阴养血之品

及治本之药。

另外，《冯氏锦囊秘录》上说"补骨脂，色黑，禀北方之正味，辛暖水脏之阳，故能达命门，兴阳事，固精气，理腰疼，止肾泄，壮土益火之要剂。但性过于燥、阴火虚动，大便秘结者戒之"这段话的前部分说得很好，不过，由于现在的补骨脂"有油性"而不燥，所以，后面的"但性过于燥、阴火虚动，大便秘结者戒之"不能指导我们现在的用药。

补骨脂，《中药学》上谈的功效为"温肾助阳，纳气平喘，温脾止泻；外用消风祛斑"，这些，都能从补骨脂的特点推理出来。

益智仁

一、药物特性

1.望

【药材】为姜科植物益智的干燥成熟果实。（《中药学》）思维发散：达里。

【优质药材】以粒大饱满、气味浓者为佳。（《中药大辞典》）

2.闻

【气味】有特异香气。（《中药鉴定学》）思维发散：气香走窜。

3.问

【寒热属性】温。（《中药学》钟赣生主编）

【采集时间】夏秋间（长夏）。（《中药学》）思维发散：长夏，五行属土，长夏采收的药材，具有生新的运动态势。

【炮制】益智仁：取益智仁置锅内，炒至外壳焦黑，取出冷透，除去果壳，取仁捣碎用。

盐益智仁：取益智仁用盐水拌匀，微炒，取出放凉。每益智仁50kg，用食盐1.4kg，加适量开水化开澄清。

【有效成分】主要含二苯庚体类、类倍半萜类及挥发油类。（《中药学》）

【药理作用】体外实验表明益智仁生品醇提液及盐炙品醇提液均能显著拮抗因乙酰胆碱兴奋豚鼠膀胱逼尿肌M受体而引起的收缩反应，但不能拮抗

因Bacl2而引起的豚鼠膀胱逼尿肌兴奋效应，生品对磷酸组胺兴奋逼尿肌有一定的拮抗作用；益智仁的甲醇提取物有增强豚鼠左心房收缩力的活性；水提液有较强的抗疲劳和抗高温能力；此外，益智仁还具有中枢抑制、镇痛、免疫抑制、抗过敏、抗癌、抗应激、延缓衰老、消除自由基、抗氧化等作用。(《中药学》)

【个性应用】 需要抗疲劳和抗高温能力、中枢抑制、镇痛、免疫抑制、抗过敏、抗癌、抗应激、延缓衰老、消除自由基、抗氧化时，可以考虑益智仁的应用。

5.尝

味道：味辛微苦。思维发散：辛者，能散、能润、能横行；苦者，能泻、能燥、能坚。辛入肺，苦入心。

6.药性

益智仁药性为温。

7.共性应用

（1）达病位　益智仁达里，能治疗里证。

（2）平病性　益智仁药性为温，可平病性之寒。

（3）修病态　益智仁有特异香气，善走窜，味辛发散，所以，对于凝滞之证，就可以考虑益智仁的应用。

益智仁有微苦之味，微苦入心，心主血脉加之气香走窜和味辛发散，所以，益智仁有很好的活血通脉之功。临床上遇到血瘀证，就可以考虑益智仁的应用。

益智仁气香走窜、味辛发散、微苦燥湿，所以，益智仁的祛湿作用很好，这大概就是更多的书如《本草分经》《广志》等上说益智仁有"摄唾涎，缩小便"作用的原因。

益智仁长夏采收，具有土的生新之性，所以，王好古说益智仁能"益脾胃"。

（4）除表象　《本草纲目》：古人进食药中，多用益智仁。

（5）入五脏　益智仁味辛入肺，味微苦入心。

（6）五行特点　益智仁味辛属金，具金行的运动态势。益智仁味微苦属火，具火行的运动态势。益智仁长夏采收，具土行的运动态势。

二、本草选摘

开发郁结，使气宣通。(刘完素)

益智仁，其性行多补少，须兼补剂用之，若独用则散气。(《会约医镜》)

辛能开散，使郁结宣通，行阳退阴之药也。(《本草害利》)

治脾阳郁滞，冷气腹痛。又能使气宣通，温中进食，摄涎缩小便。(《药笼小品》)

唯芳香之气，独喜归脾，故能启脾胃，进饮食，开郁结，散寒邪，而阴虚有火者为不宜耳。(《本草便读》)

三、单验方

（1）夜多小便者　取二十四枚碎，入盐同煎服。(《本草拾遗》)

（2）腹胀忽泻，日夜不止，诸药不效，此气脱也　益智子仁二两，浓煎饮之，立愈。(《世医得效方》)

（3）妇人崩中　益智子，炒研细，米饮入盐服一钱。(《经效产宝》)

（4）白浊腹满，不拘男妇　益智仁（盐水浸炒）、厚朴（姜汁炒）等份。姜三片，枣一枚，水煎服。(《永类钤方》)

四、使用注意

益智仁的水煎内服剂量一般为3~10g。临床上可以根据需要而选择合适的剂量。

前人更多本草书上谈到益智仁的功效，多是从涩味谈的，比如《本草正义》上就说"益智，始见于藏器《本草拾遗》，谓之辛温，不言其涩，但诸家所述主治，无非温涩功用"，现在，我们知道益智仁没有涩味，所以，其收涩之功用也就没有了。

《神农本草经疏》：凡呕吐由于热而不因于寒；气逆由于怒而不因于虚；小便余沥由于水涸精亏内热，而不由于肾气虚寒；泄泻由于湿火暴注，而不由于气虚肠滑，法并禁之。

《本草备要》：因热而崩，浊者禁用。

《本经逢原》：血燥有火，不可误用。

五、医家经验

益智仁可引起鼻衄

1981年秋，余治1例12岁男孩遗尿症，投以缩泉丸煎剂，方中用益智仁12g。服药后患儿鼻衄如泉涌，停药后衄止。复诊时察其苔脉，并无阳热体征，余意前次出血，乃病情巧合，仍予原方加煅龙骨、煅牡蛎以增强潜降收涩之力，但药后又见鼻衄。详询其母云患儿素有便燥之症，半月前患肺炎，始悟其为素体肠燥津亏，风温热邪又复伤阴。《本草从新》云"血燥有热者，不可误入"，信不诬也。医者临证，苟不四诊合参，详于审辨，每易偾事。（《长江医话》李兰舫）

六、老姬杂谈

《中药学》上谈到益智仁的功效是"暖肾固精缩尿，温脾止泻摄唾"，是从"补益之中兼有收涩之性"来谈的，这点，《本草正义》上也谈到了，"益智，始见于藏器《本草拾遗》，谓之辛温，不言其涩，但诸家所述主治，无非温涩功用。杨仁斋《直指方》云，古人进食药中，多用益智，土中益火也。案此为脾虚馁而不思食者立法，脾土喜温而恶寒，喜燥而恶湿。寒湿困之，则健运力乏而不思纳谷，且食亦无味，此唯温煦以助阳和而斡旋大气，则能进食。益智醒脾益胃，固亦与砂仁、豆蔻等一以贯之。仁斋说到益火生土上去，附会心经之药，尚是舍近求远，故意深言之，亦殊不必。濒湖又谓治心气不足，梦泄、赤浊，则以肾阳无权，滑泄不禁者立论，故可用此温涩一法，然遗浊之虚寒症绝少，石顽谓因于热者，色黄干结，不可误用，极是。濒湖又谓治热伤心系，吐血血崩诸证，则既是热伤，而反用此大辛大热之药，何其背谬一至于此"。

我不知这个"收涩"之性是如何来的，但是益智仁确实可以治疗梦遗滑精、小便量多、泄泻、多唾多涎等症。

千年健

一、药物特性

1.望

【药材】为天南星科植物千年健的干燥根茎。（《中药学》）思维发散：取类比象，根茎能达人体腰腹部位及其他的阴阳相交之处。

现有特点：有针眼状小孔。（《中国药典》）思维发散：取类比象，有疏通作用。

【优质药材】以棕红色、条粗、香浓者为佳。（《中药大辞典》）

2.闻

【气味】气香。（《中国药典》）思维发散：气香走窜。

3.问

【寒热属性】温。（《中药学》钟赣生主编）

【采集时间】春秋二季。（《中药学》）思维发散：春季，五行属木，春季采收的药材，具有顺畅的运动态势。秋季，五行属金，秋季采收的药材，具有清除的运动态势。

【有效成分】含挥发油。（《中药学》）

【药理作用】千年健甲醇提取物有明显的抗炎、镇痛作用，醇提液有抗组胺作用，其水提液具有较强的抗凝血作用，所含挥发油对布氏杆菌、1型单纯疱疹病毒有抑制作用。（《中药学》）

【个性应用】需要抗炎、镇痛、抗凝血、抑制病毒时，可以考虑千年健的应用。

4.切

【现有特点】质硬。（《中国药典》）思维发散：质硬走里，且不易发散。

5.尝

味道：味辛微苦。（《中国药典》《中华本草》）思维发散：辛者，能散、能润、能横行；苦者，能泻、能燥、能坚。辛入肺，苦入心。

6.药性

千年健药性为温。

7.共性应用

（1）达病位 千年健能达人体阴阳相交部位。

（2）平病性 千年健药性为温，能平病性之寒。

（3）修病态 千年健有针眼状小孔，取类比象，具疏通之功，加之气香走窜，有通利之功，味辛能散，所以，千年健对凝滞之证，有很好的治疗作用。

千年健有微苦之味，能入心，心主血脉，加之"有孔"疏通，所以，千年健有很好的活血通脉作用。临床上遇到血瘀证，应用千年健治疗，效果不错。

千年健气香走窜、味辛能散、微苦燥湿，所以，千年健祛湿热的效果很好。

（4）除表象 《饮片新参》：入血分，祛风湿痹痛，强筋骨，治肢节酸疼。

（5）入五脏 千年健味辛入肺，味微苦入心。

（6）五行特点 千年健味辛属金，具金行的运动态势。千年健味微苦属火，具火行的运动态势。

二、本草选摘

（1）风气痛 治风气痛，筋骨痪软，半身不遂。（《中药材手册》）

可入药酒，风气痛老人最宜。（《柑园小识》）

（2）通络逐痹 千年健，今恒用之于宣通经络，祛风逐痹，颇有应验，盖气味皆厚，亦辛温走窜之作用也。（《本草正义》）

（3）壮骨、止胃痛 壮筋骨，浸酒；止胃痛，酒磨服。（《本草纲目拾遗》）

三、单验方

（1）固精强骨 千年健、远志肉、白茯神、当归身各等份。为末，炼蜜丸，梧子大，每酒服50丸。（《濒湖集简方》）

（2）体弱老人寒湿膝痛、腰痛，尤其腰脊僵硬疼痛，屈伸不便者 千年健、川牛膝、海风藤、宣木瓜各9g，桑枝15g，杜仲9g，秦艽、桂枝各6g，熟地黄12g，当归身9g，虎骨胶（溶化）6g。水煎服。（《贵州草药》）

四、使用注意

千年健水煎内服的常用剂量为5~10g，发表

者，小量应用；通里者，可以适当加量应用。

千年健味辛属动药，有伤阴之弊，且药性为温，所以，阴虚火旺者是不能用的，除非做更好的配伍用药。

千年健的假药很少，到正规医药公司购买，基本不会出现问题。

阴虚内热者慎用。（《饮片新参》）

五、医家经验

治疗胃痛

对于千年健，大家熟知的功效是祛风湿、强筋骨，常用于治疗风寒湿痹，腰膝冷痛，下肢拘挛麻木，半身不遂等。但千年健还可治疗胃寒疼痛，有行气活血、温胃止痛之功，尤其适用于素有胃病又兼见痹证患者。（《王新陆文集》）

六、老姬杂谈

千年健，《中药学》上谈的功效为"祛风湿，壮筋骨"，这里，"祛风湿"的功用可以从千年健的特点推理出来，但"壮筋骨"的作用却不能直接推理出。

临床上，遇到湿滞血瘀之证，就可以考虑千年健的应用，由于更多书上如《中药大辞典》《中华本草》等都没有谈到千年健的毒性，所以可以说，千年健的毒性很小，必要时可以大剂量应用。

第三节　味辛凉的常用药物

薄荷

一、药物特性

1.望

【药材】为唇形科植物薄荷的干燥地上部分。（《中药学》）思维发散：取类比象，薄荷能达腿脚以上及其他属阳的部位。

现有特点：中空。（《中药大辞典》）思维发散：中空者可发表，且有疏通之功。

【优质药材】以身干、无根、叶多、色绿、气味浓者为佳。（《中药大辞典》）

2.闻

【气味】气香。(《中药大辞典》)思维发散：气香走窜。

3.问

【寒热属性】凉。(《中药学》钟赣生主编)

【采集时间】夏、秋。(《中药学》)思维发散：夏季，五行属火，夏季采收的药材，具有向上向外的运动态势。秋季，五行属金，秋季采收的药材，具有清除的运动态势。

【有效成分】主要含挥发油。(《中药学》)

【药理作用】薄荷油内服通过兴奋中枢神经系统，能使皮肤毛细血管扩张，促进汗腺分泌，增加散热，从而起到发汗解热作用。薄荷油能抑制胃肠平滑肌收缩，能对抗乙酰胆碱而呈现解痉作用。薄荷醇有利胆作用。薄荷油外用，能刺激神经末梢的冷感受器而产生冷感，并反射性地造成深部组织血管的变化而起到消炎、止痛、止痒、局部麻醉和抗刺激作用。此外，薄荷有祛痰、止咳、抗着床、抗早孕、抗病原微生物等作用。(《中药学》)

【个性应用】需要扩张皮肤毛细血管而散热的，可以考虑薄荷的应用；胃肠痉挛时，可以考虑薄荷的应用；需要利胆、消炎、止痛、止痒、祛痰、止咳、抗早孕、抗病原微生物时，也可以考虑薄荷的应用。

4.切

【质地轻重】没有找到相关表述。

5.尝

味道：味辛凉。(《中药大辞典》)思维发散：辛能入肺，辛能散、能润、能横行；感觉到的凉能解除感觉到的热。

6.药性

薄荷药性为凉。

7.共性应用

（1）达病位　薄荷能达人体属阳部位。

（2）平病性　薄荷药性为凉，可平病性之热。

（3）修病态　气香走窜，味辛能散，薄荷有很好的通利之功。由于薄荷药性为凉，故而临床遇到热凝之证，用薄荷来治疗，效果不错。由于薄荷有"凉"感，所以，对于寒凝日久有"热"感的病证，应用薄荷尤为适宜。注意：表象的"热"，为气有余便是火所致；药性的"热"为向上向外的运动态势。两者不可混为一谈。

（4）除表象　薄荷味道辛凉，此凉，是能感觉到的凉，寒能制热，能感觉到的凉可制能感觉到的热，这也许就是很多本草书上说薄荷有"除热"之功的原因。

火郁发之，薄荷气香走窜，味辛发散，加之味道有凉感，所以，对于火郁之证来说，薄荷有很好的治疗效果。

薄荷发汗且辛能润，对于体表干燥之症，可以考虑薄荷的应用。

薄荷味辛入肺，肺主排浊，所以，对于排浊不利的咳嗽、少汗或者汗不出及肠胀气等病症，都可以考虑薄荷的应用。

（5）入五脏　薄荷味辛入肺。

（6）五行特点　薄荷味辛属金，具金行的运动态势。

二、本草选摘

去愤气，发毒汗，破血止痢，通利关节。(《药性论》)

主贼风，发汗。(治)恶气腹胀满，霍乱，宿食不消，下气。(《唐本草》)

杵汁服，去心脏风热。(《食疗本草》)

治中风失音，吐痰，除贼风，疗心腹胀，下气、消宿食及头风等。(《日华子本草》)

治伤风、头脑风，通关格，小儿风涎。(《本草图经》)

小儿惊风，壮热，须此引药；治骨蒸劳热，用其汁与众药为膏。(《本草衍义》)

主清利头目。(李杲)

能搜肝气。又主肺盛有余，肩背痛及风寒汗出。(王好古)

治一切伤寒头疼，霍乱吐泻，痈、疽、疥、癞诸疮。又：野薄荷上清头目诸风，止头痛、眩晕、发热，去风痰，治伤风咳嗽、脑漏鼻流臭涕，退虚痨发热。(《滇南本草》)

治中风，癫痫，伤燥热郁。(《本草述》)

愈牙痛，已热嗽，解郁暑，止烦渴，止血痢，通小便。（《医林纂要》）

消目翳。（《本草再新》）

薄荷，辛能发散，凉能清利，专于消风散热。故头痛，头风，眼目、咽喉、口齿诸病，小儿惊热，及瘰疬、疮疥为要药。（《本草纲目》）

薄荷，味辛能散，性凉而清，通利六阳之会首，祛除诸热之风邪。取其性锐而轻清，善行头面，用治失音，疗口齿，清咽喉。同川芎达颠顶，以导壅滞之热。取其气香而利窍，善走肌表，用消浮肿，散肌热，除背痛，引表药入营卫以疏结滞之气。（《药品化义》）

薄荷，不特善解风邪，尤善解忧郁，用香附以解郁，不若用薄荷解郁之更神。薄荷入肝胆之经，善解半表半里之邪，较柴胡更为轻清。余尝遇人感伤外邪，又带气郁者，不肯服药，劝服薄橘茶立效。方用薄荷一钱、茶一钱、橘皮一钱，滚茶冲一大碗服。存之，以见薄荷之奇验也。（《本草新编》）

薄荷，气味辛凉，功专入肝与肺。故书载辛能发散，而于头痛、头风、发热恶寒则宜，辛能通气，而于心腹恶气、痰结则治；凉能清热，而于咽喉、口齿、眼、耳、瘾疹、疮疥、惊热、骨蒸、衄血则妙。是以古方逍遥，用此以为开郁散气之具；小儿惊痫，用此以为宣风向导之能；肠风血痢，用此以为疏气清利之法。然亦不敢多用，所用不过二三分为止，恐其有泄真元耳。猫伤用汁涂之。最妙。（《本草求真》）

辛能散，凉能清，升浮能发汗。搜肝气而抑肺盛，凡小儿治惊药，俱宜薄荷汤调。（《本草备要》）

功利咽喉，故异名冰喉尉。（《本草乘雅半偈》）

轻清入肺，味辛温而气禀芳香，解散上焦，清头目而善宣风热。（薄荷辛温香窜，体温而用凉，入肺经轻浮上升，故能解散上焦风热，为解表之药，利咽喉，辟口气，虽因其用凉而能治热证，然毕竟辛散之品，阴虚有火者仍宜远之，薄荷之性味功用，与冰片相似，体温而用凉，其所谓清者，乃

轻清之清，非清冷之清也。）（《本草便读》）

薄荷于头目肌表之风热郁而不散者，最能效力。若能配合得宜，亦可治上中焦之里热。（《本草思辨录》）

三、单验方

（1）清上化痰，利咽膈，治风热　薄荷末炼蜜丸，如芡子大，每噙一丸。白沙糖和之亦可。（《简便单方》）

（2）风气瘙痒　大薄荷、蝉蜕等份为末，每温酒调服一钱。（《永类钤方》）

（3）薄荷丸治瘰疬结成颗块，疼痛，穿溃，脓水不绝，不计远近　薄荷一束如碗大（阴干），皂荚十挺（长一尺二寸不蛀者，去黑皮，涂醋，炙令焦黄）。捣碎，以酒一斛，浸经三宿，取出曝干，更浸三宿，如此取酒尽为度，焙干，捣罗为散，以烧饭和丸，如梧桐子大。每于食前，以黄芪汤下二十丸，小儿减半服之。（《太平圣惠方》）

（4）衄血不止　薄荷汁滴之；或以干者水煮，绵裹塞鼻。（《本事方》）

（5）耳痛　鲜薄荷绞汁滴入。（《闽东本草》）

四、使用注意

薄荷，一般的常用剂量为3~6g。由于其主要含有挥发油，所以，不宜久煎，在同其他药水煎内服时需后下。

薄荷气香味辛，属动药，动药易伤阴血，所以，应用时需注意这点，做好防护工作且不能多服、久服。

《药性论》：新病瘥人勿食，令人虚汗不止。

《本经逢原》：多服久服，令人虚冷；阴虚发热，咳嗽自汗者勿施。

《本草害利》：辛香伐气，多服损肺伤心，虚者远之。凡病新瘥勿服，以表气虚也，令人虚汗不止。咳嗽由肺虚寒客而无热症者勿服。阴虚人发热勿服，恐出汗则易竭其津液也。及血虚头疼，小儿身热，由于伤食疳积者禁用。每见小儿多食薄荷糕者，汗多体弱，瘦弱人久食之动消渴病。

五、医家经验

薄荷功效

薄荷尚能清肝明目，用于肝郁化火目赤肿痛、视物模糊、头痛头晕等症。常配菊花、冬桑叶等同用。对于薄荷的用途，大家多使用它发散风热、清肝明目的作用，而不常注意它消食下气、消胀、除霍乱吐泻的作用。这种情况常与木香、槟榔、大腹皮、焦三仙、草豆蔻等同用。

薄荷配地骨皮、银柴胡、秦艽，能退骨蒸痨热，配桑白皮，能泄肺热，配四物汤（熟地黄、当归、白芍、川芎）能调经顺气，例如逍遥散（柴胡、白术、茯苓、当归、白芍、炙甘草、陈皮、薄荷、煨姜）中，也用薄荷以助散郁调气之力。桑叶、薄荷都常用为疏风清热药，但桑叶偏于凉血清热、疏风明目。薄荷则偏入气分，富有辛凉解散的作用。久病、大病之后，不可用薄荷，以免出汗不止。（《焦树德方药心得》）

六、老姬杂谈

薄荷之味，古今差不多，所以，根据味道推理出的功效也就差不多，不过，纵观历代本草，关于薄荷的药性，却有截然两种不同的说法，一种是温，如《神农本草经》《唐本草》《本草便读》《滇南本草》等，一种是凉，如《本草纲目》《药品化义》《本草求真》《本草备要》等，还有说薄荷性平的，如《医学衷中参西录》等。

《中药学》上谈的功效"疏散风热，清利头目，利咽，透疹，疏肝行气"，这些都可以从气香和味道辛凉推理出。

冰片

一、药物特性

1.望

【药材】为龙脑香科植物龙脑香的树脂加工品或是龙脑香树的树干、树枝切碎，经蒸馏冷却而得到的结晶，称"龙脑冰片"或"梅片"。由菊科植物艾纳香的新鲜叶经提取加工制成的结晶，称"艾

片"。梅片和艾片，都属于天然冰片。现多用松节油、樟脑等经化学方法合成，称"合成龙脑""机制冰片"。（《中药学》）思维发散：冰片既有加工品，也有合成品，两者均为真品。

【颜色】色白（机制冰片）。（《中药大辞典》）思维发散：白色和肺相通。

【优质药材】以片大而薄、色洁白、质松、气清香纯正者为佳。（《中药大辞典》）

2.闻

【气味】气清香。（《中国药典》）思维发散：气香走窜。

3.问

【寒热属性】微寒。（《中药学》钟赣生主编）

【有效成分】从樟科植物中提取的天然冰片主要成分为右旋龙脑，从菊科植物艾纳香中提取的冰片主要含左旋龙脑，含少量桉油精、左旋樟脑、倍半萜醇等。机制冰片除含有龙脑外，还含有大量异龙脑。（《中药学》）

【药理作用】冰片对中枢神经系统具有兴奋及抑制双重作用，龙脑、异龙脑均有耐缺氧作用，并改善缺血脑组织能量代谢，减轻脑损伤；冰片还能抗心肌缺血，局部应用对感觉神经有轻微刺激，有一定的止痛及温和的防腐作用；对金黄色葡萄球菌、乙型溶血性链球菌、草绿色链球菌、肺炎球菌和大肠埃希菌等在试管内有明显抗菌作用，呈现出低浓度抑菌，高浓度杀菌；还能抗生育，并具有促进药物吸收、影响药物分布等作用。（《中药学》）

【个性应用】当中枢系统出现异常时，可以考虑冰片的应用；脑损伤时，可以考虑冰片的应用；心肌缺血时，可以考虑冰片的应用；需要防腐时，可以应用冰片；需要抗菌、抗生育、促进药物吸收时，可以考虑冰片的应用。

4.切

现有特点：质松脆，手捻即粉碎（机制冰片）。（《中药大辞典》）思维发散：内实者攻里，冰片质松脆，则更多走外，且易散开。另外，不能从质地轻重来谈冰片的功用。

5.尝

味道：味辛凉。（《中国药典》）思维发散：辛

能入肺，辛能散、能润、能横行；感知到的凉能除感知到的热。

6.药性

冰片药性微寒。

7.共性应用

（1）达病位　冰片，表里皆达。

（2）平病性　冰片药性微寒，能平病性之热。

（3）修病态　冰片气清香，走窜之力甚好，加之味辛发散，所以，对于凝滞之证有很好的治疗作用。由于冰片还有"凉"感，所以，对于寒凝日久有"热"感的人，更是适宜。

（4）除表象　火郁发之，冰片气香走窜，味辛发散，加之味道有凉性，所以，对于火郁之证，冰片有很好的治疗作用。

色白入肺，加之味辛亦入肺，肺主排浊，所以，冰片有很好的排浊之功，可以发汗、止咳等。

（5）入五脏　冰片味辛入肺。

（6）五行特点　冰片味辛属金，具金行的运动态势。

二、本草选摘

主心腹邪气，风湿积聚，耳聋。明目，去目赤肤翳。（《唐本草》）

治大肠脱。（张元素）

治骨痛。（李杲）

散心盛有热。（王好古）

疗喉痹，脑痛，鼻息，齿痛，伤寒舌出，小儿痘陷。通诸窍，散郁火。（《本草纲目》）

治惊痫痰迷。（《本草备要》）

治肢节疼痛。（《会约医镜》）

内能透骨搜风，散可疏邪，外可通经宣毒，凡一切风痰诸中内闭等证，暂用以开闭搜邪。（《本草便读》）

冰片，辛香气窜，无往不达，能治一切风湿不留内。（《本草求真》）

三、单验方

（1）头目风热上攻　龙脑末半两，南蓬砂末一两。频搐两鼻。（《御药院方》）

（2）头脑疼痛　片脑一钱，纸卷作拈，烧烟熏鼻，吐出痰涎即愈。（《寿域神方》）

（3）内外痔疮　片脑一二分，葱汁化搽之。（《简便单方》）

（4）鼻中息肉垂下者　片脑点之。（《濒湖集简方》）

（5）慢性气管炎　取冰片3g（有的用7.5g）研细，和入等量凡士林调匀，涂在油纸上，贴于膻中穴。用绷带固定，并持续热敷，每12小时换药1次。10天为一疗程。据201例的观察，其近期疗效为：临床痊愈15例（7.4%），显效76例（37.8%），好转94例（46.8%），无效16例（8%）。又75例50岁以上患者的近期有效率为90.6%，停药后1年随访的有效率为58.66%（痊愈12例，显效16例，好转12例）。此法的平喘效果较好，并有一定的镇咳、祛痰效力，但不能排除热敷所起的作用。治疗期间多数病人食欲增加，睡眠改善，但部分病人有轻度头昏，头痛，大汗淋漓，贴药处皮肤发红、发痒，出现疹子。故在天气炎热时不宜采用。实践中观察到，年龄越大，病程越长，病情越重者，疗效越低。复发病例与往年同期相比，症状体征均有所减轻。（《中药大辞典》）

（6）慢性鼻腔炎　将冰片溶于热液状石蜡中，配成2%透明液体。每日滴鼻3~4次，每次1~2滴。据10余例观察，对慢性单纯性鼻炎疗效较好，对慢性肥厚性鼻炎亦有效，对萎缩性鼻炎可改善症状。滴药后鼻塞症状消失，分泌物由黄绿色变为白色，分泌量渐趋减少。（《中药大辞典》）

（7）暑疖　冰片、生大黄（打碎）各10g，75%酒精（或白酒）100ml。共浸泡瓶中（振摇几次），2小时后即可使用。先把肥皂液洗患处，用温开水去净肥皂液，再用消毒棉签蘸药液外搽患处。据报道，用本方治疗暑疖，一般涂搽1~4次即可痊愈。（《外治方》）

四、使用注意

冰片走窜之性甚烈，所以不能多用、久用。《本草便读》上说冰片"然辛香走窜之品，服之令人暴亡"。一般常用剂量为0.15~0.3g，入丸散用，不入汤剂。

《中药学》：孕妇慎用。

《神农本草经疏》：凡中风非外来之风邪，乃因气血虚而病者忌之；小儿吐泻后成惊者为慢脾风，切不可服，急惊属实热可用，慢惊属虚寒不可用；眼目昏暗属肝肾虚者不宜入点药。

五、医家经验

1.冰片治疗牙痛、三叉神经痛、头痛

方法：取白芷60g，冰片0.6g。共研成末，以少许置于患者鼻前庭，嘱均匀吸入。治疗牙痛20例，三叉神经痛2例，显效时间最短1分钟，最长10分钟；治疗头痛21例，有效20例；神经衰弱头痛17例，有效14例，在2~7分钟内显效。[广西医学院.中草药新医疗法展览资料选编，1970：168]

2.冰片生姜膏治疗软组织损伤

方法：将鲜生姜洗净晾干，取15~20g，冰片10~15g，凡士林等量，调为膏剂，用棉棒蘸药膏均匀地涂于患处，面积大小与伤处范围吻合，每日早、晚各涂1次，4天即可治愈。该方应用于腰部扭伤及腕、踝关节扭伤和钝力作用引起的软组织损伤、肌内注射所致的局部硬结等，均能收到良好的治疗效果。[刘淑茹，李金梅，林治萍.冰片生姜膏治疗软组织损伤.山东中医杂志，2002，21（7）：441]

六、老姬杂谈

张元素说冰片治"大肠脱"，但治病明理，不能见到肠脱就用冰片，因为不是所有的肠脱都能用冰片来治疗的。脱肛的直接诊断是虚，是气虚不固所致，究其根本原因，要么是局部有过多浊物堵塞不排，下垂之力超过固摄之力所致；要么就是局部的气本身就不足，固摄力下降所致。这里不谈寒和热。

治疗时，对于根本原因是气虚所致的，补气为正治，收涩为帮扶；对于根本原因是浊物堵塞所致的，排浊是正治，收涩为害治。

由于冰片能排浊，所以，冰片能治浊物堵塞

所致的"大肠脱"，对于因虚所致的"大肠脱"来说，应用冰片治疗，则伤害更大，这是因为冰片善于走窜能伤气血。

关于冰片之药性，本草上也有争议，如《本草备要》上说：一名龙脑香。宣，通窍，散火。辛温。香窜善走能散，先入肺，传于心脾而透骨，通诸窍，散郁火。治惊痫痰迷（东垣曰：风病在骨髓者宜之。若在血脉肌肉，反能引风入骨，如油入面），目赤肤翳（乳调，日点数次。王节斋曰：冰片大辛热，用之点眼，取其拔出火邪。盖火郁发之，从治法也。世人误以为寒，而常用之。遂致积热害目，故云眼不点不瞎者，此也），耳聋鼻息（鼻中息肉，点之自入，皆通窍之功），喉痹舌出（散火），骨痛齿痛（治骨），痘陷（猪心血作引，酒服或紫草汤服，引入心经能发之）产难，三虫五痔（王纶曰：世人误以为寒，不知辛散性甚，似乎凉耳。诸香皆属阳，岂有香之至者而反寒乎？昂幼时曾问家叔建侯公云：姜性何如？叔曰：体热而凉。盖味辛者多热，然辛热必借辛以散之，风热散则凉矣。此即本草所云冰片性寒之义，向未有发明之者，附记于此）。

冰片，《中药学》上谈的功效为"开窍醒神，清热止痛"，如果把这里的"清热"改成"散热"就更好了。

蛇床子

一、药物特性

1.望

【药材】为伞形科植物蛇床的干燥成熟果实。（《中药学》）思维发散：达里。

【优质药材】以颗粒饱满、灰黄色、气味浓厚者为佳。（《中药大辞典》）

2.闻

【气味】气香。（《中国药典》）思维发散：气香走窜。

3.问

【寒热属性】温。（《中药学》钟赣生主编）

【采集时间】夏、秋。（《中药学》）思维发散：

夏季，五行属火，夏季采收的药材，具有向上向外的运动态势。秋季，五行属金，秋季采收的药材，具有清除的运动态势。

【有效成分】含挥发油。还含有香豆素类等成分。

【药理作用】蛇床子浸膏皮下注射能延长小鼠交尾期，增加子宫及卵巢重量；其提取物有雄性激素样作用，可增加小鼠前列腺、精囊、肛提肌重量。蛇床子水蒸馏液对耐药性金黄色葡萄球菌、铜绿假单胞菌有抑制作用，蛇床子素可抗皮肤真菌和霉菌，蛇床子流浸膏体外能杀灭阴道滴虫。蛇床子总香豆素具有较强的支气管扩张、祛痰和平喘作用。另外，具有抗心律失常、降血压、延缓衰老、促进记忆、抗炎、局麻、抗过敏、抗诱变、抗骨质疏松、杀精子等作用。（《中药学》）

【个性应用】需要增加子宫及卵巢重量、发挥雄激素样作用时，可以考虑蛇床子的应用；需要抑菌灭菌及消除阴道滴虫时，可以考虑蛇床子的应用；需要发挥抗心律失常、降血压、延缓衰老、促进记忆、抗炎、局麻、抗过敏、抗诱变、抗骨质疏松、杀精子等作用时，可以考虑蛇床子的应用。

4.切

现有特点：显油性。（《中国药典》）思维发散：一则有润肠作用；二则质润能滋阴。

5.尝

味道：味辛凉而有麻舌感。（《中国药典》）思维发散：辛能入肺，辛能散、能润、能横行；感知到的凉能除感知到的热。

6.药性

蛇床子药性为温。

7.共性应用

（1）达病位　蛇床子更多达里而治疗里证。

（2）平病性　蛇床子药性为温，可平病性之寒。

（3）修病态　蛇床子，气香走窜，味辛能散，治疗凝滞之证，效果不错。

蛇床子有油性，说明质润，质润则滋阴，所以，蛇床子在散滞的同时不会伤损阴血，这一点，是薄荷、冰片、辛夷等所没有的。

蛇床子味辛能散、微苦燥湿，所以，蛇床子

也有一定的祛湿作用。

（4）除表象　蛇床子有油性，也有一定的润肠之功，故而可以治疗脾约证。

火郁发之，蛇床子辛凉，《本草正义》上就说"外疡湿热痛痒，浸淫诸疮，可作汤洗，可为末敷，收效甚捷，不得以贱品而忽之"。

（5）入五脏　蛇床子味辛入肺。

（6）五行特点　蛇床子味辛属金，具金行的运动态势。

二、本草选摘

主妇人阴中肿痛，男子阴痿、湿痒，除痹气，利关节，癫痫，恶疮。（《神农本草经》）

温中下气，令妇人子脏热，男子阴强，好颜色，令人有子。（《名医别录》）

治男子、女人虚，湿痹，毒风，顽痛，去男子腰疼。浴男子阴，去风冷，大益阳事。主大风身痒，煎汤浴之瘥。疗齿痛及小儿惊痫。（《药性论》）

治暴冷，暖丈夫阳气，助女人阴气，扑损瘀血，腰胯疼，阴汗湿癣，肢顽痹，赤白带下，缩小便。（《日华子本草》）

敷疮止痒。（《生草药性备要》）

吹聤耳。（《长沙药解》）

蛇床子《神农本草经》：名蛇粟，又名蛇米。《尔雅》名虺床，以虺蛇喜卧于下，嗜食其子，故有此名。始出临溜川谷及田野湿地，今所在皆有。三月生苗，高二三尺，叶青碎作丛似蒿……蛇床子气味苦辛，其性温热，得少阴君火之气。主治男子阴痿湿痒，妇人阴中肿痛，禀火气而下济其阴寒也。除痹气，利关节，禀火气而外通其经脉也。心气虚而寒邪盛，则癫痫。心气虚而热邪盛，则生恶疮。蛇床味苦性温，能助心气，故治癫痫恶疮。久服则火土相生，故轻身。心气充盛，故好颜色。（《本草崇原》）

蛇床生阴湿卑下之地，而芬芳燥烈，不受阴湿之气，故入于人身，亦能于下焦湿气所归之处。（《神农本草经百种录》）

妇人无娠，最宜久服。（《本草蒙筌》）

三、单验方

（1）阳不起　菟丝子、蛇床子、五味子各等份。上三味，末之，蜜丸如梧子。饮服三十丸，日三。（《备急千金要方》）

（2）益绝阳不起　用蛇床子一两、熟地一两，二味煎服，阳道顿起，可以久战，大异平日。（《本草新编》）

（3）男子阴肿胀痛　蛇床子末，鸡子黄调敷之。（《永类钤方》）

（4）妇人阴痒　蛇床子一两，白矾二钱。煎汤频洗。（《濒湖集简方》）

（5）滴虫性阴道炎　蛇床子一两，黄柏三钱。以甘油明胶为基质做成栓剂（2g重），每日阴道内置放一枚。（《内蒙古中草药新医疗法资料选编》）

（6）阴囊湿疹　蛇床子15g，煎水洗阴部。（《江西草药手册》）

（7）冬月喉痹肿痛，不可下药者　蛇床子烧烟于瓶中，口含瓶嘴吸烟，其痰自出。（《太平圣惠方》）

（8）赤白带等　赤白带，同枯矾醋丸弹大，绵包纳阴中，热极再换，甚效。（第二）子宫冷。同上。（第三）脱肛，为末敷之，又同甘草服。（《本草易读》）

四、使用注意

蛇床子有一定的毒性，中蛇床子毒后可出现口舌发麻、恶心呕吐，或头晕、心悸、出汗、胸闷等症状。一般来说，蛇床子的剂量不能太大，《中药学》上谈的水煎内服时，剂量为3~10g，当然，有人把蛇床子的剂量用到60g。

《本经逢原》：肾火易动，阳强精不固者勿服。

蛇床子，假药较少，一般用同科植物旱芹来冒充，旱芹口尝时没有麻舌感，用手搓揉后有一股芹菜的清香气，这是鉴别点。

更多时候，是给售卖的蛇床子药品中加有其他东西，比如，掺入地肤子、茺蔚子、鹤虱或其他杂末等，应用时需注意。地肤子和茺蔚子，它们和蛇床子的形状、颜色不同，稍微仔细一点看，就能发现真假；鹤虱虽然形状上与蛇床子相似，但体外带有一圈细小绒毛，这点与真蛇床子是不一样的；掺了杂末的，抓一把在手上摊开，很快就能发现。

五、医家经验

蛇床子治疗心律失常

赵某，女，38岁，1997年1月9日初诊。患者无明显诱因心慌3个月。初未在意，后因发作频繁，曾就诊某医院，诊为吞咽房速。经过普鲁本辛、普萘洛尔等药治疗2周，未见明显效果。吞咽诱发心慌持续1~2秒；进餐后多持续1~2分钟。既往无心脏病。心脏听诊：吞咽时，即刻闻及短阵快速心率。心电图：吞咽房性短暂心动过速。心脏彩超检查无异常。食管亦未见其结构及功能异常。现进食心悸，头昏胸闷，气短乏力，睡眠偶被惊醒，腰酸膝软，月经错后，白带多，舌淡、苔白腻，脉沉滑。综观脉症，为脾肾阳虚，痰湿瘀阻。宜温阳健脾、散寒除湿、宣痹通络。独取一味蛇床子60g，水煎分2次服。二诊：药尽3剂，自觉心悸痊愈，吞咽时未闻及早搏及心动过速。再进3剂巩固疗效。随访月余未见复发。

按：吞咽房速，应归属心悸范围。探其发病机制，缘于痰湿内蕴，经脉痹阻。盖吞咽引发的经气，因循经"下隔、属胃、络脾"之和降运失司，遂越经流注少阴，逆冲于心，扰乱心神，而发为心悸。据《神农本草经疏》所述"蛇床子苦能除湿、温能散寒、辛能润肾、甘能益脾"。本例独用蛇床子，取其下能温肾助阳，中能健脾燥湿，上可宣痹通络。一药多能，标本兼治。既协调心、肾、脾胃脏腑之功能，又宣通经脉之痹阻，所以胃气和降，气行有序，虽无安神之功，但获安神之效。［刘炳乾. 蛇床子治疗脉管炎、心律失常. 中医杂志，2000，41（8）：456］

六、老姬杂谈

流水不腐户枢不蠹，所以，常流的水不发臭，常转的门轴不遭虫蛀，反之，不流的水则容易发臭，臭则生虫；不转的门轴则容易被虫蛀，也就是说容易引起外来之虫的侵入。同理，当人体的津液及血液周流不畅时，也容易内生虫邪或者使得外来的虫子侵入。

辨证求因，治病求本，遇到体内之虫邪为害的病证，我们就要让体内的津液或血液更多地动起来，这就需要使用"动药"。蛇床子气香走窜，味辛能散，所以，蛇床子就有杀虫祛虫的作用，这也许是《本草从新》上说蛇床子"治阴痿囊湿，女子阴痛阴痒（湿生虫，同矾煎汤洗）"的原因。湿生虫，蛇床子能祛湿，故而就能杀虫祛虫。

蛇床子，《中药学》上谈的功效为"燥湿祛风，杀虫止痒，温肾助阳"，这里，除了"温肾助阳"之外，其他的都可以从蛇床子的特点推理而出。

辛夷

一、药物特性

1.望

【药材】为木兰科植物望春花、玉兰或武当玉兰的干燥花蕾。（《中药学》）思维发散：花性散；达属阳部位。

【优质药材】以花蕾未开、身干、色绿、无枝梗者为佳。（《中药大辞典》）

2.闻

【气味】气芳香。（《中国药典》）思维发散：气香走窜。

3.问

【寒热属性】温。（《中药学》钟赣生主编）

【采集时间】冬末春初。（《中药学》）

【有效成分】主要含木脂类成分、黄酮类成分、生物碱成分、挥发油等。

【药理作用】辛夷有收缩鼻黏膜血管作用，能保护鼻黏膜，并促进黏膜分泌物的吸收，减轻炎症，乃至鼻腔通畅。辛夷浸剂或煎剂对动物有局部麻醉作用。辛夷水或醇提取物有降压作用。辛夷水煎剂对横纹肌有乙酰胆碱样作用，并能兴奋子宫平滑肌，亢奋肠运动。对多种致病菌有抑制作用。辛夷挥发油有镇静、镇痛、抗过敏、降血压作用。

（《中药学》）

【个性应用】需要通畅鼻腔时可以考虑用辛夷；需要降压、亢奋肠运动、抑菌、镇静、镇痛、抗过敏时，可以考虑辛夷的应用。

4.切

【质地轻重】体轻。（《中国药典》）思维发散：体轻升浮。

5.尝

味道：味辛凉而稍苦。（《中国药典》）思维发散：辛能入肺，辛能散、能润、能横行；感知到的凉能除感知到的热。微苦入心，还有一定的燥湿之功。

6.药性

辛夷药性为温。

7.共性应用

（1）达病位　辛夷药用部位为花蕾，位于植物上部，取类比象，辛夷能达人体上部而治病，且辛夷质地轻，更能达人体属阳的头面部。

（2）平病性　辛夷药性为温，能平病性之寒。

（3）修病态　辛夷气味芳香，有走窜之力，对于头面部的凝滞之证，应用辛夷来治疗，效果不错。

辛夷还有微苦之味，微苦入心，心主血脉，加之辛夷的清香走窜及味辛能散，所以，辛夷的活血通脉作用很好，可治疗血瘀证

辛夷味辛能散、微苦燥湿，所以，辛夷也有一定的祛湿作用。头面部及体表部位有湿病证，辛夷有很好的治疗作用。

（4）除表象　辛夷味辛能散，对于头面部需要发散治疗的病症，可以考虑辛夷的应用。

寒能制热，辛夷口尝有凉感，所以能消除能感觉到的"热"。

（5）入五脏　辛夷味辛入肺。

（6）五行特点　辛夷味辛属金，具金行的运动态势。辛夷体轻升浮，具火行的运动态势。

二、本草选摘

主五脏身体寒热，风头脑痛，面皯。（《神农本草经》）

温中解肌，利九窍，通鼻塞、涕出，治面肿引齿痛，眩冒、身洋洋如在车船之上者。生须发，去白虫。(《名医别录》)

能治面生皯。面脂用，主光华。(《药性论》)

通关脉，明目。治头痛、憎寒、体噤、瘙痒。(《日华子本草》)

治脑漏鼻渊，祛风，新瓦焙为末。治面寒痛，胃气痛，热酒服。(《滇南本草》)

鼻渊、鼻鼽、鼻窒、鼻疮及痘后鼻疮，并用研末，入麝香少许，葱白蘸入数次。(《本草纲目》)

利气破壅。(《玉楸药解》)

外用能促进子宫收缩，具催生作用。(《江西中药》)

通九窍，利关节。时珍曰：肺开窍于鼻，阳明胃脉环鼻上行。脑为元神之府，鼻为命门之窍。人之中气不足，清阳不升，则头为之倾，九窍为之不利。吾乡金正希先生尝语余曰：人之记性，皆在脑中。小儿善忘者，脑未满也；老人健忘者，脑渐空也。凡人外见一物，必有一形影留于脑中。昂按：今人每记忆往事，必闭目上瞪而思索之，此即凝神于脑之意。不经先生道破，人皆习焉而不察矣。李时珍曰：脑为元气之府，其于此义，殆暗符欤。(《本草备要》)

凡鼻鼽、鼻渊、鼻塞及痘后鼻疮，并研末，入麝香少许，以葱白蘸入甚良，脑鼻中有湿气久窒不通者宜之。(《本经逢原》)

去皮毛之风滞。久服，下气，轻身，明目，增年耐老。清气上升则浊气下降，而百体清宁，可永年矣。芳香清烈，能驱逐邪风头目之病。药不能尽达，此为之引也。(《神农本草经百种录》)

为脑热鼻渊之专药。(《药性切用》)

治九窍风热之病。(《本草分经》)

行头脑而散上焦之风热。(《得配本草》)

能除头面肌肉皮毛之风邪。(《冯氏锦囊秘录》)

三、单验方

（1）苍耳散治鼻渊　辛夷半两，苍耳子二钱半，香白芷一两，薄荷叶半钱。上并晒干，为细末。每服二钱，用葱、茶清食后调服。(《济生方》)

（2）鼻塞不知香味　皂角、辛夷、石菖蒲等份。为末。绵裹塞鼻中。(《梅氏验方新编》)

（3）鼻炎、鼻窦炎　辛夷9g，鸡蛋3个。同煮，吃蛋饮汤。(《单方验方调查资料选编》)

（4）芎藭散治鼻内窒塞不通，不得喘息　辛夷、芎藭各一两，细辛（去苗）七钱半，木通半两。上为细末。每用少许，绵裹塞鼻中，湿则易之。五七日瘥。(《证治准绳》)

（5）鼻渊、鼻塞　用辛夷研末，加麝香少许，以葱白蘸入鼻中，几次即见效。(《本草纲目》)

（6）过敏性鼻炎　以辛夷花3g，偏风寒者加藿香10g，偏风热者加槐花10g。用开水冲泡后频饮，每日1~2剂。(任义先)

四、使用注意

辛夷，水煎内服时常用剂量为3~10g。水煎时需要用纱布把辛夷包起来，也就是说，用纱布把辛夷包起来后和其他药物一起煎煮。

辛夷为动药，加上苦能燥湿，所以，辛夷很容易伤阴，临床上应用辛夷治病时需注意消除这个不良反应。气血不足之人最好不用或者更需配伍补气血之品以同用。

另外，内服辛夷也可以引起过敏反应，1986年第八期《中药通报》上介绍应用辛夷治疗鼻炎引起过敏反应2例，其中1例服用银翘散加苍耳子、辛夷花各9g治疗，药后1小时，即感头晕、心悸、胸闷、恶心、全身瘙痒。经对方中各药单独煎服证实，其反应由辛夷引起。后用辛夷9g，以水煎液浸湿纱布，外敷于患者前臂，20分钟后亦出现上述表现，并见局部潮红、药疹、痒感，面色苍白。查血压90/60mmHg，心率112次/分。遂用氢化可的松50mg溶于10%葡萄糖100ml静脉滴注，4小时后症状消失。

辛夷的假药较多，有的还很相似，比如，望春花、木兰科植物含笑属黄心夜合的花蕾等。

《神农本草经疏》：凡气虚人忌，头脑痛属血虚火炽者忌，齿痛属胃火者忌。

《本草汇言》：气虚之人，虽偶感风寒，致诸窍不通者，不宜用。

《本草便读》：此物初生如笔，重重有毛，当去净用，否则毛射肺中，令人咳嗽。

《本草害利》：去心及外皮毛，入药微焙。

《本草新编》：辛散之物多用，则真气有伤，亦可暂用而不可久服。总之，去病即已，不可因其效甚而纵用之，非独辛夷之为然也。

《本经逢原》：但辛香走窜，虚人血虚火炽而鼻塞，及偶感风寒，鼻塞不闻香臭者禁用。

五、医家经验

焦树德

辛夷气味辛温，有祛风通窍的作用，尤善于通鼻，以散风寒。故常用于通鼻窍，为治鼻病的要药。例如：治风寒感冒的鼻塞不通，可配合细辛、荆芥、防风、苍耳子同用；治鼻炎、鼻窦炎，可配合白芷、细辛、苍耳子、川芎、菊花、金银花同用。临床上遇有鼻渊（鼻塞、流腥臭脓涕）、鼻䶉、鼻窒（鼻中生肉室塞鼻孔）、鼻疮、鼻塞流涕等，都可随证配伍应用。（《焦树德方药心得》）

六、老姬杂谈

中医治疗，有时是据证来治，有时是据病来治，有时却是据症来治。

《古今医鉴》上谈的"治头面肿痒如虫行（此属风痰）：辛夷一两，白附子、半夏、天花粉、白芷、僵蚕、玄参、赤芍各五钱，薄荷八钱。分作十剂服"，《本草汇言》上谈的"治头眩昏冒欲呕（此属寒痰）：辛夷一两，制半夏、胆星、天麻、干姜、川芎各八钱。为末，水泛为丸。每晚服三钱，白汤下"，这就是根据"症"来治的。

《中药大辞典》上谈的"治疗鼻炎：取辛夷50g碾碎后，用醇浸泡3天过滤，滤液加热蒸发浓缩成黏稠状浸膏，以20g无水羊毛脂混合调匀，再加凡士林100g调匀即成软膏。用时做成12cm×3cm的油纱条，填入鼻腔，如下鼻甲甚肥大，纱条不易填入时，可先滴1%麻黄素后再填入。纱条之一端应露于鼻孔之外，并加黏膏固定，以免滑入咽内。2~3小时后取出。每日或隔日填塞1次，10次为一疗程。一般皆在4~5次后鼻通气情况开始好转，但亦有10次后始见效果的。鼻腔通气好转后仍需继续填塞5~10次，以期巩固。治疗肥大性鼻炎100例，多数经2年观察，痊愈者（鼻腔通气良好，头痛消失，分泌物减少，鼻甲已不肥大）44%；进步者（鼻腔通气情况及鼻甲肥大情况均较前大有改善，但仍未完全正常）44%；无效者（经一疗程以上自觉或他觉症状皆无改善）12%。此外，亦可将辛夷制成煎剂、油剂、乳剂、麻油合剂等，用棉条浸透后塞鼻。据228人次的观察，对肥厚性鼻炎和急性鼻炎的收敛作用很明显；一般以乳剂与浓油效果最佳，油剂次之，煎剂又次之，麻油合剂较差"，这就是根据"病"来治的。这里提示我们选合适的剂型很关键。

第十四章 咸味兼有他味之药物

硼砂

一、药物特性

1.望

【药材】为天然矿物硼砂经精制而成的结晶。(《中药学》)采挖矿砂,将矿砂溶于沸水中,滤净后,倒入缸内,在缸上放数条横棍,棍上系数条麻绳,麻绳下端吊一铁钉,使绳垂直沉入溶液内。冷却后在绳上与缸底都有结晶析出,取出干燥。结在绳上者名"月石坠",在缸底者称"月石块"。(《中药大辞典》)

【优质药材】以无色透明、纯净、体轻质脆为佳。(《中华本草》)

2.闻

【气味】无。(《中药大辞典》)

3.问

【寒热属性】凉。(《中药学》钟赣生主编)

【采集时间】8~11月。(《中药学》)思维发散:秋季,五行属金,秋季采收的药材,具有清除的运动态势。

【炮制】硼砂:碾成细粉。

煅硼砂:将硼砂砸成小块,置锅内加热,炒至鼓起小泡成雪白色结块,取出,放凉。思维发散:硼砂煅后能增加其燥性。

【有效成分】主要成分为含水四硼酸钠,另外还含有少量铅、铝、铜、钙、铁、镁、硅等杂质。

【药理作用】硼砂体外对多种革兰阳性与阴性菌、浅部皮肤真菌及白色念珠菌有不同程度抑制作用,并略有防腐作用。对皮肤和黏膜还有收敛和保护作用。有抗惊厥作用。能减轻氟对机体的损伤,减少氟在骨骼中的沉积,缓解氟中毒等。(《中药学》)

【个性应用】遇到细菌和真菌感染时,可以考虑硼砂的应用;皮肤和黏膜需要保护的时候,可以选用硼砂外用;出现惊厥的时候,可以考虑硼砂的应用;氟中毒时更需要考虑硼砂的应用。

4.切

【质地轻重】体较轻。(《中华本草》)思维发散:质轻有升浮之功。

5.尝

味道:味咸苦。(《中药大辞典》)思维发散:咸者,能下、能软;苦者,能泻、能燥、能坚。咸入肾,苦入心。

6.药性

硼砂药性为凉。

7.共性应用

(1)达病位 硼砂能达人体属阳部位。

(2)平病性 硼砂药性为凉,可平病性之热。

(3)修病态 硼砂味咸能下,但由于体轻,所以,泻下作用表现不明显;咸能软,硼砂有软坚作用,所以,临床用其治疗癥瘕积聚等证,效果不错。不过,由于硼砂药性为凉,故而,应用于热性的癥瘕积聚之证,效果很好。

硼砂味苦,苦能燥湿,由于硼砂药性为凉,所以,临床上遇到热性的痰湿水饮停滞之证,可以考虑硼砂的应用。

(4)除表象 咸能软坚,可以除老痰;苦能燥湿,可以除湿痰,硼砂味道咸苦,除痰作用很好,不但能除狭义之痰,也可以消除广义之痰。

《本草便读》:凡五金之属,必须用此熔之。极能荡涤上焦一切郁热垢腻,消痰破结。

(5)入五脏 硼砂味咸入肾,味苦入心。

(6)五行特点 硼砂味咸属水,具水行的运动态势。硼砂味苦属火,具火行的运动态势。硼砂体轻升浮,具火行的运动态势。

二、本草选摘

消痰止嗽，破癥结喉痹。（《日华子本草》）

含化咽津，治喉中肿痛，膈上痰热。（《本草衍义》）

能去胸膈上焦之热，治噎膈积聚。（《本草纲目》）

如诸病属气闭而呼吸不利，痰结火结者，用此立清。（《本草汇言》）

色白质轻，故除上焦胸膈之痰热，生津止嗽。治喉痹、门齿诸病（初觉喉中肿痛，含化咽津，则不成痹）。（《本草备要》）

三、单验方

（1）气闭痰结火结，喉胀不通　蓬砂一钱，放口中噙化。（《方脉正宗》）

（2）破棺丹治咽喉肿痛　蓬砂、白梅等份。捣丸芡子大。每噙化一丸。（《经验方》）

（3）冰硼散治咽喉口齿新久肿痛及久嗽痰火咽哑作痛　玄明粉、硼砂各五钱，朱砂六分，冰片五分。共研极细末，吹搽患上，甚者日搽五六次。（《外科正宗》）

（4）舌肿胀　好硼砂为细末，用薄批生姜蘸药揩舌肿处，少时即退。（《普济方》）

（5）慢性气管炎　硼砂、南星、白芥子各等量，共研细末。每日2次，每服1.8g。（《内蒙古中草药新医疗法资料选编》）

（6）解毒，并治恶疮疔毒　蓬砂四两，研细，真菜油一斤，瓶内浸之。遇有毒者，服油一小盏。（《本草汇言》）

（7）癫痫　以硼砂内服。发作次数稀疏者每次0.3g，发作频繁者0.5g，均每日3次；大发作或持续性发作者每次1g，每日4次。同时配合苯妥英钠、维生素D及钙剂辅助治疗。在持续性癫痫患者，用10%葡萄糖酸钙1g，每日2次静脉注射，症状控制后停用。服药以3个月为一疗程。第二疗程起停用苯妥英钠；切勿在硼砂疗程开始前就停用，否则易引起大发作或持续性癫痫发作。若在应用硼砂治疗前已用过其他抗癫痫药物者，改用硼砂治疗时应交叉应用，逐渐停用原药，否则单独应用硼砂

时，剂量应加1倍。观察10例，其中9例为大发作病人，1例系持续发作病人，全部病例均系长期服用各种抗癫痫药物而不能控制其发作者。经上述方法治疗后，全部病例在第一疗程中都有显著疗效，发作次数明显减少，发作时仅几秒钟的意识模糊，似癫痫小发作状态，部分患者仅有个别肢体或下颌骨的牵动而意识不丧失。第二疗程中，7例已能完全控制症状发作，3例仍有稀疏的小发作或局限性发作存在。多数病人均连续服用1年以上，无1例出现不良反应和毒性反应。本法对颞叶性癫痫无效；肝肾功能不全的患者最好不用。（《中药大辞典》）

（8）闪腰　将硼砂放在铁勺内，置火上煅制，以炙枯为度，研为极细末备用。用时令患者仰卧，挑煅硼砂末少许，点于两眼内眦及龈交穴。静卧4~5分钟，即自行流出眼泪。然后让患者做弯腰、转身、蹲下等动作，以活动腰部。治疗100余例，一般在用药后疼痛都有减轻，多数病例点1~3次痊愈。点药后，流泪多者，效果显著。此法对落枕亦有效，但对椎间盘脱出及腰椎损伤者无效。（《中药大辞典》）

四、使用注意

硼砂有一定的毒性，所以，内服时需谨慎，一次量以1.5~3g为宜。更多时候，硼砂是研末外用的。

五、医家经验

硼砂治呕、急性胃炎

李某，男，28岁。因腹痛、腹泻、呕吐1天而来门诊治疗。患者自诉1天前因服食不洁之物，数小时后即感胃脘部不适，饱腹感。续之呕吐频作，吐不止。吐出之物奇臭，为胃内容物，偶伴胆汁。胃脘部疼痛如绞，呈阵发性发作，按之则痛甚。舌苔厚腻色黄，脉濡滑。诊断为急性胃炎。脉症合参，辨证为食积阳明，郁而化热，胃失和降。治宜消食畅中，清胃降逆。处方：大黄1.2g，陈皮5g，生甘草0.6g，硼砂1.2g，焦三仙各10g，黄连3g，吴茱萸2g，紫苏梗10g。1剂。嘱煎汁浓缩至

25~50ml，分5次徐徐饮服，每次相隔时间半小时。次日复诊：服药后半小时即感胃脘部舒畅如常，呕吐亦止，胃脘部疼痛顿时消失。

按：胃主受纳，以和降为顺。本案由饮食不节，秽浊之邪犯于胃腑，浊气不降，胃气上逆，引起呕吐。故见脘腹胀满，绞痛阵作，呕吐酸腐及食物废渣。治疗宜消食畅中。但仍需消除秽浊之物，清洁胃肠才能有效地制止呕吐。方中以硼砂解毒防腐，佐以大黄。后者剂量甚轻，不致通泻，起苦味健胃作用。尤可增强和辅助硼砂的止呕作用。对于热呕者尤为适宜。

虽然现在很少有应用硼砂内服治疗呕吐的经验，但是在《本草纲目》中已有"除噎膈反胃"的记载。近年来，有用"开导散"治疗食管癌的报道，开导散中即由硼砂和其他药物组成。笔者受上述启发，以少剂量内服试用于临床，意外地发现其治疗呕吐效果很好，其应用范围也十分广泛。从临床上观察，一般以胃肠道病变所致的呕吐效果为最佳，且不易复发。耳源性及中枢性呕吐之疗效，则取决于病变的程度，其取效亦是一过性的，容易复发。因此，在对症治疗的同时必须强调病因上的治疗，才能巩固其疗效。

此外，根据中医的辨证特点，应按照疾病的性质，区别寒、热、虚、实，分别予以配伍。笔者习惯配伍，胃热者配大黄，胃寒者配吴茱萸，久呕胃阴虚者配乌梅，胃气上逆者配赭石。由此可见，

硼砂的止呕不仅效果可靠，取效迅速，而且适应范围广泛，几乎是各种不同原因、不同性质的呕吐均能取效。因此，可以认为硼砂是一种比较理想的止呕药物，有推广应用的价值。[范中明．硼砂治呕的临床体验．辽宁中医杂志，1980（2）：14]

六、老姬杂谈

关于硼砂的味道，历代本草书上不大一样，《本草易读》上说"甘"，《增广和剂局方药性总论》上说"苦辛"，《本草从新》《本草撮要》上说"甘、咸"，《本草备要》《得配本草》上说"甘微咸"，《本草乘雅半偈》上说"辛"，《冯氏锦囊秘录》《本草便读》上说"咸、辛、苦"。现在，我们知道硼砂的味道是味咸苦的，所以，现在硼砂的功效，也应是由咸苦之味推理而出的。

关于药性，《本草备要》《本草从新》《本草撮要》《得配本草》《本草易读》上是说"凉"，《本草便读》上说"寒"，《本草乘雅半偈》《增广和剂局方药性总论》《外科全生集》《冯氏锦囊秘录》上说"暖"。现在，我们推理出的药性为"凉"。

硼砂有一定的毒性，所以临床应用较少，但是，善用者总能出现神奇之效。

《中药学》硼砂的功效为"外用清热解毒，内服清肺化痰"，其性为凉。这里，药性和我们推理出来的一样。因其性凉，所以能清热解毒；因其性凉且味咸苦，所以能清肺化痰。

下篇

用药思路与方法

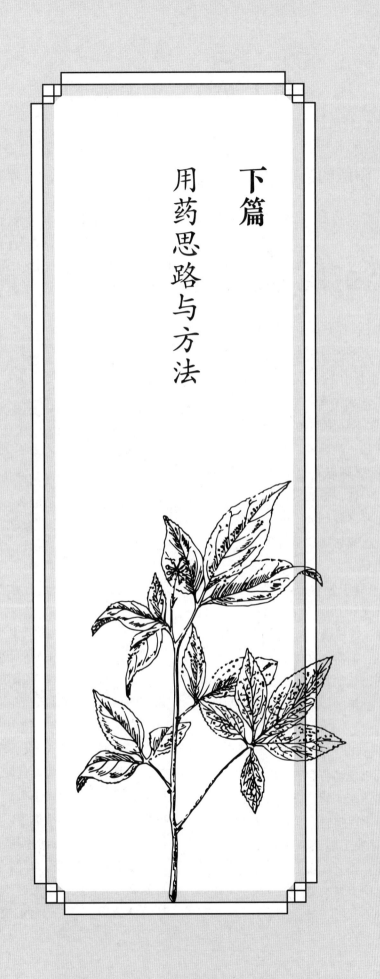

第十五章 治病原理

第一节 中医的治病原理

中医为什么能治疗疾病？他的治疗原理是什么？

中医来源于生活，是人们在生活当中与疾病做斗争而积累的防治知识。所以，生活之理就是中医之理。

千百年来，我们中国人在生活当中就遵循着这么一个潜在原则——"能忍则忍，忍无可忍就无须再忍"，而这句话也是中医的治病原理。

先说前半句话：能忍则忍。

对中医而言，你不管用那种方法做治疗，中药、针刺、推拿、灸法、刮痧等，所起的作用，首先是让我们的身体能忍则忍，也就是说，要先适应，适应能引起我们身体不适的因素存在。当我们适应了这种病因后，身体就不会出现痛苦症状。就像达尔文的《进化论》里谈的"适者生存"。

这里，我谈两点证实之。

一是骨质增生。对于骨质增生，我们更多的老百姓都知道，更不要说中医人了。100个老人做检查，100个老人都有骨质增生存在。可为什么有的人出现痛苦的症状，而有人却无不适？这就是适应。如果适应了骨质增生的存在，人体就不会发病而出现痛苦的症状。如果适应不了，那么痛苦则在所难免。这属于内适应。

二是一群北方人到南方去工作：刚去的时候，有人因为水土不服而出现痛苦症状，有人却没有出现，为什么？这也是适应问题，只有适应了居住生活环境，身体才不会出现病痛。这属于外适应。

总之，人体在采取了能忍则忍的方法后，适应了身体的内外环境，则无病痛出现。反之，你不忍，不去适应内外环境，其结果就是身体会出现痛苦的症状。

所以，中医的治病原理之一就是让人体去适应内外环境。

有人可能会问：怎么让人体来适应内外环境呢？每个人的身体都有自我调节能力。这种调节力，就是适应力，增强了这种调节能力，就提高了适应力。在中医上，调节能力下降的病症属于虚证。

当身体不能适应内环境的时候，就必须用中医里的杀毒排毒药。毒，中医的解释是：对人体有害的，对人体无用的，对人体有用但过多的物质统称为毒。所以，中医里的瘀血、痰湿、滞气、结石、积虫、宿食等都属于毒的范畴。对于这些因不能适应而导致身体痛苦的毒，中医就无须再忍，直接清除。因毒而引起的症状，属于中医上实证的范畴，中医人也都知道怎么治疗。

所以，中医治病原理之二就是适应不了的时候，则除之。

第二节 中药的治病原理

今天，我们来谈谈中药的治病原理，也就是说中药为什么能够治病的问题。

以前，刘世峰先生采访时问我："你对中医有没有困惑过？"我说我的困惑太多了，就拿中药来说，当我学了一段时间的中药之后，有时就会发觉这些花、草、叶、石头、动物的尸体竟然都能治病，它真的能治病吗？这就是我的困惑。当有这些困惑的时候，我就停下来，不再看书，做其他该做的事，等这些困惑消失了以后我再看中药，就这样反复的记。说真的，时间是大脑最好的清洗剂。

现在回想起来，有两点感悟：一、这是一种自欺欺人的做法，因为这种困惑没有解决，不过是暂时的遗忘；二、遇到解决不了的问题，就放过，

中药探秘
——中医原创思维下的**中药解读**

等有能力时再解决。因为生活当中需要做的事很多，不能在一件事上浪费过多的时间。

如今，临床工作20年的我已经解决了这个困惑，现在，我就把我的感悟告诉大家。

我们都知道，生活当中有一句话叫作"一物降一物"，中医上有一句话叫作"天人合一"。这两句话合起来就是中药的治病原理。

中药，可以消除病因。

病因，中医课本上说有三种：外因，内因，不内外因，因为这个不是很好记忆，故而，我在《其实中医很简单》中把其也归纳了一下，为生活因素，精神因素和气候因素。应用正确的中药之后，可以把这几种因素对人体造成的伤害修复好，故而，中药可以消除病因。比如说风寒感冒，这种气候因素对人体造成的伤害存在人体之内，很简单的一味姜汤就能把风寒对人体造成的伤害修复好，这就是消除感冒的这个"风寒"病因。

这里要说一点的就是我们通常说的消除病因，其实就是修复病理因素对人体造成的伤害。比如人们常说的"驱寒气"，其实就是修复"寒"对人体造成的伤害。有的人伤害很轻，人体自身就能修复好，不需要用什么药物，比如青壮年的轻微感冒，抗一抗就过去了；有的人寒气很重，这时就可以借助药物来修复"寒"对人体造成的伤害。临床上经常听到有的病人说"大夫，我都用药了这么长时间，怎么一个寒气都去不掉"，原因就是这个"寒"对机体造成的伤害很大，难以短时间内修复好。当然，用药错误等原因除外。比如人们常说的月子病，一些女性生完小孩后不注意，或者因其他原因导致的受寒，这就不容易治疗，原因就是此时女性的身体很弱，轻微感寒之后，身体受到的伤害很大。

中药，可以到达病变部位。

武术当中，动刀用枪，一寸短，一寸险；一寸长，一寸强。打击对方，一定要击到有效部位。中药，根据阴阳属性的不同，可以达到人体不同的部位。

人体的发病部位，根据辨证的不同，则有不同的说法，如对于伤寒病，病位就有太阳、少阳、阳明、太阴、厥阴、少阴等的不同；对于温病，病位就有在卫、在气、在营、在血的不同；对于内科病证，病位就有在精、在气、在血、在津液的不同；对于伤科病证，病位就有在骨、在脉、在筋、在肉、在皮毛的不同，等等。但是，不管哪种辨证，最后都要归结到脏腑辨证，其病位也就归结到在脏或在腑。

如果要简单地谈病位，我们就用老百姓的思维来区分病位，这就是表里、上下、左右、中间、四肢等。比如一个病人过来说"大夫，我头疼"，这里，"头"就是发病部位；"大夫，我肚子疼"，这里"肚子"就是发病部位；"大夫，我手指发麻"，这里，"手指"就是发病部位。不过，我们还要注意一点就是，有极个别时候，病人说的不舒服部位不一定就是发病部位，比如我以前遇见的一个病人，说是胃胀得厉害，按理来说，"胃"就是发病部位，让病人去检查一下却是肝癌晚期。临床上经常能遇见腰椎间盘突出的病人，腰部没感觉，可是腿却不舒服；颈椎病患者，脖子没事，可是手指发麻；脑部肿瘤的患者，头倒不疼，可是手却逐渐无力没有劲。这些，我们一定要注意。

但不管发病部位在什么地方，中药都能达病位。

首先，中医有象思维，通过"取象比类"来应用中药治病。对于植物类药材而言，有下面的根、中间的茎、旁达的枝、上面的花叶种子果实、在外的皮等；对人而言，百会穴位部位是人的最上部，为天，会阴穴位处是人的下部，为地，下肢相当于地下的根，上肢相当于草木的枝，体表就相当于植物的皮，所以，根类药物如独活等就可以到达腿脚部位；枝类药物如桂枝等就可到达手臂部位；茎类药物如木通、海风藤、苏木等就可以到达腰、腹、胸、背及脖子部位；植物类药上部的花、叶、种子、果实等如菊花、决明子、益智仁等就可以到达人体头面部；皮类药物如桑白皮、大腹皮等就可以到达体表部位。

其次，中药更讲升降浮沉。质地重的药物具有沉降之性，能到达人体属阴部位；质地轻的药物具有升浮之性，能到达人体属阳部位。故而，具有沉降之性的药物就能到达人体下部和人体内部，如决明子虽产收于植物的上部，但质重下沉，故而也可以治疗人体下部疾病，如肠道燥涩的便秘等；桑白皮虽为植物之皮，但质重，故而就可以治疗体内的疾病，如咳吐黄稠痰；具有升浮之性的药物则可以到达人体上部和体表，如葛根虽为根类药，但质地轻，故而就具有升浮之性，可以治疗上部疾病，如脖子僵硬等；麻黄虽为茎类药，但质轻上浮，故而就可以治疗体表疾病等。

这里多说一下，就是中药的升降浮沉之性，不仅仅取决于质地的轻重，还与四气五味、炮制方法、药物的配伍及用量等有关。

一般来说，凡味属辛甘、温热性的药物大都具有升浮的作用，如桂枝、黄芪等，他们就可以治疗人体上部和体表的疾病；凡味属苦酸咸、寒凉性的药物大都具有沉降的作用，如芒硝、大黄等，他们就可以治疗人体下部和体内的疾病。《本草纲目》中谈到的"酸咸无升，甘辛无降，寒无浮，热无沉"更是对味和性升降浮沉的高度概括。

药物经过炮制以后其升降浮沉之性也会发生变化，比如酒炒则升，姜炒则散，醋炒收敛，盐炒下行。如大黄为根类药，可以治疗人体下部的热结便秘之证，但其如果用酒炒了以后，就可以借着酒的升浮作用上达头部而治疗目赤肿痛之病症；柴胡生用，升散作用强，常用于解表退热，但用醋炒之后，发散之力减弱，而疏肝止痛作用增强，用于治疗肝郁气滞的胁肋胀痛等病症效果很好；砂仁为行气开胃、化湿醒脾的药物，作用于中焦，但经盐炒之后，可下行温肾，能治疗肾阳虚而导致的小便频数之证。

配伍的不同也可改变药物的升降浮沉作用，如中医里有句话"麻黄配熟地不发汗，熟地配麻黄不滋腻"就能说明问题。

五味为五脏所主，肺主辛味、脾主甘味、肝主酸味、心主苦味、肾主咸味，所以，不同味的中药就可以进入不同的脏腑而发挥作用。利用这一点，不同脏的发病，就选用不同味的中药，如肺病，就选辛味药；治疗肺热病症，就选用辛味寒凉之药；治疗肺寒病症，就选用辛味温热之药等。

量大属阴，量小属阳，要治疗人体属阴部位的病证，最好用的剂量要大一些；要治疗人体属阳部位的病证，则需用的剂量要小一些。

总之，根据上下表里的病位不同，我们不但要用象思维来确定植物药用部位，是下部的根类药还是上部的花和种子果实类药等，还要选用合适的升降浮沉之性的药物；对于五脏之病位问题，我们要选用相应之味的中药来直达病所，这样，治疗效果才会更好。

中药，可以修复病态。

病态，准确地说，有三种，一种是虚证，一种是实证，还有一种是虚实夹杂之证。现在，来看中医的病人，更多的是虚实夹杂之证。不管是哪一种病态，中药都能治疗，这就是虚者能补，实者能泻。也就是说中药能修复病态。

虚，包括气、血、阴、阳这四种虚；实，包括气滞、血瘀、痰湿水饮和积滞。中药里的补药也分四种，第一种为补气药，如黄芪、人参；第二种为补血药如熟地黄、白芍；第三种为补阴药，如玄参；第四种为补阳药如肉桂、淫羊藿。这四种药就可以补充人体的气血阴阳不足，可以修复虚性病态。

对于实性病态，药物也能修复。气滞之病，如胃胀等，你用理气的药如陈皮，也就是老百姓常说的橘子皮泡水喝，很快就会不胀了。有一个病人说他的肚子太胀，来一个矢气很舒服，故而，你给他用点莱菔子来理气挺好的；又有人说我是女的容易生闷气，产生气滞，怎么办？很简单，有种药叫香附，用香附治疗女性的气郁很有效，因为香附是女科病之总司；如果经常的咳嗽胸闷，胸中气滞的厉害，可以用生姜去嚼一嚼，很快就会缓解。血瘀，可以用当归活血，也可以用川芎活血。一味丹参，四物之功，也就说丹参具有由当归、川芎、地黄、白芍四味药组成的四物汤的功效，故而，见到需要活血的病证，也可以考虑用丹参来治疗。如果血瘀较为严重，这时就需用破瘀药，如三棱、莪术，包括虫类药水蛭、全虫、蜈蚣，更厉害的可以用血竭。血竭用好的才可以，现在假的很多。我以前有个师父，1991年我上大一的时候，他是搞骨科的，那时候教我们练武术，我是先练武术后练散打的，教我们练武术的时候，学生们经常会出现脚崴了腿筋被拉伤的情况，这时，师父就用一丁点麒麟竭涂在疼痛部位，按揉一会，效果真好，很快就不疼了。有一次我去找师父，师父正好在治疗一个腰椎间盘突出的病人，这个病人的腰特别疼，师父让病人蹲着（一般这样的病人不能蹲的，只能平躺），在病人疼痛部位抹一点麒麟竭，用他的膝盖顶着疼痛患处，两手扳住病人肩部，用膝盖按揉，不一会儿，疼痛就缓解了。

再说痰湿水饮，分四种，痰、湿、水、饮，痰分为无形之痰和有形之痰，无形之痰指广义的痰，有形之痰指狭义的痰，就是嗓子中的痰。中药完全可以祛痰，比如白芥子去皮里膜外之痰，苍术去窠里之痰，都是不错的。二陈汤为祛痰之总方，这些都可以用。

湿，有里湿，也有外湿，治疗时不外乎健脾而祛湿，用茯苓、苍术、白术，都可以。

水饮，就是咱们平时说的水肿和积液，一般利水的药物都可治疗，如车前子、滑石、萹蓄、瞿麦、木通、牵牛子等。方如真武汤。1997年，我治疗过一个病人，80岁了，双腿肿，还有肺结核，咳嗽气喘。我们院长不敢用激素治疗，当时我还在医院，从事西医的院长没辙了，问我怎么治疗。当时真是初生牛犊不怕虎，大学毕业时间不长（1995年毕业），觉得有两位民间中医教我，于是很自信，看舌把脉之后，用真武汤，原方应用。生白术、制附子、白芍、茯苓和生姜，结果3天不到，病人的腿肿就消除了。以前，我们医院对中医很排斥，通过这次治疗之后，中医的地位在医院明显提高了。

积滞，有四种，上面是积食，中间是结石（胆结石，肾结石）、虫积，下面是肠滞，也就是我们常说的宿便。中药也完全可以治疗：积食，我们直接消食就行，不用导滞也可以，常用的就是焦三仙；结石，我们可以用金钱草、海金沙、虎杖、桑螵蛸等，以前有人用桑螵蛸治肾结石效果很好；虫积，虫得酸则静，得辛则伏，得苦则下，所以见到虫积的情况，常用酸味、辛味和苦味药，一般用量

也比较大，比如槟榔，常用量为10~30g，当驱虫时，其量要用到120g效果才好；肠滞宿便，中医更有办法，最常用的是四虎，即大黄、芒硝、厚朴和枳实这四味药。老百姓经常用一点番泻叶泡水喝，宿便也会很快泻出来了。

中药，可以平病性。

病性是什么？是指疾病的一种性质，分开来说，只有两种，第一种是寒，第二种是热。更多来看中医的患者，都是久病之人，为寒热夹杂之病性，既有热，又有寒，要么外寒内热，要么外热内寒，要么上热下寒，要么上寒下热。

中药寒热温凉这四气，是药性，以药之性平病之性，这是一个治疗原则，即"寒者热之，热者寒之"，即对于寒性病证，我们就要选用热药，对于病情较轻的，我们就选用温性药物来治疗；对于热性病证，我们就要选用寒性药，对于病情较轻的，我们就选用凉性药来平病性。只要你大方向对的，原则性的东西是对的，病就只是多长时间好的问题，而不是这病能不能好的问题。例如过来一个风寒感冒的病人，你还用大青叶、西羚解毒丸，你还输双黄连注射液，你用苦寒之药治疗，病人什么时候能好可就不好说了，因为病人本身就是由风寒引起的表寒之证，你还用寒凉之药来治疗，结果很有可能会越治越糟糕。

中药，更可以消除表象。

表象，就是表现出的征象，包括体征和症状两种。

中药能够有效地消除表象，如延胡索止痛、三七止血、杏仁止咳、鸦胆子消疣、白头翁除颈部淋巴结肿大等。

比如过来一个病人，说是膝盖特别痛，虽有"见痛休止痛"的说法，不过，在诊断清楚之后，可以先给病人应用止痛药。中药的止痛药，最常用的就是延胡索，还有乳香、没药，它们都有很好的止痛作用；假如一个病人咳喘很严重，就可以给他用麻黄，因为麻黄有止咳平喘的作用。

我有一个大学同学，毕业这么多年了现在重新捡起中医，他就和我说，过来一个病人你有什么症状我就给你开什么药，先不辨证。病人也说这医

生给我开的药很有效，痛的不痛了，胀的不胀了，麻的不麻了，酸的不酸了，咳的不咳了，喘的不喘了，这就是针对病人的症状去用药。

当然，治病求本，只要消除了发病因素，表象自然也就消失了，比如因感受风寒而出现的头痛，只要发散风寒到位，头痛的症状也就自然消失了。如果单纯消除症状，则病情很有可能会复发。

第十六章 阴阳用药法

第一节 何为阴阳

一、阴阳的本义

阴，古时候写作"陰"，阳，古时候写作"陽"。

陰，是"阝"加"侌（yin）"组成的；陽，是"阝"加"昜（yang）"组成的。

"侌"的意思为"正在旋转团聚的雾气"；"昜"的意思为"发散气体"；"阝"是"阜"字作左边偏旁时楷书的写法，而"阜"字的本义为土山。

由此可以知道：阴的最初含义为"土山旁正在旋转团聚的雾气"；阳的最初含义为"土山旁的雾气正在发散"。这也许就是《黄帝内经》中说的"阴成形，阳化气"。

二、阴阳的延伸含义

2000多年前的《黄帝内经》时代，我们中国人是把文字写在龟甲或者兽骨上，由于写字相当困难，故而，就经常用一个字来表示多种意思，于是，就出现了一字多义现象。

每一个字义的延伸都是有规律的，这个规律就是"应象"，应，是相应、相合的意思；象，是自然界事物或现象的外在表象或征象。

翻开《黄帝内经》，里面有一篇内容叫《阴阳应象》的文章，我们就能知道根据阴阳的最初含义而"应象"推广延伸出其他的象意含义。

（1）团聚的雾气是在日落之后的晚上发生的，雾气的发散是在太阳出来之后形成的，所以，人们就把阳光的有无当作区分阴阳的一个指标。

如晚上为阴，白天为阳；背日为阴，向日为阳。我们国家位于北半球，其山脉更多的是东西走向，由于山的北面没有阳光，山的南面有阳光，故而，山之北属阴，山之南属阳。由于河流更多的是夹在两山之间，故而，水之南即山之北，属阴；水之北即山之南，属阳。古时候的人类是爬行的，由于胸腹部不能见太阳，所以，胸腹属阴；背部能见到太阳，所以，后背属阳。

（2）有阳光则温热，无阳光则寒凉，故而，温热属阳，寒凉属阴；有阳光则明亮，无阳光则晦暗，所以，明亮属阳，晦暗属阴。四季当中，春夏温热，秋冬凉寒，所以，春夏属阳，秋冬属阴。对水火而言，水为寒，火为热，所以水属阴，火属阳。对地理位置而言，东南方温热，西北方寒凉，所以，东南方属阳，西北方属阴。

（3）雾气是从下由内而团聚的，从上向外而发散的，所以，下面的、内生的属阴；上面的、向外的属阳。

（4）由于"雾气的形成"相对为静，"雾气的发散"相对为动，故而，"应象"之后，人们就把相对静的东西看作是属阴的，把相对动的东西看作是属阳的。比如对男女而言，女性相对安静，男性相对好动，故而，女属阴，男属阳。再比如对虚实而言，由于"虚"这个字的本义是大土山，为静态；"实"这个字的本义为货物充于屋下，为动态。故而，虚属阴，实属阳。

（5）"团聚的雾气"是一个实体，"雾气的发散"是一种功能，应象之后，人们就说形体属阴，功能属阳。

总之，把阴阳二字分开之后，古代的思想家就将相互关联的事物或现象都用阴或阳的属性来概括，凡是相对静止的、凉寒的、晦暗的、下面的、里面的都归属于阴；凡是运动的、温热的、明亮的、上面的、外面的都归属于阳。

所以，我们现在谈到的阴和阳，更多的是延

伸含义。

阴阳具有对立制约、互根互用、相互转化、长消的关系，它们具有相对性和无限可分性。

三、人的阴阳划分

《黄帝内经》中谈到"人生有形，不离阴阳"。

正常的人是由形体和功能两部分构成的，形体属阴，功能属阳。

正常的人需要饮食物和空气两大物质的供给，它们的进入属阴，被人体利用后代谢产物的外排属阳。

上属阳，下属阴，当人在站立的时候，腰腹以上属阳，腰腹以下属阴；体表属阳，体内属阴；前面的胸腹属阴，后面的背部属阳。

五脏是"藏精气而不泻"，犹如"雾气的团聚"，故而五脏属阴；六腑是"传化物而不藏"，犹如"雾气的发散"，故而六腑属阳。

由于血和津液都是在气的推动作用下运行的，所以，气为动属阳，血和津液为静属阴。

四、药物的阴阳划分

1.根据药材在植物中的部位来分阴阳

植物类药物，药用部位位于植物上部者属阳，如花、叶、果实、种子等药材；药用部位位于植物下部者属阴，如根及根茎类药材。

药用部位为花、叶子、果实、树皮等植物外面者，属阳；药物用部位为茎干等植物里面者，属阴。

2.根据药物的质地来分阴阳

质地轻者上浮，属阳，质地重者沉降，属阴。

3.根据药性来分阴阳

药性，有寒、凉、温、热四种，寒凉属阴，温热属阳。

4.根据药味来分阴阳

味，指的是气味和味道。由于气味善于发散，犹如"雾气的发散"一样，故而，气味属阳；由于味道藏含于物体之中，犹如"雾气的团聚"，故而，味道属阴。

味有厚薄之分，对气味而言，厚是强的意思，薄是弱的意思，气味强，容易走窜；气味弱的不容易走窜，比如气味强的，老远就能闻到，气味弱的，走进之后也许都闻不到。相对而言，气味强者属动，气味弱者属静，所以，厚者为阳，薄者为阴。

对于味道而言，厚是重的意思，薄是轻的意思。由于味道藏含于物体之中，犹如"雾气的团聚"，味道重的"团聚"较强，味道轻的"团聚"较弱。相对而言，味道重的属静，味道轻的属动，所以，厚者为阴，薄者为阳，故而，《珍珠囊补遗药性赋》中谈到"气为阳，气厚为阳中之阳，气薄为阳中之阴，薄则发泄，厚则发热；味为阴，味厚为阴中之阴，味薄为阴中之阳，薄则疏通，厚则滋润"。

味道，一般分为辛、甘、淡、酸、苦、咸等几种，《黄帝内经》中谈到"辛甘发散为阳，酸苦涌泄为阴，咸味涌泄为阴，淡味渗泄为阳"，所以，味道之中又分阴阳，辛、甘、淡属阳，酸、苦、咸属阴。

第二节　何为阴阳之病

每一种病证，都包括病因、病位、病性、病态、表象和病势。其中病因，是疾病的发生因素；病位，是疾病的发生部位；病性，是疾病的寒热性质；病态，是疾病的虚实态势；表象，是疾病的症状和体征；病势，是疾病的轻重程度。

所谓阴阳之病，就是指病证的病因、病位、病性、病态和表象的阴阳属性。

关于阴阳之病的这些内容，我已经在《逐层讲透中药》中谈过了，这里，说一下其他的。

阴阳病，简单地说，就是团聚或发散的不及与太过所致的疾病。

阴的本义是团聚，阳的本义是发散，团聚和发散需要平衡，不及和太过都不成，都会导致疾病的产生。所以，临床上诊断阴阳病，就是看局部或整体是团聚不及还是太过，是发散不及还是太过。八纲辨证，阴阳为首，就是这个意思。

虽然有时候团聚太过和发散不及是同一个治

法，团聚不及和发散太过是同一个治法，但是，我们必须要分出一个正异来，这样，为更快地取效打下基础。

比如肿瘤，我们可以说是发散不及，也可以说是团聚太过，那么，到底哪一个说法更准确？由于人体局部团聚速度是一定的，只要有发散，就不会有更多团聚，所以，肿瘤，是因局部发散不及所致的。

积食，如果是因一次吃得太饱所致的，这就是团聚太过；如果是饮食正常但在饮食的过程中生气所致，这就是发散不及所致。

当我们分析出具体原因之后，是团聚太过所致的，在加快发散的同时还需减少团聚；是发散太过所致的，在增强团聚的同时还需减少发散，这就是治病的细微之处。

第三节　如何治疗阴阳病

对于阴阳不及的病证来说，同声相应同气相求，我们的治疗就是以阴补阴，以阳补阳。

团聚不及的，我们就想办法给局部输送气血津液等以使其"足"；发散不及的，我们就想办法促使更多发散。

手麻，直接诊断就是手这个地方的气血不足，也就是说这个地方气血的团聚不足。当患者的饮食正常时，也就是说体内的藏血充足时，手部的气血不足，只能说明三个问题：一是给手输送气血的道路不通，二是局部浊气浊物占位，导致手所需的正常气血含量减少，三是手消耗气血过度（出血、过度用手劳作等）。正常情况下，第三个原因是不存在的，所以，从根本上的治疗就是消除占位、疏通道路。

旧的不去新的不来，局部放血之后，消除占位，促使新的气血过来，所以，放血疗法消除手麻症状效果很好。

活血理气药可以疏通道路，纠正颈椎压迫情况也可以疏通道路，这为治本之法。

局部用滋阴养血药泡手，这是针对手麻的治标之法。

便秘，直接诊断是发散不及，这时我们的治法就是促使发散，可用之药就是泻下药。

还是拿我经常治疗的肿瘤来说，不管发生在何处，不管其恶性程度如何，不管是否转移，在中医上它都属于发散不及之证。治疗时总为发散法。中医讲病位，不同病位，发散的力度不一样，发散的方式也不一样。这个就如一块痰，发生的部位不一样，其治法就不一样，在胸的，可以慢慢出来，在气道的，必须尽快出来，否则，也许会要命。这点，就如同西医上对恶性程度和生长速度不同的肿瘤采取不同的方法一样。

阴阳具有相互制约性，当一方太过的时候，就用另一方来制约之。阴太盛者用阳制之，阳太盛者用阴制之。

一个人不停地腹泻，很多天了，人已经很虚了，这是发散太过，治法就是促使团聚（对人体整体来说），所以，我们就可以用涩肠之品。

一个人不会带娃，放开让娃吃，结果娃吃撑了，腹胀痛，这就是团聚太过（对人体整体来说），此时需要发散，可以用吐法，可以用下法，也可以用消食法。

中医讲究的扶正祛邪，还有另外一层意思：扶正，就是补充人体的"不及"；祛邪，就是抑制人体的"太过"。

这里，我多说一下阴阳的应用实例。

有人说中医应该取消阴阳，其实，这是说这话的人不会用阴阳而已。生活当中，人被桌子碰了一下，疼，不自觉地就会按揉，这就是阴阳的"潜意识"应用。碰了一下，疼，不通则痛，说明气血一下子郁结不畅；按揉，使得郁结的气血散开，这就是以阳（发散）制阴（团聚）。

血瘀，用活血法；有痰，用祛痰法；积食，用消食导滞法；虫积，用杀虫驱虫药等，都是以阳制阴法的具体应用。

中药里的补血滋阴药就是针对团聚不及时的阴虚病而设的。

有次，一个患者过来，头痛，看舌为苔黄腻，没有看舌质和脉的情况，直接用细辛10g，水煎后代茶饮，第二天头痛就消失，这也是阴阳病治疗思路的具体应用。患者素有舌苔黄的情况，外感受寒，新发者，下黄上腻；感寒日久，寒邪入里而未化热，此"腻"与"黄"结合在一起，就出现了"黄腻"，这时的治疗，我们更多人用的清利湿热法，不过，我在临床上还得配用散寒法，因为对津液来说，颜色的黄表示有热，颜色的白表示有寒，质地的黏稠表示有热，质地的清稀表示有寒。说"阴阳"思路：外有寒邪，寒则收引，腠理闭郁，该外散的浊气不能外散，这是阳（阳的本义为发散）不及的病证，此时的治疗，就是助阳（阳的本义为发散）发散，从五味来说，辛散，辛味有发散作用，所以，我选用辛味的细辛来治疗这个病证。

现已被《扁仓探骊——山东省中医药传统知识保护研究成果汇编》收录的两个项目，一个是嚏法治杂症，另一个是乳核外治膏药，也都是根据阴阳病的治疗思路来配制的。如乳核外治膏药：乳核，就是局部发散不及时而导致团聚太过，这时我们需要用发散法来治疗，如何用发散法？乳核，就相当于生活当中吃完饭后碗上的饭块，放置时间越久则越硬，越不好清洗，这时，我们不用手来洗（对乳核不用手术切除），只用水来冲，加大水量、加速水流、用热水、加洗洁精，这样，饭块就会更快更好地消除。加大水量，相当于加大药量；加速水流，相当于用猛药；用热水，相当于用温热的药物；加洗洁精，相当于加软坚散结之品。然后根据潮汐理论，经期应用效果更好。

第十七章　五行用药法

第一节　何为五行

五，指的就是木、火、土、金、水这五种物质。

行，本义为走路、行走，实为运动之意。

几千年前的古人已经发现，世界是物质的，所有物质都是以运动的形式而存在的，故而，五行，说的就是木、火、土、金、水这五种物质的运行。

既然五行是五种物质的运行，那么，它们靠什么运行？

东汉末年的经学大师郑玄说"行者，顺天行气也"，其意就是说这五种物质是依循本身固有的规律而自然运行。这里又出现了一个问题：五种物质本身固有的规律是什么？

生活当中，我们知道，做事，不但要做还要做到位。中医之理就是生活之理，"水曰润下，火曰炎上，木曰曲直，金曰从革，土爰稼穑"说的就是这五种物质的正常运行且到位的规律。

水曰润下：润，是滋润；下，是向下，所以水的运行规律是因润而下，不但具有向下之运行规律，且还要达下才算到位。

火曰炎上：炎，是一个会意字，从二火，它本义为火苗升腾；上，是向上。所以，火的运行规律是因炎而上，不但具有向上之运行规律，且达上才算到位。

木曰曲直：曲，是弯曲，直，是顺直。所以，木的运行规律就是因曲而直，不但具有顺畅之运行规律，且还需使曲者直才算到位。

金曰从革：从，甲骨文字，像两人紧跟而行，是随行、跟随之意，后引申为顺从；革，是个象形字，本义为去毛的兽皮，后引申为改革、改变。所以，金的运行规律是因从而变，不但具有清除之运行规律，且还需达到因顺从而改变之目的才算到位。

土爰稼穑：爰，甲骨文字，像两手相援引；稼穑，《毛传》解释说："种之曰稼，敛之曰穑"，也就是说种植为稼，收获为穑。所以，土的运行规律就是因稼而穑，不但具有生新的运行规律且还需达到有种有收才算到位。

看看世间万物，都具有生新、顺畅生长、向上向外、向下向内、顺从自然规律而被清除这一变化过程。而生新是土的运行规律，顺畅生长为木的运行规律，向上、向外为火的运行规律，向下、向里为水的运行规律，顺从改变而被清除为金的运行规律。所以，五行不但能表达事物和现象某一个时间段的运行特点，且能概括事物和现象的产生、发展、衰退、消亡的运动过程。古人用五个字就表示了万事万物的运行特点（规律），这种高度概括很是了不起！

比如对树木而言，种子变为树苗，属"土"；树苗开始生长，属"木"；向上向外的长高和长大，属"火"；向里向下的萎缩老化，属"水"；最后的死亡分解，属"金"。

看到这里，也许有人会问，我们知道这五种物质的运行规律有什么意义？

人和"自然"比较起来，简直渺小得可怜，如果人执意要改变"自然"，真如蚂蚁伸腿想绊倒大象一样可笑。适者生存，这是很多人都认可的定律。生活当中，很多人也都在说"识时务者为俊杰"，故而，当人在遵循自然规律而生存的时候，"自然"和人都舒服，这就是我们常说的"双赢"。一旦违背了自然规律，其结果就是人类遭殃。

由于所有的物质都是以运动形式而存在的，所以，人的生活也处在运动当中。当人的生活刚好和自然规律一致的时候，人就会安康自在，一旦人的生活和自然规律相违背，则疾病出焉。比如一年之计在于春，中国的春季始于立春，止于立夏。这个季节，对应于"木"，大自然的阳气顺畅升发，春意盎然，生机勃勃。此时，人们也要顺应自然界的规律，晚睡早起，起床后要全身放松，在庭院或者公园中悠闲地散步以舒畅自己的情志。如果此时还是"晚起"而赖在床上，必然不利于身体功能的正常发挥，而出现更多的"春困"。

火性炎上，冬天，当一个人的下半身穿得很暖和时，这个人就不大会感觉到冷，即使上半身穿的衣服较为单薄也没关系。但假如这个人的裤子很薄或者穿的是单鞋而非棉鞋，此时，则会感到特别的冷。原因就是下面的"火"不足。

临床上，对于腿脚发凉、上半身怕冷的人，根据"火性炎上"的特点而在脚底部涌泉穴位处进行艾灸或者火疗，效果真的很不错。

第二节　何为五行之病

五行之病，就是指因人体内的五行出现异常后出现的病态。

人体内的五行出现异常，包括两方面的内容，一是不及，二是太过。

简单地说：向上向外运行为火行，向下向内运行为水行，顺畅运行为木行，生新运行为土行，清除为金行。人体的五行不及，就是指向上向外运行得不及、向下向内运行得不及、顺畅运行得不及、生新的不及和清除得不及；人体的五行太过，就是指向上向外运行得太过、向下向内运行得太过、顺畅运行得太过、生新得太过和清除得太过。

举例来说，汗出太多，就是向外运行得太过；嗳气呕吐，就是向上运行得太过。出汗太少，就是向外运行得不及；头晕（供血不足）就是向上运行得不及。

胃中食物下降过慢就是向下运行得不及；泄泻，就是向下运行得太过；失眠，就是向内运行得不及（阳入于阴，人则能寐）；相反，嗜睡，就是向内运行得太过。

轻微干活就手酸，为局部清除不及（代谢产物不能及时运走）；腿脚发麻为局部生新不及（麻为气血不足）。

咳嗽，为清除不及所致。

局部发胀，为顺畅运行不及所致。

以前有一个患者，感冒后头痛，我用针刺人中，几秒钟后取针，头痛止，学生问我原因。我说：头痛，是不通则痛所致；通，有上下通，左右通，前后通，也有内外通，这个患者就是因为感冒受凉后，内外不通，从五行病的角度来谈，就是该从皮肤外排的浊气不排，在头中滞留，就出现了头痛的情况，这是清除运行不及所致；针刺人中，疼痛难忍，疼得出汗，是人体正常现象（这个，我在这里就不作解释了），出汗之后，浊气外排，不通情况消除，所以头痛情况即刻不存在。

想想看，此时让患者吃辣椒以出汗排浊、蒸桑拿以出汗排浊、头部放血以排浊、头部热敷以出汗排浊、跑步以使头部出汗排浊或用药以出汗排浊等都是可以用的办法，只要我们掌握一个原则，那就是增强金行的清除运行就成。

看到这里，也许有人会说这不都是向外的运行吗，应该是火行的运行不及所致。不是的，原因是局部的浊气是需要排散而被清除的，这个清除，为金行。其不仅仅是可以向上向外，也可以向下向内运行。比如临床上我经常做的一件事就是对于头胀（直接诊断就是头部浊气郁结）的患者，在手上静脉处放血，放血的目的是放气，不大一会儿，头胀症状就得到缓解甚至消失。

这里，也许有人还会问一个问题，就是为什么同样是浊气郁结，为什么会出现头痛和头胀两种情况？

其实，气的郁结表现，不仅仅有痛、胀症状，还有"风"的表现如痒、颤抖等和火的表现，这就好像同样一个人，一会儿哭一会儿笑一会儿动一会儿静一样，表现形式不同属于正常情况。

第三节　五行病的中药治疗

一、五行病的直接治疗

1.火行病的治疗

向外运行不及时，可以用辛味药来治疗，也

可以用发散之法来治疗。

向外运行太过时，可以用酸涩之品来治疗，也可以用收敛之法来治疗。

向上运行不及时，可以用升提药来治疗，也可以用升提之法来治疗。

向上运行太过时，可以用沉降药来镇之，也可以用沉降之法来治疗。

2.木行病的治疗

顺畅运行不及时，可以用酸味药来顺畅，也可以用顺畅之法来治疗。

顺畅运行太过时，可以用酸味特大之品来治疗，也可以用降速（顺畅太过为气血运行速度太过）之法来治疗。

3.土行病的治疗

生新不及时，可以用甘味药来治疗，也可以用生新之法来治疗。

生新太过时，可以用甘味特大的药物来治疗，也可以用抑制之法来治疗。

4.金行病的治疗

清除不及时，可以用辛味药来发散，也可以用清除之法来治疗。

清除太过时，可以用酸涩之品来收敛之，也

可以用收敛之法来治疗。

5.水行病的治疗

向内运行不及时，可以用酸涩药来治疗，也可以用收敛之法来治疗。

向下运行不及时，可以用沉降之品来治疗，也可以用沉降之法来治疗。

向内运行太过时，可以用辛味药来治疗，也可以用发散之法来治疗。

向下运行太过时，可以用升提药来治疗，也可以用升提之法来治疗。

二、五行病的间接治疗

五行病的间接治疗，就是根据五行相生相克的特点来进行治疗。

五行相生的顺序是金生水、水生木、木生火、火生土、土生金。

针对五行不及之病，我们就可以根据相生关系来治疗。

五行相克的顺序是金克木、木克土、土克水、水克火、火克金。

针对五行太过之病，我们就可以根据相克关系来治疗。

第十八章　五脏用药法

第一节　何为五脏

脏的本字是藏，藏，是一个形声字，臧声。它的本义是把谷物保藏起来。

生活当中：人，要生存，要维持生命，就必须要进饮食和吸入外界的空气，而这个，就如同把谷物保藏起来一样，所以，人体是需要"脏"的。旧的不去，新的不来，要正常地进饮食和吸入外界的空气，就必须要把饮食物被人体利用后产生的浊物代谢掉、空气被利用后产生的浊气排出去，故而，人体的脏，就是完成饮食物和空气的进入、利用、代谢和外排的。

中医学认为，人体内的"脏"有五个，即心、肾、脾、肺和肝。

1.五脏的功能

除了心之外，其他四个脏都有一个肉月旁。如果我们把肉月旁去掉，剩余字的意思是：

肾的繁体字写作腎，上面的"臤"有两种读音，一种是〔qiān〕，另一种是臤〔xián〕。臤〔qiān〕，是坚固的意思；臤〔xián〕古同"贤"。从贝，与财富有关。其本义为多财。

卑，〔bēi〕，古同"俾（bǐ）"。是一个形声字。从人，从卑。"卑"意为"替代物""代表物"。"人"与"卑"联合起来就表示"主人的代表"。所以卑的本义是门人、门役（代表主人站在门口为主人接客或传话）。

巿〔fú〕，古同"韍"。它是一个形声字，从韦，从犮（bò）。"犮"意为"向上拖拉"，"韦"指皮革带子。"韦"与"犮"联合起来就表示"向上拖拉（匣中之物）的皮革带子"。

干，是一个象形字。甲骨文字形，像叉子一类的猎具、武器，本是用于进攻的，后来用于防御。其本义为盾牌。

根据剩余字的意思，我们来分析一下这四脏的特点：

去掉肉月旁的肾，一个是坚固的意思，一个是多财的意思：要坚固，就要防止里面的东西流失，这就是固摄；要多财，就要把外面的财往自己家里敛，这就是摄入。故而，我们就把"摄纳"功能给了肾。

去掉肉月旁的脾，是代表门人站在门口为主人接客或传话，这里有两个含义，一个是有客来，一个是代主人接迎传话。想想看，对于人体来说，什么是客？当然是饮食物了，因为空气是看不见摸不着的。代主人接迎传话，也就是说把饮食物中有用的东西要进行运送，故而，我们就把"运化"功能给了脾。

去掉肉月旁的肺，是表示"向上拖拉（匣中之物）的皮革带子"，也就是说其目的是从上而出。想想看，人体之中，正常情况下什么东西是从上而出的？对了，是浊气。所以，中医上才有"吸气在肾，呼气在肺"说法。故而，我们就把"排浊"的功能给了肺。

去掉肉月旁的肝具有盾牌之义，有防御的作用。想想看，要很好地防御，就要善于调兵遣将，由于人体内的气具有防御作用，故而，我们就把调气的"疏泄"的功能给了肝。

看完前面的内容，细心的人就会发现上面的这四脏已经主管了人体所需两大物质——饮食物和空气的进入、利用、代谢和外排，那么，还要"心"何用？

呵呵，看看肾、肺、脾、肝，都有一个肉月旁，就说明它们主管人体内的事务，而心，是一个独立字，相对而言，它主管人体外的事务。

《黄帝内经》中的《灵枢·本神》里说"所以任物者谓之心"，任，是接受、担任之意，即接受外来信息是心的作用，所以，心的职能就是任物。

螳螂扑蝉，黄雀在后。人体要生存，不仅仅需要体内的物质正常运行，更需要不受外界伤害。比如需要避免洪水猛兽的伤害，需要避免刀剑石块的外伤，等等。想想看，人体都被老虎吃到肚子里了，体内的肝、肾、脾、肺之功能能正常发挥吗？不可能吧。故而，接受外界信息对人体来说至关重要。也正因为此，人们才说"心者，君主之官"。

在日常生活当中，我们经常会说或听到一句话"你要用心学"，意即你要发挥心功能，更好地接受外来信息。

简而言之：摄纳，是肾的功能；运化，是脾的功能；排浊，是肺的功能；疏泄，是肝的功能；任物，是心的功能。

2.五脏功能的发挥

正常的人体，是由骨脉筋肉皮和毛发、甲、齿构成的，由于毛发、甲和齿中没有血，故而，人体的血都分布在五体中。

五脏主五体，肾主骨、肝主筋、脾主肉、心主脉、肺主皮，五体中之血，也就是五脏之血，即骨中之血就是肾血、筋中之血就是肝血、肉中之血就是脾血、脉中之血就是心血、皮中之血就是肺血。

血为气之母，血中藏有气。在必要的时候，血中物质"裹气"外出，转化为津液，当津液中的气被利用时，五脏功能就得以发挥。这是因为气是五脏发挥功能的物质。

生活当中，打火石就是点火的，一旦打火石被消耗，就说明有"火"产生。当然，这里不谈把打火石扔到垃圾堆的另类情况。

同样道理，气就是让五脏发挥功能的。这里的气，指的是清气。血中含有的气，就是清气，一旦气被利用，就说明五脏发挥了功能。

弹药存在于弹壳中，弹药被利用，弹壳也就被消耗。由于气藏于血和津液中，气被利用，血和津液也就被消耗。有消耗，就要有补充，这就是我们要进行饮食的原因。

第二节　何为五脏之病

五脏之病，就是因五脏功能低下所致的病症。

1.五脏之病的原因

由于气是五脏发挥功能的物质，故而，气虚是五脏功能低下的直接原因。

由于气是藏在血中的（气虽然也藏在津液中，不过由于津液是由血补充的，故而，平常不大谈津液），血虚可以导致气虚，故而，血虚是五脏功能低下的间接原因。

2.五脏之病的表现

肾主摄纳

肾功能低下，纳入饮食物不足，可出现血虚；纳入空气不足，可出现气虚。固摄作用下降，汗液、唾液、小便、白带等固摄不力，可出现津液亏少；月经固摄不力，过多流失，可出现血虚；大便固摄不力，可出现气虚。等等。

脾主运化

脾功能下降，运化营养物质的作用低下，则可出现血虚证；津液的布散作用失常，则可出现痰湿水饮等实证。

肺主排浊

肺功能下降，排浊低下，汗液、小便等不能畅排，可出现痰湿水饮等津凝现象；月经不行，可出现血瘀；大便不出，可出现宿便积滞。

肝主疏泄

肝功能下降，疏泄不力，清气不达则出现气虚；浊气不运则出现气滞。

气对血有推动作用，气虚不运或者气滞不行，都能导致血瘀。

心主任物

心功能低下，任物不力，接受外界信息的功能低下，可出现"两耳不闻窗外事"的"自闭"证。

另外，情志也是由五脏所主的，五脏功能低下，喜怒忧思悲恐惊等情志活动也就会出现不及。

还有，五脏主五体，五脏之血不足，则骨、脉、筋、肉、皮虚弱。由于人体的功能靠的是五体的相互配合完成的，故而，不管哪一体的虚弱，都会导致人体的功能不能正常发挥。

最后，再说一点，就是病理情况下还有阴虚和阳虚。

由于"阳虚则寒、阴虚则热"，且气属阳、血属阴，故而，当气虚到一定程度，人体出现寒象（寒的症状和体征）的时候，我们就说是阳虚；当血虚到一定程度的时候，人体出现热象（热的症状和体征）的时候，我们就说是阴虚。阳虚出现在哪一脏，就是哪一脏的阳虚；阴虚出现在哪一脏，就是哪一脏的阴虚。

第三节　五脏之病的中药治疗

一、从本治疗

前面说了，导致五脏之病的直接原因是气虚，间接原因是血虚，故而，其治法就是补气血。这也就是中医上说的"扶正"。

有的时候，病邪很重，单纯的"扶正"太慢或者根本就解决不了问题，这时就需要"祛邪"。

（一）固本扶正，补充气血

由于气是藏在血中的，血充则气足，所以，补气血，实际上就是补血。

食物如同灯之油，药物如同拨灯芯。食物补充的是人体所藏之血，药物所起的作用更多是把所藏之血送到所需之处。

现在我们知道，全身的血液是靠心脏泵血来输送的，心脏泵血之后，全身组织器官各取所需，这个就如机场取托运的行李一样，大家都站轨道旁，发现自己的行李，赶紧取走，如果来不及取，可以等下次转过来再取就是。这个行李运送轨道就如人体之血管，取行李的人相当于五脏，心脏泵血一次，五脏就取自己所需之血一次，需要少的就少取，需要多的就多取，一次没取够的，下次再取。同理，我们在饭店吃饭的时候，圆桌不停地运转，目的就是让客人各取所需之菜。

1.直接补充

由于味道能补脏血，故而，不同味道的中药进入不同的脏而补其血。甘味药入脾而补脾血，辛味药入肺而补肺血，苦味药入心而补心血，酸味药入肝而补肝血，咸味药入肾而补肾血。

临床应用时，按照药物的不同味道直接套用就是。当然，这里谈的只是药物应用的一个方面而已，犹如一个人会做衣服，当你要找这个人做衣服时，还需考虑其他因素，比如这个人的收费是否能让你接受等，所以，对药物的应用我们还需全面的把握（比如辛散、酸收、咸软等）。

这里，我还得再说一下味道补血的问题。

药物的味道属阴，五脏之血属阴，同气相求，以阴补阴，用药物的味道来补五脏之血的结论是正确的，但是，有很多人对这个结论不大认可，因为"不好理解"。

说真的，刚开始我也不能接受这个结论，也理解不了，但"前提正确""推理过程无误"，故而，结论也就没问题。可为什么理解不了？

经过几天的"领悟"，猛然发现，原因是自己没有把整体和局部的关系理顺。

食物如同灯之油，药物如同拨灯芯。当灯里面的"油"足的时候，拨了灯芯之后，才会更亮，一旦灯里面没有油了，这时怎么拨灯芯，灯都不会亮。

同样道理，药物的"味道"进入人体之后，能把体内所藏之血带到所入之脏中，这就是补血的机制。一旦体内藏血不足，则不管进入多少"味道"，都不会让脏之血得补，这是因为巧妇难为无米之炊。

说得更明白点：药物的"味道"进入人体后是强行地把"所藏之血"进行抢夺，使其进入"所入之脏"。

当体内藏血充足的时候，服用中药之后，其"味道"能让部分所藏之血到达所入之脏，这样，这个脏的血得补，其他脏的供血也不会受到影响，这时的用药，就不会有不良反应。

当体内藏血不足的时候，服用中药之后，其"味道"也能让部分所藏之血到达所入之脏中，这样，虽然这个脏的血也许会得到补充，但是，很可能会影响其他脏血的供应，出现其他脏的血虚，这就是用药后的不良反应。

举个例子，一个框子有十个馒头，八个馒头是供应正常所需的，余下的两个是以备急需的，这就相当于人体所藏之血。由于某种原因，八个馒头供应之后还是有多人出现了饥饿，这时，本应根据饥饿程度和饥饿人数来分的两个馒头却被"某人"强行拿走一个或者全部拿走，于是，其他也需要馒头的人就只能忍饥挨饿了。

生活当中有"药灌满肠"的说法，其实这是有根据的：服用药物之后，在"味道"的刺激下体内所藏之血被强行流到"所入之脏"，这样，藏血量必然减少；血是由饮食物中的营养物质和水液所补充的，由于营养物质的进入需要吃饭，不方便，且还会产生更多需要排泄的浊物，而喝水之后，水液能很快地被人体吸收，可以补充血的不足（虽然血中的营养物质浓度被稀释，但是，"短期"供应还是不成问题的），使藏血量尽量地维持正常。

这个就如在生活条件好的时候，可以喝八宝粥，但在生活条件不好的时候，比如电影上经常演的"困难时期"，则给锅里放一把米，却不停地加水。这样做，虽然不能让大家吃饱，但总不至于让一两个吃饱却让更多人饿死的局面出现。

这里，我顺便谈一下药物用量大小的问题。

药物的"味道"是强行索取机体"所藏之血"的，"味道"越大，"夺血"越多。由于体内所藏之血量是有限的，其生成和补充也需要一个过程，故而，为了不让藏血量大幅度的减少，我们的用药就不能使"味道"过重。

正是因此，看看更多中医名家的用药经验，都是药物"味道大的，用量小；味道小的，用量大"。当然，这也是鲜品用量大，干品用量小的原因。

明白了"味道"补血的机制后，我们再往下谈。

中药，有单一味道的药，也有多种味道的药。单一味道的药直接进入"其味所主"的脏，这个比较简单，这里，我说一下多种味道的药的"所入之脏"。

五味入五脏，这是定律。

（1）用多种味道的药物就能补充多个脏之血。

比如当归，味甘、辛、微苦，由于甘味入脾、辛味入肺、苦味入心，故而，当归就能补充脾、肺、心这三脏之血。

临床遇到多脏的血虚病证（这里我们先不谈气虚病证）可以用几种单一味道的药物合用来治疗，更可以用多味道的一种药物来治疗。

（2）用多种味道的药物补多脏之血的时候，要注意先后顺序。还是拿当归来说，味道是先"甘"再"辛"后"微苦"，所以，当归是先补脾之血，再补肺之血，后补心之血。再比如板蓝根，味道是微甜而后苦涩的，所以，板蓝根是先入脾补脾血，后入心补心血。当然，这只是单纯从"五味入五脏"这方面来说的。

临床应用时需注意病证的标本缓急。比如过来两个病人，都是心脾两脏之血虚，不过一个是心血不足严重，另一个是脾血不足严重；急则先治，对于以心血不足为急的，我们就需选味道苦、甘之品，对于以脾血不足为急的，我们就需选味道甘、苦之品。如果没有适宜（或者自己身边当时没有）的多味道的药物应用，这时也可以两种单味道的药物合用。当然，合用时还需注意配伍的有关问题。

（3）用多味道中药在补脏血的时候，还需注意程度的问题。还是拿当归来说，味道甘、辛、微苦，如果患者脾、肺、心三脏之血都不足且缺的量都差不多，这时用当归来治疗的时候，还需再加用一点苦味的药，这是因为当归的味道中苦味相比较甘、辛来说有些不足。

2.间接补充

（1）增加气的进入量来提高脏功能

气是五脏功能发挥的物质（这点，在《其实中医很简单》和《三个月学懂中医》中都谈得很清楚），要让脏的功能正常发挥，就需要充足的气，由于人体没有藏气的地方，体内更多的气都是通过吸入而来的，故而，脏功能正常发挥的前提就是气的供应要足。

由于肾主纳气，故而，补肾纳气增加气的进入量很关键。

临床上，我常用的两种药是磁石和补骨脂，有纳气之功，随症加用，有一定的疗效。

（2）排浊以补清来提高脏功能

浊气必排，一旦肺功能下降，排浊不力，浊气郁结而占位，则可使体内的清气不足（一般情况下，人体内清浊气的总量是相对恒定的）；气是五脏发挥功能的物质，清气不足，脏的功能自然就下降。

旧的不去新的不来。临床上对于脏功能低下的病证，适当的加用排除浊气之品则更能提高疗效。更多人处方中加用的生姜，就是起这个作用的。

（3）增强肝功能，使其"疏清"正常

肝主疏泄，疏清泄浊。肝功能增强之后，清气能更快更好地被运送到机体需要的地方。

晚上跟一个很有钱的人要十万块钱，这个人不一定能拿出来，不是因为不想给，而是因为不能给。原因就是只能在ATM机上提出两三万（一天）。

同样道理，清气的进入正常，但肝的疏泄功能下降之后，清气还是不能顺畅达到所需之地，这样，脏的功能还是不能正常发挥。

至于如何增强肝功能的问题，可以看看前面的有关内容。

（4）利用相生关系来提高脏功能

对于五脏之血虚病证，可以用"虚则补其母"的办法来治疗；对于五脏之气虚病证，我们同样可以应用这个办法来治疗。

比如脾功能低下时，由于心火能生脾土，故而我们可以强心以生脾。这时可以应用气味大的苦味药来治疗。

现在，我把气味大的常用中药归纳于下。

植物类

根及根茎

生姜（根茎），气芳香而特殊

干姜，气芳香

千年健（根茎），气芳香，久闻有不悦感

白芷，气芳香

羌活，气香

防风，气特异

细辛，气辛香

独活，香气特异

紫草，气特异

玄参，气特异似焦糖

白术，气清香

续断、麦冬、墨旱莲，气微香

当归，香气浓郁

乌药，气香

香附（根茎），气香

川芎，香气浓郁

姜黄，气香特异

蓬莪术，气微香

大黄，气清香

前胡，气芳香

秦艽，气特异

皮类

牡丹皮，气芳香

肉桂、吴茱萸，香气浓烈

花椒，有特殊的强烈香气

厚朴，气香

叶类

昆布（叶状体），气腥

艾叶，气清香

花类

辛夷，气芳香

金银花，气清香

丁香，气芳香浓烈

款冬花（花蕾），气清香

果实及种子类

蔓荆子，气香

瓜蒌，气如焦糖

小茴香，有特异香气

补骨脂，气香

益智仁，有特异香气

川楝子，气特异

陈皮（果皮），气香

使君子，气微香

南瓜子，气香

皂荚，气特异

紫苏子，气清香

蛇床子，气香

路路通（果序），气特异

全草类或地上部分

荆芥，气芳香

鱼腥草，有鱼腥气

青蒿，气香特异

刘寄奴（地上部分），气芳香

广藿香，气香特异

佩兰，气芳香

动物类

地龙，气腥

龟甲、鳖甲、全蝎、僵蚕、水蛭、鸡内金，气微腥

蜈蚣，气微腥，并有特殊刺鼻的臭气

土鳖虫，气腥臭

麝香，有强烈而特异的香气

矿物类

磁石，有土腥气

赤石脂，有泥土气

硫黄，有特异的臭气

雄黄，微有特异的臭气

（二）求援祛邪，减轻压力

当病邪较重，五脏功能再怎么提高也不能祛除时，我们就必须借助外援。比如一个人已经十几天不大便了，腹胀疼难忍，这时，采用辛味药甚或气味很大的辛味药来提高肺功能以促使排浊，显然是"远水解近渴"，效果不大。怎么办？求援啊，借用大黄、番泻叶等药物的通肠导滞之力来消除病邪。

我们《中药学》上的功效归纳，清热药和温里药是平病性的，补益药是补虚的，剩下的全都是祛邪的。

不信？往下看。

1.肺主排浊

解表药，就是帮助肺从皮肤排浊的药。具体有发散风寒的麻黄、桂枝、紫苏叶、生姜、香薷、荆芥、防风、羌活、白芷、细辛、藁本、苍耳子、辛夷、葱白等和发散风热的薄荷、牛蒡子、蝉蜕、桑叶、菊花、蔓荆子、柴胡、升麻、葛根、淡豆豉等。

攻毒杀虫止痒药和拔毒化腐生肌药也是帮助肺皮肤排浊的药。具体有攻毒杀虫止痒的雄黄、硫黄、白矾、蛇床子、土槿皮、蜂房、樟脑、蟾酥、大蒜等，拔毒化腐生肌的红粉、轻粉、砒石、铅丹、炉甘石、硼砂等。

泻下药，就是帮助肺从大肠排浊的药。具体有攻下的大黄、芒硝、番泻叶、芦荟，润下的火麻仁、郁李仁、松子仁，峻下的甘遂、京大戟、芫花、商陆、牵牛子、千金子等。

利水渗湿药，就是帮助肺从膀胱排浊的药。具体有利水消肿的茯苓、薏苡仁、猪苓、泽泻、冬瓜皮、玉米须、香加皮等，利尿通淋的车前子、滑石、木通、通草、瞿麦、萹蓄、地肤子、海金沙、石韦、萆薢、冬葵子、灯心草等，利湿退黄的茵陈、金钱草、虎杖等。

涌吐药，就是帮助肺从口排浊物的药。具体有常山、胆矾、瓜蒂、藜芦等。

化痰止咳平喘药，就是帮助肺从口或鼻来排浊物浊气的药。具体的有温化寒痰的半夏、天南星、白附子、芥子、皂荚、旋覆花、白前等，清化热痰的川贝母、浙贝母、瓜蒌、竹茹、竹沥、天竺黄、前胡、桔梗、胖大海、海藻、昆布、黄药子、海蛤壳、海浮石、瓦楞子、礞石等，止咳平喘的苦杏仁、紫苏子、百部、紫菀、款冬花、马兜铃、枇杷叶、桑白皮、葶苈子、洋金花等。

体内的虫，也属于"浊物"的一种，也是由肺外排的，中药上的驱虫药就是助肺排浊的药，具体有使君子、苦楝皮、槟榔、南瓜子等。

2.肾主摄纳

止咳平喘药中的白果、安神药中的磁石、补虚药中的补骨脂等，就是帮助肾纳气的药。

饮食物的吸收消化是肾纳气的结果，这个已经在《其实中医很简单》和《三个月学懂中医》中谈过了，故而，消食药也是助肾药，具体有山楂、六神曲、麦芽、稻芽、莱菔子、鸡内金等。

收涩药，就是帮助肾固摄的药。具体有固表止汗的麻黄根、浮小麦、糯稻根，涩肠的五味子、乌梅、五倍子、罂粟壳、诃子、石榴皮、肉豆蔻、赤石脂、禹余粮，固精缩尿止带的山茱萸、覆盆子、桑螵蛸、金樱子、海螵蛸、芡实、椿皮、鸡冠花等。

3.肝主疏泄

理气药就是助肝疏泄的药。具体有陈皮、青皮、枳实、枳壳、木香、沉香、檀香、川楝子、乌药、荔枝核、香附、佛手、香橼、玫瑰花、梅花、薤白、大腹皮、甘松等。

平肝息风药，更是助肝疏泄的药。具体有"平抑肝阳"的石决明、珍珠母、牡蛎、紫贝齿、代赭石、刺蒺藜等，"息风止痉"的羚羊角、牛黄、珍珠、钩藤、天麻、地龙、全蝎、蜈蚣、僵蚕等。

4.脾主运化

脾主运化包括两个方面：

一是运送营养物质和水液入血来补充血的不足，且以血来补充津液的不足。故而，滋阴养血药就是助脾运化药，具体有补阴的北沙参、南沙参、百合、麦冬、天冬、石斛、玉竹、黄精、枸杞子、墨旱莲、女贞子、桑椹、黑芝麻、龟甲、鳖甲等，补血的当归、熟地黄、白芍、阿胶、何首乌、龙眼肉等。

二是运化水湿布散津液，故而，祛风湿药也是助脾运化的药。具体有祛风寒湿的独活、威灵仙、徐长卿、川乌、乌梢蛇、木瓜、蚕沙、伸筋草、海风藤、路路通等，祛风湿热的秦艽、防己、桑枝、豨莶草、雷公藤、老鹳草、丝瓜络等，祛风湿强筋骨的五加皮、桑寄生、狗脊、千年健、雪莲花等。

当然，化湿药更是助脾运化的药。具体有广藿香、佩兰、苍术、厚朴、砂仁、草豆蔻、草果等。

5.心主血脉

心主脉，内藏血。

活血化瘀药就是助心"通脉"的药，具体有活血止痛的川芎、延胡索、郁金、姜黄、乳香、没药、五灵脂、降香，活血调经的丹参、红花、桃仁、益母草、泽兰、牛膝、鸡血藤、王不留行、月季花等，活血疗伤的土鳖虫、马钱子、自然铜、苏木、骨碎补、血竭、儿茶、刘寄奴，破血消癥的莪术、三棱、水蛭、虻虫、斑蝥、穿山甲。

止血药就是助心"固脉"的药，具体有凉血止血的小蓟、大蓟、地榆、槐花、侧柏叶、白茅根等，化瘀止血的三七、茜草、蒲黄、花蕊石，收敛止血的白及、仙鹤草、棕榈炭、血余炭、藕节，温经止血的艾叶、炮姜、灶心土等。

心藏神，安神药和开窍药都是助心的药，具体有重镇安神的朱砂、磁石、龙骨、琥珀，养心安神的酸枣仁、柏子仁、灵芝、首乌藤、合欢皮、远志；开窍的麝香、冰片、苏合香、石菖蒲等。

二、从标治疗

对于病证急或者想要求速效的，则需采用治标法。

我们知道，五脏功能概括起来只有10个字，就是摄纳、排浊、运化、疏泻和任物，哪一个出现问题，我们就解决哪个问题。

摄纳不足：纳出现了问题，我们可用磁石、补骨脂等直接进行纳气，以代赭石、牵牛子等来增进食欲；用收涩药、止血药等来进行固摄。

从味道方面来选择的话，涩味和酸味药的应用是正治。

当然，也可以选用个性应用中有摄纳作用的药物。

排浊不足：可以用辛散的药物，也可以用苦下、咸下的药物；也可以选用个性应用中有排浊作用的药物。更可以选用发汗药、祛痰药、通利二便药及通经药等。

运化不足：可以选用消食药，也可以选用渗湿药等。

疏泄不足：可以选用理气药，也可以选用气味大的药物等。

任物不足：可以选用活血化瘀药，也可以选用开窍药、安神药等。

第十九章　老姬用药法

我是一个基层中医大夫，我的理论是在治病中思考总结中得出的，是在讲理且推理中进行。拿黄芪来说吧，近乎所有的病，都可以应用，只要配伍合适，不但没有毒副作用，且能更好地提高疗效。

这里，我说几个肿瘤的治疗病案，以便和大家分享我的经验。

案1　左某，女，51岁，2014年6月15日初诊。

多发性骨髓瘤化疗后，无力，脚冰凉，舌质淡暗，苔白，脉虚紧。

处方：生黄芪150g，当归30g，肉桂30g（后下），制附子30g（先煎），生甘草10g，生姜30g，茯苓30g，丹参30g，川芎30g，益母草30g，艾叶10g，小茴香10g，磁石30g（后下），神曲30g。7剂。并嘱用煎药后的药渣再加开水温热后泡脚（后同）。

6月23日，继上方7剂。7月3日，上方加桂枝30g，7剂。7月11日，自述膝疼。

处方：生黄芪240g，当归30g，白芍30g，生地黄30g，川芎30g，丹参30g，益母草30g，茯苓30g，肉桂30g（后下），补骨脂30g，木瓜30g，吴茱萸10g，党参30g。

稍加变通，服药42剂。

9月11日来诊，自述化验结果一切正常。无力、膝疼及手脚冰凉情况消失。舌象比前好转但仍淡暗。因其自述感觉中药不好喝就说再用一次就停药。

11月11日，患者来诊，化验结果又出现了异常，病情出现了反复。问其原因，是感觉化验已经正常，也就自觉平安无事，于是便随意地吃喝，加之竞选妇女主任，操劳过度所致。看舌：淡暗苔白稍厚。诊脉：滑虚。

处方：生黄芪180g，当归30g，丹参30g，川芎30g，茯苓30g，生白术30g，磁石30g（先煎），肉桂30g（后下），补骨脂30g，艾叶10g，益母草30g，石菖蒲10g。7剂。

之后，将黄芪的量变为240g，并稍事加减，用药1个月左右的时候，西医检查指标基本正常。但由于舌和脉还是没有正常，所以，又继用了两月多。

大致算一下，这次用药，单黄芪就用了20多公斤，患者不但没有出现什么不舒服，反而，精神很好，饮食、睡眠一切正常。

案2　尹某，男，63岁。2015年10月26日初诊。

肺癌术后（2013年），2015年9月29日CT示右肺癌术后改变右肺纤维灶，右侧胸膜局限性增厚，右侧胸腔积液，双肺结节，较2015年7月22日病变进展，右侧肋骨局限性破坏，考虑转移性肺囊肿，下腔静脉内见低密度灶，建议结合超声（右侧胸腔见液体密度影）。现全身不适，咳嗽，胸闷，舌质红边有瘀斑，苔厚白黄较干，脉滑数。

处方：黄芪300g，当归30g，白芥子30g，胆南星10g，车前子（包煎）30g，滑石30g，萹蓄30g，瞿麦30g，茯苓30g，泽泻60g，百部30g，生地黄90g，川芎30g，丹参30g，生山楂30g，牵牛子20g，白芷60g，15剂。

2015年11月12日二诊：全身舒服，咳少，时胸闷（很少），比以前明显好转，上方去牵牛子加白芍30g，20剂。

2015年12月7日三诊：自觉腿稍无力，晨起牙出血外余无不适，上方20剂。

2016年1月26日四诊：牙出血，右臂时疼，舌质淡边有瘀点苔白厚，脉滑紧。

处方：黄芪300g，当归60g，川芎60g，丹参30g，肉桂（后下）30g，瓜蒌30g，薤白30g，桂枝30g，白芥子30g，生姜30g，陈皮30g，生白术30g，茯苓30g，紫草30g，20剂。

2016年3月5五诊：上方去紫草加石菖蒲30g，20剂。

2016年4月16日六诊：囊肿消失，无不适。嘱用上方30剂后，停用一段时间，观察情况。

案3 张某，女，48岁，2015年10月31日初诊。

2014年2月19日B超查乳腺增生靠左侧实性团块，左侧腋窝淋巴结肿大，胆囊炎，胆结石，胃炎。2015年10月29日B超：①左乳腺癌可能性大；②右乳腺增生性结节可能性大（较重）；③双腋下淋巴结肿大性淋巴发炎。手发麻，检查示左乳头偏右内缩，左上象限有3cm×5cm硬块，推之不动，舌质淡暗边有齿痕，苔薄白，脉虚稍数。

处方：黄芪240g，当归30g，桂枝30g，白芥子30g，瓜蒌30g，薤白30g，皂角刺10g，路路通10g，川芎30g，丹参30g，枳壳30g，乌梅10g，香附30g，7剂。

2015年11月7日二诊：自觉变软，上方加生姜30g，7剂。

2015年11月15日三诊：变软，自述睡眠明显转好。

处方：黄芪300g，当归30g，桂枝30g，白芥子30g，枳壳30g，香附30g，瓜蒌30g，薤白30g，路路通10g，川芎30g，丹参30g，肉桂（后下）30g，干姜30g，7剂。

2015年11月22日四诊：变软，乳头慢慢变正，向外突，舌质淡暗苔腻，脉稍虚滑，上方7剂。

2015年11月29日五诊：变软，乳头已出，舌质淡暗苔白薄，脉虚涩。

处方：黄芪300g，当归30g，海藻30g，昆布30g，瓜蒌30g，薤白30g，桂枝30g，白芥子30g，陈皮30g，川芎30g，丹参30g，肉桂（后下）30g，葛根60g，7剂。

2015年12月23日六诊：上方去丹参加白芷30g，7剂。

2015年12月30日七诊：包块明显变小变软，上方7剂。

2016年1月12日八诊：上方去海藻、昆布加路路通30g、枳壳30g，7剂。

当然，大量用黄芪，一定要注意配伍，否则"味浓则泄"，我以前就出过问题。

记得有一次距我门诊不远的地方有个西药店，某天药店的老板娘头晕加重，昏眩得厉害，来我门诊要求速效，当诊断出其病证属虚之后，在补血的同时加用黄芪来补气，情急之下，一剂药中黄芪（生）的用量就为300g，嘱咐患者先用3天，回家自己煎服，当天煎煮的药当天喝完，不能过夜。

第二天下午快下班的时候，药店老板过来说让我赶快和他回家，因为他老婆电话说用药后不停地泄泻，很严重。于是，就准备赶快和他同去看看，刚出门诊不久，药店老板接到媳妇的电话，说现在问题不大了，不用大夫过来了。第五天，药店老板夫妇都来我门诊，一看老板娘，精神状态良好，叙述用药后的第三天基本就不泄泻了，也有力气了，头也不晕了。

现在回想起来，也是有点后怕，虚脱了怎么办？大剂量的黄芪可能引起低血压，如果突然出现低血压，晕倒了，家里又没有其他人，又该怎么办？从那以后，我用黄芪多从小剂量开始，逐渐加量。当然，有把握的病证还是直接就用大剂量了。

下面，具体谈一下我的治病思维。

一、扶正为主，祛邪为辅，除非邪重

邪之所凑，其气必虚；正气存内，邪不可干。只要正气强盛，不但能抵御外邪，而且还能防止内邪产生。

气有防御作用，正气强盛，防御作用增强，只要是正常人体能抵御的东西，人体都能抵御得了。

气有温煦作用，正气强盛，就不会出现寒证；正气强盛，是指清气充足，清气充足则浊气量少，浊气量少，就不会出现"气有余便是火"的情况，也就是说不会出现热证。

气有推动作用，正气强盛，就不会出现血瘀及痰湿水饮内停的情况，也不会出现积食、肠滞及结石的情况。还有，在饮食正常的情况下，进入人体的营养物质和水液会被气正常的推动运送到脉中，使得充血正常；在气的正常推动作用下，血中的营养物质和水液出于脉而达脉外之津液中，补充津液的不足。血为气之母，血量充足，则所藏之气量就多，也就是说"正气就强盛"。无湿不生虫，寒湿或者湿热均能生虫，且流水不腐，气虚推动无力，血及津液内停，出现腐败，也会出现痰湿，正气强盛，无湿产生，且血和津液运行畅通，则无虫产生，所以，正气强盛，也可以消除虫积。

气有固摄作用，正气强盛，人体不会出现体内之物无故流失的情况。体内之物不会过多流失，在饮食正常的情况下，人体就不会出现虚证。

由此可知，人体之正气强盛，则寒热虚实都不会产生。所以，补扶正气，至关重要。

如何补扶正气？补扶正气，包括两方面的内容，一个是补正气，一个是扶正气。

1.补正气

人体之气，胎儿期来源于母体，出生后则来源于外界之空气，所以，对现在的患者来说，补正气，就是让外界的空气更多地进入人体。

我们知道，肾主摄纳，外界空气的进入靠的是肾，所以，补正气，就是要补肾纳气，其中，磁石、补骨脂为正选之品。

比如，我在2016年3月22日接诊的一个患者：胃不适一周，饭后更甚，下午严重，舌质淡，苔白，脉左滑右虚。

处方：黄芪90g，当归30g，生麦芽30g，鸡内金10g，生山楂30g，干姜10g，生姜30g，白芷30g，赭石（先煎）30g，磁石（先煎）30g，神曲30g，肉桂（后下）30g，厚朴30g，莱菔子30g，7剂。

3月30日复诊时，诸症消失，巩固，上方去当归加生地30g，7剂。

这个病案中，用的磁石，就是补正气。另外，不花钱就等于赚钱，所以，不伤正气，就是补正气。

2.扶正气

扶，是扶助的意思，也就是说人体的正气虽然强盛，但是分配不均，有的地方很少，这时，就需要扶助。有的人脉不弱，正气强盛，但是，还是出现了手脚冰凉的情况，这就是因为中间道路不通所致的气血不能畅达手脚部位所致。只要一个

人呼吸正常，饮食正常，其所出现的局部气血不足情况，都是因物堵塞所致。我们现在临床上遇到的更多患者，都属于这种情况。此时，气味大的药物为首选，比如，桂枝，就是扶助手臂部位气血不足的常用药，独活就是扶助腿脚部位气血不足的常用药。

邹某，男，24岁，2016年4月9日初诊。

脱发，舌质淡红中间暗，苔白腻厚，脉滑紧。

处方：肉桂30g（后下），黄芩10g，蒲公英30g，川芎30g，丹参30g，生姜30g，陈皮30g，车前子30g（包煎），滑石30g，葛根60g，茯苓30g，泽泻30g，7剂。

二诊：4月17日。基本不脱发。

处方：黄芪90g，当归30g，川芎30g，丹参30g，石菖蒲30g，生姜30g，生麦芽30g，茯苓30g，肉桂30g（后下），泽泻30g，生甘草10g，防风10g，7剂。善后。

这个病案一诊当中，肉桂，就是气香浓烈的；川芎，气味浓香的。

当然，当病邪很盛的时候，急则治其标，我们就必须以驱邪为主，比如，一个人，两周没有解大便了，腹胀难忍，此时的治疗就是润肠通便，等便通腹舒时，再扶正，以消除导致大便两周不解的原因。其他的痰堵气道、小便不下、结石堵道等，都是以驱邪为主，扶正为辅，甚至只祛邪而不扶正。

二、排浊为主，生新为辅，除非虚甚

浊，指的是浊气浊物。我通过多年观察发现，人体之病，主要问题不在于"新的不来"，而在于"旧的不去"，也就是浊气浊物不能畅排，淤积占位，使得新来之物无处容身，从而出现表面上的虚象。

肺主排浊，在治病的时候，适当且适量地加用入肺的味辛药物，能很好地增强疗效。

案1　卢某，女，46岁，2016年4月14日初诊。

脸上过敏痒疼一月，腰疼，舌质淡，尖稍红，苔白厚腻，脉虚滑。

处方：葛根120g，麻黄10g，桂枝30g，白

蒺藜30g，苍耳子30g，白芷30g，黄芩10g，乌梅10g，当归30g，川芎30g，生麦芽30g，肉桂（后下）30g，7剂。

二诊：2016年4月24日。不痒，仍腰疼，上方去白芷加川续断30g，7剂。

注：这个病案中的桂枝、白芷、当归、川芎、肉桂等就含有辛味。

案2 刘某，女，36岁，2015年4月5日初诊。

宫颈囊肿，白带多，舌质淡边红，苔薄白，脉虚滑。

处方：黄芪90g，当归30g，川芎30g，益母草30g，白芷30g，车前子（包煎）30g，泽泻30g，滑石30g，生甘草10g，肉桂（后下）30g，枳壳30g，白芍30g，7剂。

二诊：2015年4月12日。白带减少，上方7剂。

注：这个病案中的当归、川芎、白芷、肉桂等就含有辛味。

案3 张某，男，72岁，2016年3月28日初诊。

心前区不适，西医示肥大反流等，舌质红有裂纹，苔白稍厚，脉滑数紧。

处方：瓜蒌30g，薤白30g，茯苓30g，泽泻30g，桂枝30g，白芥子30g，陈皮30g，香附30g，肉桂（后下）30g，车前子（包煎）30g，昆布30g，滑石30g，15剂。

二诊：2016年4月14日。自述西药已减一半，心已不疼，舌质红有裂纹，苔薄黄，脉虚滑数。

处方：黄芪150g，当归30g，生地黄60g，白芍30g，玄参60g，瓜蒌30g，薤白30g，山茱萸10g，知母30g，昆布30g，泽泻30g，车前子（包煎）30g，15剂。

注：一诊时的薤白、桂枝、白芥子、陈皮、肉桂等都含有辛味。

另外，肺虽然也管浊物的外排，不过，通肠导滞的药物更是直接外排浊物，我常用的药物就是赭石。下面几个病案就是含有赭石的。

案4 崔某，56，女，2015年1月21日初诊。

胃隐痛，发凉喜热，胃胀，食后更甚，大便秘结，舌质淡红，苔白，脉虚。

处方：黄芪150g，当归30g，黄芩10g，干姜10g，赭石（先煎）60g，神曲30g，生麦芽30g，磁石（先煎）30g，厚朴30g，槟榔30g，莱菔子30g，生甘草10g，白芍30g，吴茱萸10g，7剂。

二诊：2015年1月27日。现大便秘，余减轻。

处方：赭石（先煎）120g，神曲30g，槟榔30g，厚朴30g，莱菔子30g，磁石（先煎）60g，陈皮30g，桂枝30g，白芥子30g，当归30g，枳壳30g，生甘草10g，干姜10g，7剂。

案5 韩某，女，65岁，2016年4月15日初诊。

头不清醒，眼花，失眠，胃胀食后更甚，生气所致，舌质红，中间暗，苔薄黄，脉弦滑紧数。

处方：柴胡10g，生甘草10g，枳壳30g，白芍30g，赭石（先煎）90g，神曲30g，莱菔子30g，厚朴30g，生麦芽30g，生地黄30g，玄参30g，肉桂（后下）30g，桂枝30g，丹参30g，7剂。

二诊：2016年4月22日。现胃已不胀，眼还是花，上方去肉桂加泽泻30g，7剂。

案6 朱某，女，19岁。2015年4月6日初诊。

月经数月一行，舌质淡，胖大，苔黄，脉滑虚。

处方：黄芪90g，当归30g，川芎30g，益母草30g，白芍30g，生地黄30g，玄参30g，茯苓30g，泽泻30g，生甘草10g，香附30g，赭石30g，磁石30g，神曲30g，7剂。

二诊：2015年4月12日。还是未行，上方加鸡内金10g，7剂。

三诊：2015年4月19日。月经已来，舌质淡，苔白，脉滑稍紧虚。

处方：黄芪150g，当归30g，川芎30g，丹参30g，肉桂（后下）30g，益母草30g，干姜20g，熟地黄30g，桂枝30g，白芥子30g，陈皮30g，7剂。

案7 时某，女，60岁。2015年3月19日初诊。

双耳耳鸣、痒，双手晚上发凉发麻，舌质红有裂纹，苔黄稍干，脉右虚，左滑数。

处方：生地黄90g，葛根60g，白芍30g，玄参60g，苦参10g，蒲公英30g，石决明（先煎）30g，赭石（先煎）90g，神曲30g，厚朴30g，槟榔30g，川楝子10g，泽泻60g，昆布30g，7剂。

二诊：2015年3月28日。双手已无不适，仍耳鸣，上方加生姜30g，7剂。

生活当中有句话，叫"旧的不去，新的不来"，在中医上则是"浊不去，新不生"，所以，临床用药，加用从胸中、皮肤及肠道向外排浊的药物，能更好地增强疗效。延伸一下，人的衰老及生病，更多是因浊物不能畅排所致，所以，保健，就是要更多地排浊。

三、活血为主，补血为辅，除非失血之后

临床上遇到血虚的人很多，虽然直接治法就是补血，但是，当整体不存在血虚而只有局部出现血虚情况时，只能说明两点，一是局部用血过度，二是中间道路不通，体内之血不能达这个"局部"。想想看，局部用血过度的情况出现的很少，所以，我们相当多人出现的局部血虚，是因中间道路不通所致的。

既然是中间道路不通所致，治疗时必然是通道路，由于血行脉中，所以，"活血"很关键。

1.直接活血法

中药课本上有活血化瘀药，如活血止痛的川芎、延胡索、郁金、姜黄、乳香、没药、五灵脂、降香，活血调经的丹参、红花、桃仁、益母草、泽兰、牛膝、鸡血藤、王不留行、月季花、凌霄花，活血疗伤的土鳖虫、马钱子、自然铜、苏木、骨碎补、血竭、儿茶、刘寄奴，活血消癥的莪术、三棱、水蛭、虻虫、斑蝥等。

直接活血，可以选择上面的药物。不过，我现在用能入心的苦味药来通脉，效果很好。温热性的药物，活血；寒凉性的药物，清瘀热；气味大的药物，活血通脉。

这里，我归纳一下，以供临床应用。

味道极苦的：常用药物有苦参、黄连、龙胆草和黄柏，它们均具寒凉之性，有清瘀热之功。

味道苦的：寒凉性药物有黄芩、常山、连翘、苦杏仁和六神曲，它们具有清瘀热之功；温热性药物有延胡索、瓜蒂、艾叶，它们有活血之功；其中艾叶之气味清香，具有通脉之功。

味道微苦的：寒凉性药物有天花粉、香附、麻黄根、泽泻、蒲公英、青蒿、杜仲、番泻叶、百合、地肤子、苍耳子和鸡内金，它们具有清瘀热之功；温热性药物有广藿香、仙鹤草、益母草、桃仁和乳香，通脉具有活血之功；平性的药物有浙贝母、枇杷叶、红花、金银花和决明子，它们既可以清瘀热，又可以活血；其中，香附、广藿香、佩兰、青蒿、金银花均具有香气，它们有通脉之功。

味苦辛的：姜黄，性平；川芎，性热；均气香。它们都能活血通脉。

味苦微辛的：石菖蒲气香性寒，有通脉清瘀热之功；牛蒡子，性寒，能清瘀热。

味苦微甜的：三七，性凉，可以清瘀热。

味苦微涩的：大黄气清香，性寒，可以通脉及清瘀热。

味微苦而酸的：白芍，性寒，可以清瘀热。

味微苦而辛的：寒凉性的前胡、蓬莪术、款冬花都能清瘀热；气香的前胡、乌药、羌活、款冬花都可以通脉。

味微苦涩的丹参及桑叶，药性为寒都可以清郁热。

味微苦而涩的牡丹皮气香性寒，能通脉及清瘀热。

味涩而微苦的麻黄，性寒，能清瘀热；因其中空，取类比象，麻黄也能通脉。

味微涩苦的王不留行，性热，有活血之功。

味甘苦的百部，性寒，有清瘀热之功。

味甘微苦的白果、玄参和紫菀，药性寒凉，能清瘀热；玄参有焦糖气，能通脉；麦冬，性平，既可活血也可清瘀热。

味甘辛微苦的当归，性凉，能清瘀热。

味微甜而后苦的桔梗和地骨皮，药性寒凉，能清瘀热。

味微甜微苦的知母，性寒，能清瘀热。

味辛苦的橘皮和吴茱萸，气香，药性温热，能通脉活血；牵牛子，平，既能清瘀热，也能活血。

味辛微苦的白芷、厚朴、补骨脂、益智仁、千年健，都是气香的，它们都有通脉之功，其中厚朴、补骨脂、益智仁、千年健，药性为温，都有活血之功。

注：通脉，靠的是气；活血，靠的是药性温热，血得热则行。

临床上遇到血脉不通需要通畅时，如果没有热，则可用活血之品，想要见效更快，则需用通脉之品。当然，还需注意通脉之品有伤阴之弊；如果有热，则还需加用清瘀热之品。

案1 张某，女，33岁，2015年11月3日初诊。

脸上红疹，左口角烂，舌质淡暗苔薄白，脉虚紧。

处方：黄芪90g，当归30g，川芎30g，丹参30g，干姜30g，肉桂（后下）30g，蒲公英30g，大青叶10g，磁石（先煎）30g，泽泻30g，生甘草10g，陈皮30g，7剂。

2015年11月10日二诊：红疹明显好转，继上方7剂。

2015年11月16日三诊：红疹基本消退，上方去干姜加赭石（先煎）60g，7剂，巩固。

注：这个病案中的当归、丹参、川芎、肉桂，有很好的清瘀热通脉活血之功。

案2 乔某，女，47岁。2015年12月5日初诊。

右膝内侧疼一年，西医检查结果为半月板损伤，舌质淡暗苔白，脉紧重按则虚。

处方：丹参30g，乳香10g，没药10g，木瓜30g，伸筋草30g，葛根60g，黄芪60g，白芷30g，肉桂（后下）30g，当归30g，干姜30g，生甘草10g，白芍30g，7剂。

2015年12月12日二诊，膝疼减轻，上方去干姜加独活30g，7剂。

2015年12月26日三诊，自述药不好喝，所以喝完后停了几天，现在已不疼。据舌脉，上方去白芷加川牛膝30g，7剂，巩固之。

这个处方中的丹参、乳香、没药、白芷、肉桂、当归就有通脉活血清瘀热之功（不通则痛，此患者疼痛已经1年，局部必有瘀热存在）。

其他的病案，我就不多说了，这里再说一点，就是当血脉不通表现为急症或者想要快速收效时，处方中就需单用通脉活血清瘀热之品，不能加用滋阴养血或者甘味（微甘）药物。当然，加用理气及辛散之品也是可以的。

2.间接活血法

血脉里面的用药，是直接活血法，而血脉之外的用药，则是间接活血法。

血的作用有二，一个是发挥神志活动功能，一个是补充津液的不足。

当津液出现问题，比如，变成痰湿，此时，一则占位，二则黏滞，血中的营养物质和水液就不能正常地出脉而达津液中，产生滞留，这就是瘀血，治疗时仅仅用活血通脉药物是不成的，更需除痰祛湿。

所以，除痰祛湿法是间接活血法。

味辛散之、味淡渗之、味甘运之、味咸软之，这些都可以除痰祛湿，都是间接活血法的常用之品。当然，味酸的木瓜能入肝，可以理气而祛湿，也是常用药。

还有，"生前"具有抗湿之性的药物，也有祛湿之功。

比如，我治疗过的一个病人，耿某，男，47岁，2015年3月2日初诊。

小便急、频、不净，左下腹隐痛，西医示前列腺肥大，手脚冰凉，舌质淡暗，脉滑。

处方：生白术90g，海藻30g，昆布30g，丹参30g，川芎30g，干姜10g，生姜60g，肉桂（后下）30g，茯苓30g，磁石（先煎）30g，车前子（另包）30g，滑石30g，白芥子30g，7剂。

2015年3月16日二诊：隐痛消失，小便情况亦减轻。

处方：黄芪90g，生白术60g，车前子（包煎）30g，滑石30g，瞿麦30g，萹蓄30g，肉桂（后下）30g，补骨脂30g，桂枝30g，干姜10g，生姜30g，泽泻30g，海藻30g，昆布30g，7剂。

2015年3月24日三诊：夜尿消失，遂继上方7剂，巩固之。

这个病案中，虽然患者舌暗有瘀，但还是用了很多祛湿之品，所以收效较好。

四、理气为主，补气为辅，除非整体气虚

气虚，是气的功能下降。气的功能有五，推动、温煦、固摄、防御、气化，只要它们中任何

一个功能出现了不足，我们就说是患者有气虚证存在。出现气虚证的时候，我们更多需要理气而不是补气，除非出现整体气虚或者出现气脱时。换句话说，只要是局部的气虚，在患者呼吸正常的情况下，我们需要理气而不是补气。

常用理气之品，如陈皮、青皮、枳实、木香、沉香、檀香、川楝子、乌药、荔枝核、香附、佛手、香橼、玫瑰花、梅花、娑罗子、薤白、大腹皮、甘松、九香虫、刀豆、柿蒂等，这些药物可以应用。

另外，气味大的药物更是理气之品，需善于应用这些药物。还有，升降浮沉，是气的运动形式，药物的质地轻重可以影响人体的气机运行，所以，质地重的药物可以沉降，质地轻的药物可以升浮。这点，临床上也是常用，以改变属阳属阴部位气的含量。当然，咸苦能下，辛散而升，这也是调理气机的一种形式。

案1 李某，男，65岁，2016年2月2日初诊。

心慌，劳累后加重40年，舌质暗红裂纹特多，苔白，脉弦紧。

处方：瓜蒌30g，薤白30g，茯苓30g，桂枝30g，白芥子30g，香附30g，磁石（先煎）30g，神曲30g，黄芪90g，薄荷（后下）10g，川芎30g，丹参30g，车前子（另包）30g，15剂。

2016年2月18日二诊：自述中间欲发作一次但未发（服用救心丸），现舌裂纹减少。

处方：黄芪150g，川芎30g，白芷30g，瓜蒌30g，薤白30g，桂枝30g，白芥子30g，肉桂（后下）30g，昆布30g，丹参30g，磁石（先煎）30g，香附30g，7剂。

注：这个病案，对症状的直接诊断就是气虚所致，所以在用药上用了很多气味大的药物，如瓜蒌、桂枝、香附、薄荷等，所以收效很好。

案2 王某，女，60岁，2016年2月11日初诊。

头痛头晕30年（高血压），舌质暗红，苔白，脉右紧滑、左数滑。

处方：茯苓30g，生白术90g，赭石（先煎）90g，磁石（先煎）30g，川芎60g，白芷30g，肉桂（后下）30g，车前子（另包）30g，海藻30g，昆布30g，葛根90g，泽泻30g，石菖蒲30g，10剂。

二诊：2016年2月21日。血压已降，头痛头晕减轻，舌质稍红，苔后部黄厚稍干，脉滑稍数。上方去车前子加白芍30g，10剂。

三诊：2016年3月2日。头痛头晕减轻。

处方：黄芪90g，生地黄60g，白芍30g，川芎30g，丹参30g，海藻30g，昆布30g，赭石（先煎）60g，神曲30g，川楝子10g，槟榔30g，玄参60g，10剂。

四诊：2016年3月13日痛无，稍晕。

处方：黄芪90g，生地黄90g，白芍60g，石决明（先煎）30g，乌梅10g，丹参30g，磁石（先煎）30g，神曲30g，槟榔30g，山茱萸10g，泽泻30g，石菖蒲30g，10剂。

五诊：2016年3月23日。西药已减一半，血压130/85mmHg，上方变黄芪为30g加葛根60g，10剂。

六诊：2016年4月3日。以前替米沙坦1片、尼莫地平2片、酒石酸美托洛尔半片，一日2次，现替米沙坦半片（3~4天用一次），血压120/70mmHg，舌稍红暗，苔少，脉弦稍数。

处方：黄芪150g，当归30g，生地黄90g，白芍30g，川芎30g，丹参30g，皂角刺10g，赭石（先煎）60g，神曲30g，槟榔30g，厚朴30g，葛根60g，川续断30g，15剂。

七诊：2016年4月23日。已停西药，到现在无不适。舌质稍红，苔薄，脉稍数。上方去厚朴加玄参30g，15剂。

注：这个患者，就是一直在用降气药来调节头部气的含量。

五、祛痰湿为主，补津液为辅，除非整体津液不足

现在，好几天吃不上饭喝不上水的人很少，除非特殊情况，如重病、在外受阻等；局部津液大量消耗的人也很少，如张口呼吸、局部烘烤、长时间在干燥的环境中工作等，这些人都不多，所以，在没有这类情况的前提下，遇到津液病变，要做的就是祛痰湿，而不是补津液。即使局部津液不足，也是道路不通或者局部津液病变为痰湿水饮占位所致。

消除痰湿水饮，有这么几个方法。

1.淡能渗湿

应用淡味药来祛湿，这是常用之法。当痰湿水饮在内、在下时，可以用渗湿之法；当欲从小便祛除痰湿水饮时，可以用渗湿之法。

常用的淡味药有石膏、硫黄、海浮石、赤石脂、鳖甲、蝉蜕、茯苓、猪苓、血竭、三棱、钩藤、大腹皮、海金沙、蒲黄、瞿麦、刘寄奴、伸筋草、金钱草、芡实、柏子仁、火麻仁、酸枣仁、胖大海、路路通、浮小麦、夏枯草、竹茹等。

无味更是淡味，临床更可以选用。常用的无味中药有水蛭、龙骨、滑石、磁石、代赭石、阳起石、车前子、通草等。

案1 景某，女，46岁，2015年5月8日初诊。

右半边身有肿胀感，变天时腰腹疼甚，头晕心慌，舌质紫暗，苔薄白，脉虚数滑。

处方：香附30g，丹参30g，当归30g，乳香10g，没药10g，乌药10g，瓜蒌30g，薤白30g，桂枝30g，川芎30g，车前子（包煎）30g，滑石30g，7剂。

二诊：2015年5月19日。肿胀轻，但天气变化时腰疼。

处方：丹参30g，当归30g，乳香10g，没药10g，香附30g，肉桂（后下）30g，淫羊藿30g，川芎30g，白芷30g，牛蒡子30g，生白术30g，川牛膝30g，7剂。

注：这个病案中的车前子、滑石，就是淡味药。

案2 刘某，男，18岁。2015年8月5日初诊。

眼刺痒1年，下午甚，眼干，舌质红，苔厚白兼黄，脉滑数。

处方：车前子（包煎）30g，滑石30g，白芍30g，萹蓄30g，瞿麦30g，茯苓30g，泽泻60g，石菖蒲30g，赭石（先煎）60g，神曲30g，磁石（先煎）30g，川芎30g，10剂。

二诊：2015年8月19日。已不刺痒，不过仍眼干（较前明显减轻），舌质红，苔薄白稍黄，脉滑数虚。继上方10剂。

注：这个病案中的车前子、滑石、瞿麦、茯苓、赭石、磁石等，就都是淡能渗湿之药。

2.辛能散湿

味辛发散，味道辛的药物有散湿之功，当需要向上向外散湿的时候，我们可以用辛味药来治疗。

味道辛的常用药物有生姜、干姜、大蒜、丁香、花椒、皂角、细辛、半夏等，微辛的药物有薤白、紫苏子、蔓荆子等。

比如，我在2016年3月5日治疗过的一个病人，杨某，男，41岁。晨起腰疼，早泄，舌质淡，苔白腻，脉虚稍数。

处方：黄芪150g，当归30g，生白术60g，葛根60g，川芎30g，丹参30g，肉桂（后下）30g，淫羊藿30g，生姜30g，小茴香10g，陈皮30g，茯苓30g，7剂。

二诊：2016年3月20日腰疼减轻。

处方：黄芪150g，生白术30g，葛根90g，淫羊藿30g，蛇床子10g，茯苓30g，丹参30g，川芎30g，补骨脂30g，金樱子10g，肉桂（后下）30g，防风10g，山茱萸10g，7剂。

注：这个病案用药中的白术、川芎、肉桂、生姜、小茴香、陈皮等，就有辛散之功。

我在2016年3月1日治疗过的一个病人，马某，男，62岁。

眼花，鼻塞，口干，全身无力，舌质稍红苔厚稍黄，脉滑稍数。

处方：葛根120g，麻黄10g，桂枝30g，白芍30g，生姜30g，薄荷（后下）10g，生地黄30g，白芷30g，苍耳子10g，辛夷（包煎）10g，茯苓30g，皂角10g，5剂。

二诊：2016年3月5日。鼻塞无，口干依然，舌质暗红苔腻厚稍黄，脉虚。

处方：黄芪150g，葛根120g，生姜30g，麻黄10g，桂枝30g，赭石（先煎）30g，昆布30g，海藻30g，陈皮30g，白芷30g，细辛10g，生白术30g，白芥子30g，5剂。

三诊：2016年3月12日。口干减轻，素睡觉不好，牙疼。

处方：生地黄180g，白芍90g，山茱萸10g，车前子（包煎）30g，茯苓30g，泽泻30g，葛根150g，海藻30g，昆布30g，磁石（先煎）30g，神曲30g，夜交藤60g，5剂。

注：这个病案中的桂枝、生姜、薄荷、白芷、辛夷、皂角等，就是辛散祛湿的。

3.苦能燥湿

苦能燥湿，这个我们大家基本都知道，其意为临床上可以用苦味的药物来燥湿。

不过，我们需要注意的是用苦味药来燥湿的条件：当人体气血不虚的时候；当痰湿的质地不黏稠的时候（水饮的质地本来就稀）；当欲从下外排的时候。这3个条件，满足其中一个就行。

崔某，女，34岁。阴痒（霉菌性阴道炎），舌质稍红苔厚稍黄，脉虚弦数。

处方：生地黄90g，白芍30g，山茱萸10g，黄芪90g，白芷30g，泽泻30g，茯苓30g，车前子（包煎）30g，苦参10g，黄柏10g，陈皮30g，葛根60g，香附30g，7剂。

二诊：2016年3月14日。阴部已不痒，舌质边红，苔稍厚，脉弦滑稍数。

处方：黄芪90g，当归30g，白芷30g，车前子（包煎）30g，海藻30g，昆布30g，滑石30g，陈皮30g，葛根60g，川芎30g，丹参30g，苦参10g，黄柏10g，7剂。

注：这个病案中的泽泻、黄柏、苦参、香附、陈皮等，就含有苦味，有燥湿之功。

由于用苦来燥湿的应用，大家基本都会，这里，我就不多举例子了。

常用的苦味药有极苦的苦参、黄连、龙胆草、黄柏，味苦的黄芩、常山、延胡索、白及、秦皮、连翘、苦杏仁、瓜蒂、艾叶、六神曲，味微苦的天花粉、香附、茜草、麻黄根、泽泻、浙贝母、蒲公英、广藿香、佩兰、青蒿、益母草、仙鹤草、杜仲、淫羊藿、枇杷叶、番泻叶、百合、红花、旋覆花、金银花、桃仁、决明子、地肤子、苍耳子、乳香、鸡内金等。临床注意选择使用。

4.咸能下湿

咸味，有软坚散结之功，同时，咸能下，所

以，想要从下来消除痰湿，就可以用咸味药来治疗。

常用的咸味药有芒硝、海藻、昆布、全虫；微咸的有白僵蚕、地龙、土鳖虫、海螵蛸、桑螵蛸、石决明、牡蛎、龟甲、墨旱莲等。

案1 刘某，女，38岁。2016年2月21日初诊。

核磁示：右膝内侧半月板后角变性，双膝关节腔及髌上囊积液。腰疼，怕冷，口唇紫暗，月经3天结束，舌质嫩红苔白，脉虚滑数。

处方：海藻30g，昆布30g，桂枝30g，白芥子30g，黄芪150g，当归30g，木瓜30g，泽泻30g，生地黄60g，白芍30g，车前子（包煎）30g，川牛膝30g，葛根120g，肉桂（后下）30g，15剂。

二诊：2016年3月6日，诸症减轻。

处方：黄芪150g，葛根120g，川芎30g，白芷30g，木瓜30g，当归30g，伸筋草30g，车前子（包煎）30g，肉桂（后下）30g，海藻30g，昆布30g，桂枝60g，15剂。

三诊：2016年4月24日。能蹲，不肿，不疼，继续巩固治疗。

处方：黄芪150g，当归30g，川芎30g，丹参30g，木瓜30g，独活30g，泽泻30g，茯苓30g，车前子（包煎）30g，伸筋草30g，生甘草10g，肉桂（后下）30g，15剂。

案2 郭某，女，66岁。2016年2月20日初诊。

疱疹3个月，现仍疼，舌质淡红苔厚稍黄，脉滑数。

处方：海藻30g，昆布30g，香附30g，枳壳30g，板蓝根30g，蒲公英60g，泽泻30g，赭石（先煎）60g，神曲30g，生地黄30g，青皮10g，苦参10g，葛根120g，7剂。

二诊：2016年2月26日。疼痛明显减轻，素爱生气，上方去板蓝根加厚朴30g，7剂。

注：这两个病案中的海藻、昆布，就是咸味药，有下湿之功。

5.甘能运湿

甘味入脾，脾主运化，布散津液，所以，甘味药有运湿之功。不过，蜜多不甜，油多不香，所以，味道特甘的药物又能阻碍脾的运化，这点需要我们注意。

我们常用的微甘之品有黄芪、葛根、防风、生地黄、白前、麦芽、阿胶、薏苡仁、使君子、白茅根、南瓜子。

兼有其他味的微甘之品：微甘而苦的桔梗和地骨皮；微甘微苦的知母；微甘而辛的小茴香；微甘而涩的白矾；微甘而苦涩的板蓝根；微甘而微苦涩的牛膝；酸兼微甘的山楂，苦兼微甘的三七等。

还是用我的1个病案来说明一下。

吴某，男，52岁。2016年2月16日初诊。

肺癌，2个月前右锁骨上做手术取淋巴结，现后背发凉，咳嗽有白痰，无胸闷气短，舌质暗红苔白腻，脉滑数紧，上虚下实。

处方：黄芪400g，桂枝30g，川芎30g，丹参30g，白芥子30g，肉桂（后下）30g，干姜30g，生姜30g，百部30g，细辛10g，海藻30g，昆布30g，茯苓60g，生白术30g，15剂。

二诊：2016年3月2日。现后背已不凉，咳嗽轻，素食后不能动，动则吐。

处方：黄芪400g，当归60g，川芎60g，丹参30g，肉桂（后下）30g，干姜30g，生姜30g，细辛10g，吴茱萸10g，小茴香10g，赭石（先煎）60g，神曲30g，生麦芽30g，皂角10g，白芥子30g，桂枝30g，瓜蒌30g，薤白30g，15剂。

三诊：2016年3月17日。较前轻快，上方黄芪变为500g，15剂。

四诊：2016年3月31日。呕吐次数减少，上方去赭石加陈皮60g，7剂。

注：这个病案处方中的黄芪，就是微甘之品。

6.酸味能排湿

酸味入肝，肝主疏泄而调气。由于人体内所有的物质都是在气的运动下而运行的，所以，才说"气有推动作用"。

我们常用的酸味药有木瓜，酸兼微甘的山楂，酸兼苦的川楝子，微酸兼苦的栀子，微酸兼甜的瓜蒌，这些都能入肝，可增强疏泄之功。

杨某，女，23岁。2007年8月11日初诊。

心慌，胸闷2个月，纳差，大便正常，舌质尖红有小红点，苔白稍干，脉滑数。自述天凉后好转。

处方：瓜蒌30g，薤白30g，桂枝30g，白芥子30g，栀子10g，丹皮30g，代赭石90g（先煎），神曲30g，槟榔30g，厚朴30g，川楝子10g，玄参60g。3剂。

二诊：8月13日。自述服药后心慌、胸闷明显好转。嘱其服3剂巩固疗效。

注：这个病案中的瓜蒌、栀子、川楝子，就含有酸（微酸）味，有增强疏泄而去痰湿之功。

7.气味能行湿

《黄帝内经》上说：气厚者为阳，薄为阳之阴。味厚则泄，薄则通。气薄则发泄，厚则发热。

气味大的药物有走窜之性，气香者，向上向外走窜，其他的气味，向下向内走窜。

我们知道，生活当中有个词叫"风干"，刚洗的衣服，天阴无阳光，这时挂在有风的地方，也能很快干了。这就是"风胜湿"。同理，气味大的药物也有祛湿之功。

关于气味大的药物，我在前面已经谈过了，这里就不多说了。

中医治法中有个鼻吸法，治疗多种疾病，效果很好。比如，治疗鼻塞，可以说是立竿见影。

临床上对于单纯性的鼻塞不通，我让患者取葱白2cm长，剥去外面的表皮，用里面的干净部位，卷起来后塞鼻，不到一分钟，鼻子通畅，大家可以试试。注意，卷起来的葱白不要太紧，否则影响鼻子的呼吸。

还有，用白芷粉、细辛粉、冰片等混匀后做鼻吸，治疗鼻塞，效果也不错，有兴趣的朋友可以用一下。

这些，都是用气味来除湿的。

六、寒需补，热需泻

气有温煦作用，这里的气，指的是清气，清气不足，则寒。气有余便是火，这里的气，指的是浊气，浊气过多，则热。一般情况下，人体内气的总量是相对恒定的，当清气不足时，浊气含量就多；当清气充足时，浊气含量则少。由此可以推理出人体内是寒热同时存在的，不过，人体的表现以哪个为主，我们就说是哪个证，寒证或者热证（以气虚表现为主的，是气虚证；以浊气过多表现为主的，叫气滞证。这是从病态的虚实方面来谈的，上面的寒热是从病性方面来谈的）。

明白此，就可知道，在治疗的时候，寒证，需补；热证，需泻。还是用我的几个病案来说明一下。

案1 韩某，女，48岁，2015年3月30日初诊。

失眠半年，素有腰痛，舌质淡苔白，脉滑稍紧虚。

处方：熟地黄180g，白芍30g，山茱萸10g，乌梅10g，肉桂（后下）30g，磁石（先煎）30g，夜交藤60g，茯苓60g，黄芪60g，7剂。

二诊：2015年4月9日。自述睡眠不错，上方7剂。

注：这个病案中就用相当多的补药，比如，补阴的熟地黄、白芍，补气的黄芪，补阳的肉桂，"守江山"的山茱萸和乌梅等。

案2 马某，女，26岁。2015年5月14日初诊。

腰痛1年，产后所致，月经量少，舌质暗淡尖红，苔白，脉滑紧。

处方：黄芪120g，当归30g，川芎30g，丹参30g，益母草30g，熟地黄30g，黄芩10g，干姜10g，肉桂（后下）30g，吴茱萸10g，小茴香10g，川续断30g，7剂。

二诊：2015年5月20日。腰痛明显缓解，上方去干姜加生姜10g，7剂。

注：这个病案处方中就用了很多补药，如大剂量的黄芪、当归、熟地黄、肉桂等。

案3 卢某，女，40岁。2016年3月30日初诊。

乳腺增生，乳房疼痛，唇暗，舌质淡尖红苔白稍厚，脉滑紧。

处方：黄芪60g，川芎30g，丹参30g，益母草30g，王不留行10g，路路通10g，生姜30g，小茴香10g，葛根60g，茯苓30g，香附30g，肉桂（后下）30g，白芥子30g，7剂。

二诊：2016年4月11日。乳房已不疼，继上方7剂。

案4 陈某，女，64岁。2016年3月17日初诊。

右侧头疼，左边头胀，发热，右腿疼，舌质边红苔白，脉滑数。

处方：川芎30g，白芷30g，泽泻60g，陈皮30g，赭石（先煎）60g，石决明（先煎）30g，神曲30g，生麦芽30g，枳壳30g，白芍30g，生甘草10g，葛根90g，肉桂（后下）30g，7剂。

二诊：2016年3月27日。腿痛、头痛都较明显减轻，上方去肉桂加生地黄30g，7剂。

注：这个病案处方中，就用了很多泻药，如泽泻、赭石、石决明等。

关于热则泻的应用，很多人在临床上都用，我就不多举例说明了，这里，再说一个寒热同用的病案，以供大家参考。

案5 张某，男，72岁。2016年3月28日初诊。

心前区疼痛不适，西医示肥大、反流等，舌质红有裂纹，苔白稍厚，脉滑数紧。

处方：瓜蒌30g，薤白30g，茯苓30g，泽泻30g，桂枝30g，白芥子30g，陈皮30g，香附30g，肉桂（后下）30g，车前子（包煎）30g，昆布30g，滑石30g，15剂。

二诊：2016年4月14日。西药已减一半，心已不疼，舌质红有裂纹，苔薄黄，脉虚滑数。

处方：黄芪150g，当归30g，生地黄60g，白芍30g，玄参60g，瓜蒌30g，薤白30g，山茱萸10g，知母30g，昆布30g，泽泻30g，车前子（包煎）30g，15剂。

三诊：2016年4月29日。素夜尿多，睡眠不好，余无不适，舌质淡苔黄，脉弦滑。

处方：黄芪150g，瓜蒌30g，薤白30g，桂枝30g，白芥子30g，陈皮30g，车前子（包煎）30g，昆布30g，泽泻30g，磁石（先煎）30g，神曲30g，夜交藤30g，15剂。

四诊：2016年5月12日。西药早已停，睡眠较好，素耳鸣，舌质暗红苔腻，脉虚滑数，上方去白芥子加丹参30g，15剂。

注：这个病案中，因寒热都有，所以，补泻同用。虽然上面谈了寒需补，热需泻，但是，具体应用的时候，还需"治寒以温为主，以散为辅，除非外感""治热以泻为主，以补为辅，除非伤津

严重"。

七、有一治一，更需治三

很多时候，人体内的病因和病理产物不容易分清，此时，不但要掌握"急则治其标，缓则治其本"的原则，而且还要知道"久病入络"类的道理。

比如，一个人患有气虚证，此时的治疗不但要补气，而且还需补血，因为血为气之母。这不算完，因为气有推动作用，所以气虚之后，推血无力则可出现血瘀，推津液无力，则可出现痰湿水饮；气有温煦作用，气虚之后，人体可出现寒象，此时还需温里；气虚，是清气不足，清气不足则浊气有余，此时还需排散浊气。这些不但要考虑，而且还需治疗。这就叫"到位"。

案1 女，46岁。2015年5月5日初诊。

咳嗽，有痰咳不出，胸闷，自觉全身发热，舌质红苔白厚，脉滑数。

处方：陈皮30g，茯苓30g，皂荚10g，桂枝30g，生姜30g，麻黄10g，车前子30g，滑石30g，厚朴30g，百部30g，瓜蒌30g，薤白30g，5剂。

治法：外散寒湿，内清里热。

处方：陈皮30g，茯苓30g，皂荚10g，桂枝30g，生姜30g，麻黄10g，车前子30g，滑石30g，厚朴30g，百部30g，瓜蒌30g，薤白30g，5剂。麻黄、桂枝、生姜外散寒湿；陈皮、茯苓、皂角、瓜蒌、薤白，内去痰湿；车前子、滑石祛痰湿的同时邪热，给内热以出路；厚朴、百部止咳以消除咳嗽这个症状。

二诊：10月10日。效好，上方继用5剂。效果较好。

三诊：10月18日。诸症基本消失，自述以前容易感冒。气有防御作用，容易感冒，直接诊断就是气虚。

处方：生黄芪60g，当归30g，防风10g，生白术10g，陈皮30g，茯苓30g，皂角10g，白芥子30g，杏仁10g，桔梗10g，百部30g，厚朴30g，肉桂（后下）30g，7剂。在继续祛痰湿止咳的基础上，加用补气血的药物（血为气之母，补血以藏气，使气更好补）。

四诊：10月24日。诸症均失，以生甘草10g易皂角，上方继用7剂巩固。去掉散气力强的皂角，用甘草补气的同时调和诸药。

案2 女，68岁，2015年10月23日初诊。

左肺癌（CT2NML IV期），2015年4月查出，已转移至头、腰。现在右腿疼，家人说是腰部转移后压迫神经所致。患者面色无华，形体消瘦，两眼少神，不大转动。舌质淡少苔，脉右滑紧，左弦滑紧，重按则虚。

处方：生黄芪300g，当归60g，皂角10g，泽泻60g，车前子（另包）30g，滑石30g，肉桂（后下）30g，白芥子30g，萹蓄30g，瞿麦30g，木瓜30g，桂枝30g，生地黄60g，白芍60g，15剂。

二诊：11月11日。上次因不能走路，坐车中摸脉，这次能被人扶着走到诊室，家属及本人亦感觉效好。脸白无华。舌质淡苔薄白，脉滑紧，稍虚。

处方：生黄芪400g，当归60g，党参30g，茯苓30g，桂枝30g，白芥子30g，车前子（另包）30g，滑石30g，瓜蒌30g，薤白30g，生地黄60g，白芍60g，肉桂（后下）30g，川芎30g，15剂。加大黄芪的用量，加用党参、茯苓以扶正，加用瓜蒌、薤白以除胸中痰湿并理气，加川芎以活血（久病入络）。

三诊：12月13日。因药不太好喝，所以现在才喝完（药是用煎药机煎煮好的，本来需一天喝3~4包的，但患者却一天喝2包）。精神明显好转，基本不用人扶就能走，面部已有血色。告知其最好按量服药。上方去生地黄，加陈皮90g。15剂。生地黄滋腻，可停用，加用大量的陈皮理气祛湿。

按：这个患者还在治疗当中，不过，效果还是不错的。这里，我采用的更多的是中医辨证，有是证，用是药，不过，结合了一点西医的知识，知道是癌症，所以，用药量很大。

其实，把癌症当感冒治疗，严格按照中医辨证论治，效果很好，不能见癌治癌，乱用"抗癌"的中药（不加辨证）。

生活当中，有些人，体内本身就有肿瘤存在，在没有检查出来的时候，活蹦乱跳；一旦检查出来且自己知道之后，短时间内就去了另一个世界，这，更多是因害怕所致。所以，对于肿瘤，消除不良情绪至关重要。

另外，中医治肿瘤，只要严格辨证，用药精当且适当运用谋略，效果还真是不错。中医治病，有自己的道理。也许中药不能杀死癌细胞，但是，却能改变癌细胞的生存条件，从而间接消灭癌细胞，比如，蝗虫成灾，几十万几百万的，用杀虫剂根本就消灭不过来，此时，可以改变温度，让气温下降到零下十度，再看这个蝗虫大军，还存在吗？

所以，中医治癌，不是看化验单，而是看舌苔号脉。

药物拼音索引

中药探秘
——中医原创思维下的**中药**解读

中药探秘
——中医原创思维下的**中药解读**